HANDBUCH DER MEDIZINISCHEN RADIOLOGIE

ENCYCLOPEDIA OF MEDICAL RADIOLOGY

HERAUSGEGEBEN VON · EDITED BY

L. DIETHELM F. HEUCK

O. OLSSON F. STRNAD H. VIETEN

A. ZUPPINGER

BAND/VOLUME XIX

TEIL/PART 4

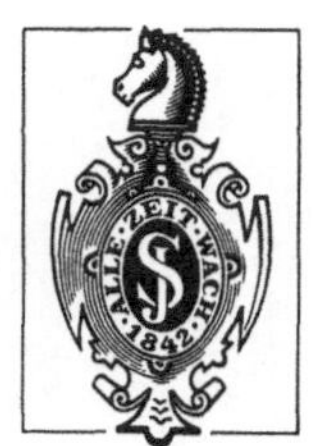

SPRINGER-VERLAG
BERLIN · HEIDELBERG · NEW YORK · TOKYO 1985

SPEZIELLE STRAHLENTHERAPIE MALIGNER TUMOREN

TEIL 4

RADIATION THERAPY OF MALIGNANT TUMOURS

PART 4

VON · BY

J. BAY · A. BURKHARDT · R. GAHBAUER · E. MEYER-BREITING
F. MUNDINGER · G. PORETTI · E. M. RÖTTINGER · H. SACK
W. SCHLUNGBAUM · W. ZAUNBAUER · A. ZUPPINGER

REDIGIERT VON · EDITED BY

H.-P. HEILMANN
HAMBURG

MIT 110 ABBILDUNGEN (211 EINZELDARSTELLUNGEN)
WITH 110 FIGURES (211 SEPARATE ILLUSTRATIONS)

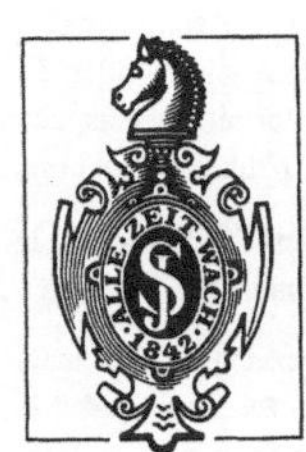

SPRINGER-VERLAG
BERLIN · HEIDELBERG · NEW YORK · TOKYO 1985

Professor Dr. H.-P. HEILMANN
Allgemeines Krankenhaus St. Georg
Hermann-Holthusen-Institut für Strahlentherapie
Lohmühlenstraße 5, D-2000 Hamburg 1

ISBN-13:978-3-642-82228-5 e-ISBN-13:978-3-642-82227-8
DOI: 10.1007/978-3-642-82227-8

CIP-Kurztitelaufnahme der Deutschen Bibliothek
Handbuch der medizinischen Radiologie: Encyclopedia of medical radiology / hrsg. von L. DIETHELM ... –
Berlin; Heidelberg; New York; Tokyo: Springer. Teilw. mit d. Erscheinungsorten Berlin, Heidelberg, New York. NE: DIETHELM, LOTHAR [Hrsg.]; PT
Bd. 19. → Spezielle Strahlentherapie maligner Tumoren. Teil 4, 1985

Spezielle Strahlentherapie maligner Tumoren: Radiation therapy of malignant tumours. –
Berlin; Heidelberg; New York; Tokyo: Springer (Handbuch der medizinischen Radiologie; Bd. 19)
Teilw. mit d. Erscheinungsorten Berlin, Heidelberg, New York. NE: PT
Teil 4. Von J. Bay ... Red. von H.-P. Heilmann, – 1985
ISBN-13:978-3-642-82228-5
NE: Bay, J. [Mitverf.]

Gesamtherstellung: Universitätsdruckerei H. Stürtz AG, Würzburg
2122/3130-543210

Mitarbeiter von Band XIX/4 – Contributors to Volume XIX/4

Dr. J. BAY, Cleveland Clinic Foundation, 9500 Euclid Avenue, Cleveland, Ohio 44106/USA

Privatdozent Dr. A. BURKHARDT. Pathologisches Institut der Universität Bern, Freiburgstraße 30, CH-3010 Bern

Dr. R. GAHBAUER, Cleveland Clinic Foundation, 9500 Euclid Avenue, Cleveland, Ohio 44106/USA

Privatdozent Dr. E. MEYER-BREITING, Universitätsklinikum Frankfurt, Zentrum der Hals-Nasen-Ohrenheilkunde, Theodor-Stern-Kai 7, D-6000 Frankfurt a.M. 70

Professor Dr. F. MUNDINGER, Neurochirurgische Universitätsklinik, Abteilung Stereotaxie und Neuronuklearmedizin, Hugstetter Straße 55, D-7800 Freiburg i/Brsg.

Professor Dr. G. PORETTI, Universität Bern, Abteilung für medizinische Strahlenphysik, Inselspital, CH-3010 Bern

Professor Dr. E.M. RÖTTINGER, Klinikum der Universität, Abteilung Strahlentherapie, Steinhövelstraße 9, D-7900 Ulm

Professor Dr. H. SACK, Strahlentherapeutische Klinik der Universität, Joseph-Stelzmann-Straße 9, D-5000 Köln 41

Professor Dr. W. SCHLUNGBAUM, Am Schlachtensee 6, D-1000 Berlin 37

Dr. W. ZAUNBAUER, Institut für Diagnostische Radiologie, Kantonsspital, CH-9007 St. Gallen

Professor Dr. A. ZUPPINGER, Alpenstraße 17, CH-3006 Bern

Vorwort

Das schnell wachsende und sich auch schnell verändernde Wissen in der modernen Onkologie hat bei vielen Krankheitsgruppen dazu geführt, daß zusammenfassende Darstellungen im Sinne eines Handbuchs rasch wieder überholt waren. Dies gilt insbesondere für einige ganz im Brennpunkt der heutigen onkologischen Diskussion stehende Problemkreise.

Der klinisch tätige Onkologe, speziell Radioonkologe, wird aber auch täglich mit einer Vielzahl von Fragen aus dem Gesamtbereich der Onkologie konfrontiert, die nicht so im Brennpunkt des öffentlichen Interesses stehen, bei denen die Entwicklung – aus welchen Gründen auch immer – wesentlich langsamer verläuft und auf die er kompetente Antworten geben muß bzw. bei denen er ärztlich handeln muß.

Zu diesen Entitäten gehören sowohl die Tumoren des Nervensystems als auch die Tumoren der Nebenniere, die Tumoren des sympathischen Nervensystems, die Glomustumoren, Chemodektome und innersekretorischen Tumoren des Pankreas und der Nebenschilddrüse.

Für diese Tumoren ist daher eine umfassende zusammenhängende Darstellung in Form eines Handbuchs noch immer eine sehr aktuelle und für jeden Onkologen hilfreiche Maßnahme, da ein solcher Band für lange Zeit seinen Wert behalten wird.

Auch das Kapitel über die Larynxtumoren gewinnt seinen bleibenden Wert nicht nur aus der kompetenten Darstellung der derzeitigen Therapieregime, sondern aus der gleichzeitigen Wiedergabe der geschichtlichen Entwicklung aus der Feder eines Altmeisters der Radioonkologie.

Der vorliegende Band aus der Reihe „Spezielle Strahlentherapie maligner Tumoren" wird deshalb sicher zu einem besonders wertvollen Baustein jeder radioonkologischen Bibliothek werden.

Hamburg HANS-PETER HEILMANN

Preface

The rapid expansion of knowledge in modern oncology has in many fields led to the results published in review handbooks quickly being overtaken. This has particularly been the case in certain problem areas at the focus of current oncological debate.

However, the clinical oncologist, particularly the radio-oncologist, is confronted daily by a multiplicity of problems in areas covering the whole range of oncology which are not so much in the public eye, in which developments – for whatever reason – are slower, but which he must deal with competently. Examples are tumors of the nervous system, including the autonomic nervous system, adrenal tumors, glomus tumors, chemodectomas, and internally secreting tumors of the pancreas and parathyroids.

This comprehensive, coherent handbook reviewing these tumors thus runs no risk of being swiftly outdated, and will be a valuable aid to every oncologist for years to come.

The chapter on tumors of the larynx will also be of lasting value, not only because of the expert presentation of the current therapy regime, but also because of the account of the historical development in the field from the pen of an "old master" of radio-oncology.

This book will for these reasons become an especially treasured volume in every library of radio-oncology.

Hamburg HANS-PETER HEILMANN

Inhaltsverzeichnis – Contents

Die Strahlentherapie der bösartigen Tumoren des zentralen und peripheren Nervensystems

Tumoren der Nebennierenrinde

Von

W. SCHLUNGBAUM

Mit 2 Abbildungen und 1 Tabelle

Die Nebennierenrinde ist ein lebenswichtiges endokrines Organ, wie schon 1856 BROWN-SÉQUARD im Tierversuch nachweisen konnte. Erst viel später wurde allerdings der Rindenanteil als unbedingt lebensnotwendig erkannt. 1855 wurde das Krankheitsbild der Nebenniereninsuffizienz von ADDISON beschrieben. Die engen Beziehungen zur Hypophyse wurden 1926 von SMITH und EVANS experimentell bewiesen. Seit 1937 konnten die wirksamen Substanzen der Nebennierenrinde von REICHSTEIN (1936, 1937), KENDALL (1934), WINTERSTEINER u. PFIFFNER (1936) und anderen in ihrer chemischen Konstitution als Steroidhormone aufgeklärt, isoliert und teilweise synthetisiert werden. Neben den Mineralstoffwechsel beeinflussenden Mineralokortikoiden (Desoxykortikosteron) und den Kohlenhydratstoffwechsel regelnden Glukokortikoiden (Kortison, Kortisol) produziert die Nebennierenrinde androgene und in geringerem Maß östrogene Hormone. Als letzter Wirkstoff wurde das Aldosteron isoliert und seine Konstitution aufgeklärt (SIMPSON u. TRATT 1955; WETTSTEIN 1955).

Hyperplasien und Tumoren der Nebennierenrinde können infolge ihrer endokrinen Aktivität hormonelle Störungen (Hyperfunktionszustände) mit entsprechenden klinischen Symptomen verursachen. Die Tumoren sind teilweise benigne, zum großen Teil aber maligne im histologischen und klinischen Verhalten.

A. Zur pathologischen Anatomie primärer Rindentumoren

Die benignen Rindengeschwülste sind Adenome. Das Karzinom ist nach VON ALBERTINI (1974) die einzige maligne Nebennierenrindengeschwulst. Das Vorkommen echter „Hypernephrome“ (PITROLFFY-SZABO 1935; ADLER-RACZ 1936, zit. nach WANKE) vom Rindentyp ist nicht allgemein anerkannt. Über einen von FEYRTER als Karzinosarkom angesprochenen Tumor berichtete WICHTL (1952). Die Diagnose der Malignität, also die Einordnung als Karzinom, ist problematisch, wenn es sich um nur wenig entdifferenzierte Typen handelt, zumal auch Adenome manchmal ein polymorphes Zellbild aufweisen. Kapseldurchbrüche und Einbrüche in die Gefäße als Zeichen invasiven Wachstums sind Zeichen des malignen Charakters der Geschwulst. In Grenzfällen ist die Entscheidung nur noch auf Grund der Metastasenbildung zu treffen. WANKE unterscheidet in seiner zusammenfassenden Darstellung über die operative Behandlung der Nebennierengeschwülste reife Adenome, unreife Adenome und maligne Adenome. Dystope Nebennierenrindengeschwülste sind sehr selten (WANKE 1952). Sie können aus versprengten Keimen im Hoden, im Ovar oder der Leber entstehen (WILKINS u. RAVITCH 1952).

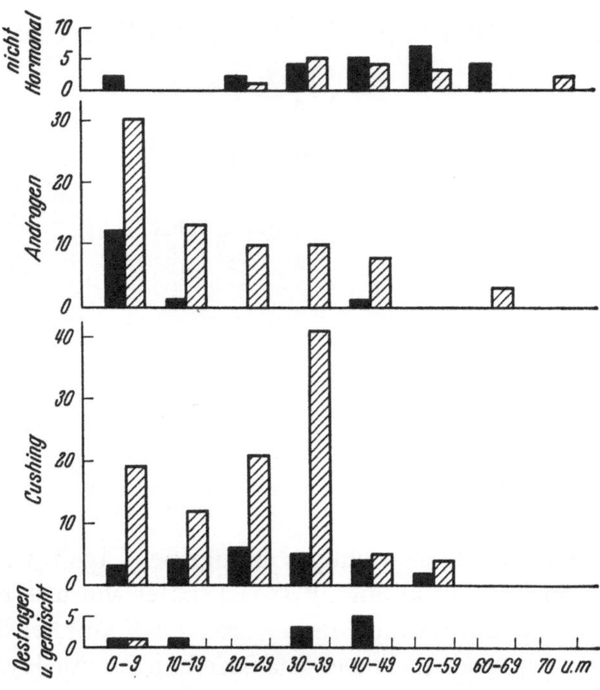

Abb. 1. (Aus LABHART 1957): Nebennierenrindentumoren in Abhängigkeit von Alter und Geschlecht (schwarz männlich, schraffiert weiblich), nach RAPOPORT et al. (1952)

Tabelle 1. Zusammenstellung der bis 1954 operierten, hormonal aktiven Nebennierenrindentumoren nach LINDER und WUNDERLICH (1956) (unter Einschluß der von WANKE (1952) gesammelten 101 Fälle)

		Bis 1950 115 Operationen	1950–1954 45 Operationen	Insgesamt 160 Opeationen
A. Heilerfolge	inoperabel	4 (3%)	–	4 (2%)
	verstorben	41 (36%)	10 (22%)	51 (32%)
	postoperativ	31 (28%)	6 (13%)	37 (23%)
	später	10 (8%)	4 (9%)	14 (9%)
	gebessert/geheilt	70 (61%)	35 (78%)	105 (66%)
B. Verteilung auf Geschlechter	männlich	18 (15%)	14 (31%)	32 (20%)
	weiblich	89 (78%)	31 (69%)	120 (75%)
	ohne Angabe	8 (7%)	–	8 (5%)
C. Anatomische Malignität	maligne	55 (48%)	19 (42%)	74 (46%)
	benigne	56 (49%)	24 (53%)	80 (50%)
	fraglich	4 (3%)	2 (5%)	6 (4%)
D. Symptomatik	Adreno-genitales Syndrom	–	27 (60%)	–
	Cushing-Syndrom	–	18 (40%)	–

Die Angaben über den Prozentsatz der malignen Geschwülste sind unterschiedlich. Im Operationsgut amerikanischer Autoren (WALTERS u. SPRAGUE 1949; MELICOW 1949) verhielt sich die Anzahl der gutartigen zu der der bösartigen Tumoren teils wie 1:3, teils wie 3:1. In der Zusammenstellung von ÜBELHÖR (1942) beträgt diese Relation 1:2, WANKE (1952) fand unter 101 Fällen 45% maligne Geschwülste, LINDER u. WUNDERLICH (1956) bei 160 operierten Kranken (des Schrifttums) 74 Karzinome (s. Tabelle 1). Unter 40 Nebennierenrindentumoren mit adrenogenitalem Syndrom, die von REILLY et al. (1939) zusammengestellt wurden, waren 17 Karzinome, davon 9 mit Metastasen. GOLDSTEIN et al. (1946) sammelten insgesamt 54 maligne Tumoren aus dem Schrifttum.

Die Größe der Nebennierenrindentumoren schwankt stark, von wenigen Gramm bis zu mehreren Kilogramm (2685 g bei WALTERS et al. 1962). Metastasen treten bei malignen Rindentumoren nach EWING (1940) schon frühzeitig auf. Sie finden sich u.a. in Lunge und Leber, seltener im Skelett.

Nicht alle Rindengeschwülste sind hormonaktiv. In einer großen Zusammenstellung waren unter 278 Fällen 43 (=15,5%) inaktiv (zit. nach LABHART 1957). Mit Sicherheit ist der Anteil der inaktiven Geschwülste größer, zumal sie intra vitam meist nicht diagnostiziert werden, autoptisch jedoch häufig zu finden sind.

B. Klinik

Die Klinik der Nebennierenrindentumoren, auch der Karzinome, ist beherrscht durch die vermehrte Hormonproduktion mit dem dadurch bedingten Krankheitsbild. Art und Menge der vermehrt produzierten Steroidhormone in Verbindung mit Alter und Geschlecht des Kranken prägen das klinische Bild.

Nach LABHART (1954) sind zu unterscheiden:

I. Überproduktion von Nebennierenrindenhormonen in annähernd normaler Verteilung, vorwiegend des Kortisols (Hydrokortison). Klinische Folge ist das Cushing-Syndrom.
II. Überproduktion in abnormer Verteilung oder Produktion pathologischer Hormone.
III. Mischformen.

Zu I: Das klinische Bild des Cushing-Syndroms, das schon 1926 von PARKES-WEBER in Verbindung mit Nebennierenrindentumoren gebracht worden war, wurde 1932 von CUSHING selbst als „pituitäre Basophilie“ der Hypophyse beschrieben. Die Symptome sind Folge einer Überproduktion von Glukokortikoiden. Es kann sich dabei primär um eine vermehrte ACTH-Produktion der Hypophyse (basophiles Adenom) mit entsprechenden reaktiven Veränderungen der Nebennierenrinde, oder um eine Erkrankung der Nebennierenrinde (Tumor, Hyperplasie als Folge vermehrter Ansprechbarkeit auf ACTH) handeln. Zentrale Störungen im Hypothalamusgebiet als auslösende Ursache sind vorläufig noch hypothetisch.

Selten sind Ovarialtumoren, die möglicherweise aus versprengten Nebennierenkeimen entstanden sind. Unter 97 Fällen von Cushing-Syndrom (zit. nach LABHART 1957) fanden sich 27 Nebennierenrindentumoren, darunter 16 Karzinome. Nach BAUER und JELLINGHAUS (1949) sind in 31% der Fälle Nebennierentumoren Ursache des Cushing-Syndroms. Die Adenome produzieren im allgemeinen natürliche Hormone, während bei den Karzinomen auch veränderte Inkrete abgegeben werden, wodurch das klinische Bild im Sinne von Mischformen modifiziert werden kann.

Etwa 40–50% (LABHART 1957; LINDER u. WUNDERLICH 1956) der hormonaktiven Rindentumoren verursachen ein Cushing-Syndrom. Rechte und linke Nebenniere sind in gleicher Häufigkeit betroffen. Durch Hemmung der ACTH-Produktion kommt es meist zu einer Atrophie der anderen Nebenniere. Das Cushing-Syndrom wird schon im frühen Kindesalter beobachtet. Bevorzugt ist das 4. Lebensjahrzehnt (s. Abb. 1). Vorwiegend erkranken Frauen (s. Abb. 1 und Tabelle 1). Das Krankheitsbild ist bei Kindern fast immer durch einen Nebennierentumor verursacht. Meist wird ein Zurückbleiben des Wachstums beobachtet. Mischformen zum adreno-genitalen Syndrom sind im Kindesalter häufiger und sprechen für ein Karzinom. Sie kommen aber auch bei Erwachsenen vor (LUCAS et al. 1955).

Das klinische Vollbild des Cushing-Syndroms ist gekennzeichnet durch Stammfettsucht, Striae, Vollmondgesicht, manchmal Exophthalmus (retrobulbäres Fett), Hirsutismus, Hypertonie, Osteoporose, Diabetes mellitus, Hypogonadismus. Im Harn findet sich eine vermehrte

Ausscheidung von Kortisol und seinen Abbauprodukten (nicht in allen Fällen), im Blut Eosinopenie und Lymphopenie, seltener Leukozytose, häufiger Erhöhung der Hämoglobinwerte. Beim Nebennierenrindenkarzinom ist die 17-Keto-Steroidausscheidung meist stark erhöht.

Zu II: a) Das adrogenitale Syndrom ist Folge einer Überproduktion von androgenen Nebennierenrindensteroiden. Es kommt vor
1. hereditär bei kongenitaler Rindenhyperplasie,
2. bei erworbener Rindenhyperplasie,
3. bei Rindentumoren.

Die androgenen Symptome beim adrogenitalen Syndrom sind (nach LABHART 1957);

1. Virilisierende Wirkung
   Pränatale Vermännlichung des äußeren Genitale beim Mädchen (Pseudohermaphroditismus femininus).
   Vorzeitige postnatale Penisvergrößerung beim Knaben (Makrogenitosomia praecox).
   Vorzeitiges Auftreten der männlichen sekundären Geschlechtsmerkmale bei Knaben und Mädchen (Pseudopubertas praecox).
   Männlicher Körperbau und männlicher Behaarungstypus bei den Frauen.
2. Anabole Wirkung
   Beschleunigung von Wachstum (Riesenwuchs im Kindesalter) und Knochenentwicklung.
   Vorzeitiger Epiphysenschluß und Wachstumsstillstand, bevor normale Erwachsenengröße erreicht ist (Kleinwuchs im Erwachsenenalter).
   Männlich-kräftige Muskelentwicklung auch beim Mädchen.
3. Gonadotropinhemmende Wirkung (zusammen mit den Östrogenen)
   Fehlende Brustentwicklung, primäre Amenorrhoe und Sterilität bei der Frau.
   Zu kleine Hoden, Azoospermie und Sterilität beim Mann.
4. Erhöhte Androgen- und 17-Ketosteroid-Ausscheidung.

Mischformen mit dem Cushing-Syndrom sprechen für einen Tumor. Differentialdiagnostisch von Bedeutung ist die Tatsache, daß Kortisongaben bei Tumoren die 17-Keto-Steroidausscheidung nicht vermindern (FANCONI 1955). Im Kindesalter kommt das Syndrom des androgenproduzierenden Nebennierentumors auch bei Knaben vor (s. Abb. 1), während im Erwachsenenalter Erkrankungen nur beim weiblichen Geschlecht bekanntgeworden sind. Bei Erkrankungen im Erwachsenenalter kommt es zu langsamer Rück- und Umbildung der sekundären Geschlechtsmerkmale, die primär normal ausgebildet waren. Differentialdiagnostisch sind vor allem virilisierende Ovarialtumoren auszuschließen.

Die *adrenale Feminisierung* ist Folge vermehrter Östrogenproduktion. Bisher sind etwa 20 Fälle mit Nebennierenrindentumoren, meist Karzinomen, bekannt geworden (LABHART 1957). Neben einer Hodenatrophie findet sich eine Gynäkomastie. Im Harn sind sowohl die Östrogene als auch die 17-Keto-Steroide vermehrt. Im Kindesalter wurden Wachstumsstörungen (Knochen- oder Gesamtentwicklung) beobachtet.

b) Das Conn-Syndrom: Bei vermehrter Aldosteronproduktion von Nebennierenrindentumoren kommt es zu den Symptomen des primären Aldosteronismus (Conn-Syndrom). Neben intermittierenden Muskelschmerzen, Lähmungen, Parästhesien, Tetanie, Polyurie und Hypertonie finden sich im Harn Hypokaliämie und Alkalose des Blutes sowie Albuminurie. Aldosteron produzierende Nebennierenrindentumoren sollen meist gutartig sein (LABHART 1957).

Wie schon erwähnt, verursachen nicht alle Nebennierenrindentumoren ein endokrines, durch die hormonelle Hyperfunktion verursachtes Krankheitsbild. So berichteten CAHILL et al. (1942) über 4 derartige Geschwülste, davon eine mit Lungenmetastasen. Das klinische

Bild der nicht hormonaktiven Neoplasmen ist dann durch allgemeine Tumorsymptome wie Gewichtsverlust, Krankheitsgefühl, Leistungsschwäche u.a. bestimmt. Bei größeren Geschwülsten kommt es zu Verdrängungserscheinungen und Schmerzen. Die Tumoren können dann der Palpation zugänglich werden. Metastasen verursachen je nach Lokalisation entsprechende spezielle Symptome.

I. Diagnose

Die Verdachtsdiagnose ergibt sich bei den endokrin aktiven Tumoren aus dem klinischen Bild. Aktive und inaktive Tumoren können mit radiologischen Methoden nachgewiesen werden.

Schon im Röntgennativbild können Tumoren oberhalb des oberen Nierenpols, möglicherweise mit Verdrängung der Niere, dargestellt werden. Vereinzelt sind Verkalkungen nachgewiesen worden (GRIFFITHS 1950; SAMUEL 1978; STRITTMATTER et al. 1957). Bei großen Tumoren fand sich auch eine Verdrängung des Magens und des Duodenums. Ergänzende Untersuchungen sind beim Cushing-Syndrom Röntgenaufnahmen der Wirbelsäule und des Schädels (Osteoporose, Sellaveränderungen). Im Pyelogramm und mit Hilfe der Tomographie sind die Nebennierenlogen besser darzustellen. Auch mit Hilfe des Pneumoretroperitoneums ließen sich Nebennierengeschwülste – auch kleinere Tumoren – nachweisen. Abb. 2 zeigt ein rechtsseitiges Nebennierenrindenkarzinom. Die Methode ist heute durch neuere Methoden, die teilweise weniger unangenehm für den Patienten sind und eine größere diagnostische Aussagekraft haben, überholt:

Sonographie (BERNADINO et al. 1978; BIRNHOLZ 1973; DAVIDSON et al. 1975; MORGNER et al. 1974),

Computertomographie (DUNNICK et al. 1979; ELIE et al. 1980; GALANSKI et al. 1980; HEUCK et al. 1980; KOROBKIN et al. 1979; SOLOMON u. KREEL 1980; DE VITA et al. 1982; NADER et al. 1983),

Angiographie, Arteriographie und Phlebographie (AHLBÄCK 1958; BÜLOW u. MEYER 1972; DAVIDSON et al. 1975; GEORGI et al. 1975; HOEVELS u. EKELUND 1979; MITTY et al. 1973; REUTER 1971; SCHINDLER et al. 1974; SÜSSE u. RADKE 1957; SUTTON 1975 u.a.),

Szintigraphie mit 131-J-Cholesterin (BEYER et al. 1974; CONN et al. 1972; FRESCO et al. 1974; FORMAN et al. 1974).

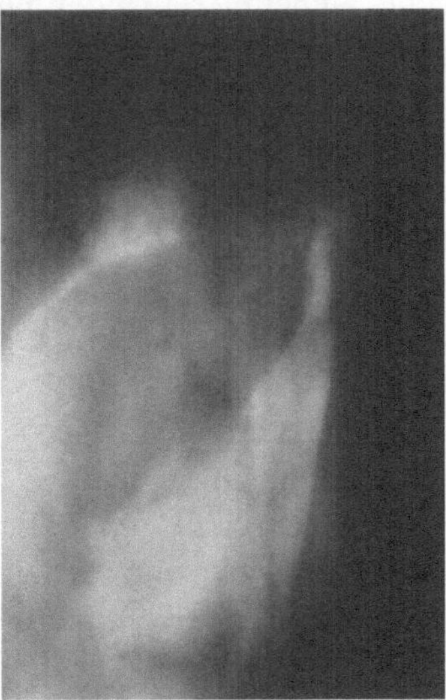
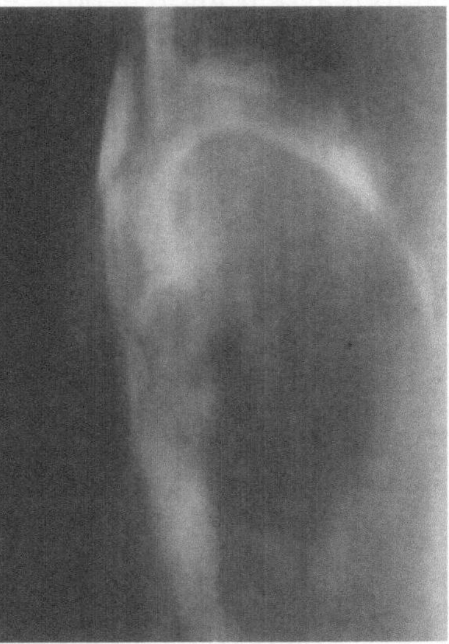

Abb. 2. Rechtsseitiges Nebennierenrindenkarzinom im Pneumoretroperitoneum (operativ entfernt in der chirurg. Klinik der FU Berlin, Dir. Prof. Dr. F. LINDER)

Den größten diagnostischen Wert bezüglich Diagnose und Ausdehnung, damit auch für die präoperative Beurteilung, hat die Angiographie. Zunächst ist die Arteriographie indiziert. Die Phlebographie hat den Vorteil, daß sie auch mittels der Untersuchung von Blutproben eine Beurteilung des hormonellen Status ermöglicht (z. B. Aldosteronspiegelbestimmung bei Conn-Syndrom).

II. Therapie

Die Therapie der Wahl bei den Nebennierenrindentumoren, seien sie gutartig oder – als Karzinome – bösartig, ist die operative Entfernung. Bei jeder Nebennierenoperation ist eine sorgfältige klinische Vor- und Nachbehandlung (Substitution) erforderlich. Nach WANKE betrug die Operationsmortalität bei 101 bis 1952 operierten Patienten 30%. Durch die verbesserte prä- und postoperative Behandlung mit Substitution von Rindenhormonen bei akuter Insuffizienz dürfte sie jetzt wesentlich verringert sein. BRADLEY empfiehlt auch eine Operation isolierter Metastasen. Bei Inoperabilität ist auch an die Durchführung einer vaskulären Embolisation zu denken (DE VITA et al. 1982).

III. Chemotherapie bzw. zytostatische Therapie

Die bei angeborenem adrenogenitalem Syndrom wirksame Therapie mit Glukokortikoiden versagt bei der erworbenen, durch einen Tumor verursachten Form (WILKINS et al. 1951). Die Wirkung des zur zytostatischen Therapie von Nebennierenrindenkarzinomen empfohlenen o.p-DDD (MITOTAN) wird unterschiedlich beurteilt (GEYER 1967; HAJJAR et al. 1975; HUTTER u. KAYHOE 1966). Es überwiegt die Meinung, daß bestenfalls eine palliative Wirkung erzielt werden kann. Vereinzelt wurde auch die postoperative Behandlung mit Endoxan empfohlen (GÖTZ u. TÖTH 1966).

IV. Strahlentherapie

Beim durch Hypophysentumoren oder einfache Nebennierenrindenhyperplasien verursachten Cushing-Syndrom kann durch die *Bestrahlung* der *Hypophyse* eine wesentliche Besserung erzielt werden (Verminderung der ACTH-Produktion). Die methodischen Probleme werden in dem entsprechenden Kapitel besprochen.

Therapeutische Versuche mit *Röntgenbestrahlung* der *Nebennieren* sind vereinzelt mitgeteilt worden. COELHO und DACOSTA sahen nach erfolgloser Hypophysenbestrahlung einen guten Effekt. Auch ANDERSON und HAYMAKER (1944) (zit. nach JORES 1974) beschrieben nach Nebennierenbestrahlung mit 1200 r (!) (keine näheren Angaben) in einem Fall einen deutlichen, in zwei weiteren einen geringeren therapeutischen Effekt. PENINGTON et al. (1947) bestrahlten (Angaben über die Fraktionierung fehlen) bei einer 23jährigen Frau mit Cushing-Syndrom zunächst die Hypophyse erfolglos (1600 r HD), dann beide Nebennieren mit je 2500 r HD mit dem Erfolg einer 14 Monate anhaltenden klinischen Besserung. Weitere Bestrahlungen der Hypophyse (2400 r HD) und der rechten Nebenniere (3100 r HD) blieben erfolglos, während 3 weitere Bestrahlungsserien der linken Nebenniere (2500 – 1750 – 1850 r HD) immer wieder zu klinischer Besserung führten. Eine letzte Bestrahlung 4 Jahre nach Behandlungsbeginn blieb dann allerdings erfolglos. Schließlich kam es unter den Zeichen einer Niereninsuffizienz zum Tode. Die Autopsie ergab nun nicht den erwarteten Nebennierenrindentumor, sondern eine beidseitige kortikale Hyperplasie.

Einzelne palliative Erfolge ändern aber zweifellos nichts an der primären Indikation zur Operation, so daß nur inoperable Kranke und die Operation verweigernde Patienten alleiniger Strahlentherapie zugeführt werden sollten. So hielten auch ACKERMAN und DEL REGATO (1954), obwohl die Nebennierentumoren sicher nicht strahlenresistent sind, die Strahlentherapie praktisch für bedeutungslos. MURPHY (1959) ist unter Berücksichtigung der Tatsache, daß eine postoperative Bestrahlung bei Nebennierenrindenkarzinomen nur bei Applikation einer vollen Tumordosis sinnvoll ist, der Ansicht, daß „ohne triftige klinische Gründe“ nach anscheinend radikaler Operation, d.h. makroskopischer und mikroskopischer Exstirpation im Gesunden bzw. bei Fehlen einer invasiven Wachstumstendenz keine Zusatzbestrahlung durchgeführt werden sollte. Dagegen empfiehlt er die Nachbestrahlung bei unvollkommener chirurgischer Entfernung (5000–6000 rd am Herd).

STEWART et al. berichteten (1974) über die Ergebnisse bei 5 Kindern, die operiert und nachbestrahlt worden waren. Bei einem Kind, bei dem ein unresezierbarer Tumor mit Invasion der Vena cava gefunden worden war, konnte nach Strahlentherapie und späterer Nachoperation kein Geschwulstgewebe mehr nachgewiesen werden. Von STEWART wurde eine Bestrahlung des gesamten Abdomens bei Abdeckung der kontralateralen Niere und Nebenniere durchgeführt. Als Mindestdosis wurden 25 Gy angesehen.

In einer neueren Arbeit (1979) berichten KING und LACK (49 Patienten, davon 26 ♂, 23 ♀), daß die Strahlentherapie bei der Hälfte der Patienten einen palliativen Erfolg erzielte (Primärtumor, Metastasen). So konnten vor allem tumorbedingte Schmerzen gebessert werden. Wichtig erscheint weiterhin die Tatsache, daß 4 postoperativ mit Dosen zwischen 42 und 55 Gy bestrahlte Patienten über 5 Jahre beobachtet werden konnten, ohne daß es zu einem Rezidiv oder Metastasen gekommen wäre.

PERCARPIO und KNOWLTON (1976) berichten über 14 strahlentherapeutisch behandelte Patienten, davon hatten 11 Fernmetastasen, 3 Resttumoren nach Operation bzw. Lokalrezidive. Es konnte ebenfalls ein palliativer Effekt erzielt werden (Dosen zwischen 15 und 51 Gy, empfohlen 30–40 Gy in 2–3 Wochen). Zwei Patienten wurden präoperativ bestrahlt. Ein Patient konnte danach operiert werden, ohne daß es später zu einem Lokalrezidiv gekommen wäre. Bei dem zweiten Patienten wurde zwar eine Tumorverkleinerung erreicht (45 Gy), bei der Operation stellte sich der Tumor dann aber doch als inoperabel heraus.

Über einzelne Erfolge der Strahlentherapie berichteten 1983 NADER et al. (10 Patienten mit abdominellen Rezidiven, bei 5 Patienten adjuvante Strahlentherapie).

Es besteht kein Zweifel, daß die perkutane Strahlentherapie der Nebennierenrindenkarzinome und der Metastasen nur mit ultraharten Strahlen (60 Co; Beschleuniger) durchzuführen ist. Die Methodik muß im Einzelfall dem von der Tumorgröße abhängigen Zielvolumen angepaßt werden. Davon ist auch abhängig, ob eine Einfeld-, eine Mehrfeld- oder eine Pendelbestrahlung bevorzugt wird.

Zusammenfassend ist zur Strahlentherapie der Nebennierenrindenkarzinome folgendes zu sagen: Ältere Mitteilungen, in denen eine weitgehende Strahlenresistenz angenommen wurde, sind sicher mit Skepsis zu beurteilen, zumal oft keine ausreichenden Angaben bezüglich der Dosis gemacht wurden. Neuere Erfahrungen beweisen, daß die Tumoren und ihre Metastasen durchaus strahlentherapeutisch beeinflußt werden können. Es läßt sich auch die Meinung vertreten, daß nach Operation oder auch bei Inoperabilität eine Bestrahlung des Primärtumors bzw. eine Nachbestrahlung indiziert ist. Neben grundsätzlichen Zweifeln an den Möglichkeiten einer wirklich radikalen operativen Tumorentfernung, noch mehr aber an ihrer zuverlässigen Beurteilbarkeit, stützt sich diese Ansicht auf Erfahrungen bzw. Mitteilungen, nach denen bei anderen Geschwülsten die Rezidivhäufigkeit durch die Nachbestrahlung vermindert zu sein schien. Außer Frage steht, daß palliativ eine Rückbildung von Tumoren und eine Besserung der den Patienten belastenden Symptome erreicht werden kann.

Eine Indikation für eine Palliativbestrahlung stellen zweifellos Knochenmetastasen dar (WICHTL 1952). Als Schmerzbestrahlung ist sie ebenso wie die Bestrahlung metastatischer Weichteilschwellungen mit individuell nach dem Effekt zu bestimmenden Dosen durchzuführen (MURPHY 1959).

Zu diskutieren ist weiterhin die Frage, ob bei erhöhtem klinischem Verdacht auf einen malignen Tumor eine Vorbestrahlung indiziert ist. Möglicherweise können so bessere Voraussetzungen für eine radikale Operabilität der Rindenkarzinome geschaffen werden. Bei intra operationem festgestelltem invasivem Wachstum ist weiterhin eine intraoperative Strahlentherapie mittels Permanentimplantation radioaktiver Substanzen (^{198}Au, ^{191}Ir) zur Diskussion zu stellen.

V. Prognose

Die Prognose ist durch die Operationsmortalität stark belastet (s. o.). Bei den Karzinomen tritt häufig, besonders wenn der Tumor die Kapsel durchbrochen hatte, ein lokales Rezidiv auf (LUCAS et al. 1955; LINDNER u. WUNDERLICH 1956; WANKE 1952). Hierdurch und durch evtl. vorhandene Metastasen wird das Schicksal des Kranken entschieden. Eine Zusammenstellung von 160 bis 1954 operierten, hormonell aktiven Nebennierenrindentumoren geben LINDER und WUNDERLICH (1956) (Tabelle 1). Heilung bzw. Besserung sind hier allerdings nur vom chirurgischen Standpunkt aus zu verstehen und beinhalten eine Rückbildung der hormonellen Überfunktion. Unter 53 von ÜBELHÖR (1942) zusammengestellten Fällen waren 32 maligne Tumoren. Als geheilt werden (von 53) 19 angegeben (ebenfalls ohne längere Beobachtungszeit), als gebessert 6, 1 blieb unbeeinflußt, 3 waren fraglich, 4 starben später an den Folgen einer Metastasierung, 20 unmittelbar postoperativ. Eine verbindliche prognostisch verwertbare Stadieneinteilung gibt es bisher nicht. Eine Empfehlung gibt BRADLEY (1975).

Nach DE VITA et al. (1982) überlebten Patienten mit einem operierten hormonaktiven Nebennierenrindenkarzinom durchschnittlich 2,7 Jahre. Nach 5 Jahren lebten noch 18%, bei den nicht aktiven Tumoren überlebten die Patienten durchschnittlich 2,6 Jahre, nach 5 Jahren lebten noch 11%.

Literatur

Ackerman LV, Regato JA del (1954) Cancer. Diagnosis, treatment and prognosis. Mosby, St Louis, p 832

Addison Th (1855) On the constitutionel and local effects of disease of the suprarenal capsules, London

Adler-Racz A (1936) Nebennierenrindengeschwulst mit frühzeitiger Geschlechtsentwicklung verbunden von der Tunica propria der Niere entwickelt (ungarisch) Erg Chir 75:322 (zit nach Wanke)

Ahlbäck S (1958) The suprarenal glands in Aortography. Acta Radiol (Stockh) 50:341–350

Albeaux-Fernet M, Gelinet M (1970) Les tumeurs virilisantes de la surrenale. Sem Hop Paris 46:857–865

Albertini A (1974) Histologische Geschwulst-Diagnostik. 2. Aufl., ergänzt und bearbeitet von FC Roulet. 2. neubearbeitete und erweiterte Aufl. Thieme, Stuttgart

Allen WMC (1975) The radiological diagnosis of adrenal tumors. Br J Radiol 48:874–875

Anderson E, Haymaker W (1944) Cushing's syndrome. J Nerv Ment Dis 99:511 (zit nach Jores)

Bauer J, Jellinghaus J (1949) Das Cushing-Syndrom. Arch Inn Med (Stuttgart) 1:320–350

Bernadino ME, Goldstein HM, Green G (1978) Gray-scale ultrasonography of adrenal neoplasms. Am J Roentgenol 130:741–744

Beyer JU (1974) Die Nebennierenszintigraphie mit 131-J-Cholesterin. Dtsch Med Wochenschr 99:2269–2273

Birnholz JC (1973) Ultrasound imaging of adrenal mass lesions. Radiology 109:163–166

Bradley EL (1975) Primary and adjunctive therapy in carcinoma of the adrenal cortex. Surg Gynecol Obstet 141:507–511

Brown-Séquard ChE zit nach Labhart

Bülow St, Meyer F (1972) Primäre nichthormonproduzierende Nebennierenrindenkarzinome. Ugeskr Laeger 134:1067

Cahill GF, Melicov MM, Derby HH (1942) Adrenal cortical tumors. The types of nonhormonal and hormonal tumors. Surg Gynecol Obstet 74:281–305

Coelho E, Costa JF Da (1950) La pathogenie surrénalienne du syndrome de Cushing chez deux malades. Acta Endocrin Gynaec (Porro) 3:513 (zit nach Jores)

Conn JW, Morita R, Cohen EL, Beierwaltes WH, MacDonald WJ, Herwig JR (1972) Primary aldosteronism. Photoscanning of tumors after administration of ^{131}I-19-iodocholesterol. Arch Intern Med 129:417–425

Cushing H (1932) Basophil adenomas of pituitary body and their clinical manifestations (pituitary basophilism). Bull John Hopkins Hosp 50:137–195

Davidson JK, Morley P, Hurley GD, Holford NGH (1975) Adrenal venography and ultrasound in the investigation of the adrenal gland: an analysis of 58 cases. Br J Radiol 48:435–450

Deiniger HK, Heuck F, Hiness R (1975) Beitrag zur Röntgendiagnostik von Geschwülsten der Nebennieren. Radiologe 15:269–277

Dörner G, Lisewski G, Wendt F (1961) Feminisierendes Nebennierenrindenkarzinom. Endokrinologie 41:297–306

Dunnick NR, Schaner EG, Doppman JL (1979) Computed tomography in adrenal tumors. Am J Radiol 132:43–46

Elie G, Treut L, Dilhuydy MH, Bruneton JN, Calabet A (1980) Tomodensitometrie de la surrenale pathologique tumorale de l'adulte. J Radiol (Paris) 61:597–601

Ewing J (1940) Neoplastic Diseases, 4th Edn. Saunders, Philadelphia

Fanconi G (1955) Über Störungen der Pubertät. Dtsch Med Wochenschr 80:337–343

Forman BH, Antar MA, Touloukian RJ (1974) Localisation of a metastatic adrenal carcinoma using ^{131}I 19 Iodocholestar. Nucl Med 15:332–334

Fresco G, Bagnasco M (1974) Adrenal gland photoscanning by ^{131}I 19 iodinated cholesterol. J Nucl Biol Med 18:192–193

Galanski M, Friemann J, Thiede G, Hermann R, Cramer B (1980) Computertomographische Diagnostik von Nebennierenerkrankungen. Roentgenblaetter 33:272–278

Georgi M, Fischer O, Hülse R (1975) Das angiographische Bild maligner Nebennierentumoren. Aktuel Urol 6:227–237

Georgi M, Günther R, Weigand H (1974) Technik und Ergebnisse der Nebennierenphlebographie. Radiologe 14:1–10

Geyer G (1967) Behandlung des Nebennierenrindenkarzinoms mit o,p-DDD. Med Klin 62:556–561

Götz F, Töth J (1966) Nebennierenrindenkrebs. Z Urol 59:763–766

Goldstein AE, Rubin SW, Askin JA (1946) Carcinoma of the adrenal cortex with adreno-genital syndrome in children. Am J Dis Child 72:563

Griffiths E (1950) Carcinoma of the adrenal cortex. Br J Surg 37:311

Grundmann R, Steinke O, Pichlmaier H (1982) Therapie und Prognose hormonaktiver Tumoren der Nebenniere. Fortschr Med 39:1813–1818

Hajjar RA, Hickey RC, Samaan NA (1975) Adrenal cortical carcinoma. A study of 32 patients. Cancer 35:549–554

Harrison JH, Mahoney EM, Bennett AH (1973) Tumors of the adrenal cortex. Cancer 32:1227–1235

Heger N, Taubert M, Ruile K, Beneke G (1968) Nebennierenrindenkarzinome. Med Welt 19: 1531–1536

Heuck F, Buck J, Reiser J (1980) Die gesunde und kranke Nebenniere im Röntgen-Computer-Tomogramm. Radiologe 20:158–171

Hoevels J, Ekelund L (1979) Angiographic findings in adrenal masses. Acta Radiol [Diagn] (Stockh) 20:337–352

Hogan T, Gilchrist F, Westring DW, Citrin DL (1980) A clinical and pathological study of adrenocortical carcinoma. Therapeutic implications. Cancer 45: 2880–2883

Holub K (1964) Grosser Nebennierentumor. Wien Klin Wochenschr 76:922–923

Hutter AM, Kayhoe DE (1966) Adrenal cortical carcinoma. Am J Med 41:572–581

Jores A (1955) Die Nebennieren und ihre Krankheiten. In: Bergmann G v, Frey W, Schwiegk H (Hrsg) Handbuch der Inneren Medizin, Bd VII/1. Springer, Berlin Göttingen Heidelberg, S 149–182

Kendall EC (1934) Proc Staff Meet. Mayo Clin 9:245

King DR, Lack EE (1979) Adrenal cortical carcinoma. A clinical and pathological study of 49 cases. Cancer 44:239–244

Kley KK (1977) Aktuelle endokrinologische Diagnostik: Das Nebennierenrindensystem. Dtsch Aerztebl 74:207–212

Kollias G (1972) Hormonell inaktive Nebennierenrinden-Karzinome. Z Urol 65:671–678

Korobkin M, White A, Kressel HJ, Moss AA, Montagne JP (1979) Computed tomography in the diagnosis of adrenal disease. Am J Roentgenol 132:231–238

Labhart A (1957) Klinik der inneren Sekretion. Springer, Berlin Göttingen Heidelberg (Zahlreiche Schrifttumsangaben)

Linder F, Wunderlich HH (1956) Zur chirurgischen Behandlung des Cushing-Syndroms. Dtsch Med Wochenschr 81:450–458

Lucas LA, Flint LD, Sulkowitsch H, Hurxthal LM (1955) Cushing-syndrome and adrenogenital syndrome in a patient with adrenocortical carcinoma. Lahey Clin Bull 9:135–144

Malik R (1970) Nonfunctioning adrenocortical carcinoma. Int Surg 54:341–344

Melicow MM (1949) Diskussionsbeitrag zu Walters. JAMA 141:656

Mitty HA, Nicolis GL, Gabrilove JL (1973) Adrenal venography. Clinical roentgenographic correlation in 80 patients. Am J Roentgenol 119:564–575

Morgner KD, Otto P, Wedemeyer HJ, Töllner D (1974) Lokalisationsdiagnostik von Nebennierentumoren mit Hilfe der Ultraschalltomographie. Dtsch Med Wochenschr 99:1519–1521

Murphy WT (1959) Radiation therapy. Saunders, Philadelphia London, pp 887–888

Nader S, Hickey RC, Sellin RV, Samaan NA (1983) Adrenal Cortical Carcinoma. A Study of 77 Cases. Cancer 52:707–711

Parkes-Weber F (1926) Cutaneous striae, purpura, high blood pressure, amenorrhea and obesity of the type sometimes connected with cortical tumors of the adrenal glands. Br J Dermatol 38:1 (zit nach Linder und Wunderlich)

Penington GA, Scott R, Wright-Smith RJ (1947) Pituitary basophilism. Report of a case. Lancet II:684–686

Percarpio B, Knowlton AH (1976) Radiation therapy of adrenal cortical carcinoma. Acta Radiol [Ther] (Stockh) 15:288–292

Pitrolffy-Szabo B (1935) Über die mit den Veränderungen der sekundären Geschlechtsmerkmale zusammenhängenden Nebennierenrindengeschwülste. Arch Klin Chir (Berlin) 181:548

Rapoport E, Goldberg MB, Gordan GS, Hinman F Jr (1952) Mortality in surgically treated adrenocortical tumors. II. Review of cases reportes for the 20 year period 1930–1949, inclusive. Postgrad Med 11:325–353 (zit nach Labhart)

Rautenbach M (1964) Die malignen Geschwülste der Nebenniere. 2. Mitt: zur Morphologie der Nebennierenrindenkarzinome. Z Allg Pathol 106: 159–167

Reichstein T (1936) Über die Bestandteile der Nebennierenrinde. Chemischer Nachweis des Androstenskeletts. Helv Chem Acta 19:1107–1126

Reichstein T (1937) Über die Bestandteile der Nebennierenrinde. Zur Kenntnis des Cortico-sterons. Helv Chem Acta 20:953–969

Reilly WA, Lisser H, Hinman F (1939) Pseudo-sexual precocity; the adrenal cortical syndrome in preadolescent girls. Endocrinology 24:91

Reuter SR (1971) Arteriography versus Phlebography in the evaluation of adrenal diseases. J Belge Radiol 54:575–581

Richter HJ (1980) Zur pathologischen Anatomie der Nebennierentumoren. Radiologe, 20:149–157

Samuel E (1948) Calcification in suprarenal neoplasma. Br J Radiol 21:139

Schindler E, Braedel HU, Haun W (1974) Radiologische Diagnostik bei Nebennierentumoren. Urologe [B] 13:141–145

Schwob D (1964) Nebennierenrindenkarzinom. Oncologia 17:63–80

Siafarikas K, Ritter R, Kosenow W (1975) Nebennierenrindenkarzinom. Krankheitsbeobachtungen bei einem Knaben und einem Mädchen im Alter von 6 Jahren. Paediatr Prax 15:385–400

Simpson SA, Tait JF (1955) Recent progress in methods of isolation, chemistry and physiology of Aldosterone. Recent Prog Horm Res 11:183–219

Soffer LJ, Gabrilove JE, Jailer JW, Jakobs MD (1950) The virilizing syndrome in man. Recent Prog Res 5:407–438

Solomon A, Kreel L (1980) Computed tomographic assessment of Adrenal masses. Clin Radiol 31:137–141

Stewart DR, Jones PHM, Jolleys A (1974) Carcinoma of adrenal glands in Children. J Pediatr Surg 9:59–67

Strittmatter WC, Brown CH, Tretbar HA (1957) A large carcinoma of the adrenal. Report of a case. Radiology 68:231–233

Süsse HJ, Radke H (1957) Nachweis und Lokalisierung von Nebennierenrindentumoren mittels Aortographie. Fortschr Roentgenstr 86:599–604

Sutton D (1975) The radiological diagnosis of adrenal tumors. Br J Radiol 48:237–258

Übelhör R (1942) Die Chirurgie der Nieren, der Nierenbecken, der Harnleiter und der Nebennieren. In: Kirschner M, Nordmann O (Hrsg) „Die Chirurgie", 2. Aufl, Bd VII. Urban & Schwarzenberg, Berlin Wien, S 489–712 (Nebennieren S 680–712)

Vita VT de, Hellman S, Rosenberg StA (eds) (1982) The adrenal gland. In: Cancer: Principles and practice of oncology. Lippincott, Philadelphia Toronto, pp 985–993

Walters G, Wyatt GB, Kelleher J (1962) Carcinoma of the adrenal cortex presenting as a pheochromocytoma: Report of a case. J Clin Endocrinol Metab 22:575–580

Walters W, Sprague RG (1949) Hyperfunctioning tumors of the adrenal cortex. JAMA 141:653–656

Wanke R (1952) Operative Behandlung der Nebennierengeschwülste. Erg Chir 37:1–6 (Zahlreiche Schrifttumsangaben)

Wettstein A (1955) Über die Chemie des Aldosterons. Scheiz Med Wochenschr 85:660

Wichtl O (1952) Bösartige Nebennierengeschwulst unter dem Bild eines strahlenempfindlichen Knochentumors bei 48-jährigem Mann. Fortschr Roentgenstr 77:312–314

Wilkins L, Lewis RA (1951) Treatment of congenital adrenal hyperplasia with cortisone. J Clin Endocrinol (Springfield) 11:1–25

Wilkins L, Ravitch JM (1952) Adrenocortical tumor arising in the liver of a three year old boy with signs of virilism and Cusching's syndrome. Report of a case with cure after resection of the right lobe of the liver. Pediatrics 9:671

Wintersteiner O, Pfiffner JJ (1936) Chemical studies on the adrenal cortex solution of 2 physiological inactive compounds. J Biol Chem 116:291–305

Tumoren des Nebennierenmarks und des sympathischen Nervensystems

Von

W. SCHLUNGBAUM

Mit 3 Abbildungen

Aus der Stammzelle, der Sympathogonie, entwickeln sich einerseits die sympathische Nervenzelle, möglicherweise über die Zwischenstufe des Sympathoblasten, andererseits der Phäochromozyt, möglicherweise über die Vorstufe des Phäochromoblasten.

A. Das Neuroblastoma sympathicum

Unter diesem von HERXHEIMER (1914) vorgeschlagenen Namen können die unreife Form (Sympathogoniom) und die unreifere Form (Sympathoblastom) zusammengefaßt werden (VON ALBERTINI 1974). Diese Geschwülste finden sich relativ häufig im Bereich des Nebennierenmarks, selten am Sympathikus. Sie sind außerordentlich bösartig und metastasieren fast immer (lymphogen in den Bauchraum = Typus Pepper oder hämatogen vorwiegend mit Skelettmetastasen = Typus Hutchinson).

Die malignen Neuroblastome kommen fast ausschließlich im Kleinkindesalter vor und werden deshalb ausführlich in dem betreffenden Kapitel (Tumoren des Kindesalters) besprochen.

In einer Übersicht über insgesamt 2055 Fälle des Schrifttums geben SCHIETZEL und FIRUSIAN (1980) unter Verwendung der Stadieneinteilung von EVANS (1972) Empfehlungen für die Therapie des Neuroblastoms beim Erwachsenen:

Stadium I — Auf das Organ oder Ursprungsgewebe begrenzte Tumoren.

Stadium II — Ausbreitung über das Organ bzw. das Ursprungsgewebe hinaus ohne Überschreiten der Mittellinie. Auf der gleichen Seite gelegene regionale Lymphknoten können betroffen sein.

Stadium III — Ausbreitung über die Mittellinie hinaus. Auf beiden Seiten können regionale Lymphknoten betroffen sein.

Stadium IV — Fernmetastasen des Skeletts, parenchymatöser Organe, der Weichteile oder entfernter Lymphknotengruppen.

Stadium IV-S — Patienten mit den Merkmalen von Stadium I und II, die aber Fernmetastasen mit einer oder mit mehreren der nachfolgenden Lokalisationen haben: Leber, Haut oder Knochenmark ohne radiographische Evidenz von Knochenmetastasen.

Therapie: In den Stadien I und II Nachbestrahlung im Anschluß an die radikale Operation mit einer Dosis von 30–40 Gy.

Im Stadium III radikale Operation, Nachbestrahlung und Chemotherapie (HELSON 1975; JAFFE 1976; Viererkombination).

Im Stadium IV Tumorverkleinerung durch Bestrahlung, dann Chemotherapie.

Im Stadium IV-S Tumorexstirpation, dann Strahlen- und Chemotherapie.

LOPEZ et al. (1980) berichtet über die kombinierte Therapie Operation, Bestrahlung und Chemotherapie. Insbesondere wird der Chemotherapie eine zumindest palliative Wirkung zugeschrieben.

Es gibt Übergangsformen zu den ausgereiften Tumoren des sympathischen Nervensystems, den Ganglioneuromen, die in jedem Lebensalter vorkommen. Sie gehen sehr selten vom Nebennierenmark aus, dagegen sind sie die häufigste Geschwulst des sympathischen Nervensystems. Ganz selten wurden metastasierende Formen beobachtet (BENEKE 1901; GONDOS u. REINGOLD 1964). Die Therapie der Ganglioneurome, die durch ihr expansives Wachstum die Nachbarorgane in Mitleidenschaft ziehen können (Arrosionen der Wirbelsäule) ist rein chirurgisch. Die Strahlentherapie hat keine praktische Bedeutung.

B. Das Phäochromozytom (Phäochromoblastom)

Die erste klinische Beschreibung des durch ein Phäochromozytom verursachten Krankheitsbildes stammt von FRÄNKEL (1886). Das histologische Bild und die Chromaffinität der Zellen beschrieben dann 1893 MANASSE u.a. Die Anfärbbarkeit durch Chromfarbstoffe (Chromierbarkeit) als charakteristische Eigenschaft der Phäochromozyten hatte schon HENLE (1865) festgestellt. Außer im Nebennierenmark finden sich chromaffine Zellen und Zellverbände im Bereich des sympathischen Nervensystems, so in den sog. Paraganglien.

PAL (1905) bezog Gefäßkrisen auf die vermehrte innere Sekretion des Nebennierenmarks. ORTH (1914) berichtete über den Zusammenhang des Hochdrucks mit dem Nebennierenmarktumor (Hyperadrenalämie). Eine vollkommene Darstellung des Krankheitsbildes gaben LABBÉ et al. (1922). Ein extrasuprarenaler Tumor wurde zuerst von STANGL (1902) dann von HAUSMANN und GETZOWA (1922) beschrieben. MAYO (1927) teilte die Exstirpation eines Tumors mit, allerdings ohne vorher gestellte Diagnose. Über eine gezielte Operation bei typischem klinischem Bild berichtete SHIRPLEY (1929). Das zunehmende Interesse an dem Krankheitsbild fand seinen Niederschlag in den Monographien von SACK (1951) und DE COURCY und COURCY (1952). 1951 veröffentlichte GRAHAM eine Übersichtsarbeit unter Auswertung von 207 Fällen. Eine größere pathologisch-anatomische Studie (210 Fälle) war schon 1948 von BRINES und JENNINGS veröffentlicht worden.

C. Zur pathologischen Anatomie

Die Tumoren können überall entstehen, wo chromaffines Gewebe vorhanden ist. Das *Phäochromozytom* des Nebennierenmarks ist etwa ebenso häufig wie das Neuroblastom. Die extrasuprarenal vorkommenden Phäochromozytome sind wesentlich seltener (insgesamt etwa 20% aller chromaffinen Tumoren). Sie sollten besser als chromaffine Paragangliome bezeichnet werden. Am häufigsten entstehen sie in dem Zuckerkandlschen Organ, vereinzelt auch im Thoraxraum (CAHILL 1948; MILLER 1924; CHAMOVITZ u. FANGER 1949; MAIER u. HUMPHREYS 1958) und in der Blase (BARWICH 1974; DEKLERK et al. 1975; MEYERS 1963; MEYERS u. KING 1969; ZIMMERMAN et al. 1953).

Das *Phäochromoblastom* ist die maligne Variante des Phäochromozytoms (v. ALBERTINI 1974). RANSOM et al. (1959) fanden in der Literatur 56 maligne Phäochromoblastome. Die Häufigkeit (bezogen auf alle Phäochromozytome) beträgt etwa 10%, im Krankengut von GRAHAM (1951) 24 von 207. 11 von diesen zeigten invasives Wachstum oder Metastasen. Im Krankengut von EISENBERG und WALLERSTEIN (1932) waren 5 von 53 Tumoren maligne. MCKEITH (1944) fand unter 152 Fällen 10 maligne Tumoren, CAHILL (1948) unter 139 11. Auch in der Zusammenstellung von CHAMOVITZ und FANGER (1949) waren etwa 10% der Tumoren maligne, bei WEBER 9 von 108. In der Zusammenstellung operativer Fälle von WANKE (1952) betrug der Anteil maligner Geschwülste weniger als 5%. Auch extrasuprarenal sind vereinzelt maligne Tumoren beobachtet worden. In der Zusammenstellung von HAUG und BAKER (1956) waren unter 17 Paragangliomen des Zuckerkandlschen Organs 3 maligne Tumoren. PODLUCKY (1940) referiert unter 16 extrarenal gelegenen Tumoren über 6 bösartige Blastome. Extrasuprarenal gelegene maligne Paragangliome fanden weiterhin HALSCHEIDT (1949) (links-seitiger retroperitonealer, neben der Aorta gelegener Tumor, der die Nierengefäße umwachsen und Metastasen in die regionären Lymphknoten und die Schädelkalotte gesetzt hatte) sowie NORDMANN und LEBKÜCHNER (1931) (lokal zerstörendes Wachstum im Thoraxraum).

Einen Nebennierentumor, der zunächst Zeichen des Hyperkortizismus, nach 10 Jahren dann Blutdruckkrisen verursacht hatte, beschrieben MADDOX und ROTHWELL (1959).

Vereinzelt sind Phäochromozytome, die als Mischgeschwülste einen neuroblastomatösen Anteil enthielten, gefunden worden (FERNANDO et al. 1951; PAUL 1931; WAHL u. ROBINSON 1943). WANKE (1952) nimmt an, daß ein Teil der als maligne Phäochromoblastome beschriebenen Geschwülste den Neuroblastomen zuzurechnen ist.

Die Phäochromozytome zeigen *histologisch* einen läppchenartigen Aufbau der großzelligen epithelialen Verbände. Die meist spindeligen Zellen sind chromaffin. Die epithelialen Zellen sind in ein kapillarreiches Gewebe eingebettet. Nicht chromaffine Tumoranteile enthalten oft Zellen mit hyalinen Tropfen. Sie werden von LIEBEGOTT (1947) mit der Noradrenalinbildung in Verbindung gebracht, während den chromaffinen Zellen die Adrenalinbildung zugeordnet wird. Eine geringere Zelldifferenzierung bedeutet ein gewisses Verdachtsmoment auf Malignität. Jedoch ist der Pleomorphismus der Zellen nicht beweisend (CHAMOVITZ u. FANGER 1949), da auch in klinisch völlig gutartigen Tumoren atypische Zellen vorkommen. Entscheidend für die Malignität sind aber invasives Wachstum, Metastasierung und allgemeiner Verlauf.

Phäochromozytome sind oft nur klein (kirschgroß) und entziehen sich dann dem röntgenologischen Nachweis. Der größte bisher beschriebene Tumor (BORCH-JOHNSEN 1937) wog 2000 g, das größte Phäochromoblastom (RANSOM et al. 1959) 1300 g (Verdrängung von Magen und Pankreas, Adhärenz an der Aorta, infiltratives Wachstum in das Nierenparenchym). Die rechte und linke Nebenniere sind etwa in gleicher Häufigkeit befallen. 10% der Gesamttumoren sind doppelseitig. Die ursprüngliche (MCKENNA u. HINES 1935) Annahme, daß alle malignen Phäochromoblastome doppelseitig seien, hat sich nicht bestätigt. Die Doppelseitigkeit ist bei ihnen aber wesentlich häufiger (50%) als bei den gutartigen Geschwülsten.

D. Klinik und Symptomatologie

Das Leitsymptom der (hormonell aktiven) Phäochromozytome ist der Hochdruck. Dazu kommen Stoffwechselveränderungen (Hypermetabolismus mit erhöhtem Grundumsatz, Glukosurie). LIEBEGOTT (1947) unterscheidet in Anlehnung an seine pathologisch-anatomischen Untersuchungen 3 Gruppen:

1. Tumoren, die vermehrt Adrenalin und Noradrenalin ausschütten; klinisch anfallsweise oder dauernde Hypertonie, Hyperglykämie und Glukosurie,
2. Tumoren mit vorwiegender Bildung von Noradrenalin; klinisch steht die Hypertonie ganz im Vordergrund,
3. Unreife, hormonell stumme Tumoren.

Klinisch-symptomatisch können 3 Verlaufsformen unterschieden werden:

1. Chronische, persistierende Hypertonie; sie ist dreimal häufiger als die
2. paroxysmale Hypertonie (Blutdruckkrise, Palsche Krise),
3. akut toxischer Verlauf.

Die durch die plötzliche Hormonausschüttung verursachten Anfälle (bei dem von RANSOM et al. (1959) mitgeteilten Fall konnten sie willkürlich durch Seitwärtsbeugen des Rumpfes ausgelöst werden) sind charakterisiert durch Herzklopfen, Schweißausbruch, Druckgefühl im Oberbauch, Übelkeit, Erbrechen, Dyspnoe, objektiv durch Blutdruckanstieg, Hyperglykämie und Glukosurie, sowie Leukozytose. Sie dauern von wenigen Minuten bis zu mehreren Stunden. Phäochromozytome der Nebennieren können durch Verdrängung bzw. daraus folgende Atrophie der Rinde Nebenniereninsuffizienzerscheinungen verursachen (MCGAVACK et al. 1942). Fast immer treten als sekundäre Folgen der Erkrankung Herz- und Kreislaufschäden sowie Linkshypertrophie und Atherosklerose auf. Bemerkenswert ist weiterhin die Tatsache, daß das Krankheitsbild des Phäochromozytoms relativ häufig mit einer Neurofibromatose kombiniert ist (SUZUKI 1910; ROSENTHAL u. WILLIS 1936; BRINES u. JENNINGS 1948).

Eine 4. Verlaufsform ist durch den malignen Charakter des Tumors (Phäochromoblastom, maligne Variante des Phäochromozytoms (s.o.) gekennzeichnet (WALTON 1950). Sie ist charakterisiert durch das Gesamtbild der Geschwulstkrankheit. Es kommt zur Tumorkachexie und anderen allgemeinen Symptomen. Durch lokales invasives Wachstum können spezielle Symptome verursacht werden. So berichteten ZIMMERMAN et al. (1953) über einen Fall, bei dem es infolge invasiven Wachstums zu einer Hämaturie gekommen war.

Auch durch das Auftreten von Metastasen und deren Lokalisation kann das Krankheitsbild beherrscht sein. Bei vorwiegend hämatogener Metastasierung wurden Metastasen in fast allen Organen beobachtet (Leber, Milz, Lunge, Pleura, Gehirn, Schilddrüse, Knochen).

Neurologische Symptome mit Lähmungserscheinungen durch Metastasen in der Zervikalregion beschrieben CROSS und PACE (1950), KIMBRO (1950), REMINE et al. (1953). Nach CHAMOVITZ u. FANGER (1949) besteht bei normalem Blutdruck stärkere Neigung zu Progression und Metastasierung, also malignem Verhalten. Anfänglich wurden alle malignen Tumoren für inaktiv gehalten (EISENBERG u. WALLERSTEIN 1932; EDWARD 1937; MCGAVACK et al. 1942). Zweifellos sind die unreifen Zellen nicht zu spezieller hormoneller Leistung befähigt. Auch die Blastome enthalten aber meist ausgereifte Zellen, so daß trotz hormoneller Inaktivität der vorherrschenden unreifen Zellen das für ein Phäochromozytom typische Krankheitsbild verursacht werden kann.

Ein paroxysmaler Hypertonus kommt bei malignen Formen nur sehr selten vor. KVALE et al. (1954) beschrieben 4 maligne Tumoren mit Dauerhochdruck. CAHILL (1948) beschrieb einen Tumor, der zuerst hormonaktiv war, dann aber mit zunehmendem Wachstum und Metastasierung inaktiv wurde. Der Tod trat in diesem Fall infolge Tumorkachexie ein. Andererseits können auch Tumoren mit voll ausgereiften Zellen metastasieren, sich also maligne verhalten (CHAMOVITZ u. FANGER 1949; COLSTON 1948; SOFFER et al. 1946; THORN et al. 1944).

So beschrieben CONSOLE et al. (1950) einen Fall, bei dem $7^1/_2$ Jahre nach operativer Entfernung eines „gutartigen Tumors“ Metastasen aufgetreten waren. Nach SCHWARZHOFF (1953) sind die Metastasen nicht aktiv. Dementsprechend sind nach PAUL (1931) in den Metastasen nur selten chromaffine Zellen nachweisbar. Im Gegensatz dazu beschrieben BAN-

NON und ALLEN (1952), KIMBERLEY (1956), RICHARDS und HATCH (1951), BRINES und JENNINGS (1948) noch klinische Zeichen hormoneller Aktivität nach Entfernung des Primärtumors.

Die meisten Phäochromozytome werden zwischen dem 40. und 60. Lebensjahr beobachtet. Eine Geschlechtsprädominanz liegt nicht vor. Vereinzelt wurde ein familiäres Vorkommen beobachtet (LOHMANN 1950; CALKINS u. HOWARD 1947). Maligne Phäochromoblastome werden im Kindesalter nur ganz selten gesehen (EVANS u. STEWART 1942; ESPERSEN u. DAHL-IVERSEN 1946).

I. Diagnose

Die *Diagnose* kann gestellt werden mit Hilfe von

1. *Provokationstests* (mechanische Reizung der Nebennierengegend, Histamingaben), die einen typischen Anfall auslösen,
2. *blutdrucksenkenden Tests* (Regitin, Benzodioxan, keine Blutdrucksenkung durch Barbiturate wie bei essentieller Hypertonie)
3. Untersuchung des *Katecholamins in Blut und Plasma.*

Mit Hilfe der *Röntgenuntersuchung* (Pneumoretroperitoneum, Pyelographie, Schichtuntersuchung am besten kombiniert) ließ sich ein Nebennierentumor diagnostizieren.

Etwa 60% der Phäochromozytome waren mit Hilfe des Pneumoretroperitoneums nachweisbar. Ein typisches Bild mit Darstellung des Tumors am linken oberen Nierenpol und Verdrängung der Niere zeigt Abb. 1. Manchmal führen Blutungen zu Verklebungen, die eine Luftfüllung des perirenalen Retroperitonealraumes verhindern, wie dies Abb. 2 bei einem an der Nierenwurzel gelegenen Tumor (operativ nachgewiesen) zeigt.

Mit der Vervollkommnung angiographischer Methoden und der Einführung der Computertomographie und der Sonographie wurde die Methode des Pneumoretroperitoneums obsolet (s. auch S. 5).

Die beste radiologische Methode zur Darstellung von Phäochromozytomen ist die Angiographie (CAMPBELL et al. 1974; CORDES et al. 1974b; MÜHLHOFF et al. 1973; POTASSE u. GIFFORD 1965; SUTTON 1982 u.a.). Das Subtraktionsbild bei Arteriographie eines Phäochromozytoms zeigt Abb. 3. Bei der Phlebographie (CORDES et al. 1974b) kann aus der Nierenvene eine Probe zur Untersuchung auf Katecholamine entnommen werden. Auch mit Hilfe der Computertomographie lassen sich Nebennierenmarktumoren darstellen (STEWART et al.

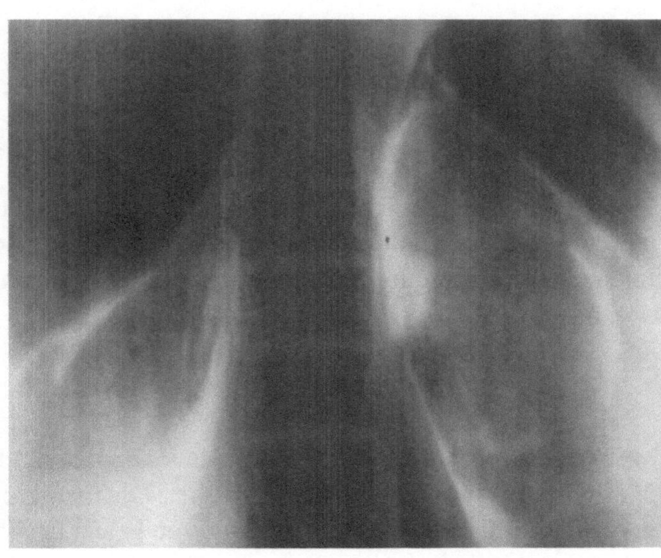

Abb. 1. Pneumoretroperitoneum bei linksseitigem Phäochromozytom der Nebenniere (operativ entfernt in der Chirurg. Klinik der FU Berlin, Dir. Prof. Dr. F. LINDER)

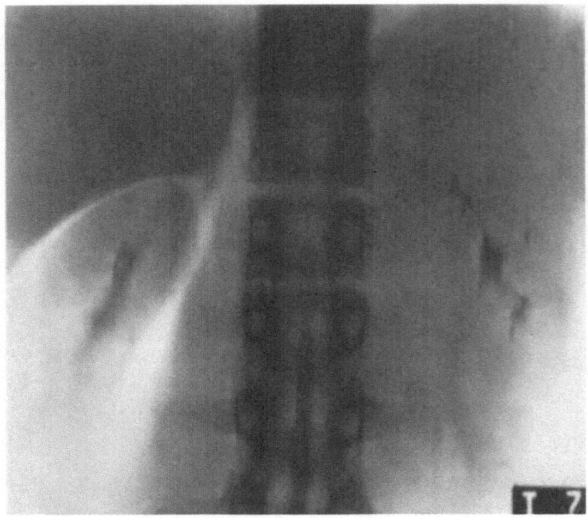

Abb. 2. Pneumoretroperitoneum bei linksseitigem Phäochromozytom im Bereich der Nierenwurzel. Infolge von Blutungen und Verklebungen ist es links nicht zu einer retroperitonalen Luftfüllung gekommen (operativ entfernt in der Chirurg. Klinik der FU Berlin, Dir. Prof. Dr. F. LINDER)

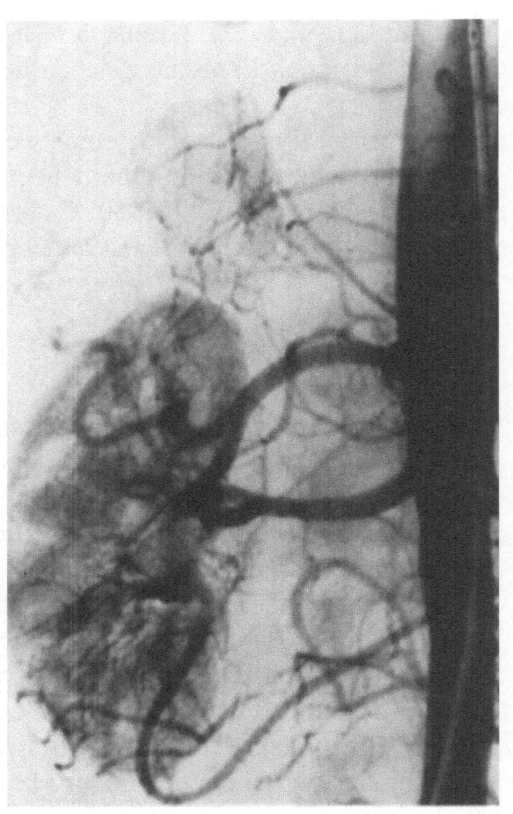

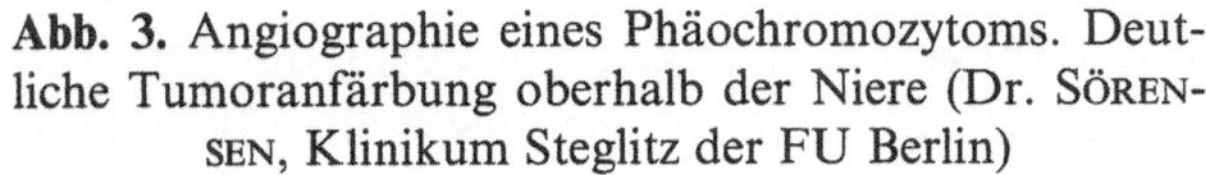

Abb. 3. Angiographie eines Phäochromozytoms. Deutliche Tumoranfärbung oberhalb der Niere (Dr. SÖRENSEN, Klinikum Steglitz der FU Berlin)

1978; DE VITA et al. 1982). Das gleiche gilt für die Sonographie. Szintigraphisch können Phäochromozytome u.U. durch Szintigraphie mit ^{131}J-meta-Benzylguanidin dargestellt werden (CORDES et al. 1982; FISCHER 1982 und 1984; SUTTON 1982).

II. Therapie

Therapie der Wahl, auch der malignen Phäochromoblastome ist die Operation. Wichtig ist eine sorgfältige präoperative und postoperative Behandlung. So konnte die Operationsmortalität (bis zu 25%) erheblich gesenkt werden.

III. Chemotherapie

Zur zytostatischen Therapie des Phäochromoblastoms wurden verschiedene Substanzen angewandt, die sich zum großen Teil als unwirksam erwiesen. Eine begrenzte Wirksamkeit zeigten Cyclophosphamid, Nitrogenmustard, Thiotepa und Adriamycin (DE VITA et al. 1982).

IV. Zur symptomatischen Therapie

Für die symptomatische Therapie hat sich das die Katecholaminproduktion blockierende α-Methyl-para-Tyrosin (AMPT) bewährt. Die medikamentöse Therapie dient der Beseitigung der Anfälle und ist besonders wichtig vor bzw. zur Vorbereitung der Operation. Wesentlich ist sie weiterhin bei metastasierenden Tumoren bzw. bei hormoneller Aktivität von Metastasen nach Entfernung des Primärtumors. Über einen solchen Fall und die Behandlung mit Dibenzylin berichteten BANNON und ALLEN (1952). Als wirksam für die Verhütung und Behandlung von Anfällen hat sich auch das Regitin erwiesen. Durch Amylnitrit und Dibenamin sind Anfälle ebenfalls zu kupieren.

V. Strahlentherapie

Die Erfahrungen mit der Strahlentherapie sind gering. Nach den spärlichen Mitteilungen ist sie wenig wirksam (PLANTEYDT 1933; ROGERS 1932; NORDMANN u. LEBKÜCHNER 1931; KREMER 1936) und kann allenfalls vorübergehende Besserung der Symptome bringen (LABBÉ et al. 1922; LAFARGUE et al., zit. bei GRAHAM 1951; VAQUEZ et al. 1929). JORES (1955) zitiert einen Fall von WOENCKHAUS, bei dem (nach Verweigerung der Operation) durch eine Röntgenbestrahlung mit 880(!) r (keine weiteren Angaben) die typischen Anfälle verschwanden, während ein fixierter Hypertonus erhaltenblieb.

JAMES et al. (1972) berichten über das Krankengut der Mayo-Klinik der Jahre 1935–1968. Von 117 Patienten mit einem Phäochromozytom hatten 16 Metastasen. Zwei Patienten mit unresezierbaren Tumoren wurden bestrahlt. In einem Fall blieb eine Bestrahlung in 2 Serien mit 24 und 18 Gy ohne Erfolg, im zweiten wurden das Abdomen mit 35 Gy und eine Hüftmetastase mit 39 Gy bestrahlt. Hier konnte eine wesentliche Besserung erzielt werden. Die Bestrahlung von 5 Patienten mit Knochenmetastasen mit Dosen unter 25 Gy blieb erfolglos, während bei einem Patienten eine Bestrahlung des 3. Brustwirbels mit 48 Gy in zwei Serien zu einer Kontrolle der Metastase führte. Er überlebte 12 Jahre. Daraus geht offenbar hervor, daß erst bei höheren Dosen ein Erfolg der Strahlentherapie erwartet werden kann (MELICOW 1977). Bezüglich der Frage einer kombiniert chirurgisch-radiologischen Therapie bei malignen Phäochromoblastomen kann auf die prinzipiellen und methodischen Erwägungen zur Therapie der Nebennierenrindenkarzinome (s.S. 7) Bezug genommen werden, da sie hier wie dort in gleicher Weise gelten. Auf jeden Fall erscheint die postoperative Zusatzbestrahlung bei Nachweis invasiven Wachstums indiziert.

Die *Prognose* ist bei eindeutiger Malignität, d.h. also invasivem Wachstum oder Metastasen, schlecht. Trotzdem kann es wegen des langsamen Wachstums der Tumoren bzw. der geringen Progredienz zu relativ langen Überlebenszeiten kommen. Nach DE VITA et al. (1982) überlebten Patienten mit einem Phäochromoblastom der Nebenniere durchschnittlich 6,6 Jahre, nach 5 Jahren lebten noch 43%. Einen höheren Malignitätsgrad zeigten die extrarenalen Phäochromoblastome (vorwiegend im Zuckerkandlschen Organ). Hier betrug die durchschnittliche Überlebenszeit nur 1,2 Jahre, kein Patient überlebte 5 Jahre.

Literatur

Albertini A von (1974) Histologische Geschwulst-Diagnostik, 2. Aufl, ergänzt und bearbeitet von FC Roulet. 2. neubearbeitete und erweiterte Aufl. Thieme, Stuttgart

Bannon WB, Allen EV (1952) The effect of adrenolytic drugs on pheochromocytoma with functioning metastatic lesions: Report of a case. Proc Staff Meet Mayo Clin 27:459–464

Barwich D (1974) Phäochromytom der Harnblase. Dtsch Med Wochenschr 99:1506–1509

Beneke A (1901) Zwei Fälle von Ganglioneurom. Beitr Pathol Anat 30:1–48

Blessing MH, Sadony V, Schöfer P, Wagner HE (1971) Riesenphäochromozytome. Med Welt 22:1668–1671

Böhmer R, Schairer KW (1974) Malignes Phäochromozytom. Herz/Kreisl 6:380–386

Borch-Johnsen E (1937) Paraganglioma gland suprarenal, operated cases. Acta Chir Scand 80:171–179

Boreus LO, Broberger U, Nergardh A, Zetterqvist P (1968) Malignant pheochromycytoma in a child: Treatment with a combination of alpha- and beta-adrenergic blockade. Acta Paediatr Scand 57:36–40

Bretschneider HJ, Schattenfroh C, Schöb JO (1962) Klinik und Morphologie unterschiedlicher Phaeochromocytom-Typen. Langenbecks Arch Klin Chir 299:665–692

Brines OA, Jennings ER (1948) Paragangliomas. Review of subject and report of 5 original cases. Am J Pathol 24:1167–1199

Cahill GF (1948) Pheochromocytoma. Bull NY Acad Med 29:749

Calkins E, Howard JE (1947) Bilateral familial phaeochromocytomata with paroxysmal hypertension: successful surgical removal of tumors in two cases, with discussion of certain diagnostic procedures and physiological considerations. J Clin Endocrinol 7:475–492

Chamovitz J, Fanger H (1949) Malignant pheochromocytoma and hypertension. Am J Clin Pathol 19:243

Campbell DR, Mason WF, Manchester JS (1974) Angiography in pheochromocytomas. J Can Assoc Radiol 25:214–223

Colston JA (1948) Surgical aspects of bilateral familial pheochromocytoma. J Urol 59:1036–1060

Console AD, Dunbar HS, Ray BS (1950) Pheochromocytoma. Surgery 28:428–437

Cordes U, Gorgi M, Beyer J (1979a) Adrenale und extraadrenale Phäochromozytome. Diagnostik und Lokalisation durch Bestimmung der Plasmakatecholamine. Dtsch Med Wochenschr 104:317–323

Cordes U, Kümmerle F, Philipp T, Beyer J (1979b) Zur Diagnostik des Phäochromozytoms. Dtsch Med Wochenschr 104:1339–1341

Cordes U, Hahn K, Eißner D, Weigand H, Günther R, Braun B, Hey O, Rothmund M, Lenner V, Lorenz J, Bohl J, Strobach H, Beiyer J (1982) Szintigraphie adrenerger Tumoren mit 131-J-meta-Benzylguanidin. Dtsch Med Wochenschr 107:1346–1349

Courcy JL de, Courcy CB (1952) Pheochromocytoma and the general practitioner. De Courcy-Clinic, Cincinnati 2

Cross GO, Pace JW (1950) Malignant pheochromocytoma with paroxysmal hypertension and metastasis to the cervical spine. JAMA 142:1068–1070

Deklerk DP, Catalone WJ (1975) Malignant pheochromocytoma of the bladder. J Urol 113:864–868

Dougan WM (1967) Pheochromocytoma and smoking. Arch Int Med 120:365–370

Dow CJ, Palmer MK, O'Sullivan JP, Kirkham OS (1982) Malignant paeochromocytoma: report of a case and a critical review. Br J Surg 69:338–340

Drasin H (1978) Treatment of malignant pheochromocytoma. West J Med 128:106–111

Edward DGF (1937) Pheochromocytoma and hypertension, details of a case. J Pathol Bact 45: 391–398

Eisenberg AA, Wallerstein H (1932) Pheochromocytoma of the suprarenal medulla (paraganglioma). Arch Pathol (Chicago) 14:818–836

Espersen T, Dahl-Iversen E (1946) The clinical picture and treatment of pheochromocytoma of the suprarenal. Acta Chir Scand 94:271

Evans WF, Stewart HG (1942) The peripheral bloodflow in a case of adrenal Pheochromocytoma before and after operation. Am. Heart J 28:835 (zit nach Snack)

Evans VL (1937) Suprarenal tumor with paroxysmal hypertension. J Lab Clin Med 22:1117

Evans AE (1972) Treatment of neuroblastoma. Cancer 30:1595–1599

Fernando PB, Cooray GH, Thanabalasundram RS (1951) Adrenal pheochromocytoma with neuroblastomatous elements. Arch Pathol (Chicago) 52:182–188

Fischer M, Winterberg B, Vetter G (1982a) Nebennierenmarkszintigraphie. Nucl Compact 13: 26–27

Fischer M, Winterberg B, Hengstmann J, Vetter H (1982b) Spezifische Szintigraphie beim Phäochromocytom. Schweiz Med Wschr 112:1931–1934

Fischer M, Vetter W, Winterberg B, Hengstmann J, Zidek W, Friemann J, Vetter H (1984) Scintigraphic Localizations of Phaeochromocytomas. Clin Endocrinol 20:1–7

Fränkel F (1886) Ein Fall von doppelseitigem, völlig latent verlaufenem Nebennierentumor und gleichzeitiger Nephritis mit Veränderungen am Cirkulations-Apparat und Retinitis. Virchows Arch [Pathol Anat] 103:244–263

Gondos B, Reingold IM (1964) Mediastinal ganglioneuroblastoma metastasizing to scalene lymph nodes in an adult. J Thorac Cardiovasc Surg 47:430–437

Graham JB (1951) Pheochromocytoma and hypertension. An analysis of 207 cases. Surg Gynecol Obstet, Internat Abstr Surg 92:105–121 (Zahlreiche Schrifttumsangaben)

Halscheidt W (1949) Klinische und pathologisch-physiologische Betrachtungen an Hand eines extrasuprarenalen Paraganglioms. Z Inn Med (Leipzig) 4:116–123

Hatch FN, Richards V, Spiegl RJ (1949) Adrenal medullary tumor (Pheochromocytoma). Am J Med 6:633

Haug WA, Baker HW (1956) Malignant paraganglioma of the organ of Zuckerkandl. Arch Pathol (Chicago) 62:335–339

Hausmann M, Getzowa S (1922) Ein Paragangliom des Zuckerkandl'schen Organs mit gleichzeitiger Herz- und Nierenhypertrophie. Schweiz Med Wochenschr 3:889–911

Helson L (1975) Management of disseminated neuroblastoma. Cancer 25:264–277

Henle J (1865) Über das Gewebe der Nebenniere und der Hypophyse. Z Ration Med 24:143–152
Herxheimer G (1914) Über Tumoren des Nebennierenmarks, insbesondere das Neuroblastoma sympathicum. Beitr Pathol Anat 57:111–167
Holsti LR (1964) Malignant extra-adrenal phaeochromocytoma. Br J Radiol 37:944–947
Jaffe N (1976) Neuroblastoma: Review of the literature. Cancer Treat Rev 3:61–82
James RE, Baker HL, Scanlon PW (1972) The roentgenologic aspects of metastatic pheochromocytoma. Am J Roentgenol 115:783–793
Jores A (1965) Handbuch der inneren Medizin, Bd VII. Das Phäochromocytom. Springer, Berlin Göttingen Heidelberg, S 276–298. Zahlreiche Schrifttumsangaben (S 437–442)
Kimberley RC (1956) Pheochromoblastoma. Arch Surg (Chicago) 73:369–370
Kimbro RW (1950) Malignant pheochromocytoma of medulla. Texas J Med 46:257–259
Kremer DN (1936) Medullary tumor of adrenal glands with hypertension and juvenile arteriosclerosis. Arch Intern Med 57:999
Kvale WF, Priestley JT, Roth GM (1954) Pheochromocytoma. Arch Surg (Chicago) 68:769–778
Labbé M, Tinel J, Doumer E (1922) Crises solaires et hypertension paroxystique en rapport avec une tumeur surrenale. Bull Soc Mèd Hôp Paris 46:892–990
Lafargue, Broustet, Miollis de (1951) Zit bei Graham
Liebegott G (1947) Studien zur Orthologie und Pathologie der Nebennieren. Beitr Pathol Anat 109:93–178
Lohmann V (1950) Über Diabetes mellitus bei Nebennierenmarktumoren. Dtsch Med Wochenschr 75:137–142
Maddox K, Rothwell FL (1959) Pheochromocytoma of long duration. Med J Aust 1958/II:123–125 (zit nach Zbl Ges Radiol 60:192)
Lopez R, Karakousis C, Rao U (1980) Treatment of adult neuroblastoma. Cancer 45:840–844
Maier HC, Humphreys GH (1958) Intrathoracic pheochromocytoma. J Thorac Cardiovasc Surg 36:625–641
Manasse P (1893) Hyperplastische Tumoren der Nebennieren. Virchows Arch [Pathol Anat] 133:391–404
Mayo Ch H (1972) Paroxysmal hypertension with tumor of retroperoneal nerve. Report of a case. JAMA 89:1047–1050
McGawack TH, Benjamin JW, Sperr FD, Klotz S (1942) Malignant pheochromocytoma of the adrenal medulla (paraganglioma). J Clin Endocrinol (Springfield) 2:332–338
McKeith R (1944) Adrenal-sympathetic syndrome, chromaffin tissue tumor with hypertension. Br Heart J 6:1–12
McKenna C, Hines LE (1935) Paraganglioma of the suprarenal glands. J Urol 34:93
Melicow MM, Uson AC, Veenema RJ (1973) Malignant nonfunctioning pheochromocytoma of the organ of Zuckerkandl msquering as a primary carcinoma of the prostate with metastases. J Urol 110:97–103
Melicow MM (1977) One hundred cases of pheochromocytoma (107 tumors) at the Columbia-Presbyterian Medical Center, 1926–1976. A Clinicopathological study. Cancer 40:1987–2004
Meyers MA (1963) Diseases of the adrenal gland. Thomas, Springfield
Meyers MA, King MC (1969) Unusual radiological features of pheochromocytoma. Clin Radiol 20:52–56
Miller JW (1924) Ein Paragangliom des Brust-Sympathicus. Zentralbl Allg Pathol 35:85–94
Mühlhoff G, Pohle D, Sack H (1973) Röntgendiagnostik beim Phäochromozytom unter besonderer Berücksichtigung der Angiographie und ihrer spezifischen Vorbehandlung. Fortschr Roentgenstr 119:286–295
Mühlhoff G, Sack H, Schega W (1975) Das Phäochromozytom. Chirurg 46:210–215
Nordmann M, Lebküchner E (1931) Zur Kenntnis der Paragangliome an der Aortengabel und am Grenzstrang. Virchows Arch [Pathol Anat] 280:152–171
Ohman U, Granberg PO, Hjern B, Sjoberg HE (1974) Pheochromocytoma. Diagnosis, Management and follow up in twenty patients. Acta Chir Scand 140:660–666
Orth JJ (1914) Über eine Geschwulst des Nebennierenmarks nebst Bemerkungen über die Nomenklatur der Geschwülste. Sitz Ber Preuss Akad Wiss 1:34
Pal J (1905) Gefäßkrisen
Paul F (1931) Die krankhafte Funktion der Nebenniere und ihr gestaltlicher Ausdruck. Virchows Arch [Pathol Anat] 282:256–401
Pecherstorfer M, Raptis S (1966) Über einen Fall eines malignen Phäochromozytoms. Wien Klin Wochenschr 78:459–460
Planteydt (1933) Zit nach Sack. Med Tijdschr Geneeskd
Podlucky FH (1940) Ein Phäochromoblastom des Zuckerkandl'schen Organs. Virchows Arch [Pathol Anat] 306:372–388
Poutasse EF, Gifford RW (1965) Pheochromocytoma. Prog Cardiovasc Dis 8:235–252
Ransom CL, Landes RR, Gaddy CG (1959) Malignant pheochromocytoma with voluntary ability to elevate blood pressure. J Urol 79:368–373 (Zahlreiche Schrifttumsangaben)
Reese EJ, Baker HL, Scanlon PW (1972) The roentgenologic aspects of metastatic Pheochromocytoma. Am J Roentgenol 115:783–793
Remine WH, Estes JE, Dockerty MB, Priestley JT (1953) Hemiplegia resulting from pheochromocytoma. JAMA 152:808–811
Richards V, Hatch FN (1951) Surgical aspects with pheochromocytoma. Ann Surg 134:40–54

Rogers E (1932) Paroxysmal hypertension associated with a ganglioneuroma of the suprarenal medulla. Am Heart J 8:269

Rosenthal DB, Willis RA (1936) The association of chromaffin tumors with neurofibromatosis. J Phatol Bact 42:599–603

Roujeau J, Albahary C, Ristelhueber J, Galian A (1963) Phaeochromocytome malin bilateral. A structure histologique mixte. Presse Med 71: 2716–2718

Sack H (1951) Das Phäochromozytom. Thieme, Stuttgart

Sack H, Mühlhoff G (1974) Das Phäochromozytom. Dtsch Aerztebl 769–774

Sandritter W, Lasch HG (1967) Phäochromozytom-malignes Phäochromozytom. Med Welt 18: 113–117

Sapira JD, Altman M, Vandyk K, Shapiro AP (1965) Bilateral adrenal pheochromocytoma and medullary thyroid carcinoma. N Engl J Med 273:140–143

Sato T, Saito H, Yoshinaga K (1974) Concurrence of carotid body tumor and phaeochromocytom. Cancer 34:1787–1795

Scherer K, Erbe W (1975) Malignes Phäochromozytom im Zuckerkandl'schen Organ. Fortschr Roentgenstr 123:85–88

Schietzel M, Firusian N (1980) Therapeutische Aspekte des Neuroblastoms. Strahlentherapie 156:308–314

Schwarzhoff E (1953) Klinik und Behandlung des Phäochromocytoms. Arch Klin Chir (Berlin) 275:232–244

Scott HW jr., Reynolds V, Green N, Page D, Adates J, Robertson D (1982) Clinical experience with malignant pheochromocytomas. Surg Gynecol Obstet 154:801–818

Shirpley AM (1929) Paroxysmal hypertension with tumor of the suprarenal. Ann Surg 60:697

Soffer L, Mencher WH, Colp R (1946) Pheochromocytoma of the adrenal gland. Zit nach Ransom. Surg Clin North Am 26:368–381

Stangl E (1902) Zur Pathologie der Nebenorgane des Sympathicus. Verh Dtsch Ges Pathol 5:250–255

Stewart BH, Bravo EL, Haage J (1978) Localization of pheochromocytoma by computed tomography. N Engl J Med 299:460–461

Sutton H (1982) Disseminated malignant phaeochromocytoma: localisation with iodine-131-labelled meta-iodobenzylguanidine. Br Med J 285: 1153–1154

Suzuki S (1940) Über zwei Tumoren aus Nebennierenmarkgewebe. Berl Klin Wochenschr 47: 1623–1625

Sztaba R, Stoba C (1974) Malignes Phäochromozytom bei einem 9 Jahre alten Mädchen mit atypischem Verlauf. Z Kinderchir 15:435–443

Tang CK, Hajdu SI (1975) Neuroblastoma in adolescence and adulthood. NY State J Med 75: 1434–1438

Taub MA (1982) Malignant pheochromocytoma. Cancer 50:1739–1741

Thorn GW, Hindle JA, Sandmeyer JA (1944) Pheochromocytoma of the adrenal associated with persistent hypertension: Case report. Ann Intern Med 21:122

Vaquez H, Donzelot E, Geraudel C (1929) Le surrénalome hypertensif. Presse Med 37:169

Vita VT De, Hellman S, Rosenberg StA (eds) (1982) Adrenal medulla. In: Cancer: Principles and practice of oncology. Lippincott, Philadelphia Toronto, pp 992–1001

Wahl HR, Robinson D (1943) Neuroblastoma with pheochromoblastomatous elements. Arch Pathol (Chicago) 35:571–578

Walton JN (1950) Pheochromocytoma of the adrenal. Lancet I:438–442

Wanke R (1952) Operative Behandlung der Nebennierengeschwülste. Erg Chir 37:1–6 (Zahlreiche Schrifttumsangaben)

Weber HH (1949) Beitrag zur Kenntnis der Tumoren des chromaffinen Systems und des Sympathicus. Frankf Z Pathol 60:228

Zimmerman IJ, Biron RE, McMahon HF (1953) Pheochromocytoma of the urinary bladder. N Engl J Med 249:25–26

Glomustumoren, nichtchromaffine Paragangliome (Chemodectome) (Parasympathische und vaskuläre Glomustumoren)

Von

W. SCHLUNGBAUM

Mit 3 Abbildungen

Mit der Bezeichnung „Glomus" werden kleine Organe unterschiedlicher Struktur und Funktion benannt. Glomus caroticum und Glomus jugulare sowie tympanicum (Glomus temporale) werden den parasympathischen Ganglien zugeordnet, während das Glomus coccygeum aus kompliziert gebauten a.v. Anastomosen besteht und deshalb als gleichartig wie die von MASSON (1924) beschriebenen Glomera bzw. Glomustumoren zu beurteilen ist. Die parasympathischen Paraganglien sind im Gegensatz zum Phäochromozytom und den sympathischen Paraganglien nicht chromaffin (chromophob). Zweckmäßigerweise sind danach die Tumoren der Paraganglien als nichtchromaffine Paragangliome zu bezeichnen. In Analogie zur Bezeichnung „Chemodectoma" im angelsächsischen Schrifttum (MULLIGAN 1950) wird auch im deutschsprachigen Schrifttum von „Chemodectom" gesprochen. Bei Verwendung der Bezeichnung Glomustumoren sollten die Paragangliome, die aus dem Glomus caroticum und dem Glomus temporale und anderen Paraganglien entstehen, *parasympathische Glomustumoren* genannt werden. Im Gegensatz hierzu wären die aus a.v. Anastomosen bestehenden Glomustumoren als *vaskuläre Glomustumoren* zu bezeichnen. Eine ausführliche Besprechung der Problematik findet sich bei HERMANEK und RIEDER (1964).

Die wichtigsten parasympathischen Glomustumoren sind die Geschwülste, die vom Glomus caroticum und vom Glomus tympanicum ausgehen.

A. Glomus caroticum

Das Glomus caroticum (angelsächsisch: carotid body) ist am längsten bekannt. Es ist schon 1743 von HALLER erstmals beschrieben worden. 1862 veröffentlichte dann LUSCHKA eingehende Untersuchungen über seine histologische Struktur. Es ist etwa 5–7 mm lang und 2–4 mm breit. An der Karotisgabel gelegen ist es eng mit dem sympathisch-parasympathischen Nervensystem verbunden. Es wurde auch als Karotisdrüse bezeichnet, da ihm innersekretorische Funktionen zugeschrieben wurden. Jedoch ist die endokrine Wirksamkeit umstritten, da keine eindeutigen Überfunktions- oder Insuffizienzerscheinungen bekannt sind. Als Chemorezeptor (Sauerstoff- und Kohlensäurespannung) beeinflußt es Atmung und Kreislauf (HEYMANS u. BOUCKAERT 1939). Nach NIEDORF (1970) hat das Glomus caroticum wahrscheinlich eine doppelte Funktion:

1. Die neuralreflektorische Regulation von Atmung und Kreislauf.
2. Die Bildung und Ausschleusung von Katecholaminkörpern, deren Noradrenalin- und Adrenalgehalt ev. im Zusammenhang mit einem ganzen paraganglionären System verschiedene Zellsysteme im Organismus reguliert.

Das Glomus caroticum geht aus mesenchymalen und nervalen Anlagen hervor (WATZKA 1943). Histologisch besteht es aus kapillaren Formationen sowie Zellbalken, die aus den typischen Glomuszellen zusammengesetzt sind. Bei diffuser Durchsetzung mit Nervenzellen wurde das Glomus caroticum als Paraganglion aufgefaßt. Dieser Auffassung schloß sich LATTES (1960) in seiner pathologisch-entwicklungsgeschichtlichen Studie an und bezeichnete das Glomus caroticum und ähnliche mit Hirnnerven in Beziehung stehende Zell- und Kapillarkomplexe als „nichtchromaffine Paraganglien". Vereinzelt konnten auch chromaffine Zellen nachgewiesen werden.

I. Tumoren des Glomus caroticum

Die vom Glomus caroticum ausgehenden parasympathischen Glomustumoren (Paragangliome) sind seit langem bekannt. Die histologische und funktionelle Problematik dieser Geschwülste hat zu zahlreichen unterschiedlichen Bezeichnungen wie Endotheliom, Peritheliom, alveoläre Geschwulst, Struma, Adenom, Sarkom, alveoläres Angiosarkom und schließlich Paragangliom geführt. Nach GRAF (1952) hat erstmalig MARCHAND (1891) über einen Glomustumor berichtet. 1905 stellte MÖNCKEBERG 9 Fälle aus der Literatur zusammen. 1929 waren bereits 143 (BEVAN u. MCCARTHY) 1940 über 250 (ENGELBRETH-HOLM (1900) und 1953 mehr als 300 Fälle bekannt, während über gleichartige Tumoren anderer Lokalisation (z. B. Aortenbogen, Vagus) nur selten berichtet worden war (LATTES 1950; LINDER 1953; s. auch S. 26). Ein bilaterales oder multiples sowie ein familiäres Auftreten derartiger Geschwülste wurde beobachtet (LATTES 1950; LACK et al. 1977; RYCROFT et al. 1975; WILSON 1970; WYCHULIS u. BEAHRS 1965). Die Tumoren des Glomus caroticum sind pflaumen- bis gänseeigroß. Manchmal umwachsen sie die Karotisgabel, was von großer Bedeutung für den Chirurgen und die Prognose operativer Therapie ist (s. u.).

Histologisch handelt es sich um epitheliale Zellhaufen und Blutgefäße (Kapillaren und dünnwandige Venen) (VON ALBERTINI 1974). Ein invasives Wachstum war unter den 95 1922 bekannten Fällen nur viermal beschrieben (MARCHAND 1891; PALTAUF 1892; STEINDL 1915; MÖNCKEBERG 1905). Maligne Züge bei einem Tumor des Ganglion nodosum des Vagus beschrieb LATTES. Regionäre Lymphknotenmetastasen wurden ebenfalls vereinzelt beobachtet (KOPFSTEIN 1895; KRETSCHMAR 1893).

KAUFMANN und RUPPANNER (1905) beschrieben die sarkomatöse Entartung einer Glomusgeschwulst. Eindeutige Fernmetastasen wurden 1931 von RANKIN und WILLBROCK (Leber) sowie von PENDERGRASS und KIRSH und 1952 von SPOTNITZ beobachtet (Leber, Stirnbein und andere Knochen, Lunge). Nach LINDER waren bis 1953 12 Fälle mit Fernmetastasen (z. T. fraglich) bekannt. Histologische Hinweise auf eine maligne Entartung finden sich dagegen häufiger (20–50% nach LECOMPTE 1948 und SPOTNITZ 1952). PETERSON und MERKER (1936) fanden in 44% Zeichen der Malignität. Nach LINDER (1953) und GRAF (1952) werden die rein histologischen Befunde aber überschätzt und stehen im Widerspruch zum klinischen Verhalten. LINDER nimmt insgesamt nicht mehr als 10% als maligne an.

Nach neueren Zusammenstellungen liegt die Häufigkeit maligner Entartung etwas unter 10% (GEHWEILER u. BENDER 1972; GOSEPATH u. RITTER (1972). KLEIN und FIEDL (1971) stellte aus dem Schrifttum bis 1978 58 metastasierende Karotis-Glomustumoren zusammen (etwa 10% des gesamten Krankenguts), davon hatten 16 Knochenmetastasen.

Die Glomustumoren kommen ohne Geschlechtsbevorzugung im mittleren Lebensalter vor (30.–60. Lebensjahr) nach BEVAN und MCCARTHY (1929) unter 131 Fällen 64 männlich und 67 weiblich.

1. Diagnose

Die Glomustumoren sind zu 75% asymptomatisch, ein Teil verursacht nur lokale Drucksymptome (Nervenausfälle, Horner-Syndrom, Dysphagien), relativ selten ist das durch Druck auf den Karotissinus verursachte Karotissinussyndrom (Herzblock, Ohnmachtsanfälle u. a.). Die Tumoren wachsen langsam. So sind Fälle beschrieben, bei denen erst nach 4 (RUPP 1953) oder gar 19 (SPOTNITZ 1952) Jahren die richtige Diagnose gestellt wurde.

Differentialdiagnostisch können sie durch ihre Lage in der Karotisgabel (evtl. Arteriographie), mitgeteilte Pulsationen und manchmal nervale Symptome (Vagus- und Glossopharyngeusreiz, Horner-Syndrom) von zervikalen Lymphknotenschwellungen entzündlicher (z. B. Tuberkulose) oder neoplastischer (Metastasen aus dem Mund- und Rachengebiet) Art unterschieden werden.

Große Tumoren führen manchmal zu einer Vorwölbung der Rachenwand bzw. einer Vorwölbung in die Mundhöhle, wie sie unter Verwertung angiographischer Befunde von LIPSCHITZ (1958) beschrieben wurde. Einen großen diagnostischen Fortschritt brachte die *Angiographie* (BERG 1963; ROSE et al. 1979; BOSNIAK et al. 1964; GEHWEILER u. BENDER 1972; GOSEPATH u. RITTER 1972; HAWKINS 1961; IRWIN 1965; JEANMART et al. 1963; MCGUIRT u. HARKER 1975; MENCARIOS u. BAXTER 1975; VON LEDEN 1965; PALACIOS 1970; ROSE u. BUTTENVERBIEST 1974; VOSS et al. 1977; VOGELSANG 1973). Mit Hilfe der Arteriographie kann die Diagnose gestellt und können Größe und Lage der Geschwulst (Abb. 1), ihre Beziehungen zur Karotis, die Durchgängigkeit der Karotis und gegebenenfalls die Füllung der anderen Seite dargestellt werden. Diese angiographische Darstellung ist als Vorbereitung für die Operation unentbehrlich. Auch die Sonographie (GOODING 1979) und die Computertomographie erlauben eine Größen- und Lagebestimmung der Tumoren.

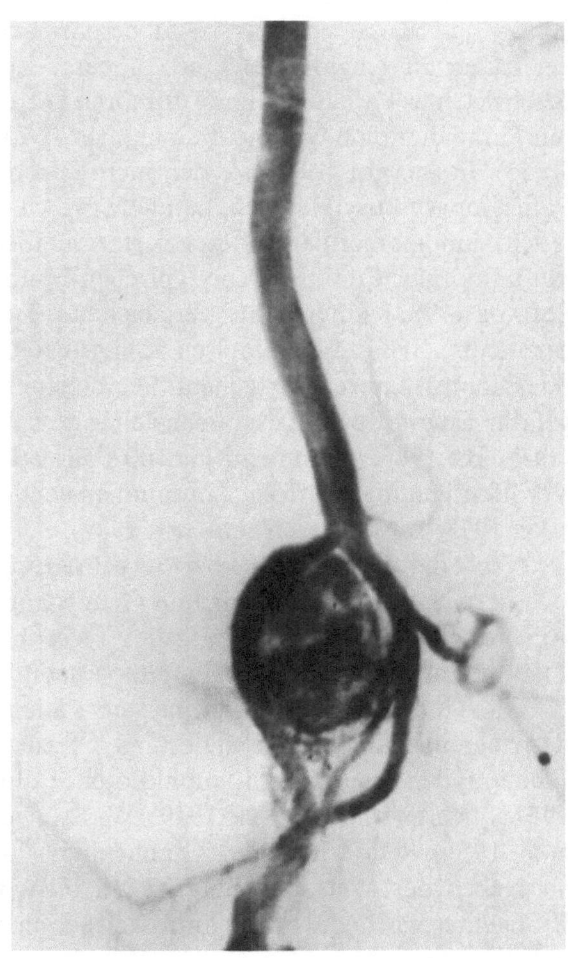

Abb. 1. Subtraktionsangiogramm eines Karotisglomustumors mit typischer Lokalisation in der Karotisgabel (Dr. SÖRENSEN, Klinikum Steglitz der FU Berlin)

B. Glomus temporale

Die im Bereich des Mittelohres bzw. des Felsenbeines gelegenen, ebenfalls von „Glomera“ ausgehenden Paragangliome sollen wegen ihrer symptomatologischen und klinischen Besonderheiten gesondert besprochen werden.

Ein etwa 0,5 × 0,25 mm großes Glomus wurde 1840 von VALENTIN als Gangliolum tympanicum beschrieben. Die nächste Mitteilung machte W. KRAUSE (1977).Von GUILD stammt die Bezeichnung *Glomus jugulare* (1941). 1953 beschrieb GUILD, daß das Glomus unterteilt sein kann bzw. daß mehrere Anlagen vorhanden sind. Die Glomera finden sich in der Kuppel des Bulbus jugularis unmittelbar unter dem knöchernen Mittelohr, weiterhin entlang dem Ramus tympanicus des N. glossopharyngeus sowie entlang dem Ramus auricularis des N. vagus.

Die Länge der Glomera liegt nach GUILD zwischen 0,1 und 1,5 mm. Funktionell dienen die aurikulären Paraganglien möglicherweise der pH-Regulation (MATTICK u. BURKE 1952).

Die Paraganglien (Glomera) im Bereich des Ohres – Paraganglion jugulare, Paraganglion tympanicum und Paraganglion auriculare – können zusammenfassend als Paraganglion temporale bezeichnet werden (HERMANEK u. RIEDER 1964).

I. Geschwülste des Paraganglion temporale (Glomus jugulare, tympanicum und auriculare)

Als von den Paraganglien ausgehende Tumoren sind die Geschwülste zuerst von LUBBERS (1937) und ROSENWASSER (1945) beschrieben worden. Nach GRAF (1952) dürfte ein Teil der früher als Angiom des Ohres angesehenen Tumoren, so ein schon 1878 von POLLITZER beschriebener Fall, den Glomustumoren zuzurechnen sein. Auch die Zuordnung der aurikulären Paragangliome war nicht einheitlich. Während u.a. GRAF, WILLIAMS et al. (1955), WEISS (1955), LOMBARDI (1957) sie den nicht-chromaffinen Paragangliomen zurechneten und vom Parasympathikus ableiteten, handelte es sich nach HOMMERICH (1958), HANDL u. HOMMERICH (1958) um glomerulär differenzierte Gefäßendstrecken im Sinne von STAUBESAND (1955) mit humoraler Funktion. Die typischen Epitheloidzellen wurden der Gefäßwand zugeordnet. SCHADE (1953) untersuchte vergleichend Tumoren des Glomus jugulare und des Glomus caroticum. Er fand histologisch völlig übereinstimmende Bilder. Heute werden die aurikulären Glomustumoren weitgehend übereinstimmend als parasympathische Paragangliome aufgefaßt. Eine größere Zusammenstellung histologisch verifizierter Fälle (83) gab schon 1953 GRAF. Bis 1960 waren mehr als 100 Fälle mitgeteilt worden. Seitdem sind zahlreiche weitere Veröffentlichungen erfolgt (Zusammenstellungen bei HILDMANN 1973; MILLER 1962; MOSS et al. 1973; DE VITA u. HELLMANN 1982).

Nach der Lokalisation bzw. Ausbreitung differenzierte CAPPS (1952) einen Typ I, der sich vorwiegend in Mittelohr und Gehörgang ausbreitet sowie einen Typ 2 mit vorwiegender Ausbreitung an der Unterseite des Felsenbeins. Heute werden nach dem Ausgangspunkt Tumoren des Glomus jugulare, tympanicum und auriculare unterschieden.

Die Tumoren sind in den meisten Fällen gutartig, wenn sie auch durch ihre Expansion destruierende Knochenveränderungen verursachen. Metastasen sind allerdings in einzelnen Fällen in den regionären Lymphknoten, Lunge, Leber und Milz beschrieben worden (CAPPS 1957; LATTES u. WALTNER 1949; WINSHIP u. LOUZAN 1951; WINSHIP et al. 1948; TAMARI et al. 1951). Sehr selten sind Knochenmetastasen (nach BROWN et al. bis 1967 2 Fälle).

Neben der Metastasierung ist ein invasives Wachstum in die Kapsel, wie es ebenfalls beobachtet wurde, als Malignitätszeichen zu werten. Die Tumoren wachsen im allgemeinen außerordentlich langsam, wodurch auch die Beurteilung endgültiger Heilungen erschwert wird. Schneller wachsende Tumoren sind histologisch durch ein mehr polymorphes Zellbild ausgezeichnet (GRAF).

Die aurikulären Paragangliome kommen vorwiegend beim weiblichen Geschlecht (nach CAPPS 1957 5:1, bei GRAF 1953 70 von 83 Fällen) mittleren Lebensalter (30.–60. Lebensjahr) vor, werden aber vereinzelt in allen Altersstufen beobachtet.

1. Diagnose

Das klinische Krankheitsbild ist von der Ausbreitung des Tumors abhängig. Es finden sich, neben puls-synchronem Rauschen und Schmerzen, Blutungen und eitriger Otorrhoe oft ein sichtbarer Tumor unter dem Trommelfell oder im äußeren Gehörgang. Bei tiefem Sitz des Tumors kommt es zu Ausfallserscheinungen an den hinteren Hirnnerven, zu Taubheit und Vestibularisstörungen (Garcinsches „Halbbasissyndrom", da immer nur einseitiger Ausfall). Entscheidend für die Diagnose ist der histologische Befund. Die klinisch erhobene Verdachtsdiagnose kann radiologisch gesichert werden.

Das *Röntgenbild* (Aufnahmen nach SCHÜLLER) ist zunächst nicht typisch. Es zeigt eine Verschleierung des pneumatischen Systems wie bei Otitis (Abb. 2). Die späteren Knochendestruktionen können durch Schicht- und Stereoaufnahmen (CAPPS 1957; CHAUSSE et al. 1953; GIRAUD et al. 1956; REBOUL et al. 1956) sichtbar gemacht werden.

Wichtige Aufschlüsse über die Lage und Ausdehnung des Tumors besonders auch bei geplanter Operation oder Strahlentherapie (Bestimmung des Zielvolumens) geben

1. die Arteriographie (CARO et al. 1975; DUGGAN et al. 1970; HAWKINS 1961; MENCARIOS u. BAXTER 1975; VERBIEST 1974; VOGELSANG 1973), auch als Radionuklidangiographie mit Pertechnetat (ALAWI et al. 1976),
2. die retrograde Jugularisvenographie (ALAWI et al. 1976; GEYROT 1965; PALACIOS 1970; VOGELSANG 1973),
3. die Computertomographie (MOSS et al. 1979).

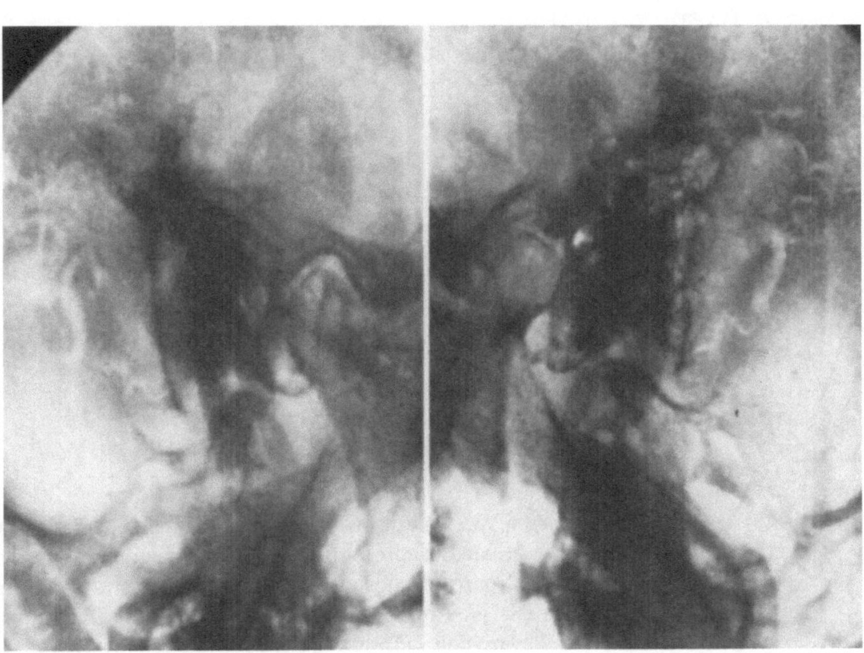

Abb. 2. Aufnahmen nach SCHÜLLER bei rechtsseitigem Glomustumor des Mittelohres (Operation Universitäts-HNO-Klinik FU Berlin, Dir. Prof. Dr. R. LINK). Bild wie bei Mastoiditis

C. Paragangliome anderer Lokalisation

Eine Übersicht über die Lokalisation parasympathischer Paragangliome im Bereich des Halses und des Kopfes sowie des Aortenbogens gibt Abb. 3. Bis 1967 waren 27 Chemodectome des Halsvagus beschrieben worden (KIRCHER 1967). MURPHY et al. stellten 1970 37 Fälle mit einem Paragangliom des Paraganglion intravagale zusammen. Bis 1975 fanden sich im Schrifttum 44 aus dem Vagus hervorgegangene Paragangliome (FERNANDEZ et al.). Nach einer Zusammenstellung von SMITHERS u. GOWING waren bis 1965 27 Paragangliome aus dem Bereich des Aortenbogens mitgeteilt worden. HABER (1964) stellte 7 mediastinale und 12 retroperitoneale Tumoren zusammen, MADDEN (1958) 11 mediastinale Chemodectome. Weitere Mitteilungen finden sich bei DELL'AQUA u. SENSI (1973), ANDERSON et al. (1974), ZACKS (1958), BASSET u. COLLINS (1973). CABELLO u. RICOY beschrieben 1983 2 Paragangliome der Cauda equina (10 weitere im Schrifttum). Vereinzelt fanden sich auch Paragangliome in den Nasenmuscheln (TEMESREKASI 1966), im Bereich der Orbita (FISHER 1952) bis 1977 15 Fälle (LACK et al. 1977), in der Schilddrüse (HAEGERT 1974) und über dem Schilddrüsenknorpel (KAY et al. 1975) im Bereich des Pankreas (COPE et al. 1974) und der Blase (FUSELIER 1975). GREENWAY u. HENNEMANN fanden im Schrifttum bis 1975 18 Paragangliome des Larynx (davon 2 maligne), LACK bis 1977 21. QUZILBASH beschrieb 1973 ein Paragangliom des Duodenums mit Hinweisen auf das Schrifttum (mehr als 10 Fälle).

GIRGIS ordnet auch die juvenilen Nasen-Rachenfibrome den Paragangliomen zu, was wohl keine allgemeine Anerkennung gefunden hat. Problematisch ist die Bezeichnung und Beurteilung von Tumoren in den Muskeln jüngerer Patienten, die klinisch meist maligne verlaufen. Sie wurden als Myoblastosarkome bezeichnet, später auch als alveoläre Weichteilsarkome, aber auch als den nichtchromaffinen Paragangliomen zugeordnet (GROSSE 1962).

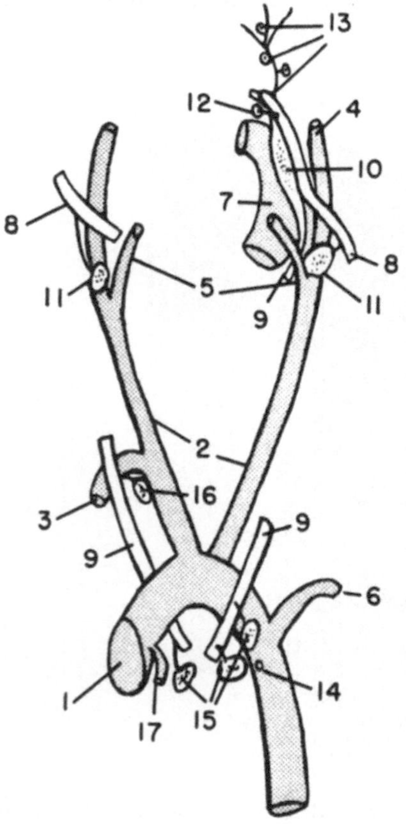

Abb. 3. Lokalisation der Paraganglien (nach LATTES). *1* Aorta. *2* A. carotis communis. *3* A. subclavia dextra. *4* A. carotis interna. *5* A. carotis externa. *6* A. subclavia sinistra. *7* V. jugularis interna. *8* N. glossopharyngeus. *9* N. vagus. *10* Ganglion nodosum und Paraganglion intravagale. *11* Glomus caroticum. *12* Glomus jugulare. *13* N. tympanicus und Paraganglion tympanicum. *14* Ductus arteriosus. *15, 16* Paraaortale Paraganglien (aortic arch bodies). *17* A. coronaria sinistra

D. Glomus coccygicum

Das *Glomus coccygicum,* vor dem Steißbein am Ende der A. sacralis media gelegen, wurde von LUSCHKA (1860) beschrieben. Es ist eine arteriovenöse Anastomose vom Glomustyp (STAUBESAND 1955). Tumoren sind vereinzelt beschrieben, so der Fall von VON HLEBKOSZANSKA (1902), der als Peritheliom bezeichnet wurde. Allerdings halten DIETRICH und SIEGMUND (1926) echte Tumoren des Glomus coccygicum (Abstammung von Nachbarorganen?) nicht für bewiesen. Nach LATTES (1950) entspricht das Glomus coccygicum den Glomustumoren der Haut (s. u.).

E. Sog. Glomustumoren der Haut

Die sogenannten Glomustumoren der Haut sind bereits von WOOD (1812) klinisch-makroskopisch beschrieben worden. MASSON (1924) gab dann eine genaue mirkoskopische Beschreibung der Glomura und der von ihnen ausgehenden Tumoren. Es handelt sich um arteriovenöse Anastomosen, die von einem Nervengeflecht und Bindegewebe durchsetzt sind. MASSON (1924) unterschied vier Typen: 1. den epitheloiden, 2. den angiomatösen, 3. den neuromatösen Typ, 4. degenerative Typen. Auch in den angiomatösen Geschwülsten findet sich eine Wucherung epitheloider Zellen, die regelmäßig, reihen- oder bandförmig längs des Endothels angeordnet sind.

Nach VON ALBERTINI (1974) handelt es sich um eine neuro-myo-arterielle Geschwulst.

Die Geschwülste liegen meist an der Hand (subungual), dem Fuß, dem Unterarm und der Innenseite des Oberschenkels (KLAMMER 1976; LEU 1981; NÖDL 1968; OTTO 1963; SHUGART et al. 1963; TSUNEYOSHI u. ENJOJI 1982). Klinisch imponieren sie als kleine bläulich verfärbte Knoten mit ausgeprägtem Berührungsschmerz. Sie sind gutartig. Bei den angiomyomatösen Formen wurde auch eine Tendenz zu infiltrativem Wachstum und – nach Operation – zur lokalen Rezidivierung beobachtet (LEU 1981).

Gleichartige Tumoren wurden auch am Magen beschrieben (KAY et al. 1951; SCHNEIDER 1964; WEITZNER 1969; KANWAR u. MANIGOLD 1975; bis 1975 67 Fälle).

Den Glomustumoren ähnliche „Hämangioperizytome“ (STOUT u. MURRAY 1942) sollen in seltenen Fällen metastasieren. Die eindeutige Diagnose ist nur histologisch zu stellen. Arteriographische Befunde mit Darstellung der Gefäßknäuel ermöglichen die Verdachtsdiagnose (BORGSTRÖM 1954). Ohne Geschlechtsprädominanz kommen sie in jeder Altersstufe vor.

I. Therapie und Prognose der parasympathischen Glomustumoren

1. Tumoren des Glomus caroticum

Die Therapie besteht im allgemeinen in der Exstirpation. Diese ist unproblematisch, wenn ein Ausschälen des Tumors ohne Unterbindung bzw. Resektion der Karotiden möglich ist. Andernfalls beträgt die Mortalität 30–50% (BEVAN u. MCCARTHY 1929; LINDER 1953). Außerdem treten bei den Überlebenden vielfach zerebrale Dauerschäden auf. Bei dem relativ langsamen Wachstum scheint infolgedessen bei Umwachsen der Karotis ein radikaler Eingriff nicht indiziert (LAHEY u. WARREN 1951; LINDER 1953), es sei denn, daß eine maligne Entartung mit invasivem Wachstum bewiesen ist (BEVAN u. MCCARTHY 1929). Unter Umständen kann die Erhaltung der Karotidenstrombahn durch Reanastomisierung der Carotis communis und interna, oder durch Überbrückung mit Gefäßtransplantaten, angestrebt werden. Ein örtliches Rezidiv tritt nach Operationen in etwa 7–12% der Fälle auf (LINDER 1953).

Die *Strahlentherapie* hat bisher keine allgemeine Anerkennung gefunden, zumal die Diagnose ja oft erst bei oder nach der Exstirpation eines Halstumors gestellt wurde. Nach GRAF (unter Zitierung von ENGELBRETH-HOLM 1940; PHELPHS et al. 1937; STEWART 1931 u.a.) ist die Beeinflußbarkeit durch Röntgenstrahlen gering. PHELPS et al. (1937) referiert die Strahlenbehandlung in 7 Fällen (unter insgesamt 159). Ein wesentlicher Effekt wurde nicht beobachtet. RUPP (1953) beschrieb einen Fall, bei dem eine „intensive" Röntgenbestrahlung (keine Dosisangabe!) keinerlei Wirkung hatte. Auch nach BECKER et al. (1968) ist die Bestrahlung nicht erfolgversprechend. Für die alleinige Operation sprechen sich weiterhin CORDELL et al. (1967), ISFORT u. KNOCHE (1966), KERDILES et al. (1975), LACK et al. (1977), VON LEDEN (1965), SCHOPP (1969), VOSS et al. (1977), WACHA u. UNGEHEUER (1977) aus. IRWIN (1965) meint, daß die Bestrahlung gelegentlich erfolgreich sei, daß aber bei Operabilität operiert werden solle. BEVAN und MCCARTHY (1929) sowie LAHEY und WARREN (1951) berichteten im Gegensatz dazu über positive Ergebnisse der Strahlentherapie in Fällen, in denen auf einen radikalen Eingriff im Hinblick auf die erhebliche Mortalität verzichtet wurde. In 2 Fällen von LAHEY und WARREN (1951) kam es nach der Röntgenbestrahlung nicht zu weiterer Größenzunahme, was als Therapieerfolg angesehen wurde (keine Dosisangaben), in einem dritten Fall wuchs die Geschwulst trotz der Therapie. Eine nochmalige Bestrahlung mit ultraharten Strahlen (2 MeV) brachte dann eine Verkleinerung und eine Besserung der durch den Tumor bedingten subjektiven Beschwerden. SUSHILA (1974) berichtet über 4 strahlentherapeutisch behandelte Patienten. STEWART (1931) erreichte durch interstitielle Radiumtherapie eine vorübergehende Verkleinerung. ROSE et al. (1979) empfehlen die Nachbestrahlung, da dann die Rezidivrate geringer sei.

Zusammenfassend ist zu sagen, daß Mißerfolge der Strahlentherapie im älteren Schrifttum zumindest teilweise durch eine unzureichende Dosierung verursacht sein können. Leider fehlen ja vielfach Dosisangaben. Grundsätzlich muß man wohl DE VITA et al. (1982) zustimmen, die meinen, da die Tumoren mit den aurikulären Glomustumoren weitgehend identisch seien, müsse auch die Ansprechbarkeit auf die Strahlentherapie gleichartig sein. Sie empfehlen deshalb die Operation nur bei kleinen Tumoren, während große Tumoren, deren Operation eine Unterbindung oder Verlagerung der Karotis erforderlich machen würde, bestrahlt werden sollen. Die Dosis soll 40–50 Gy betragen. Bei der Beurteilung des Erfolges ist zu betonen, daß nicht nur eine völlige Rückbildung, sondern auch eine Verzögerung des ohnehin langsamen Wachstums und die Verhinderung eines Rezidivs bei Symptomenfreiheit als Erfolg anzusehen sind.

Sicher ist es zu empfehlen, bei nachgewiesenem invasivem Wachstum nach der operativen Entfernung eine Zusatzbestrahlung anzuschließen. Die *Prognose* ist nach erfolgreicher Operation gut. Aber auch nach Strahlentherapie wurden Patienten über viele Jahre ohne Zeichen einer Tumorprogression oder eines Rezidivs beobachtet (DE VITA et al. 1982).

2. Tumoren des Glomus temporale

Die Bedeutung der Strahlentherapie der aurikulären Glomustumoren ist unbestritten, wenn auch die Abgrenzung der chirurgischen und der radiologischen Therapie noch unterschiedlich gehandhabt wird. Keinesfalls kann der ablehnende Standpunkt gegenüber der Strahlentherapie, wie er z.B. von WRIGHT (1952) und DUMESNIL (1958) vertreten wurde („Die Strahlentherapie spielt bei diesen seltenen Leiden (Glomustumoren) keine Rolle"), in dieser absoluten Form aufrechterhalten werden. Das primäre chirurgische Vorgehen ist, zumal die Diagnose meist vom Hals-, Nasen-Ohrenarzt gestellt wird, die Regel. Es besteht in einer Ausschälung, bei kleinen Tumoren durch Trommelfellaufklappung, bei großen durch Radikaloperation [GRAF 1952, 1953, 1963; TERRACOL et al. 1956; HANDL u. HOMMERICH (1958) u.a.]. Bei extremer Vaskularisation ist oft eine totale Exstirpation nicht möglich (GRAF 1963; REEVES u. DOYLE 1959). Die Unterbindung der A. carotis int. führt nicht zu einem bleibenden Erfolg. CAPPS (1955) hält bei Tumoren des Typ 1, die also vorwiegend im Mittelohr und Gehörgang liegen, die primäre Operation für angezeigt, beim Typ 2 dagegen für kontraindiziert, da bei einer Operationsmortalität von 35% in etwa 80% zusätzliche neurologische Schäden auftreten. Hier empfiehlt er die alleinige Strahlenbehandlung. Auch BIRREL (1955) kam, unter Berücksichtigung des langsamen Geschwulstwachstums, zu der Folgerung, daß der Patient weniger durch den Tumor als durch die (operative) Behandlung bedroht ist.

ROSENWASSER (1967, 1973) vertritt die Meinung, daß die Tumoren zunächst so weitgehend wie möglich operiert werden sollten. Bei unvollkommener Operation oder Inoperabilität soll dann die Strahlentherapie angeschlossen werden. GRAF (1953) hält die Strahlentherapie nach möglichst weitgehender Ausräumung des Tumors für indiziert. Nach HILDMANN (1973) ist die Operation die Therapie der Wahl. Auch PORTMANN (1970) empfiehlt die Chirurgie als Methode der Wahl. Nur bei Inoperabilität wäre die Bestrahlung indiziert.

Die meisten Autoren sprechen sich heute dafür aus, daß kleine Tumoren besonders des Glomus tympanicum primär zu operieren sind. BOROTA (1973) und BRAIN (1973) berichteten über gute Erfahrungen mit der Kryochirurgie, HEKSTER et al. (1973) und HILAL u. MICHELSEN (1975) über erste Ergebnisse mit der Katheterembolisation. Bei Tumoren im Bereich der Paukenhöhle, die operativ weitgehend entfernt werden konnten, ist CAPPS (1957) der Ansicht, daß erst bei Auftreten eines klinischen Rezidivs – oft also erst nach Jahren – bestrahlt werden sollte. Die postoperative Strahlentherapie bei größeren Tumoren wird heute von den meisten Autoren empfohlen (u.a. ALLDREDGE et al. 1973; AMMAN 1953; VAN BAARS et al. 1975; BODSON 1966; BORSANYI 1962; CAPPS 1955; HOOPER 1955; MATTICK u. BURKE 1952; MILLER 1962; MOORE et al. 1973; MOUREN et al. 1975; NEWMAN et al. 1973; REEVES u. DOYLE 1959; ROSE u. BUTTENBERG 1963; SCHERMER et al. 1976; THIEDE 1973; TIDWELL u. MONTAGUE 1975; WINSHIP et al. 1948; WINSHIP u. LOUZAN 1951; WILLIAMS 1957 und WEISS 1955). Von WEISS wurde postoperativ eine Radiumbehandlung (Spickung) durchgeführt. Wir selbst haben mehrfach eine Nachbestrahlung mit Hilfe der Einlage von Radiokobaltperlen in die Operationshöhle durchgeführt, wobei eine Dosis von etwa 50–60 Gy (3 mm von der Perlenoberfläche) angestrebt wurde.

Über gute Erfolge der Strahlentherapie (22–56 Gy) besonders bei Rezidiven berichteten 1983 REDDY et al.

Präoperative Bestrahlungen empfehlen CHAUSSE et al. (1953) und SPECTOR et al. (1975). Dadurch wird eine Schrumpfung der stark vaskularisierten Tumoren mit einer Verringerung der Blutungsgefahr angestrebt. Von ALEXANDER und ADAMS (1953) wurde eine solche Schrumpfung beschrieben. Nach HOMMERICH (1958) und HANDL u. HOMMERICH (1958) handelt es sich allerdings dabei nicht um eine Beeinflussung des angiomatösen Geschwulstanteils, sondern um eine narbige Schrumpfung des Zwischengewebes.

Die alleinige und primäre Strahlentherapie wurde von BRADSHAW (1961), GLOVER u. BLOCK (1972), HUDGINS (1972) und SUSHILA (1974) empfohlen. Bei sehr großen Tumoren wird allgemein die primäre Strahlentherapie bevorzugt. Nach DE VITA et al. (1982) sollten nur die kleinen, gut operablen Tumoren des Glomus tympanicum operiert, alle anderen bestrahlt werden.

Methodisch wurde die Bestrahlung meist von einem vorderen und einem hinteren, auf das Mittelohr gerichteten Feld durchgeführt. Früher wurde die Bestrahlung mit konventionellen Röntgenstrahlen durchgeführt. Heute werden ausschließlich ultraharte Strahlen (Telecobalttherapie, Beschleuniger) angewandt. Die Dosisangaben sind unterschiedlich. So genügen nach WILLIAMS et al. (1955) 1200–1400 r am Herd, während CAPPS (1957) 4000–6000 r HD für erstrebenswert hält. WILLIAMS (1957) verabfolgte 4000 r HD in 28 oder 5000 r HD in 30–40 Tagen. Heute werden Dosen von 40–50 Gy in 4–5 Wochen als zweckmäßig und erforderlich angesehen (MOSS et al. 1979; DE VITA u. HELLMAN 1982). Noch etwas höhere Dosen können bei sehr großen Tumoren notwendig sein (bis 55 Gy, MOORE et al. 1979). Im allgemeinen sollte aber die Dosis von 50 Gy nicht überschritten werden, da sonst die Gefahr einer Hirnschädigung besteht (Nekrose). In gleicher Weise ist die Bestrahlung postoperativer Rezidive durchzuführen.

Prognose

Die Prognose der Glomustumoren des Ohres ist auf kurze Sicht im ganzen gut, da sie langsam wachsen, und echte pathologisch-anatomische Malignität in Verbindung mit einem klinisch malignen Verhalten selten ist. Nach GRAF (1963) sind allerdings entsprechend den bisherigen Erfahrungen Rezidive auch bei kombiniert chirurgisch-radiologischer Therapie nicht zu verhindern. Sie können nach 15 bis 20 Jahren bei intrakraniellem Wachstum bzw. Durchbrechen der Duraschranke infolge einer Hirndruckerhöhung und Auslösung zerebraler Symptome lebensbedrohlich werden, so daß letzten Endes die Prognose als dubiös angesehen werden muß. Von „Heilungen“ kann unter Berücksichtigung des schon erwähnten außerordentlich langsamen Wachstums nur unter Vorbehalt gesprochen werden, so auch in einem Fall, bei dem nur eine Probeexzision und dann eine Röntgenbestrahlung durchgeführt wurde und bei dem nach 9 Jahren noch kein Rezidiv aufgetreten war. Auf den Therapie-Effekt der Röntgenstrahlen ist auch daraus zu schließen, daß sich mehrfach Lähmungen der hinteren Hirnnerven zurückbildeten.

3. Paragangliome anderer Lokalisation

Die *Therapie* dieser Paragangliome war meist chirurgisch. HABER (1964) hielt die Strahlentherapie der Chemodektome nicht für wirksam im Sinne einer Tumortherapie. Er empfahl aber die Vorbestrahlung vor Operation zur Reduktion des vaskulären Anteils. Sicher ist bei unvollständiger Operation die Nachbestrahlung indiziert, ebenso die symptomatisch-palliative Bestrahlung von Metastasen.

4. „Tumoren“ des Glomus coccygicum

Bei Tumoren des Glomus coccygicum ist die Therapie der Wahl die chirurgische Entfernung.

5. Vaskuläre Glomustumoren der Haut bzw. Weichteile

Es liegen nur wenige strahlentherapeutische Erfahrungen vor. Nach HORTON et al. (1955), KLAMMER (1976) und OTTO (1963) ist die Therapie rein chirurgisch („einwandfreie Ergebnisse mit der Bestrahlung liegen nicht vor“). SCHIRREN (1959) berichtet dagegen über die Heilung eines Glomustumors der Hand (nach zweimaligem postoperativem Rezidiv) nach fünfmal 400 r (Gewebehalbwerttiefe (6 HWT) 7 mm, keine Zeitangabe).

Literatur

Akkary S (1964) Malignant carotid body tumour in the neck of a newborn infant. Arch Dis Child 39:194–196

Alawi A, Devenney JE, Arendale St, Zimmerman RA (1976) Radionuclide angiographic in evaluation of chemodectomas of the Jugular glomus. Radiology 121:673–676

Albertini A von (1974) Histologische Geschwulst-Diagnostik. 2. Aufl, ergänzt und bearbeitet von FC Roulet. 2. neubearbeitete und erweiterte Aufl. Thieme, Stuttgart

Alexander E Jr, Adams S (1953) Tumor of glomus jugulare; follow-up study two years after roentgen-therapy. J Neurosurg 10:672–674

Alldredge CB, Tabb HG, Dunlap CE (1973) Glomus jugulare tumors. Review and report of two cases. Sth Med J (BhamAla) 66:563–567

Amman WC (1953) Case of nonchromatin paraganglioma. Arch Otolaryngol 58:738–739

Anderson CB, Ward S, Lee J, Rosai J (1974) Extra adrenal retroperitoneal paraganglioma. Am Surg 40:636–542

Acqua GB dell', Sensi S (1973) Paraneoplastisches endokrines Syndrom bei einem retroperitonealen Paragangliom Muench Med Wochenschr 115:1171–1174

Baars FM van, Dohmen JJM, Broek P van den, Kazem I (1975) Glomustumoren. Med T Geneesk 119:1839–1847

Bassett LW, Collins JD (1973) Malignant, non functional, non chromaffin paraganglioma of the retroperitoneum. J Nat Med Assoc 65:235–236

Becker HD, Klein HJ, Eder M (1968) Tumor des Glomus caroticum. Med Welt 19:655–658

Bevan AD, McCarthy ER (1929) Tumors of the carotid body. Surg Gynecol Obstet 49:764–779

Birrel JHW (1955) The jugular body and it's tumor. Aust NZ J Surg 24:195–206

Bodson J (1966) Cinq cas de tumeurs glomiques. Act Otorhinolaryngol Belg 20:577–588

Borgström K-E (1954) Angiographically diagnosed glomus tumour of the thigh. Acta Radiol (Stockholm) 42:33–36

Borota RW (1973) Cryosurgery and glomus jugulare tumors of the ear. Trans Penn Acad Ophthal 26:137–138

Borsanyi StJ (1962) Glomus jugulare tumors. Laryngoscope 72:1336–1345

Bosniak MA, Seidenberg B, Rubin IC, Arbeit S (1964) Angiographic demonstration of bilateral carotid body tumors. Am J Roentgenol 92:850–854

Brackmann DE, House WF, Terry R, Scanlon RL (1972) Glomus jugulare tumors: effect of irradiation. Trans Am Acad Ophthalmol Otolaryngol 76:1423–1431

Bradshaw JD (1961) Radiotherapy in glomus jugulare tumours. Clin Radiol 12:227–338

Brain DJ (1973) The cryosurgical treatment of glomus jugulare tumours. J Laryngol Otol 87:1097–1099

Brown UW, Burton RC, Dahlin DC (1967) Chemodectoma with skeletal metastasis: report of two cases. Mayo Clin Proc 42:551–555

Bundi RS (1974) Chemodectomas. Clin Radiol 25:293–302

Busby DR, Hepp VE (1974) Glomus tympanicum tumor in infancy. Arch Otolaryngol 99: 1377–1378

Cabello A, Ricoy JR (1983) Paraganglioma of the Cauda Equina. Cancer 52:751–754

Capps FCW (1952) Glomus jugulare tumours of middle ear. J Laryngol 66:302–314

Capps FCW (1953) Treatment of glomus jugulare or tympanic body of the middle ear and petrous with particular reference to radiotherapy. Proc 5. Internat Congr. Oto-Rhino-Laryngol Amsterdam 275–281

Capps FCW (1957) Tumours of glomus jugulare or tympanic body. J Fac Radiol 8:312–324

Caro G, Bueren U v, Rüttimann A, Schulthess G v (1975) Karotisangiographie mit Subtraktion bei Glomustumoren des Mittelohres. Fortschr Roentgenstr 122:205–208

Casterline PF, Jaques DA (1978) Simultaneous recurrent multiple chemodectomas. Arch Otolaryngol (NY) 104:157–160

Caughran M, White TJ, Gerald B, Gardner G (1980) Computed tomography of jugulotympanic paragangliomas. J Computer Ass Tomogr 4:194–198

Charachon R, Junien-Lavillaury C, Vroussos C, Crouzet G, Accoyer B (1975) Aspects diagnostiques et therapeutiques du glomus jugulaire a propos de 6 observations. J Franc ORL 24:787–799

Chaudry AP, Haar JG, Koul A, Nickerson PA (1979) A nonfunctioning paraganglioma or vagus nerve. An ultrastructural study. Cancer 43:1689–1701

Chaussé C, Clerc P, Demazure (1953) Contribution et hypotheses relatives au diagnostic et au traitement radiotherapique des tumeurs du glomus jugularis. Acta Otorhinolaryngol Belg 7:261–271

Cope C, Greenberg SH, Vidal JJ, Cohen EA (1974) A nonfunctioning nonchromaffin paraganglioma of the pancreas. Arch Surg 109:440–442

Cordell AR, Myers RT, Hightover F (1967) Carotid body tumor. Ann Surg 165:880–887

Coulson WF (1970) A metastasizing carotid-body tumor. J Bone Joint Surg 52:355–360

Cucinotta LG, Welsh RA (1964) Otic non-chromaffin paraganglioma. Eye, Ear, Nose, Throat Monthly 43:66–75

Dent ThL, Thompson NW, Fry WJ (1976) Carotid body. Surgery 80:365–372

Diepeveen I, Hentzer E, Rovsing H (1969) Non-chromaffin paragangliomas. Acta Otolaryngol (Stockh) 68:142–155

Dietrich A, Siegmund H (1926) Die Nebenniere und das chromaffine System (Paraganglien, Steißdrüse, Karotisdrüse). In: Henke F, Lubarsch O, (Hrsg) Handbuch der speziellen pathol Anatomie und Histologie, Bd VIII. Springer, Berlin, S 951–1089

Doctor HG, Talwalkar MG, Raichur BS (1965) Chemodectoma of the glomus intravagale. Br J Surg 52:208–209

Drews R, Groniowski J (1953) Vom glomus caroticum ausgehender Mediastinaltumor (chemodectoma mediastini). Pol Tyg Lek 8:1637

Duggan ChA, Hoffman JC, Brylski JR (1970) The efficacy of angiography in the evaluation of glomus tympanicum tumors. Radiology 97:45–49

Duncan AW, Lack EE, Deck MF (1979) Radiological evaluation of paragangliomas of the head and neck. Radiology 132:99–105

Engelbreth-Holm J (1940) Acta Path Microbiol Scand 17 (zit nach Graf)

Fanning JP, Woods FM, Remine WH (1963) Metastatic carotid body tumor. Report of a case with Review of the literature. JAMA 185:49–50

Fernandez BB, Hernandez FJ, Staley CJ (1975) Chemodectoma of the vagus nerve. Report of a case with ultrastructural study. Cancer 35:263–269

Fisher ER, Hazard JB (1952) Nonogromaffin paraganglioma of the orbit. Cancer 5:521–524

Fuller AM, Brown HA, Harrison EG, Siekert RG (1967) Chemodectomas of the glomus jugulare tumors. Laryngoscope 77:218–238

Fuselier HA Jr (1975) Paraganglioma of the bladder. Report of a case. J Urol 113:42–44

Gehweiler JA, Bender WR (1972) Carotid arteriography in the diagnosis and management of tumors of the carotid body. Radiology 104:893–898

Gejrot T (1965) Surgical treatment of glomus jugulare tumors. With special reference to the diagnostic value of retrograde jugularography. Acta Otolaryngol (Stockh) 59:1–19

Giraud M, Brer P, Anjou A, Costaz G (1957) Etude radiologique et tomographique des tumeurs glomiques tympano-jugulaires. J Radiol 37:931–934 (1956). Zit nach Zbl Ges Radiol 54:162

Girgis IH, Fahmi SA (1973) Nasopharyngeal fibroma. Its histopathological nature. J Laryngol 87:1107–1123

Glover GW, Block J (1972) Glomus jugulare tumorsradiotherapy or sungery? Br J Surg 59:947–953

Gooding GAW (1979) Gray-scale ultrasound detection of carotid body tumors. Radiology 132:409–410

Gosepath J, Ritter K (1972) Zur Differentialdiagnose und operativen Behandlung der Tumoren des Glomus caroticum. Z Laryngol Rhinol Otol 51:758–766

Gustilo RB, Paul H, Lober PH, Salovich EL (1965) Chemodectoma (Corotid-Body Tumor) metastasizing to bone. Case report. J Bone Joint Surg 47:155–160

Graf K (1952) Geschwülste des Ohres und des Kleinhirnbrückenwinkels. Thieme, Stuttgart

Graf K (1953a) Therapie und Prognose der nichtchromaffinen Paragangliome des Ohres. Pract Otorhinolaryng 15:284–293

Graf K (1953b) Über die nichtchromaffinen Paragangliome des Ohres (Glomustumoren). Z Laryng (Stuttgart) 32:619–626

Graf K (1963) Das Verhalten der nichtchromaffinen Paragangliome (Glomustumoren) im Schläfenbein. Pract Otorhinolaryng 25:204–215

Grosse H (1962) Das nichtchromaffine Paragangliom (Alveoläres Weichteilsarkom). Zentralbl Chir 87:1005–1015

Greenway RE, Hennemann H (1975) Chemodectoma of the larynx. Cand J Otolaryngol 4:499–504

Grubb WB, Lampe I (1965) The role of radiation therapy in the treatment of chemodectomas of the glomus jugulare. Laryngoscope 75:1861–1871

Guild SR (1941) Hitherto unrecognized structure, the glomus jugularis, in man. Anat Rec [Suppl 2] 79:28–33

Guild SR (1951) Transact Amer Laryng Rhinol Otol Soc 12 (zit nach Graf)

Guild SR (1953) The glomus jugulare, a nonchromaffin paraganglion, in man. Ann Otol Rhinol Laryngol 62:1045–1071

Haber S (1964) Retroperitoneal and mediastinal chemodectoma. Report of a case and review of the literature. Am J Roentgenol 92:1029–1041

Haegert DG, Wang NS, Farrer PA (1974) Non chromaffin paragangliomatosis manifesting as a cold thyroid nodule. Am J Clin Pathol 61:531–570

Handl K, Hommerich KW (1958) Zur Behandlung der Glomustumoren des Mittelohres. Arch Ohr-Nas-Kehlk und Z Hals-Nas-Ohrk 172:560–567

Harkins WB (1957) Nonchromaffin paraganglioma of the nasal sinuses. Laryngoscope 67:246

Hatfield PM, James AE, Schulz MD (1972) Chemodectomas of the glomus jugulare. Cancer 30:1164–1168

Hawkins TD (1961) Glomus jugulare and carotid body tumours. Clin Radiol 12:199–213

Hekster REM, Luyendijk W, Matricali B (1973) Transfemoral catheter embolization. A method of treatment of glomus, jugulare tumors. Neuroradiology 5:208–214

Hermanek P, Rieder W (1964) Über „Glomustumoren“ im Bereich des Mittel- und Innenohres. Mschr Ohr-Lar-Rhin 98:477–491

Heymans L, Bouckaert JJ (1939) Les chémo-récepteurs du sinus carotiden. Zit nach Linder. Erg Physiol 41:28–55

Hilal SK, Michelsen JW (1975) Therapeutic percutaneous embolization for extra axial vascular lesions of the head, neck and spine. J Neurosurg 43:275–287
Hildmann H (1973) Die Glomustumoren des Mittelohres. HNO 21:344–346
Hleb-Koszanska M von (1902) Peritheliom der Luschkaschen Steißdrüse im Kindesalter. Beitr Pathol Anat 35:589–626
Hommerich KW (1958) Histologische Untersuchungen an Glomustumoren, Kongr-Ber (Salzburg) Arch Ohr-Nas-Kehlk und Z Hals-Nas-Ohrk 173:296–300
Hooper RS (1955) Glomus jugulare tumour; clinical and radiological features. J Fac Radiol 7:77–89
Horton Chr, Maguire C, Georgiade N, Pickrell K (1955) Glomus tumours. An analysis of twenty-five cases. Arch Surg 71:712–716
House WF, Graham MD (1973) Bilateral glomus tumors of the temporal bone. Report of a case. Arch Otolaryngol 98:58–59
Hudgins PT (1972) Radiotherapy for extensive Glomus Jugulare Tumors. Radiology 103:427–429
Irwin GAL (1965) Carotid body tumors. Am J Roentgenol 95:769–774
Isfort A, Knoche H (1966) Tumoren des Glomus caroticum. Bruns Beitr Klin Chir 212:417–440
Jahnke K, Rose KG, Galanski M (1975) Die Tumoren des Glomus caroticum und des Glomus vagale. Arch Otorhinolaryngol NY 210:299–300
Jeanmart L, Jongen A, Brihaye J (1969) Les tumeurs du glomus carotidien: diagnostic arteriographique. J Belge Radiol 52:132–135
Kammerhuber F, Schmidberger H (1974) Glomustumoren der Kopf-Hals-Region. Roentgenblaetter 27:607–612
Kanwar YS, Manaligod JR (1975) Glomus tumor of the stomach. An ultrastructural study. Arch Pathol Lab Med 99:392–398
Kaufmann, Ruppanner (1905) Über die alveolären Geschwülste der Glandula carotica. Dtsch Z Chir 80:259–319 (zit nach Dietrich und Siegmund)
Kay S, Callahan WP jr., Murray MR, Randall HT, Stout AP (1951) Glomus tumors of the stomach. Cancer 4:726–736
Kay S, Montague JW, Dood RW (1975) Nonchromaffin paraganglioma (chemodectoma) of thyroid region. Cancer 36:582–585
Keen W, Funke J (1906) Tumors of the carotid gland. JAMA 47:469–479 (zit nach Steindl)
Kerdiles Y, Rolland J-P, Bourdiniere J, Pecker J, Logeais Y (1975) Les tumeurs du corpuscule carotidien. J Chir (Paris) 110:331–340
Kim JA, Elkon D, Lim ML (1980) Optimum dose of radiotherapy for chemodectomas of the middle ear. Int J Radiat Oncol Biol Phys 6:815–819
Kirchhoff D, Agnoli AL, Steckenmesser R (1975) Beitrag zur Klinik und Diagnose von Glomustumoren. Fortschr Roentgenstr 122:493–496
Kircher K (1967) Chemodectoma of the vagus nerve. Radiology 88:94–95
Kitayevich P, Krivobok BI (1973) On radiotherapy of glomus tumors. ref Zbl Radiol 109, Nr. 672. Z usn nos gorlov Bolezn Nr 3:49–51
Klammer HL (1976) Glomustumor der Hand. Klinikarzt 12:1077–1078
Klein H, Fiedl G (1971) Malignes Chemodektom des Glomus caroticum. Wien Med Wochenschr 121:300–304
Kopfstein (1895) Weiterer Beitrag zur Kenntnis der interkarotischen Geschwülste. Wien Klin Rundsch 29 (zit nach Dietrich und Siegmund)
Krause W (1878) Zbl Med Wiss 16:736 (zit nach Graf)
Kretschmar (1893) Über eine Geschwulst der Glandula carotica. Inaug Diss Giessen (zit nach Dietrich und Siegmund)
Lack EE, Cubila AL (1977) Paragangliomas of the head and neck region. Cancer 39:397–409
Lahey FH, Warren KW (1947) Tumours of the carotid body. Surg Gynecol Obstet 85:281–288
Lahey FH, Warren KW (1951) Carotid body tumors and their removal. Surg Gynecol Obstet 92:481–491
Lahey FH, Warren KW (1951) Long term appraisal of carotid body tumors with remarks on their removal. Surgical practice of the Lahey-Clinic. Saunders, Philadelphia (zit nach Reeves)
Laquet LK, Moulijn AC, Jongerius CM, Limburg M, Rensing JB (1977) Intrathoracic chemodectoma with multiple localisations. Thorax 32:203–209
Laster DW, Citrin CM, Thyng FJ (1972) Bilateral carotic body tumors. Am J Roentgenol 115:143–147
Lattes R (1950) Nonchromaffin paraganglioma of ganglion nodosum, carotid body and aortic-arch bodies. Cancer 3:667–694
Lattes R, Waltner JG (1949) Nonchromaffin paraganglioma of the middleear (carotic-body-like tumor; glomusjugulare tumor). Cancer 2:447–468
Lattes R, Bull DC (1948) A case of glomus tumor with primary involvement of bone. Ann Surg 127:187–191
Le Compte PhM (1948) Tumors of the carotid body. Am J Pathol 24:305–321
Le Compte PhM, Sommers SC, Lathrop FD (1947) Tumor of carotid body type arising in the middle ear. Arch Pathol (Chicago) 44:78–81
Leden H von (1965) Carotisdrüsentumoren, gegenwärtige Auffassung ihrer Diagnostik und Therapie. Z Laryngol Rhinol Otol 44:260–269
Leu HJ (1981) Glomustumoren. Dtsch Med Wochenschr 106:171–174
Lindemayr H, Gebhart W (1978) Multiple Glomustumoren. Vasa 7:32–36
Linder H (1953) Tumoren der Carotisdrüse. Arch Klin Chir 276:156–161

Lipschitz R (1958) Angiographic study of a carotid body tumour. Br J Radiol 31:105–106
Lipschitz R (1958) Angiographic study of a carotid body tumour. Br J Radiol 31:105–106
Lombardi G (1957) I tumori glomici timpano-giugulari. Radiol Med 42:1089 (1956) (zit nach Zbl Ges Radiol 53:301

Lubbers J (1937) Ned Tijdschr Geneeskd 81:2566 (Zit nach Graf)

Luschka K (1860) Die Steißdrüse des Menschen. Virchows Arch [Pathol Anat] 18:106

Luschka K (1862) Über die drüsenartige Natur des sogenannten Ganglion intercaroticum. Arch Anat Physiol

Madden TJ (1958) Mediastinal chemodectoma. Ann Surg 148:941–950

Majer EH (1951) Carotisdrüsenähnliche Tumoren des Mittelohres (nicht chromaffine Paragangliome). Arch Ohr-Nas-Kehlk und Z Hals-Nas-Ohrk 159:277–283

Marchand F (1891) Beiträge zur Kenntnis der normalen und pathologischen Anatomie der Glandula carotica und der Nebennieren. Beitr zu wissensch Med Festschr für Rud Virchow, Bd 1, A Hirschwald, Berlin

Martin CE, Rosenfeld L, McSwain B (1973) Carotid body tumors. A 16 year follow up of seven malignant cases. South Med J 66:1236–1243

Maruyama Y, Gold LH, Kieffer SA (1971) Radioactive cobalt treatment of glomus jugulare tumors. Acta Radiol 10:239–247

Masson P (1924) Le glomus neuro-myo-arteriel des regions tactiles et ses tumeurs. Lyon Chir 21:257–280

Matsui T, Mizukoshi O (1974) Two cases of glomus jugulare tumor and distant metastasis. J Otolaryngol Jap:77–81

Mattick WL, Burke EM (1952) Glomus jugulare tumours. Laryngoscope 62:311–322

McGuirt WF, Harker LA (1975) Carotid body tumors. Arch Otolaryngol 101:58–62

McIlrath DC, Remine WH (1963) Carotid body tumors. Surg Clin North Am 43:1135–1144

Mencarios GM, Baxter JD (1975) Chemodectomas of the head and neck. Can J Otolaryngol 4:513–521

DuMesnil de Rochemont R (1958) Lehrbuch der Strahlenheilkunde. Enke, Stuttgart, S 595

Michel FB, Thevenet A, Seignalet C, Montane F, Gallician B (1975) Chemodectomes du corpuscule aortique. Poumon Cœur 31:57–63

Miller JR (1962) Results of treatment in glomus jugulare tumors with emphasis on radiotherapy. Radiology 79:430–434

Mönckeberg (1905) Tumoren der glandula carotica. Beitr Pathol Anat 38:1–66

Moore GR, Robbins JP, Seale DL (1973) Chemodectomas of the middle ear. A comparison of therapeutic modalities. Arch Otolaryngol 98:330–335

Moss WT, Brand WD, Batifora H (eds) (1979) Paraganglioma or chemodectoma. In: Radiation oncology: Rationale, technique, results, Mosby, St Louis Toronto, pp 175–178

Mouren P, Poinso Y, Pellet W, Lavielle J, Soubeyrand J, Mouren M-C, Gouron P (1975) Les tumeurs du glomus jugulare. Sem Hop Paris 51:1917–1926

Mulligan RM (1950) Chemodectoma in the Dog. Am J Pathol 26:680–681

Murphy TE, Huvos AG, Frazell EL (1970) Chemodectomas of the glomus intravagale. Ann Surg 172:246–255

Newman H, Rowe JF Jr, Phillips ThL (1973) Radiation therapy of the glomus jugulare tumor. Am J Roentgenol 118:663–669

Niedorf HR (1970) Die normale und pathologische Anatomie des Glomus caroticum. Med Welt 21:251–257

Nödl F (1968) Glomustumoren. Fortschr Med 86:792–794

Olson JL, Salyer WR (1978) Mediastinal paragangliomas (aortic body tumor). A report of four cases and a review of the literature. Cancer 41:2405–2412

Otto K (1963) Zur Kenntnis und Behandlung von Glomustumoren. Chir Praxis 7:589–594

Palacios ED (1970) Chemodectomas of the head and neck. Am J Roentgenol 100:129–140

Paltauf (1892) Über Geschwülste der Glandula carotica nebst einem Beitrag zur Histologie und Entwicklungsgeschichte derselben. Beitr Pathol Anat 11:260–301

Pendergrass EP, Kirsh D (1947) Roentgen manifestations in the skull of metastatic carotid body tumor (paraganglioma) of meningioma and of mucocele. Am J Roentgenol 57:417–428

Peterson EW, Meeker LH (1936) Zit nach Graf. Ann Surg 103:

Phelps FW, Case SW, Snyder GAC (1937) Primary tumors of the carotid body. West J Surg (Portland) 45:42–46

Pinsker KL, Messinger N, Hurwitz P, Becker NH (1973) Cervical chemodectoma with extensive pulmonary metastases. Chest 64:116–118

Pollitzer E (1978) Zentrale Akustikusaffektion, wahrscheinlich Tumor. Internat Zbl Ohrenhk Leipzig 5:(zit nach Graf)

Portmann M (1970) La chirurgie des tumeurs du glomus jugulaire. Ann Chir 24:1119–1127

Qizilbash AH (1973) Benign paraganglioma of the duodenum. Case report with light and electron microscopic examination and brief review of literature. Arch Pathol 96:276–280

Rankin FW, Wellbrock WLA (1931) Tumors of the carotid body. Ann Surg 93:801–810

Reboul G, Pelissier M, Beltrando L (1957) Tomographie symmetrique des trous dechires posterieurs et tumeur du glomus jugulaire. J Radiol 37:965–968 (1956) (zit nach Zbl Ges Radiol 54:248)

Reddy EK, Mansfield CM, Hartman GV (1983) Chemodectoma of Glomus Jugulare. Cancer 52: 337–340

Reese HE, Lukas RN, Bergman PA (1963) Malignant carotid body tumors. Ann Surg 157:232–243

Reeves RJ, Doyle OW (1959) Glomus tumors, their response to irradiation. Am J Roentgenol 81: 475–478

Reich NE, Adler LM, Duchesneau PM (1975) Norepinephrine and epinephrine secreting paraganglioma of the jugular glomus. Neuroradiology 8:263–265

Rice RP, Holman CB (1963) Roentgenographic manifestations of tumors of the glomus jugulare (chemodectoma). Am J Roentgenol 89: 1201–1208

Riemenschneider PA, Hoope GD, Brewer D, Jones D, Ecker A (1953) Roentgenographic diagnosis of tumors of glomus jugularis. Am J Roentgenol 69:59–65

Ritter K (1974) Glomustumoren im Hals-, Nasen- und Ohrenbereich. HNO 22:6–9

Rose K-G, Buttenberg H (1963) Beitrag zu den Tumoren des Glomus caroticum und des Glomus jugularetympanicum: Klinik, Diagnose, Therapie. Z Laryngol Rhinol Otol 42:240–253

Rose KG, Jahnke K, Galanski M (1979) Die Tumoren des Glomus caroticum und des Glomus vagale. HNO 27:192–200

Rosenwasser H (1945)Carotid body tumor of middle ear and mastoid. Arch Otolaryngol 41:64–67

Rosenwasser H (1967) Current management glomus jugulare tumors. Ann Otol Rhinol Laryngol 76:603–610

Rosenwasser H (1958) Metastasis from glomus jugulare tumors. Discussion of nomenclature and therapy. Arch Otolaryngol 67:197–203

Rosenwasser H (1968) Glomus jugulare tumors. Arch Otolaryngol 83:3–40

Rosenwasser H (1973) Long-term results of therapy of glomus jugulare tumors. Arch Otolaryngol 97:49–54

Rucker TH (1963) Radiology of glomus jugulare tumors in the temporal bone. Radiology 81:807–816

Rumpf G (1966) Glomustumoren (nichtchromaffine Oaragangliome) des Ohres. Dtsch Ges Wes 21:1482–1485

Rupp F (1953) Zur Differentialdiagnose des Glomus-caroticum-Tumors. Pract Otorhinolaryngol 15:284

Rycroft RJG, Menter MA (1975) Hereditary multiple glomus tumours. Report of four families and a review of literature. Trans St Johns Hosp Derm Soc 61:70–81

Say CS, Hori J, Spratt J Jr (1973) Chemodectoma with distant metastasis, case report and review of the literature. Am Surg 39:333–341

Schade R (1953) Tumours of the glomus jugulare and glomus caroticum. Br J Cancer 7:449–451

Schermer KL, Pontius EF, Dziabis MD, McQuiston RJ (1966) Tumors of the Glomus Jugulare and Glomus Tympanicum. Cancer 19:1273–1280

Schirren CG (1959) Röntgentherapie gutartiger Geschwülste der Haut. In: Ergänzungswerk Bd V/2, S 322. Handbuch der Haut- und Geschlechtskrankheiten. Springer, Berlin Heidelberg Göttingen

Schneider HJ (1964) Glomus tumor of the stonach. A case report. Am J Roentgenol 92:1026–1028

Schopp R (1969) Primäre Geschwülste in der Carotisgabel. Muench Med Wochenschr 111:1558–1565

Shugart RR, Soule EH, Johnson EW jr (1963) Glomus tumor. Surg Gynecol Obstet 117:334–340

Silverstone SM (1973) Radiation therapy of glomus jugulare tumors. Arch Otolaryngol 97:43–48

Simko TG, Griffin TW, Gerder AJ, Parker RG, Tesh DW, Taylor W, Blasko JD (1978) The role of the radiation therapy in the treatment of glomus jugulare tumors. Cancer 42:104–106

Smithers DW, Gowing NFC (1965) Chemodectoma in the region of the aortic arch. Thorax 20:182–189

Spector GJ, Maisel RH, Ogura JH (1974) Glomus jugulare tumors. A clinicopathologic analysis of the effects of radiotherapy. Ann Otol Rhinol Laryngol 83:26–32

Spector GJ, Compagno J, Perez CA, Maisel RH, Ogura JH (1975) Glomus jugulare tumors: effects of radiotherapy. Cancer 35:1316–1321

Spotnitz M (1952) A case of malignant tumor of the carotid body with multiple metastases. Oncologia 4:239–248

Stanulla H, Stanulla A (1968) Maligner Karotiskörpertumor (Chemodectoma malignum). Z Laryngol Rhinol Otol 47:849–857

Staubesand J (1955) Zur Morphologie der arteriovenösen Anastomosen. Kapillaren und Interstitium. Hamburger Symposium vom 29.–31. Okt 1954. Thieme, Stuttgart

Steindl (1915) Beiträge zur Kenntnis der Karotisdrüsengeschwülste. Dtsch Z Chir 132:1–21

Stewart HH (1931) Pathology and treatment of tumours of the carotis body. Br J Surg 19:114–120

Stout AP, Murray MR (1942) Hemangiopericytoma, a vascular tumor featuring Zimmermann's percytes. Ann Surg 116:26

Sundaram M, Cope W (1976) Paragangliomas in the neck. Br J Surg 63:182–185

Sushila BR (1974) Chemodectomas. Clin Radiol 25:293–302

Sylvia AF, Becker SM (1978) Soft tissue metastasis of a chemodectoma. A case report and review of the literature. Cancer 42:2865–2869

Tamari MJ, McMahon RJ, Bergendahl EH (1951) Carotid body-like tumours of the temporal bone – with particular reference to glomus-jugulare tumours. Ann Otol Rhinol 60:350–364

Tanner K (1955) Angiographische Darstellung eines

Glomustumors in der Paukenhöhle. Bericht über einen Fall. HNO-Wegweiser 5:85–86
Temesrekasi D (1966) Paraganglien in der unteren Nasenmuschel des Menschen. Mschr Ohr-Lar-Rhin 100:304–312
Terracol J, Guerriere Y, Guibert HL (1956) Le glomus jugulaire. Masson, Paris
Thiede G (1973) Zur Klinik und Strahlentherapie der Glomusjugulare-Tumoren. Strahlentherapie 46: 243–250
Thiede G (1974) Die Röntgendiagnostik nicht chromaffiner Paragangliome im Kopf- und Halsbereich. Fortschr Roentgenstr 120:71–77
Thomasen KA, Hansen HS (1979) The treatment of glomus jugulare tumours. HNO 27:188–191
Tidwell ThJ, Montague ED (1975) Chemodectomas involving the temporal bone. Radiology 116:147–149
Thomsen K, Elbrond O, Andersen AP (1975) Glomus jugulare tumors; a series of 21 cases. J Laryngol 89:1113–1121
Tongio J, Mantz F (1976) Paragangliomes secretants de l'organe de Zuckerkandl. J Radiol Electrol Med Nucl 57:521–525
Toth J, Gorácz G, Horvath G (1967) Zur Pathologie des Chemodectoma malignum. Zentralbl Allg Pathol 110:211–216
Tsuneyoshi M, Enjoji M (1982) Glomustumor. Cancer 50:1601–1607
Valentin G (1840) Über eine gangliöse Anschwellung in der Jacobsonschen Anastomose des Menschen. Arch Anat Physiol (Leipzig) 3:287–290
Verbiest H (1974) Artificial slow-flow carotid angiography with tumors of the glomus jugulare and of the carotid body. Am J Roentgenol 122:586–597
Vita VT de, Hellman S, Rosenberg StA (eds) (1982) Chemodectomas (glomus body tumors). In: Cancer: Principles and practice of oncology. Lippincott, Philadelphia Toronto, pp 379–382
Vogelsang H (1973) Angiographische Untersuchungen bei Glomustumoren. Z Laryngol Rhinol Otol 52:807–812
Voss EU, Vollmar J, Meister H (1977) Tumoren des Glomus caroticum. Thoraxchirurgie 25:1–12
Wacha H, Ungeheuer E (1977) Das Chemodektom im Bereich der Karotisgabel. Fortschr Med 95:981–1042
Watzka M (1943) Die Paraganglien. In: Stöhr-Möllendorf (Hrsg) Handb der mikroskop Anatomie des Menschen, Bd VI/4. Springer, Berlin, S 262 und 280
Weiss H (1955) Zur Klinik und Pathologie der Glomustumoren (nichtchromaffine Paragangliome) des Mittelohres. Arch Ohr-Nas-Kehl und Z Hals-Nas-Ohr 168:150–167
Weitzner St (1969) Glomus tumor of the stomach. Am J Gastroenterol 51:322–328
Williams HL, Childs DS Jr, Parkhill EM, Pugh DG (1955) Chemodektomas of the glomus jugulare (nonchromaffin paragangliomas) with especial reference to their response to roentgen therapy. Ann Otol Rhinol 64:545–566
Williams IG (1957) Radiotherapy of tumors of glomus jugulare. J Fac Radiol 8:335–338
Wilson H (1970) Carotid body tumors. Familial and bilateral. Ann Surg 171:843–848
Winship T, Klopp CT, Jenkins WH (1948) Glomus-jugularis tumors. Cancer 1:441–448
Winship T, Louzan J (1951) Tumors of the glomus jugulare not associated with the jugular vein. Arch Otolaryngol 54:378–383
Wood W (1812) On painful subcutaneous tubercle. Edinburg M & SJ 8:283 (zit nach Horton)
Wood WS, Dimmick JE (1977) Multiple infiltrating glomus tumors in children. Cancer 39:1680–1685
Wright FB (1952) A case of carotid body tumour investigated by angiography. J Fac Radiol 3:290–292
Wüst G (1964) Zur Klinik und Morphologie maligner Tumoren des chromaffinen Systems. Oncologia 18:101–119
Wychulis AR, Beahrs OH (1965) Bilateral chemodectomas. Arch Surg 91:690–696
Zacks SI (1958) Chemodectomas occurring concurrently in neck (carotid body), temporal bone (glomus jugulare), and retroperitoneum: report of a case with histochemical observations. Am J Pathol 34:283–310

Innersekretorische Tumoren des Pankreas

Von

W. SCHLUNGBAUM

Mit 2 Tabellen

Zunächst wurden endokrin aktive Inselzelladenome beschrieben (Insulome, Insulinome), die Insulin produzierten und eine entsprechende Symptomatik auslösten. Später fand man dann Inselzelltumoren, die nicht Insulin produzierten, sondern andere hormonell wirksame Substanzen mit einem dementsprechenden Symptomenkomplex. Dazu gehören vor allem Tumoren, die Glukagon („Glukagonom") und Gastrin („Gastrinom") produzieren. Eine Gesamtübersicht gibt Tabelle 1 (DE VITA et al. 1982).

Tabelle 1. Endokrin aktive Pankreastumoren

Inselzellen	Aktive Substanz	Tumor bzw. Syndrom
Alpha (α)	Glukagon	Glukagonom
Beta (β)	Insulin	Insulinom
Delta (Δ)	Somatostatin	Somatostatinom
D	Gastrin	Gastrinom
A → D	VIP (Vasoactive Intestinal-Peptide)	WHDA
	5 HT	Karzinoid
	ACTH	Cushing
	MSH	Hyperpigmentation
	Sekretin, VIP	VERNER u. MORRISON (1974)
Interazinäre Zellen		
D_1	PP (Pankreatisches Polypeptid)	
EC	5 HT	Karzinoid

A. Insulinome

Insulinome sind die Ursache des primären Hyperinsulinismus. Diese Bezeichnung stammt von HARRIS (1924), der eine Überproduktion von Insulin als Ursache spontaner Hypoglykämie ansah. WILDER et al. (1927) bestätigten diese Auffassung anhand eines Karzinoms der Inselzellen. 1926 operierte MAYO einen Kranken mit hypoglykämischen Anfällen und fand ein Inselzellenkarzinom mit Metastasen. GRAHAM (s. HOWLAND et al.) gelang 1929 erstmalig die Heilung eines kranken mit primärem Hyperinsulinismus durch Entfernung eines Adenoms.

Bis 1953 waren 697 Fälle von Hyperplasien, Adenomen bzw. Adenomatosen und Karzinomen des Inselapparats bekanntgeworden (LINDER u. SCHMITZ 1955), wovon 529 (davon 115 Hyperplasien) das Krankheitsbild des Hyperinsulinismus verursacht hatten. Eine neue Zusammenstellung (STEFANINI 1974c) umfaßt 1 067 Patienten mit Beta-Inselzelltumoren. Einzeltumoren lagen bei 83% vor, 84% waren eindeutig gutartig. In der Zusammenstellung von SERVICE et al. (1976) waren 10% multipel, 10% maligne. In einem Bericht von HIGGINS et al. (1979) fanden sich unter 1 018 20, die außerhalb des Pankreas gelegen waren (meist liegen diese parapankreatisch (MARKS 1974).

Autoptisch werden oft Inselzelladenome gefunden, ohne daß diese hormonaktiv gewesen wären. Histologisch zeigen die Adenome eine dichte Zellanordnung ohne Läppchenstruktur mit wenigen Kapillaren und einzelnen, meist um die Kapillaren angeordneten Spalten (VON ALBERTINI 1974). Bei endokriner Wirksamkeit haben sie meist einen Durchmesser von mehr als 3 cm, jedoch wurde schon ein Hyperinsulinismus bei nur 2,5 mm Durchmesser beobachtet. BRUNSHWIG beobachtete ein Adenom von 678 g Gewicht.

Eine bevorzugte Lokalisation im Pankreas gibt es nicht (BOTTERMANN 1979). Multiple Adenome kommen vor. Die Karzinome sind meist größer als die Adenome. Sie werden vorwiegend im Pankreasschwanz gefunden. Die malignen Tumoren sind wie auch bei anderen endokrinen Organen nur schwer exakt abzugrenzen. Histologisch zeigen sie noch eine gewisse Strukturähnlichkeit mit den normalen Inseln. Nach GRAHAM und WOMACK (1933) gibt es Übergänge vom Adenom zum Karzinom. Nach HESS (1950) sind Zellanaplasie und invasives Wachstum allein noch nicht entscheidend. Beweisend für die Malignität sind Metastasen, die vorwiegend in den regionären Lymphknoten und der Leber (GRAGG et al. 1937; JUDD et al. 1934; WILDER et al. 1927) beobachtet wurden. Einen pathologisch-anatomisch problematischen Fall beschrieb VON ALBERTINI: Er fand in einem Pankreastumor karzinoide, adenomatöse und kleinzellige (ähnlich dem Oat-Zellkarzinom) Zellstrukturen und -verbände. Er deutet den Befund als Zusammentreffen eines Inselzellkarzinoms mit einem anaplastischen Karzinom des Pankreas. Bis 1950 waren (HESS) nur 26 sichere Karzinome beobachtet worden. Von LINDER und SCHMITZ 1955) wird die Häufigkeit der Karzinome mit knapp 10% (60) der Fälle von Hyperinsulinismus angegeben. In der Zusammenstellung von LOPEZ-KRUGER und DOCKERY (1947) fanden sich in 8% metastasierende Tumoren und darüber hinaus in 20% Geschwülste, die histologisch den Verdacht auf Malignität erweckten [bei LINDER (1954) 51 suspekt maligne Adenome]. Nicht alle Inselzellkarzinome sind hormonaktiv, so der Fall von HAMDI (1932). Es überwiegen aber die inkretorisch wirksamen Tumoren. Sie entstehen aus den Beta-Zellen, deren Funktion die Insulinproduktion ist. Die Beta-Zellentumoren verursachen dann das typische Bild des Hyperinsulinismus. BICKEL et al. (1935) beschrieben einen Fall, bei dem ein Inselzellkarzinom einen vorher vorhanden gewesenen Diabetes mellitus zum Verschwinden brachte. Auch Metastasen können hormonaktiv sein. Selten entstehen die Tumoren extrapankreatisch. So beschrieb BALLINGER (1941) ein Inselzellkarzinom, das von einem versprengten Pankreaskeim in der Leber ausgegangen sein soll.

Ganz selten wurden auch Sarkome (Spindelzellsarkome) beschrieben, die Ursache einer Hypoglykämie waren (GRAFE 1955). SKILLERN et al. (1954) hielten allerdings zwei sarkomähnliche Tumoren, die aus Rund- und Spindelzellen bestanden, für undifferenzierte Karzinome. Sie wiesen das erstaunliche Gewicht von 2440 bzw. 4720 g auf.

I. Klinik und Diagnose

Das Krankheitsbild des Hyperinsulinismus ist gekennzeichnet durch Hungergefühl, Müdigkeit, Leistungsschwäche, Anfälle mit Blässe, Schweißausbruch, Schwindel, Herzklopfen,

Blutdruckanstieg, Angstzuständen und Depressionen, später durch das hypoglykämische Koma mit motorischer Unruhe und Krämpfen, Bewußtseinsverlust und retrograder Amnesie.

Entscheidend für die Diagnose ist die Whipplesche Trias:
1. Hypoglykämische Anfälle
2. In mindestens 2 Anfällen Blutzuckerwerte unter 50 mg-%
3. Besserung durch Glukosegaben.

In der Mayoklinik wird zur Diagnostik empfohlen:
4. Hungertest: Anfallsauslösung in Verbindung mit körperlicher Arbeit.

Es gibt weitere Labortests, insbesondere Provokationstests, die aber meist entbehrlich sind (Bottermann 1979). Besonders erwähnt sei die Plasmainsulinbestimmung (Radioimmunoassay).

Inselzelltumoren werden am häufigsten zwischen dem 30. und 60. Lebensjahr diagnostiziert (Zusammenstellung Stefanini 1974c 68%). Erkrankungen im Kindesalter kommen vor (nach Rickham 1975 bisher 53). Frauen werden häufiger befallen (etwa 60:40).

Zur Lokalisation der Insulinome stehen zur Verfügung:
1. Computertomographie (Kahn 1975)
2. Ultraschall
3. Selektive Angiographie (Boijsen 1975; Cope u. Warnick 1974; Deininger 1974; Fujii et al. 1974; Mies et al. 1974, 1975; Kahn 1975).

Wichtigste Untersuchung ist die Angiographie, die bei 66–91% erfolgreich ist (de Vita et al. 1982).

II. Die Therapie der Inselzelltumoren

1. Chirurgische Therapie

Die Therapie der Wahl bei organischem, durch einen Inselzelltumor verursachten Hyperinsulinismus ist die operative Entfernung der Geschwulst. Karzinome, die meist erst intra operationem diagnostiziert werden, sind oft primär schon inoperabel, da sie frühzeitig in die Leber metastasieren.

Die Operationsmortalität lag bei bis 1954 bekannt gewordenen Operationen von Insulinomen (über 300) bei etwa 9% (Linder 1954).

2. Chemotherapie

Durch Gaben von Streptozotocin bei Karzinomen konnte eine Tumorreduktion erzielt werden (Bruns et al. 1971; Gefel et al. 1975; Schreibman et al. 1971; Stefanini 1974c). Noch besser scheint eine Kombination mit 5-Fluoruracil zu wirken (de Vita et al. 1982). Für eine antihormonale Therapie wird u. a. Diazoxid empfohlen (Stefanini 1974c).

3. Strahlentherapie

Die Strahlentherapie der Inselzelltumoren ist ohne praktische Bedeutung. Theoretisch wäre bei den malignen und den fraglich malignen Tumoren an eine Nachbestrahlung, u. U. intraoperativ, mit Hilfe der Dauerimplantation radioaktiver Präparate zu denken. Die Prognose der Inselzellkarzinome ist schlecht, da sie fast immer metastasieren und inoperabel sind. Eine Heilung ist bisher nicht bekanntgeworden (Linder u. Schmitz 1955). Vereinzelt wurden allerdings längere Überlebenszeiten auch bei metastasierenden Tumoren nachgewiesen (Kernen u. Plette 1965). Howard et al. (1950) berichten über einen Patienten, der eine Palliativoperation (Cholezystogastrostomie) bei inoperablem malignem Tumor mehr als 4 Jahre überlebte, woraus in diesem Fall auf den relativ gutartigen Charakter der Geschwulst zu schließen ist.

Auffälligerweise führen die Inselzellkarzinome fast nie zur Tumorkachexie, sondern verursachen eher eine Fettsucht, möglicherweise dadurch, daß bei hoher Traubenzuckerzufuhr sozusagen eine Insulinmastkur durchgeführt wird (K.H. Bauer, zit. nach Linder u. Schmitz 1955).

B. Glukagonome

Die Glukagonome gehen von den Alpha-Zellen aus, teilweise wohl auch von den D-Zellen. Das erste Glukagonom wurde 1942 beschrieben. Nach Gössner und Körting waren 8 Fälle bis 1960 bekanntgeworden, davon 3 benigne Adenome und 5 Karzinome. Bis 1982 sind 47 Fälle beschrieben worden (de Vita et al.). Die Tumoren lagen meist im Pankreaskörper und -schwanz. Etwa 60% waren maligne. Metastasen traten meist in der Leber auf.

I. Klinik und Diagnose

Klinische Symptome sind: Milder Diabetes, Diarrhoen, Gewichtsverlust, Hautveränderungen mit Blasenbildung, Nekrolysen, Ekzem, häufig Stomatitis (Mallinson et al. 1974). Die Diagnose wird mit Hilfe der Bestimmung des Plasmaglukagons gestellt. Provokationstests (Glukosetoleranz) sind meist entbehrlich.

Lokalisation: Wie bei Insulinomen.

II. Chirurgische Therapie

Therapie der Wahl ist die Operation, deren Ausmaß im Einzelfall entschieden werden muß.

III. Chemotherapie

Wirksamste zytostatische Substanz ist ebenso wie bei Insulinomen das Streptozotocin.

C. Gastrinome

1955 beschrieben Zollinger und Ellison das nach ihnen benannte Syndrom. Es ist charakterisiert durch rezidivierende, multiple Magenulzera, Duodenalulzera (oft postbulbär) sowie eine starke Vermehrung der Magensäure. 1960 konnte bewiesen werden, daß die Ursache in gastrinproduzierenden Tumoren, die meist intrapankreatisch entstehen, zu suchen ist. Eine Übersicht über die Lokalisation von Gastrin produzierenden Tumoren gibt Tabelle 2.

Tabelle 2. Lokalisation von Gastrinomen bei 624 Patienten mit Zollinger-Ellison-Syndrom (Nach Fox et al. 1974b)

Pankreas 426	Multipel oder metastatisch	296/624 (47%)
	mit Inselzellhyperplasie	21/624 (3%)
	Einzeltumor	109/426 (26%)
Duodenalwand 103	mit Metastasen	50/103 (49%)
	mit Inselzellhyperplasie	5/103 (5%)
	lokalisierter Duodenaltumor	45/103 (44%)
	Inselzellhyperplasie allein	40/624 (6%)
	Metastatischer Tumor allein	55/624 (9%)

Etwa 1% der Ulzera werden durch Gastrinome verursacht.

Die meisten Tumoren sind maligne. Sie metastasieren in erster Linie in Lymphknoten und in die Lunge. Eine seltene Metastasierung in die Haut beschrieben Colin-Jones et al. 1969.

I. Diagnose

Der Nachweis erfolgt durch Untersuchung des Gastrinspiegels (Radioimmuno Assay).

Lokalisation: Wie bei Insulinomen.

II. Chirurgische Therapie

Solitäre Tumoren können reseziert werden. Das Ausmaß der Pankreasoperation hängt von der Ausdehnung des Prozesses ab. Die am häufigsten durchgeführte Operation ist die totale Gastrektomie.

Fraglich und umstritten ist die Operationsindikation bei nachgewiesenen Lebermetastasen (McCarthy 1980).

III. Chemotherapie

Auch bei Gastrinomen ist eine Therapie mit Streptozotocin versucht worden (de Vita et al. 1982).

IV. Prognose

Nach Gastrektomie überleben etwa 50% 5 Jahre und mehr (Zollinger u. Takeuchi 1974).

Sehr seltene Tumoren sind:

Vipome (Sekretion von vasoaktivem intestinalem Peptid) mit der Symptomatik wäßrige Diarrhoe, Hypokaliämie und Achlorhydrie (WDHA-Syndrom, Verner-Morrison-Syndrom)

Somatostatinome mit dem Syndrom Diabetes mellitus Steatorrhoe und Cholelithiasis (bisher 6 Patienten, davon 5 mit malignem Tumor; Nachweis erhöhter Plasma-Sonatostatinspiegel) sowie

Tumoren — die vermehrt pankreatisches Polypeptid (PP) produzieren (DE VITA et al. 1982).

Karzinoide — mit dem Karzinoid-Syndrom (Serotonin-Produktion (GLOOR et al. 1964; VAN DER SLUYS et al. 1964; WEICHERT et al. 1967); GREENE u. DOYLE 1974).

Auch bei diesen Tumoren ist die Operation die Therapie der Wahl.

Literatur

Albertini A von (1974) Histologische Geschwulst-Diagnostik. 2. Aufl, ergänzt und bearbeitet von FC Roulet. 2. neubearbeitete und erweiterte Aufl. Thieme, Stuttgart

Ballinger J (1941) Hypoglycemia from metastazing insular carcinoma of aberrant pancreatic tissue in the liver. Arch Pathol 32:277–285

Bickel G, Moser I, Junot R (1935) Diabète avec dénutrition grave. Disparition de la glycosurie et atténuation progressive de l'hyperglycémie à la suite du développement d'une carcinome insulaire du pancréas, avec métastases hépatiques massives. Bull Soc Med Hôp (Paris) 51:12–21

Boijsen E (1975) Inactive malignant endocrine tumors of the pancreas. Radiologe 15:177–182

Bottermann P (1979) Diagnostik des inselzelladenoms. Med Klinik 74:1943–1951

Bruns W, Mehnert E, Bibergeil H, Hegewald G (1971) Metastasierendes Inselzellcarcinom. I. Erfahrungen bei der Behandlung mit Streptozotocin. Endokrinologie 58:193–197

Brunshwig A (1941) Large islet cell tumor of the pancreas. Surgery 9:554–560

Colin-Jones DG, Gibbs DD (1969) Malignant Zollinger-Ellison Syndrome with gastrin-containing skin metastases. Lancet I:492–494

Conte G (1973) Sindrome di Zollinger-Ellison da carcinoma insulare con metastasi epatiche e sopravvivenza di 27 anni. Minerva Med 64:560–572

Cope V, Warwick F (1974) The role of radiology in the detection of endocrine tumours in the GI tract. Clin Gastroeneterol 3:621–642

Cragg RW, Power MH, Linden MC (1938) Carcinoma of the Islands of Langerhans with hypoclycemia and hyperinsulinism. Arch Intern Med 60:88–99 (1937), Ref Kongr Zbl 92:31

Cubilla LA, Haydu I (1975) Islet cell carcinoma of the pancreas. Arch Pathol (Chicago) 99:204–207

Deininger HK (1974) Die Möglichkeiten der radiologischen Diagnostik des Insulinomas. Radiologe 14:173–181

Filipi CJ, Higgins GA (1973) Diagnosis and management of insulinoma. Am J Surg 125:231–239

Fox PS, Hofmann JW, Cosse JJ de, Wilson SD (1974a) The influence of total gastrectomy on survival in malignant Zollinger-Ellison tumors. Ann Surg 180:558–566

Fox PS, Hoffman JW, Wilson SD (1974b) Surgical management of the Zollinger-Ellison Syndrome. Surg Clin North Am 54:395–407

Fricke M, Zick R, Mitzkat HJ (1978) Das Insulinom im Computer-Tomogramm. Radiologe 18:252–254

Fujii K, Yanagata S, Sasaki R (1974) Arteriography in insulinoma. Am J Roentgenol 120:634–647

Gefel A, Flatau E, Ayalon D (1975) Malignant metastatic insulinoma treated with streptozotycin. Report of a case and review of literature. Clin Endocrin (Oxf) 4:461–468

Geocas MC, Chan JY (1965) Islet-cell carcinoma (Zollinger-Ellison-Syndrome) with fulminating adrenocortical hyperfunction and hypokalemia. Can Med Assoc J 93:137–143

Gloor F, Pletscher A, Hardmeier Th (1964) Metastasierendes Inselzelladenom des Pancreas mit 5-Hydroxytryptamin- und Insulin-Produktion. Schweiz Med Wochenschr 94:1476–1480

Gössner W, Körting GW (1960) Metastasierendes Inselzellkarzinom vom A-Zelltyp bei einem Fall von Pemphigus foliaceus mit Diabetes renalis. Dtsch Med Wochenschr 85:434–437

Grafe E (1955) Die Spontanhypoglykämien und der Hyperinsulinismus. In: Bergmann G von, Frey W, Schwiegk H (Hrsg) Handbuch der inneren Medizin, Bd VII/2, 4. Aufl. Springer, Berlin Göttingen Heidelberg, S 337–350

Graham EA, Womack NA (1933) The application of surgery to the hypoglycaemic state due to islet tumors of the pancreas and to other conditions. Surg Gynecol Obstet 56:728–742

Greene JF Jr, Doyle WF (1974) Pancreatic islet cell carcinoid a highly malignant form of carcinoid tumor. J Surg Oncol 6/3:183–190

Grözinger KH (1967) Klinik der endokrinen Pankreasgeschwülste. Med Welt 18:2611–2620

Hamdi H (1932) Ein insulargenetisches Pankreascarcinom (Insulom). Z Krebsforsch 37:411–413

Harris S (1924) Hyperinsulinism and dysinsulinism. JAMA 83:729–733

Harris S (1933) Hyperinsulinism, a definite disease entity. JAMA 101:1958

Heindel ND, Bruns HD, Risch VR, Honda T, Brady LW, Micalizzi M (1975) I 131 Streptozotocin analogs tissue and tumor distribution studies. J Nucl Med 16:535

Hess W (1950) Chrirurgie des Pankreas. Schwabe, Basel

Higgins GA, Recant L, Fischman AB (1979) The glucagonoma syndrome: surgically curable diabetes. Am J Surg 137:142–148

Howard JM, Moss H, Rhoads JE (1950) Hyperinsulinism and islet cell tumors of the pancreas. With 398 recorded tumors. Surg Gynecol Obstet Internat Abstr Surg 90:417–455

Howland G, Campbell WR, Maltby EJ, Robinson WL (1929) Dysinsulinism; convulsions and coma due to islet cell tumor of the pancreas with operation and cure. JAMA 93:674–679

Jaffe BM (1978) The diarrhoegenic syndrome: Verner Morrison WDHA syndrome. In: Friesen SR (ed) Surgical endócrinology. Lippincott, Philadelphia, p 227

Jager RM, Polk HC (1977) Carcinoid apudomas. Curr Probl Cancer 1:11

Judd ES, Faust LS, Dixon RK (1934) Carcinoma of the islands of Langerhans with metastasis to the liver producing hyperinsulinism. West J Surg (Portland) 42:555–557

Kahn PC (1975) Ultrasonic and radionuclide scanning in pancreatic disease. Semin Nucl Med 5:325–338

Kernen JA, Pletti BJ (1965) Metastatic islet cell carcinoma of the pancreas with long survival. Am J Gastroenterol 44:52–56

Klein ChP (1976) Hormonaktive Pankreastumoren, Vorkommen, klinische Symptomatologie, Diagnose und therapeutische Möglichkeiten. Med Klin 71:344–349

Krämer K, Sailer F (1975) Diagnostik des organischen Hyperinsulinismus. Intern Prax 15:543–548

Kraft AR, Tompkins RK, Zollinger RM (1970) Recognition and management of the diarrheal syndrome caused by non-beta islet cell tumors of the pancreas. Am J Surg 119:163

Krejs GJ, Orei L, Conlon JM (1979) Somatostationoma syndrome: Biochemical, morphologic and clinical features. N Engl J Med 301:285–292

Kümmerle F (1972) Hormonaktive Tumoren und ihre chirurgische Behandlung. Dtsch Aerztebl 6:301–307

Kümmerle F (1968) Zollinger-Ellison-Syndrom: Gastrin- und Sekretin-produzierende Tumoren. Dtsch Med Wochenschr 93:1283–1284

Larsson LI, Grimelius L, Hakanson R, Rehfeld JF, Stadil F, Holst J, Angervall L, Sundler F (1975) Mixed endocrine pancreatic tumors producing several peptide hormones. Am J Pathol 79:271–279

Larsson LI, Hirsch MA, Holst JJ Ingemansson S, Kühl C, Jensen SL, Lundquist G, Rehfeld JF, Schwarz TW (1977) Pancreatic somatostatinoma: Clinical features and pathological implications. Lancet 1:666–668

Linder F (1954) Die chirurgische Behandlung des Hyerpinsulinismus. Therapiewoche, Karlsruhe: 353–354

Linder F, Schmitz W (1955) Die operative Behandlung des organischen Hyperinsulinismus. Aerztl Wochenschr 10:1–6

Linder F, Meine A (1976) Chirurgie des organischen Hyperinsulinismus. Dtsch Aerztebl 73:1019–1024

Lopez-Kruger R, Dockerty MB (1947) Tumors of the islets of Langerhans. Surg Gynecol Obstet 85:495–511

Mallinson CN, Bloom SR, Warin AP (1974) A glucagonoma syndrome. Lancet 2:7871

Marks IN, Band S, Louw JH (1967) Islet cell tumor of the pancreas with reversiblewatery diarrhea and achlorhydria. Gastroenterology 52:694

Marks V, Samols E (1974) Insulinoma natural history and diagnosis. Clin Gastroenterol 3:559–573

McCarthy DM (1980) Zollinger-Ellison-Syndrom: Konzept gewandelt. N Engl J Med 302: 1344–1347

Mies R, Tismer R, Friedmann G (1974) Diagnostik und Therapie des Insulinoms. Intern Prax 14:445–452

Mies R, Tismer R, Friedmann G (1975) Diagnostik und Therapie des Insuloms. Chir Praxis 19:67–74

Modlin IM (1982)The early diagnosis of gastrinmoma. Ann Surg 196:512–517

Moullé P (1968) Tumeurs langerhansiennes hypoglycemiantes. J Chir (Paris) 95:261–286

Rickham PP (1975) Islet cell tumors in childhood. J Pediatr Surg 10:83–86

Schmid M, Wenzl H, Uehlinger E (1963) β-Inselzell-Adenom des Pankreas mit Hypoglykämie, kombiniert mit multiplen Karzinoidtumoren des Ileum. Schweiz Med Wochenschr 93:444–446

Schmidt KR, Pfeiffer KJ (1980) Angiographische Diagnostik bei Inselzelltumoren. Ergebnisse bei 34 Patienten. Fortschr Roentgenstr 132:1–8

Schreibman PH, Goransky de Koliren L, Arky RA (1971) Metastatic insulinoma treated with streptozytocin. Ann Intern Med 74:399–403

Service FJ, Dale AJD, Elveback LR, Jiang NS (1976) Insulinoma. Clinical and diagnostic features of 60 consecuted cases. Mayo Clin Proc 51:417–429

Skillern PG, McCormack LJ, Hewlett JS, Crile G Jr (1955) Hyperinsulidism due to islet-cell tumors simulating sarcoma. A report of two cases of large tumors compodes of round and spindle cells associated with hyperglycemia. Diabetes 3:133–140 (1954), Ref Kongr Zbl 161:152

Sluys J van der, Veer (1964) Metastasising islet-cell tumour of the pancreas associated with hypoglycaemia and carcinoid syndrome. Lancet I:416–419

Stefanini P, Carboni M, Patrassi N (1974a) Problems of the management of insulinomas. Acta Diabetol Lat 11:71–77

Stefanini P, Carboni M, Patrassi N (1974b) Surgical treatment and prognosis of insulinoma. Clin Gastroenterol 3:697–709

Stefanini P, Carboni M, Patrassi N, Basoli A (1974c) Beta islet cell tumors of the pancreas: Results of a study on 1067 cases. Surgery 75:597–609

Stremple JF (1975) Gastrinomas. Gastrin producing tumors. Surg Clin North Am 55:303–323

Verner JV, Morrison AB (1974) Endocrine pancreatic islet disease with diarrhea: Report of a case due to diffuse hyperplasia of non-beta islet tissue with a review of 54 additional cases. Arch Intern Med 133:492

Verner JV, Morrison AB (1976) Non-beta islet cell tumors and the syndrome of watery diarrhea hypokalemia and hypochlorhydria. Clin Gastroenterol 3:595

Vita VT de, Hellman S, Rosenberg StA (eds) (1982) The endocrine pancreas (with JS Macdonald). In: Cancer: Principles and practice of oncology. Lippincott, Philadelphia Toronto, pp 1001–1019

Voss J, Herzog KH, Zastrow R, Putzke HP (1975) Chirurgische Behandlung des Verner Morrison Syndroms. Zentralbl Chir 100/9:546–553

Weichert R, Reed R (1967) Carcinoid-Islet cell tumors of the Duodenum. Ann Surg 165:660–669

Wilder RM, Allan FV, Power UH, Robertson HE (1927) Carcinoma of the islets of the pancreas. JAMA 89:348–355

Williams C Jr, Bryson GH, Hume DM (1969) Islet cell tumors and hypoglycemia. Ann Surg 169:757–773

Womack NA, Gnagi WG (1931) Adenoma of the Islands of Langerhans with hypoglycemia: Successfull operative removal. JAMA 97:831

Zollinger RM, Ellison EH (1955) Primary peptic ulcerations of the jejunum associated with islet cell tumors of the pancreas. Ann Surg 142:709

Zollinger RM, Moore FT (1968) Zollinger-Ellison-Syndrome. JAMA 204:361–365

Zollinger RM, Takeuchi O (1974) Surgical treatment of gastrinoma and WDHA syndrome. Clin Gastroenterol 3:685–696

Tumoren der Nebenschilddrüse

Von

W. SCHLUNGBAUM

Geschwülste der Nebenschilddrüse sind neben Hyperplasien die Ursache des Stoffwechselsyndroms des *primären Hyperparathyreoidismus*. Nach LABHART (1957) sind klinisch vier Formen zu unterscheiden:

1. Die ossäre Form mit dem klinischen Krankheitsbild der Ostitis fibrosa generalisata,
2. die renale Form mit Nephrolithiasis bzw. Nephrokalzinose,
3. Mischformen,
4. der akute Hyperparathyreoidismus mit Erscheinungen akuter Hyperkalzämie.

Unter 207 Erkrankten der Mayo-Klinik war der Typ 2 mit 65% am häufigsten, es folgte Typ 3 mit 17%, Typ 1 mit 12% und Typ 4 mit 6%. Am häufigsten sind solitäre Adenome (86% der Fälle der Mayo-Klinik), es folgen multiple Adenome (6%, manchmal in Verbindung mit Adenomen der Adenohypophyse und der Inselzellen), Hyperplasien der wasserhellen Zellen (GETZOWA 1907) (7%) und Karzinome (1%).

Das Nebenschilddrüsenkarzinom ist also außerordentlich selten (1–2% der Nebenschilddrüsentumoren). Bei einer großen Anzahl der von den betreffenden Autoren als Karzinom der Parathyreoidea aufgefaßten Tumoren bestehen darüber hinaus Meinungsverschiedenheiten bezüglich der Herkunft der Geschwülste und der Malignitätszeichen.

LANGHANS berichtete 1907 über 9 Tumoren [5 Fälle von KOCHER jun. (1899) und 4 eigene Beobachtungen], die er von den Epithelkörperchen ableitete und als *Parastruma maligna* bezeichnete. Die intrathyreoidal gelegenen Geschwülste sollten von versprengten Zellhaufen der Nebenschilddrüse ausgehen. Histologisch waren sie durch große wasserhelle Zellen ausgezeichnet, die aber keineswegs als organspezifisch angesehen werden können (VON ALBERTINI 1974). Eine Hormonaktivität im Sinne des primären Hyperparathyreoidismus war in keinem Fall nachweisbar. Von WEGELIN (1926) wurden sie deshalb als wuchernde Strumen mit abnormen Zelltypen aufgefaßt. Auch VON ALBERTINI (1974) bezweifelt die Herkunft von den Epithelkörperchen und bestreitet damit die Identität der von LANGHANS (1970) beschriebenen Parastruma maligna mit den heute als bösartige Nebenschilddrüsengeschwülste angesprochenen Tumoren. Nur die hormonale Aktivität ist nach VON ALBERTINI (1974) beweiskräftig für die Abkunft von der Parathyreoidea. Auch CASTLEMAN (1952) sowie MEYER et al. (1943) halten nur bei endokriner Hyperfunktion den Nachweis für erbracht. Allerdings muß eingeräumt werden, daß eine hormonelle Inaktivität maligner Tumoren der endokrinen Drüsen durchaus nicht ausgeschlossen ist, da ja die Entdifferenzierung der Zellen eine Funktionsstörung verursachen kann. NORRIS (1948) hält daher die hormonelle Aktivität für die Diagnose nicht für notwendig.

In der Zusammenstellung von NORRIS (1948) wird über 41 Fälle aus dem Schrifttum berichtet. Nur 15, von denen 8 Knochenveränderungen aufwiesen, waren als Karzinome anzuerkennen; bei 3 Fällen war die Beurteilung fraglich. ALBRIGHT und REIFENSTEIN erkannten 1948 nur 3 Fälle aus dem damals bekannten Schrifttum (davon 2 von NORRIS 1948) als Karzinome an. Keiner der 13 Tumoren von PEMBERTON et al. (1944), die von den Autoren aufgrund histologischer Merkmale als Adenokarzinome bezeichnet wurden, fand allgemeine Anerkennung. Bei hormoneller Aktivität wurden in keinem Fall Metastasen beobachtet. 1952 teilte CASTLEMAN aus einer Untersuchung von 100 Nebenschilddrüsentumoren 3 Beobachtungen eines Karzinoms mit. Weitere Mitteilungen je eines Falles stammen von DE WESSELOW u. WARDENER (1949), STEPHENSON (1950), BERTRAND-FONTAINE u. MOULONGET (1950), GING (1950), O'DONOVAN et al. (1951) sowie WEISSMANN et al. (1957). Der letzte Fall war dadurch ausgezeichnet, daß zunächst ein im Mediastinum gelegener, als Nebenschilddrüsenadenom angesprochener Tumor operativ entfernt worden war. 5 Jahre später verstarb der Patient. Es fand sich ein infiltrierend wachsendes Rezidiv im vorderen Mediastinum mit regionären und pleuralen Metastasen. Der Tumor war hormonell aktiv. KUHLENCORTH et al. (1974) berichten von einem Patienten, bei dem zuerst Lungenmetastasen nachgewiesen worden waren. Das später nachgewiesene Nebenschilddrüsenkarzinom war zunächst hormonell inaktiv, später entwickelte sich ein Hyperparathyreoidismus. Neuere Zusammenstellungen brachten HOLMES et al. (1969), SCHNATZ und CASTLEMAN (1973) sowie MURIE et al. (1973). Nach ALDINGER et al. (1982) sind – wohl im angelsächsischen Schrifttum – bis 1982 weniger als 100 gesicherte Fälle bekannt geworden. Sie selbst berichten über 7 Patienten, von denen 5 eine Überfunktion aufwiesen.

Nach VON ALBERTINI waren 1955 nur 5 Fälle mit Metastasen bekannt (ASKANAZY 1932; MEYER et al. 1943; GENTILE u. SKINNER 1941; GUTMAN 1948; VON ALBERTINI et al. 1953).

Das Zusammentreffen eines Adenoms mit Hyperparathyreoidismus mit einer Struma maligna in 4 Fällen beschreiben OGBURN und BLACK (1956).

Die Frage der Entstehung eines Karzinoms aus einem Adenom wird unterschiedlich beurteilt. BLACK und ACKERMAN (1950) glauben, daß Lokalrezidive aus der bei der Entfernung eines Adenoms versprengten Zellen entstehen. CASTLEMAN (1952) nimmt nur für einen Fall die Möglichkeit der Karzinomentstehung aus einem Adenom (12jährige Anamnese hyperparathyreotischer Symptome) an. NORRIS (1948) hält die Adenome mit hoher Wahrscheinlichkeit für präkanzerös.

In dem 1956 erschienenen Übersichtsreferat von JANELLI wird betont, daß als Zeichen der Malignität neben der Metastasierung das invasive Wachstum und der allgemeine Verlauf höher zu werten sind als das Zellbild. So wiesen bei malignem Verlauf die Fälle von BERTRAND-FONTAINE und MOULONGEI (1950), DE WESSELOW und WARDENER (1949) und KING und WOOD (1950) ausgereifte Zellen auf. Nach VON ALBERTINI (1974) gibt allerdings die Mitosehäufigkeit doch einen Hinweis auf die Möglichkeit eines malignen Prozesses. Über neuere elektronenmikroskopische Untersuchungen berichteten ALTENÄHR und SAEGER (1973). CASTLEMAN (1952) ist der Ansicht, daß Rezidive nach Operation als karzinomverdächtig anzusehen sind. Von den meisten Autoren werden heute infiltrierendes Wachstum in die Umgebung sowie Lymphknoten und Fernmetastasen als wichtigste Kriterien der Malignität angesehen.

Bei der problematischen Beurteilung der histologischen Befunde und der relativen Gutartigkeit auch der metastasierenden Formen (langsames Wachstum des Primärtumors, nur vereinzelte Metastasen) schlägt VON ALBERTINI (1974) die Bezeichnung *metastasierendes Epithelkörperchen-Adenom* vor. Wie schon erwähnt, sind die wasserhellen großen Zellen (GETZOWA 1907) nicht als typisch anzusehen. Im allgemeinen enthalten die als maligne angesehenen Geschwülste im wesentlichen atypische Hauptzellen.

Metastasen wurden außer in den regionären Lymphknoten an der Pleura, in der Lunge, Leber und Niere beobachtet. Sie können ebenso wie der Primärtumor hormonell aktiv sein (VON ALBERTINI 1974) und das Krankheitsbild der Osteodystrophia fibrosa generalisata unterhalten.

I. Klinik und Diagnose

Die *Diagnose* eines Nebenschilddrüsen*karzinoms* dürfte meist erst nach einem operativen Eingriff gestellt werden. Nach CASTLEMAN (1952) sind die Karzinome meist größer und besser palpabel als die benignen Adenome, so auch 13 der von NORRIS (1948) als maligne angesehenen Tumoren.

Die Symptomatik entspricht bei hormoneller Aktivität dem Krankheitsbild des primären Hyperparathyreoidismus (Allgemeinsymptome wie Durst, Müdigkeit, Schmerzen in den Extremitäten; renale Symptome; Laboratoriumsbefunde wie Hyperkalzämie, Hyperkalzurie, Hypophosphatämie, Hyperphosphaturie). Manchmal kann ein multiples Myelom eine Hyperkalzämie wie bei Hyperparathyreoidismus verursachen (EISALO 1956). Die Röntgendiagnose eines Nebenschilddrüsentumors kann angiographisch (SELDINGER 1954) oder szintigraphisch mit ^{75}Selen-Methionin (HAUBOLD 1974) gestellt werden. Die Bestimmung der Lokalisation ist präoperativ besonders wichtig bei atypisch tief im Mediastinum sitzenden Tumoren (RUSSELL et al. 1981). Über Erfahrungen mit der Ultrasonographie berichtet ARIMA et al. (1975). Auch mit Hilfe der Computertomographie können Nebenschilddrüsentumoren nachgewiesen und lokalisiert werden (RUSSELL et al. 1981; TAKAGI et al. 1982). Der kleinste, so dargestellte Tumor hatte einen Durchmesser von 1,2 cm und wog 1,5 g. Impressionen der Trachea und des Ösophagus sind nicht als typisch anzusehen. In manchen Tumoren finden sich Kalkeinlagerungen. Eine endokrine Aktivität des Tumors im Sinne des primären Hyperparathyreoidismus mit Hyperurikämie führt zu den typischen Knochenstrukturveränderungen (Osteodystrophia fibrosa generalisata). Oft besteht eine Nephrokalzinose bzw. Nephrolithiasis.

Mehrere Autoren haben im Zusammenhang mit einem Nebenschilddrüsentumor beobachtete Riesenzellgeschwülste am Kiefer (GOFFIN u. RACKER 1956; DECHAUME et al. 1958) beschrieben.

II. Therapie der Nebenschilddrüsenkarzinome und Prognose

1. Chirurgische Therapie

Die Therapie der Wahl bei allen Epithelkörperchengeschwülsten, insbesondere beim Krankheitsbild des primären Hyperparathyreoidismus, ist die Exstirpation, gleichgültig, ob es sich um ein Adenom oder ein Karzinom handelt. Einige Autoren empfehlen beim Karzinom die Enbloc-Resektion mit dem Schilddrüsenlappen (NEHER et al. 1975). Umstritten ist die Frage der Lymphknotenausräumung im Sinne einer neck dissection. Bei der Problematik der Malignitätsdiagnose sollte man aber wohl im allgemeinen mit diesem größeren Eingriff zurückhaltend sein (JANELLI 1956).

2. Strahlentherapie

Mitteilungen über die Strahlentherapie des Nebenschilddrüsenkarzinoms sind spärlich und nur mit Einschränkung verwertbar, da vielfach keine Dosen angegeben wurden. Sicher ist die Nebenschilddrüse nicht strahlenunempfindlich. So wiesen BENASSI und FORTINA (1954) im Tierversuch eine Strahlenreaktion der Parathyreoidea (bei wachsenden Ratten) schon bei 100 r nach. Es kam zu einer Epithelhyperplasie, bei höheren Dosen dann zu degenerativen bzw. atrophischen Veränderungen. Nach 3 Monaten war der Befund wieder normalisiert.

Bei reiner Dysfunktion ohne nachweisbaren Tumor kann eine Bestrahlung mit Entzündungsdosen versucht werden (DU MESNIL 1958).

Nach ALBRIGHT und REIFENSTEIN (1948) ist die Strahlentherapie der Nebenschilddrüsentumoren nicht erfolgversprechend. Nach BURNS und WHITEHEAD (1948), HELLSTRÖM (1950), MEYER u. RAGINS (1943) und NORRIS (1948) blieb die Bestrahlung lokaler Rezidive ohne Erfolg (keine näheren Dosisangaben). In einzelnen Fällen wurde aber doch über palliative Erfolge berichtet [COPE et al. (1953) 1 Patient, HÄUSLER-KOLB et al. (1974) 2 Patienten, HOLMES et al. (1969) 2 Patienten]. Mehrere Autoren empfehlen die Strahlentherapie mit ultraharten Strahlen (Co 60) nach unvollständiger Operation, insbesondere auch von Rezidiven sowie von Metastasen (BLACK 1954; DUBOST et al. 1969; GEISBE 1966; HIOCO et al. 1972; HÄUSLER-KOLB et al. 1974; MURIE et al. 1973a, b; BAEHR et al. 1974). Die empfohlene bzw. applizierte Dosis liegt zwischen 40 Gy (GEISBE 1966) und 60 Gy (BAEHR et al. 1974).

Nach Operation hormonaktiver Nebenschilddrüsentumoren bilden sich die klinischen Symptome des primären Hyperparathyreoidismus zurück.

Bei Karzinomen ist die *Prognose* trotzdem schlecht, da es meist zu lokalen Rezidiven oder auch zur Ausbildung hormonell wirksamer Metastasen kommt. Die klinischen Symptome der hormonellen Überfunktion machen sich wieder bemerkbar. Der Tod tritt infolge renaler Komplikationen oder interkurrenter Erkrankungen ein.

Schlußwort

Die besprochenen Tumoren der Nebenniere, der Paraganglien, des Inselapparats und der Nebenschilddrüsen sind selten und hatten deshalb bisher – vielleicht mit Ausnahme der parasympathischen Glomustumoren des Ohres – für den Strahlentherapeuten nur geringe Bedeutung. Trotzdem erscheint es möglich, daß auch hier wie bei vielen anderen Geschwülsten die kombinierte chrirurgisch-radiologisch-zytostatische Therapie die Heilungsergebnisse verbessern könnte. Leider sind in den vorliegenden Mitteilungen des Schrifttums die Dosisangaben meist unzureichend. Sicher ist die Dosis oft zu niedrig gewesen. Voraussetzung für die Wirksamkeit der Strahlentherapie ist aber selbstverständlich die Applikation einer ausreichenden Dosis. Auf jeden Fall ist es wichtig, daß Erfahrungen mit der Therapie dieser seltenen Geschwulstformen veröffentlicht werden, auch wenn es sich nur um wenige Patienten handelt. Nur bei zusammenfassender Auswertung möglichst zahlreicher Beobachtungen wird sich die optimale Therapie ermitteln lassen.

Literatur

Albertini A von (1974) Histologische Geschwulst-Diagnostik. 2. Aufl, ergänzt und bearbeitet von FC Roulet. 2. neubearbeitete und erweiterte Aufl. Thieme, Stuttgart

Albertini A von, Koller F, Gaiser H (1953) Functioning parathyroid tumor with liver metastasis. Acta Endocrinol (K'hv) 12:289–301

Albright F, Reifenstein EC (1948) The parathyroid glands and metabolic bone disease. Williams & Wilkins, Baltimore

Aldinger KA, Hickey RC, Ibanez ML, Samann NA (1982) Parathyroid Carcinoma: A clinical study of seven cases of functioning and two cases of nonfunctioning parathyroid cancer. Cancer 49:388–397

Altenähr E, Saeger W (1973) Light and Electron Microscopy of Parathyroid Carcinoma. Virchows Arch [Pathol Anat] 360:107–122

Arima M, Yokoa H, Sonoda T (1975) Preoperative Identification of tumor of the parathyroid by ultrasonography. Surg Gynecol Obstet 141: 242–244

Askanazy M (932) Über Ostitis fibrosa v. Recklinghausen und Ostitis deformans Paget. Schweiz Med Jahrbuch, Bd 107. Schwabe, Basel

Baehr R, Geisbe H, Schweizer P (1974) Epithelkörperchenkarzinom. Diagnose, Therapie und Prognose. Fortschr Med 92:410–411

Barnes BA, Cope O (1961) Carcinoma of the Parathyroid Glands. JAMA 178:556–559

Benassi E, Fortina A (1954) Alterazioni istologiche delle paratiroidi per roentgenirradiazioni su ratti in via di crescita. Radioterap Bologna Ser 3, 9:85–101

Bertrand-Fontaine T, Moulonget P (1950) Ostéose parathyroidienne par adénome malin. Sem Hôp Paris 26:55

Black BK (1954) Carcinoma of the parathyroid. Ann Surg 139:355–363

Black B, Ackerman LV (1950) Tumors of the parathyroid; a review of twenty-three cases. Cancer 3:415–444

Burns E, Whitehead CM (1948) Renal complications of hyperparathyroidism. J Urol 59:664

Castleman M (1952) Tumors of the parathyroid glands. Atlas of tumor pathology, Bd IV/15. Armed Forces Institute of Pathology, Washington

Chacha PB, Tambyah JA, Tan IK (1975) Parathyroid carcionoma. A case reort with twelve years survival and calcitonin duudies. Ann Acad Med (Singapore) 4:76–81

Cope A, Nardi GL, Castleman B (1953) Carcinoma of the parathyroid glands. 4 Cases among 148 patients with hyperparathyroidism. Ann Surg 138:661–671

Dechaume M, Layani H, Welti H, Chaouat Y, Payen J, Garlopeau F (1958) Ostéose parathyroidenne a évolution lente par pusses avec manifestations maxillaires, pancréatiques et oculaires. Presse Méd 66:123–126

Dubost C, Bricaire H, Toquet J (1969) Les Adenocarcinomes parathyroidiens secretants. Ann Chir 23:1081–1094

Eisalo A (1956) Multiple myeloma simulating hyperparathyreoidism. Ann Med Int Fenniae 45: 203–208

Farr HW, Fahey TJ jr, Nash AG, Farr CM (1973) Primary hyperthyroidism and cancer. Am J Surg 126:539–543

Geisbe H (1966) Das Nebenschilddrüsenkarzinom. Bruns Beitr Klin Chir 213:325–335

Gentile RJ, Skinner HL (1941) The parathyroid glands. Malignant tumor with osteitis fibrosa cystica. Surgery 10:773–810

Getzowa S (1907) Über die Glandula parathyreoidea. Intrathyreoidale Zellhaufen derselben und Reste des postbranchialen Körpers. Virchows Arch [Pathol Anat] 188:181–235

Goffin R, Racker Ch de (1956) Ostéite fibro-kystique generalisée de Recklinghausen par adenome parathyreoidien. Acta Chir Belge 55:333–457

Gogas J, Kalos A, Skaleas G (1975) Functioning metastatic parathyroid carcinoma. Am Surg 41:419–421

Gutman AB: Persönliche Mitteilung (zit nach Albright und Reifenstein)

Häusler-Kolb B, Krähenbühl G (1974) Le carcinome de la parathyroide, etude d'un cas et revue de la litterature. Schweiz Med Wochenschr 104:1929–1937

Haubold U (1974) Schilddrüsenszintigraphie. Radiologe 14:200–205

Hellström J (1950) Clinical experiences in 21 cases of Hyperparathyroidism with special reference to the prognosis following parathyroidectomy. Acta Chir Scand 100:391

Hioco DJ, Bordier Ph, Hugues FC, Amouroux J, Cornu P, Segrestaa JM, Lamotte M (1972) Le cancer des parathyroides. A propos d'une observation. Sem Hop Paris 48:2019–2032

Holmes EC, Morton DL, Ketcham AS (1969) Parathyroid carcinoma: Collective review. Ann Surg 169:631–640

Janelli DE (1956) The parathyroid gland, with special emphasis on surgical aspects. Surg Gynecol Obstet, Internat Abstr Surg 102:105–125

Kay S, Hume DM (1973) Carcinoma of the parathyroid gland. How reliable are the clinical and histological features? Arch Pathol 96:316–319

Kern H, Schratter M, Dudzak R, Wolner E, Waldhäusl W (1979) Zur Problematik des Nebenschilddrüsenkarzinoms. Acta Chir Austr 107–111

King ESJ, Wood B (1950) Parathyroid tumor with visceral metastases. J Pathol Bact 62:29–35

Klempa I, Usadel KH, Röttger P (1978) Nebenschilddrüsencarcinom mit Hyperparathyreoidismus. Chirurg 49:509–513

Kocher Th Jr (1899) Über glykogenhaltige Strumen. Virchows Arch [Pathol Anat] 155:532–556

Kuhlencordt F, Lozano-Tonkin C, Kracht J, Bartelheimer H (1957) Lungenrundherde als Frühsymptom eines Nebenschilddrüsenkarzinoms. Dtsch Med Wochenschr 99:1957–1960

Labhart A (1957) Klinik der inneren Sekretion. Springer, Berlin Göttingen Heidelberg

Langhans Th (1907) Über die epithelialen Formen der malignen Struma. Virchows Arch [Pathol Anat] 155:69–188

Lee YT, Hutcheson JK (1974) Mediastinal parathyroid carcinoma detectied on routine chest films. Chest 65:354–355

Mallette LE, Bilzikian JP, Ketcham AS, Aurbach GD (1974) Parathyroid carcinoma in familial hyperthyreoidism. Am J Med 57:642–648

McGaryty WC, Boehm G (1975) Carcinoma of the parathyroid. South Med J 68:166–168

Mesnil de Rochemont R Du (1958) Lehrbuch der Strahlenheilkunde. Enke, Stuttgart

Meyer KA, Rodi L, Raggins AB (1943) Carcinoma of the parathyroid glands. Surgery St Louis 14:282–295

Monif SM, Ghose MS (1973) A case of carcinoma parathyroid with review of literature. Indian J Surg 35:139–142

Murie N, Ferrant B, Etienne P, Huguenin A (1973a) Le cancer des parathyroides, revue générale de 108 observations. Cah Med 14:1025–1035

Murie N, Ferrand B, Etienne P (1973b) Le cancer des parathyroides. Revue generale de 109 observations. Nouv Presse Med 2:1293–1296

Neher M, Rothman M, Brünner H (1975) Das Nebenschilddrüsenkarzinom. Munch Med Wochenschr 117:767–770

Norris EH (1948) Carcinoma of the parathyroid glands. With a preliminary report of 3 cases. Collective review. Surg Gynecol Obstet Internat Abstr Surg 86:1–21

O'Donovan DK, Meade HS, McGrath J (1951) Parathyroid carcinoma. Ir J Med Sci 6:241–251

Ogburn PL, Black BM (1956) Primary hyperparathyreoidism and papillary adenocarcinoma of the thyroid: Report of four cases. Proc Staff Meet Mayo Clin 31:295

Pemberton JA, Alexander HB, Kepler EJ, Broders AC (1944) Functional parathyroid tumors and hyperparathyroidism. Clinical and pathological considerations. Am J Surg 65:157

Pielsticker K, Meisner H, Engelhardt D (1971) Nebenschilddrüsenkarzinom mit rezidivierendem primären Hyperparathyreoidismus. Med Welt 22:42

Rapoport A, Sepp AH, Hurst Brown W (1960) Carcinoma of parathyroid gland with pulmonary metastasies and cardiac death. Am J Med 28:443–452

Russell CF, Edis AY, Scholz DA, Sheedy PF, Heerden JA van (1981) Mediastinal parathyroid tumors. Ann Surg 193:805–809

Schnatz A, Castleman B (1973) Parathyroid carcinoma. A study of 70 cases. Cancer 31:600–605

Seldinger SI (1954) Localisation of parathyroid adenomata by arteriography. Acta Radiol (Stockh) 42:353–366

Stephenson HU Jr, McNamara WL, Goldberg B (1948) The parathyroid: A study based, in part, on 60 postmortem examinations with presentation of a case of hyperfunctioning adenoma. Am J Med Sci 215:381–397

Stephenson HU Jr (1950) Malignant tumors of the parathyroid gland. A review of the literature with report of a case. Arch Surg 60:247

Takagi Y, Tominaga Y, Uchida K, Yamada N, Ishii T, Morimoto T, Yasue M (1982) Preoperative Diagnosis of Secondary Hyperthyroidism Using Computed Tomography. J Comput Assist Tomogr 6:527–528

Thoele J, Reale E, Georgii A (1973) Ein Beitrag zur Feinstruktur von endokrin wirksamen Epithelkörperchencarcinomen. Virchows Arch [Cell Pathol] 13:153–168

Wegelin K (1926) Schilddrüse. In: Henke-Lubarsch von (Hrsg) Handb der spez Path Anat und Hist, Bd VIII. Springer, Berlin

Weissmann I, Worden JP, Christie JM (1957) Mediastinal parathyreoid carcinoma with metastases. Report of a case and review of the literature. Radiology 68:352–357

Wesselow OLV De, Wardener HE (1949) Parathyroidism. Lancet I:820–823

Die Strahlentherapie der bösartigen Tumoren des zentralen und peripheren Nervensystems

A. Strahlenbiologie des zentralen und peripheren Nervensystems

Von

E.M. Röttinger

Mit 7 Abbildungen

I. Anatomie und Physiologie

1. Embryonale Entwicklung und Anatomie

Während der frühen embryonalen Entwicklung wird das Nervensystem von einer longitudinalen Einstülpung des Ektoderms, der Neuralfalte, gebildet, die sich später zu einer Neuralröhre schließt. Die ependymale Auskleidung des Zentralkanals stellt eine Proliferationszone dar, aus der Neurone mit Gliazellen als Stützgewebe (Neuroglia) entstehen. Die weiße Substanz enthält myelinisierte Neuronen, die die Verbindung von Gehirn und Rückenmark darstellen. Die graue Substanz enthält unmyelinisierte Neuronen, Zellkörper und Synapsen.

2. Zelluläre Differenzierung

Die *Neuronen* bestehen aus dem Perikaryon mit dem Zellkern, einer Anzahl kurzer Dendriten und einem Axon von beträchtlicher Länge. Funktionell werden Impulse von den Dendriten als Rezeptoren über das Axon an dessen Endverzweigungen übertragen. Das Axon ist von einem Myelinblatt umhüllt, welches in regelmäßigen Abständen durch die Ranvierschen Schnürknoten unterbrochen wird. Diese Umhüllung erhöht die Übertragungsgeschwindigkeit der Nervenfasern.

Die Myelinschichten werden im Bereich des zentralen Nervensystems (ZNS) von *Oligodendrozyten* gebildet. Ein Oligodendrozyt bildet mehrere Myelinsegmente um benachbarte Axone. Die Verbindung des Zellkörpers und der unterschiedlichen Myelinsegmente bleibt dabei erhalten. So kann im Bereich des Nervus opticus jeder Oligodendrozyt die Myelinhülle von 35–50 sog. Internodien bilden (Peters u. Vaughn 1970).

Die Myelinschichten im Bereich des peripheren Nervensystems (PNS) werden von den *Schwannschen Zellen* gebildet. Im Gegensatz zum ZNS bildet eine Schwannsche Zelle nur ein Internodium. Bei der Länge eines Internodiums von ca. 1 mm wird eine größere Anzahl von Schwannschen Zellen für ein einziges Axon erforderlich (Berthold 1974).

Die Aufrechterhaltung der Myelinschichten erfordert die Integrität des zugehörigen Zellkörpers. Eine kontinuierliche Erneuerung der chemischen Bestandteile des Myelins findet mit Halbwertszeiten von 18 Tagen bis über 1 Jahr statt (Smith 1968). Eine Hemmung der Synthese von RNS und Proteinen durch Actinomycin in Oligodendrozyten führt innerhalb von 48 Std zu einer Zerstörung der zentralen Myelinschicht (RIZZUTO u. GAMBETTI 1976). Neben der Aufrechterhaltung der Myelinscheiden beteiligen sich Schwannsche Zellen und Oligodendrozyten auch bei der Auflösung von Nervenfasern (SPENCER u. THOMAS 1974). Dieser Mechanismus zeigt die Fähigkeit dieser Zellen zur Phagozytose (COOK u. WISNIEWSKI 1973).

Astrozyten sind unregelmäßig geformte Gliazellen, die den Raum zwischen Kapillaren, Nervenfasern und Neuronen mit ihren Ausläufern besetzen. Oberflächen von Kapillaren werden von Astrozyten umschlossen (WOLFF u. BÄR 1976). Astrozyten sind darüber hinaus bei der Umkapselung und Isolation von Synapsen beteiligt.

Es wird angenommen, daß nahezu der gesamte Stoffaustausch zwischen Blut und Nerven durch das Zytoplasma von Astrozyten erfolgt. Hierdurch kann das extrazelluläre Milieu der Neuronen stabilisiert werden. Zusammen mit der Basalzellmembran von Kapillaren bilden Astrozyten durch dichte Endothelverbindungen die Blut-Liquor-Schranke (REESE u. KARNOVSKY 1967). Der Transport von Stoffwechselsubstanzen erfolgt mit Lipiden oder Trägersystemen (PARDRIDGE u. OLDENDORF 1977). Eine Öffnung der dichten Endothelverbindungen, wie sie bei Hypertonie eintreten kann, führt zum Durchlaß von Proteinen mit einem nachfolgenden zerebralen Ödem (RAPOPORT 1976).

Mikrogliazellen sind nach neuerer Literatur identisch mit den Stammzellen der Glia aus dem Neuroektoderm (KERNS u. HINSMAN 1973; SKOFF 1975). Diese Zellen können sich in Oligodendrozyten, Astrozyten oder, soweit erforderlich, in Phagozyten differenzieren.

3. Verhalten gegenüber traumatischen Veränderungen

Die Beteiligung von Gliazellen oder von hämatogenen eingewanderten anderen Zellen bei der Phagozytose hängt von dem jeweiligen Ausmaß des Traumas ab (VAUGHN u. SKOFF 1972; ADRIAN u. WILLIAMS 1973). Bei stark entzündeten Läsionen, wie Stichverletzungen, erscheinen die meisten Phagozyten von Monozyten des peripheren Blutes abzustammen. In Bereichen mit einer sekundären Degeneration, entfernt von der primären Verletzungsstelle (Wallersche Degeneration), entstehen die Phagozyten vorwiegend endogen durch die Proliferation von Stammzellen der Glia. Bei geringgradigen Läsionen, wie sie durch toxische Produkte auftreten können, kann die Phagozytose auf Oligodendrozyten beschränkt bleiben. Unter diesen Bedingungen können Oligodendrozyten ihr eigenes Myelin auflösen (COOK u. WISNIEWSKI 1973). Im Gegensatz zu den Stammzellen der Glia sollen die reifen Oligodendrozyten die Fähigkeit zur Zellteilung oder zur Migration verloren haben (BLAKEMORE 1972).

Die Rolle der Astrozyten bei der Phagozytose besteht schließlich in der Reparatur von Läsionen durch ihre Fähigkeit zur Proliferation und zur späteren Bildung von Narbengewebe.

Bei Verletzungen peripherer Nerven sollen die beteiligten Makrophagen hämatogenen Ursprungs sein. Eine Phagozytose durch Schwannsche Zellen erfolgt dagegen bei Neuropathien (STENWIG 1972). Wesentlich für die Reparatur peripherer Nervenläsionen ist das Neurilemma. Es umhüllt als Schlauch alle Schwannschen Zellen. Aufgrund seiner resistenten Struktur soll es die Regeneration von Nervenfasern erleichtern. Inwieweit neue Schwannsche Zellen dabei auch aus der Proliferation von Schwannschen Zellen hervorgehen, wurde durch LIU (1973) in Frage gestellt. LIU zeigte, daß neue Schwannsche Zellen auch von primitiven perivaskulären mesenchymalen Zellen entstehen können. Die Tatsache, daß kein Neurilemma im Bereich des ZNS vorhanden ist, wird als Ursache der langsamen oder unvollständigen Regeneration in diesem Nervensystem angesehen. Bemerkenswert ist jedoch, daß bei einer experimentellen demyelinisierenden Erkrankung des ZNS in Mäusen eine Remyelinisierung durch neu entstandene Oligodendrogliazellen vorkommt (HERNDON et al. 1977).

II. Wirkungen ionisierender Strahlen auf Normalgewebe und Tumoren des zentralen und peripheren Nervensystems

1. Zelluläres Verhalten

a) Zellkinetik

Obwohl die Proliferation verschiedener Gliazelltypen qualitativ unter verschiedenen Gesichtspunkten untersucht wurde, fehlen auch gegenwärtig noch ausreichende Daten über die zellkinetischen Parameter. In den subependymalen Schichten der Seitenventrikel des Gehirns von Mäusen und Ratten findet sich eine kontinuierliche Proliferation der Mikroglia.

Diese subependymalen Zellen haben eine Zyklusdauer von 18 Std und eine S-Phasendauer von 8,5 Std (LEWIS 1968). Sie unterscheiden sich damit nicht von anderen Zellen dieser Spezies. Proliferierende Gliazellen und endotheliale Zellen von erwachsenen Mäusen haben eine Zellzyklusdauer in gleicher Größenordnung von 20 Std (KORR et al. 1975). Der proliferierende Anteil dieser Zellen beträgt 0,4%.

Zellkinetische Daten von normalem menschlichen Gehirngewebe sind nicht verfügbar. ^{3}H-Thymidin, das bei Patienten mit Gehirntumoren gegeben wurde, konnte in Gliazellen nicht sicher nachgewiesen werden (HOSHINO et al. 1972). JOHNSON et al. (1960) fanden nach mehrfacher intravenöser ^{3}H-Thymidingabe bei einem terminalen Patienten mit einem Glioblastom einen Markierungsindex von 0,6%. Pulsmarkierung in vitro bei einem Glioblastom, einem Astrozytom und einem Oligodendrogliom ergaben Markierungsindizes von 0,94%, 0,44% und 0,33% (CHIGASAKI 1963). Wesentlich höhere Werte von 2–7% wurden mit teilweise gleicher Methodik von anderen Arbeitsgruppen nachgewiesen (KURY u. CARTER 1965; FUKUMA et al. 1969). Der Markierungsindex korrelierte bei intravenös und intraoperativ appliziertem ^{3}H-Thymidin gut mit den histologischen Charakteristiken der untersuchten Tumoren. Es bestand jedoch eine Variation von 0% innerhalb nekrotischer Zonen bis 20% in den peripheren Bezirken (HOSHINO et al. 1972).

Die Dauer der S-Phase liegt im Gegensatz zu den beobachteten Schwankungen des Markierungsindex bei verschiedenartigen menschlichen Astrozytomen im Bereich von 7–10 Std. Die stathmokinetische Methode mit der Gabe von Vinblastinsulfat (TYM 1969) oder die Doppelmarkierung (HOSHINO 1972) ergaben hierbei keine wesentlichen Unterschiede.

Mit Hilfe des Markierungsindex (MI) und der Dauer der Synthesephase (T_s) kann die potentielle Verdopplungszeit (TD_p) von Tumoren errechnet werden (STEEL 1968):

$$TD_p = 0{,}7 \times \frac{T_s}{MI}$$

Diese Berechnung würde jedoch ohne Berücksichtigung der Zellverlustrate und der Wachstumsfraktion zu einer zu kurzen Tumorverdoppelungszeit führen. HOSHINO et al. (1975b) untersuchten die Wachstumsfraktion von menschlichen Glioblastomen und fanden einen Mittelwert von 28% im Bereich der aktiven Wachstumszone. Daraus konnte eine mittlere Zellzykluszeit von 57 Std berechnet werden. Diese mittlere Dauer des Zellzyklus korreliert mit der Abschätzung der Zellzykluszeit aus dem Intervall zwischen Resektion und Rezidiven von Glioblastomen unter Annahme eines vernachlässigbaren Zellverlustfaktors bei Vorliegen von weniger als 10^8 Zellen (MATSUTANI u. HOSHINO 1975).

Die zellkinetischen Parameter sind bei Normalgeweben entscheidend für den Zeitpunkt, zu dem ein Funktionsverlust aufgrund einer zellulären Inaktivierung erfolgen kann. Diese beruht auf der Annahme, daß radiogene Zelluntergänge während oder nach der Mitose entstehen. Bei der Behandlung von Tumoren muß dagegen beachtet werden, daß während des Zellzyklus eine unterschiedliche zelluläre Sensibilität gegenüber ionisierenden Strahlen und Zytostatika besteht. Daten über den individuellen Tumor lassen sich hierzu rascher mit der Methodik der Zytofluorometrie ermitteln (HOSHINO et al. 1975b; HOSHINO 1977).

Für die radiogenen Nebenwirkungen ist von Bedeutung, daß es sich bei dem zentralen und bei dem peripheren Nervensystem primär um ein statisches System handelt, bei dem im erwachsenen Organismus ständig ein Bruchteil aller Neuronen zugrundegeht und nicht durch die Proliferation anderer Zellen ersetzt werden kann. Das Stützgewebe der Glia kann dagegen als ein bedingt erneuerungsfähiges System angesehen werden, bei dem unter normalen Bedingungen aufgrund der langen Lebensdauer der differenzierten Zelle nur eine geringe proliferative Aktivität besteht. Zellen, die nach einer Schädigung überleben, können hierbei zur Proliferation angeregt werden. Durch Regeneration von Gliazellen werden damit geschädigte oder zerstörte Zellen ersetzt.

b) Zelluläre Strahlenempfindlichkeit

Die zelluläre Strahlenempfindlichkeit bestimmt weitgehend die lokale Kontrolle von Tumoren und das Risiko von Gewebsschädigungen. Die quantitative Bestimmung der Strahlenempfindlichkeit gelang für eine Reihe menschlicher Zelltypen (GERWECK u. BURLETT 1978). Bei in-vitro-Techniken wird der Anteil der Zellen bestimmt, der nach Bestrahlung die Fähigkeit zu unbegrenzter Proliferation behält. Ausdruck der unbegrenzten Proliferation ist die Bildung von Kolonien aus Einzelzellen (PUCK u. MARKUS 1956). Koloniebildung in vivo wurde für menschliche Gliazellen mit der Methode der intraperitonealen Implantation von Agar-Diffusionshemmern (RICE et al. 1980; RICE, persönl. Mitteilung) untersucht. In vitro- und in vivo-Techniken führten zu quantitativ gleichen Ergebnissen.

Eine zelluläre Überlebenskurve stellt eine Dosiswirkungsbeziehung dar, die allgemein in semilogarithmischer Form wiedergegeben wird (Abb. 1). Zur Charakterisierung eines über mehrere Größenordnungen ausgedehnten Dosiswirkungsbereiches dient die Angabe der Größe der „Schulter“ und des Abfalls im annähernd geradlinigen exponentiellen Bereich. D_0 ist die Dosis, durch die die Überlebensrate im exponentiellen Bereich um den Faktor

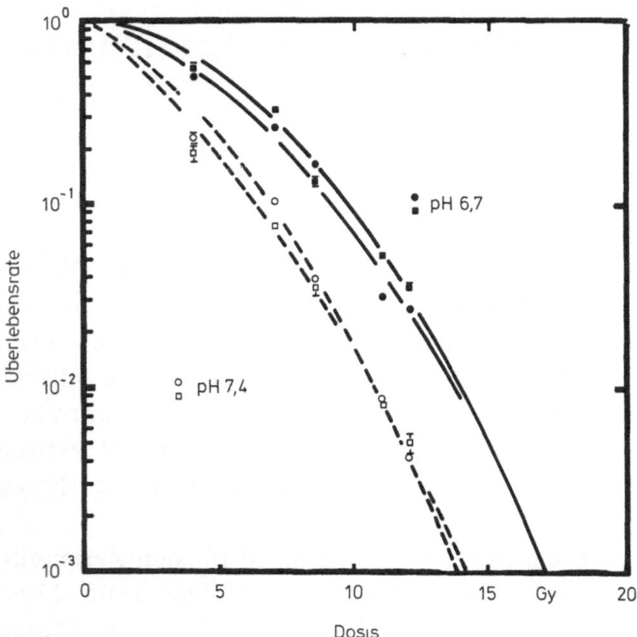

Abb. 1. Überlebensraten von menschlichen Gliazellen nach Bestrahlung. Die Gesamtdauer der pH-Änderung ist 66 Std. Der erste pH-Wechsel erfolgte durch Austausch des Mediums in Gewebekulturflaschen 15 Std vor Bestrahlung. Die Zellen wurden, außer während des Mediumaustausches und der Bestrahlung, exakt auf 37° C gehalten. Nach Ablauf der Inkubationsdauer von 66 Std wurde der pH von 6,7 durch Reduktion der CO_2-Konzentration im Inkubator von 5% auf 1–2% auf pH 7,4 normalisiert. Jeder Punkt repräsentiert 4–5 Einzelbestimmungen ± Standardabweichung. Die Kurvenanpassung erfolgte nach dem linear-quadratischen Modell. (RÖTTINGER u. MENDONCA 1980)

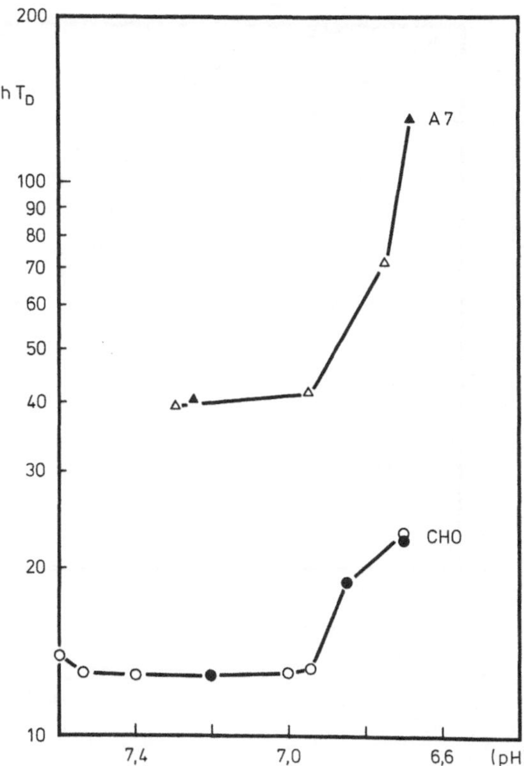

Abb. 2. Abhängigkeit der Zellverdopplungszeit für Chinesische Hamsterzellen (*CHO*) und für menschliche Glioblastomzellen (*A7*) vom pH. (Die angegebenen pH-Werte – gemessen bei 22° C – müssen für 37° C um +0,1 korrigiert werden.) (Aus RÖTTINGER u. GERWECK 1979)

e^{-1} (~0,37) reduziert wird. Die Extrapolationsnummer N wird zur Beschreibung der Größe der Schulter durch den Schnittpunkt der Verlängerung des exponentiellen Teiles der Kurve mit der Ordinate gebildet. Die Schulter beinhaltet, daß Zellen in der Lage sind, subletale Schädigungen ohne Verlust der Fähigkeit zur unbegrenzten Proliferation zu tolerieren. Bei konventionell fraktionierter Dosis erfolgt die Reparatur des subletalen Strahlenschadens nahezu vollständig zwischen 2 Einzeldosen. Bei kontinuierlicher Bestrahlung mit niedriger Dosisleistung wird diese Reparatur bereits währen der Bestrahlung durchgeführt.

Die Strahlenempfindlichkeit von Zellen hängt entscheidend vom extrazellulären Milieu ab. Von den zahlreichen sensibilisierenden und protektiven Stoffen wurde dem Sauerstoff für die klinische Strahlentherapie die größte Bedeutung zugeschrieben. Durch den Sauerstoffverbrauch werden in kapillarfernen Gebieten solider Tumoren strahlenbiologisch relevante niedrige Sauerstoffpartialdrücke erreicht, bei denen die Strahlenempfindlichkeit nur bei 1/3 der Normalgewebe liegt. Dieser dosismodifizierende Faktor wurde tierexperimentell bestätigt. Im Tierexperiment kann die Entwicklung der Strahlenresistenz aufgrund der Anoxie im Tumor durch hyperbaren Sauerstoff, durch dicht ionisierende Strahlen und durch elektronenaffine Substanzen z.T. überwunden werden.

Die Übertragung dieses Konzepts in die Klinik war trotz des hohen Aufwands bisher enttäuschend. Die in Tierversuchen beobachtete Verbesserung des therapeutischen Verhältnisses, das ein Maß für die Veränderung der Kontrollraten bei gleicher Schädigung des normalen Gewebes darstellt, ist bei einer über mehrere Wochen fraktionierten Strahlentherapie menschlicher Tumoren nicht mehr zu erkennen. Aufgrund der teilweise durch Zelluntergang, teilweise durch periodische Änderungen der Kapillardurchblutung (REINHOLD u. BERG-BLOCK 1980) bedingten Reoxygenation des Tumors spielt der Sauerstoffeffekt möglicherweise für die klinische Strahlentherapie nur eine untergeordnete Rolle (SUIT 1980). Ein weiterer extrazellulärer Faktor, der die Strahlenempfindlichkeit beeinflussen kann, ist die durch Laktatproduktion bei der anaeroben Glykolyse bedingte pH-Erniedrigung im Tumor (HAVEMANN

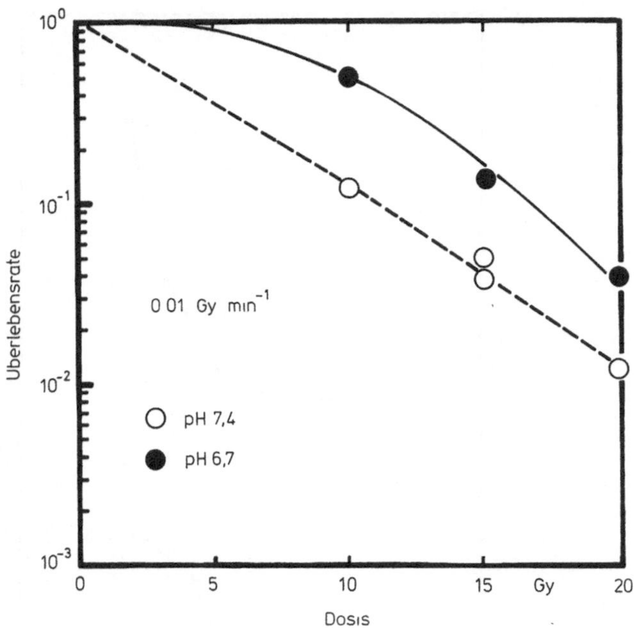

Abb. 3. Überlebensrate von menschlichen Gliazellen nach kontinuierlicher Bestrahlung mit 0,01 Gy/min bei pH 7,4 (7,30–7,35) und pH 6,7 (6,66–6,68). 8,5 Std nach der Plattierung von Einzelzellen wurde das Medium in Gewebekulturflaschen mit Medium von pH 7,4 oder pH 6,7 ausgetauscht. Die Bestrahlung wurde 10 Std nach Mediumaustausch begonnen. Die Inkubation gegenüber pH 6,7 wurde nach 66 Std durch einen 2. Mediumaustausch in beiden pH-Gruppen beendigt. Jeder Punkt repräsentiert den Mittelwert von 3–4 Flaschen. Die Standardabweichungen der Mittelwerte sind kleiner als die Symbole. Die Kurven wurden nach dem linear-quadratischen Modell angepaßt. (RÖTTINGER et al. 1980)

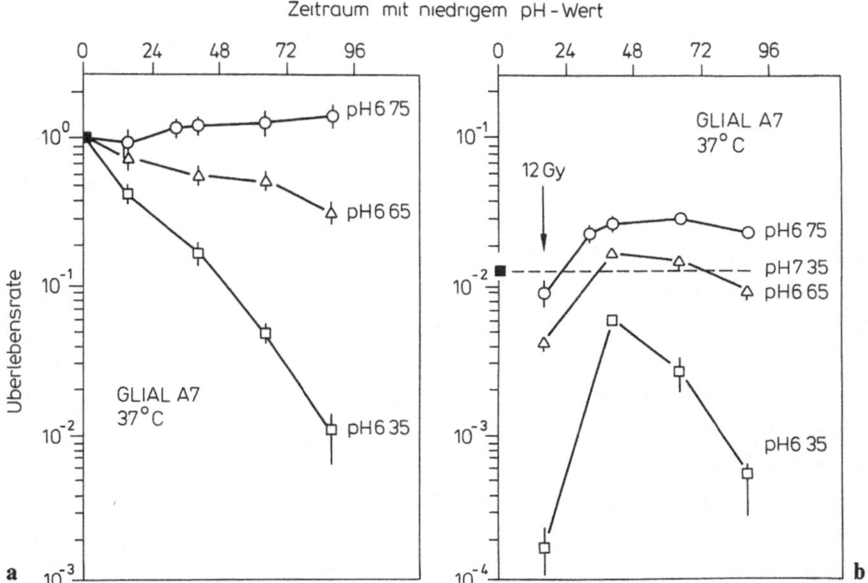

Abb. 4a, b. Überlebensraten von menschlichen Gliazellen nach Inkubation bei niedrigem pH mit und ohne Bestrahlung. Die Wasserstoffionenkonzentration wurde von pH 7,4 10 Std nach Plattierung auf den angegebenen Wert geändert und während der angegebenen Dauer aufrechterhalten. Die Plattierungseffizienz betrug bei pH 7,35 17% (pH 7,35 gegenüber pH 6,75) und 21% (pH 7,35 gegenüber pH 6,65 und pH 6,35). Jeder Punkt repräsentiert den Mittelwert aus 3–6 Bestimmungen ± Standardabweichungen

1979; RÖTTINGER et al. 1980). PAMPUS (1963) zeigte, daß bei unterschiedlich differenzierten Hirntumoren intraoperativ pH-Werte von unter pH 6 gemessen werden können.

Nach den Untersuchungen von CECCARINI und EAGLE (1971) führt eine pH-Erniedrigung zu einer Verlängerung des Zellzyklus und der Zellverdopplungszeit. Unter pH 6,7 kommt es zum Stillstand der zellulären Proliferation (RÖTTINGER u. GERWECK 1979). Die Abb. 2 zeigt diese Abhängigkeit der proliferativen Aktivität von der Wasserstoffionenkonzentration sowohl für Chinesische Hamsterzellen (CHO) als auch für aus einem menschlichen Glioblastom gewonnene Zellen (A 7).

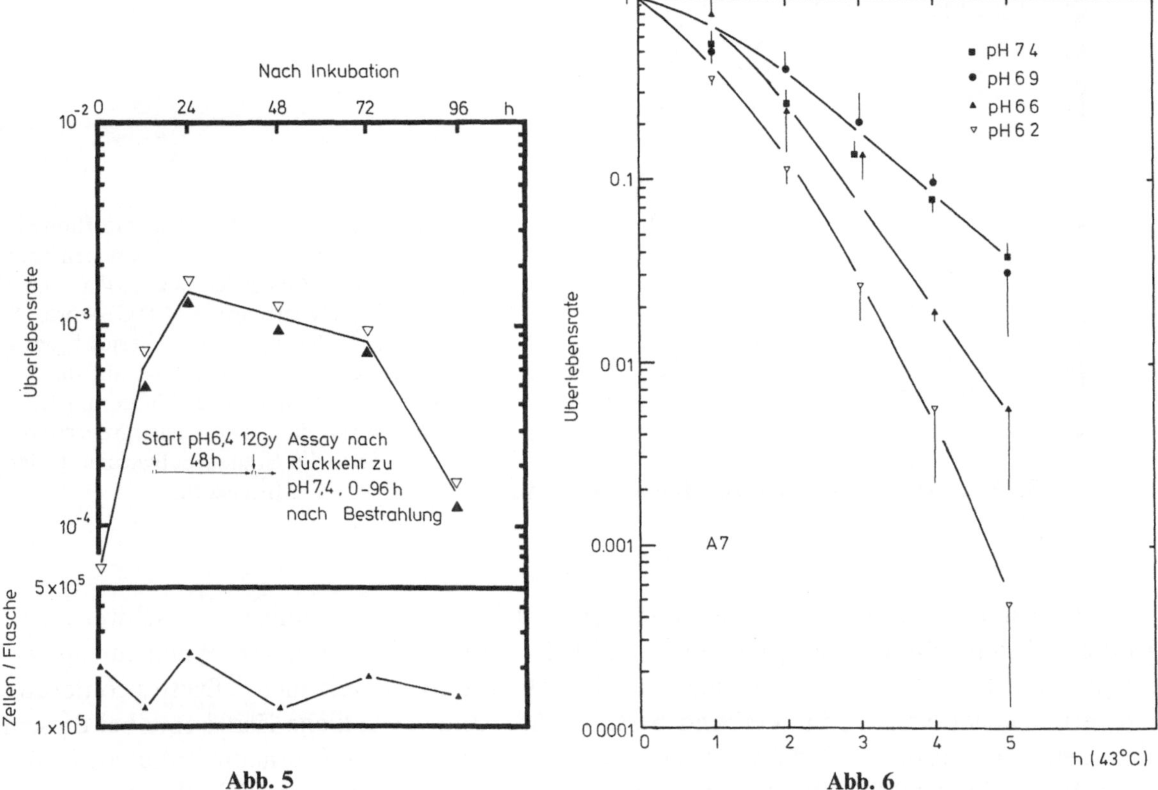

Abb. 5. Überlebensraten von menschlichen Gliazellen nach einer Bestrahlung während des durch pH-Erniedrigung (pH 6,4) erzielten Proliferationsstillstandes. Die Zeitskala gibt den Zeitraum zwischen Bestrahlung und Trypsinierung an. Die relative Überlebensrate entspricht der Anzahl der Kolonien pro plattierte Einzelzelle. Die Gesamtzellzahl pro Gewebekulturflasche ist durch die untere Kurve wiedergegeben

Abb. 6. Verstärkung der Zellinaktivierung bei 43° C durch Erniedrigung der Wasserstoffionenkonzentration bei menschlichen Gliazellen ± Standardabweichung der Mittelwerte. Die Dauer der pH-Änderung betrug 5 Std

Die Prüfung der Zellinaktivierung in Abhängigkeit von der Strahlendosis zeigt, daß eine langdauernde Einwirkung eines extrazellulären pH-Wertes von pH 6,7 über einen Zeitraum von 64 Std, also länger als die Dauer eines Zellzyklus, die Schulter der Dosiswirkungskurve erheblich vergrößert (Abb. 2). Im Bereich niedriger Dosen, wie sie bei fraktionierter Bestrahlung in der Klinik angewendet werden, kann dieser Effekt durchaus eine Desensibilisierung um den Faktor 3 wie bei der Anoxie bewirken.

Abbildung 3 zeigt die entsprechende Wirkung bei kontinuierlicher Bestrahlung mit niedriger Dosisleistung von 0,01 Gy/min. Hier wird deutlich, daß eine Dosis von 20 Gy die Zellzahl je nach dem pH-Wert nur auf 5% bzw. 1% reduziert.

Eine kurzzeitige pH-Änderung während der Bestrahlung hat keinen Einfluß auf die Strahlenempfindlichkeit. Wirksam ist dagegen eine pH-Verschiebung über einen Zeitraum von mehreren Stunden. Abbildung 4a zeigt hierzu die Abhängigkeit der Überlebensrate von der Dauer der pH-Änderung bei pH 6,75, 6,65 und 6,35. Die Inaktivierung der Glioblastomzellen wird durch pH-Werte unter 6,7 erheblich beschleunigt. Eine Änderung der Empfindlichkeit gegenüber der Einwirkung des erniedrigten pH war durch Prüfung über mehr als 100 Generationen nicht nachweisbar. Abbildung 4b zeigt den Einfluß einer Bestrahlung auf diese Inaktivierung. Durch Bestrahlung steigt die Überlebensrate kompensatorisch um so stärker an, je niedriger der extrazelluläre pH ist.

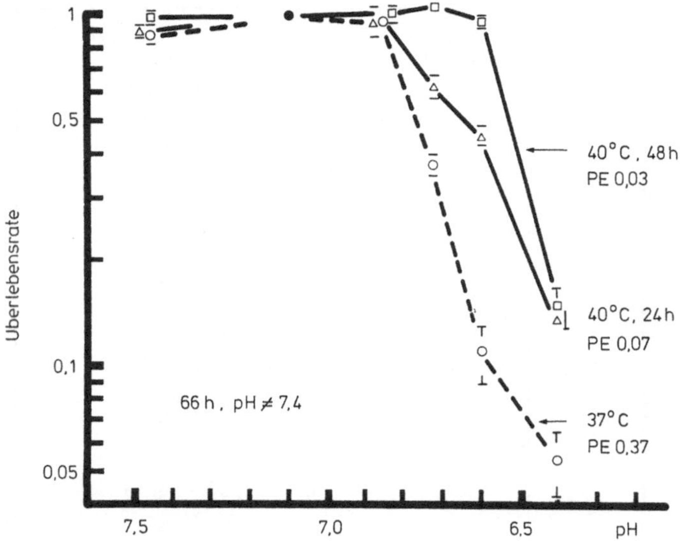

Abb. 7. Der Einfluß der Wasserstoffionenkonzentration auf die Überlebensrate menschlicher Gliazellen bei 37° C und 40° C. Die Hyperthermie (40° C) wurde 8 Std nach Änderung des pH-Wertes begonnen. Die Überlebensraten sind auf die bei pH 7,1 erzielte maximale Plattierungseffizienz normalisiert. Die Fehlergrenzen repräsentieren die Standardabweichung der Mittelwerte

In vivo sind diese Beobachtungen unter reproduzierbaren Bedingungen nur schwer nachprüfbar. Untersuchungen in einer durch pH 6,4 ausgelösten stationären Wachstumsphase entsprechen dem Gewebeverband menschlicher Hirntumoren weit mehr. Diese proliferativ arretierten Zellen wurden im Verband bestrahlt und unterschiedliche Zeiträume bei diesem niedrigen pH inkubiert. Danach wurde durch Trypsinisation und erneute Inkubation der Einzelzellen die proliferative Integrität gemessen. Die Zunahme der Überlebensraten in Abb. 5 entspricht qualitativ den mit Einzelzellen gewonnenen Ergebnissen (RÖTTINGER u. MENDONCA 1981).

Eine Methode zur Überwindung dieser pH-abhängigen Strahlenresistenz besteht grundsätzlich in der Hyperthermie. Glioblastomzellen können bei 43° C selektiv bei niedrigem pH zerstört werden, wenn die Änderung der Wasserstoffionenkonzentration auf einen Zeitraum von wenigen Stunden beschränkt ist (Abb. 6). Bei weniger hoher, klinisch besser tolerierbarer Temperatur können sich diese Verhältnisse jedoch vollständig umkehren. Abbildung 7 zeigt, daß bei 40° C die Toleranz gegenüber dem niedrigen pH-Wert durch eine Rechtsverschiebung der Kurve wesentlich erhöht wird. Eine Linksverschiebung wäre jedoch erforderlich, um eine Verbesserung des therapeutischen Verhältnisses zu erzielen.

2. Organbezogenes strahlenbiologisches Verhalten

a) Experimentelle Hirntumoren

Hirntumoren, die den spontanen Tumoren im Menschen weitgehend entsprechen, können bei zahlreichen Tierstämmen experimentell untersucht werden. Für reproduzierbare Untersuchungen hat sich die chemische Induktion von Tumoren bei erwachsenen Tieren, die transplazentare chemische Induktion, die Virusinduktion und die Transplantation bei syngeneischen Stämmen bewährt (CRAFTS u. WILSON 1977; HEKMATPANAH 1975). Hypophysentumoren können auch durch hormonelle Alteration induziert werden (KWA HONG GIOK 1961). Die Reproduzierbarkeit der Lokalisation der Tumoren, der Zelltypus, die Zeit bis zum Auftreten eines Tumors, die Fähigkeit des Wachstums in Gewebekultur, das mit der Induktion oder Inokulation verbundene Hirntrauma, die Gefäßstruktur im Tumor und nicht zuletzt Sicherheitsfaktoren für das Personal stellen Kriterien dar, von denen die Auswahl des Tumors abhängig gemacht werden muß.

b) Gehirn

Die experimentelle Abschätzung der Wirkungen ionisierender Strahlen auf das menschliche Gehirn ist nur durch Untersuchungen an Primaten möglich. Die Bestrahlung des gesamten Gehirns bei Macaca mulatta (CAVENESS 1980) zeigte nach Einzeldosen von 15 Gy 26 Wochen nach Bestrahlung nahezu die gleiche Wirkung wie nach fraktionierter Bestrahlung mit 60 und 80 Gy in 6 bzw. 8 Wochen. 52 Wochen nach Bestrahlung fanden sich jedoch nach nur 15 Gy mit Einzeldosen und nach 80 Gy mit fraktionierter Bestrahlung konfluierende Hirnnekrosen.

Vor der Entstehung diskreter nekrotischer Bezirke, teilweise auch gleichzeitig mit deren Entwicklung, treten eine Vielzahl von Gefäßveränderungen auf. Am auffallendsten sind fehlende oder hyperplastische Endothelzellen in Kapillaren. Daneben finden sich teleangiektatische Gefäßveränderungen, die zum Zusammenbruch der Blut-Liquor-Schranke beitragen.

Die ersten Veränderungen treten in der weißen Substanz des Frontallappens auf. Winzige nekrotische Herde können zwischen 4 Monaten und 2 Jahren nach Bestrahlung beobachtet werden. Der zeitliche Verlauf einer Nekrose ist charakterisiert durch die ausgestanzten Defekte, die anschließende Phagozytose und später durch die Gliose. Der Prozeß ist mit der Mineralisation dieser Veränderung abgeschlossen. Im akuten Stadium kommt es durch den Zusammenbruch der Blut-Liquor-Schranke zum zerebralen Ödem. Dieses zerebrale Ödem ist durch das Papillenödem erkennbar. Im Stadium der Mineralisation zeigt sich der Verlust an Hirnsubstanz durch die Dilatation der Ventrikel.

Bemerkenswert ist, daß bei 2 von 4 jugendlichen Affen vor der 24. Woche nach Bestrahlung mit 60 Gy ein Papillenödem auftrat. Dieses Ödem führte bei einem Fall zur Optikusatrophie. Im Gegensatz dazu zeigten nur 2 von 12 erwachsenen Affen ein deutliches Papillenödem. Verstreute nekrotische Läsionen fanden sich bei allen 4 jugendlichen, jedoch nur zum Teil bei erwachsenen Affen.

Die Strahleninduktion maligner Gliome muß nach den experimentellen Untersuchungen in Betracht gezogen werden. Maligne Gliome stellen bei Affen eine ausgesprochene Seltenheit dar (O'CONNOR 1969). Diese Gliome wurden jedoch nach 2 und mehr Jahren im Anschluß an Gesamtkörperbestrahlungen von 6–8 Gy mit 55 MeV-Protonen (HAYMAKER et al. 1972) und von 4,4 Gy mit 1 MeV-Neutronen (VAN ZWIETEN et al. 1978) beobachtet.

c) Rückenmark

Die strahlenbiologischen Eigenschaften des Rückenmarks wurden vorwiegend an der Ratte untersucht (VAN DER KOGEL 1977). Eine Übereinstimmung in der Toleranzdosis in absoluten Werten darf jedoch nicht erwartet werden. Aufgrund der verfügbaren Inzuchtstämme können individuelle Schwankungen weitgehend ausgeschaltet werden. Bei dem menschlichen Rückenmark muß dagegen mit einer erheblichen individuellen Variationsbreite gerechnet werden, die durch Hypertonie, Arteriosklerose oder die Verwendung chemotherapeutischer Substanzen noch vergrößert wird.

Aus den Ergebnissen von Experimenten mit einer Applikation der Dosis in 2 Fraktionen und einer Veränderung des Zeitintervalls zwischen beiden Fraktionen kann geschlossen werden, daß das Halsmark bis zu einem Intervall von 112 Tagen unbeeinflußt bleibt. Dies wird auf die Entwicklung eines späten vaskulären Schadens zurückgeführt, für den keine zeitabhängige Erholung nachweisbar ist. Als anwendbare Isoeffektformel für die Toleranz des Zervikalmarkes wurde beschrieben

$$D \sim N^{0,42} \quad (N = 1 - 60)$$

Für den Lumbosakralbereich wird dagegen die Toleranz gegenüber ionisierenden Strahlen von der Entwicklung einer progressiven nekrotisierenden Nervenwurzeldegeneration begrenzt. Eine frühe Repopulation des Gewebes scheint die Entwicklung dieser Toleranz zu beeinflussen. Für einen Zeitraum von bis zu 30 Tagen wurde der Korrekturfaktor für die Zeit auf ungefähr $T^{0,02}$ geschätzt. Eine anwendbare Isoeffektformel für das lumbosakrale Rückenmark der Ratte würde folgendermaßen lauten

$$D \sim N^{0,38} \times T^{0,02} \quad (N=1-20;\ T \leqq 30 \text{ Tage})$$

Die ersten berichteten Toleranzdosen für das menschliche Rückenmark basierten auf einer doppellogarithmischen Darstellung entsprechend der Strandqvistformel (Boden 1950; Strandqvist 1944). Eine Gerade mit einer Steigung von etwa 0,26 konnte unterhalb aller Fälle mit der beobachteten Entwicklung einer Myelopathie angepaßt werden. 10 Jahre später schlugen Pallis et al. (1961) eine Verschiebung der Kurve zu niedrigen Dosiswerten vor, da einzelne zusätzliche Fälle unterhalb der Toleranzgrenzen von Boden aufgetreten sind.

Atkins und Tretter (1966) fanden die Zahl der Fraktionen von größerer Relevanz als die gesamte Therapiedauer. Eine Gerade mit einer Steigung von 0,26 führte bei einer kleinen Zahl von Fraktionen zu einer Überschätzung der Toleranzdosis und bei mehr als 20 Fraktionen zu einer Unterschätzung. Eine Regressionsanalyse ihrer Fälle wies auf einen Kurvenanstieg von 0,38 für eine doppellogarithmische Darstellung der Dosis gegenüber der Zahl der Fraktionen hin.

Phillips und Buschke (1969) beschrieben ebenso wie Wara et al. (1975) eine gute Korrelation der Toleranzdosis des Rückenmarks mit der Zahl der Fraktionen. Unter Berücksichtigung der Daten von Reinhold et al. (1976) und der Übersicht von Lambert (1978) kann deswegen die Isoeffektformel mit $D = NSD \times N^{0,4}$ ausreichend genau beschrieben werden und der Zeitfaktor während der üblichen Behandlungszeit von etwa 6 Wochen vernachlässigt werden (s.a. Gahbauer u. Bay „Dose effects“ S. 106ff.). Obwohl noch mehr und genauere klinische Daten erforderlich sind, kann diese Formel zu einer sichereren Abschätzung der Toleranzdosis verwendet werden als die ursprüngliche Gleichung von Ellis (1968).

Die von Strandquist erstellten und von Ellis erweiterten empirischen Dosiswirkungsbeziehungen basieren auf der Reaktion der Haut und epithelialer Tumoren auf unterschiedliche Fraktionierungen der Dosis. Jüngere Fraktionierungskonzepte beruhen auf zellulären Dosiswirkungsbeziehungen, wie der linear-quadratischen Gleichung:

$$\ln \text{ÜR} = -(\alpha d + \beta d^2)\, N \tag{1}$$

(Kellerer u. Brenot 1974) worin ÜR die Überlebensrate, d die Größe der Einzelfraktion, N die Zahl der Fraktionen und α, β Konstanten darstellen. α repräsentiert hierbei den nicht reparablen, β den reparablen Strahlenschaden. Eine lineare Abhängigkeit der zwischen beiden Fraktionen berechenbaren und meßbaren Erholung (F_{rec}) von der Einzelfraktion ist unter Isoeffektbedingungen bei Vernachlässigung der Proliferation durch folgende Beziehung gegeben:

$$F_{rec} = \frac{D_1 - d}{D_1 + \alpha/\beta} \tag{2}$$

wobei D_1 als Einzeldosis für den Isoeffekt und α/β Konstante darstellen. Für den Vergleich unterschiedlicher Fraktionierungsschemata eignet sich folgende einfache Formel:

$$\frac{D_a}{D_b} = \frac{\alpha/\beta + d_b}{\alpha/\beta + d_a} \tag{3}$$

worin:

$$D_{a/b}\ (\text{Gesamtdosis}) = N_{a/b}\ (\text{Zahl der Fraktionen}) \times d_{a/b}\ (\text{Dosis pro Fraktion}). \qquad (4)$$

Werte für α/β wurden bei akuten Reaktionen tierexperimentell zwischen 8 und 14 Gy und bei Spätschäden zwischen 1 und 2 Gy bestimmt (FOWLER et al. 1984; WITHERS et al. 1983).

Toleranzdosen für Normalgewebe (D_{tol}) und Kontrolldosen für Tumoren (D_{con}) lassen sich aus Gleichung 3 für veränderte Fraktionierungsschemata mit Einzeldosen d unter Berücksichtigung bisheriger Bezugsdosen d_{ref} abschätzen:

Toleranzdosis:

$$D_{tol} = D_{ref}\frac{\alpha/\beta + d_{ref}}{\alpha/\beta + d}; \qquad \alpha/\beta \approx 1\text{–}2\ \text{Gy}$$

Kontrolldosis (Tumor)
(Proliferation unberücksichtigt):

$$D_{con} = D_{ref}\frac{\alpha/\beta + d_{ref}}{\alpha/\beta + d}; \qquad \alpha/\beta \approx 8\text{–}14\ \text{Gy}$$

Bei Berücksichtigung der Proliferation kann sich die erforderliche Dosis D_p gegenüber D_{tol} und besonders gegenüber D_{con} erhöhen:

Kontrolldosis (Tumor)
(Proliferation berücksichtigt):

$$D_{p-con} = \frac{D_{con}}{1 - PD/d};$$

PD kann bei einer Fraktion pro Tag mit $\gtrsim 1$ Gy angenommen werden. Kürzere oder längere Bestrahlungsintervalle führen zu einer entsprechenden Erniedrigung bzw. Erhöhung. Ein optimales therapeutisches Verhältnis ist bei einem maximalen Wert von D_{p-tol}/D_{p-con} zu erwarten.

Eine Abschätzung der α/β-Werte ist über folgende Beziehung aus der Ellis-Formel möglich:

$$D_a = NSD \times N_a^{\varphi}; \quad D_b = NSD \times N_b^{\varphi} \quad \text{oder:} \quad D_b = D_a\, N_a^{-\varphi}\, N_b^{\varphi};$$

in Gleichung 3 und 4 eingesetzt:

$$\alpha/\beta = \frac{D_a^2 N_a^{-1} - D_b^2 N_b^{-1}}{D_b - D_a} = D_a\, N_a^{-1}\frac{1 - N_a^{1-2\varphi} N_b^{2\varphi-1}}{N_a^{-\varphi} N_b^{\varphi} - 1};$$

für $D_a\, N_a^{-1}$ = Einzeldosis d_a und $\frac{N_a}{N_b} = N_{a/b}$:

$$\alpha/\beta = d_a\frac{1 - N_{a/b}^{1-2\varphi}}{N_{a/b}^{-\varphi} - 1};$$

für $\varphi = 0{,}4$ (s.o.):

$$\alpha/\beta = d_a\frac{N_{a/b}^{0,4}}{1 + N_{a/b}^{0,2}}.$$

Für Spätkomplikationen durch das Rückenmark ergeben sich mit 10–20 Fraktionen (z.B. $N_a = 20$; $N_b = 10$; $d_a = 2$ Gy) ebenfalls Werte von α/β zwischen 1 und 2 Gy.

d) Periphere Nerven

Untersuchungen des peripheren Nervensystems wurden meist mit großen Einzeldosen von Photonen oder Korpuskularstrahlen durchgeführt. Als Kriterien der Schädigungen wurden morphologische oder neurophysiologische Veränderungen bestimmt. JANZEN und WARREN (1942) beobachteten 8 Wochen nach Einzeldosen von 4.000–10.000 R mit 200 kV-Röntgenstrahlen keine funktionellen oder histologischen Veränderungen. Eine Störung der Nervenleitungsfähigkeit und morphologische Hinweise auf eine Nervendegeneration wurden dagegen nach Applikation von Einzeldosen mit 75000–100000 R durch Implantationen von Radon Seeds festgestellt. Diese Dosen führten zu einer gleichzeitigen Muskeldegeneration der Umgebung. LINDER (1959) beschrieb dagegen histologische Veränderungen bereits bei wesentlich niedrigeren Dosen nach einer längeren Beobachtungszeit. In diesen Experimenten wurden 3000 R in 3 Fraktionen von jeweils 1000 R mit Intervallen von 2 Tagen appliziert. Nach 3 bis 11 Monaten zeigten 25% der bestrahlten Nerven fokale Degenerationen. Gleichzeitig kam es zu einer Vermehrung des Bindegewebes mit Narbenbildungen und mit ausgedehnten vaskulären Veränderungen. Als Ursache der Nervendegeneration wurde eine Gefäßschädigung angenommen. Eine Schwäche der Extremitäten wurde jedoch nicht festgestellt.

BERGSTRÖM (1962) bewies eine Abhängigkeit der peripheren Nervenschädigung vom bestrahlten Volumen in Versuchen mit hochenergetischen Protonen. Die Parese der Extremitäten diente als neurophysiologisches Kriterium für die Schädigung des Nervus ischiaticus der Ratte. Die erforderlichen Dosen lagen über 200 Gy.

BRADLEY et al. (1977) beschrieb die Wallersche Degeneration der lumbalen Spinalwurzel als die wesentliche Schädigung bei der Bestrahlung des Lumbalmarkes. Neurologische Veränderungen zeigten sich 7 bis 12 Monate nach einer Bestrahlung mit Einzeldosen von 2500 rad mit 240 kV-Röntgenstrahlen.

Das autonome Nervensystem wurde von GRIFFITH und PENDERGRASS (1934) und ANDRES (1963) untersucht. Nach Dosen von 20 kR mit 185 MeV-Protonen fanden sich Zerstörungen im Bereich der lumbalen Spinalganglien. Bei den postganglionischen Fasern waren aber nur sekundäre Veränderungen festzustellen.

Insgesamt liegen relativ wenig Daten über die Strahlenwirkungen auf periphere Nerven vor. Extrapolationen auf die klinische Situation sind schwer herzustellen, da allgemein große Einzeldosen verwendet wurden und erhebliche Unterschiede der Nervenempfindlichkeit bei verschiedenen Spezies vorliegen. Allgemein ist festzustellen, daß die Nervenendigungen empfindlicher sind als die Nervenfasern. Während akute Veränderungen an Neuronen und Nervenendigungen auf eine direkte Strahleneinwirkung zurückzuführen sind, beruhen Spätschädigungen zumindest teilweise auf Gefäßschädigungen.

Insgesamt erscheint die Schädigung peripherer Nerven in erster Linie von der Fraktionierung und von dem bestrahlten Volumen abzuhängen. Der relative Beitrag dieser beiden Faktoren kann aus den vorliegenden experimentellen und klinischen Daten nicht bestimmt werden. Die experimentellen Untersuchungen haben nur unwesentlich zu dem Verständnis der klinisch relativ seltenen akuten oder chronischen Nervenschädigungen beigetragen (KINSELLA et al. 1980).

Literatur

Adrian EK, Williams MG (1973) Cell proliferation in injured spinal cord. An electron microscopic study. J Comp Neurol 151:1–24

Andres KH (1963) Elektronenmikroskopische Untersuchungen über Strukturänderungen im Zytoplasma von Spinalganglienzellen der Ratte nach Bestrahlung mit 185 MeV-Protonen. Z Zellforsch 60:633–658

Atkins HL, Tretter P (1966) Time-dose considerations in radiation myelopathy. Acta Radiol 5:79–93

Bergström R (1962) Changes in peripheral nerve tis-

sue after irradiation with high energy protons. Acta Radiol 58:301–312
Berthold C-H (1974) A comparative morphological study of the developing node-paranode region in lumbar spinal roots. II. Light microscopy after Osmium-tetroxyde alpha-naphtylamine (OTAN) staining. Neurobiology 4:117–131
Blakemore WF (1972) Observations on oligodendrocyte degeneration, the resolution of status spongiosus and remyelination in cuprizone intoxication in mice. J Neurocytol 1:413–426
Boden G (1950) Radiation myelitis of the brain-stem. J Faculty Radiol 2:79–94
Bradley WG, Fewings JD, Cumming WJK, Harrison RM (1977) Delayed myeloradiculopathy produced by spinal x-irradiation in the rat. J Neurol Sci 31:63–82
Caveness WF (1980) Experimental observations: Delayed necrosis in normal monkey brain. In: Radiation damage to the nervous system. Gilbert HA, Kagan AR (eds). Raven, New York, pp 1–38
Ceccarini C, Eagle H (1971) pH as a determinant of cellular growth and contact inhibition. Proceedings of the National Academy of Sciences 68/1:229–233
Chigasaki H (1963) Studies on the DNA synthesis function of glial cells by means of ^{3}H-thymidine microradioautography. Brain Nerv (Tokyo) 15:767–781
Cook RD, Wisniewski HM (1973) The role of oligodendroglia and astroglia in Wallerian degeneration of the optic nerve. Brain Res 61:191–206
Crafts D, Wilson CB (1977) Animal models of brain tumors. Natl Cancer Inst Monogr 46:11–17
Ellis F (1968) The relationship of biological effect to dose-time-fractionation factors in radiotherapy. Curr Top Radiat Res Quart 4:357–397
Fowler JF, Denekamp J, Thames HD, Travis EL (1984) Repair factors for multifraction irradiations. Radiotherapy and Oncology 1:281–286
Fukuma S, Taketomo S, Ueda S, Ohmachi J, Toyama M, Kiramura T, Yoshida S, Maekawa J, Nakamura K, Fujita F (1969) Autoradiographic studies on human brain tumors using local labeling with ^{3}H-thymidine in vivo. Brain Nerve (Tokyo) 21:1029–1035
Gerweck Leo E, Burlett P (1978) The lack of correlation between heat and radiation sensitivity in mammalian cells. Int J Radiat Oncol Biol Phys 4:283–285
Griffith JO, Pendergrass EP (1934) A study of the effect of irradiation upon the lumbar sympathetic ganglia in rats. Radiology 23:463–465
Haveman J (1979) The pH of the cytoplasm as an important factor in the survival of in vitro cultured malignant cells after hyperthermia. Effects of carbonylcyanide-3-chlorophenylhydrazone. Eur J Cancer 15:1281–1288
Haymaker W, Rubinstein LJ, Miguel J (1972) Brain tumors in irradiated monkeys. Acta Neuropathol 20:267
Hekmatpanah J (1975) Gliomas. Current concepts in biology, diagnosis and therapy. Springer, Berlin Heidelberg New York
Herndon RM, Price DL, Weiner LP (1977) Regeneration of oligodendroglia during recovery from demyelinating disease. Science 195:693–694
Hoshino T (1977) Therapeutic implications of brain tumor cell kinetics. Nat Cancer Inst Monogr 46:29–35
Hoshino T, Barker M, Wilson CB, Bolderey ED, Fewes D (1972) Cell kinetics of human gliomas,. J Neurosurg 37:15–26
Hoshino T, Wheeler KT, Gray JW, Nomura K (1975a) Flow microfluorometric analysis of nuclei isolated from brain and brain tumors. Presented at the Conference on Cell Kinetics and Cancer Chemotherapy, Annapolis, Md, Nov 4–6 Cancer Treatment Rep 60:1984
Hoshino T, Wilson CB, Rosenblum ML, Barker M (1975b) Chemotherapeutic implication of growth fraction and cell cycle time in glioblastoma. J Neurosurg 43:127–135
Janzen AH, Warren S (1942) Effect of roentgen rays on the peripheral nerve of the rat. Radiology 38:333–337
Johnson HA, Haymaker WE, Rubini JR, Fliedner TM, Bond VP, Cronkite ED Hughes WL (1960) A radioautographic study of a human brain and glioblastoma multiforme after the in vivo uptake of tritiated thymidine. Cancer 13:636–642
Kellerer AM, Brenot J (1974) On the statistical evaluation of dose-response functions. Radiat Environ Biophys 11:1–13
Kerns JM, Hinsman EJ (1973) Neuroglial response to sciatic neurectomy. I. Light microscopy and autoradiography. II. Electron microscopy. J Comp Neurol 151:237–280
Kinsella TJ, Weichselbaum RR, Sheline GE (1980) Radiation injury of cranial and peripheral Nerves. In: Gilbert HA, Kagan AR (eds) Radiation damage to the nervous system. Raven, New York, pp 148–153
Kogel AJ van der (1977) Radiation tolerance of the rat spinal cord: Time-dose relationships. Radiology 122:505–509
Korr H, Schultze B, Maurer W (1975) Autoradiographic investigations of glial proliferation in brain of adult mice. II. Cycle time and mode of proliferation of neuroglia and endothelial cells. J Comp Neurol 160:477–490
Kury G, Carter HD (1965) Autoradiographic study of human nervous system tumors. Arch Pathol Lab Med 80:38–42
Kwa Hong Giok (1961) An experimental study of pituitary tumours. Genesis, cytology and hormone content. Springer, Berlin Göttingen Heidelberg
Lambert PM (1978) Radiation myelopathy of the

thoracic spinal cord in long-term survivors treated with radical radiotherapy using conventional fractionation. Cancer 41:1751–1760

Lewis PD (1968) A quantitative study of cell proliferation in the subependymal layer of the adult rat brain. Exp Neurol 20:203–207

Lewis PD (1968) The fate of the subependymal cell in the adult rat brain, with a note on the origin of microglia. Brain 91:721–736

Linder E (1959) Über das funktionelle und morphologische Verhalten peripherer Nerven längere Zeit nach Bestrahlung. Fortschr Roentgenstr 90:618–624

Liu HM (1973) Schwann cell properties: 1. Origin of Schwann cell during peripheral nerve regeneration. J Neuropathol Exp Neurol 32:458–473

Matsutani M, Hoshino T (1975) Analysis of tumor growth in recurrent malignant gliomas. Brain Nerv (Tokyo) 27:277–281

Mendelsohn ML (1962) Autoradiographic analysis of cell proliferation in spontaneous breast cancer of C3H mouse. III. The growth fraction. J Natl Cancer Inst 28:1015–1029

O'Connor GT (1969) Cancer – A general review. Primates Med 3:9–22

Pallis CA, Louis S, Morgan RL (1961) Radiation myelopathy. Brain 84:460–479

Pampus F (1963) Die Wasserstoffionenkonzentration des Hirngewebes bei raumfordernden intracraniellen Prozessen. Acta Neurochir (Wien) 11:305–318

Pardridge WM, Oldendorf WH (1977) Transport of metabolic substrates through the blood-brain barrier. J Neurochem 28:5–12

Peters A, Vaughn JE (1970) Morphology and development of the myelin sheath. In: Davison AN, Peters A (eds) Myelination. Thomas, Springfield/Illinois, pp 3–79

Phillips TL, Buschke F (1969) Radiation tolerance of the thoracic spinal cord. Am J Roentgenol 105:659–664

Puck TT, Steffen J (1963) Life cycle analysis on mammalian cells. I. A method of localizing metabolic events within the life cycle, and its application to the action of colcemide and sublethal doses of X-irradiation. Biophys J 3:379–397

Puck TT, Markus PI (1956) Action of x-rays on mammalian cells. J Exp Med 103:653–666

Rapoport SI (1976) Opening of the blood-brain barrier by acute hypertension. Exp Neurol 52:467–479

Reese TS, Karnovsky MJ (1967) Fine structural localisation of a blood-brain barrier to exogenous peroxidase. J Cell Biol 34:207–217

Reinhold HS, Berg-Blok Avd (1980) Features and limitations of the in vivo evaluation of tumour response by optical means. Br J Cancer [Suppl IV] 41:64–68

Reinhold HS, Kaalen JGAH, Unger-Gils K (1976) Radiation myelopathy of the thoracic spinal cord. Int J Radiat Oncol Biol Phys 1:651–657

Rice L, Urano M, Suit HD (1980) The radiosensitivity of a murine fibrosarcoma as measured by three cell survival assays. Br J Cancer [Suppl IV] 41:240–244

Rizzuto N, Gambetti PL (1976) Status spongiosus of rat central nervous system induced by actinomycin D. Acta Neuropathol 36:21–30

Röttinger EM, Gerweck LE (1979) Zerstörung strahlenresistenter Zellpopulationen durch Hyperthermie. In: Wannenmacher M, Gauwerky F, Streffer C (Hrsg) Kombinierte Strahlen- und Chemotherapie. Urban & Schwarzenberg, München Wien Baltimore, S 70–74

Röttinger EM, Mendonca M (1980) Radioresistance secondary to low pH in human glial cells and Chinese hamster ovary cells. Proceedings 2nd Rome Intern Symp Biological Basis and Clinical Implications of Tumor Radioresistance, Rome, Sept 1980

Röttinger EM, Mendonca M, Gerweck LE (1980) Modification of pH induced cellular inactivation by irradiation – glial cells. Inst J Radiat Oncol Biol Phys 6:1659–1662

Röttinger EM, Mendonca M (1981) The range of maximal tolerance of human glial cells to pH and hyperthermia. Natl Cancer Inst Monogr 60:131–132

Skoff RP (1975) The fine structure of pulse labeled (^{3}H-thymidine cells) in degenerating rat optic nerve. J Comp Neurol 161:595–612

Smith ME (1968) The turnover of myelin in the adult rat. Biochem Biophys Acta 164:285–293

Spencer PS, Thomas PK (1974) Ultrastructural studies of the dying-back process. II. The sequestration and removal by Schwann cells and oligodendrocytes of organelles from normal and diseased axons. J Neurocytol 3:763–783

Steel GG (1968) Cell loss from experimental tumors. Cell Tissue Kinet 1:193–207

Stenwig AE (1972) The origin of brain macrophages in traumatic lesions, Wallerian degeneration and retrograde degeneration. J Neuropathol Exp Neurol 31:696–704

Strandqvist M (1944) Studien über die kumulative Wirkung der Röntgenstrahlen bei Fraktionierung. Erfahrungen aus dem Radiumhemmet an 280 Haut- und Lippenkarzinomen. Acta Radiol [Suppl] (Stockh) 55:1–300

Suit HD (1980) Vortrag 2nd Rome Intern Symp Biological Basis and Clinical Implications of Tumor Radioresistance, Rome, Sept 1980 Abstract A 7

Tannock IF (1967) A comparison of the relative efficiencies of various metaphase arrest agents. Exp Cell Res 47:345–356

Tym R (1969) Distribution of cell doubling times in in vivo human cerebral tumors. Surg Forum 20:445–447

Vaughn JE, Skoff RP (1972) Neuroglia in experimen-

tally altered central nervous tissue. In: Bourne GH (ed) Structure and function of nervous tissue, vol VI. Academic Press, New York, pp 39–72
Wara WM, Phillips TL, Sheline GE, Schwade JG (1975) Radiation tolerance of the spinal cord. Cancer 35:1558–1562
Withers HR, Thames HD, Peters LJ (1983) A new isoeffect for change in dose per fraction. Radiotherapy and Oncology 1:187–191
Wolff JR, Bär Th (1976) Development and adult variation of the pericapillary glial sheath in the cortex of rat. In: Cervos-Navarro J (ed) The cerebral vessel wall. Raven, New York, pp 7–13
Zwieten MJ van, Zurcher C, Hollander CF (1978) Longevity studies in rhesus monkeys after X-ray and neutron irradiation with special emphasis on tumor induction. In: Late biological effects of ionizing radiation, vol 2. Proceedings of a Symposium, Vienna, March 13–17. International Atomic Energy Agency, Vienna

B. Hirntumoren – Epidemiologie, Diagnostik und Methodik von Strahlen- und Chemotherapie

Von

HORST SACK unter Mitarbeit von F. MUNDINGER

Mit 6 Abbildungen und 3 Tabellen

I. Epidemiologie und Ätiologie

Ein bis zwei Prozent aller menschlichen Tumoren entstehen im Zentralnervensystem. Die Häufigkeit ist 1 auf 15000 bis 25000 Einwohner pro Jahr (ZÜLCH u. MENNEL 1978). Im Kindesalter sind Hirntumoren die zweithäufigsten malignen Neubildungen nach der Leukämie. Etwa 1% aller Todesfälle verursachen Hirntumoren, das sind rund 3% aller Todesfälle an malignen Tumoren (RUSSELL u. RUBINSTEIN 1977).

Die geographische Verteilung von Hirntumoren in den Ämtern Dänemarks und den Bundesstaaten der USA wurde von KURTZKE (1969) untersucht. Er findet keine Häufigkeitsunterschiede, die auf Umwelteinflüsse zurückzuführen wären. Danach ergibt sich kein Hinweis auf die Entstehung von Hirntumoren durch exogene Noxen. Auch viele andere Untersucher können keine echten Zusammenhänge zwischen äußeren Faktoren (z.B. Entbindung durch Zange, Toxoplasmose, Impfungen) und Hirntumoren feststellen (GOLDHAHN u. GOLDHAHN 1978).

In *experimentellen Hirntumormodellen* können durch intrazerebrale Injektionen von Viren oder Chemikalien dagegen Hirntumoren induziert werden. Dies gelingt auch durch transplazentare, parenterale, orale oder sogar örtliche Exposition gegenüber chemischen Karzinogenen (SWENBERG 1977). Der pathogenetische Mechanismus bei der experimentellen Neuro-Onkogenese scheint gut oder besser als bei anderen Tumoren bekannt zu sein. Die gestörte Reparatur des O^6-Alkylguanins ist wohl der wichtigste Faktor, das Nervensystem der Ratte zur Karzinomentstehung zu sensibilisieren. Ein Tumor entsteht entsprechend dem Modell Wochen bis Jahre nach der Exposition. Die Übertragbarkeit dieses Mechanismus auf menschliche Tumoren ist noch nicht bewiesen (SWENBERG 1976).

Astrozytome können durch Injektion von Onkornaviren erzeugt werden, Medulloblastome, Plexuspapillome und Ependymome durch Papovarviren. Adenoviren haben Neuroblastome und Retinoblastome hervorgerufen, alle 3 Gruppen von Viren auch Sarkome. Übersichten zur *Virgusgenese* von Hirntumoren finden sich bei BIGNER (1978) BIGNER und PEGRAM (1976), JÄNISCH und SCHREIBER (1977), JOHNSON und NARAYAN (1974), RABOTTI (1972) und YOHN (1972).

Gliome wurden erstmals 1939 durch *chemische Karzinogene* induziert (SELIGMAN u. SHEAR 1939). Karzinogene sind polyzyklische Hydrokarbone, 2-Acetylaminofluor, Nitrosoharnstoff und viele andere. Übersichten geben JÄNISCH und SCHREIBER (1977), KIRSCH und SCHULZ (1972), KLEIHUES (1978), KLEIHUES et al. (1976) und SWENBERG (1976). Man schätzt, daß 80–90% aller menschlichen Tumoren durch Chemikalien bedingt sind (SWENBERG 1977). Die Neurospezifität einiger chemischer Karzinogene ist bekannt, trotzdem wurde bisher keines sicher in Verbindung zu einem menschlichen Hirntumor gebracht (MILLER 1970; ZÜLCH 1969).

In Einzelfällen konnten auch *ionisierende Strahlen* als Ursache für einen Hirntumor erkannt werden. Im Vordergrund stehen Meningiome mit 23 in der Weltliteratur beschriebenen Fällen, gefolgt von Fibrosarkomen (5 Fälle) und einem Retikulosarkom (SCHMITT 1979). Bei Affen wurden auch ein Glioblastom, ein malignes Lymphom und ein Fibrosarkom beobachtet (KENT u. PICKERING 1958). In fast allen Fällen war der Anlaß zur (hoch dosierten) Bestrahlung ein maligner Primärtumor gewesen. Die Latenzzeit betrug bei Meningiomen rund 25 Jahre, bei Sarkomen $7^1/_2$ Jahre (WAGA u. HANDA 1976).

Zwei große epidemiologische Studien zur radiogenen Entstehung von Hirntumoren wurden veröffentlicht (ALBERT et al. 1966; MODAN et al. 1974). ALBERT et al. fanden 2 Astrozytome bei 1908 Personen, die wegen einer Pilzerkrankung der Kopfhaut (Tinea capitis) bestrahlt wurden, ebenso sahen sie geistige Störungen und bleibende Haarwachstumsschäden. MODAN et al. (1974) werteten die Daten von ungefähr 11000 Kindern bis zu 15 Jahren aus, die bei der Einwanderung nach Israel einer Epilationsbestrahlung wegen Tinea capitis unterzogen wurden. Sie stellten zwei nicht bestrahlte ebenfalls retrospektiv ausgewertete Kontrollgruppen gegenüber. Die Bestrahlung erfolgte mit 75–100 kV-Röntgenstrahlen und 350–400 R auf 5 Felder, die Dosis im Gehirn wird mit rund 140 rad berechnet. Die bestrahlte Gruppe hatte ein signifikant höheres Risiko zur Entwicklung von malignen und benignen Tumoren im Kopf-Hals-Bereich, besonders im Gehirn, der Parotis und der Schilddrüse. Mit einer Latenzzeit von 7–16 Jahren traten 0,7/1000 Hirntumoren auf. Die Autoren halten ihren Bericht für den ersten definitiven Nachweis der Rolle der ionisierenden Strahlen in der Ätiologie von Hirntumoren (außer Meningiomen).

II. Histologie und Klassifikation

Die Geschwülste des Zentralnervensystems sind von neuropathologischer Seite mehrfach eingehend bearbeitet und dargestellt worden, hier sollen nur die Werke von BAILEY und CUSHING (1926), KERNOHAN und SAYRE (1952), RUBINSTEIN (1972, RUSSELL und RUBINSTEIN (1977) und ZÜLCH (1956) genannt werden. Ihnen liegen entsprechend den Wachstumsformen und Zelleinteilungen verschiedene Klassifikationen zugrunde. Die hier getroffene Einteilung beruht auf einem Vorschlag der Weltgesundheitsorganisation (WHO). Unter dem Vorsitz des Kölner Neurologen K.J. ZÜLCH wurde sie auf einer Konferenz vom 20.–24.9.1976 in Genf erarbeitet. Sie liegt auch der Darstellung von NOLTENIUS (1981) zugrunde.

Hirntumoren entwickeln sich innerhalb eines durch die Schädelkalotte vorgegebenen Raumes und müssen bei ihrer Volumenzunahme zum Hirndruck und damit stets zum Tod führen. Die Malignität eines Hirntumors ist vom klinischen Standpunkt anders zu definieren als vom pathologisch-anatomischen. Nur ein kleiner Teil der Geschwülste weist ein infiltrierendes Wachstum auf; Metastasen, die auf dem Blutweg in den Körper abgesiedelt werden, sind Raritäten. Die wichtigsten pathologisch-anatomischen Merkmale der Malignität treten also in den Hintergrund. Aber auch bei der Metastasierung auf dem Liquorwege sind nicht nur die histologisch besonders malignen Tumoren wie die Medulloblastome vorwiegend beteiligt, sondern auch histologisch benigne, am oder im Liquorsystem gelegene Plexuspapillome und Hypophysenadenome.

Tabelle 1. Histologische Klassifikation der Tumoren des Zentralnervensystems nach WHO. (Modifiziert nach NOLTENIUS 1981)

I. Tumoren des neuroepithelialen Gewebes
  A. Astrozytische Tumoren
    1. Astrozytome Grad I–II
      a) fibrilläre Astrozytome (Grad II)
      b) protoplasmatische Astrozytome (Grad II)
      c) gemistozytisches Astrozytom (Grad II)
    2. Piloide Astrozytome (Grad I)
    3. Riesenzellastrozytome bei tuberöser Sklerose
    4. Astroblastome (Grad II)
    5. Anaplastische (maligne) Astrozytome (Grad III)
  B. Oligodendrogliale Tumoren
    1. Oligodendrogliome (Grad II, selten Grad I)
    2. Oligo-Astrozytome (Grad II)
    3. Anaplastische (maligne) Oligodendrogliome (Grad III) oder Oligodendroblastome
  C. Tumoren des Ependyms und des Plexus chorioideus
    1. Ependymome (Grad I, selten II)
      a) Myxopapilläre Ependymome (Grad I–II)
      b) Papilläre Ependymome (Grad I)
      c) Subependymom (Grad I)
    2. Anaplastische (maligne) Ependymome (Grad III–IV)
    3. Plexuspapillome (Grad I)
    4. Anaplastische (maligne) Plexuspapillome (Grad III–IV)
  D. Tumoren der Epiphyse (Pinealome)
    1. Pinealozytome (Grad I–III)
    2. Pinealoblastome (Grad IV)
  E. Ganglienzelltumoren
    1. Gangliozytome (Grad I)
    2. Gangliogliome (Grad I–II)
    3. Ganglioneuroblastome (Grad III)
    4. Anaplastische (maligne) Gangliozytome und Gangliogliome (Grad III–IV)
    5. Neuroblastome (Grad IV)
  F. Wenig differenzierte und embryonale Tumoren
    1. Glioblastome (Grad IV)
      a) Glioblastome mit sarkomatöser Komponente
      b) Riesenzellige Glioblastome
    2. Medulloblastome (Grad IV)
      a) desmoplastische Medulloblastome
      b) Medullomyoblastome
    3. Medulloepitheliome (Grad IV)
    4. Polare Spongioblastome (Grad IV)
    5. Gliomatosis cerebralis diffusa

II. Tumoren der Zellen der Nervenscheiden
  A. Neurinome (Grad I)
  B. Anaplastische (maligne) Neurinome (Grad II)
  C. Neurofibrome bei M. von Recklinghausen
  D. Neurofibrosarkom (Grad III–IV)

III. Tumoren des meningealen Gewebes
  A. Meningeome (Grad I)
    1. Endotheliomatöse Meningeome (Grad I)
    2. Fibromatöse Meningeome
    3. Psammöse Meningeome (Grad I)

Tabelle 1 (Fortsetzung)

---

4. Angiomatöse Meningeome
5. Meningeale Hämangioblastome (Grad II)
6. Meningeale Hämoangioperizytome (Grad II)
7. Papilläre Meningeome (Grad II–III)
8. Bösartige Meningeome (Grad II–III)

B. Primäre (meningeale) Sarkome
1. Fibrosarkome (Grad III–IV)
2. Polymorphzellige Sarkome (Grad III–IV)
3. Meningeale Sarkomatose

C. Xanthomatöse Tumoren
1. Fibroxanthom
2. Fibroxanthosarkom

D. Primäre melanotische Tumoren
1. Malignes Melanom (Grad IV)
2. Meningeale Melanomatose (Grad IV)

E. Sonstige

IV. Primäre maligne Lymphome

V. Tumoren der Blutgefäße
A. Hämangioblastome (Grad I)
B. Monstrozelluläre Sarkome

VI. Keimzelltumoren
A. Dysgerminome
B. Embryonale Karzinome
C. Chorionkarzinome
D. Teratome

VII. Andere Mißbildungstumoren
A. Kraniopharyngeome
B. Zysten der Rathkeschen Tasche
C. Epidermoidzysten
D. Dermoidzysten
E. Kolloidtumoren des dritten Ventrikels
F. Lipome
G. Choristome
H. Hypothalamische Ganglienzellhamartome
I. Nasale Gliome

VIII. Gefäßmißbildungen
A. Kapilläre teleangiektatische Hämangiome
B. Kavernöse Hämangiome
C. Arterio- venöse Hämangiome
D. Venöse Hämangiome
E. Sturge-Weber'sche Krankheit

IX. Tumoren des Hypophysenvorderlappens
A. Hypophysenadenome
1. Eosinophile (azidophile) Adenome
2. Basophile (Mukoidzell-)Adenome
3. Basophile-azidophile Mischadenome
4. Chromophobe Adenome

B. Adenokarzinome der Hypophyse

X. Lokale Ausdehnung von regionalen Tumoren
A. Glomus-iugulare-Tumoren (Chemodektome, Paragangliome)

Tabelle 1 (Fortsetzung)

B. Chordome
C. Chondrome
D. Chondrosarkome
E. Olfaktorius-Neuroblastome
F. Adenoidzystische Karzinome
G. Andere

XI. Metastasen

XII. Nicht klassifizierbare Tumoren

III. Klinische Diagnostik

1. Einleitung

Die ersten zusammenfassenden Darstellungen über Geschwülste des Gehirns erschienen um die Jahrhundertwende (BRUNS 1908; OPPENHEIM 1902). Die Symptome der Hirntumoren wurden entsprechend ihrer Lokalisation und Wachstumsgeschwindigkeit sorgfältig geschildert. OPPENHEIM verwandte 1899 erstmals eine Röntgenaufnahme zur Diagnose eines Hypophysentumors. Damit begann der Siegeszug der wichtigsten diagnostischen Methode. 1918 wurde erstmals eine Luftdarstellung der Hirnventrikel eingesetzt (DANDY 1920; BINGEL 1921) und 1927 die Gefäßdarstellung (MONIZ u. LIMA 1929). Auch die heutige Diagnostik wird im wesentlichen von der Radiologie getragen. Die Computertomographie ist zur wichtigsten Methode bei der Suche und Differentialdiagnose geworden.

1923 konnte BERGER zum ersten Mal eine Ableitung der bioelektrischen Potentiale des Gehirns von der Kopfoberfläche durchführen und faßte 1927 seine Erfahrungen in einer Monographie zusammen. KORNMÜLLER entwickelte dann, später zusammen mit JANZEN, die heute gebräuchliche Methodik der Elektro-Enzephalographie (STEINMANN 1959).

2. Klinisches Bild

Die Frühsymptome eines Hirntumors sind sehr vielgestaltig, ein charakteristisches Frühsymptom gibt es nicht. Unter den *Allgemeinsymptomen* ist zunächst das Syndrom der intrakraniellen Drucksteigerung zu nennen: Kopfschmerzen, Erbrechen, Stauungspapille und Bewußtseinsstörungen. Nach einer Zusammenstellung von TÖNNIS (1962) findet sich die Hirndrucksteigerung aber nur bei rasch wachsenden Glioblastomen und bei im Ventrikel oder in deren unmittelbarer Nachbarschaft wachsenden Geschwülsten als erstes Zeichen. Sie machen nur 34% der intrakraniellen Tumoren aus. Bei allen längeren Vorgeschichten steht der Beginn mit Lokalsymptomen im Vordergrund.

Der Kopfschmerz allein ist das häufigste Frühsymptom und wird von 55% der Patienten angegeben (HEYCK 1964). Unter den Bewußtseinsstörungen unterscheidet man die kurz dauernde Bewußtlosigkeit und das lang dauernde Koma. Die Krampfanfälle haben wegen ihrer Häufigkeit einen hohen diagnostischen Stellenwert, PENFIELD et al. (1940) sahen sie bei 30% ihrer Hirntumorpatienten. Bei Stirnhirntumoren sieht man euphorische Zustände. Ausdruck fortgeschrittener Tumoren sind Somnolenz, der schlafähnliche Sopor sowie Torpor und Stupor, wobei zur Somnolenz noch eine Bewegungs- und Gefühlshemmung hinzukommen.

Die neurologischen *Lokalsymptome* von Hirntumoren können hier nicht gewürdigt werden. Nach TÖNNIS (1962) ist folgende Kurzcharakteristik möglich: Bei einer Lokalisation im Großhirn finden sich motorische Ausfälle ohne Sensibilitätsstörungen. Letztere sprechen immer für einen postzentral gelegenen Tumor. Die Lokalisation im Hirnstamm bleibt bei Beteiligung der Seitenventrikel und der Stammganglien ohne besondere Symptome. Die Beteiligung der Hirnschenkel wird durch das Webersche Syndrom angezeigt. Bei einer Lokalisation im Kleinhirn treten Gangunsicherheit, Rumpfataxie, Koordinationsstörungen an den Extremitäten, seitenbetonte Gliedmaßenataxie, Lähmungserscheinungen und Pyramidenbahnzeichen auf.

Eine eingehende Darstellung der neurologischen Symptomatologie und Diagnostik findet sich auch bei GOLDHAHN und GOLDHAHN (1978).

3. Röntgendiagnostik

Die *Nativaufnahmen* des Schädels in 2 Richtungen können nur selten einen diagnostischen Hinweis auf einen raumfordernden Prozeß im Großhirn geben. Die Veränderungen, die durch einen intrakraniellen Tumor hervorgerufen werden können, sind in Tabelle 2 zusammengefaßt.

Die *Computertomographie (CT)* hat innerhalb der letzten Jahre die Indikation für den primären Einsatz angiographischer, nicht risikofreier Kontrastmitteluntersuchungen geändert. Neben der Nativdiagnostik steht die CT heute an erster Stelle. Nach FRIEDMANN (1981) lassen sich folgende Feststellungen treffen:

1. Ambulante Durchführung im Gegensatz zu invasiven Kontrastmittelmethoden möglich. Der zeitliche und personelle Aufwand entspricht in etwa dem der Angiographie.
2. Bei Tumoren ist in mehr als 90% eine ergänzende Untersuchung nach intravenöser Kontrastmittelgabe erforderlich.
3. Der Nachweis eines Tumors gelingt ab einer Größe von 15–20 mm in 97–98%. Über falsch negative Befunde wird überwiegend bei knochennahen und hier insbesondere an der Basis gelegenen Prozessen berichtet. Die artdiagnostische Zuordnung bereitet vielfach erhebliche Schwierigkeiten und ist nicht selten unmöglich. Unter Berücksichtigung des

Tabelle 2. Veränderungen, die auf einer Röntgennativaufnahme des Schädels als Ausdruck eines intrakraniellen Tumors hervorgerufen werden können (TÖNNIS 1962)

I. Allgemeine Druckzeichen
   1. Druckschädelentkalkung der Sella – Drucksella
   2. Verbreiterung der Nähte bei wachsendem Schädel

II. Fernzeichen
   1. Verschiebungen der verkalkten Pinealis
   2. Vaskularisation durch Kollateralkreislauf

III. Lokale Zeichen
   1. Sellaerweiterung bei intrasellärem Tumor
   2. Entkalkungen
   3. Zerstörungen
   4. Hyperostosen
   5. Vaskularisation (arterielle oder venöse)
   6. Verkalkungen im Tumor

Alters und Geschlechts der Patienten, der Krankheitsdauer und der Lokalisation des Prozesses ist davon auszugehen, daß die Quote korrekter Befunde bei seltenen Tumorarten bis zu 50%, bei den Gliomen etwa 70% und bei den Meningiomen und Hypophysenadenomen ca. 90% beträgt. Insgesamt ist bei den Tumoren in etwa 80%–85% mit einer Dichteanhebung nach Kontrastmittelgabe zu rechnen.

4. Schwierigkeiten des Tumornachweises ergeben sich vor allem bei Mikroadenomen der Hypophyse, noch weitgehend intrakanalikulären Akustikusneurinomen, einer beginnenden meningealen Karzinomatose und der Abgrenzung strahlenbedingter Nekrosen bzw. postoperativer Störungen der Blut-Liquor-Schranke gegenüber einem Rezidiv. Die Dünnschnitt-Technik (1,5–3,0 mm Schichtdicke) verbessert die diagnostische Aussage bei kleinen Tumoren; die Bolusinjektion erlaubt nicht selten eine weitergehende Differenzierung.

Derzeit ist es noch schwierig, mit der CT bei Verlaufsuntersuchungen von bestrahlten Hirntumorpatienten verläßliche Aussagen über den Erfolg der Strahlenbehandlung zu erhalten. Wir benötigen eine Untersuchungsmethode, um Tumornekrosen zu erkennen und zwischen dem temporären reversiblen Oedem und bleibenden Schäden (Nekrose) am gesunden Gehirn zu unterscheiden. Nach Pay et al. (1976) zeigt die CT nach Strahlentherapie

1. Rückbildung oder Wachstum von primären und metastatischen intrakraniellen Tumoren
2. Erkennung von Bestrahlungsfolgen wie Nekrose und Ödem und
3. Abschätzung von Änderungen in der Tumordichte und Ventrikelgröße.

Die Autoren waren aber nicht in der Lage, Ödem von Nekrose im gesunden Gehirn zu unterscheiden. Eine auf ihren Untersuchungen aufbauende CT-Analyse von Lerch et al. (1979) gab deutliche Hinweise, daß sich bei der Dichtebestimmung im Gehirn und zusätzlich in der zerebrospinalen Flüssigkeit Ödem und Nekrose trennen lassen. Weitere Untersuchungen sind noch notwendig.

Der Wert der *Angiographie* zur Lokalisation und Artdiagnostik von Hirntumoren ist seit Jahren unbestritten. Friedmann et al. (1962) haben bei vergleichenden Untersuchungen in 82% aller supratentoriellen Tumoren die richtige Diagnose stellen können. Als invasive diagnostische Maßnahme ist sie mit Komplikationsmöglichkeiten verbunden. Wenn nach vorangegangener CT-Diagnostik eine Inoperabilität anzunehmen ist, wird man die Indikation zur Angiographie nicht mehr stellen. Präoparativ wird man in der Regel nicht auf sie verzichten, da sie neben der Gefäßversorgung zur Artdiagnose eine zusätzliche Aussage ermöglicht. Eine Übersicht geben Krayenbühl und Yasargil (1979).

Die *Luft-Enzephalographie* ermöglicht die Darstellung der extra- und intrazerebralen Liquorräume durch subokzipitale oder lumbale Punktion. Die *Ventrikulographie* mit positiven Kontrastmitteln ist bei besonderen Fragestellungen indiziert (Kunze 1977). Die verfeinerte Technik und die mit anderen Methoden oft nicht ausreichende Diagnostik der kalottennahen und der Tumoren der hinteren Schädelgrube geben der Pneumographie auch weiterhin eine feste Indikation. Die Häufigkeit ihrer Anwendung ist jedoch nach Einführen der CT stark zurückgegangen, da sie mit einer nicht unbeträchtlichen Belästigung und potentiellen Gefährdung des Patienten verbunden ist. Eine zusammenfassende Darstellung vor Einführung der CT erfolgte in diesem Handbuch Band XIV/2, (Thun 1977; Wackenheim u. Megret 1977; Kunze 1977).

Auch die *Hirnszintigraphie* hat durch die Einführung der CT erheblich an Bedeutung verloren. Die Radionuklidanreicherung wird bei einer vermehrten Durchlässigkeit der Blut-Hirn-Schranke möglich. Der Nachweis von Tumoren liegt zwischen 64% (Astrozytome I/II) und 98% (Meningiome) in den Großhirnhemissphären, basisnahe Geschwülste sind schlechter zu identifizieren (ca. 40%) und infratentorielle noch seltener. Eine Störung der Blut-Hirn-Schranke durch nicht tumoröse Erkrankungen kann durch die Sequenzszintigraphie ausgeschlossen werden. Da die Untersuchung kaum Nebenreaktionen macht, wird sie derzeit in der Vorfelddiagnose noch umfangreich eingesetzt. Auch in der postoperativen Verlaufskontrolle hat sie weiterhin einen hohen Stellenwert (ZEIDLER 1978).

IV. Allgemeine strahlentherapeutische Methodik

Die Literatur über die Strahlenbehandlung von Hirntumoren ist groß. BÉCLÈRE berichtet 1909 und 1913 über die Röntgenbehandlung der Hypophysengeschwülste, des Gigantismus und der Akromegalie. Weitere Mitteilungen stammen unter anderem von BALLI (1915), NORDENTOFT (1919 und 1921), PANCOAST (1922) und TOWNE (1925). Die erste deutschsprachige Monographie erschien 1930 aus der Wiener Schule von MARBURG und SGALITZER. Die Autoren waren noch der Ansicht, daß die Wirkung der Röntgenstrahlen auf der Verminderung der Liquorproduktion und der Herabsetzung des Hirndrucks beruhe und gaben deshalb kleine Dosen von 1500–2500 R Oberflächendosis von mehreren Feldern aus. Die Monographie beruht auf einer Zusammenstellung von eigenen Kasuistiken und den zahlreichen Fallbeschreibungen aus der Literatur. Die in der Folgezeit erschienenen Fallberichte haben LÖHR und VIETEN (1962) zusammengestellt. Eine histologische Sicherung der Befunde erfolgte selten, die modernen röntgendiagnostischen Methoden standen noch nicht zur Verfügung, so daß eine tatsächliche Bewertung der strahlentherapeutischen Möglichkeiten nicht zulässig war. Diese unternahmen erstmals BÉCLÈRE (1929), PALMIERI (1934) und DAVIDOFF (1940). Die späteren Berichte zahlreicher Autoren werden ebenfalls bei LÖHR und VIETEN (1962) gewürdigt.

PSENNER und WACHTLER veröffentlichten 1960 eine weitere deutschsprachige Monographie am Ende der *Orthovoltaera* und fassen darin diese Erfahrungen zusammen. Sie sehen die Hauptwirkung der Strahlen in der Zerstörung der Tumorzellen. Die Wirkung auf die Liquorproduktion ist vergleichsweise weniger bedeutend. Höhere Dosen zwischen 5000 und 12000 R/Herd werden in mehreren Serien und über 3–4 Felder gegeben. Die Begrenzung liegt in der Toleranz des gesunden umgebenden Hirngewebes. Die „klassische Tiefentherapie" erreicht mit 4 Stehfeldern eine Tumordosis von 4000–5000 R/Herd bei einer Oberflächendosis von 2600–3300 R pro Feld. Auch die Bewegungsbestrahlung wird gepflegt (DU MESNIL DE ROCHEMONT 1958). Täglich 150–200 R am Herd erscheinen zweckmäßig, eine einschleichende Dosierung wird empfohlen. Die Verteilung der Gesamtdosis auf 2 Serien ist ebenfalls üblich.

Die *präoperative Strahlenbehandlung* hat keine größere Bedeutung erlangt (Literatur bei LÖHR u. VIETEN 1962). Die intraoperative Bestrahlung beschrieben erstmals DAVIS und CUTLER (1933), SACHS et al. (1937), ELSBERG et al. (1937), CARTY und RAY (1939), PENDERGRASS et al. (1942) und SCHIEFER (1959). Nähere Ausführungen zur modernen Bedeutung finden sich im folgenden Kapitel.

Die *Megavoltstrahlen* bieten gegenüber der Strahlenbehandlung mit Röntgenstrahlen zwischen 200 und 300 kV eine Reihe von Vorteilen. Dabei soll nicht übersehen werden, daß auch mit Orthovolt-Röntgenstrahlen intrakranielle Tumoren adäquat behandelt werden können. Mit Megavolttechniken können größere Volumina bestrahlt werden. In vielen Fällen ist es nötig, das gesamte supratentorielle, manchmal zusätzlich auch das infratentoriell gelegene Gehirn in das Zielvolumen einzubeziehen. Mit seitlichen Gegenfeldern ist das leicht möglich, durch die höhere Tiefendosis erreicht man eine weitgehend gleichmäßige Dosisverteilung (Abb. 1) und durch den steilen Dosisabfall an den Feldgrenzen besonders mit Beschleunigern eine gute Entlastung von Risikoorganen wie Auge und Ohr. Die energiereiche Strahlung vermeidet Dosisspitzen im Knochen, so daß Knochennekrosen in der Schädelkalotte und -basis sehr selten geworden sind. Auch die Strahlenreaktionen der Haut beschrän-

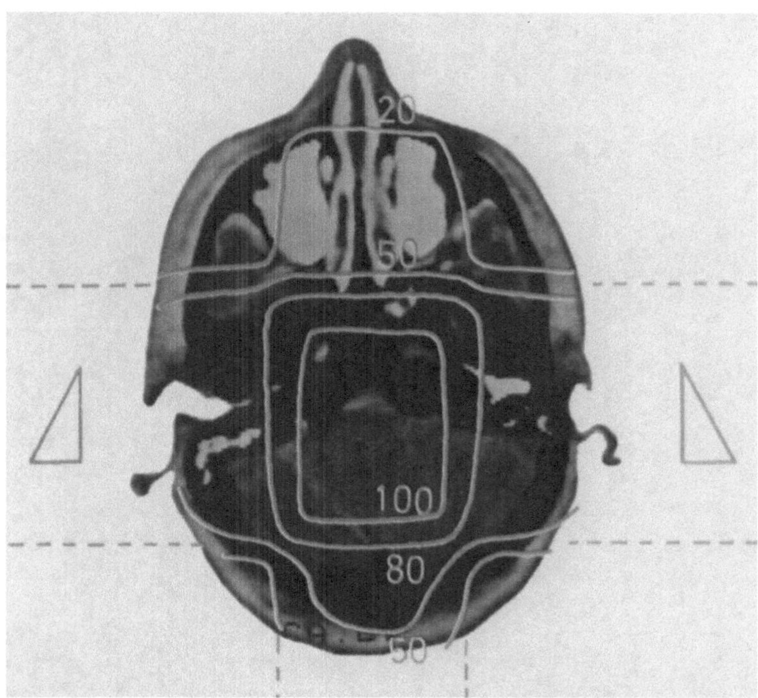

Abb. 1. Strahlenbehandlung eines zentral gelegenen Tumors mit 5 MV-Röntgenstrahlen eines Linearbeschleunigers, Fokus-Isozentrum-Abstand 100 cm. Isodosen-Neigungswinkel der beiden seitlichen Keilfelder 45°, offenes dorsales Feld. Das Isozentrum wird von der 100%-Isodose umschlossen, Maximaldosis im Isozentrum 104%. Berechnung mit dem Therapie-Planungs-System TPS 1

ken sich auf eine leichte Rötung. Die irreversible Epilation ist ebenfalls deutlich seltener geworden. Alle diese Gründe lassen es geraten erscheinen, nur noch Megavolttechniken einzusetzen, die die Dosis im Hinblick auf das Zielvolumen und die gewünschte Höhe frei wählbar und den natürlichen Wachstums- und Ausbreitungsgewohnheiten des Tumors anpassungsfähig machen lassen. CONCANNON et al. (1960) haben bei Hirnsektionen gezeigt, daß Hirntumoren meist größer und ausgedehnter sind als Röntgenuntersuchungen und der Operationssitus annehmen lassen. Bestimmte Tumorformen, wie Medulloblastome, Ependymome und andere haben eine natürliche Ausbreitungstendenz mit dem Liquor über das gesamte System der Hirnventrikel bis zur Cauda equina. Eine wirksame Strahlenbehandlung muß dementsprechend den Hirnschädel und das Rückenmark bis zum Filum terminale einschließen. Diese Techniken, die die Heilungschancen beträchtlich erhöht haben, sind nur mit den großen Feldern eines Linearbeschleunigers durchführbar. Tumoren mit einer geringeren Strahlensensibilität und einer geringeren Neigung zu ausgedehntem Wachstum werden primär oder im Anschluß an eine großvolumige Bestrahlung mit mittlerer Dosis kleinräumig bestrahlt. Mit Megavoltstrahlen sind in der Regel nur zwei Eintrittsfelder erforderlich, einige typische Bestrahlungstechniken sind in den Abb. 2–6 wiedergegeben.

Die tägliche Einzeldosis ist in erster Linie abhängig von der Höhe der verordneten Gesamtdosis. Bei der palliativen Strahlenbehandlung von Hirnmetastasen hat sich eine Regime von 10 × 3 Gy bis zu einer Gesamtdosis von 30 Gy auf das gesamte Gehirn am besten bewährt (HENDRICKSON 1977). Wenn Gesamtdosen von 60–70 Gy vorgesehen sind, ist die tägliche Einzeldosis von 2 Gy im Zielvolumen besser geeignet, die Toleranz des gesunden Hirngewebes nicht zu überschreiten. SIMPSON und PLATTS (1976) haben in einer randomisierten Untersuchung an 134 Patienten mit Glioblastoma multiforme gezeigt, daß unterschiedliche Fraktionierungsmuster keinen Unterschied in den Nebenwirkungen und Spätfolgen ergeben, auch

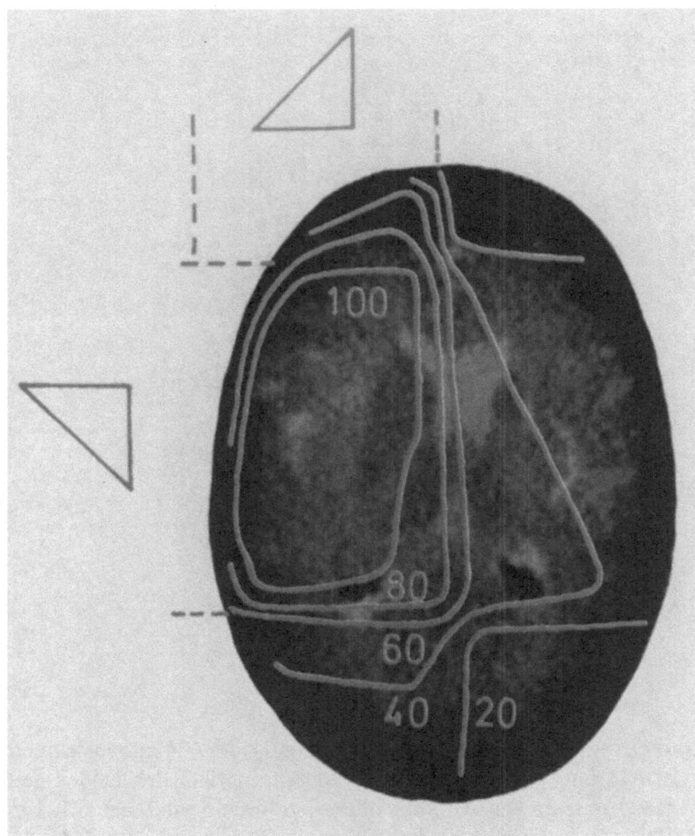

Abb. 2. Strahlenbehandlung eines temporo-okzipital einseitig gelegenen Hirntumors mit 5 MV-Röntgenstrahlen eines Linearbeschleunigers, Fokus-Isozentrum-Abstand 100 cm. Das frontale und temporale Feld sind mit Keilfiltern, Isodosen-Neigungswinkel 45° ausgeglichen. Die 100%-Isodose umschließt das Zielvolumen, Maximaldosis im Zielvolumen 108%. Berechnung mit dem Therapie-Planungs-System TPS 1

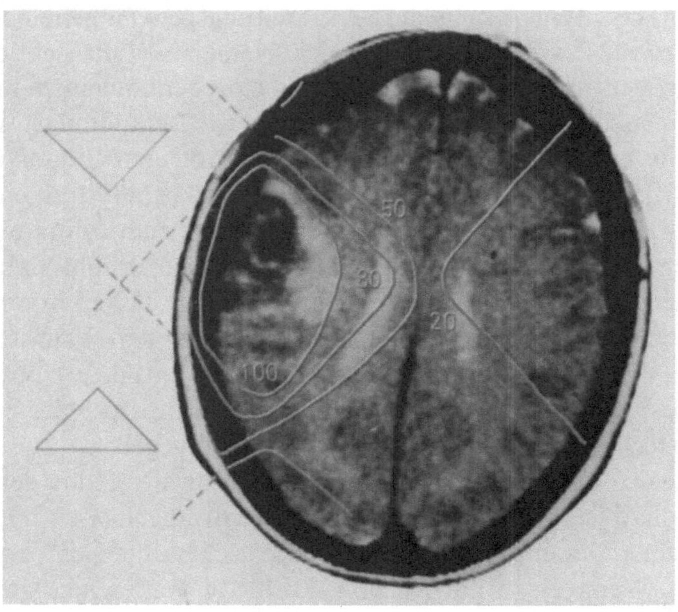

Abb. 3. Strahlenbehandlung eines temporo-okzipital einseitig gelegenen Hirntumors mit 5 MV-Röntgenstrahlen eines Linearbeschleunigers, Fokus-Isozentrum-Abstand 100 cm. Die beiden lateralen Felder sind durch Keilfilter mit Isodosen-Neigungswinkel von 45° ausgeglichen. Die 100%-Isodose umschließt das Zielvolumen, Maximaldosis im Zielvolumen 108%. Gegenüber Abb. 2 Schonung der Orbita. Berechnung mit dem Therapie-Planungs-System TPS 1

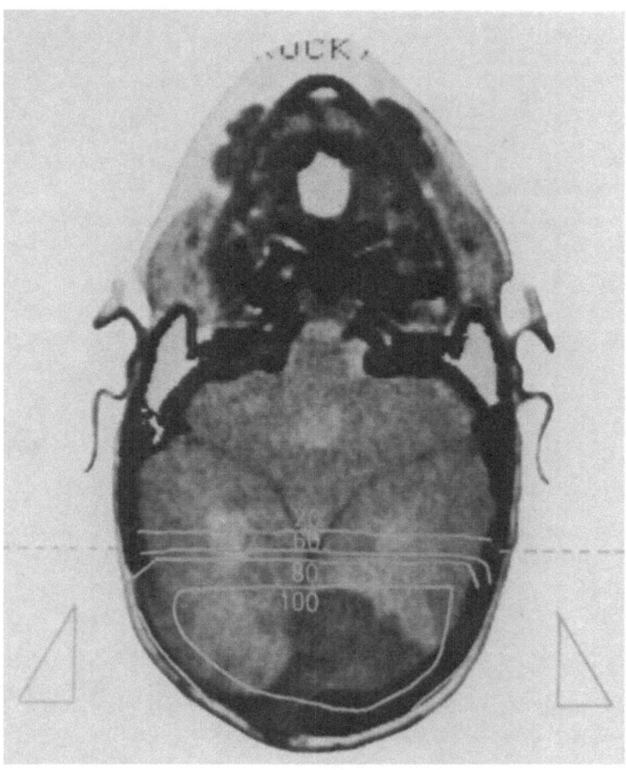

Abb. 4. Strahlenbehandlung eines ausgedehnten okzipital gelegenen Hirntumors mit Übergreifen auf die Gegenseite. 5 MV-Röntgenstrahlen des Linearbeschleunigers, 2 seitliche mit Keilfiltern 30° ausgeglichene Stehfelder. Die 100%-Isodose umschließt das Zielvolumen, Maximaldosis im Zielvolumen 103%. Berechnung mit dem Therapie-Planungs-System TPS 1

die Überlebenszeiten waren nicht signifikant unterschiedlich. Eine einschleichende Dosierung mit Dosen 0,5 oder 1 Gy für einige Tage ist nach unserer Erfahrung nur noch selten notwendig. Sie wird aus der Sorge gewählt, daß ein radiogenes Hirnödem entsteht und zum Tode des Patienten führen kann.

Jeder Tumor ist, wie CT-Untersuchungen regelmäßig zeigen, von einem Ödem umgeben, auch wenn dies sich nicht in Hirndruckzeichen bemerkbar macht. Auch ist es unbestritten, daß hohe Einzeldosen zu Beginn einer Strahlenbehandlung das Hirnödem verstärken können. Die Indikation zu einer Strahlenbehandlung kann und darf grundsätzlich nur gestellt werden, wenn der Hirndruck unter Kontrolle ist. Dies kann durch eine entlastende Operation oder medikamentös erreicht werden. Wenn sich bei einem inoperablen Hirntumor oder bei Hirnmetastasen eine Senkung des Hirndrucks durch entwässernde Medikamente (Prednison, Saluretika) nicht erreichen läßt, ist der Beginn einer Strahlenbehandlung gefährlich und vom Ergebnis her zweifelhaft. Solche Situationen sind aber relativ selten. Wenn der Hirndruck beeinflußbar ist, braucht eine einschleichende Dosierung nicht vorgenommen zu werden. Das unter der Strahlenbehandlung auftretende Ödem macht sich durch Kopfschmerzen, Ebrechen und eine Verstärkung der neurologischen Symptome bemerkbar und soll durch die Gabe von Prednison vermieden oder vermindert werden. Ein nach Beendigung der Bestrahlungsserie auftretendes Ödem ist in der Regel Ausdruck erneuten Tumorwachstums. Die Gefahr eines radiogen verstärkten Ödems ist grundsätzlich bei makroskopisch vorhandenem Tumor und bei ausgedehnten Metastasen größer als postoperativ oder bei kleinem Tumorvolumen (z. B. Meningiosis leukämika).

Die Indikationen, Dosierungen und Techniken der Strahlenbehandlung der verschiedenen Hierntumorarten sind in den folgenden Kapiteln beschrieben. Bouchard (1980) hat Indika-

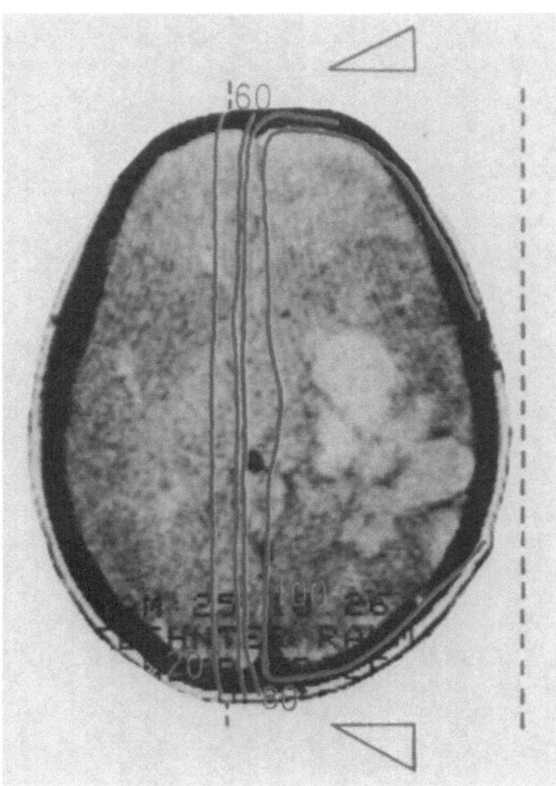

Abb. 5. Strahlenbehandlung eines großen inoperablen Hirntumors. Bestrahlung der gesamten linken Hemisphäre über ventro-dorsale Gegenfelder mit 5 MV-Röntgenstrahlen eines Linearbeschleunigers. Keilfilter mit Isodosen-Neigungswinkel 30%. Maximaldosis im Zielvolumen 109%. Berechnung mit dem Therapie-Planungs-System TPS 1

tionen und Kontraindikationen einer Strahlenbehandlung allgemein formuliert. Sie werden hier wörtlich wiedergegeben:

Die *Indikationen* zur Strahlenbehandlung eines primären intrakraniellen Tumors müssen klar formuliert sein. Nicht alle primären intrakraniellen Neoplasmen erfordern eine Strahlentherapie. Nach unserer Meinung sollte die Bestrahlung in folgenden Fällen angewandt werden.

1. Patienten, deren Tumor operativ behandelt wurde, aber nicht vollständig entfernt werden konnte, sollten postoperativ bestrahlt werden. Obwohl bestimmte Tumoren zufriedenstellend entfernt werden können, haben Zeit und Erfahrung gelehrt, daß bei den meisten Gliomen die tatsächliche Exstirpation in toto selten möglich ist, so daß die ergänzende Strahlenbehandlung in der Mehrzahl der Gliome erforderlich ist.
2. Patienten, deren Tumor bei der Kraniotomie und der chirurgischen Abklärung nicht entfernt wurde, müssen nur bestrahlt werden. Bei dieser zweiten Patientenkategorie wird gewöhnlich eine Biopsie zu einer histologischen Diagnose führen, wenngleich nicht immer. Dies ist dann der Fall, wenn der Tumor in einer sehr kritischen Region liegt wie dem Mittelhirn, der Pons oder der motorischen Hirnrinde, weil die operative Entfernung für das Leben und eine sinnvolle Rehabilitation des Patienten als zu gefährlich angesehen wird.
3. Patienten mit der durch Nadelbiopsie gesicherten Diagnose eines Hirntumors sollten nur bestrahlt werden, wenn sie als inoperabel angesehen werden. Fälle dieser Art können Medulloblastome, Kleinhirnsarkome, Pinealome oder Mittelhirntumoren sein, gelegentlich auch Gliome, die die motorische Hirnregion beteiligen.

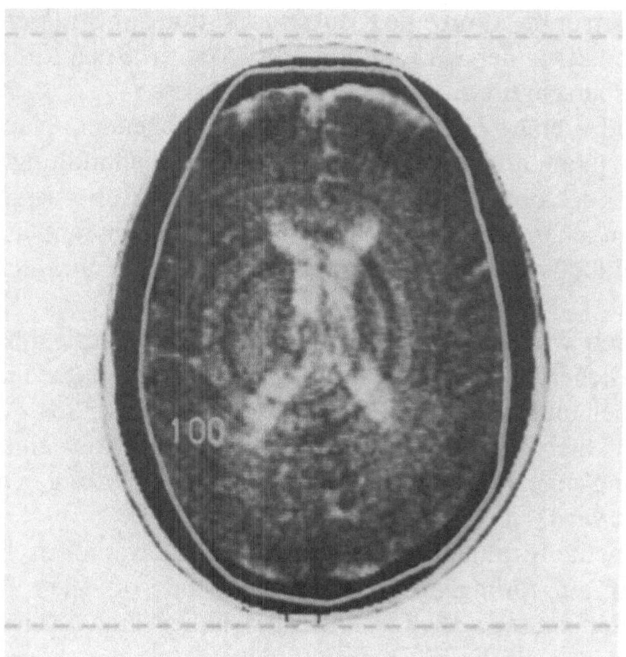

Abb. 6. Strahlenbehandlung des gesamten Hirnschädels bei Meningiosis leukämica mit 5 MV-Röntgenstrahlen des Linearbeschleunigers. Offene seitliche Gegenfelder, die 100%-Isodose umschließt das Zielvolumen. Maximaldosis im Zielvolumen 105%. Berechnung mit dem Therapie-Planungs-System TPS 1

4. Klinisch eindeutige, aber histologisch nicht gesicherte Tumoren der Pons oder des Hirnstamms sollten nur bestrahlt werden. Zu vielen Patienten wird eine Behandlung verweigert. Wegen der hohen Mortalitätsrate wird der Versuch einer operativen Entfernung nicht unternommen. Die Strahlenbehandlung wird wegen der fehlenden histologischen Sicherung abgelehnt, obwohl die Diagnose anders gesichert ist.
5. Patienten mit einem Rezidiv eines bei der Operation als vollständig entfernt angesehenen Tumors sollten bestrahlt werden, wenn nicht eine erneute Operation ratsamer erscheint. Die Strahlenbehandlung kann bei Rezidiven bevorzugt eingesetzt werden. Eine erneute Operation ist bei zystischen Tumoren und einigen Meningiomen eher indiziert.
Die Indikationen 2, 3 und 4 für eine alleinige Strahlenbehandlung werden bei einer Minderzahl von Patienten mit intrakraniellen Tumoren angewandt. Nur bei 16,8% unserer Patienten war eine alleinige Strahlenbehandlung indiziert und eingesetzt worden.

Kontraindikationen einer Strahlenbehandlung von intrakraniellen Tumoren können absolut und ausschlaggebend sein, wenn sie eine Anwendung der Strahlentherapie bei der Mehrzahl der Patienten verhindern. Sie können relativ und vorübergehend sein, wenn sie nur die Einleitung einer Strahlenbehandlung verhindern, bevor einige behindernde Umstände befriedigend geändert oder ganz beseitigt wurden.

Folgende Kontraindikationen sollten als *absolute* angesehen werden:

1. Die unzulängliche Diagnose oder Lokalisation eines primären intrakraniellen Tumors.
2. Der Nachweis einer diffusen degenerativen Enzephalitis wie sie bei toxischen Stoffwechselveränderungen z.B. Urämie oder schwerer Anorexie gesehen wird, gelegentlich auch bei malignen Lymphomen.
Eine diffuse Gliose, die eine oder zwei Großhirnhemisphären befällt, kann manchmal ein Astrozytom nachahmen und sollte nicht mit Strahlen behandelt werden. Eine ein-

oder beidseitige Hirnatrophie kann eine Kontraindikation zur Strahlenbehandlung darstellen oder sollte zumindst vor der Anwendung von Dosen warnen, die die untere Toleranzgrenze des Gehirns überschreiten.

3. Das vermutete Rezidiv eines Hirntumors ohne hinreichenden Nachweis eines neoplastischen Wachstums, unabhängig von der Art der Primärbehandlung.
4. Die vorangegangene hoch dosierte Strahlenbehandlung eines intrakraniellen Tumors sollte eine weitere Strahlenbehandlung bei erneutem Tumorwachstum ausschließen, weil bei einer zweiten Bestrahlungsserie ein beträchtliches Risiko von Strahlenfolgen und Hirnnekrosen besteht.
   Ausnahmsweise haben wir einen Hirntumor noch einmal bestrahlt, wenn ein erneutes Tumorwachstum gesichert war, der Patient sich gut erholt hatte und die Zeit zwischen der ersten Strahlenbehandlung und dem Rezidiv nicht kürzer als 6 Monate war, besser noch länger. Es muß hervorgehoben werden, daß das Rezidiv eines Hirntumors leicht durch die Ausdehnung einer verbliebenen Zyste oder einer Blutung in die früher behandelte Region vorgetäuscht wird.
   Die angemessene erneute Strahlenbehandlung eines intrakraniellen Tumors ist immer gefährlich im Hinblick auf radiogene Schädigungen, die von allen Beteiligten überblickt und akzeptiert werden müssen. Einige Patienten haben eine zweite Tumordosis in der Größe der ersten ohne nachfolgende Komplikationen toleriert, aber das ist nicht vorhersehbar. Immerhin hat sich unser einziger Fall einer radiogenen Hirnnekrose 3 Jahre nach der zweiten Strahlenbehandlung eines Sarkoms entwickelt, das ungefähr 3 Jahre nach der Erstbehandlung rezidivierte. Bei einer zweiten Bestrahlungsserie ist eine angemessene Protrahierung der Dosis zwingend.
5. Eine routinemäßige oder adjuvante postoperative Strahlenbehandlung wird nicht für die Tumoren empfohlen, die üblicherweise vollständig operativ entfernt werden können, wenn der Neurochirurg sich sicher fühlt, den Tumor in toto entfernt zu haben. Diese Kontraindikation muß für jeden einzelnen Patienten festgelegt werden. Sie trifft überwiegend auf die „gutartigen" (Grad I)-Tumorarten zu, das ist die Mehrzahl der Meningiome des Erwachsenen, die zerebellaren zystischen Astrozytome und die wenigen Hämangioblastome im Kindesalter.

Die folgenden Bedingungen sehen wir als relative Kontraindikationen an (BOUCHARD 1980):

1. Unkontrollierter schwerer Hirndruck mit Hirnödem bis zur Senkung durch ausreichende und dauerhafte entlastende Maßnahmen einschließlich Gabe von Diuretika und Steroiden, sofern erforderlich. Eine Strahlenbehandlung sollte nicht verweigert werden, auch wenn der Zustand des Patienten kritisch erscheint, vorausgesetzt der Hirndruck ist beherrschbar. In vielen Fällen erholten sich Patienten, die trotz ihres kritischen Zustandes behandelt wurden, und erfreuten sich eines langen sinnvollen Überlebens.
2. Das Fehlen einer histopathologischen Diagnose sollte als relative Kontraindikation angesehen werden, wenn diese ohne zu großes Risiko für das Leben erhalten werden kann.

In der Vergangenheit wurden und auch heute noch werden vielfach große Hoffnungen an den Einsatz schneller *Neutronen* in der Tumortherapie geknüpft. Gerade bei Hirntumoren werden die Mißerfolge der Strahlenbehandlung auf den hohen Anteil hypoxämischer Zellen zurückgeführt, deren Strahlenresistenz gegenüber Neutronen wesentlich geringer als gegenüber Photonen ist (WITHERS u. PETERS 1980). Die Hoffnung, Glioblastome mit Neutronen zu heilen, hat sich nicht erfüllt. Die Autoren mit der längsten Erfahrung am Hammersmith Hospital in London kommen zu dieser Feststellung (CATTERALL et al. 1980). Auch PARKER und seine Arbeitsgruppe konnten mit Neutronen keine besseren Ergebnisse erzielen, die Patienten erlitten dagegen aber eine deutlich höhere Rate an teilweise tödlichen Folgen der Strahlenbehandlung wie diffuser Gliose und Demyelinisierung der weißen Hirnsubstanz (LARAMORE et al. 1978; PARKER et al. 1976). Diese Erfahrungen bestätigt auch FRANKE (1980).

V. Chemotherapie von Hirntumoren

Die Chemotherapie der Hirntumoren hat bisher noch keine überzeugenden Ergebnisse aufweisen können. Postoperativ und bei alleiniger Anwendung kommt der Strahlentherapie ein höherer Stellenwert zu. Die meisten Zytostatika sind wirkungslos (Tabelle 3), viele andere nicht untersucht worden. Die Blut-Hirn-Schranke ist für viele Chemotherapeutika nicht ausreichend überwindbar, deshalb werden wirksame Konzentrationen nur erreicht, wenn das Zytostatikum intrathekal appliziert werden kann.

Zur Überwindung der Blut-Hirn-Schranke muß ein Medikament folgende Eigenschaften besitzen (SONNTAG u. NAGEL 1979):
- hochgradige Lipoidlöslichkeit
- relativ geringe Molekülgröße
- geringgradige Ionisation
- keine wesentliche Bindung an Proteine.

Diese Eigenschaften haben die Nitrosoharnstoff-Derivate BCNU und CCNU, 5-Fluorouracil, Procarbazin und VM-26 (Vumon). Die Anwendung einer Kombinationschemotherapie hat die Remissionsraten nicht erhöht (CLARYSEE et al. 1976). Insgesamt sind die Remissionsdauern kurz und die Nebenwirkungen beträchtlich. Auch eine zur postoperativen Strahlenbehandlung zusätzlich gegebene Chemotherapie konnte die Überlebenszeiten bisher nicht verbessern. Bei den enthusiastischen Berichten über die Erfolge der Chemotherapie und der kombinierten Chemo- und Strahlentherapie sind gewisse Zweifel nicht ganz unberechtigt, die an die Dignität der histologischen Diagnose gestellt werden und das biologische Verhalten von histologischen Untertypen nicht ausreichend berücksichtigen (GULOTTA 1980).

Tabelle 3. Wirksamkeit der Mono- und Kombinations-Chemotherapie bei Hirntumoren. (Aus CLARYSSE et al. 1976)

Zytostatikum	Patientenzahl	Remissionsrate	Autor
Methotrexat i.a.	11	4	LIVINGSTON u. CARTER (1970)
Intrathecal	36	23 (64%)	LIVINGSTON u. CARTER (1970)
Imidazol-Carboxamid	7	5	Taylor et al. (1975)
BCNU	23	11 (48%)	WALKER u. HURWITZ (1970)
	55	28 (51%)	FEWER et al. (1972)
CCNU	115	47 (41%)	WASSERMAN et al. (1974)
Methyl-CCNU	25	14 (56%)	Levine et al. (1974)
Prokarbazin	44	12 (27%)	WASSERMAN et al. (1970)
Cyclophosphamid	14	0	LIVINGSTON u. CARTER 1970)
Mithramycin	14	3	RANSOHOFF et al. (1965)
	9	5	KENNEDY et al. (1965)
	37	14 (38%)	Pitts (1970)
Vincristin	56	32 (57%)	LIVINGSTON u. CARTER (1970)
VM-26	19	12 (63%)	SKLANSKY et al. (1974)
BCNU + Vcr	19	6 (31%)	FEWER et al. (1972)
DTIC + CCNU	5	3	TAYLOR et al. (1975)
VM-26 + CCNU	20	11	POUILLART et al. (1975)
Mtx, CCNU, Vcr	15	6	HILDEBRAND et al. (1973)
CCNU, Prokarbazin, Vcr	30	12	GUTIN et al. (1975)

Literatur

Albert RE, Omran AR, Brauer EW, Dove PC, Cohen NC, Schmidt H, Baumring R, Morrill S, Schulz R, Baer RL (1966) Follow-up study of patients treated by x-ray for tinea capitis. Am J Public Health 56:2114–2120

Bailey P, Cushing H (1926) A classification of the tumours of the glioma group on a histogenetic basis with a correlated study of prognosis. Lippincott, Philadelphia Toronto

Balli R (1915) Röntgenstrahlen und Rete neurofibrillare endocellulare bei erwachsenen Säugetieren. Strahlentherapie 6:443–446

Bandhauer E (1936) Zur Röntgentherapie der Hirntumoren. Fortschr Roentgenstr 55:133–136

Béclère A (1909) Le traitement médical des tumeurs hypophysaires du gigantisme et de l'acromégalie par la radiothérapie. Bull Soc Med Hôp (Paris) 26:274

Béclère A (1913) Die Röntgenbehandlung der Hypophysengeschwülste, des Gigantismus und der Akromegalie. Strahlentherapie 3:508–519

Béclère A (1929) Le radiodiagnostic et la radiothérapie des tumeurs de l'encephalie. II. Radiothérapie. J Radiol Electrol 13:208–232

Berger H (1923) Klinische Beiträge zur Pathologie des Großhirns. Arch Psychiat Nervenkr 69:1–46

Berger H (1927) Über die Lokalisation im Großhirn. Fischer, Jena

Bigner DD (1978) Role of viruses in the causation of the neural neoplasia. In: Laerum OD, Bigner DD, Rajewski MF (eds) Biology of brain tumors. VICC, Genf, S 25–111

Bigner DD, Pegram C (1976) A review of virus induced experimental brain tumors and the putative associations of viruses with human brain tumors. Adv Neurol 13:57–83

Bingel A (1921) Enzephalographie. Eine Methode zur röntgenographischen Darstellung des Gehirns. Fortschr Roentgenstr 28:205

Bouchard J (1980) Central nervous system. In: Fletcher GH (ed.) Textbook of radiotherapy, 3rd edn. Lea & Febiger, Philadelphia, pp 444–498

Bruns L (1980) Die Geschwulst des Nervensystems. Karger, Berlin, 1897. 2. Aufl. Karger, Berlin, 1908

Carty JR, Ray BD (1939) Some experiences, experimental and clinical, with direct irradiation of neurological tumors during operation with low voltage radiation. Radiology 32:325–331

Catterall M, Bloom HJG, Ash DV, Walsh L, Richardson A, Uttley D, Gowing NFC, Lewis P, Chancer B (1980) Fast neutrons compared with mega-voltage x-rays in the treatment of patients with supratentorial glioblastoma: a controlled pilot study. Int J Radiat Oncol Biol Phys 6:261–266

Clarysse A, Kenis Y, Mathé G (1976) Cancer chemotherapy. Springer, Berlin Heidelberg New York

Concannon JP, Kramer S, Berry R (1960) The extent of intracranial gliomata at autopsy and its relationsship to techniques used in radiation therapy of brain tumors. Am J Roentgenol 84:99

Dandy WE (1920) Localization or elimination of cerebral tumors by ventriculography. Surg Gynecol Obstet 30:329–342

Davidoff LM (1940) Thirteen years follow-up study of a series of cases of verified tumors of the brain. Arch Neurol Psychiat (Chic) 44:1246–1261

Davis L, Cutler M (1933) An experimental and clinical study of the use of radium of the brain. Surg Gynecol Obstet 56:280–293

Elsberg CA, Davidoff LM, Dyke CG (1937) Roentgen treatment of tumors of brain or spinal cord in operating room by direct radiation through the open wound. Surg Gynecol Ostet 63:794–796

Fewer D, Wilson CB, Boldrey EB, Enot KJ, Powell MR (1972) The chemotherapy of brain tumors. Clinical experience with BCNU and Vincristine. JAMA 222:549

Franke HD (1980) Two years of experience with fast neutrons in clinical tumor therapy at Hamburg-Eppendorf. In: Kärcher KH, Kogelnik HD, Meyer H-J (eds), Progress in radio-oncology. Thieme, Stuttgart New York, pp 8–27

Friedmann G (1981) Schädel und Gehirn. In: Friedmann G, Bücheler E, Thurn P (Hrsg) Ganzkörpercomputertomographie. Thieme, Stuttgart

Friedmann G, Krenkel W, Tönnis W (1962) Angiographie oder Pneumographie? Vergleichende Untersuchungen bei 670 supratentoriellen Tumoren. Fortschr Roentgenstr 96:181–200

Goldhahn W-E, Goldhahn G (1980) Hirntumoren. Leipzig: J.A. Barth 1978

Gulotta F (1980) Bemerkungen zur Chemotherapie maligner Hirntumoren. Dtsch Med Wochenschr 105:973–975

Gutin PH, Wilson CB, Vansantha AR, Boldrey EB, Levin V, Powell M, Enot KJ (1975) Phase II study of procarbazine, CCNU, and vincristine combination chemotherapy in the treatment of malignant brain tumors. Cancer 35:1398–1404

Hendrickson FR (1977) The optimum schedule for palliative radiotherapy for metastatic brain cancer. Int J Radiat Oncol Biol Phys 2:165

Heyck H (1964) Der Kopfschmerz, 3. Aufl. Thieme, Stuttgart

Hildebrand J, Brihaye J, Wagenknecht L, Michel J, Kenis Y (1973) Combination chemotherapy with CCNU, vincristine and methotrexate in primary and metastatic brain tumors. Eur J Cancer 9:627

Jänisch W, Schreiber D (1970) Experimental tumors of the central nervous system. Upjohn, Kalamazoo

Johnson RT, Narayan O (1974) Experimental neurological diseases of animals caused by viruses. In:

Klawans HL (ed) Models of human neurological diseases. Excerpta medica, Amsterdam, pp 43–82
Kennedy BJ, Brown JH, Yarbro JW (1965) Mithramycin therapy for primary glioblastomas. Cancer Chemother Rep 48:59
Kent SP, Pickering JE (1958) Neoplasms in monkeys spontaneous and irradiation induced. Cancer 11:138–147
Kernohan JW, Sayre GP (1952) Tumors of the central nervous system. Atlas of tumor pathology. AFIP, Washington DC
Kirsch WM, Schulz D (1972) The chemical induction of brain tumors with carcinogenic hydrocarbons and miscellaneous agents. In: Kirsch WM, Grossi-Paoletti E, Paoletti P (eds) The experimental biology of brain tumors. Thomas, Springfield Ill, pp 181–193
Kleihues P (1978) Chemical carcinogenesis in the nervous system. In: Laerum OD, Bigner DD, Rajewski MF (eds) Biology of brain tumors. UICC, Genf, pp 113–128
Kleihues P, Lantos PL, Magee PN (1976) Chemical carcinogenesis in the nervous system. Int Rev Exp Pathol 15:153–232
Krayenbühl H, Yasargil MG (1979) Zerebrale Angiographie für Klinik und Praxis, 3. Aufl. Thieme, Stuttgart
Kunze St (1977) Ventrikulographie mit positiven Kontrastmitteln. In: Diethelm L, Wende S (Hrsg) Handbuch der medizinischen Radiologie, Bd XIV/2. Springer, Berlin Heidelberg New York, S 367–426
Kurtzke JF (1969) Geographic pathology of brain tumors. Acta Neurol Scand [Suppl] 45:540–555
Laramore GF, Griffin TW, Gerdes AJ, Parker RG (1978) Fast neutron and mixed (neutron/photon) beam teletherapy for grade III and IV astrocytomas. Cancer 42:96–103
Lerch JA, Carella RJ, Chin-Tsao S-T, Newall J (1979) Assessment of irradiated brain by quantitative computerized tomography scan analysis. Int J Radiat Oncol Biol Phys 5:2121–2133
Levine MA, Walter MDW, Weiss HD (1974) Intravenous methyl-CCNU in the treatment of malignant glioma. Proc Amer Assoc Clin Oncol 15:167
Lindgren M (1965) Die Strahlenbehandlung der Hirntumoren. Dtsch Röntgenkongr 1964, Teil B: Strahlenbehandlung und -biologie, Urban und Schwarzenberg, München, S 220–230
Livingston RB, Carter SK (1970) Single agents in cancer chemotherapy. IFI/Plenum, New York Washington London
Löhr HH, Vieten H (1962) Die Strahlenbehandlung raumbeengender intrakranieller Prozesse. In: Olivecrona H, Tönnis W (eds) Handbuch der Neurochirurgie, Bd IV. Springer, Berlin Göttingen Heidelberg, S 421–566
Marburg O, Sgalitzer M (1930) Die Röntgenbehandlung der Nervenkrankheiten. Sonderband 15 zur Strahlentherapie. Urban & Schwarzenberg, Berlin
Du Mesnil de Rochemont R (1958) Lehrbuch der Strahlenheilkunde. Enke, Stuttgart
Miller JA (1970) Carcinogenesis by chemicals: An overview. Cancer Res 30:559–576
Modan B, Baidatz D, Mart H, Steinitz R, Levin SG (1974) Radiation-induced head and neck tumors. Lancet 1:277–279
Moniz E, Lima A (1929) Le diagnostic différentiel entre les méningiomes et les autres tumeurs cérebrales par l'épreuve de l'encéphalographie artérielle. Rev Neurol 51:1126–1135
Nadjmi M, Piepgras V, Vogelsang H (1981) Kranielle Computertomographie. Thieme, Stuttgart New York
Noltenius H (1981) Systematik der Onkologie. Hirntumoren, Bd I. Urban & Schwarzenberg, München Wien Baltimore, S 753–855
Nordentoft S (1919) Über die Röntgenbehandlung von Gehirntumoren. Strahlentherapie 9:631–637
Nordentoft S (1921/1922) On the roentgen treatment of brain tumors. Acta Radiol [Ther] (Stockh) 1:418–424
Oppenheim H (1902) Geschwülste des Gehirns, 2. Aufl. Hölder, Wien
Palmieri GG (1934) Radioterapia dell'encefalo. Atti II. Congr ital Radiol med Pte 1, H 2, 5–124
Pancoast HK (1922) Treatment of brain tumors by radiation. Am J Roentgenol 9:42–47
Parker RG, Berry HC, Gerdes AJ, Soromen MD, Shaw CM (1976) Fast neutron beam radiotherapy of glioblastoma multiforme. Am J Roentgenol 127:331–335
Pay NT, Carella RJ, Lin JP (1976) The usefulness of computed tomography during and after radiation therapy in patients with brain tumors. Radiology 121:79–83
Pendergrass EP, Hodes PhJ, Godrey EW (1942) Radiation treatment of cerebellar medulloblastoma. Amer. J. Roentgenol. 48:476–490
Penfield W, Erickson TC, Tarlov J (1940) Relation of intracranial tumours and symptomatic epilepsy. Arch Neurol Psychiatr 44:300–315
Pitts N (1970) Clinical data accumulated by Pfizer for NDA for mithramycin. In: Proc Chemotherapy Confer 1970. NCI, Bethesda
Pouillart P, Schwarzenberg L, Amiel JL, Mathé G, et al. (1975) Chimiothérapies sequentielles. III. Application aux tumeurs primitives du système nerveux centrale. Nouv Press Med 4:721
Psenner L, Wachtler F (1960) Radiotherapie der Erkrankungen des Nervensystems. Sonderband 44 zur Strahlentherapie. Urban & Schwarzenberg, München
Rabotti GF (1972) Experimental intracranial tumors of viral etiology. In: Kirsch WM, Grossi-Paoletti E, Paoletti P (eds) The experimental biology of brain tumors. Thomas, Springfield, S 148–180
Ransohoff J, Martin BF, Medrek TJ, Harris MN, Golomb FM, Wright JC (1965) Preliminary clinical study of mithramycin in primary tumors of

the central nervous system. Cancer Chemother Rep 49:51

Rubinstein LJ (1972) Tumors of the central nervous system. Atlas of tumor pathology, 2nd series. AFIP, Washington/DC

Russell DS, Rubinstein LJ (1977) Pathology of tumours of the nervous systems, 4th edn Edward Arnold

Sachs E, Moorse S, Furlow LT (1937) Direct roentgen radiation of brain tumors during operation. Ann Surg 105:658–661

Schiefer W (1959) Zur Nahbestrahlung operativ freigelegter Hirntumoren. Acta Neurochir (Wien) [Suppl] 6:74–75

Schmitt HP (1979) Akute und intervalläre Strahlenschäden des Zentralnervensystems. Springer, Berlin Heidelberg New York

Seligman AM, Shear MJ (1939) Studies in carcinogenesis. VIII. Experimental production of brain tumors in mice with methylcolantrene. Am J Cancer 37:364–395

Simpson WJ, Platts ME (1976) Fraktionation study in the treatment of glioblastoma multiforme. Int J Radiat Oncol Biol Phys 1:639–644

Sklansky BD, Mann-Kaplan RS, Reynolds AE Jr, Rosenblum ML, Walker MD (1974) 4'Dimethylepipodophyllotoxin-β-D-thenylideneglucoside (PTG) in the treatment of malignant intracranial neoplasms. Cancer 33:460

Sonntag R, Nagel GA (1979) Nervensystem. In: Brunner KW, Nagel GA (Hrsg) Internistische Krebstherapie, 2. Aufl. Springer, Berlin Heidelberg New York

Steinmann HW (1959) Klinische Electroencephalographie. In: Handbuch der Neurochirurgie, Bd I, Teil 1, Angewandte Anatomie, Physiologie, Pathophysiologie. Springer, Berlin

Swenberg JA (1976) Chemical induction of brain tumors. In: Thompson RA, Green JR (eds) Neoplasia in the central nervous system. Raven, New York, pp 85–99

Swenberg JA (1977) Chemical- and virus-induced brain tumors. In: Modern concepts in brain tumor therapy: Laboratory and clinical investigations. Bethesda Ma: National Cancer Institute Monograph 46

Taylor SG, Nelson L, Baxter D, Rosenbaum C, Sponzo RW, Cumingham TJ, Olson KB, Horton J (1975) Treatment of grade III and IV astrocytoma with dimethyl triazeno imidazole carboxamide (DTIC) alone and in combination with CCNU or methyl CCNU. Cancer 36:1269–1276

Thun F (1977) Die Pneumographie. In: Diethelm L, Wende S (Hrsg) Handbuch der medizinischen Radiologie, Bd XIV/2. Röntgendiagnostik des Zentralnervensystems II. Springer, Berlin Heidelberg New York, S 89–202

Tönnis W (1962) Diagnostik der intrakraniellen Geschwülste. In: Olivecrona H, Tönnis W (Hrsg) Handbuch der Neurochirurgie, Bd III. Springer, Berlin Göttingen Heidelberg, S 1–579

Towne EB (1925) Roentgen ray treatment of tumors of the brain. JAMA 84:1513–1515

Wackenheim A, Megret M (1977) Pneumographie der Tumoren der hinteren Schädelgruppe. In: Diethelm L, Wende S, Handbuch der medizinischen Radiologie, Bd XIV/2. Springer, Berlin Heidelberg New York, S 331–366

Waga S, Handa H (1976) Radiation-induced meningioma: with review of literature. Surg Neurol 5:215–219

Walker MD, Hurwitz BS (1970) BCNU in the treatment of malignant brain tumors. A preliminary report. Cancer Chemother Rep 54:263

Wasserman TH, Slavik M, Carter SK (1974) Review of CCNU in clinical cancer therapy. Cancer Treat Rev 1:131

Withers HR, Peters LJ (1980) Radiobiology of high-LET irradiation: Neutron irradiation. In: Kärcher K-H, Kogelnik HD, Meyer H-J (eds) Progress in radio-oncology. Thieme, Stuttgart New York, S 1–7

Yohm DS (1972) Oncogenic viruses: expectations and applications in neuropathology. Prog Exp Tumor Res 17:74

Zeidler U (1978) Hirnszintigraphie. In: Hundeshagen H (Hrsg) Handbuch der medizinischen Radiologie, Bd XV/2. Springer, Berlin Heidelberg New York, S 1–50

Zülch KJ (1956) Biologie und Pathologie der Hirngeschwülste. In: Handbuch der Neurochirurgie, Bd III. Springer, Berlin Göttingen Heidelberg

Zülch KJ (1969) The newest development of experimentally induced tumors of the CNS. J Génét Hum 17:511

Zülch KJ, Mennel HD (1978) The biology of brain tumours. In: Sinken PJ, Bruyn BW (eds) Handbook of chimical neurology, vol 16. North Holland Publ Comp, Amsterdam

C.1. External Beam Therapy of Brain Tumors

By

R. GAHBAUER and J. BAY

With 8 Figures and 32 Tables

I. Introduction

The pathology and classification of brain tumors has been dealt with in previous chapters. If one attempts to group brain tumors into clinicopathological entities to provide guidance for therapeutic decisions as well as for comparisons of treatment results, simplifications, omissions and generalizations have to be made. It may therefore be pudent to repeat and emphasize certain unique and puzzling properties characteristic of brain tumors. These are reflected in the number of classifications. The study of existing classifications and their historical evolution will provide insight into the behavior of these tumors. It appears mandatory that close cooperation exists between the neuropathologist and his clinical colleagues in order to provide for rational treatment decisions and meaningful evaluation of treatment results.

The simplified classification proposed by KERNOHAN and SAYRE (1952) which logically applies the concepts of anaplasia and dedifferentiation into a system of grading has been used widely. The inherent difficulties in this system, outlined by RUBENSTEIN (1972), serve to illustrate inherent difficulties in interpreting the pathology of these tumors.

The most important difficulty is related to the problem of sampling, simply because the material examined may not be representative of the tumor as a whole. The progressive evolution over a period of months or years of an originally benign neoplasm to a more malignant one is not an uncommon phenomenon in gliomas of the astrocytic type, and must clearly detract from the prognostic value of the grading system. Even if sampling factors and the possibility of subsequent anaplastic change are discounted, the practical problem remains of correlating the histologic picture with the predicted clinical behavior. In practice, grading in this sense perhaps can be applied least uncomfortably to the astrocytomas, but with oligodendrogliomas it has been repeatedly observed that the histological appearance may bear little relationship to their subsequent clinical evolution. As for the ependymomas, a high grade of malignancy is rare so that their grading may have little practical significance.

From the statistical point of view, grading alone fails to take into account the topography of the tumor, a factor not only of obvious importance in regard to surgical accessibility, but also long known to be consistently associated with a particular biologic behavior.

The distinction between benign and malignant neoplasms is considerably less clear cut in tumors of central neurogenic origin than in those that arise in other systems. Aside from the fact that its intracranial or intraspinal location converts any expanding space-occupying mass into a clinically malignant lesion, the criteria usually set for the definition of malignancy often break down when applied to the gliomas.

Even the well demarcated and histologically differentiated neoplasms such as most ependymomas and the plexus papillomas lack a capsule. Many infiltrating tumors such as the diffuse cerebral astrocytomas and the oligodendrogliomas may be slowly growing and relatively bening histologically. The most malignant, the glioblastoma multiforme, is often grossly circumscribed, yet microscopic examination usually discloses a more extensive infiltration than was at first suspected and fatal recurrence within a matter of months is virtually certain. Even the relatively benign cerebellar astrocytoma often shows a narrow zone of infiltration into the adjacent brain and the slowly growing juvenile astrocytoma of the third ventricle may be regarded as clinically malignant because of its inaccessible location despite its usually differentiated histologic nature (RUBINSTEIN 1972).

It is therefore expected that the clinical behavior of these tumors cannot always be foretold from their morphologic character. Nevertheless it is safe to assume that any glioma which combines in its histologic picture the features of dense cellularity, pleomorphism, primitive appearance, abundant mytotic figures spontaneous necrosis and endothelial proliferation will behave clinically with a corresponding degree of malignancy.

If a predominantly expansive type of growth, compressing but not infiltrating the contiguous brain, is an important criteria for the diagnosis of a benign tumor then only the ependymomas and the choroid plexus papillomas, among the gliomas, are truly benign. The great majority of gliomas including the astrocytomas, glioblastoma, oligodendrogliomas and medulloblastomas show some evidence of diffuse infiltration of adjacent tissues, often extensive. They grow therefore by a combination of expansion and infiltration, the most extreme example of this being the diffuse growth seen in "gliomatosis cerebri."

WILLIS (1967) and SCHERER (1940) have emphasized that neoplastic transformation in these tumors may take place concurrently or consecutively over a "definite field." In such a predisposed field multifocal neoplastic changes can then subsequently be overtaken by an accelerated and more aggressive phase of growth. This concept is supported by the occasional occurrence of multiplicity in malignant gliomas most often demonstrated in anaplastic astrocytomas and glioblastomas. RUBINSTEIN (1972) gives the incidence of multifocality in gliomas of the astrocytic series as 6%.

Contrary to general belief, focal invasion of the Virchow-Robinson spaces within the tumor and of the leptomeninges overlying it is a frequent feature of all gliomas except the ependymomas. Again contrary to general belief this bears no obvious relationship to the intrinsic malignancy of the neoplasm. Although characteristic of most medulloblastomas, it is seen very frequently in benign astrocytomas originating in the cerebellum or from the walls of the third ventricle in children and in optic nerve gliomas.

It is often a local phenomenon and does not appear to be related to any propensity for metastases to the cerebral spinal fluid pathways. On the other hand invasion of the ventricular ependyma by a locally infiltrating glioma appears to be of much greater importance for the production of remote metastases within the central nervous system.

Metastases through the central nervous system by way of the cerebral spinal fluid pathways is a common event. Most characteristic of medulloblastomas it has been repeatedly observed in other malignant gliomas, in particular oligodendrogliomas and glioblastomas. With the exception of extra cranial optic gliomas, no glial neoplasm is exempt from this possible complication. It may occasionally even be encountered in benign cerebellar or third ventricle astrocytomas. For CSF seeding, ventricular invasion by the tumor is essential. The tumor's friable and soft texture plays an important role in the development of this form of spread, since the most common variety of primary intraventricular glioma, the ependymoma, metastases relatively rarely through the cerebral spinal fluid pathways.

Invasion of a vascular lumen by glioma cells is an exceptional event. When it occurs it virtually always does so as a result of dural invasion. Even if rare, metastases outside the central neural axis have been described for all types of glioma with the glioblastomas being the most frequently recorded. For an extensive review of their pathogenesis the reader is referred to RUSSELL and RUBINSTEIN (1977).

II. Historical Perspectives

One of the earliest attempts at classification of brain tumors dates back to BRESSLER in Germany in 1836 who selected a series of brain tumors and classified them on the basis of gross appearance into fatty tumors, fleshy tumors, bony tumors, sarcomas, melanomas, cystic tumors, hydatids.[1]

The announcement of the cellular theory of SCHLEIDEN and SCHWANN in 1838 and the application of the microscope to pathology in the 1850s led to a much better conception of the nature of all organs, including the brain. At the same time the field of developmental biology and embryology had an enormous impact on the thinking about brain tumors, giving rise to the embryogenetic dogma in naming tumors. This practice developed from the observed similarities between the cytology of certain tumors and primitive developing neural cells in the embryo.

BROCA in the 1860s distinguished between local and general symptomatology of brain tumors and was one of the first to contend that brain tumors could be localized clinically and be removed surgically. In 1879 MCEWEN diagnosed and removed a brain tumor but the patient died. In 1886 HORSLEY was the first to have a patient survive removal of a brain tumor.

In the early 20th century, CUSHING took the lead in brain tumor surgery for nearly 40 years and operated on more than 2000 patients with the overall mortality of less than 10% in his last group of patients. It was he who established the neurosurgical principles by which patients with brain neoplasms were treated. One of his pupils, DANDY, developed two important methods of tumor localizations, ventriculography and pneumoencephalography. Another CUSHING trainee, BAILEY, established a clinical pathologic tumor classification that has been basic for the prognosis and therapy of these patients.

In the 1940s KERNOHAN advoacated the classification of tumors primarily emphasing the importance of anaplasia. The greater simplicity of this classification led to its wide acceptance. However, it would take several decades until international agreement on the histological criteria for the classification of brain tumors developed. Milestones in this endeavor were the international symposium held in Cologne in 1961 and the development of a preliminary classification by RUBINSTEIN and ZÜLCH during the early 70s. Thus an international agreement on the histological criteria for classification was accomplished in the just recently released World Health Organization publication in the series „International Histological Classification of Tumors" (1979) (so-called blue book).

Big strides have been made in the last several decades in the improvement of tumor localization by means of radioactive isotopes, electroencephalography, angiography and in particular by computed axial tomography. Surgical approaches were improved by developments such as hypotensive drugs, hypothermia, drugs to reduce intracranial pressure and micro-surgical and stereotactic techniques (AUSMAN et al. 1974).

An historically unmatched concerted effort was directed into research of effective chemical agents. If a breakthrough was not accomplished by this route it has added to our knowledge

[1] Reports of radiation therapy on the treatment of brain tumors should employ in future the classification provided by the WHO, which has been listed in the chapter of SACK (p. 69–71). The following review of published results, however, is necessarily based on previous classifications

of the natural history of these tumors and stimulated basic research so that rewards may still be forthcoming.

Finally advances have been made in the application of megavoltage radiation and radioactive isotopes with which the following chapter will deal. Although treatment methods with radiation were not the prime targets of this past decade of oncology and controlled clinical trials, the role of radiation therapy has become more clearly defined and its therapeutic value has been tested by numerous controlled clinical studies.

III. Astrocytoma – Low Grade

For incidence please see Table 1 and Fig. 1.

The word glioma was introduced by VIRCHOW in 1846 and since that time has represented varying combinations of tumors because of the different classifications of brain neoplasms. The incidence of gliomas will vary somewhat according to the classification used and the number of tumor types included in that classification. According to KERNOHAN, gliomas constitute 50% of all brain tumors. In adults high grade astrocytomas (Grade III and IV), anaplastic astrocytoma and glioblastoma multiforme, are the most frequent forms while in children astrocytomas and medulloblastomas occur most often. In adults, astrocytomas occur most frequently in the frontal parietal and temporal lobes, in children they occur most often in the cerebellar hemispheres.

In general astrocytomas are slow growing tumors with a long natural history. Depending on their location they can cause signs and symptoms relatively early, or they may attain considerable sizes in more silent regions of the brain. Presenting signs will also vary with the particular location of the tumor. In cerebral astrocytomas symptoms and signs of in-

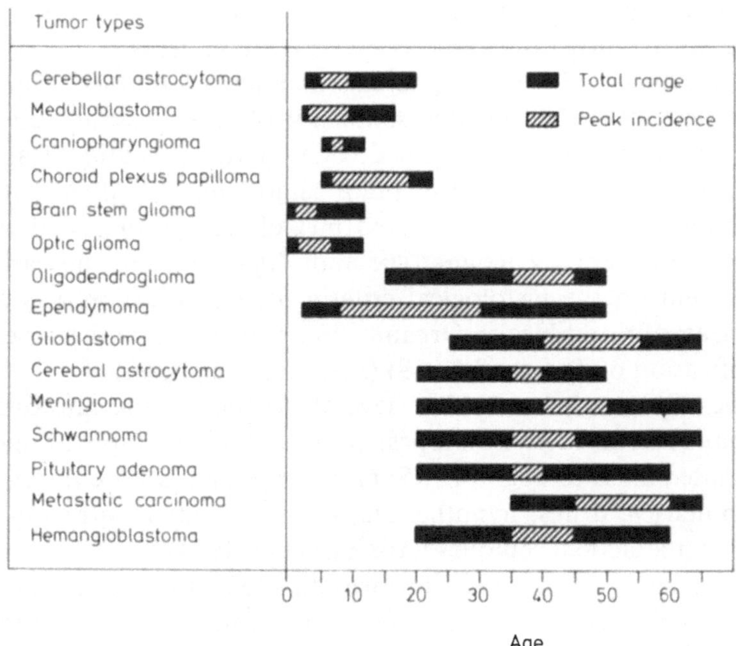

Fig. 1. Chart showing approximate age distribution and peak incidence of majore types of brain tumors, compiled from the literature. The clinical names are used in accord with cited reports. Most of these tumors occur predominantly either in children or in adults. (BUTLER et al. 1982)

Table 1. Subdivisions of major cerebral tumors by age of occurrence and location in brain[a]. (BUTLER et al 1982)

Location	Infancy and adolescence (0–20 Yr.)		Middle age (20–60 Yr.)		Old age (>60 Yr.)	
	Tumor type	% of all tumors	Tumor type	% of all tumors	Tumor type	% of all tumors
Supra-tentorial	Cerebral hemispheral glioma	10–14	Glioblastoma m.	25	Glioblastoma m.	35
			Meningioma	14	Meningioma	20
	Craniopharyngioma	5–13	Astrocytoma	13	Metastases	10
	Ependynoma	3– 5	Metastases	10		
	Choroid plexus papilloma	2– 3	Pituitary tumors	5		
	Pinealoma	1.5– 3				
	Optic glioma	1– 3.5				
	Total	16–25				
Infra-tentorial	Cerebellar		Metastases	5	Acoustic neuroma	20
	Astrocytoma	15–20	Acoustic neuroma	3	Metastases	5
	Medulloblastoma	14–18	Meningioma	1	Meningioma	5
	Brain stem glioma	9–12	Sarcoma	?		
	Ependymoma	4– 8				
	Total	41–58				

[a] The percentages are estimates compiled from various sources. See text for further comments

creased intracranial pressure with a focal motor neurologic deficit may appear. Probably more than half the patients with cerebral astrocytomas present with seizures. Cerebellar astrocytomas may present with recurrent headaches and vomiting and signs of increased intracranial pressure and may have the full spectrum of cerebellar clinical signs.

Brain stem gliomas can produce cranial nerve, pyramidal, sensory and cerebellar findings. It is sometimes difficult to obtain a histological diagnosis from these tumors and therefore the differential diagnosis with other treatable lesions in the brain stem becomes very important. Such conditions include syringombulbia, hydrobulbia, aneurysm, meningioma, neurofibroma, cordoma, medulloblastoma, epidermoid, abscess, cholesteatoma, papilloma, colloid cyst, Arnold-Chiari malformation, atresia of the Aqueduct of Sylvius, multiple sclerosis and many others.

Optic gliomas in the region of the third ventricle may infiltrate the optic tracts and chiasm as well as the hypothalamus. Diabetes insipidus, Frohlich syndrome, and pubertas praecox and other disturbances have been observed in association with astrocytomas of the third ventricle.

Optic nerve gliomas involving the intraorbital portion of the optic nerve may force the globe straight forward, producing a non-pulsatile, progressive and irreducible proptosis, as a rule with little limitation of extra occular movements. Optic atrophy will result and unilateral papilledema is commonly seen.

Optic gliomas involving the intracranial portion of the optic nerve or chiasm may present with progressive deterioration of visual acuity and optic atrophy. Bilateral visual field defects indicate involvement of the chiasm, and of course tumors may grow to such a size a to invade the hypothalamus producing signs of pituitary dysfunction. As the tumor grows into the third ventricle and obstructs the Foramen of Monro, increased intracranial pressure from lateral ventricular dilitation will result (AUSMAN et al. 1974).

1. Diagnostic Work-up

The diagnostic work-up will be aimed at providing the neurosurgeon with as accurate information as possible about the location of the disturbing lesion. CAT scanning has revolutionized our diagnostic capabilities and rapid advances in neurosurgery, particularly in sterotactic operations or CAT guided needle biopsy may allow histological confirmation in many cases inaccessible in the past. Treatment results in virtually all brain tumors are best if gross total surgical excision can be accomplished. Sophisticated diagnostic and stereotactic procedures may lead to improved treatment results in the future or conversely, precise diagnostic information may modify radiation therapy target volumes so that treatment morbidity can be held at an absolute unavoidable minimum.

2. Astrocytomas – Pathology and Classification

Astrocytomas vary from soft gelatinous masses to firm well circumscribed lesions. Generally speaking, all gliomas are diffuse in the sense that they have no capsule. There is a wide range in respect to circumscription. At one end of the scale the choroid plexus papillomas and ependymomas are notably well defined with the exception of the rare malignant examples. Others like oligodendrogliomas, astroblastomas, cerebellar astrocytomas, even some examples of glioblastoma multiforme appear fairly well circumscribed to the naked eye but microscopically display greater degrees of peripheral infiltration than suspected. At the other end of the scale are the diffusely infiltrating gliomas, the cerebral and brain stem astrocytoma, gliomas of the optic pathway and most noticeably forms known as gliomatosis cerebri.

BAILEY and CUSHING (1926) differentiated only two definite histologic types, the fibrillary and protoplastic astrocytoma. PENFIELD (see ELVIDGE 1935) recognized three histologic types of astrocytomas: the pilocytic, gemistocytic, and diffuse. He believed that the three types show clinical differences. "The pilocytic is slow growing, occurs in both cerebrum and cerebellum and when located in the cerebellum is the type that forms the so-called cystic astrocytoma."

The gemistocytic astrocytoma has more rapid growth, contains multiple small cysts and is found only in the cerebrum. The diffuse lesion is composed of small cells, has an indefinite tumor boundary, is seldom cystic and is found only in the cerebrum.

Increasing recognition of the marked tendency of the diffuse cerebral astrocytoma to undergo focal anaplastic change has lead to the system of grading employed at the Mayo Clinic (KERNOHAN 1949).

RUSSELL and RUBINSTEIN (1977) subdivided the astrocytomas into five divisions, protoplasmic, fibrillary (a. diffuse and b. circumscribed), pilocytic, gemistocytic, and anaplastic.

ZÜLCH (1980) divides into protoplasmic, fibrillary and giganto cellular, astroblastoma and malignant astrocytoma.

It can be readily understood that an understanding of the natural histories of the astrocytomas before and after, or without treatment may be complicated by having different systems of classification (AUSMAN et al. 1974; RUSSEL and RUBINSTEIN 1977; Moments of Decision ACR s. SALAZAR 1977).

3. Natural History and Spread Patterns

As eluded to in the chapter on presenting symptoms, low grade astrocytomas vary in their clinical behavior by virtue of tumor characteristics as expressed in the naming or grading of the different tumors. More importantly, by virtue of their location in the cerebral, cerebellar hemispheres, and brain stem, they exhibit a wide spectrum of malignancy by their different relationship to vital brain structures. Therefore, the prognosis in this group of neoplasms ranges from virtually 100% in the cerebellar astrocytomas of childhood to a 20% chance of cure at five years reported in several series for Grade II astrocytomas, putting Grade II into an almost similar prognostic group as Grade III astrocytoma.

It is therefore more useful to include the natural history with the discussion of the treatment for the different clinical entities.

4. Surgery

Surgery will not only provide the specific diagnosis, but it is still considered the therapeutic modality of choice in virtually all brain tumors if surgical resection can be accomplished. Unfortunately in practice, complete resection is frequently not possible. Generally speaking, the gliomas occupying the poles of the hemisphere, that is the frontal, the occipital, or the temporal poles lend themselves to more extensive surgical resection than those lying in the body of the hemispheres. Whatever the surgical procedure, a certain degree of morbidity and/or mortality has to be expected. This must be carefully weighed by the neurosurgeon before his final decision. In today's practice, tumors invading into the hypothalamus, thalamus, basal ganglia, pineal region, pons and medulla are not approached with radical surgery because of the vital areas in which such tumors are growing. Tumors of the motor area with minimal neurological signs, or deep seated temporal lobe tumors in the dominant hemisphere will require experience and good judgement by the neursosurgeon. The place of radiation therapy needs to be precisely defined for its therapeutic or adjuvant value.

Tumors infiltrating deep areas of the brain invading into the cortical structures from non-cortical areas or crossing over into the opposite hemisphere are usually only approached with conservative surgery, i.e., biopsy for diagnosis. Tumors in the anterior frontal lobe, parietal lobe, ventricles and cystic cerebellar tumors, are approached with more radical surgery (Boldrey 1975). The goals of glioma surgery are clear whatever the location of the tumor: 1. establish tissue diagnosis, 2. debulk as much tumor as is neurologically feasible.

5. Radiation Therapy

The general principles and treatment results will be discussed followed by a short review on specific sites, such as cerebral hemispheres, cerebellar hemispheres, optic nerve, hypothalamic and brain stem regions. Special mention will be made of children.

6. General Principles

There continues to be uncertainty regarding the role of radiation therapy in the treatment of differentiated astrocytoma. This uncertainty arises from a lack of studies in which comparable groups of patients were or were not subjected to irradiation. Contributing to the confusion is the failure of some reports to distinguish clearly these low grade tumors from the more malignant gliomas. Also the radiation therapy has often been variable and inadequate. The use of different pathologic classifications systems by various authors has made the comparisons of results difficult (Leibel et al. 1975). Uihlein et al. (1966) found no difference in the five year survival rate for patients with Grade I and II irradiated astrocytomas compared to those not irradiated. The author acknowledges that his patients may have been undertreated with radiation and encourages postoperative radiation at higher dose levels. LEVY and ELVIDGE (1956) reported a five year survival rate of 36% with radiation compared to 26% for non-irradiated patients.

BOUCHARD and PIERCE (1960) quotes a 49% five year and a 36% ten year survival for adequately postoperatively irradiated cerebral astrocytomas. BOUCHARD and PIERCE interestingly reports that on a long-term basis, the lowest rate of complete recovery from symptoms in all his clinical material was found in the group of patients treated for cerebral astrocytomas. The proportion of partial disability among the five and ten year survivors is quoted as 23% and for total disability as 12%, again higher than any other group of patients treated for intracranial tumors. BOUCHARD and PIERCE feels that compared with pure surgical series, morbidity is comparable and probably not related to radiation. He suggests an improvement may be accomplished through less radical surgical extirpation and greater reliance upon adequate radiation therapy.

LEIBEL et al. (1975) reviews the experience of the University of California between 1942 and 1967. Patients were analyzed according to the cytologic classification of the lesion and according to the anatomical location of the tumor. A decrease in the surgical mortality from 19% in the first ten years to 8% in the last ten years is noted and probably due to improvements in surgical techniques and post-operative care (steroids and antibiotics). Radiation sources utilized ranged from 200 kV to 1 MeV x-ray machines and cobalt. Treatment fields encompassed disease with a few centimeters margin and doses of 5000 to 5500 rads were given in six weeks (64% of patients). Looking at all patients, a five year survival rate was 41% for surgery alone compared to 46% for surgery plus postoperative radiation. At 20 years the rates were 26% for surgery and 23% for the combined treatment. Differences only became apparent when treatment groups were examined according to the completeness of surgical resection. For patients who had incomplete resection treated by surgery alone, the five and ten year survival rates were 19% and 11%. These rates were increased to 46% and 35% when radiation therapy was also given.

All 11 patients with cerebellar tumors and complete surgical resection are reported alive at seven to 28 years.

In cerebral tumors, surgery yielded 23% and 15% at five and ten years compared with 35% and 24% with the addition of radiation. In so-called deep seated cerebral tumors, surgery accomplished 33% at five and at ten years against 40% and 50% for surgery and radiation. 24% of patient received between 3500 and 4500 rads.

In children with cerebral gliomas, the five and ten year survival rates for those treated by surgery alone were 76% and 69%. If patients with totally excised, cerebellar astrocytomas are excluded the five and ten year survival rates for surgery alone, were only 50% and 38% respectively. In contrat the five and ten year rates were 81% for those with surgery, plus radiation. Again it is evident that patients with incomplete excisions may benefit substantially by the addition of radiation.

LEIBEL et al. (1975) analyzed the above results according to various histologic types. The most common type is the fibrillary astrocytoma regardless of site of origin. It accounts for more than 91% of his series.

For fibrillary astrocytomas the five-year survival rate for incompletely excised non-irradiated tumors was 13% compared to 50% when radiation therapy was also given. Among fibrillary tumors, 64% were diffuse and 13% microcystic. The microcystic fibrillary lesions had a 25% five-year survival without and 80% with irradiation, although these figures are based on small numbers of patients.

Pilocytic tumors have the expected prolonged clinical course, with some recurrences occurring after ten years. The gemistocytic variety was seen in 11 patients only. This type does carry a poorer prognosis. One of the seven irradiated patients was the only five-year survivor.

Now interestingly the above results were examined by classifying these tumors according to the degree of anaplasia as advocated by KERNOHAN (1952). The gemistcytic types were excluded. Seventy-four percent of the tumors were considered to be Grade I and 26% Grade II. For both types, survival rates were substantially greater when irradiation was given postoperatively. For Grade I tumors without radiation, 25% survived five years, with irradiation 58% did. In Grade II astrocytoma there was no five-year survival without radiation and 25% with irradiation. Interestingly, patients with Grade I astrocytoma had a significantly better survival than those with Grade II tumors. The prognosis according to those results is quite similar between Grade II and III astrocytomas, a result also seen by KRAMER and SVIEN, but debated by STAGE and STEIN (1974).

The series was also analyzed for the observed quality of life. In adult patients, there was no indication of clinically significant damage from irradiation, half the patients had no significant neurologic deficit following treatment; six of 21 had a residual neurologic deficit also present before irradiation.

FAZEKAS (1977) also finds a benefit of postoperative radiation only in patients in whom grossly complete surgical removal was not possible.

IV. Tumors of the Midbrain and Brainstem

Midbrain tumors consist of neoplastic lesions arising in the anatomic region extending from the posterior portion of the third ventricle down to the pontine protuberance. The midbrain is the crossroad of nearly all important motor and sensory nerve fibers where they converge on their way through the pons to the medulla. It also contains the Aqueduct of Sylvius which controls the circulation of the cerebral spinal fluid. Nerve pathways emerge from the midbrain into the brainstem or pons, through which they establish a close anatomic liaison between the cerebrum, cerebellum and upper part of the medulla. There is no true anatomic division between the midbrain and the pons or between the pons and the upper part of the medulla (BOUCHARD 1966).

Lacking clear anatomic boundaries between the midbrain and brainstem and sharing, at least in historical series, inaccessibility to surgical biopsy or resection, these tumors are often considered together. However, they vary in clinical features and to an extent in prognosis. These differences will be addressed where appropriate.

1. Incidence

In BOUCHARD's series (1966) midbrain and brainstem tumors represented 14% of all primary intracranial glioma.

Tumors of the thalamus and midbrain occur more frequently in childhood than in adult life. In HOFFMAN's series (1982) from the Hospital for Sick Children they constituted 9% of 344 supratentorial tumors. Of 30 tumors, 17 were histologically verified, three being giant cell astrocytomas, six grade I and II astrocytomas and eight grade III and IV astrocytomas. Two of the astrocytomas were cystic.

Brainstem tumors in a series by HUMPHREYS (1982) from the same institution, make up 28% of 451 posterior fossa tumors. Sixty of 127 were histologically unverified. Twenty-eight were grade I and II astrocytomas, 37 grade III and IV astrocytomas. There were two gangliogliomas.

Of 80 brainstem tumors reported by KIM et al. (1980), 41.5% were under 10 years old and 51.25% under 15 years. 30% were between 30 and 50 years. Males and females were afflicted almost equally.

2. Signs and Symptoms

a) Thalamic and Midbrain

A short history, symptoms of raised intracranial pressure and the presence of mild contralateral hemiparesis, sensory disturbances, motor incoordination and pupillary abnormalities strongly suggest the thalamus as the site of the lesion (TOVI et al. 1961).

b) Brainstem Gliomas

The tightly packaged long and short ascending and descending pathways, cranial nerve and other special nuclei and the reticular formation can be involved in varying combinations. Relatively infrequent is the obstruction of CSF pathways. MATSON and GRIGLER (1969) has been quoted to describe brainstem gliomas as occurring "in children between five and nine years of age who have bilateral, multiple cranial nerve signs, ataxia, upper motor neuron abnormality, and no evidence of increased intracranial pressure" (quoted from HUMPHREYS 1982). The presence of such a tumor is often shown by the child's face where abnormalities of abducens and facial nerve function an central nystagmus are immediately apparent, along with changes in deglutition and phonation.

Personality is also occasionally altered, usually towards the apathetic, occasionally towards manic (HUMPHREYS 1982; KIM et al. 1980).

3. Diagnostic Considerations

In the past operative treatment and even biopsy were associated with such mobidity and little benefit towards the clinical outcome that most patients referred for radiation therapy were diagnosed only by clinical presentation, radiographic air studies, arteriograms and more recently CAT scanning.

With modern techniques, biopsy may have become a low-risk procedure (MULLAN 1962) and is recommended by HOFFMAN (1982) for all midline tumors as rare benign conditions may mimic midbrain astrocytomas or cystic astrocytomas may benefit from surgical decompression. Two of 13 in HOFFMAN series were cystic.

The differential diagnosis of brainstem gliomas is also limited. Arteriovenous malformations, subacute necrotizing encephalomyelopathy, encephalitis, hematoma, tuberculoma and epidermoid cysts have been reported to mimic brainstem gliomas, however, these conditions are rare. Furthermore most of these diseases are associated with a specific clinical picture that may suggest the diagnosis (LITTMAN et al. 1980).

In most cases treatment will not be altered by biopsy findings and it has therefore been questioned whether craniotomy for diagnostic purposes alone is justified (LITTMAN et al. 1980). Computed tomography is a valuable diagnostic tool for brainstem gliomas. It does not differentiate benign from malignant tumors but it can reveal those which are cystic or exophytic. Surgical intervention in these situations may be helpful.

4. Classification

Probably over 90% of these tumors are gliomas, in most series nearly equally divided between low-grade and high-grade gliomas.

In midbrain tumors, low-grade astrocytomas are more likely to occur at an early age whereas in adults they are more likely to be high grade gliomas (YOUMANS 1982). The somewhat better prognosis overall in midbrain gliomas may be related to a higher incidence of histologically more benign pilocytic astrocytomas in that location.

Brainstem tumors in children and young adults are often fibrillary astrocytomas with secondary structures producing a piloid pattern. In one reported autopsy series approximately 20% of the tumors were pilocytic astrocytomas (YOUMANS 1982).

5. Natural History and Spread Patterns

Gliomas of the brainstem and midbrain contain a variety of cell types and have varying natural history. However, untreated all these astrocytomas are malignant by location and invariably lead to a fatal outcome.

As a group, five and ten year survival rates in midbrain tumors are somewhat better than in brainstem tumors (GREENBERGER et al. 1977; COBB 1982). Whether this is due to a smaller tumor size at the time of diagnosis or due to a different proportion of more benign astrocytomas is not quite clear.

6. Treatment

a) Surgery

Shunting procedures are frequently required as the initial management in patients with midbrain tumors, less frequently with brainstem tumors. The role of surgery in the diagnosis of deep-seated gliomas has already been discussed.

More recently enthusiasm is often expressed at exploration of these tumors which may indeed be accomplished with low morbidity and may benefit patients harboring a tumor cyst or benign condition.

Curative surgery in gliomas of this location is rarely feasible and radiation therapy must be relied upon in the vast majority of cases.

b) Radiation Therapy

Radiation therapy has been the principle method to treat this group of tumors (with or without tissue diagnosis). Radiotherapy has been used mainly because other methods were not feasible rather than because of its superior efficacy.

However gratifying results are accomplished by radiation therapy. Clinical improvement follows radiation therapy in between 50 and 80% of cases (RYOO et al. 1979; LITTMAN et al. 1980; KIM et al. 1980; SHELINE 1975a, 1977; GREENBERGER et al. 1977; BOUCHARD 1966).

Long-term results are less encouraging. Five-year survivals in patients completing radiation therapy vary from 20 to 40% (BOUCHARD 1966; RYOO et al. 1979; KIM et al. 1980; SCHUT and ROSENSTOCK 1974; SHELINE 1977; LITTMAN et al. 1980). The results may be slightly better for patients with thalamic or midbrain tumors (GREENBERGER et al. 1977).

Modification of conventional radiation in terms of tumor dose and field size is likely to be unyielding.

Although the frequency of high grade astrocytomas may be as high as 50% and evidence of subarachnoid spread is not too uncommon (LITTMAN et al. 1980), whole brain or craniospinal axis treatment is unlikely to improve the results as most failures still occur at the primary site (LITTMAN et al. 1980; RYOO et al. 1979).

CAT scanning has led to more accurate treatment planning and may on occasion show extension of the tumor into cerebellar peduncles and hypothalamus in brainstem tumors. Generous field sizes may therefore be prudently verified by CAT scanning.

A dose response curve is also not evident from a review of the literature (LITTMAN et al. 1980).

SHELINE (1977) also cautions to exceed doses above 5000 or 5500 rads as one is accustomed using for glioblastomas elsewhere in the brain. It is to be remembered that these tumors are frequently not biopsied and have their highest incidence in children. High dose will not bring long-term survival in glioblastomas, but may be associated with long-term morbidity in the less aggressive lesions.

7. Hypothalamic Tumors

The hypothalamus is a rare site of supratentorial tumors in childhood. In HOFFMAN's series (1982) there were 20 out of 344 supratentorial tumors. Five of those children presented with a diencephalic syndrome. The mean age for onset of symptoms in this syndrome is 6.2 months and the most common site of tumor is in the floor of the third ventricle. Patients appear emaciated despite an alert appearance and hyperkinesis. One-third of children will also have hydrocephalus.

The vast majority of the tumors are astrocytomas. All patients with the diencephalic syndrome in HOFFMAN's series were less than two years old, two of them less than one year old. Hydrocephalus produced by occlusion of the foramina of Monro is a common presenting sign, as is truncal ataxis.

HOFFMAN obtained histological verification in 12 of the 20 cases. Eleven patients had a grade I or II astrocytoma and one had a hemartoma. HOFFMAN reports of nine biopsied astrocytomas, seven of these went on to radiotherapy, of whom five are still alive. Two were not irradiated, with one being alive four years after treatment. Ten patients did not undergo surgical exploration but received radiation therapy. Six of these remain alive with unspecified follow-up periods. HOFFMAN recommends that these children be treated operatively to define tumor location and histological type. In cases of a benign astrocytoma he recommends careful follow-up only, radiotherapy be reserved for lesions demonstrating growth.

V. Gliomas of the Optic Nerve

1. Presenting Factors

a) Incidence

Tumors of the optic nerve and chiasms are uncommon tumors. The majority of optic gliomas ocur in childhood, 75% of them in first decade of life, 90% within the first two decades. The overall incidence is between 3–5% of all intracranial tumors in children (BLOOM 1975; HEISKANEN et al. 1978; DANOFF et al. 1980). The incidence of neurofibromas within this group of patients has been quoted from 10–63%. The explanation for the wide diversion in figures for the overall incidence of neurofibromatosis is uncertain but three factors are likely to contribute: 1. the relative small number of patients in most series, 2. the difficulty of recognizing the minimal clinical signs of neurofibromatosis; and 3. delay in the development of the stigmata of the disease in some children (WRIGHT et al. 1980). The association with neurofibromatosis may be higher in single optic nerve glioma and quite low in chiasmal glioma, (HOUSEPIAN et al. 1982).

b) Presenting Symptoms

A glioma of the optic nerve may be confined to its orbital, intracanalicular, or intracranial portion. It may arise in, or extend to the chiasm. Relatively rare it may be multicentric in origin with involvement of both optic nerves and sparing of the chiasm.

In HOFFMAN's series of 51 optic nerve gliomas, 16 lay in front of the optic chiasm and all but one of these were unilateral. Thirty-five involved the chiasm and/or optic tracts (HOFFMAN 1982). In HOUSEPIAN's series of 140 cases, 25% were found to involve a single optic nerve alone, whereas the majority involved a chiasm alone or the chiasm and one or both optic nerves (HOUSEPIAN et al. 1982).

Chiasmal tumors may reach into the area of the third ventricle, leading to hypothalamic dysfunction or may obstruct the Foramen of Monro causing hydrocephalus. Clinical signs and symptoms therefore are variable. The initial symptom may be the loss of visual acuity, visual field defects, proptosis frequently without loss of extra occular motion, headache or vomiting and seizures, or the signs of hypothalamic dysfunctions such as diabetes insipidus and sexual precocity, etc.

In patients younger than five years, objective signs will prevail, whereas in the older age groups subjective complaints of visual loss and headaches will be the chief presenting symptom.

2. Diagnostic Work-up

Clinical, neurological and ophthalmalogic signs and symptoms will provide clues for the extent in the majority of cases. Appropriate radiological tests will provide a fairly accurate estimate of the extent of involvement. A careful search for signs of neurofibromatosis in the patient and the patient's family is important, as it may have therapeutic implications.

Having suspected an optic glioma, it must be borne in mind that craniopharyngiomas, germinomas, ependymomas, or meningiomas, which have a reputation in children for aggressive growth and local invasion may present with similar signs. Because of the frequently benign clinical course of optic gliomas, very close clinical observation until signs of progression develop may be appropriate (WRIGHT et al. 1980). WRIGHT has found that a small biopsy not jeopardizing vision may be difficult to interpret. KLUG (1977) also considers a diagnosis without surgical exploration in cases with von Recklinghausen's disease as acceptable (KLUG 1977). Most authors (SALAZAR 1977; BLOOM 1975; DANOFF et al. 1980) recommend exploration and inspection of the optic nerve chiasm and tracts, to evaluate tumor extent and operability and possibly offer decompression of the optic nerve. Other benign or radiosensitive tumors (germinomas) can thus be ruled out.

3. Classification and Natural History

Despite extensive literature the natural history of these tumors is puzzling, variable and unpredictable. Consequently, treatment recommendations vary appreciably. To determine prognosis and treatment, it is helpful to classify optic nerve gliomas by predominant tumor site, that is involvement of only one optic nerve, involvement of the anterior chiasm or bilateral diffuse involvement, involvement of the posterior chiasm with hypothalamic signs or hydrocephalus (KLUG 1977; HEISKANEN et al. 1978; BLOOM 1975). Signs of von Recklinghausen's disease are important to look for in patient and family, as they may be of great prognostic significance (DANOFF et al. 1980; KLUG 1977). In adults these tumors frequently display a very aggressive behavior akin to malignant gliomas (SPOOR et al. 1980).

Pathologically, most of these tumors are low grade astrocytomas, often with the low grade pilocytic astrocyte being described as the predominant cell type. A different morphological appearance may be present if associated with von Recklinghausen's disease (HOUSEPIAN et al. 1982 and YOUMANS 1982). Late recurrences, ten or more years after presentation have been described as well as malignant transformation (REDFERN and SCHOLTZ 1980; HEISKANEN et al. 1978).

KLUG finds an eminently satisfactory clinical course in two groups of patients, i.e., in patients with single optic nerve involvement and in patients who have associated von Recklinghausen's disease (KLUG 1977).

Patients with posterior chiasmatic involvement with or without hydrocephalus carry a poor prognosis (DANOFF et al. 1980; BRAND and HOOVER 1979).

4. Treatment

The optimal approach to gliomas of the optic nerve remains controversial. Long survival with stabilization or improvement of signs and symptoms has been reported both following incomplete excision or not therapeutic intervention. HOYT and BAGHDASSARIAN (1969) have suggested that these tumors are congenital, non neoplastic lesions, akin to Hamartomas. They believe that observation after the initial diagnosis is all that is required. They noted that surgical intervention and radiation do not influence the natural history of the disease. Surgery is reserved for the control of symptoms such as proptosis or hydrocephalus. TAVERAS et al. (1978) reported that radiation therapy may lead to resolution of proptosis and improvement of vision. The effectiveness of radiation therapy has been confirmed (HARTER et al. 1978; DANOFF et al. 1980; KRAMER 1969). This has lead to the recommendation that a trial of irradiation may be advisable before resection of a single involved optic nerve if visual loss is minimal. If visual loss is advanced surgical resection is preferrable to radiation therapy (HARTER et al. 1978). It may, however, be justified to reserve active treatment until evidence of visual deterioration or progression is demonstration on serial CAT scans.

If the glioma involves the chiasm or is of a diffuse type, attempts at excision are rarely undertaken because of the severe visual impairment associated with partial chiasm resection. In addition resection of the optic chiasm offers no assurance that total tumor removal has been achieved (HOUSEPIAN et al. 1982).

HEISKENEN et al. (1978) divides chiasmal gliomas into anterior chiasmal gliomas extending into the chiasm but causing only visual signs and symptoms and posterior chiasmal gliomas involving the hypothalamus and showing signs of hypothalamic disturbance such as diabetes insipidus, pubertas praecox, adiposity and dystrophy. After histological verification is obtained he recommends from the good results in his series to withhold radiation therapy in anterior chiasmal lesions until follop-up shows progress in visual loss of field defects. In posterior chiasmal glioma, the prognosis is poor and radiation therapy is indicated. The severity of visual symptoms at presentation may have to be considered in deciding on treatment. (ROBERTSON and BREWIN 1980). ROBERTSON reviewed the literature and his own cases and found that 33% of eyes in patients with chiasmal lesions showed visual improvement following radiation therapy compared with only 8% of those not receiving such treatment. Similarly DANOFF et al. (1978) finds improved or stabilized vision in 78% of children with chiasmal or chiasmal-hypothalamic involvement treated by radiation. Endocrine deficiency may be a late sequelae of radiation in some patients. Mental retardation has been reported in $^{1}/_{3}$ of patients before treatment and may thus not be attributable to radiation if observed at follow-up. It must be remembered that the majority of patients are under six years of age and the possible morbidity from treatment must be weighed against the severity of symptoms present.

The volume to be irradiated is based on clinical ophthalmologic and radiological examinations and on direct inspection at exploratory craniotomy. DANOFF employed doses of 5000 to 5500 rads properly fractionated. For children between 2–5 years of age doses need to be reduced to between 4500 to 5000 rads in $6^{1}/_{2}$–7 weeks and for younger children 4000 to 4500 rads in 6–7 weeks (BLOOM 1975; DANOFF et al. 1980).

VI. Astrocytoma – High Grade

1. Presenting Factors

Primary malignant brain tumors occur at an annual rate of approximately 4.5 cases per hundred thousand population. Forty-three percent of all gliomas are designated as malignant gliomas; that is glioblastoma multiforme, malignant astrocytoma and anaplastic astrocytoma. These tumors are inevitably fatal with a historical median survival of six months (WALKER et al. 1980).

Presenting factors wree carefully analyzed in a large number of patients analyzed by the Brain Tumor Study Group. Median age of these patients was 55 years and 59% of those were men.

The median duration of symptoms at the time of operation was 2.5 months. The most common symptoms were headache in 55%, motor symptoms in 45%, seizures in 36%, personality change in 35% and speech disorder in 24%.

In 41% of the patients the tumor was located in the frontal lobe, in 31% in temporal lobe and in 21% in the parietal lobe. Occipital lobe lesions occurred in 4% and in about 3% the tumor was located in the deeper areas of the brain stem and basal ganglia.

2. Natural History and Spread Patterns

The prognosis of malignant gliomas remains disappointingly grim and no major therapeutic advances have been made in the last few decades. The Brain Tumor Study Group has just completed the analysis of their third major protocol (protocol 72-01) (WALKER et al. 1980). The beneficial role of radiation therapy has been firmly established in these studies. The absence of any dramatic effect of adjuvant chemotherapy will continue to lead to future trials. It is conceivable that none of the present treatment approaches will lead to a quantum jump in the control of this tumor.

In the search for effective therapies, therefore, well controlled clinical trials seem to be inevitable. Probably the most significant outcome of the brain tumor study group trials to date has been GEHAN'S Analysis of Prognostic Factors (GEHAN and WALKER 1976). It represents the first attempt to specifically define those patient or tumor characteristics that

Table 2. Effect of individual prognostic variables on death rate. (WALKER et al. 1980)

Variable	Category	Number of patients	Number of deaths	Death rate[a]	P value
Age at randomization (yr)	<45	68	54	0.42	<0.00001
	45–54	108	104	0.76	
	55–64	110	106	1.20	
	>65	72	72	1.41	
Headache	no	160	150	0.96	0.0186
	yes	198	186	0.74	
Motor symptoms	no	198	182	0.73	0.0049
	yes	160	154	0.99	
Seizures	no	228	219	0.92	0.0167
	yes	130	117	0.70	
Personality change	no	234	215	0.76	0.0188
	yes	124	121	0.99	
Duration of symptoms (mo)	<4	257	249	0.98	<0.00001
	4–6	25	25	0.96	
	>6	76	62	0.49	
Histopathologic category	Glioblastoma multiforme	302	292	0.96	<0.00001
	Other malignant glioma	56	44	0.44	
Necrotic tumor	no	181	164	0.71	0.0037
	yes	177	172	0.98	
Performance status (Karnofsky scale)	10– 40	66	65	1.52	<0.00001
	50– 60	123	120	1.04	
	70– 80	78	68	0.70	
	90–100	91	83	0.55	
All patients		358	336	0.83	

[a] Death rates are expressed as the number of deaths per 10 patient-months

may directly influence survival. The development of these data and the application of these factors will provide better techniques for stratifying patients and evaluating various therapies.

In the first brain tumor study (mithromycin study) it was found that young age, a long duration of symptoms, the presence of seizures, the presence of visual symptoms and cranial nerve involvement all influence survival favorably. The second study confirmed most of the prognostic factors, in particular age, but sex and duration of symptoms were not significantly related to survival time in this study alone. Table 2 taken from WALKER et al. (1980) identified the analyzed prognostic factors. It is interesting that patients who had a partial or total resection appeared to have better survival. This, however, is based on the observation of 12 versus 213 patients, and it needs confirmation in further studies (GEHAN and WALKER 1976).

3. Surgery in Malignant Astrocytomas

Only surgery permits the pathological diagnosis to be established during life. Some physicians consider that our current method of radiologic diagnosis, including CAT scan, permit the diagnosis of malignant brain tumor without the necessity of operation, thus avoiding the risks of surgery. Such a view denies a role for surgery as cancer therapy. A definitive tissue diagnosis can be obtained even in deep seeded tumors with the use of stereotactic and CT guided techniques.

The use of corticosteroid hormones in the last twenty years has dramatically reduced surgical mortality to approximately 1% to 2%. Does surgery add more than establish a pathological diagnosis? No randomized prospective study can be found to answer this question. Some authors did not find an advantage to surgical procedures more extensive than biopsy (SCANLON and TAYLOR 1979), whereas a large number of authors feel that an attempt at subtotal removal of tumor bulk has benefited their patients. If the surgeon confines his resection to the tumor itself, he rarely induces a new major neurological deficit. Patients after surgery are frequently able to return to a fully active life without the need for large doses of corticosteroid hormones to ameliorate incapacitating symptoms. The goals of surgery may be summarized:

1. Establish a pathological diagnosis;
2. Provide symptomatic relief, especially by reducing intracranial pressure;
3. Prolong life enough to permit anticancer therapy, specifically radiation treatment and chemotherapy, which requires a minimum of eight to ten weeks;
4. To remove tumor bulk as a form of anticancer treatment and thus aid radiation therapy and/or chemotherapy (SALAZAR et al. 1976; SCANLON and TAYLOR 1979).

4. Pathology and Classification: Malignant Gliomas

The use of different classification systems for malignant gliomas makes an analysis of reported data difficult. To illustrate this it seems prudent to start this section with reference to an important review paper by SHELINE (1976a) stressing the importance of distinguishing tumor grade in malignant gliomas. In order to combine data from various sources, he placed the lesions into one of three broad groups. One group termed Grade III gliomas includes tumors designated by various authors as malignant astrocytoma undifferentiated or dedifferentiated astrocytoma or astrocytoma Grade III.

The second group named Grade IV gliomas consists of those in which it appeared that the diagnosis of glioblastoma multiforme had been made according to the criteria of RUBINSTEIN (1972). It also included tumors which were diagnosed as astrocytoma Grade IV. In many series the authors used a single term such as malignant glioma or glioblastoma multiforme without subclassification of those groups. SHELINE (1976a) put this data into a third group termed "Mixed Group (Grade III and Grade IV) of Malignant Gliomas." His review of selected papers only included series with sufficient information to classify the tumors according to the system outlined above and to separate results for patients who were treated with surgery alone from those from patients who were treated by surgery and radiation therapy. In spite of the admitted limitations imposed by the fact that these data were gathered from retrospective nonrandomized studies in which therapy with surgery or irradiation was not always optimum the authors venture the following important conclusions:

a) Patients with gliomas of lesser malignancy have a better prognosis than those with more malignant lesions whether or not radiation therapy is utilized.

b) Irradiation improved the survival rate in the Grade III lesions to at least five years and appears to improve the survival rate of patients with Grade IV lesions up to one or two years.

c) Grade III lesions do not necessarily have a hopeless prognosis and a five year survival rate of approximately 20% may be expected with resection plus adequate radiation therapy.

d) In the material reviewed, no patient with a Grade IV lesion lived five years regardless of therapy.

It should be pointed out that in the original data upon which the Mayo Clinic grading system was based, the survival between Grade II and III was also remarkably similar. In this report patients selected were limited to those surviving longer than one month after surgery and for whom satisfactory follow-up records were available. Patients also were not stratified either according to the extent of resection or on the basis of the use of post-operative radiation therapy. This selection and the failure to relate survival to therapy may well have influenced the results (SVIEN et al. 1949).

Differences of location, age, therapy, histological type, genetics, immunology and other known and unknown factors influence the biological behavior of a brain tumor. On some of those factors the ongoing analysis of Brain Tumor Study Group cases will shed more light. Better knowledge of prognostic factors will aid in stratifying patients in clinical studies, in testing the comparability of groups of patients and in the analysis of results of clinical studies (EDWIN et al. 1979). It is to be expected that both naming and grading will be used by pathologists for some time. It is important that those who classify and grade tumors and those who treat them will recognize the present limitations of both naming and grading of gliomas.

No classification will be completely satisfactory until it can be based upon etiology or biological markers. Such a system is not yet on the horizon and we must recognize neither grading nor naming a glioma will provide absolute criteria for predicting biological behavior. Only an estimate of the usual behavior can be obtained with our present state of the art (EARLE 1976).

NELSON has recently proposed a modification of the classification. From RTOG and ECOC study patients he finds a strong correlation with prognosis by dividing astrocytoma with anaplastic foci and glioblastoma multiforme by the presence in the latter of one or more unequivocal foci of coagulation necrosis involving tumor cells. (Median survival AAF 957 days versus 247 days for GBM) (NELSON 1982).

Professor ZÜLCH et al. have emphasized that morphological classification is of little value to the clinician if it does notinclude an estimate of clinical prognosis.

For in depth literature review of pathology classifications refer to RUBINSTEIN (1972), ZÜLCH (1975), and RUSSEL and RUBINSTEIN (1977).

5. Radiation Therapy: Malignant Gliomas

a) Dose and Volume Relationships

It is one of the most fundamental principals in radiation therapy that the maximum dose of radiation tolerated by tissue is in inverse relationship to the volume of tissue irradiated. The accumulated experience suggests that gliomata are not particularly radio-responsive. Until the early 1960s it was, therefore, common practice to give higher doses to medium or even quite small volumes of brain tissue rather than irradiate large volumes of tissue to a necessarily lower dose. Concepts on the Tolerance of Brain Tissue evolved out of the work of BODEN (1950) and later LINDGREN (1958). The difficulties establishing brain tolerance and the true incidence of radiation injury to the brain have just recently been reviewed in an excellent work by SHELINE (1980). The development of dose and volume considerations during the pat 20 years will be the subject of the following paragraph.

b) Field Factors

In 1953 the Medical Research Council of Great Britain initiated a controlled clinical trial to determine the value of post-op irradiation for intracranial gliomas. The radiation therapy approach was based primarily on two factors. The histological grading of the tumor and the apparent extent of the tumor as determined by clinical, roentgenologic and operative findings. Patients with high grade gliomas of a limited extent were to be treated by medium field sizes. A typical field size could be two opposing lateral portals measuring 10 × 8 cm and a superior portal measuring 10 × 6 cm. Tumor dose in the range of 5500 to 6000 rads were to be given in six to seven weeks. Larger fields were to be used only in those patients who had evidence of very extensive tumors and the doses to be given were reduced to 5000 rads in six weeks. Failure to cure the great majority of malignant gliomas led KRAMER (1969) and CONCANNON et al. (1960) to investigate the possible causes of failure. They proposed two concepts to consider: 1. that the highly malignant glioma is biologically so constructed that it is radioresistent at a dose level tolerated by normal brain tissue and 2. that our treatment techniques may inadequately irradiate all the tumor tissue present. Their investigation of the latter aspect is the subject of their landmark paper.

Thirty (30) patients died shortly after admittance for radiation therapy and usually before an adequate amount of treatment could be given. Fifty percent of them had died within 30 days of the localization study and all died within 78 days of it. The size and location of the tumors as indicated by the localization studies were compared with the actual size and location as shown at post mortem examination. Tumors were considered as adequately covered by the treatment plan if in each brain the gross extent of the tumor in the 1 cm zone around it was included within the isodose curve. Out of 21 patients with completed treatment plan the tumor was found adequately covered in only two. In 11 the tumor coverage was questionable and a portion of the tumor was definitely missed in eight. Admittedly that group of patients was a highly selected group with extremely malignant tumors, dying soon after admission. The point, however, was widely accepted that with then available methods of tumor localization and the knowledge of the spread of gliomata, there is no place for small or medium volume radiation therapy in the treatment of malignant gliomata, if there is to be any hope of success with Roentgen therapy. KRAMER (1969) interpreted these data to mean that the whole of the intracranial content should be irradiated but was careful to point out that the study did not answer the question whether radiation therapy would be effective even with large volume irradiation. CAT scanning was not yet available at that time.

In 1963 TODD published a study from Manchester in which he analyzed his patients with regard to the volumes treated. The treatment volume in the majority of his cases fell into the range of between 200 and 1,000 cm^3. His smaller volumes represent very small volumes indeed. In dividing his cases between 500 cm^3 and over and 500 cm^3 and less, he came to the conclusion that there seemed to be no advantage gained by severely limiting the treated volume in thise tumors in order to be able to administer a higher dose. Hence he suggested that the minimal volume to be irradiated should be determined by taking a margin of at least 2 cm to 3 cm around the considered limits of the tumor.

In 1973 RAMSEY and BRAND (1973) published a randomized study between limited field vs whole brain irradiation and found an increase survival time for those treated with limited fields. The limited field group, however, received an average tumor dose of 5,200 rads in 28 days whereas the whole brain group received an average of 4,398 rads in 33 days. Also noteworthy is that their treated volume, even in limited cases, was in all cases larger than 1,000 cm. The best survival in their group of patients was observed in those with frontal lobe tumors randomized to limited volume irradiation.

MARSA and his group from Stanford published a report in 1975 on 48 patients with Grade IV astrocytoma generally treated to 4,000 rads whole brain followed by a 2,000 rad boost. At post mortem examination they found that the site of tumor recurrence was almost always in or near the tumor bed. They did not advocate a return to the irradiation of the tumor bed only but suggested that the highest dose be delivered to the area of known disease rather than giving whole brain irradiation only.

Table 3. Accuracy of clinical vs pathologic assessment. (SALAZAR and RUBIN 1976)

Location	No. patients	No. patients accurately assessed	No patients inaccurately assessed		
			Contiguous spread	Seeding	Both
Supratentorial	35	6	19	1	9
Infratentorial	6	0	2	1	3
Spinal	2	0	0	0	2
Total	43	6	21	2	14
%	(100)	(14)	(49)	(5)	(33)

Table 4. Pathologic spread by direct contiguity of 42 glioblastomas. (SALAZAR and RUBIN 1976)

		No.	%
I. Supratentorial (35)	A. Peripheral tumors (29)		
	1. Peripheral extension in same hemisphere	17/29	59
	Clinical extent vs pathologic extent — No. / %		
	1 lobe →2 lobes — 9/20 / 45		
	1 lobe →3 lobes — 4/20 / 20		
	2 lobes→3 lobes — 4/9 / 44		
	2. Extension to central areas in same hemisphere	4/29	14
	3. Crossing over to opposite hemisphere	6/29	21
	4. Extension to infratentorial structures	2/29	7
	B. Central tumors (6)		
	1. Extension to periphery in same hemisphere	2/6	33
	2. Crossing over to opposite hemisphere	3/6	50
	3. Extension to infratentorial structures	2/6	33
II. Infratentorial (6)	1. Extension to adjacent posterior fossa structures	5/6	83
	2. Extension to supratentorial structures	4/6	67
	3. Direct extension to cervical cord	1/6	17
III. Spinal (2)	1. Extension throughout entire spinal cord	2/2	100
	2. Extension to intracranial structures	2/2	100

In 1976 SALAZAR and RUBIN reported a study similar to that published earlier by CONCANNON and KRAMER (1960). They reviewed autopsy data on 43 patients dying shortly after diagnosis. Forty-one of them died within one month from diagnosis and thus represent a group of patients selected for an unusually poor prognosis. Astrocytoma Grade III (10 patients) and Grade IV (33 patients) were mixed and called glioblastoma multiforme. Clinical assessment based on the retrospective analysis of operative reports, arteriograms and brain scans describe the post mortem size of the lesion in only 14% of the patients correctly. At autopsy they usually found the primary tumor to be more extensive than indicated by clinical methods. They found that 30% of the supratentorial and over 60% of the infratentorial tumor spread by seeding, which would average 38% of all glioblastomas studied in their report (see Table 3 and 4).

Interesting information about the spread patterns by contiguity are summarized in the Table. The spread pattern by contiguity is consistent with that reported in other series. Their high incidence of seeding, however, has to be looked at more cautiously. Grade III and Grade IV patients were lumped together and any relation between tumor grade and seeding cannot be established. The group of patients studied died within one month of diagnosis and thus harbored aggressive and/or extensive disease and cannot be seen as representative of the full patient population with glioblastoma multiforme or Grade III and Grade IV astrocytoma.

The authors advocate the most aggressive management program in the treatment of this disease. Elective full brain irradiation is recommended with a boost to areas of known disease with a 2 cm margin. Further they recommend treatment of the cranial spinal axis as in medulloblastoma for tumors of infratentorial origin. No results are yet available to recommend such a radical approach as a treatment standard. Particularly as the primary tumor is rarely controlled, elective radiation is hardly indicated.

A very stimulating paper published in 1979 by SCANLON and TAYLOR from the Mayo Clinic should caution the overzealous application of very large field sizes and high doses. Retrospectively they analyzed 193 Grade III and 90 Grade IV astrocytomas treated between 1960 and 1969. They observed that in the early parts of the decade lower doses and smaller fields were used than in the second half of the decade. Has this had an impact on the overall results? If anything they observed a slight trend towards a worsening death rate in their patients treated in the second half of the 1960s. Arbitrarily dividing large and small volumes above or below 150 square cm and high and low doses above or below 1,400 rets they do not find a significant impact on survival rates (SCANLON and TAYLOR 1979).

There is general agreement among radiation therapists that for malignant glioma the treatment volume must be large, certainly larger than indicated by previously available clinical and radiological studies. Most radiation therapists today probably irradiate the entire brain. If adequately large volumes are treated (SHELINE 1977; MARSA et al. 1973), the results appear comparable to whole brain irradiation yielding around 20% survival rate at five years for Grade III astrocytoma and annectodal survivors at five years for Grade IV glioblastoma. The major obstacle to cure by radiation therapy appears to be the resistance of the neoplasm to radiation rather than its tendency to spread contiguously or to disseminate distantly. If the chance for cure is remote, treatment and the quality of survival are the most important factors in determining treatment decisions.

SCHRYVER et al. (1976) from the Karolinska Hospital in Stockholm reported on 48 patients with astrocytoma Grades III and IV analyzed together in which he received a 64% survival at one year, a 43% survival at two years, and a 33% survival at three years.

Survival of Grade III and IV is not reported separately but 27 patients were classified as Grade IV or Grade III to IV astrocytoma. Angiograms and brain scans were used for localization and tumors were treated with a 2 cm to 3 cm wide margin. The dose was 5,000 rads in six weeks in all patients. Great emphasis have been placed on exact anatomic localization, reproducible positioning of the patient and frequent field chicking (SCHRYVER et al. 1976).

In the light of advances in computerized tomography a recent paper from the Massachusetts General Hospital by HOCHBERG and PRUITT (1980) challenges some of the assumptions previously discussed. The authors conclude:

1. CAT scans performed on glioblastoma patients within two months of post mortem examination defined both gross and microscopic tumor extent with a 2 cm margin in all but six of 35 patient evaluated. The major source of error was subependymal spread.
2. Multicentricity occurred in only 4% of untreated and 6% of treated patients. All multicentric lesion patients were identified on CAT scans.
3. Serial CAT scans on 42 patients revealed that glioblastoma recurred within a 2 cm margin of the primary site in 90%. Recurrences outside this margin were accurately deliniated by CAT scan in all instances.

It remains to be seen if CAT scan accuracy may permit smaller field and higher dose irradiation therapy for glioblastoma multiforme. It needs to be emphasized that great care and sophistication is needed to translate precisely localized tumors into a precise and reproducible patient setup.

c) Dose Effects

Most radiation therapists today are accustomed to deliver 180 to 200 rads per day to the tumor in five fractions to a total tumor dose of 4,500 to 6,000 rads. Those daily fractions and the total dose delivered are based upon the collective experience of radiotherapists. These doses are acutely tolerable and late injuries are rare. Survival figures reported in the literature uniformly merge at a dissappointedly low level at about two years in Grade IV gliomas and also tend to meet at approximately four years for Grade III gliomas at a better but albeit poor level regardles of the treatment employed. Differences may best be seen looking at median survivals or one or two year survivals but are usually not born out in absolute five-year survival. Depending on the different perspective of observers, clinicians and researchers, it is, therefore, hardly surprising to find reports claiming comparable results both with a lower and higher dose level. Indeed controlled studies in the use of radiotherapy to indicate its quantitative instead of merely qualitative value were not performed until the Brain Tumor Study Group initiated such studies in 1972. A Prospective study set out to evaluate the dose-effect relationships in the radiotherapy of malignant glioma is not reported in the literature.

Analyzing 621 patients treated in Brain Tumor Study Group Protocols between 1966 and 1975, WALKER has recently reported a retrospective study examining if a dose-effect relationship exists in that group of patients (WALKER et al. 1979). Although not designed as a classic controlled study with primary intent of determining dose-effect relationship, the analysis contains many of the features of a controlled randomized perspective study because each patient was entered into a specific protocol and rigid criteria of acceptance, neuropathology, randomization, treatment and follow-up were applied. Eighty-six percent of the tumors were glioblastoma multiforme and the remainder malignant astrocytoma Grade III. Prognostic patient and tumor factors were taken into account. The study strongly suggest that a dose-effect relationship exists. The median life span of patients receiving 6,000 rads was increased by 2.3 times compared to patients who did not receive radiotherapy. The use of 5,500 rads effectively doubled life expectancy and the employment of approximately 5,000 rads increased the median life span by 1.6. No severe toxicity has thus far been reported (WALKER et al. 1979).

Analyzing Grade III and Grade IV gliomas together (SCANLON and TAYLOR 1979) finds that age was of considerably greater prognostic impact than was the dose level of radiation. A 17% five-year survival for patients under the age of 40 was given for those receiving doses above or below 1,400 NSD rets. For patients older than 40 years the five-year survival rate was approximately 3% for both the high and the low dose groups. Although not specifically mentioned, a sizeable number of these patients did receive split course radiation therapy, and it is feasible that this may influence the results.

Split course treatments are also mentioned in a report by ARISTIZIBAL and CALDWELL (1971). Split courses were compared giving the same number of fractions (KRAMER et al. 1972; BLOOM 1978b) in the same overall time (45–50 days) and with the same rest periods. Dose levels of 5,000, 5,300 and 5,600 rads were employed equivalent to between 1,540 and 1,730 NSD rads. Equivalent doses above 1,700 NSD rads and below 1,400 NSD rads yielded worse results than the intermediate dose ranges. Patients treated with conventional fractionation, most of them between 1,400 and 1,500 NSD rads but up to 1,700 NSD rads fared better than split-course groups. Both ARISTIZIBAL (1971) and SCANLON and TAYLOR (1979) do not detect an influence of large field sizes unless very small field sizes are used; that is less than 80 square cm. ARISTIZIBAL (1971) recommends field sizes between 100 and 150 square cm for which he assumes a safe dose level of 1,600 NSD rads. Brain Group Study Group patients were mostly treated with whole brain irradiation.

SHELINE (1980) has recently summarized the literature on human and experimental data on brain tolerance and suggests that the individual fraction size, that is the number of total fractions is more important than the overall time; a consideration that may be worth considering if split courses are employed. SHELINE modified the NSD formula to estimate brain tolerance. He called the new quantity, $\text{neuret} = D \cdot N^{-0.44} \cdot T^{0.06}$. At levels around 1,000 neurets an incidence of brain damage in the order of 0.04% to 0.4% may be expected from the data he collected.

In 1976 SALAZAR reviewed the cases treated between 1960 and 1975 at the University of Rochester. Patients treated to under 1,300 rets NSD were compared to those treated to levels above 1,300 rets. The difference was indeed significant, 45 of 70 patients survived in the higher dose group and only three of 26 in the lower group survived one year. Patients then receiving those adequate doses appeared to be faring better at one year if areas over 200 cm were treated representing whole brain irradiation; that is 50% survived one year versus 36% in the other group. Based on these results and acknowledging that through an increase in dose and extension of fields only partial failure pathways are encompassed in these tumors, they proposed and recently reported a pilot study employing very high doses and very large fields (SALAZAR et al. 1979).

Analyzed in this report were patients treated to three dose levels. The first group, the very high dose group, consisted of 28 patients receiving between 5,000 and 6,000 rads whole brain radiation plus an additional boost to the primary for total tumor doses between 7,000 and 8,000 rads. This group of patients represents 28 consecutively treated patients with malignant glioma Grade III and IV treated between 1972 and 1976. This group was retrospectively compared with a median high dose group consisting of 27 patients who received 6,000 rads whole brain radiation with or without a supplementary boost for total doses above 5,000 and below 6,500 rads. Further comparisons were made with a retrospectively analyzed conventional dose group consisting of 34 patients who received whole brain doses between 5,000 and 5,500 rads. For Grade IV tumors median survival times of very high dose, medium high dose and conventional high doses were 56, 42 and 30 weeks respectively. Differences gained statistical significance between the extreme groups but not between consecutive dose groups. By two years all curves superimposed and the overall survival became the same for each dose group. For Grade III astrocytoma median survival times for the very high dose, medium high dose and conventional groups were 204, 82 and 42 weeks respectively. Again by four years all curves appeared to join and the overall survival became similar for each dose group. Interestingly 10 patients in the very high dose group came to autopsy and reportedly all demonstrated viable tumor.

In conclusion, the authors caution the application of doses in excess of 7,500 rads, discourage the use of very high doses in glioblastoma multiforme Grade IV astrocytoma but encourage a carefully controlled study with high doses for Grade III astrocytoma. In their opinion the quality of the prolonged life in that group of patients was sufficiently good to warrant further evaluation. The answer to the question if such high doses should be used for Grade III astrocytoma where the five-year survival rate with conventional radiation therapy is about 20% must be reserved for carefully controlled studies. MARSA et al. (1975) on the other hand cautions that an increase in dose will undoubtedly be accompanied by a concomitant increase in radiation damage to the brain. They had evidence of radionecrosis of the brain at autopsy in seven patients who had received a tumor dose of 5,737 rads (1776 NSD rads). One died with radionecrosis but no evidence of tumor.

A joint study by RTOG and ECOG compared 6,000 rads whole brain radiation plus a 1,000 rad boost to 6,000 rads standard whole brain radiation with and without standard chemotherapy (one arm BCNU, a second arm CCNU and DTIC).

The study shows no advantage of the higher dose regimen and a very modest benefit for the chemotherapy at the 18 month survival level.

The somewhat disappointing yield of manipulating with dose and field factors in conventional radiation therapy should lead to a critical appraisal of different approaches directed to enhance the effectiveness of radiation therapy alone or in combination with other modalities of treatment.

6. Glioblastoma Multiforme

a) Experimental Approaches: Unconventional Fractionation

In 1976 SIMPSON and PLATTS reported on a randomized trial in the Princess Margaret Hospital of 134 patients suffering from glioblastoma multiforme. Patients had been randomly assigned to three radiation treatment schedules wherein patients were treated at eight hour or twenty-four hour intervals over a period of one week or three weeks, initially all receiving 3,000 rads tumor dose. As neither complications nor tumor control were observed the total dose was raised to 4,000 and the same time frame and intervals were used. The authors concluded from the trial that no advantage had been demonstrated in the eight hour treatment intervals compared to the standard 24-hour interval. The eight hour interval was tested at two individual fraction sizes (190 rads every eight hours within one week vs 63 rads every eight hours in three weeks). Ability to reduce treatment times by twothirds without increasing the rate of complications appeared advantageous but appeared to have no therapeutic gain.

Radiobiologically, however, it appeared possible and attractive to think that superfractionation may lead to a therapeutic gain through the following mechanisms. 1. The oxygen enhancement ratio, 2. repopulation during treatment, 3. differential repair rates of normal and tumor tissue, 4. cell survival curve differences. DOUGLAS (1977) discusses this rationale and reports on a study using 4,500 rads in 45 fractions in three weeks or 5,400 rads in 54 fractions in three and one-half weeks, both with a conventional boost (interval 3 to $3^1/_2$ hours). Compared with historical controls both median and one year survival were improved and a randomized trial was encouraged. It is therefore feasible that a trend exists in favor of suprafractionation radiation therapy and further research is needed, and currently in progress in Europe and the United States, and Canada.

b) Radiation Sensitizers

Hypoxic Cell Radiosensitizers. In many in vitro and in vivo experimental systems it has been shown that cell hypoxia protects tumors from the effects of sparsely ionizing, that is low LET radiation. It is also known that the level of hypoxia necessary to protect cells against killing by low LET photon radiation is consistent with cell survival. How much of a limiting factor hypoxia is with a course of fractionated radiation therapy is less well defined. Oxygenation may improve during the course of fractionated therapy. This reoxygenation would lead to a sensitization of previous hypoxic cells.

Indirect evidence for the importance of hypoxia has been provided by the hyperbaric oxygen randomized clinical trials in England. These tials indicate that at least some, if not all human tumors are protected by hypoxia (DISCHE 1979).

Certain electron-affinic chemicals have been shown to offset the radio resistance induced by hypoxia. Presumably the electron accepting hypoxic cells sensitizers mimic oxygen in fixing DNA damage. The fact that hypoxic cell sensitizers are ineffective in the presence of oxygen suggests that they may compete, although weakly, with oxygen for fixing damage in the DNA radical formed through the indirect action of radiation. Such competition favors the hypoxic cell sensitizer only in a hypoxic cell (GUTIN et al. 1980). Oxygenated normal cells, however, will not be affected. A true therapeutic gain therefore is theoretically present. Pharmacological properties of such agents have been extensively described and at present the most promising agent appears to be misonidazole (SHELINE et al. 1979; GUTIN et al. 1980; DEWEY et al. 1977; WILTSHIRE et al. 1978; BLEHEN 1980; CARABELL et al. 1981).

Extensive clinical studies of the pharmacologic toxicologic properties of misonidazole have been conducted in England, Canada, the United States in a surprisingly short period of time (DEWEY et al. 1977; GUTIN et al. 1980; WILTSHIRE et al. 1978; BLEHEN 1980; SHELINE et al. 1979).

Serum levels of misonidazole in the order of 50 μg/ml followed oral doses of 1.5 g/m^2 with concentrations of 100 μg/ml achieved after doses of 2.5 g/m^2. Maximum serum levels of misonidazole occur two to four hours after oral application. The mean and median half lives are 15 and 14 hours, respectively. Concentration measured in human tumors are in the range of 50% to 90% of simultaneous serum levels and CSF levels have ranged from 40% to 90% of serum levels. There may be a one to two hour interval between the maximum serum level and maximum tumor concentration. The enhancement ratio (dose without sensitizer, divided by dose with sensitizer) for misonidazole is approximately 1.5 and 1.75 for concentrations of 50 and 100 mg/ml, respectively. Thus oral doses of 1.5 to 2.5 g/m^2 can be expected to yield effective serum and tumor concentrations.

Toxicities of misonidazole can be divided into two categories: gastrointestinal toxicities and neurotoxicity. Gastrointestinal toxicity consists primarily of nausea and vomiting. The limiting toxocity appears to be neurotoxicity. Neuropathies do not seem to significantly progress when the drug is stopped. Patients who had prior vincristine neuropathy developed rapid severe misonidazole neuropathy, suggesting an added toxic effect. The incidence of neuropathy appears largely related to the total dose of misonidazole, rather than the size of the individual doses. The frequncy of dose administration (1, 2, 3 or 5 times per week) did not significantly alter the tolerable total dose. The overall time in which the total dose is given probably influences the acceptable total dose. 15 g/m^2 over six weeks appear equivalent to 12 g/m^2 over three weeks. Pilot studies for brain tumors, both by the brain tumor study group and by RTOG surprisingly found a lower incidence of peripheral neuropathy. It is thought that the concomitant use of drugs such as Dilantin or Decadron may account for this observation. Preliminary evidence suggests that Dilantin decreases the serum half life of misonidazole and the incidence and severity of neurotoxicity. Decadron on the other hand seems to reduce the incidence of neuropathy but has no effect on the half life of misonidazole (SHELINE et al. 1979).

Clinical Experience and Studies in Progress. URTASUN (1976) selected metronidazole (Flagyl) for the first clinical trial of hypoxic cell radiosensitizers in glioblastoma multiforme. Patients were randomized to receive radiation alone (3,000 rads in nine fractions over 18 days) or to receive radiation with metronidazole (6 g/m^2), given four hours before radiation. There was a significant improvement in the median survival time in patients receiving the sensitizers but because the total radiation dose was low, the survival time in both groups were lower than those obtained with standard radiation regimen. The results, however, do suggest that hypoxic cell fraction is present in the human brain tumors and that this cell population has an influence in response to radiation. Knowledge of the total dose of misonidazole that can be safely administered, and the need to obtain adequate tumor concentrations, have led to different and interesting approaches to find optimum treatment schedules.

An MRC trial in England administers misonidazole·6 g/m^2 with each fraction, for a total of 20 fractions and a total dose of 4,500 rads in four weeks.

A higher dose of misonidazole given with a reduced number of fractions is analyzed by URTASUN et al. (1976), the University of California in San Francisco an the RTOG. In the Urtasun trial 1.5 g/m^2 of misonidazole is tested against 6 g/m^2 of metronidazole, either given prior to nine fractions to a total dose of 3,870 rads.

At the University of California in San Francisco, 12 fracitons of 400 rads are preceded by 1.5 g/m^2 of misonidazole, compared to 600 rads in 12 fractions in six weeks, preceded by 2.5 g/m^2 of misonidazole (SHELINE et al. 1979). In Cambridge, Wiltshire treats three fractions per week (Monday, Wednesday 294 rads, Friday 500 rads, preceded by 3 g/m^2 of misonidazole.

In an RTOG study 400 rads every Monday for six weeks is preceded by 2.5 g/m^2 of misonidazole. Lower doses are given in the remaining fractions every week. A total of 6,000 rads is delivered, including a 900 rad boost.

The Brain Tumor Study Group administers the drug with some, but not all of the treatments in a conventionally fractionated course of radiotherapy. 1.5 g/m^2 are given Mondays and Thursdays, followed by 200 rads four and twenty hours after each dose of misonidazole. 6,000 rads in 30 fractions over six weeks are delivered with BCNU (GUTIN et al. 1980).

These randomized studies should provide information on the efficacy of misonidazole in the near future. Analogs of misonidazole with lesser neurotoxicity may soon be available.

Pyrimidine Analogs. Other agents have been used in an attempt to radiosensitize tumors selectively. 5-Bromo-2-Deoxyuridine, an analog of Thymidine, commonly referred to as BUDR, has been tested with brain tumors. When BUDR is incorporated into the DNA of dividing cells, radiosensitivity is increased by a factor of two. Presuming that brain tumors have a higher miotic rate and synthesize DNA more vigorously than normal brain tissues, BUDR might increase the radiosensitivity of brain tumors to a greater extent than adjacent normal tissues, that is improve the therapeutic ratio of irradiation in brain tumors. Limited clinical observations to date suggest that intra-aterial infusion with BUDR increases the effectiveness of radiation therapy but a confirmation in clinical trials will still be needed (GUTIN et al. 1980).

7. Hyperbaric Oxygen

As long ago as 1909 SCHWARTZ noted that an impeded circulation rendered the skin less vulnerable to photon damage. A variety of experiments were done to study circulation vs. response but it was not until 1935 that MOTTRAM suggested that the critical factor was the amount of oxygen being supplied to the irradiated cells. Not until 1952 was this still most important effect in radiation therapy fully appreciated. Since GRAY first enunciated the rationale of treating patients in hyperbaric oxygen in 1953, a large number of clinical studies have been undertaken to assess its value. Although criticisms have been raised against the design of these trials, DISCHE (1979) has concluded in a recent review that as a method introduced to improve radiotherapy, hyperbaric oxygen is the only one so far which has been found to be effective in clinical trials where the conditions of the test may be regarded as fully acceptable. Britisch MRC trials have shown that local cure and survival can be improved at least in head and neck and cervical cancer. CHANG (1977) reported a pilot clinical trial on radiotherapy of glioblastoma with and without hyperbaric oxygen. Thirty-eight patients were radiated under hyperbaric oxygen and 42 controls in atmospheric air. Both the 18 months survival and the median survival was in favor of the hpyerbaric oxygen group but due to the small population samples and pilot nature of this study, statistical significance was not obtained. Although evidence therefore exists that hyperbaric oxygen might improve the therapeutic ratio and has been shown to completely destroy glioblastoma, this approach may not be the ideal way to overcome tumor cell hypoxia. Radiotherapy in hyperbaric oxygen conditions is time consuming, cumbersome and hazardous to both patient and personnel. Further a significant number of patients cannot be treated under hyperbaric conditions because of medical or psychological contraindications. For these reasons enthusiasm for this new method has faded and the technique has been abandoned in most radiotherapy centers.

8. Boron Neutron Capture Therapy

Neutron Capture Therapy for the treatment of cancer was first suggested by LOCHER in 1936. During the early 1940s several workers investigated this technique in animals using various boron and lithium compounds.

Boron-neutron capture therapy for the treatment of tumors depends on the selective loading of a tumor with a 10_B enriched boron compound and subsequent irradiation with thermal or epithermal neutrons. The neutron capture reaction $10_B(n,d)\ ^7Li$ releases an alpha particle and a recoiling ^7Li ion with an average total kinetic energy of 2.33 MeV. These charged particles have a range in tissue of less than 10 μm which is comparable to or less than a cell diameter. Consequently the radiation dose distribution due to these particles follows the boron distribution in the irradiated tissue even to the cellular level. SWEET and JAVID (1952) first demonstrated that certain boron compounds would concentrate in human brain tumor relative to normal brain tissue. Subsequent studies led to clinical trials of boron-neutron capture therapy at Brookhaven during 1951 and 1952 and at the MIT Research Reactor during 1961 and 1962. Thermal neutrons are rapidly attenuated in skul and brain tissue. In order to increase the neutron flux depth distribution, the skull and dura was reflected in a second craniotomy operation in order to expose the tumor bed directly to the incident neutrons. In spite of these procedures, the results of the first trials were uniformly discouraging. Histologic studies indicated that radiation necrosis in normal brain had occurred primarily as a result of radiation damage to the walls of capillaries and small arterioles within the irradiated cerebral tissue. The principle reason for the failure of these early trials was the lack of a boron compound which could give rise to a high sustained concentration within the tumor while its concentration in the blood dropped to a normal level.

In 1968 HATANAKA initiated a new clinical trial of boron-neutron capture therapy in Japan using an improved boron compund. More than 20 patients have been treated in Japan with very encouraging results.

These promising clinical results and recent developments in the areas of radiation dosimetry, boron chemistry and nuclear 10_B assay methods have again heightened the interest at MIT for a renewed clinical trial of boron-neutron capture therapy to treat glioblastoma multiforme patients. Pre-clinical dog studies and pre-therapy patients studies are currently on the way to provide data on the tolerance of normal brain tissue to boron-neutron capture radiation and on the boron tumor to blood concentration ratios which might be expected in glioblastoma multiforme patients.

Neutron capture therapy is an exciting concept and if a significant benefit can be shown in glioblastoma multiforme it may be applicable to other forms of cancer (BROWNELL et al. 1978).

9. High LET Radiation Therapy

A new treatment modality must result in relatively more efficient killing of cancer cells than of critical normal tissue cells to achieve a therapeutic gain. The efficiency of cell killing by a new type of radiation as compared with a reference standard, is termed its relative biological effectiveness (RBE). The therapeutic gain factor is defined as the RBE of tumor divided by RBE of critical normal tissue. The rational for the possible advantage offered by fast neutron therapy has been reviewed extensively (HALL 1978) and the major mechanisms through which fast neutrons may offer a potential for improvement can shortly be summarized.

a) Tumor Cell Hypoxia

Hypoxic cells are protected from the effects of X or gamma radiation when compared to well oxygenated cells. The oxygen enhancement ratio is defined as the ratio of dose of radiation required to produce a specified biological effect under anoxic conditions to the dose required to produce the same effect under well oxygenated conditions. With photons the oxygen enhancement ratio for most mamalian cells is 2.5 to 3.0, while for fast neutrons in clinically used energy ranges it is in the range of 1.5 to 1.7. The benefit of fast neutron therapy in terms of its lower OER depends on the proportion of hypoxic tumor cells present at the time of each dose fraction. In practice, the advantage of neutron therapy is less than the ratio of 3 over 1.7 would suggest because not all cells and tumors are severely hypoxic and re-oxygenation may occur during intervals between fractions diminishing the influence of hypoxic cells.

b) Tumor Cell Survival Curve Characteristics

A further area of therapeutic gain from neutron irradiation exists when tumor cells are relatively radio-resistent due to an increased capacity for the accumulation and repair of sublethal radiation injury. Radioresistance to X or gamma rays conferred by the large capacity of tumor cells to accumulate and repair sublethal injury could be minimized with neutrons. However, in clinical situations where tumor cells are less able to accumulate and repair sublethal injuries than normal cells, neutron irradiation would be deleterious.

c) Tumor Cell Kinetics

The cell cycle dependent variation in radiosensitivity is qualitatively similar for neutrons and gamma rays but the magnitude of the difference is smaller for neutrons. Whether this property constitutes a therapeutic advantage for neutrons cannot be predicted. Tumors whose cells re-distribute poorly or whose cell age spectrum is dominated by cells in resistent phases would be more effectively treated with neutrons.

d) Repair of Potentially Lethal Damage

Recovery from potentially lethal damage occurs in cells when the postirradiation conditions are suboptimal for growth. Repair of potentially lethal damage occurs following X and Y gamma radiation but it is not observed following neutron radiation. It has been suggested that potentially lethal repair after X and gamma irradiation occurs in nutritionally deprived tumor cells but not in normal tissue cells. This would constitute a further advantage for the use of fast neutron radiation therapy.

At the present time the only extensive studies involving the use of high LET irradiation for malignant gliomas are for fast neutron radiotherapy beams. CATTERALL et al. (1980) reported preliminary results from Hammersmith indicating that fast neutron therapy has the potential for eradicating this type of tumor. Initially 18 patients were treated to a whole brain total neutron dose of 1,560 rads in 12 fractions over four weeks. A second group of patients received 1,320 rads whole brain radiation in 12 fractions over four weeks. A controlled group of patients was treated with 6 MeV X-rays to a whole brain dose of 5,000 rads in five weeks in 20 patients and 5,500 rads in six weeks in 13 patients.

Most neutron treated patients relapsed in a similar way as photon treated patients. However, in five patients who lived for at least nine months, deterioration took the form of increasing dementia without localizing signs, without raised intracranial pressure and with little or no response to Decadron. In at least three other neutron-treated patients, dementia was also a feature of the terminal illness but signs of raised intracranial pressure were also present. It was felt that these patients had the combination of local recurrence and diffuse brain damage.

In 69% of the neutron-treated cases (11 out of 16) either no tumor was found or only microscopic foci of abnormal cells were noted at autopsy. In the photon controlled group moderate to gross disease was noted in 86% or in six out of seven patients.

None of the X-ray treated patients developed the same degree of tumor destruction nor the degenerative changes in normal brain tissue that was observed in those who were treated by neutrons, most of whom received 1,560 rads. The mean survival was lower in the four patients who received a reduced neutron dose of 1,300 rads although the gross degree of tumor destruction was comparable after both dose levels.

Similar findings are reported from a Phase I pilot study undertaken at the University of Washington in Seattle. Most patients were treated with whole brain irradiation. A first group of patients received 150 rads twice a week to doses between 1,550 to 1,850 rads. A second group of patients received 100 rads per fraction three times per week to between 1,650 to 1,850 rads whole brain irradiation. A third group received a mixed-beam schedule delivering 60 neutron rads twice a week and 180 photon rads three times a week with a planned whole brain neutron dose of between 600–660 neutron rads and whole brain photon dose of 2,800 to 3,200 photon rads followed by a boost of between 120 to 180 neutron rads and between 500 and 1,000 photon rads fractionated. It is reported that there was no difference in the results between those treatment arms except that the survival for both Grade III and Grade IV lesions were less than in a historical controlled group of patients.

At autopsy the tumor was apparently eradicated in 14 out of 15 patients.

This information and the increasing availability of CAT scanning were used in the design of RTOG Protocols 76-11. In this national study all patients received 5,000 photon rads whole brain irradiation in 25 fractions over five weeks and are randomized to receive either a 1,500 rad photon boost or a 1,500 rad equivalent neutron boost.

The analysis of this study is not complete but preliminary analysis suggests a small survival benefit in the neutron group.

A similar pilot study has been reported from BATTERMANN (1980). The whole brain was treated to 3,000 photon rads in $3^1/_2$ weeks followed by a neutron boost of 1,160 rads. The results in this small group of patients were comparable to historical controls. Patients who came to autopsy were found to have recurrent tumor. A follow-up study with slightly increased neutron doses is suggested by the author.

The results as reported suggest neutrons to be a mode of therapy capable of eradicating the tumors, but there is no evidence that there is a therapeutic window between tumor and normal tissue radiosensitivity. This concept led to the most recently activated RTOG study (80-07). Patients will receive 4,500 whole brain photon rads in 30 fractions over six weeks. On two days per week, patients will receive an additional neutron boost field, whereby the neutron treatment is given first and the photon treatment within three hours. Expressed in Seattle neutron rads, the boost will be delivered in 12 fractions and the patients will be randomized between 360, 420 or 480 neutron rads total boost dose.

The neutron group at FermiLab is exploring another possible avenue. From animal experiments it had been suggested that the OER from neutrons could be reduced from the 1.6 level to nearly 1.0 by using hypoxic cells sensitizers. Aiming at a total dose thought to be similar to the 1,300 rad Hammersmith, they did plan to deliver 300 neutron rads per fractions at weekly intervals each preceded by misonidazole 2.5 g/m^2, four hours prior to the neutron treatment. Five doses will include the whole brain while the last dose will be delivered to a reduced boost volume (PARER et al. 1976; CATTERALL et al. 1980; BATTERMANN 1980; LARAMORE et al. 1978).

VII. Primary Reticulum Cell Sarcoma (Microgliomatosis) of the Brain

The pathology and nomenclature of these rare tumors is extensively discussed by RUBINSTEIN (RUBINSTEIN 1972). In the American literature the term reticulum cell sarcoma is still the term most often used, whereas in the European literature the term microgliomatosis is more frequently found. LITTMAN and WANG (1975) reviewed the literature and found 131 reported cases, to which they added 19 of their own. Although its histological similarity to an undifferentiated metastatic tumor suggests that a number of cases may not have been recognized, the overall incidence is very low. An increased incidence of reticulum cell sarcoma in patients who had received renal transplants is now well documented (E, F) (PENN 1970; HOOVER 1973).

Compared to the prognosis of extraneural reticulum cell sarcoma, primary CNS – R.C.S. has a distinctly poor prognosis, with only 4% five year survivors found by LITTMAN.

It is well established that reticulum cell sarcomas of the brain tend to be infiltrative, even when they appear to be grossly solitary. Consequently poor control can be accomplished by surgery alone. Many cases present with diffuse central nervous system involvement at initial presentation.

Spinal cord involvement is rare (no cases in LITTMAN's series). Direct extension to the upper cervical cord however may occur with diffuse brain disease or posterior fossa lesions.

The average interval between first symptom and diagnosis is usually short, from two to three months. Rarely do patients present with a more protracted clinical course suggesting the existence of a different biological type of disease with a more favorable prognosis, (D) (BERRY 1981).

1. Treatment

The diffuse nature of involvement limits the role of surgery. The palliative benefit of radiation therapy is well documented with frequent good clinical palliation obtainable. However, the initial response is usually not sustained and early demise is the rule for most patients. Less than whole brain irradiation is not advisable and associated with a poorer survival (BERRY 1981). Spinal cord involvement is rare and seldom the only cause of failure. Early local relapse remains the principle obstacle to successful treatment. Elective irradiation of the spinal axis is only advised in cases where there are clinical signs of disease, a positive fluid cytology, and/or suggestion of diffuse brain disease. The upper cervical cord however should be irradiated in a posterior fossa lesion, since this is an anatomical area of direct extension. Only RAMPEN (RAMPEN 1980) finds an indication from his series of 12 cases that elective CNS irradiation may be beneficial. A dose response relationship is not clearly evident from the literature but there is a suggestion that 5000 rads whole brain radiation may be associated with a somewhat better survival (BERRY 1981). However, even at doses close to the tolerance level of CNS tissue, early local relapse remains the principle pattern of failure. Variations in field and dose factors with convcentional fractionation are unlikely to improve results and therefore new approaches such as different fractionation schedules, radiation sensitizers, or chemotherapy have been proposed (BERRY 1981).

VIII. Ependymoma

1. Presenting Factors Incidence

Among large series of intracranial gliomas, the incidence of ependymomas has varied from approximately 2% to 9%. ZÜLCH (1958) quotes the incidence as 4.6%; RUBINSTEIN had about 6%. They are predominantly tumors of childhood and adolescense, but they do occur in adults. Small growths of subependymoma type have been found symptomless in the fourth ventricle of elderly subjects by chance at autopsy (RUBINSTEIN 1972). Approximately 60% of ependymomas are infratentorial in location. Most of the tumors arise in the midline in the fourth ventricle, usually from the floor but sometimes from the roof. They often fill the fourth ventricle and frequently project extraventricularly into the cisterna magna.

Extension to the upper segments of the cervical cord is relatively common while spread into the cerebellopontine angle, into the central canal of the spinal cord and into and through the Aqueduct of Sylvius occurs less frequently.

Supratentorial tumors arise in the proximity of the ependymal lining of the ventricles. Filling or partial filling of the ventricular system at operation or post mortem examination probably occurs in 50% of the cases. It has been emphasized that a large number of supratentorial ependymomas are not visibly related to the ventricles and direct their major growth into the cerebral white matter rather than towards the ventricular cavity (KRICHEFF et al. 1964; FOKES and EARLE 1969).

The mean age of patients with supratentorial tumors is quoted as 18.8 years (KRICHEFF et al. 1964) or 27.8 years (FOKES and EARLE 1969). In infratentorial tumors the mean age is quoted between 15.4 years and 18.7 years.

2. Classification

According to histological types these tumors can be divided into: 1. cellular, 2. papillary-myxopapillary, 3. subependymoma, 4. epitheloid, 5. mixed (FOKES and EARLE 1969). The cellular type will be the most commonly found. Kernohan introduced a system of grading to ependymomas. However, in many instances grades correlate very poorly with the subsequent course of the disease. Most ependymomas, in particular the infratentorial tumors, are of the lower grade and express their malignancy due to compression of surrounding vital structures. The prognostic value of a grading system is confused by the unusual hazards of surgery in their region of origin. There is no good correlation between the grade of tumor and its invasiveness. Cytologically malignant forms are uncommon (RUBINSTEIN 1972), even in recurrent tumors.

A system of staging has been proposed by KRICHEFF et al. (1964), but has not yet found wide acceptance.

3. Natural History and Spread Patterns

The prognosis of a patient with a slowly growing supratentorial tumor such as an ependymoma is to a large degree influenced by the location of the tumor. The duration of symptoms as well as the resectability of the tumor vary greatly depending upon the site of the lesion. Thus, an attempt to correlate survival with duration of symptoms, the size of tumor, or pathological features must be subject to considerable error.

Infratentorial ependymomas, on the other hand, arise in a common location. Therefore the relative prognosis of patients for these tumors often is a function of rate of growth of the tumor and the influence of treatment upon it. The duration of symptoms prior to seeking medical aid probably reflects on both the rate of growth of the tumor and its invasiveness. KRICHEFF et al. (1964) finds a good correlation between the length of symptoms and survival of patients with infratentorial ependymomas. Generally the longer the duration of symptoms the better the survival. On the other hand he found no correlation between the pathological grading and the length of symptoms or the invasiveness of the tumor. Possible patterns of spread in ependymomas are: 1. local extension and invasion into adjacent ependymal lined spaces and structures, 2. seeding along the fluid pathways, 3. invasion of adjacent dura, bone or skull, 4. extracranial metastases.

Aggressive patterns of spread mostly occur in the relatively rare malignant forms.

The incidence and the identification of tumor factors that lead to seeding via CSF pathways is the most important one for the rational design of postoperative radiation therapy.

SHELINE (1977) has recently reviewed the literature on the reported incidence of CFS seeding. To see if there was a correlation between the degree of malignancy and spinal seeding from intracranial ependymomas he pooled data reported by SVIEN, SHELINE, and BLOOM (see SHELINE 1977). In those data information about both location and degree of malignancy was available. He concluded that high grade infratentorial ependymoma does have a relatively high incidence, about 20%, of spinal cord seeding, but found a very low rate for supratentorial and for low grade ependymomas (see Table 5). Local recurrence

Table 5. Ependymona: Clinical evidence of seeding (children)[a]

Location and grade	Fraction seeding	
Supratentorial		
High grade	0/15	
Low grade	0/11	0/37
Unknown	0/11	
Infratentorial		
High grade	4/21	
Low grade	1/41	5/62

[a] Combined data: BLOOM, SVIEN et al.; SHELINE (1977)

Table 6. Modern literature review[a]: Ependymomas with spinal cord seedings by grade and location. (SALAZAR 1983)

	Low grade %	High grade %	Overall %
Supratentorial	7	18	25
Infratentorial	12	63	75
Tozal	20	80	100

[a] Based on 50 patients with intracranial ependymomas and documentred spinal seedings

accounts for the majority of deaths in patients with intracranial ependymomas. More careful studies are needed to evaluate the true incidence of seeding in this tumor.

A recent update or the reported incidence of seeding is presented by SALAZAR (1983) can be seen from Table 6.

The prognosis seems to be poorer in children than in adults. Patients with supratentorial tumors have a worse prognosis and generally have greater neurological deficit than do patients with infratentorial ependymomas. Supratentorial ependymomas tend to show greater anaplasia and pleomorphism, and in general appear less well organized than ependymomas of the posterior fossa. Accurate prognosis based on a system of grading is handicapped by the characteristic proximity of ependymomas to vital CNS structures and consequent damage to these structures even by histologically benign tumors. The degree of histological malignancy tends to remain constant throughout the course of disease regardless of duration and late recurrences in up to ten years are not infrequent. Seeding of ependymomas occurs although the exact frequency is uncertain and the symptoms secondary to the seeding may be quite late in appearing. It is difficult to assess the effectiveness of treatment because it is not possible to correlate the histological appearance of an ependymoma with its clinical behavior. Adequate surgical decompression without disturbance of vital structures combined with postoperative radiation seems to be the most effective form of treatment.

4. Treatment – Surgery

The exact diagnosis of an ependymal tumor cannot be made ordinarily without surgical exploration. At the same time extirpation of as much tumor as feasible should constitute

Table 7. Ependymoma (SHELINE 1977)

Author	Radiation therapy	5-year survival rate
CUSHING	No	20%
RINGERTZ and REYMOND	No	20%[a]
KRICHEFF et al.	Yes	41%
BOUCHARD and PEIREE	Yes	58% (50%)
PHILLIPS, SHELINE and BOLDREY	Yes	87% (62%)

( ) = 10-year survival rate

[a] Two of the 9 living at 5 years already had recurrence and died within six months

the initial treatment in all cases. Generally neurosurgeons agree that complete surgical removal of ependymomas whether supratentorial or infratentorial cannot be accomplished safely in the majority of patients. Reported five year survival rates for surgery alone fall between 20% and 30% (see Table 7).

5. Radiation Therapy

With cures rarely achieved by surgery we try to answer from the literature if postoperative radiation improves survival, and if so what is the optimal choice of tumor dose in order to reduce local recurrence rates? What is the optimal extension of the field in order to avoid geographical miss and reduce the rate of subarachnoid seeding?

KRIECHEFF et al. (1964) reported a 41% five-year survival rate in patients receiving postoperative radiation even though many of his patients received relatively low doses and probably were undertreated. Looking at series where at least 4,500 rads were delivered BOUCHARD (1966) and SHELINE (1977) reported 58% and 87% five-year recurrence free survival rates and 50% and 62% ten year survival rate respectively. These authors have not routinely or electively used full CNS irradiation.

If local control is accomplished, how often do we fail by seeding along the cerebral spinal axis? Is seeding predictable by either tumor location or tumor grade? These questions cannot be answered entirely satisfactorily. Some ependymomas do seed within CSF pathways. SVIEN et al. (1949b) reported spinal subarachnoid implants in 6 of 19 patients at autopsy. Interestingly none of these patients had clinical evidence of spinal involvement. The incidence of seeding cannot be calculated from this series because the total number of patients from which these 19 were obtained is not stated. KRICHEFF et al. (1964) reports on 18 supratentorial and 52 infratentorial ependymomas. In his series only four patients received irradiation to the spinal cord and interestingly the only patient who was found to have seeding along the spinal axis had received elective treatment. Autopsy reports as reviewed by SALAZAR et al. (1975) give a higher incidence of spinal subarachnoid implants but those patients in the majority of cases had uncontrolled, partially or non-irradiated primaries with widespread disease and consequently do not reflect the natural history of this tumor after adequate postoperative radiation therapy. It may be concluded from the literature that when treatment fails, it fails primarily due to local failure. SHELINE (1977) recently reviewed the literature pooling data where both location and tumor grade was available (see Table 5). He concluded that high grade infratentorial ependymomas do have a relatively high incidence of approximately 20% of the spinal cord seeding, in contrast to the low rates for supratentorial and the low grade ependymomas. KIM and FAYOS (1977) report symptomatic spinal subarachnoid implants in one of eight high grade supratentorial ependymoma, in one of eight low grade infratentorial ependymomas and in five of 13 high grade infratentorial tumors.

Consequently there is fairly close agreement in the treatment approaches in low grade supratentorial and in high grade infratentorial ependymomas.

For low grade supratentorial ependymomas generous but localized fields of radiation are used by most. Only SALAZAR recommends whole brain radiation possibly with a 1,000 rad boost. Minimal doses recommended are 4,500 rads and the upper limit at 5,500 rads (KIM and FAYOS 1977; SHELINE 1977; SALAZAR et al. 1975; KRICHEFF et al. 1964; FOKES and EARLE 1969; BLOOM 1975).

General agreement exists in the treatment of high grade infratentorial ependymomas. All authors treat them in the same standardized fashion as they would treat medulloblastomas.

In high grade supratentorial tumors SHELINE (1977) would include the ventricular system generously but does not recommend craniospinal irradiation. The other authors will treat in the same fasion as high grade infratentorial tumors. As it is well known that a substantial number of supratentorial ependymomas have minimal relationship to the CSF cavities, information from surgery and CAT scanning might be useful to individualized treatment decisions in this subgroup of tumors.

In low grade infratentorial tumors KIM and FAYOS (1977) and BLOOM (1975) treat the whole cranial spinal axis. Both SHELINE (1977) and SALAZAR et al. (1975) would treat more limited fields. In the case of SALAZAR this would be whole brain irradiation and spinal irradiation to include C 5.

A recent report (GARRETT and SIMPSON 1983) of 50 cranial ependymomas found that most of their patients had higher grade tumors. In that series only 2 of 12 patients with local radiation are alive versus 18 of 38 patients with elective whole craniospinal radiation. Hence these authors advocate elective radiation to 3,500 rads with an additonal boost of 1,500 rads to the primary site, all conventionally fractionated.

Whether one accepts the policy of full central nervous system irradiation or not, large treatment volumes are required in all cases. Fourth ventricle tumors were found to infiltrate the leptomeninges around the brain stem, regional cranial nerves and blood vessels (BLOOM 1975).

6. Chemotherapy

A recent southwest oncology group study investigates both ependymomas and medulloblastomas in identical protocols. The thesis is the test of adjuvant chemotherapy in those tumors. It is strongly felt that there is no place for adjuvant chemotherapy in low grade ependymomas at this point. In high grade tumors the benefit is doubtful and the place of adjuvant treatment should be reserved to strictly controlled prospective studies.

7. Patterns of Failure

Care and Quality of Survival. KRICHEFF et al. (1964) evaluates the functional status of his patients and their quality of survival. In less than 10% is the quality of survival described as poor. Interestingly his patients with supratentorial lesions had a slightly worse functional long-term result.

8. Recurrence

Failure of treatment is due to local intracranial recurrence in most cases. It is emphasized by several authors (KRICHEFF et al. 1964; SALAZAR et al. 1975; FOKES and EARLE 1969; BOUCHARD 1966) that treatment of recurrence yields worthwhile sometimes long-term palliative results. Surgery should be recommended first. Re-irradiation has been found worthwhile by KRICHEFF et al. (1964). The inherent risks and potential benefits will be answered differently by different oncologists based on the condition of the individual patient.

IX. Medulloblastoma

1. Presenting Factors – A Incidence

Medulloblastomas constitute only 5% of all brain tumors; but represent about 20% of all brain tumors in children. The incidence in males is approximately twice that in females.

Tumors may occur at any age. They have been reported to be present at birth, as well as in the elderly. About 80% occur under the age of 15 years with a plateau between the ages of three and ten years.

MATSON (1969) found 126 medulloblastomas in a series of 418 consecutive posterior fossa tumors referred to his pediatric neurosurgical clinic. One-hundred thirty-four were cerebellar astrocytomas. Seventy-eight brain stem gliomas and 34 ependymomas. A short history, in most cases, less than two months, characterize the presentation of medulloblastomas.

2. Signs and Symptoms

Most medulloblastomas arise in the midcerebellar region, mostly in the roof of the fourth ventricle, in the region of the anterior medullary velum (60% to 85%). In older patients they are often situated more laterally in the cerebellar hemispheres. Since two-thirds of the brain tumors in children occur in the posterior fossa and have a similar clinical presentation, it is extremely difficult to make a correct preoperative diagnosis of medulloblastoma. It should be suspected in patients, especially males in their first decade who rapidly develope symptoms and signs of a midline cerebellar tumor.

The most common clinical manifestations of this tumor are truncal ataxia, from midline cerebellar involvement, and headache, vomiting and papilledema from increased intracranial pressure. The patient tends to walk with a wide based gait and often has as much difficulty sitting as walking. The Romberg test is usually positive. As the tumor extends laterally into the cerebellum incoordination of arm and hand movement may occur. When the tumor obstructs the flow of the spinal fluid through the fourth ventricle or Aqueduct, the symptoms and signs of increased intracranial pressure appear. Cranial suture separation may be present as radiographic evidence of increased intracranial pressure (AUSMAN et al. 1974).

Because of the tendencies of medulloblastomas to metastasis throughout the subarachnoid space and ventricular system, signs and symptoms of nervous system involvement outside the posterior fossa develop most commonly after the initial diagnosis and after treatment. Implants on the cranial or spinal nerves may give rise to root pain simulating intraabdominal disease while metastasis to the spinal cord may produce cord compression. As a result of spread over the cortex, paralysis of cortical origin and convulsive seizures may occur (Moments of Decision; ACR SALAZAR 1977; RUSSEL and RUBINSTEIN 1977).

3. Diagnostic Work-up

At the time of presentation, the clinician has two immediate priorities in the management of patients with medulloblastoma. 1. to establish a diagnosis and 2. to control the patients immediate symptoms. In many patients the most urgent problems are related to raised intracranial pressure. A child with neglected or delayed diagnosis may require immediate life saving intervention. In these circumstances, the use of ventriculo peritoneal shunting before definitive surgery is advocated. Either an external shunting device or ventriculoperitoneal or ventriculo-atrial shunting may be used. In those latter alternatives, a millipore filter should be used in line with the device in order to prevent dissemination of tumor outside the central nervous system. The filter is usually positioned so as to be within the radiation treatment portal of the posterior fossa.

Many patients are not in such extreme circumstances at the time of presentations and medical therapy such as dexamethasone will control the symptoms prior to definitive surgery.

After careful clinical evaluation and detailed documentation of neurological deficits a skull x-ray will usually be performed. There may be evidence of raised intracranial pressure, calcification is rare in medulloblastomas and more suggestive of ependymomas.

Computerized tomography is now often the initial means of evaluation and may be the only study required. Tumor site, size and internal configuration can be judged from the effect on the ventricular system and the differences in density pattern relative to brain parenchyma. The tumor may have intrinsic differences in radiolucency relative to normal brain tissue or may demonstrate this only after enhancement with intravenous contrast material.

Edema of the surrounding brain tissue can also be appreciated on the CAT scan. The routine use of arteriography and air contrast sutdies has largely been replaced by computerized tomography, however, rare tumors may still require all methods of identification (CARTER 1981).

A recent report advocates myelography after surgery on the posterior fossa tumor, but before commencing radiation therapy. Eight of 22 children in one report had asymptomatic spinal cord involvement detected by myelography. It has been suggested that this may influence radiation therapy treatment planning by somewhat reducing the dose over electively treated regions and increasing the dose over involved areas (DEUTSCH and REIGEL 1981).

Cerebral spinal fluid cytology may be obtained if an air ventriculogram is performed or from the posterior horn of the lateral ventricular at the time of surgery, but should not be obtained by lumbar puncture. The false negative rate is between 20% and 40%, limiting the usefulness of this test. Recently attempts have been made to monitor tumor response by assaying lysozymes and polyamines in the spinal fluid (MARTON 1979).

4. Classification

Most medulloblastomas follow the classical histology of little or no cellular differentiation, with neuronal maturation seldom proceeding beyond the formation of neuroblastic rosettes. Occasionally medulloblastomas undergo further differentiation but attempts to correlate the prognosis with features of cytological differentiation have been unrewarding. Perhaps a more crucial variation of medulloblastoma, however, is the desmoplastic variant which occurs more often in adults than in children and may have some bearing on the prognosis. Desmoplastic medulloblastomas usually occur in the cerebellar hemisphere of adults but can arise in children. Often a major part of the tumor will be extracerebellar, consequently complete surgical extrapation is possible in some cases leading to a better prognosis. RUBINSTEIN and NORTHFIELD (1964) and CHATTY and EARLE (1971) assume that the entity previously known as the cerebellar sarcoma is identical to desmoplastic medulloblastoma. Reviewing 201 such neoplasms, CHATTY and EARL find an average survival of 51 months in patients with desmoplastic medulloblastoma as compared to 18 months in those with a classical medulloblastoma. The majority of desmosplatic neoplasms occurred in adults and in the cerebellar hemispheres.

5. Staging

With the exception of accoustic neurinomas and medulloblastomas, attempts at staging of CNS neoplasms have been scarce and have hardly found wide acceptance. Reasons for this may be summarized (Moments of Decision ACR SALAZAR 1977).

1. Multiplicity of pathological types and sub-types with a whole range of biologic behaviors and radio responsiveness.
2. The lack of anatomical boundaries between some brain areas and the crowding of brain areas within the skull.
3. The inability to truly define tumor extent in most instances where incomplete or partial resection has been performed.
4. The lack of uniformity in spread and damage patterns. Some primary brain tumors spread subtlely and diffusely through the brain and CSF pathways while others cause damage by compression rather than extension.
5. The lack of correlation between tumor size, location and damage. Some small brain tumors may grow in vital areas such as the brain stem and cause damage early while others may attain large sizes in other areas, for example the hemispheres without demonstrable signs or symptoms. A staging system for medulloblastoma as proposed by CHANG (1977) is shown in Table 8.

Table 8

T_1	Tumor less than 3 cm in diameter limited to the classical midline position in the vermis, roof of the fourth ventricle and less frequently to the cerebellar hemispheres.
T_2	Tumor more than 3 cm in diameter, further invading one adjacent structure or partially filling the fourth ventricle.
T_3	Subdivided to T_{3a}-tumor further invading two adjacent structures or completely filling the fourth ventricle with extension into the Aqueduct of Sylvius, Foramen of Magendie, or Foramen of Luschka, thus producing marked internal hydrocephalus.
T_{3b}	Tumor arising from the floor of the fourth ventricle or brain stem and filling the fourth ventricle.
T_4	Tumor spreading through the Aqueduct of Sylvius to involve the third ventricle or midbrain, or tumor extending to the upper cervical cord.
M_0	No evidence of gross subarachnoid or hematogenous metastasis.
M_1	Microscopic tumor cells found in the cerebral spinal fluid.
M_2	Gross nodular seedings demonstrated in the cerebellar cerebral subarachnoids space or in the third or lateral ventricle.
M_3	Gross nodular seeding in spinal subarachnoid space.
M_4	Metastases outside the cerebral spinal access.

The above staging system has not gained wide acceptance yet and in some papers its value has been disputed (BERRY and JENKIN 1981). Reporting on 122 patients, BERRY and JENKIN finds a five year survival rate of 57% for 50 patients with a T_1 or T_2 tumor and a 57% survival rate for 63 patients with a T_3 or T_4 tumor. Similarly five year survivals for M_0 patients were found to be 58%, as compared to 47% for M_1, M_2, and M_3 patients.

6. Natural History and Spread Patterns

Medulloblastomas are highly malignant neoplasms. Without treatment they carry a hopeless prognosis with a life expectancy of less than six months.

Microscopically the tumors often occupy the fourth ventricle with their extensions and may occlude the cavity. The floor of the cavity is then often infiltrated. Tongue-like processes may even block the hind-end of the aqueduct. Likewise, the cerebellar peduncles may be infiltrated and the cisterna magna filled with the growth. The laterally situated examples in adults characteristically present as unusually clearly demarcated masses with a smooth or slightly lobulated outline. They are usually found on the dorsal surface of the lobe but are not attached to the tentorium (RUSSEL and RUBINSTEIN 1977). Diffuse involvement of the regional leptomeninges, producing gray sheets of growth which obscure the underlying structures is characteristic and paves the way to remote metastases by the cerebral spinal pathways. The retrograde ventricular metastases affecting particularly the floor of the third ventricle, are due to the extensions into the fourth ventricle and the resulting stasis. Metastases should also be sought in the leptomeninges over the cerebral convexities and in the subarachnoid space of the spinal canal. In 1969 MCFARLAND et al. reviewed all the literature up to 1968 and reported that 33% of 430 patients had developed evidence of CNS metastases. Six percent of the metastases were supratentorial and 94% occurred within the spine. Later, SHELINE (1975) pointed out that many of the patients in MCFARLAND's review had received prior CNS radiation, some of of them had been followed for a relatively short period of time and others had no postmortem examination. SHELINE concluded, therefore, that the true incidence of CNS metastases must be higher than 33%. RUBINSTEIN and NORTHFIELD (1964) mentions that metastases through CSF pathways is well recognized in medulloblastomas and over 50% of the cases seen at autopsy have such metastases. The improvements reported by treatments encompassing the whole CNS are indirect evidence of the frequency of the spinal and cerebral metastases. It is also possible that in MCFARLAND's review instances of cerebral metastases were not recognized clinically. It is generally agreed that local persistence or recurrence of tumor in the posterior fossa is the major cause of death, even after adequate treatment. These lesions may recur many years after treatment and late mortality five years or more after primary therapy is recorded from time to time. SALAZAR et al. (1976) reviewed the literature and found 159 patients who failed on treatment. The pattern of failure is recorded as 6% in the cerebrum, 75% in the posterior fossa, and 6% posterior fossa and spine, 8% spine, extra CNS 5%. A recent review from Princess Margaret Hospital by BERRY (1981) analyzes 50 failures out of a total treated group of 122 patients. The sites of the first relapse were as follows: posterior fossa alone 19 out of 50, spinal cord alone one, supratentorial region alone six, systemic alone 15, posterior fossa plus spinal cord three, supratentorial region three, or both one patient, spinal cord plus supratentorial region 1 patient and posterior fossa plus systemic three patients. In the same series, four patients had relapsed more than five years from diagnoses. It is usually held that older patients have a somewhat better prognosis.

BLOOM (1971) showed that Collins Rule (age plus nine months) could be applied to his series of patients. This has been confirmed by others but exceptions have also been reported (RAIMONDI and TOMITO 1979b).

7. Treatment – Surgery

Complete excision of medulloblastoma is rarely possible. Because of the high surgical mortality (32% in CUSHINGS series of 1930) and to avoid the risk of dissemination of neoplastic cells by surgical manipulation, aspiration biopsy through a twist drill opening followed by radiation therapy was advocated by PEIRCE in 1929. However, this was also not associated with a favorable result. The current policy of most neurosurgeons is to remove as much of the tumor as possible without increasing unduly the operative mortality and the risk of serious neurological disability. Surgery decompresses the brain stem, opens the CSF pathways and increases the efficacy of radiation therapy by diminishing tumor bulk and necrotic tissue. Gross removal of tumor from the fourth ventricle will usually remove obstruction of the aqueduct and re-establish flow of the cerebral spinal fluid. Removal of tumor from the floor of the fourth ventricle and brain stem is usually not attempted. Lesions in the cerebellar hemisphere are generally more amenable to total surgical removal. Although the aim of surgery is usually total removal, a radical approach is not indicated due to the radiosensitivity of this tumor. Surgical mortality is approximately 10% to 20% in contemporary experience (HIRSCH et al. 1979; RAIMONDI and TOMITO 1979b) and the Principles of Cancer Management in Cancer treatment.

8. Radiation Therapy

CUSHING reported in 1930 only one out 61 operated patients were alive after three years. As early as 1919 CUSHING treated patients with radiotherapy and in 1930 he reported on the first case of full CNS irradiation in medulloblastoma (LANDBERG et al. 1980). Between 1930 and 1950 many authors contributed to the subject of the treatment of medulloblastoma (BLOOM 1971). It became clear that irradiation of the entire neuraxis was necessary and that better results followed an increased dose to the posterior fossa. The technique of whole CNS irradiation became more widely accepted in the 1950s. In the late 1960s and 1970s a number of authros then reported greatly improved results (MCFARLAND et al. 1969; CUMBERLIN et al. 1979; HARDY et al. 1978; JENKINS 1969; GLANZMANN and HORST 1979; ARON 1969; SMITH et al. 1973).

In today's practice most neurosurgeons agree that the primary tumor should be resected completely whenever this is practical. The role of a shunting procedure prior to resection is still more controversial since the incidence of systemic metastases may thereby be increased (BERRY and JENKIN 1981). Others find no increased incidence of dissemination (BAMBERG et al. 1980; RAIMONDI and TOMITA 1979a), particularly when millipore filters are used. It may be recommended to avoid shunting procedures if at all clinically possible.

A number of techniques for irradiating the full CNS with reasonable homogeneity have been described. (GRIFFIN et al. 1976; TOKARS et al. 1979; BONGARTZ et al. 1979; LANDBERG et al. 1980).

Because relapse at the primary site has been an important failure, and the radiation tolerance of the neuraxis is limited, most authors advocate boosting the primary site, the posterior fossa to the maximum tolerated radiation dose. Most retrospective reviews indicate higher control rates with increasing radiation dose (CUMBERLIN et al. 1979; HARISIADIA et al. 1977; BONGARTZ et al. 1979; SMITH et al. 1973).

Radiation late effects, especially in brain or bone are important and have a direct bearing on the cost effectiveness of radiation dose (BERRY 1981).

Screening myelograms performed after surgery (as advocated by DEUTSCH and REIGEL 1981) made it clear that an appreciable fraction of patients with medulloblastomas have gross clinically unsuspected spinal metastases at diagnoses; that is 36.4% in his series. Optimal cranial spinal radiation dose may possibly be adjusted by the demonstration of gross metastases and be somewhat lowered to clinically uninvolved areas.

LANDBERG et al. (1980) has recently reviewed his experience from 1946 to 1975. During this period, the target volume had been defined in three different ways whereas the target absorbed dose had not differed. The early days when only the demonstrated tumor was treated, the ten year survival rate was 5%. If the spinal and subdural space was included it rose to 25%, and when the whole subdural space was treated in addition to the demonstrted tumor, the projected ten year survival rate was 53%. From his experience he recommends 4,500 rads in 30 fractions in six weeks to the demonstrated tumor and 3,000 rads in 20 fractions in four weeks to the subdural space as an adequate compromise, accomplishing a good frequency of tumor control and minimal side effects. BROWN et al. (1977) also emphasizes the high local failure rate, advocates doses to the posterior fossa between 4,500 and

5,000 rads but presents satisfactory results by treating uninvolved spinal axis to doses no greater than 2,000 to 2,500 rads. Other authors recommend somewhat higher doses. Moments of Decisions ACR SALAZAR (1977) recommends 5,500 rads in 6–$7^1/_2$ weeks to the posterior fossa, 4,500 rads in 5–6 weeks to the whole brain and 4,000 rads in $4^1/_2$–$5^1/_2$ weeks to the spinal cord with a 20% reduction for very young children three years or younger. SHELINE (1975) recommends 5,500 in six weeks to the posterior fossa and 4,000 in $5^1/_2$ weeks to the cerebral spinal axis. BONGARTZ et al. (1979) concludes that 5,000 to 5,500 rads are needed to the posterior fossa and 3,000 to 3,600 to the remainder of the neural axis.

It does not seem to influence the outcome if the boost to the posterior fossa precedes or follows cranial spinal irradiation (BERRY 1981). A recently reported series of 122 patients from Toronto is representative of what can currently be accomplished with optimum therapy. The overall five and ten year survival rates were 56% and 43% respectively. In the 89 patients treated with standard cobalt technique since 1966, the five year survival rate was 64% and the eight year survival rate was 58%. Survival rates in relation to the posterior fossa radiation dose were at five years 71% for 14 patients with doses greater than 5,350 rads, 74% for 34 patients with doses greater than 5,200 rads, 51% for 38 patients with doses greater than 5,000 rads and 50% for 33 patients with doses less than 5,000 rads. If patients were evaluated for freedom of recurrence in the posterior fossa only, doses of about 5,200 rads yielded 80% relapse free rates compared to 42% doses of less than 5,000 rads.

The sites of first relapse were posterior fossa alone 19 patients, spinal cord alone one patients, supratentorial region alone six patients, systemic alone 15 patients, posterior fossa

Table 9. Compiled survival experience in 680 patients with irradiated medulloblastom. (SALAZAR 1977)

First author	Year	Total number of patients	% Survival (no. pts. at risk)[a]		
			3-year	5-year	10-year
PATTERSON	1961	31	54	40	–
TICE	1962	20	–	30 (20)	36 (20)
BOUCHARD	1966	37	35	28	17 (30)
FINNEY	1967	35	47	21	–
MCFARLAND	1969	26	49 (24)	38 (24)	32 (20)
BLOOM	1969	108	39 (66)	33 (58)	32 (29)
KRAMER	1969	12	50 (6)	50 (6)	25 (4)
JENKIN	1969[b]	46	40 (42)	27 (30)	17 (18)
ARON	1969	15	54 (13)	35 (13)	26 (12)
HOPE-STONE	1070	19	–	75 (13)	–
KOOS	1971	120	50	30	–
LEDERMAN	1972	61	32 (32)	27 (12)	–
SMITH	1973	36	–	32	–
PROBERT	1973	17	42	30 (12)	27 (12)
SHELINE	1975	8	88	84 (6)	–
KING	1975	30	43 (30)	39 (26)	4 (25)
CHANG	1969, 1977	59	60	40 (43)	30 (11)
Total no. pts. (at rist)[a, c]		680	(510)	(532)	(181)
Percent survival range[c]			32–88	21–84	4–32
Average per cent survival			48	33	23

[a] Known patients at risk for specific time period appear in parenthesis when different from number of patients

[b] Total experience. Considering only patients receiving whole craniospinal irradiation results were : 16/26 (62%) alive at 3 years; 8/15 (53%) alive at 5 years; 3/6 (50%) alive at 10 years

[c] As reported by MCFARLAND

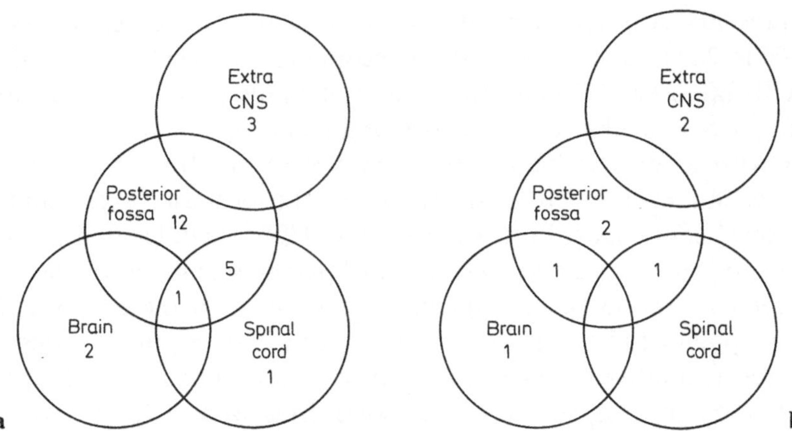

Fig. 2a. Patterns of initial failure for the 29 patients who received less than 5,000 rad to the posterior fossa. Note that 18/24 (75%) failed with a component of posterior fossa disease. **b** Patterns of initial failure for the 21 patients who received greater than 5,000 rad to the posterior fossa. (SILVERMAN and SIMPSON 1983)

plus spinal cord three patients, for supratentorial region three patients or both one patient, spinal cord plus supratentorial region one patient, and posterior fossa plus systemic three patients. Relapse in the posterior fossa occurred in 22% of patients with T_1 and T_2 tumors and in exactly the same percentage of patients with T_3' and T_4 tumors. Total resection was associated with better disease control. It is interesting to note that three patients had sub-frontal recurrence, a fact that had been previously emphasized by HARDY et al. (1978). HARDY et al. discusses the possible mechanism for this type of relapse and suggest a frontal boost between the eyes to reduce this failure pathway, which is possibly related to a low dose area behind the eye shields (see Table 9).

A recent review (SILVERMAN and SIMPSON 1983) reemphasizes the achievement of local control in the posterior fossa as the main prognostic factor, which in turn is strongly dependant on adequate dosage (See Fig. 2a, b).

9. Radiation Experimental Approaches

A technique for the administration of interstitial intrathecal gold has been described by GOLD et al. (1972). Myelography was performed after surgery, if negative 3,500 rads were delivered to the intracranial contents and spinal canal using Cobalt radiation and 1,500 rad boost was delivered to the posterior fossa. If the myelography was positive, 1,000 to 1,500 rads were delivered by external radiation. Only when no more tumor was suspected was intrathecal gold administered. 10–15 millicuries of gold were used and three courses were usually given at six week intervals. Each course of radiogold was estimated to deliver 3,000 rads to a layer of tissue 100 microns beneath the meningeal surfaces.

The procedure carried only minor immediate complications such as fever, mild back pain, headache, nausea and transient meningismus in a few patients. Unfortunately, a debilitating Cauda Equina syndrome was observed in 27% of the patients. GOLD et al. (1972) discusses the possible mechanisms of this complication and offers a modified technique that may prevent the complication in the future, however, in a later report from he same institution (SMITH et al. 1973), the procedure has been abandoned, partly due to the lack of conclusive evidence of superior control of spinal metastases.

The probability of cure for a patient with medulloblastoma with combined surgical and radiation treatment currently approaches 50%. The doses recommended are near the tolerance limit of nervous tissues. Technique have become more refined and sophisticated. Modern techniques widely used may offer a gain to this patient population by a further improvement in survival or a reduction in morbidity, or both.

Both radiosensitizers and high LET radiation has been proposed to enhance the effectiveness of radiation but no results are reported as yet. The therapeutic gains achieved in recent years for medulloblastoma cases must not be jeopardized by the premature introduction of untried and potentially dangerous methods of treatment. European and American cooperative studies have so far failed to demonstrate any advantage to chemotherapy in an adjuvant setting. Until effective agents are demonstrated in rigidly controlled studies, effective radiation treatments must not be reduced for combined modality treatment. Possible deleterious late effects of treatment, especially with radiation and/or systemic agents on brain, bone or endocrine glands and the risk of second tumor induction are significant and require that minimum effective treatment be defined for each prognostic subset of the patients. There is, therefore, some urgency to the investigation of prognostic factors in this malignancy (Berry 1981).

10. Quality of Survival in Medulloblastoma

As longevity increases with improved management, greater attention has been directed in the literature in the past few years to quality of life. Still, however, the data are scanty. Radiation effects cannot be distinguished easily from those secondary to surgery, to tumor, or the emotional stress of the treatment itself. In an excellent review paper on the quality of long-term survival following irradiation for intracranial tumors in children under the age of two, Spunberg reports on the late morbidity observed in 14 survivors out of 38 children who under the age of two years received radiation therapy alone, or postoperatively for primary intracranial tumors (Spunberg et al. 1981). Eight of the patients observed had minimal or no neurological deficit and two were severely debilitated. Eleven were within the educable range of formal intelligence testing and 12 were judged to have a Karnofsky Performance Scale of 70 or greater. They found little clinical evidence of severe endocrinologic dysfunction. They report that in all 14 instances the parents stated that they felt that the initial treatment with radiotherapy has been worthwhile judging from the outcome as compared with their expectations. Hirsch et al. (1979) report on a series of 57 medulloblastomas in children (10% operative mortality, 44 patients completed treatment with radiation therapy to the whole nervous system, in those the five years survival rate was 71%. He concludes that the life of survivors is frequently impaired by mental or behavioral disturbances. The I.Q. varied from 70 to 90 in 58% of the children, and was below 70 in 31%. 82% had some degree defective special orientation, dysphasia or dysgraphia. On endocrine assessment it was found that 65% of the children showed signs of growth hormone deficiency and a short stature was found in 55%, compensated hypothyroidism in 58%. Interestingly he compared the morbidity with 31 patients who had surgery only for astrocytoma of the posterior fossa and found a 37% incidence of difficulties in spacial orientation, speech writing and reading. All patients in Hirschs' series had also received chemotherapy.

Cumberlin et al. (1979) reports on 33 children radiated for medulloblastoma. One of his patients died with CNS necrosis after receiving 5,740 rads in 34 fractions over 70 days to the posterior fossa and 4,000 rads in $5^1/_2$ weeks to the remainder to the CNS. Four of his patients were studied, to determine the effect of irradiation on the function of the lymphocyte population. It is noted that severe lymphopenia developed by the completion of irradiation with a relatively slow recovery period as compared with the recovery of other leukocytes. A decrease in the total number of T cells was found and the function of those remaining appeared significantly impaired, at least as measured by in vitro methods. The clinical significance of the "T" cell dysfunction is not yet well understood, however, when utilizing adjuvant cytotoxic chemotherapy, it must be kept in mind, as it may increase the incidence of opportunistic infections such as pneumocystic carinii and aspergillus.

Two patients in his series demonstrated growth hormone deficit seconary to radiation of the hypothalamic pituitary axis. Both patients were four years of age and within one standard deviation for standing height at the time of treatment, which consisted of 4,500 rads in five weeks.

The growth hormone deficit was discovered two and three years posttreatment when it became clear that the standing height was not progressing normally. With the advent of direct measurements of pituitary hormones and their releasing factors, the effect of radiation therapy on the endocrine function has come under scrutiny. This problem has, among others, been reviewed by (SHALET et al. 1976). The authors point out that no data are yet available establishing the actual incidence of pituitary deficiency following radiation in children or the duration of the period at risk.

Until prospective analysis are available, incidence, age and dose dependence and latent interval before development of hypothalamic pituitary dysfunction after irradiation remain uncertain.

LANDBERG et al. (1980) reports that growth impairment has not been a problem in his series after 3,000 rads to the spinal cord.

BERRY (1981) reports that out of 68 survivors, 41 patients had no residual overt neurological deficit and were able to lead normal lives, 19 patients had moderate neurological deficits and only eight patients had major deficits (BROADBENT et al. 1981) reports on 31 children treated under the age of 15 for medulloblastoma. Of nine patients still alive, eight were examined. All patients showed some residual problems, but five were leading active lives and had only minor physical disability. There was evidence of disturbance in grwoth with shortening of the spine in relation to the limbs in all children, one was severely dwarfed. Growth hormone secretion in response to exercise was normal in five out of six tested. Three children showed failure of growth of the jaw sufficiently severe to be a cosmetic problem. Frank mental retardation was present in three children. A raised TSH level was found in two children, one of whom had a multinodular goiter. Of the three children with severe problems, two had been treated under two years of age.

Morbidity observed in young children dictates that doses are reduced by 20% for patients below the age of three years (BLOOM 1975, 1978). The age of three years is a critical stage for most children, for it is at that age that the brain has attained 75% of its adult weight and myelinization is well advanced. In the extremely unfortunate event that such yound children must be treated for medulloblastoma, one can only reduce the dose in the hope that the tumor will be halted while normal tissue is given a change to recovery (Moments of Decision ACR SALAZAR 1977).

11. Management of Recurrence

The chief cause of failure in medulloblastoma is recurrence in the posterior fossa (over 80%). The average time between the end of treatment and recurrence is 16.5 months (Moments of Decision ACR SALAZAR 1977).

Re-treatment can be considered but it is a heroic measure. Re-irradiation is frequently reported to give good symptomatic palliation and may occasionally yield long-term survivors (Moments of Decision ACR SALAZAR 1977; SMITH 1973).

12. Chemotherapy

Two large prospective studies are currently in progress testing chemotherapy in an adjuvant setting (Children's Cancer Study Group [CCSG], and an European Study of the International Society of Pediatric Oncology [SIOP]. Effective drugs include CCNU, VCR, Procarbazine, nitrogen mustard.

X. Pineal Tumors

1. Presenting Factors – Incidence

Tumors of the pineal region form a rare group of central nervous system tumors. They most commonly occur in the region of the pineal gland but also occur around the area of the third ventricle and suprasellar region as ectopic pinealomas. They probably acount for between 0.5 to 2% of all intracranial neoplasms, except for a 4–10% incidence in the Japanese population (Veki and Tanaka 1980; Russel and Rubinstein 1977).

Between 30 and 40% of these tumors occur in children younger than 12 years; the peak incidence occurs within 10 years of adolescence (Salazar et al. 1979).

2. Signs and Symptoms

Clinical symptoms at presentation may be extremely helpful in reaching a likely diagnosis, even in the absence of histology. An excellent review of the neurological and endocrine abnormalities of those tumors is presented by Axelrod (1977).

Sexual precosity occurs in males only with an approximate 30% incidence. Hypogonadism, on the other hand, is also a frequent symptom of these tumors. Diabetes insipidus occurs with a higher frequency in ectopic pineal tumors. It is noteworthy that an improvement in the severity of diabetes insipidus might suggest the possibility of anterior pituitary insufficiency, i.e., progession of tumor. Electrolyte imbalances, emaciation and other symptoms due to hypothalamic dysfunction present difficult management problems. It is of considerable importance to establish the degree of puitary impairment. This should be done not only prior to specific therapy, but also during and after surgery and radiation, since in many cases anterior pituitary deficiency develops subsequent to the definitive treatment. Most important is the establishment of the degree of adrenal impairment since replacement therapy may be essential for the patient to handle stressful situations.

Increased intracranial pressure, altered pupillary or extra ocular muscle function causing paralysis of the upward gaze (Parinaud syndrome), ptosis and/or pupillary abnormalities are typical presenting symptoms. Posterior fossa extension may manifest itself clinically with additional loss of downward conjugation of the eyes, decreased hearing and cerebellar signs such as equilibrium disturbances, ataxia, nystagmus and a positive Romberg test.

A patient with an ectopic tumor often has the combination of visual disturbances (such as bitemporal hemianopsia), diabetes insipidus and various degrees of anterior pituitary insufficiency.

Tumors in the region of the pineal gland cause symptoms when they invade or compress adjacent structures producing local effects or effects from spread of tumor cells to distant sites. If the cerebral aqueduct becomes involved, intracranial hypertension develops; if the superior colliculus and the pretectal region become involved, characteristic eye signs occur;

and when the cerebellum is involved, dysmetria, hypotonia, and intention tremor can be manifested. Ectopic tumors extend from the pineal region to involve the anterior third ventricle and parasellar structures, possibly resulting in optic atrophy, bitemporal hemianopsia, diabetes insipidus and anterior hypopituitarism. Intradural metastases to the spinal cord are rare, but may be present.

3. Diagnostic Work-up

The importance of a thorough neurological and endocrinological evaluation has already been stressed. Air studies have largely been replaced by CAT scanning, which will indicate the size and position of the lesion, the presence of a calcific, cystic or hemorrhagic component in the neoplasm and the degree of associated hydrocephalus. CT also provides evidence of tumor extension into the ventricles or parasellar structures. Angiographic studies may be of value to characterize the nature and vascularity of the posterior ventricular lesion and the relationship of the deep venous structures to the tumor. A chest x-ray will exclude a malignancy of the lung or one that may have metastasized to lung and brain. There are several possibilities that may explain a lesion in the posterior third ventricle; the crucial differential, however, is to be made between benign and malignant lesions. Approximately 10% of the lesions in this area are truly benign. These are the pineocytomas, cysts, Vein of Galen malformations and tentorial meningiomas. Another 5 to 10% are relatively benign and include dermoid tumors and low-grade gliomas. The remaining 80 to 85% are highly malignant neoplasms. If an ectopic pineal tumor is suspected, it will require differentiation from a number of other clinical entities. Such are intraventricular tumors, such as colloid cysts, choroid plexus papillomas, epidermoids, intraventricular craniopharyngiomas, meningiomas, subependymal gliomas, including ependymomas and the paraventricular lesions such as sarcoidosis, histiocytosis X, pituitary tumors, craniopharyngiomas, optic nerve glioma, nasopharyngeal carcinoma or lymphoma, chordoma, tuberculum meningioma or metastatic tumors (RUBIN and KRAMER 1965; SCHMIDEK 1977).

In marked contrast to lesions of the posterior third ventricle, the intra- and extra-axial tumors of the anterior portion of the third ventricle can be explored safely and carry with them an excellent long-term prognosis. In addition to establishing the tumor type, surgery permits immediate decompression of neural structures such as the optic nerve, chiasm and hypothalamus (SCHMIDEK 1977).

Pineal tumors are perhaps the most dangerous intracranial mass to excise surgically. It has therefore been questioned if it is in the best interest of the patient to explore these lesions at the time they are diagnosed and to attempt to remove those that are benign or whether to treat the obstructive hydrocephalus with a shunt and irradiate the tumor without histologic characterization. Germinomas and pineoblastomas, as discussed below, are highly sensitive to radiation, and this response may be used as a diagnostic tool.

Cytologic examination of spinal fluid obtained at shunting is important given the propensity of pineal tumors to seed through cerebrospinal fluid pathways.

4. Classification (See Table 10)

There is a wide variety of tumors occurring in the pineal regions and ectopic hypothalamic locations. The most common group of pineal tumors are of germ cell origin (germinomas and teratomas). The germinoma (pinealoma) accounts for over 50% of the tumors in the region of the pineal gland. Both histologically and in their radiosensitivity they resemble testicular seminomas. In the brain they arise primarily in the pineal or parapineal region but they can originate in the middle hypothalamus (ectopic pinealoma also called suprasellar

Table 10. Classification of tumors of the pineal region. (DE GIROLAMI 1977)

A. Germ cell tumors
  1. Germinoma
    a) Posterior third ventricle and pineal
    b) Anterior third ventricle, suprasellar or intrasellar
    c) Combined lesions in anterior and posterior third ventricle, apparently noncontiguous, with or without foci of cystic or solid teratoma.
  2. Teratoma
    a) Evidencing growth along two or three germ lines in varying degrees of differentiation.
    b) Dermoid and epidermoid cysts with or without solid foci of teratoma.
    c) Histologically malignant forms with or without differentiated foci of benign, solid or cystic teratoma-teratocarcinoma, chorioepithelioma, embryonal carcinoma (endodermal-sinus tumor or yolk-sac carcinoma), combinations of these with or without foci of germinoma.

B. Pineal parenchymal tumors
  1. Pineocytes
    a) Pineocytoma
    b) Pineoblastoma
    c) Ganglioglioma and chemodectoma
    d) Mixed forms exhibiting transitions between these
  2. Glia
    a) Astrocytoma
    b) Ependymoma
    c) Mixed forms and other less frequent gliomas (glioblastoma, oligodendroglioma, etc.).

C. Tumors of supporting or adjacent structures
  1. Meningioma
  2. Hemangiopericytoma

D. Non-neoplastic conditions of neurosurgical importance
  1. "Degenerative" cysts of the pineal lined by fibrillary astrocytes
  2. Arachnoid cysts

germinoma), or rarely in both areas simultaneously. Germinomas are usually poorly circumscribed neoplasms, they are likely to spread along the floor and walls of the third ventricle, the remainder of the ventricular system, occasionally into the thalamus, at times throughout the spinal leptomeninges, rarely into adjacent bone or distant organs.

Typical teratomas of the pineal region are slow growing well-differentiated tumors, usually occurring in children. They often calcify and compress adjacent brain parenchyma but seldom invade.

Tumors of the pineal parenchyma are rare. They can be well differentiated and usually are circumscribed (pineocytoma) or poorly differentiated and commonly diffusely infiltrating (pineoblastomas). Pineoblastomas have a marked tendency to spread throughout the cerebrospinal axis.

Gliomas are another group of tumors originating in this area. They present with a range of pathological grades and aggressiveness, ranging from low grade astrocytomas, ependymomas or mixed gliomas to their most aggressive forms (SAALAZAR et al. 1979; RUSSEL and RUBINSTEIN 1977; DE GIROLAMI and SCHMIDEK 1973; SCHMIDEK 1977).

5. Natural History and Spread Patterns

Teratomas, pineocytomas, pineal cysts and perhaps meningiomas tend to remain localized and show less tendency to spread. The rest, between 50 and 80% of all neoplasms in the

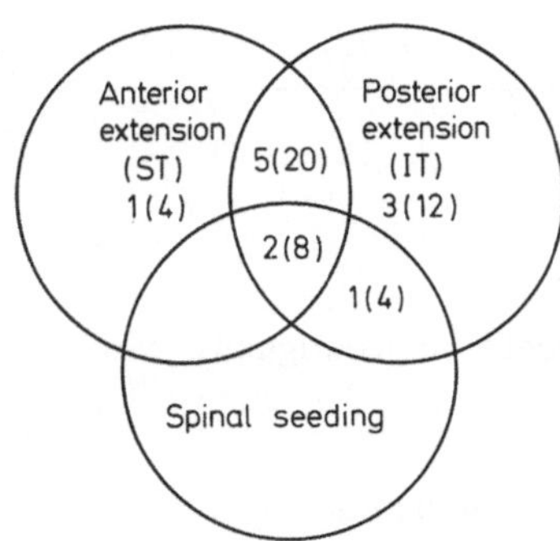

Fig. 3. Patterns of spread for tumors in the pineal region and related ectopic locations. A Venn diagram showing the spread patterns of 12 patients with these tumors who died in the present series. Figures in parenthesis represent per cent values of the entire series. (SALAZAR et al. 1979).

region are poorly circumscribed and can extend diffusely by continguity and/or seeding. There are three routes of extension for a tumor in this region of the brain. Direct contiguity in an anterior inferior extension, posterior extension and seeding (See Fig. 3). Many patients already present with severe neurological or endocrinological abnormalities of a life-threatening nature. Shunting or hormone replacement is often needed as a live-saving measure. With germinomas being the most frequent tumor, subependymal implantation in the walls of the third ventricle often at a distance from the main tumor is a frequent finding (DE GIROLAMI and SCHMIDEK 1973). Germinomas are highly malignant neoplasms similar to seminoma of the testes but are highly radiosensitive and are associated with excellent survival rates. On the other hand teratomas, depending on their constituent tissues and differentiation, are generally much more difficult to control. All teratomas, however, are not resistant to radiation (SUNG et al. 1978).

Tumors arising from the pineal parenchyma are either primitive cell pineoblastomas or more differentiated pineocytomas. These two tumors generally form separate clinical pathological syndromes. The pineoblastoma occurs in young adults, grows rapidly, infiltrates local tissues and tends to spread through the CSF pathways. On the other hand, the pineocytomas occurs in adults, grows slowly, expands by compression of local structures and rarely seeds via CSF. Both tumors are, however, associated with a poor prognosis although pineoblastomas are very radiosensitive and increased control and survival occur following radiation therapy.

The incidence of seeding via CSF pathways is of paramount importance. Germinomas and pineoblastomas tend to seed within the ventricular system in the cerebrospinal axis. The incidence of spinal metastases in most series is quoted below 10% but has been reported in a higher percentage of cases in some series (SALAZAR et al. 1979). Opinions vary regarding the risk of tumor seeding. The disagreement may in part be due to the varying incidence of different tumor types in the reported series and to the method of assessment of this complication whether it be clinical, radiological, CSF cytology or autopsy. In patients with adequately treated and controlled primary lesions, the clinical evidence of seeding will be found in less than 10% of the patients in most series (SALAZAR et al. 1979). If improved microsurgical and stereotactic procedures lead to more frequent biopsies and attempts at tumor resection the incidence of seeding may be enhanced (JENKIN et al. 1978; SUNG et al. 1978).

6. Treatment – Surgery

There is little question that a large number of patients depending on the clinical presentation will require shunting as their initial management, at which time CSF fluid should be obtained for cytology. It is, however, debatable if a biopsy should be obtained and a partial or total excision be attempted. In the past the surgical mortality was such that most authors recommended a conservative approach and reserved biopsy and excision to clearly benign lesions or those that failed to respond to radiation therapy (SALAZAR et al. 1979; JENKIN et al. 1978; SCHMIDEK 1977; MINCER et al. 1976; SUNG et al. 1978; WARA et al. 1977a; RUBIN and KRAMER 1965; CUMMINS et al. 1960; ONOYAMA et al. 1979; YOUMANS 1982; VEKL and TANAKA 1980). However, recently surgical procedures in the pineal region are now more practicable with an operative mortality rate of around 5% (JENKIN et al. 1978). Cysts, benign teratomas, and non-responding tumors may therefore be cured by total excision alone, but malignant tumors cannot be excised radically and require irradiation after biopsy or partial or subtotal excision. It is also possible that such attempts will increase the incidence of seeding metastases and hence require radiation treatments to the cerebrospinal axis with its increased morbidity, particularly in young patients.

Computerized tomography has enhanced the accuracy of pre-opeative diagnosis. Simple cysts and benign cystic teratomas can now be diagnosed preoperatively with some assurance but the differential diagnosis between germinoma, malignant teratoma, astrocytoma, ependymoma and the rare tumors remains difficult. If the initial diagnosis establishes without doubt the presence of a benign or radiation resistent tumor, biopsy an excision should be attempted. For the others it has been recommended (JENKIN et al. 1978; SCHMIDEK 1977) that a trial of irradiation be given to those patients likely to have a pineal germinoma. If a rapid response is seen on serial CAT Scans, the working diagnosis of a germinoma can reasonably be established, and patients can be saved the morbidity associated with surgical treatment. Such a strategy assumes that partial or subtotal resection of a germinoma does not contribute to cure and that there is an appreciable operative morbidity. Should tumor response be delayed, exploration, biopsy and resection if possible would still be feasible and then indicated.

It may be that for suprasellar germinomas the risks of surgical biopsy is less and thus more justifiable. If this increases the risk of spinal seeding, cannot be answered at this time.

7. Radiation

To arrive at a plan of management, the following considerations may be used as a guide (SCHMIDEK 1977).

1. Historically surgical mortality has been reported between 35 and 50% with biopsy or surgical removal. Newer techniques may have reduced this incidence dramatically. 70 to 80% of those neoplasms, however, are exquisitely radiosensitive and surgery alone is unlikely to affect a cure without the addition of radiation therapy. The question if surgery increases the risk of spinal cord seeding and thus makes more aggressive radiation therapy necessary postoperatively, cannot be answered at this time.
2. Shunting and radiation therapy can be carried out without significant risks in terms of mortality (around 5%) and a five year survival between 50 and 80%.
3. Operative removal should be attempted in a limited group of patients in whom benign lesions are suspected or roentgenographic evidence of continued growth after radiation therapy exists.

In terms of radiation therapy, two important questions need to be approached. 1. What is the optimal radiation dose? 2. Is routine elective cranial or cranial spinal irradiation indicated?

8. Field Selection

Historically surprisingly good results were obtained with small field irradiation (CUMMINS et al. 1960). There is, however, almost universal agreement that the risk of ventricular seeding and subependymal spread in the ventricles dictate field sizes at least encompassing the ventricular system and the posterior fossa (SALAZAR et al. 1979; DE GIROLAMI and SCHMIDEK 1973), particularly as this will not significantly enhance the treatment morbidity. Probably the majority of radiation therapists now elect to treat the whole cranium to a moderate dose and boost the region of the primary.

The indications for elective treatment of the spinal axis are more difficult and controversial. One may consider that an up to 10% incidence of spinal seeding is reported. Patients receiving elective spinal irradiation or radiation with positive cytology may fail in up to 30% (WAGA et al. 1979; ONOYAMA et al. 1979), whereas conversely patients not receiving elective spinal cord radiation may be salvaged. Further, up to 30% of patients are in the younger age group where the bone growth may still be affected.

Although the need for elective radiation is not borne out in some series (WAGA et al. 1979; WARA et al. 1977a) indications for elective spinal treatments may be locally extensive, aggressive and in particular biopsied germinomas and pineoblastomas (CUMMINS 1978; MINCER et al. 1976; RUBIN and KRAMER 1965; ONOYAMA et al. 1979; JENKIN et al. 1978; SALAZAR et al. 1979). It has been proposed (BRADY 1977) that the advent of computed tomography has increased our flexibility in the treatment approach. It is now possible to differentiate probably benign sharply circumscribed apparently well-encapsulated masses from those that are more infiltrative in character. The first type will show no particular change during treatment so that the program of radiation therapy might be more conservative and the volume irradiated smaller. However, if during the course of treatment a remarkable decrease in the size of the tumor is demonstrated, more aggressive radiation therapy programs should be considered. A decrease in tumor size during the early part of treatment indicates a more sensitive but more aggressive tumor with a higher probability of cerebral spinal fluid extension. In these cases, irradiation of the entire spinal access should be considered (SCHMIDEK 1977).

In the absence of surgical intervention for diagnosis, except for shunting, the patient is started on a program of radiotherapy to the entire brain. If a repeat CAT Scan in the early part of treatment demonstrates a decrease in tumor size, whole brain radiation followed by a boost is continued and consideration is given to treat those aggressive tumors with spinal axis radiation. If on the other hand there is no major influence of radiation on tumor size during the early part of treatment, the fields are kept more restricted. Reasonable doses would carry the entire brain to around 4,000 rads in four weeks with a boost to probably 1,000 to 1,500 rads in one and one-half weeks. (BRADY 1977).

9. Dose

Radiation doses usually employed in todays practice (4,000 whole brain, 1,000 to 1,500 boost to the primary, and for elective spinal irradiation between 3,000 and 4,000 rads appropriately fractionated) developed as these tumors were usually not biopsied and necessarily needed to be high enough to treat a glioma adequately. As germinomas comprise more than 50% of those tumors and are exquisitely sensitive, the question has been asked if the dose may safely be reduced but clinical data are not yet available (JENKIN et al. 1978).

10. Patterns of Failure

Visual disturbances represent a frequent initial presenting symptom. Classically there may be paresis of upward gaze (Parinaud's syndrome). This sign is thought to represent destruction in the mid-brain tegmentum. Because of this destruction relief as a consequence of radiation therapy should not be expected and most series demonstrate that this is the case. Visual disturbances such as dyplopia blurred vision, etc., are not uncommon and are mainly improved by decompression. Evicence of brain stem involvement including cranial nerve paresis and spastic hemiparesis were frequent presenting signs and were improved in most cases with treatment. The presence of visual disturbances of brain stem involvement is not considered an unfavorable prognostic finding. Evidence of cerebellar dysfunktion does not mitigate against definitive radiotherapy and more than 30% will respond favorably to such programs. In general the presence of cerebellar dysfunction unfavorably affects the prognosis. This may be related to the fact that tumors causing such dysfunction generally are larger. Disorders of the hypothalamic and neurohypophysical function may be initial findings. Except for the requirement for exogenous hormone replacement, these findings do not appear to affect prognosis. (BRADY 1977).

Failure to achieve a satisfactory response to radiation therapy may be due to the variety of histologic types appearing in the region as discussed above.

Recurrence. If tumors fail to respond to radiation therapy, surgery has to be considered. If recurrence develops after a long period (years), retreatment may be considered, may yield satisfactory responses in some patients but does carry an appreciable risk that individual physicians and patients have to decide.

XI. Pituitary Tumors

1. Presenting Factors – Incidence

The true incidence of pituitary adenoma cannot be accurately stated as in autopsy series clinically silent and unsuspected adenomas were found in up to 22% of cases (LINFOOT 1979; BLOODWORTH et al. 1979). Adenomas of sufficient size to cause symptoms and requiring neurosurgical intervention form from 7% to 18% of all intracranial tumors. Historically, pituitary tumors were classified as eosinophilic adenomas (producing acromegaly) accounting for approximately 15% pituitary tumors, basophilic adenomas (thought to cause Cushing's Disease, accounting for around 6%) and non-functional chromophobic adenomas accounting for approximately 79% of pituitary tumors (RUSSEL and RUBINSTEIN 1977). Improved diagnostic studies – endocrinologic, neuroradiographic, and histopathologic – have made such classification obsolete. Newer fixation and staining methods and electron microscopy have shown that thyroid stimulating hormones (TSH), growth hormone (GH), adrenocorticotrophic hormone (ACTH), prolactin, follicle stimulating hormone (FSH), and luteinizing hormone (LH) are secreted by specific types of cells which by earlier staining methods would have been termed acidophilic, basophilic or chromophobic. Tumors producing excessive quantities of each of these hormones have been reported. Perhaps up to 70% of those tumors that prior to the prolactin assay would have been diagnosed as nonfunctioning chromophobic adenomas, are now known to secrete prolactin. The incidence according to this classification may be seen in Table 11.

Table 11. Incidence of various pituitary adenoma types. (BLOODWORTH et al. 1979)

Type	No. of cases	%
Growth hormone cell adenoma	47	21
Densely granulated	19	
Sparsely granulated	28	
Prolactin cell adenoma	72	32
Densely granulated	1	
Sparsely granulated	71	
Mixed growth hormone cell-prolactin cell adenoma	14	6
Acidophil stem cell adenoma	8	3.5
Corticotroph cell adenoma	29	13
Densely granulated	14	
Sparsely granulated	1	
Silent	14	
TSH cell adenoma	1	0.5
Gonadotroph cell adenoma	2	1
Undifferentiated cell adenoma	52	23
Nononcocytic	39	
Oncocytic (oncocytoma)	13	
Total	225	100

2. Signs and Symptoms

The effects of pituitary tumors and the results of their treatment depend on the hormones produced and on the mass effect associated with extrasellar extension. It is therefore necessary to consider these tumors according to the presence or absence of endocrine activity as well as the degree of extrasellar extension with its secondary effects due to pressure on or invasion of surrounding structures. Relatively small tumors with little or no mass effect other than perhaps minimal distortion of the sella can cause acromegaly, Cushing's disease or hyperprolactinemia. Acromegaly and rarely Cushing's disease, however, may result from moderately large tumors. In the older radiotherapy literature, tumors large enough to produce visual field defects were reported in as many as 40 to 45% of acromegalic patients. Hyperprolactinemia is often associated with large tumors with substantial mass effects (many of those were previously classified as chromophobe). Small tumors are diagnosed primarily because of hypersecretion, whereas larger ones may display mass effects and/or functional abnormalities. By todays' diagnostic means, approximately 70% of all pituitary tumors are endocrine active. About 10% of the endocrine active adenomas secrete two or more hormones at the same time. Another table of the functional classification of pituitary adenomas and their relative incidence is given in Table 12 (SHELINE 1979).

The clinical and endocrine findings in patients with pituitary adenomas are caused either by hypersecretion or hyposecretion of one or several pituitary hormones.

In theory pituitary adenomas could arise either spontaneously or in response to peripheral (target organ) or central (hypothalamic disorders). The origin is an important factor to consider in determining appropriate therapy because selective extirpation of a pituitary adenoma that is produced by hypothalamic stimulation must be accompanied by treatment to correct the basic regulatory disorder or there is a risk of a second adenoma developing.

Secondary pituitary tumors that arise in association with hypothyroidism can be treated by the addition of an adequate amount of thyroid hormone which causes these tumors to regress to the extent that compression of the optic chiasm is relieved. Such cases may

Table 12. Functional classification of human pituitary adenomas (LANDOLT and WILSON 1982)

Pituitary adenomas	Estimated frequency (%)
Adenomas with signs of endocrine activity	
Somatotropic adenomas: acromegaly, gigantism	25
Prolactinomas	35
Corticotropic adenomas: Cushing's, Nelson's syndromes	5
Thyrotropic adenomas (rare)	1
Gonadotropic adenomas (rare)	1
Adenomas producing several hormones: STH-PRL, ACTH-PRL, PRL-TSH	10
Adenomas lacking signs of endocrine activity (no endocrine hypersecretion)	
Oncocytomas	5
Adenomas producing small amount of normal hormones: STH, PRL	5
Adenomas producing abnormal substances	15

represent hyperblastic rather than neoplastic thyrotrophin secreting cells that remain responsive to the inhibition and stimulation by hypothalamic and peripheral factors. It is possible that certain sublcinical microadenomas remain under hyperthalamic inhibitory control whereas autonomous enlarging pituitary adenomas have to varying degrees escaped from hyptothalamic interference. Not every sublcinical microadenoma will eventually develop into an autonomous pituitary adenoma during the hosts life (LANDOLT 1982). Careful endocrinological evaluation is, therefore, necessary in all cases.

The incidence of visual loss which was the most critical symptom in earlier series, is diminishing as successful treatment of pituitary endocrine disorders is often accomplished at earlier stages. Most obvious occular signs of pituitary adenomas are pallor of the optic discs and bitemporal field defects. Bitemporal field involvement usually affects the upper temporal quadrant first. Homonymous defects, central scotomas or irregular and unclassifiable defects may also be present as well as extra occular muscle palsies (LANDOLT 1982).

3. Diagnostic Considerations

With the exception of meningiomas and craniopharyngeomas non-pituitary tumors are seldom encountered in and around the sella. The primary empty-sellar syndrome, ectopic pineal tumors, pilocytic astrocytomas, choristomas, dermoids, giant cell tumors, aneurysmal bone cysts, chondromas, fibrous dysplasia of the spenoid, histiocytosis, pituitary abscesses, tuberculous granulomas, are among the conditions that need to be considered. Revolutionary changes in the diagnostic tools have occurred recently, facilitating earlier and more accurate diagnosis. Among them are the radioimmunoassay resulting in earlier and more accurate diagnosis of the hypersecreting adenomas and in the precise assessment of the therapeutic results. Similarly advances in neurosurgery have been aided by the developments in neuroradiology. The scope of the diagnostic work-up is beyond the scope of this review. It has been reviewed extensively in YOUMANS (1982) and LINFOOT (1979) among many others (LANDOLT 1982).

Radioimmunoassays for each anterior pituitary hormone can be used to evaluate pituitary secretory function. Endocrine assessment requires documentation of hormonal hypersecretation and determination of pituitary reserve levels of the other hormones. Basal levels of thyroid hormone (serum thyroxine and free thyroxine) measure thyroid function adequately. Pituitary reserve of thyrotrophin can be determined by the response to thyrotrophin releasing hormone. Normal diurnal variation of corticotropin or cortisol indicates intact hypothalamic pituitary regulation of corticotropin secretion. Pituitary reserve of corticotropin can be determined during insulin induced hypoglycemia or after administration of metyrapone. Basal level of growth hormone do not indicate growth hormone reserve and a stimulation test is required. Ovaluatory menses provide defacto evidence of adequate pituitary gonadotropin function in women and are superior to any simple or complicated hormone determination. After menopause elevated gonadotropins signify adequate hypothalamic pituitary reserve of these hormones and low or normal levels suggest pituitary insufficiency. Measurement of estradiol, progesterone or the gonadotropin response to gonadotropin releasing hormone rarely provide additional useful information. In men a normal testosterone level is evidence of adequate gonadotropin function and low testosterone with low gonadotropin indicates pituitary insufficiency.

Measurement of morning basal prolactin levels is usually adequate to document normal prolactin secretions (KOHLER 1979).

4. Classification

By classic-light microscopy only three cell types can be identified with certainty and these are the acidophilic, basophilic, and chromophobe types.

The acidophilic cell is most often a growth hormone cell, sometimes a prolactin cell or rarely an oncocyte.

The basophilic cells are either corticotrophic, thyrotrophic, or gonadotrophic.

Table 13. Anterior pituitary cells. (BLOODWORTH et al. 1979)

Classic light microscope classification	Classification using ultrastructure and immunoperoxidase stain	Hormones produced	Secretory granules
Acidophil	Somatotroph, well granulated	Growth hormone (GH)	Dense, 300–600 nm
	Prolactin cell, well granulated	Prolactin (PRL)	Dense, 200–1,200 nm
Basophil	Corticotroph, well granulated	ACTH-MSH	Variable, 250–450 nm (halo)
	Thyrotroph, well granulated	TSH	Dense, 50–150 nm (halo)
	FSH gonadotroph, well granulated[a]	FSH	Dense, 250–300 nm, and variable, 400–450 nm
	LH gonadotroph, well granulated[a]	LH	Medium dense, 150–350 nm
Chromophobe[b]	Somatotroph, sparsely granulated	Growth hormone	Dense, 100–250 nm
Hormone-secreting	Prolactin cell, sparsely granulated	Prolactin	Dense, 130–500 nm
	Corticotroph, sparsely granulated	ACTH-MSH	
Nonhormone-secreting	Thyrotroph, sparsely granulated	TSH	
	FSH gonadotroph, sparsely granulated	FSH	
	LH gonadotroph, sparsely granulated	LH	
	Acidophilic stem cell	GH and/or PRL	Dense, 150–300 nm
	Undifferentiated cells (only in tumors)	None	Dense, 100–250 nm (halo)
	Nononcocytic		
	Oncocytic (may be acidophilic)		

[a] Note: Some investigators do not separate FSH and LH gonadotrophs, suggesting that one cell produces both hormone.

[b] Note: When all available methods are utilized, there are no true chromophobes in the normal human pituitary

The chromophobe type was initially thought to be endocrine inactive. However, more recent assay methods demonstrated that approximately half or more of the chromophobes are endocrine active. If one correlates the histology and the function, probably more than 70% of prolactinomas are actually chromophobe adenomas (see Table 13). The relationship between the old classification and the now commonly used functional classification is demonstrated in Table 10 (BLOODWORTH et al. 1979).

Invasive propensities of pituitary adenomas can be found but this feature does not necessarily indicate true malignancy (RUSSEL and RUBINSTEIN 1977). Frank malignancy is quite rare and should not be diagnosed in the absence of massive local invasion across major tissue boundaries or distant metastases (BLOODWORTH 1979).

5. Staging

Hardy has proposed a radiological staging calassifying the sella turcica in four grades. In the first two grades bony walls of the sella are intact indicating that the adenoma is still enclosed within the sella. In the last two grades there is cortical destruction suggesting that the adenoma is invasive (see Table 14).

Grade I The size of the sella turcica is within normal limits; however, tomographic studies may show discrete modifications of the floor such as localized blistering, thinning, or bulging either centrally or laterally.

Table 14. Relative distribution (in percent) of various types of pituitary adenomas in 300 cases (HARDY 1979)

	Radiological classification	No. of cases	Secreting			Non-secreting
			hGh	PRL	ACTH	
Grade I	enclosed microadenoma (<10 mm)	111	25	55	19 (11 N)	2
Grade II	adenoma (>10 mm)	62	37	22	3	10
	With S.S.E	60	13	13	0	34
Grade III	invasive (localized)	25	15	6	2	2
	With S.S.E	14	4	2	0	8
Grade IV	invasive (diffuse)	8	3	1	1	3
	With S.S.E	20	3	1	0	16
	Total	300	100	100	25	75

Grade II The sella turcica is obviously enlarged to various degrees which exceed the standard measurements and tomography shows the integrity of its bony wall.

Grade III The sella may or may not be increased in size but tomography shows an obvious localized erosion or destruction of the floor suggesting that the tumor tissue has transgressed its boundaries and herniates into the sphenoid sinus or basisphenoid.

Grade IV The bony walls of the sella are diffusely destroyed. They are not visible, giving the appearance of a phantom sella. This last grade suggests a diffuse invasive lesion (HARDY 1979).

Suprasellar expansions are further classified as Grade A, B, or C, according to the size of the suprasellar expansion. Grade A is extension to the suprachiasmatic cistern, B is amputation of the anterior recesses of the third ventricle and C is mass extension to the foramen of Monro.

Seen in the Table, also, is stage correlation of 300 surgically verified cases in his series (HARDY 1979).

6. Assessment of Therapeutic Results

The importance of Hardy's anatomical grading of pituitary tumors for the intercomparison of results has already been stressed. With the advent of radioimmunoassay techniques for the measurement of pituitary hormones a more accurate method of assessment of endocrine active disease is now available. Hardy uses the following criteria.

1. Cured – when the previously elevated pituitary hormone has returned within normal range.
   a) In acromegaly cure is obtained when the plasma GH has fallen to or is lower than 5 ng/ml. If plasma GH is slightly elevated it should be suppressed below 5 ng/ml under the glucose tolerance test.
   b) In Cushing's disease the 24-hour urinary cortisol excretion should return to normal levels (20–90 μg/ml for 24 hours), and normal dexamethasone suppression should be obtained with 2 mg/day.
   c) In prolactin adenoma plasma prolactin concentration should fall below 30 ng/ml.
2. Improved – when the postoparative levels of hormone have fallen by more than 50% of the preop level but still remain elevated above normal.
3. Unchanged – when the postoperative levels remain similar to the preoperative levels or have fallen by less than 50%.

For the assessment of the other pituitary functions patients should be classified as follows:

1. Unchanged – when preoperative endocrine functions have not been altered by treatment.
2. Recovered – when preoperative endocrine deficits are corrected by treatment.
3. Aggravated – when a pituitary function is impaired by treatment. It is evaluated as partial or total anterior pituitary insufficiency.

7. Natural History Patterns

If a careful history is taken, most pituitary tumors are found to have a long history with symptoms present for years. EARLE and DILLARD (1973) (Oncologic American College of Radiology) noted a mean symptom duration of two and one-half years with a range

Table 15. Duration of preoperative signs and/or symptoms in pituitary adenomas of various types. (EARLE and DILLARD 1973)

Duration (months)	Total	%
Total	306	100.0[a]
0– 11.9	126	41.2
12– 23.9	51	16.7
24– 35.9	38	12.4
36– 47.9	20	6.5
48– 59,9	13	4.2
60– 71.9	13	4.2
72– 83.9	11	3.6
84– 95.9	7	2.3
96–107.9	6	2.0
108–119.9	5	1.6
120 and over	16	5.2
Longest duration	300.0 months	
Shortest duration	0.03 months	
Range	299.97 months	
Mean	31.3 months	
Median	14.0 months	

[a] Percentages do not add to 100.0 due to rounding. This table indicates that the diagnosis will be made in most cases within 1 or 2 years after the onset of symptoms, but a significant number will wait several years before diagnosis

Table 16. Duration of symptoms. (SHELINE et al. 1964)

Duration (months)	Blurred vision or reduced acuity	Blind area	Unusual headaches	Endocrine symptoms
0– 2	14	5	10	–
2– 4	12	4	3	5
5– 8	5	5	13	1
9–12	12	4	5	4
13–24	9	7	3	3
25–48	6	3	5	9
49–100	2	–	4	3
>100	2	2	–	2

in the duration of symptoms from three months to 300 months. Sheline, as well, has collected data on the duration of symptoms in Tables 15 and 16 (see ref. under table).

Roth has studied the changes in blood plasma growth hormone in untreated acromegaly at repeat examinations between one and four years after initial diagnosis. The diagram (see Fig. 4), shows significant, that is close to 50% increase in most patients.

The onset of signs and symptoms is usually insidious. In a functioning tumor endocrinological symptoms will generally appear before neurological or visual symptoms, and the reverse is true for non-functioning tumors. Mass related symptoms may be due to pressure on the optic chiasm or nerves, the hypothalamus, or the surrounding bony structures. The most common localizing mass effect is optic nerve compression, leading to bilateral vision

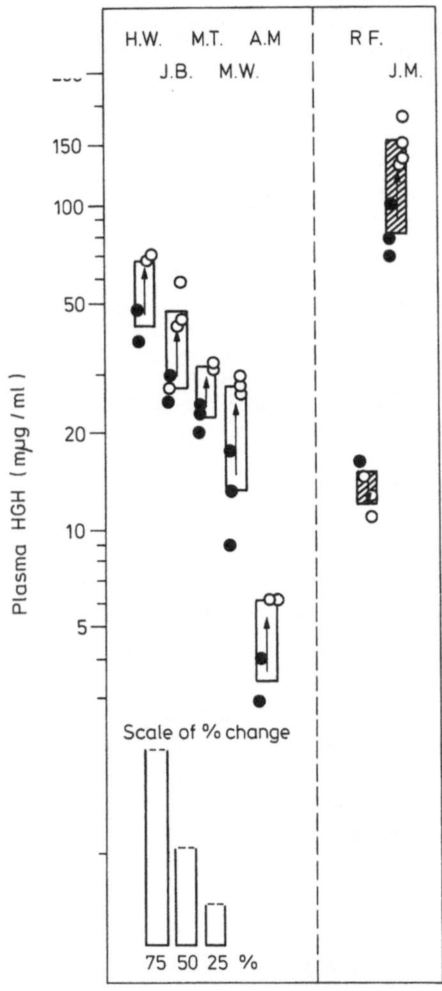

Fig. 4. Changes in Plasma GH in Untreated Acromegaly. Patients with acromegaly were studied, left untreated and studied again one to four years later. The values plotted are those of the first follow up study. The notation is the same as in Figure 1 except that an arrow indicates the direction of the change in plasma GH, and the scale of percentage change indicates higher-lower/higher. (ROTH et al. 1970)

loss which often begins in the superior temporal quadrants. Endocrine effects from functioning tumors yield clinical symptoms resulting from the oversecretion of prolactin, growth hormone, ACTH, TSH, or FSH. These syndromes often appear long before the tumor grows to detectable size but the onset, as mentioned, is insidious, leading the patient to ignore the slowly developing syndrome.

Given sufficient growth the tumor may impair pituitary function leading to hypopituitarism and its sequelae. Signs of pituitary insufficiency are due to pressure destruction of the pituitary.

In a very interesting paper, SHELINE (1971) reviewed the natural history in 16 patients with the presumptive diagnosis of chromophobe adenoma in whom treatment was withheld for various reasons. Eight had no visual symptoms and eight had visual field abnormalities. After varying intervals of up to 16 years, of the eight patients without field defects, three were eventually treated because of an enlarging sella and two because of developing visual defects. Most treatments occurred after one, five, five, six and 15 years (1, 5, 5, 6, and 15 years). A sixth patient was treated after four years because of increasing headaches.

Of eight patients with abnormal visual field, seven were eventually treated between six months and five years, all with increasing visual defects. A cerebrospinal fluid rhinorrhea developed in one patient in whom the adenoma had been allowed to destroy the sphenoid sinus. Significantly greater residual visual field defects were present after treatment in seven patients than were present when they were initially seen. Growth of chromophobe adenomas is usually slow; they are occasionally seen at routine autopsies in asymptomatic patients. Withholding treatment entails the risk that in the final outcome the deficit may be greater than at the time of the initial presumptive diagnosis (SHELINE 1971).

The progressive changes that occur in patients with acromegaly are usually insidious and in the beginning subtle. The significantly reduced life expectancy of acromegalics due to the metabolic effects and ensuing cardiovascular disease are well known. The long clinical evolution is again reflected in the mean duration of the more common symptoms of 8.3 years (LINFOOT 1979, chap. 16).

Treatment – (see Table 17).

Table 17. Methods of treatment of pituitary adenomas (LANDOLT and WILSON 1982)

Operative procedures	Transcranial extirpation Paramodian subfrontal approach Ptorional approach Subtemporal approach Transsphenoidal extirpation Sublabial transseptal transsphonoidal approach Transantral transsphonoidal approach Transethmoidal transsphenoidal approach Stereotaxic destruction (either transcranial of transnasal) Cryodestruction High-frequency coagulation
Radiotherapy	Percutaneous high-voltage irradiation Heavy-particle irradiation Stereotaxic isotope implantation
Medical treatment with antisecretory drugs	Bromocriptine

8. General Considerations and Therapeutic Objectives

For many pituitary tumors operative and radiotherapeutic approaches obtain similar but not identical successful results. Other tumors require combinations of surgery and radiation. A small number of tumors continue to resist multiple therapeutic strategies.

Comparing different forms of therapy from published data one must evaluate the number of patients, results obtained and the complications of therapy in terms of morbidity and mortality. Many reports have not stratified the patients and tumors into clearly defined classes by anatomical, endocrinological, functional and pathological characteristics. The proposed staging classification of pituitary tumors provided by HARDY (1979) can be seen as a major advance to assess treatment results in the future.

Two broad objectives of treatment are interrelated but independent. The first objective is elimination of the tumor as a mass that involves or at least has the potential to involve, structures within and outside of the sella turcica. Patients presenting with bitemporal hemanopsia and hypopituitarism provide an example of the neoblastic aspect of pituitary adenomas. The second objective is restoration and preservation of normal pituitary function.

Certain tumors, endocrine inactive and endocrine active exhibit aggressive neoblastic behavior with minimal or no manifestation of their secretory product. In striking contrast other tumors exhibit a limited potential for growth and reflect their presence by secreting pathological quantities of an anterior pituitary hormone. Into this latter category fall the majority of tumors that produce Cushing's disease and many prolactin secreting adenomas. Although growth and secretion may proceed simultaneously in many instances the dominance of one activity over the other is remarkable. Satisfactory treatment of the neoblastic activity of the tumor (arrest of growth) may fail to terminate the tumors secretory function and thereby fails to reverse the associated endocrinopathy. Arrest of secretory activity (e.g., by medication) may permit further growth of the tumor and its associated complications although some reports suggest that long-term administration of Bromocriptine may be related to a reduction in the size of some prolactinomas. A form of therapy that eliminates the tumor at the price of iatrogenic pituitary hypofunction can be acceptable under certain circumstances but it constitutes a therapeutic compromise (WILSON et al. 1979).

Surgical exposure of a tumor and its physical separation from the normal pituitary gland is a direct selective and specific form of therapy. Pressure is relieved and within minutes blood levels of secreted hormones drop into the normal range. However, the effectiveness of any operative approach is predetermined by the tumor size and its relationship to its surrounding intrasellar and parasellar structures. The effects of irradiation on the other hand do not manifest themselves immediately. In many situations where the disease process has evolved over a considerable period of time, this may not be of consequence but where symptoms are rapidly progressive or the metabolic effects severe, this would be a disadvantage.

Patients with pituitary tumors present a variety of problems for which one should assign therapeutic priorities. No single form of therapy will perfectly suit all tumors of a given type.

9. Surgery

The role of surgery in the management of pituitary adenomas is basically for histologic confirmation of the diagnosis, evacuation of any cystic components, decompression of the optic nerves and chiasm, decompression of hemorrhagic tumors, control of obstructive hydrocephalus, selective microsurgical removal of the microadenoma, total removal of the macroadenoma or reduction of tumor bulk of invasive tumors. HARDY (1979) has classified the extent of surgical excision into:

1. Non-selective total removal – radical excision of all the intrasellar content including normal and pathological tissue (complete sella cleanup).
2. Non-selective subtotal removal – partial removal of the adenoma leaving some residual pathological tissue in the sella, the normal pituitary gland is not identified.
3. Selective subtotal removal – normal pituitary gland has been identified and verified by a frozen biopsy but the surgeon is not sure if the pathological tissue is completely excised. In this case it is preferably to avoid hypopituitarism and to leave some residual pathological tissue.
4. Selective total removal – the normal pituitary gland has been well identified by biopsy and the surgeon judges all pathological tissue is excised (see Fig. 5).

Surgical procedures may be divided into open operative procedures performed under the operating microscope and blind procedures, that is all stereotactic operations including cryosurgery, high frequency coagulation and implantation of radioactive material. Proton beam irradiation may also be seen as a stereotactic procedure.

Blind stereotactic procedures should be restricted to adenomas that are confined to the sella or that have only small extrasellar extensions. The stereotactic procedures, in particular the implantation of radioactive materials, will be discussed in a separate chapter by MUNDINGER.

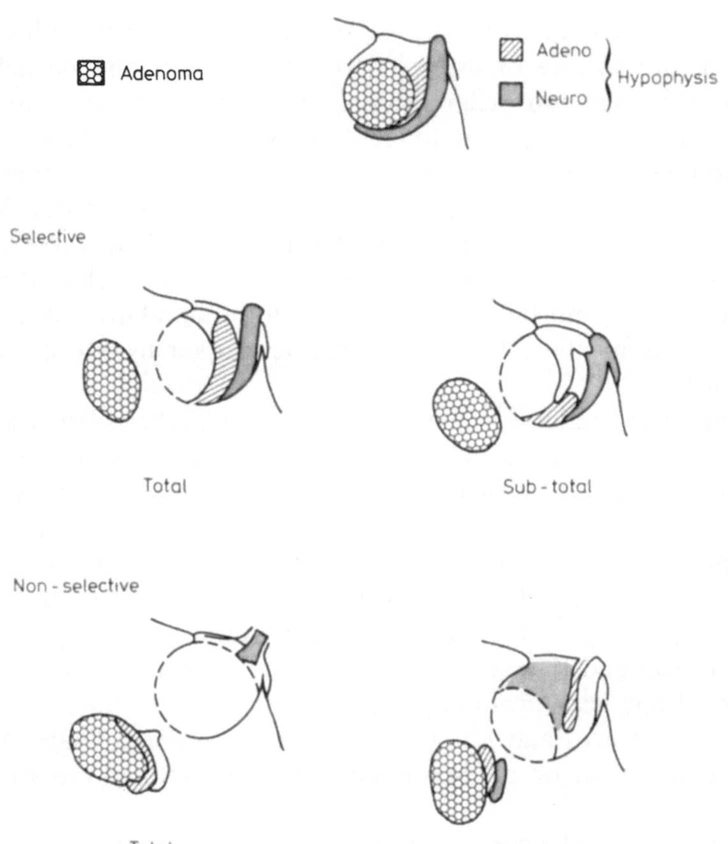

Fig. 5. Evaluation of the extent of surgical excision in pituitary adenoma. (HARDY 1979)

With open operative procedures the choice would lie between transcranial or transsphenoidal operations. The choice will depend upon the growth pattern and extension of the adenoma. Specific indications and contraindications strictly dictate the decision to use one or the other approach whereby the strict indications for a transcranial approach may be between two and ten percent (LANDOLT and WILSON 1982; and WILSON et al. 1979). Absolute indications for transcranial procedures are quoted by LANDOLT to be subfrontal extension, Dumbbel suprasellar extension, large suprasellar extension with a small sella, temporal extension retroclavical extension. Conversely the absolute indications for transphenoidal operations are intrasellar microadenoma, sphenoidal extension, prefixed chiasm (suggested by paracentral scotoma), cerebrospinal fluid rhinorrhea, pituitary apoplexy, cystic adenomas, invasion of the clivus, and advanced age of the patient.

The development of transsphenoidal operation and the ability to diagnose small secreting tumors made it possible in suitable cases to remove the tumor and preserve normal gland. WRIGHTON (1978) has examined tissue obtained at operation and necropsy in 73 cases. He cautions that although short-term results have been good, long-term follow-up is not yet available and it might be that long-term cure rates may be less satisfactory in particular if radiation is not used with the primary treatment.

10. Treatment, Radiation Therapy, General Concentrations

Radiation therapy of pituitary tumors may use three fundamentally different approaches, – that is conventional external megavoltage radiation, particle beam radiation and implantation of radioactive sources. While conventional external megavoltage radiation is applicable for pituitary tumors of any size or extent, both implantation and particle beam therapy are used for relatively small intrasellar tumors or tumors with only minimal extrasellar components. With particle beams and implants it is possible to deliver very high doses to a very small volume. Extension of adenomas to the vicinity of other structures such as the optic chiasm precludes the advantageous use of implantation or particle beam radiation as such higher doses may cause increased morbidity. Apart form these contraindications individual approaches must be judged and compared in terms of the clinical results obtainable by maintaining the very low morbidity associated with the standard conventional approach. Implantation techniques are the subject of a separate chapter by MUNDINGER and will not be discussed further here.

In particle therapy the unique properties of charged particles are used. Most clinical experience today relates to the use of proton or alpha particles (Helium ions). The use of heavier ions such as carbon or silicone is also investigated. The heavier ions can bear out their possible biological advantages by the use of Bragg-peak radiation whereas with helium ions and protons both Bragg-peak and intersecting portions of the plateau region of the beam may be used to concentrate the high dose volume to the target. Based on their experience with treating in excess of 600 pituitary tumors by Bragg-peak proton hypophysectomy KJELLBERGH and KLIMAN (1979), makes an eloquent argument for the superior cost effectiveness of Bragg-peak proton hypophysectomy (LAWRENCE et al. 1976; KJELLBERG and KLIMAN 1975; KJELLBERG and KLIMAN 1979; LINFOOT 1979; TOBIAS 1979). The thrust of this review will concentrate on the experience with conventional radiation alone or combined with surgery.

External, initially orthovoltage, now megavoltage irradiation, has been used in the treatment of pituitary adenoma for close to six decades. The safety and efficacy of radiation made it the treatment of choice for acromegaly and other pituitary tumors until the mid 1960s when improved surgical techniques for the selective destruction or resection of pituitary tumors were coming into wide usage. In many medical centers the swing of the pendulum was such that radiation was virtually abandoned for several years. Recent data, however, indicate that there is a distinct role for conventional radiation therapy in the primary management of pituitary adenoma as well as for its combination with surgery.

Due to the biological characteristics of pituitary tumors and the long experience with radiation therapy in their treatment, field dose and fractionation factors are quite well defined, making radiation probably the safest treatment modality.

The target volume as defined by neuroradiological procedures can be kept small, allowing some margin for localization errors and day to day reproducibility. Technical approaches and techniques depend on the availability of equipment.

In most reports the doses used center around 4,500 rads, so that most of our experience in terms of control and morbidity relate to this dose. Doses below 4,000 rads would probably yield a lower probability of control and doses above 5,000 or 5,500 rads may produce occasional treatment morbidity. KRAMER (1972) has reported three optical chiasmal injuries in 42 acromegalic patients after doses of 5,000 to 5,500 rads.

It has to be emphasized that the size of the individual fraction is important in terms of tolerance. Complications are extremely rare if doses under 5,000 rads at daily fractions of 200 rads or less are used.

SHELINE (1979) has reviewed the incidence of complications. Considering the huge number of treated patients the incidence of secondary malignancy is minimal with around 14 reported in the literature. No reported brain necrosis is found when doses under 5,000, properly fractionated, are used. Damage to the optic nerve or chiasmal injury likewise is rare in this dose range properly fractionated. It is to be pointed out that the diagnosis of optic nerve or chiasmal injury is a diagnosis of exclusion. One has to look at more frequent, other factors responsible for visual loss. In particular tumor recurrence and empty sella syndrome.

It has been the impression of most radiation therapist that hypopituitarism is rarely if ever induced by conventional radiation therapy. Interpretation of older data, however, presents a number of problems, for sophisticated hormone assays were not available, some degree of hypopituitarism was often present before therapy, especially with the chromophobic adenomas and many patients had resection and irradiation without a thorough intervening endocrine evaluation.

The exact relationship between radiation dose and incidence of clinical hypopituitarism is unknown, however, radiation induced hypopituitarism can occur and has to be watched for.

The most sensitive to radiation is probably growth hormone in children followed by gonadotropins.

Acute complications are usually rare and mild consisting of temporary epilation and depending on the technique of occasional serous otitis media.

While the patient is on treatment and during his follow-up period, it is, however, important to be aware of several unique clinical situations that cannot be related as a treatment complication but may require emergency operative interference (pituitary apoplexy) or are important in the differential diagnosis of visual defect (empty sella syndrome).

Pituitary apoplexy is characterized by sudden onset of hemorrhage, which may or may not involve spillage into the subarachnoid space or by necrosis in the interior of a pituitary adenoma or by both. Portions of adenomas are frequently necrotic. Asymptomatic old hemorrhagic cysts have been found in 6.8% of a recent series of 282 adenomas, but apoplectic hemorrhages occurred in only 3.5%. There is some evidence that pituitary apoplexy more frequently accompanies the adenomas of acromegaly, however, in nonacromegalic patients it may be the first clinical symptom noted. The apoplectic hemorrhage is probably a consequence of the stretched diaphragma sellae compressing the trabecular arteries that supply the tumor from above. The resulting ischemia leads to an infarction followed by bleeding into the infarcted area. The bleeding may be precipitated by head trauma, radiation therapy or anticoagulation. Stimulation of a prolactinoma by large doses of estrogen may give rise to hemorrhages that may be gross or microscopic (LANDOLT and WILSON 1982). The clinical symptom is often sudden excruciating headache. The patient may be alert or may develop dullness, confusion and stupor. Meningeal signs may be present as well as visual or occulomotor signs. If any of these signs are reported by a patient on treatment, emergency attention is imperative.

The empty sella syndrome is often an incidental finding in routine autopsies. The diaphragma sellae has a large opening and the remaining normal pituitary tissue is usually flattened and forms only a thin layer of tissue on the floor of the sella. The posterior lobe is much less deformed and bulges in front of the dorsum sella. The sella is usually moderately enlarged. Most patients who have an empty sella are asymptomatic and need neither medical nor surgical care. Because radiographic evidence of an enlarged sella may be wrongly attributed to the presence of a neoplasm and may lead to an unnecessary operation or radiotherapy, a correct diagnosis is essential. For this purpose it is useful to distinguish the primary empty sella syndrome which appears spontaneously from the secondary syndromes which appear following operative or radiotherapeutic procedures (LANDOLT and WILSON 1982). For mortality and morbidity rates in transcranial and transsphenoidal pituitary operations see Table 18.

Table 18. Mortality and morbidity rates in transcranial and transsphenoidal pituitary operations. (LANDOLT and WILSON 1982)

	Approach (%)		Authors
	Transcranial	Transsphenoidal	
Mortality rate	1.2–16	0.4–2	FAGER et al.[a] GUIOT[b] HARDY et al.[c] KAUTZKA and LÜDECKE[d] LAWS et al.[e] MUNDINGER and RIECHERT[f] RAY and PATTERSON[g] SVIEN and COLBY[h] WILSON and DEMPSEY[i]
Reoperations for suspected hematoma	3–4	0.6–1.2	GUIOT[b] SVIEN and COLBY[h] WILSON and DEMPSEY[i]
Cerebrospinal fluid rhinorrhea	rare	2.5–6.4	GUIOT[b] NICOLA[j] RAY and PATTERSON[g] WILSON and DEMPSEY[i]
Visual function loss	6–7	0.4–3.2	FAGOR et al.[a] GUIOT[b] LAWS et al.[e] TÖNNIS et al.[k] WILSON and DEMPSEY[i]
Postoperative epilepsy	3–4	–	SVIEN and COLBY[k]
Psychiatric changes	14–22 41–48 after additional x-ray therapy	–	FISCHER et al.[l]

[a] Indications for and results of surgical treatment of pituitary tumors by the intracranial approach. In KOHLER, P.O., and ROSS, G.T., eds.: Diagnosis and treatment of pituitary tumors. Amsterdam/New York, Excerpta Medica/American Elsevier, 1973, pp. 146–155

[b] Transspenoidal approach in surgical treatment of pituitary adenomas: General principles and indications in non-functioning adenomas. In KOHLER, P.O., and ROSS, G.T., eds.: ibid, pp. 159–178

[c] Acromégalie-gigantisme: Traitement chirurgical par exerese transsphenoidale de l'adénome hypophysaire. Neurochirurgie (Paris), suppl. 2, 19:1–184, 1973

[d] Experiences with transsphenoidal approach to the hypophysis. In KUHLENDAHL, H., et al., eds.: Modern Aspects of Neurosurgery. Vol. 4. Amsterdam/New York, Excerpta Medica/American Elsevier, 1973, pp. 135–141

[e] Transsphenoidal decompression of the optic nerve and chiasm. J. Neurosurg., 46:717–722, 1977

[f] Hypophysentumoren, Hypophysektomie. Stuttgart, Georg Thieme Verlag, 1967, pp. 224–227

[g] Surgical experience with chromophobe adenomas of the pituitary gland. J. Neurosurg., 36:726–729, 1971

[h] Treatment for chromophobe adenoma. Springfield, Ill., Charles C. Thomas, 1967, pp. 1–107

[i] Transsphenoidal microsurgical removal of 250 pituitary adenomas. J. Neurosurg., 48:13–22, 1978

[j] Transsphenoidal surgery for pituitary adenomas with extrasellar extension. Progr. Neurol. Surg., 6:142–199, 1975

[k] Bericht über 264 operierte Hypophysenadenome. Acta Neurochir. (Wien), 3:113–130, 1953

[l] Psychische Spätfolgen nach operativer Behandlung von Hypophysentumoren. Arch. Psychiat. Nervenkr., 210:387–406, 1968

a) Medical Treatment

Besides replacing missing hormones the therapist in the future may hope to suppress the secretion of unwanted hormones by appropriate drug therapy. A promising drug is

Bromocryptine an ergot alkaloid, thought to be a long acting stimulator of dopamine receptors. Bromocryptine supresses prolactin secretion whether it is due to a tumor or hypothalamic lesion. In hyperprolactinemia with galactorrhea and amenorrhea symptoms are reversed in approximately 80% of women treated with Bromocryptine. In some reports it has even been suggested that treatment with Bromocryptine might reduce the size of large prolactinomas.

Bromocryptine or L-Dopa can also suppress growth hormone secretion in acromegalics. The drug is usually less effective in the treatment of acromegaly. Suppression of growth hormone by Bromocryptine or L-Dopa is a paradoxical effect. For a normal subject, the effects of L-Dopa on growth hormone secretion are just the opposite.

For Cushing's disease adrenal toxins, particularly Mitotane have been used but the frequency of side effects is high and at least temporary adrenal insufficiency is common. Serotonin antagonists such as Cyproheptadine are reported to be effective in up to 50% of patients with mild forms of Cushing's disease. However, the effect is inconsistent and cortisol hypersecretion returns on discontinuation of the drug. Weight gain and drowsiness are side effects.

None of these agents are likely to offer definitive therapy for patients with hypersecreting pituitary tumors. However, when tumor ablation by surgery is contraindicated or unsuccessful and the effects of external radiation are delayed, the chemical blockage of unwanted tumor secretions may prove to be a very valuable therapeutic option (KRIEGER 1979; GOLDFINE and VIGNERI 1979; SCHWINN and KÖBBERLING 1979; IMURA et al. 1979; ZERRAS and MARTIN 1980).

b) Specific Treatment Considerations

The effects of pituitary tumors and the results of their treatment depend on the hormones produced (hypersecretion), or on the mass effect associated with sellar and extrasellar extension (neurological, visual, hypopituitarism). Small tumors with little or no mass effect can cause acromegaly, Cushing's disease or hyperprolactinemia. Acromegaly and rarely Cushing's disease may result from moderately large tumors. In the older literature visual field defects are reported in 40 to 45% in acromegalic patients. Hyperprolactinemia is often associated with larger tumors with substantial mass effects.

The small tumors are primarily diagnosed because of symptoms or signs of hypersecretion, whereas larger ones may display mass effect and/or functional abnormalities. As much as possible, tumors will be discussed according to a functional classification. The invasive adenomas and adenomas mainly causing mass effects (and or endocrinological changes) will be discussed in the end.

11. Acromegaly

Symptoms of acromegaly develop slowly and insidiously. Early symptoms may be fatigue and lethargy, paresthesia, amenorrhea and headaches. Later excessive perspiration, weight gain, photophobia, acral enlargement, voice changes and decreases in libido may occur. The late manifestations of the disease including hypertension, diabetes mellitus, cardiomyopathy and arthritis cause disability and are associated with a significantly reduced life expectancy. It has been mentioned earlier, not infrequently do tumors of acromegalic patients also secrete prolactin (LINFOOT 1979, chapt. 16).

Although pituitary tumors associated with acromegaly may be quite large and involve the chiasma and hypothalamus, the majority, unlike chromophobe adenomas, do not constitute a threat to vision. The principle aim of treatment therefore is to decrease excessive endocrine activity. The factors influencing the treatment decision in acromegaly are the morbidity and mortality of the underlying disease, the severity of the cardiovascular effects, hypertension and diabetes and the morbidity and mortality of the associated treatments, with their effectiveness in normalizing growth hormone levels. The rapidity of normalization may be an important consideration depending on the clinical situation.

Prior to the 1960's radiation therapy was generally considered the treatment of choice for acromegaly. In the absence of major or progressing visual field deficits radiation was given without biopsy or surgical decompression (SHELINE 1979).

Improved surgical techniques and growth assay became available and led to a reappraisal of treatment approaches. In the era before the growth hormone assay, conventional radiation therapy appeared to be an effective as well as a safe method of treatment for acromegaly. This was true even for tumors large enough to cause a secondary visual field deficit (SHELINE 1979; ROTH et al. 1970; KRAMER 1975). Control rates of around 80% were reported.

After the growth hormone assay became available, several studies suggested that conventional external radiation therapy was not effective for normalizing growth hormone levels. SHELINE (1979) reviewed the literature, polled RTOG members and reviewed his own cases. The results are shown in two tables (see Table 19 and 20). It is clear from this data that the endocrinological response following radiation is delayed, however, at one year 42% and by three years 92% had growth hormone levels below 10 ng/ml. At three years it would be 100% when only pretreatment growth hormone levels of less than 45 ng/ml are analyzed. If the pretreatment levels were above 50 ng/ml the three year control rate was 71%. Recent surgical literature refers to curative results when levels below 5 ng/ml are achieved, which was accomplished, in the data presented at five years in 42% at ten years in 69% of cases. According to SHELINE 87% had reached this level at ten years.

Transsphenoidal surgery will reduce the growth hormone level to less than 5 ng/ml in approximately 80% of the cases (see Table 21). The excellent results that can be obtained by transsphenoidal surgery may be seen Table 21 by HARDY (1979). Unlike in prolactinomas the results are excellent even with large tumors. The growth hormone reduction is immediate. About two-thirds of the patients will experience improvement in their diabetes and 10% experience improvement in hypertension. Most remarkable results can be accomplished with relatively low morbidity (see Table 18). In HARDY's series, eight patients required a second transsphenoidal operation and four patients needed further treatment by irradiation.

The beneficial effect of radiation after incomplete surgical removal has been demonstrated by SHELINE. At UCSF, seven patients were radiated five to 24 months following cryohypophy-

Table 19. Acromegaly: combined data[a]. (SHELINE 1979)

Parameter	No.	%
hGH measured only postirradiation		
Patients	53	
hGH normal	44	83
Surgery within 1 year	2	4
Cloar failure	7	13
hGH <10 ng/ml measured pre- and postirradiation		
At 1 year	13/31	
At 2 year	24/32	
At 3 year	22/24	92

[a] Combined data from UCSF, LAWRENCE et al. (1976), KRAMER (1973), and polled RTOG members (42)

Table 20. Acromegaly: conventional irradiation. (SHELINE 1979)

No. of patients	47
Dose	4,000–5,000 rads
Mean decrease plasma hGH 5 years post-RT	77%

Endocrine status	Before RT (%)	5 years (%)	10 years (%)
hGH·10 ng/ml	13	73	81
hGH·5 ng/ml	2	42	69
Hypothyroid	9	12	19
Hypoadrenal	6	30	38

Data from rol. 6
RT = radiation therapy

Table 21. Results in acromegaly (120 cases). (HARDY 1979)

Grade of tumor	No. of cases	Results on hGH			Other pituitary functions			
		Cured	Im-proved	Un-changed	Re-covered	Un-changed	Partial deficit	Total deficit
Enclosed								
Grade I	33	27	5	1	5	28	0	0
Grade II	44	36	8	0	6	31	5	2
Suprasellar extension	15	12	3	0	2	9	1	3
Invasive								
Grade III	16	14	1	1	3	13	0	0
Suprasellar extension	5	4	1	0	0	5	0	0
Grade IV	4	0	1	3	0	4	0	0
Suprasellar extension	3	1	1	1	0	1	0	2
Total	120	94	20	6	16	91	6	7

sectomy. The post-surgical, preirradiation growth hormone levels ranged from 17 to 48 ng/ml. Two years after radiation four of the seven had hormone concentrations below 10 ng/ml. Four other patients with large incompletely resected suprasellar tumors and growth hormone levels of 54 to 200 ng treated by combined transfrontal hypophysectomy and postop radiation therapy accomplished normal levels in three out of four patients by two years. Similarly good results are reported by SHELINE (1979).

There is no study comparing control rates for and complications of conventional external radiation therapy with those for other techniques for similar groups of acromegalic patients. The data, however, suggest that surgery and radiation achieve similar control rates. Irradiation has the disadvantage of a slow response but produces little morbidity and virtually no mortality. Irradiation is an appropriate and effective therapy for acromegaly if the disease is sufficiently mild that a slow response is of little concern. It is the treatment of choice for patients in whom surgery has failed to reduce adequately the growth hormone concentration or who for one reason or another are inoperable (SHELINE 1979). Charged particle radiation in acromegaly accomplishes similar, maybe slightly better and earlier responses. The incidence of hypopituitarism has been reported as 10% following treatment (KJELLBERG and KLIMAN 1979; LINFOOT 1979, chapt. 18).

Bromocryptine is effective in some but not all cases of acromegaly. Normal levels of growth hormone are restored in about 20% of patients. Even medical treatment has some side effects such as peptic ulcer with even occasional fatality (ZERRAS and MARTIN 1980).

12. Prolactin Secreting Tumors

Prolactin is now recognized to be the hormone most frequently secreted by pituitary tumors. The hormone may be hypersecreted not only by pituitary tumor cells but also by the normal pituitary when hypothalamic damage leads to a deficiency of the prolactin inhibitory factor. Modern immunoassay methods have shown hyperprolactinemia to be a common feature in many galactorrhea syndromes. The Forbes-Albright Syndrome is characterized by non-puerperal galactorrhea, amenorrhea and low urinary FSH in women with pituitary tumors. Galactorrhea may also be a persenting symptom in pituitary tumors in men. Approximately 70% of these tumors are of the chromophobe type. Hyperprolactinemia can be the result of very small tumors or microadenomas and thus any patient with unexplained galactorrhea should be followed with periodic x-rays of the sella trucica. Not all patients with elevated prolactin levels will show the effect of prolactin excess.

It is estimated that up to one quarter of women with secondary amenorrhea and galactorrhea have prolactin-secreting tumors. The incidence of prolactinomas is lower in men but the tumors are often larger when discovered because of less specific signs. Impotence, hypogonadism and infertility are now recognized to be important manifestations of prolactin hypersecretion in men (IMURA et al. 1979; ZERRAS and MARTIN 1980). Management of prolactin secreting tumors in women is complicated by the fact that definitive diagnosis may be difficult when small tumors are suspected. Although hyperprolactinemia associated when amenorrhea and galactorrhea is not diagnostic of a prolactinoma, the extent of prolactin elevation in the blood is helpful. Levels greater than 100 ng/ml (normal 15–30 ng/ml) almost always indicate a tumor. Prolactin levels between 15 and 100 ng/ml may be due to a microadenoma but are often caused by drugs or other disorders that interfere with normal hypothalamic inhibition of prolactin secretion. If the sella turcica is asymmetric on polytomography and prolactin levels are increased microsurgical exploration is warranted, particularly when fertility is an issue. Pregnancy may stimulate sufficient enlargement of the pituitary microadenoma to threaten vision and operation is preferable to risking enlargement of the tumor during pregnancy (ZERRAS and MARTIN 1980).

Prior to the prolactin assay, microadenomas usually were unrecognized as such. The large adenomas were generally thought to be nonfunctional, mostly chromophobe adenomas, and were treated because of the mass effects they produced. It can be seen that there is a wide range in size from those adenomas too small to detect by tomography to those producing hypopituitarism, destruction of the sella, damage to the optic chiasm and even invasion of the nasopharynx by their mass effect. It is, therefore, important to distinguish the microadenomas from macroadenomas from those with extrasellar extension. As it will be seen, this has considerable effect on outcome regardless of the treatment being either surgery, radiation or Bromocryptine.

The broad goals of treatment in prolactinomas are the clinical arrest of the signs and symptoms of hypersecretion, elimination of mass effect, if present, and maintenance or restoration of normal pituitary function.

HARDY (1979) has summarized the indications for surgical treatment based on subjective and objective criteria. Desire for pregnancy in a young sterile woman is the predominant indication. In other patients marked galactorrhea may necessitate definitive treatment. Radiological progression of the tumor becomes an objective reason for definitive treatment. Once

Table 22. Postoperative biological results in prolactin adenomas (80 cases). (Hardy 1979)

Radiological grade	No. of cases	Prolactin		Cured	
		<30 ng/ml	>30 ng/ml	No.	%
I	46	42	4	42	90
II	26	14	12	14	53
III	7	3	4	3	43
IV	1	0	1	0	0
Total	80	59	21	59	74

Table 23. Postoperative clinical results in prolactin adenomas (80 cases). (Hardy 1979)

Radiological grade	No. of cases	Menses return	Pregnancies	Cured	
				No.	%
I	46	33	26 (8)[a]	41	89
II	26	14	3 (1)[a]	15	58
III	7	3	0	3	43
IV	1	0	0	0	0
Total	80	50	29	59	74

[a] Pregnancy without previous menstruation

Table 24. Correlation betweeen preoperative hprolactin level, radiological classification, and postoperative cure. (Hardy 1979)

Preop. hPRL (ng/ml)	Grade I cured	Grade II cured	Grade III cured	Grade IV cured	Total cured	%	
30–100	23/24	8/8	0/0	0/0	31/32	97	87%
101–200	13/15	2/3	2/3	0/0	17/21	81	
201–500	6/7	1/3	1/1	0/0	8/11	73	
500–1,000	0/0	1/5	0/2	0/0	1/7	14	19%
1,000	0/0	2/7	0/1	0/1	2/9	22	
Total	42/46	14/26	3/7	0/1	59/80	74	

a larger tumor is associated with neurological signs and visual impairment, surgery become mandatory (Table 22 and 23).

Most rewarding results can be expected in the patients with microadenomas as can clearly be seen from Tables 22 and 23. From Table 24 and the previous, it is quite clear that higher radiological grades and preoperative prolactin levels of above 200 and certainly above 500 ng/ml are frequently treatment failures (Antunes et al. 1977).

Little is reported regarding the effectiveness of radiation in the treatment of microadenomas as they are infrequently referred for radiation therapy. Antunes et al. (1977) reported on 30 patients, who were graded according to Hardy's classification. Sixteen patients were treated by transsphenoidal resection, eight by transsphenoidal plus radiation and six by radiation alone. There is a tendency to use radiation in patients with higher grade tumors and high prolactin concentrations. Transsphenoidal resection alone was used for eight grade

I and eight grade II tumors, whereas radiation alone was used for three grade II and one grade III and two grade IV tumors. Normalization of prolactin levels was not accomplished by radiation alone (larger tumors, response to radiation not immediate). Return of menses and control of galactorrhea, however, was accomplished in a similar percentage of patients. SHELINE (1979) has reviewed the literature and concluded that the data might suggest that radiation whether as primary therapy or for surgical failure, controls amenorrhea and galactorrhea in about one-third of the patients but only occasionally reduces serum prolactin levels to normal. When assessing the efficacy of radiation it must be kept in mind that in analogy to acromegaly the suppression of prolactin secretion may be slow and that observation periods of several years may be necessary.

There is also little data on the role of postoperative radiation therapy with micro or macroadenomas in whom the prolactin levels did not return to normal after surgery. LANDOLT (1982) also emphasizes that the preoperative prolactin levels have a prognostic value. From his experience, patients with preop values below 200 ng/ml return to normal levels in 78% of 142 patients, but in only 16% of 113 patients with preop values above 200 ng/ml. He states preoperative prolactin levels do not necessarily correlate with the size of the adenoma. The adenoma size, therefore, may not be the primary determinant of the results of the operation – additional factors are involved.

Hyperplasia of functionally blocked prolactin cells is present in the normal hypophysis adjacent to the prolactinoma in about half the patients who harbor these tumors. Because a reactivation of secretory activity may occur in this region after the adenoma is removed, any residual hyperprolactinemia does not necessarily indicate that removal of the adenoma

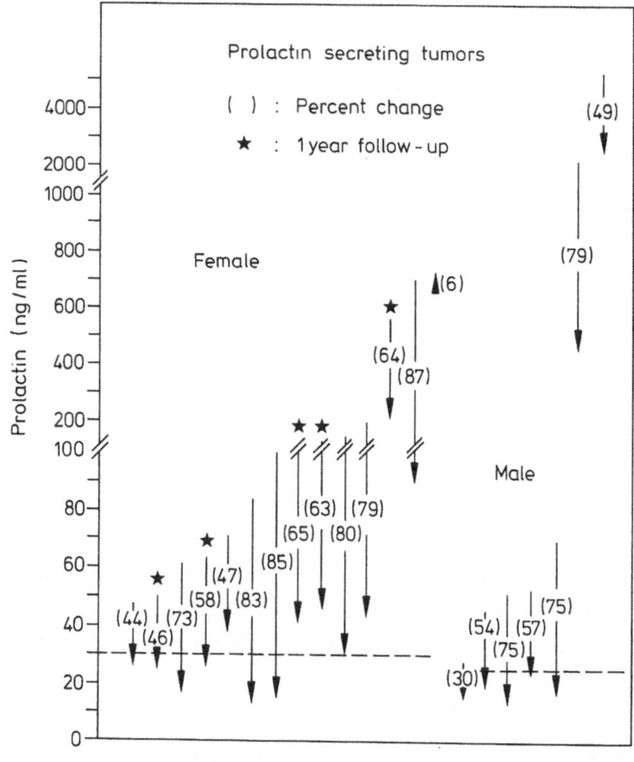

Fig. 6. Results of APPI in prolactin-secreting tumors. Fasting plasma prolactin levels are shown for pre- and posttreatment in females (at left) and males (at right). *Arrows* indicate the direction of change in prolactin levels after treatment. Twelve patients had normal levels after APPI. A striking fall in prolactin was observed in many patients at 1 year (*) posttreatment. Percent change is shown in parentheses. (LINFOOT 1979)

tissue has been incomplete. In this situation he cautions reoperation or postoperative radiotherapy is not appropriate and medical treatment is advocated (LANDOLT and WILSON 1982).

For treatment considerations micro/macroadenomas and mass lesions clearly need to be separated. For microadenomas some recommend observation and yearly re-examination. This mgith be appropriate for a patient with a microadenoma with mildly elevated prolactin levels who is basically asymptomatic. There are neurosurgical groups that will recommend transsphenoidal surgery for every microadenoma, for once there is a macroadenoma the ability to control this with surgery alone drops precipitously.

Other recommendations might be the use of Bromocryptine alone in patients who do not desire pregnancy.

The indications for surgery are a desire for pregnancy in patients with microadenomas, primary amenorrhea and radiological or clinical evidence of tumor progression.

For macroadenomas the role of postoperative radiation therapy for incompletely resected tumors after transsphenoidal surgery needs to be further evaluated as well as the role of medical treatment with Bromocryptine.

Bromocryptine can be expected to decrease prolactin levels in 80% of patients with restoration of menses and ovulation.

It has been shown to reduce the gross tumor mass on serial CAT Scans but elevated prolactin levels return upon discontinuation of the drug. Bromocryptine should not be used in the primary treatment of microadenomas in patients desiring pregnancy or those who are pregnant for reasons of possible drug toxicity (ZERRAS and MARTIN 1980; Oncologic, YOUMANS 1982; LINFOOT 1979).

Heavy ion and proton radiation has been advocated for those patients with quite promising early results (see Fig. 6) (KJELLBERG and KLIMAN 1979; LINFOOT 1979, chap. 18).

Adenomas associated with a mass effect (Grades III and IV) will be discussed under Adenomas with Mass Effect.

13. Cushing's Disease

Cushing syndrome (hypercortisolism) is a feature of at least three unique pathogenetic syndromes. Autonomous cortisol secretion by lesions of the adrenal cortex, that is adrenal Cushing's syndrome, autonomous ACTH production by extra hypophyseal neoplasms, that is ectopic Cushing's syndrome and finally the pituitary Cushing's syndrome, Cushing's Disease.

Pituitary disorders account for two-thirds of all cases of Cushing's syndrome, the remainder are equally divided between lesions of adrenocortical origin and extra pituitary neoplasms producing ACTH. Pituitary tumors are the major etiologic basis for pituitary Cushing's syndrome, that is Cushing's disease. This is demonstrated by selective tumor resection, leaving the residual hypophysis intact, which is followed by prompt remission of Cushing's syndrome. However, up to 40% of patients with pituitary Cushing's syndrome have no tumor on histologic examination. Perhaps these cases represent yet another entity, a hypothalamic Cushing's syndrome but they may also be a precursor stage in the continuum of hypothalamic pituitary Cushing's syndrome (GOLD 1979).

Cushing's disease then results from hypersecretion of pituitary ACTH. The majority of these tumors are still in the microadenoma stage at the time the disease is diagnosed. Cushing's disease has been associated with basophilic adenomas but acidophilic or chromophobe adenomas may be found responsible.

The clinical features of Cushing's disease are due to the hypercortisolism that results from chronic adrenal stimulation.

In children the earliest symptom is arrest of linear growth. In adults easy bruising of the skin, osteoporosis, and muscle weakness are common. Body fat, redistributed to the face and trunk, produces a characteristic appearance and glucose intolerance may be present. Concurrent hypersecretion of adrenal androgens may cause hirsutism. These processes if untreated lead to increasing disability and are associated with a reduced life expectancy. Diagnostically it is essential to distinguish pituitary ACTH hypersecretion from other causes of cortisol excess including adrenal tumors and ectopic ACTH secretion by non-pituitary tumors. The goal of treatment in Cushing's disease is clinical and biochemical remission. Mass effects are relatively uncommon but invasive growth does occur and will be discussed further under the appropriate heading (RICHMOND and WILSON 1978).

For many years the standard treatment has been the removal of the target organ, that is bilateral adrenalectomy. The operative mortality, the attendant adrenal insufficiency and the development of enlarging ACTH secreting tumors accompanied by hyperpigmentation in approximately 10 to 20% of the patients (Nelson's syndrome) have led to its declining popularity (JORDAN et al. 1979).

The increasing evidence that microadenomas are found in most patients with Cushing's disease led many centers to recommend microsurgical exploration of the pituitary fossa as the first step in treatment. Indeed selective removal of the microadenoma is possible in a significant number of patients. Such operations then return both cortisol secretion and cortisol dynamics to normal. Twenty-five cases reported by HARDY (1979) are illustrative for what can be accomplished. Of 25 patients, 11 had a normal sella turcica on polytomography and eight showed minor radiologic changes compatible with a Grade I microadenoma. Six cases had obvious sellar enlargement. In 11 cases with a normal sella no tumor was found in three cases. In 19 cases of enclosed adenoma, 16 were microadenomas. Seventeen of 19 patients were considered cured by HARDY'S criteria, three required cortisone replacement. The three patients with Grade II tumors were initially cured but two of them recurred ten and 30 months later. They were successfully retreated in one case by total hypophysectomy, in the other by radiotherapy. Three patients with invasive lesions were treatment failures. As in this series the incidence of tumors causing marked expansion of the sella Grade III were four, approximately 5% and another 5% have suprasellar extension (WILSON et al. 1979). The morbidity of the transsphenoidal approach is probably the same as in other sites although as a group patients who have Cushing's disease present an increased risk for any surgical procedure.

The first patient with this syndrome benefitting from pituitary irradiation was described by CUSHING in 1932. SHELINE (1979) has reviewed the literature and results from the series by INDOHAN, HEUSCHELE and LAMPE (1967) (see Tables 25–29).

Table 25. Cushing's disease reported by DOHAN et al. (1979)

Parameter	No. of patients
Pituitary dose: 400–1,570 rads	6
Little or no response	6
Pituitary dose: 3,800–5,200 rads	6
Excellent response	5
No response (treatment time 85 days)	1
Time to remission 3–6 months	
Complications	0
Recurrences	0
Follow-up	5.5–7 years

Table 26. Cushing's disease reported by HEUSCHELE and LAMPE (1967)

No. of patients	16
Dose: 4,000 rads in 4–4.5 weeks	
Complete remission	10
Average to clinical remission	7.4 months
Average to biochemical remission	4.7 months
Mean age of patients	26 years
No improvement or recurred (No.)	6
Mean age of patients	45 years
Follow-up	3–7 years

Table 27. Cushing's disease reported by ORTH and LIDDLE (1979)

Pituitary dose: 4,000–5,000 rads
Followed 1–14 years postirradiation: 44 patients
Needed no further therapy: 23 patients

No. of patients	24-hr 17-OHCS excretion (mg/g creatinine)	Mean plasma cortisol (μg/100 ml)
10 cured	< 7	<10
13 improved	<10	<13
Adrenalectomy – for radiation failure (No.)		21
Complications		None
Follow-up (years)		1–14 (mean 9)

Table 28. Cushing's disease: conventional pituitary radiotherapy reported by EDMONDS et al.

Dose: 3,500 rads/3 weeks to 5,000 rads/5 weeks	
No. of patients	15
Complete biochemical remission	9
Biochemical improvement	1
Failure	5
Complications (No.)	0
Recurrences (1 transient) (No.)	0

Table 29. Childhood Cushing's disease reported by JENNINGS et al. (1979)

No. of patients	15
Cures (dose 4,000–4,950) (No.)	12
Within 9 months	10
Within 18 months	12
Failures (dose 3,500–4,400) (No.)	3
Complications (No.)	0
Recurrences (No.)	0
Follow-up (years)	1–19 (mean 8)

The criteria chosen for clinical and biochemical remission vary somewhat but if the necessity of further therapy is used, control rates between 50 and 80% of patients can be accomplished. In the series by JENNINGS (1977) and HEUSCHELE (1967) it is pointed out that younger patients respond better with control rates of around 80%. The average time for clinical or biochemical remission varies from a few months to a year, but is shorter than for growth hormone control in acromegaly (SHELINE 1979).

The results obtained by charged particle therapy (helium ions or proton beams) appear to be superior to those achieved by conventional radiation therapy. With helium ions of 22 patients initially treated to lower doses, 68% were successfully treated, whereas over 90% of 42 patients treated with higher doses more recently were treated successfully. With protons again 65% of treated patients are reported to undergo complete remission with restoration of normal clinical and laboratory findings and another 20% are improved to the extent that no further therapy is considered necessary (LINFOOT 1979, chap. 18; KJELLBERG and KLIMAN 1979).

Transsphenoidal removal of a microadenoma is a highly successful treatment with acceptable morbidity. Long-term follow-up is not yet reported but up to five years a recurrence rate of less than 10% is being reported presently. Radiation again can be concluded to be an effective primary treatment modality and it appears that charge particle radiation therapy may be superior to conventional radiation therapy.

If surgical exploration fails to disclose an adenoma (in about 30%) radiation is probably the preferably treatment to total hypophysectomy. Radiation is certainly effective and indicated in initial surgical failures and surgical recurrences. In children radiation is a safe and effective treatment.

Medical therapy alone or in combination with conventional radiation therapy has been advocated. Adrenal toxins, particularly Mitotane, have been used but the frequency of side effects is high and at least temporary adrenal insufficiency is common. Serotonin antagonist such as Cyproheptadine are reported to be effective in up to 50% in mild forms of Cushing's disease. Discontinuation of the drug is followed by return of cortisol hypersecretion. Weight gain and drowsiness are some side effects (ZERRAS and MARTIN 1980).

14. Nelson's Syndrome

The development of an ACTH secreting pituitary tumor following treatment of Cushing's disease with bilateral adrenalectomy has been termed Nelson's syndrome. It is associated with increase of skin pigmentation and greatly elevated plasma ACTH concentrations. The risk of developing a pituitary tumor following a bilateral adrenalectomy for Cushing's disease is reported to be from 8 to 40% (JORDAN et al. 1979). With the decreasing popularity of adrenalectomy for the treatment of Cushing's disease and the advent of treatment approaches directed to the pituitary, the frequency of Nelson's syndrome is expected to decrease. If the initial therapy chosen for Cushing's disease, however, is bilateral adrenalectomy, close follow-up or consideration of prophylactic therapy directed to the pituitary gland might deserve consideration. If diagnosed and treated early patients with Nelson's syndrome may have a favorable prognosis. These tumors may be the least responsive to therapy of all pituitary adenomas and may display an aggressive behavior (JORDAN et al. 1979). On the whole, Nelson's syndrome is rare and only sparse data exists in the literature. LANDOLT and WILSON (1982) reported favorable operative results in only four of 19 patients. HARDY (1979) had five of nine cases cured and four improved with transsphenoidal surgery.

Results reported from conventional radiation therapy vary (MOORE et al. 1976).

MOORE and MENDELSOHN (1972) used pituitary irradiation alone in five patients and radiation plus excision in two others. Six patients were clinically stable for an average of 9.5 years after diagnosis. Further scarce data as reviewed by SHELINE (1979) suggest that radiation alone controls some patients with Nelson's syndrome and it should be of value when pituitary surgery was not completely effective. Encouraging results are being reported from charged particle treatment centers (KJELLBERG and KLIMAN 1979; LINFOOT 1979). LANDOLT recommends that the therapy undertaken for patients with Nelson's syndrome must be more aggressive than that used for patients with Cushing's disease, as their tumors are usually larger and have more progressive growth characteristics. In his experience operation and proton radiation are the most effective modes of therapy (LANDOLT and WILSON 1982).

15. Large Pituitary Adenomas-Functioning and Non-Functioning, Chromophobe Adenomas

Many of the functioning adenomas discussed previously will declare their existence by endocrinological symptoms often before the adenoma had enough time to progress to cause mass effects. Other functioning adenomas with less specific symptoms, for example prolactinomas in men, may not be detected early and may present as large masses. Most of those large sometimes locally invasive tumors were thought to be due to non-functioning chromophobe adenomas. We now know that a large percentage of chromophobe adenomas secrete prolactin (up to 70%). Occasionally acromegaly or Nelson's syndrome is associated with large tumors, least frequently presenting as such is Cushing's disease.

The mass effects can lead to headaches, hypopituitarism and enlarged or erroded sella and injury to optic nerves and chiasm. They may involve occulomotor nerves, sphenoid sinus and even the nasopharynx. By compressing anterior pituitary cells, symptoms of hypopituitarism develop not infrequently. What symptoms of hypopituitarism will appear first, depends upon the age and sex of the patient. In prepubertal children the earliest clinical finding is almost always the cessation of linear growth. Normal sexual maturation fails to occur. Clinically evident hypothyroidism and hypoadrenalism are very seldom early findings but may occur late in the disease. In the older age group the gonadotropins are the most sensitive. In the female amenorrhea is frequently the earliest complaint. In males impotence is a frequent early finding. Later secondary sexual characteristics are affected. Hypothyroidism or symptoms due to hypoadrenalism only occur later in the course of the disease (SHELINE 1979).

Early recognition of pituitary insufficiency is especially difficult in the postmenopausal female or the elderly male. The importance of a complete endocrinological work-up has already been stessed, in particular the clinical importance of hypoadrenalism. What used to be called nonfunctioning chromophobe adenomas constituted the most frequent group of pituitary adenomas. Many of them are prolactin secreting, but nevertheless adenomas presenting with mass effects are frequent. As already pointed out these are slow growing tumors, up to one-third of them are said to be cystic and between 10 and 30% will undergo ischemic necrosis or hemorrhage.

The goals of treatment and the parameters of treatment success are basically stabilization or improvement of vision, reduction of mass effect, preservation of normal pituitary function and survival without evidence of recurrence. The treatment of chromophobe adenomas has changed. In the 1920s the primary treatment was surgery. With the realization of the high postoperative recurrence rate, postoperative radiotherapy was employed in the 1930s. The results were so encouraging that his led to the development of radiation therapy alone in the treatment of many pituitary tumors. In the 1960s and 1970s the role of surgery

Table 30. Adenomas with mass effect: visual field response. (SHELINE 1979)

Pretherapy approximate field loss	Therapy	Fields posttherapy (%)			
		Normal	Improved	Unchanged	Worse
1 Quadrant	RT (17)[a]	65	12	24	0
	S (42)	67	7	17	9
1 to 2 Quadrants	RT (10)	0	60	40	0
	S (109)	32	28	29	11
2 Quadrants	RT (0)	–	–	–	–
	S (17)	6	29	59	6

RT = radiation therapy; S = surgical resection

[a] Number of eyes at ask

is again more emphasized. A high recurrence rate, however, has maintained the role of radiation therapy in the management of those tumors. Growth tends to be slow and identification of further growth or proof of permanent control in non-functioning tumors requires many years of observation, as these adenomas lack the advantage of a biological, hormonal tumor marker. Postoperative radiation therapy is, therefore, usually recommended.

In SHELINE'S series (1979) mean time to recurrence was four years for patients who failed after surgery and nine years for those who failed after surgery plus irradiation.

SHELINE analyzed 140 consecutive patients treated for large invasive pituitary tumors. Twenty-three of them were treated by radiation alone, 117 received surgery and radiation. Surgery was performed by a craniotomy in most of the patients. The response to therapy was judged primarily on the basis of visual field deficit. Of those eyes with a field deficit present but which involved one-fourth or less of a visual field, approximately two-thirds reverted to normal regardless of whether treatment was radiation alone or surgery plus radiation. After surgery 9% of visual fields deteriorated further.

When the deficit involved more than one-fourth and up to one-half of a visual field, radiation therapy yielded a 60% improvement rate, but no deficit disappeared completely. Surgery produced the same overall improvement rate but did result in normalizing 32% of the visual fields, with 11% becoming worse. Thus, although in patients with minimal visual deficits radiation therapy alone provided as good a response as surgical decompression, the surgical procedure produced more improvement for moderately advanced lesions (SHELINE 1979) (see Tables 30 and 31).

Table 31 gives absolutely recurrence free survival rates as a function of time after treatment. Parameters used were repeated visual field examinations and x-rays of the sellae. Patients treated by radiation therapy alone had recurrence-free survival rates similar to those treated by partial resection plus radiation therapy. Patients treated by surgery alone had markedly lower control rates from two to 20 years following treatment than those who underwent either radiation alone or resection plus postoperative radiation therapy. The experience of KRAMER (1973), EMMANUEL (1966) and PISTENMA et al. (1975) is similar as shown in Table 32. SHELINE concludes from his experience and that of others that conventional radiation therapy is of value for controlling mass effects of large pituitary tumors. This experience is based on a mix of prolactin secreting and nonfunctioning adenomas. Radiation therapy alone may be effective, particularly with smaller tumors but it is generally preferable to surgically debulk the tumor mass before administering the radiation. This permits confirmation of diagnosis and provides the most rapid means of decompressing the optic apparatus (note the high incidence of cysts). The latter is especially important

Table 31. Adenomas with mass effect: recurrence-free (absolute) survival. (SHELINE 1979)

Interval (years)	% Recurrence-free survival		
	RT[a]	S	S+RT
2	86 (21)[b]	49 (37)[b]	96 (80)[b]
5	93 (15)	25 (36)	90 (72)
10	71 (7)	9 (32)	79 (47)
15	–	0 (25)	65 (31)
20	–	0 (23)	65 (17)

RT = radiation therapy; S = surgical resection

[a] Excludes two treated with: 1,900 rads

[b] Number of patients at risk

Table 32. "Chromophobic adenomas". (SHELINE 1979)

Author	% Recurrence-free survival		
	RT	S	S+RT
KRAMER (1973) (5 yr)			
Absolute	38	–	75
Determinate	75	–	83
EMMANUEL (1966) (4 yr)			
Absolute	75	30	93
PISTENMA et al. (1975) (5 yr)			
Absolute	86	–	82

with extensive and progressive visual field deficits. Postoperative radiation therapy adds significantly to the recurrence free survival rate and complications are minimal.

16. Other Pituitary Tumors

Other functioning pituitary adenomas can be seen from Table 10. The incidence of gonadotropin or thyroid stimulating hormones producing adenomas is extremely low. The principles of the treatment approach will be similar to those for other functioning pituitary adenomas.

XII. Craniopharyngiomas

Craniopharyngiomas constitute approximately 2.5% of brain tumors. They make up approximately 20% of sellar-chiasmal tumors in adults. In children 7% of brain tumors are craniopharyngiomas. In children they are the most common non-glial tumor and constitute approximately half of sellar-chiasmal tumors.

In general they tend to occur in children but may develop in patients of all ages. More than 50% occur in patients less than 20 years of age. Both sexes are about equally affected (COBB and YOUMANS 1982).

1. Signs and Symptoms

The possible locations of their occurrence gives a clue to the wide variety of signs and symptoms encountered. Most craniopharyngiomas occur in the suprasellar subarachnoid space or intrasellar or the third ventricle. Most are suprasellar, about 20% are intrasellar. A few will occur in the sphenoid bone, the sphenoid sinus or intranasally. They extend under the frontal or temporal lobe in approximately 2% and involve the posterior fossa in 1% of cases. They have been found to pass through the foramen magnum. An episode has been described where a cyst of a craniopharyngioma has been accidently entered when a ventriculogram was being performed through an occipital burr hole (COBB and YOUMANS 1982).

Most of these tumors are located in the subarachnoid space just above the sella. The infundibulum of the pituitary gland usually lies posterior. They are posterior to the chiasm in approximately one-third of cases, the rest lying either beneath or anterior to the chiasm.

Consequently, potentially symptomatic central nervous system structures, such as the visual system is usually anterior and to each side, the pituitary gland beneath, the mesencephalon and pons behind and the hypothalamus and the third ventricle with the foramen of Monro above.

According to COBB and YOUMANS (1982) symptoms can be classified into general categories. 1. visual symptoms, 2. endocrine disturbances, 3. increased intracranial pressure, 4. mental symptoms. More extensive tumors may involve the frontal or temporal lobes producing an anosmia or seizures or can involve posterior fossa structures, causing abnormality in the function of the 4th, 5th, and 6th cranial nerves, the pyramidal tract and the cerebellum.

There is a general tendency for children and adolescents to present with increased intracranial pressure, while older patients more commonly have visual or endocrine complaints, as presenting symptoms.

The duration of symptoms prior to diagnosis is variable with a mean around one year. However, symptoms may be present for as long as 30 years and as little as one month. The rate of tumor growth can be estimated by the duration of symptoms and it has been shown that a longer duration of symptoms correlates with a longer survival after treatment (BARTLETT 1971).

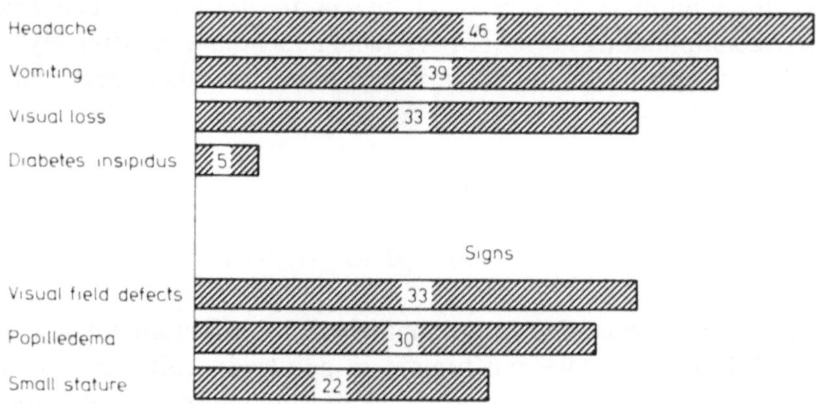

Fig. 7. Clinical symptoms and signs in 57 children with craniopharyngioma. (MATSON and CRIGLER 1969)

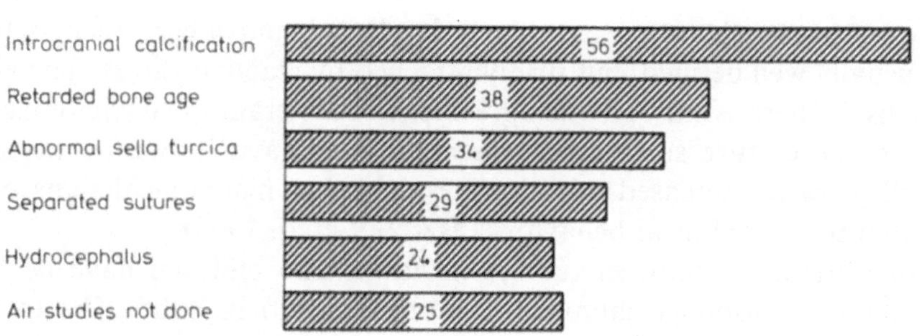

Fig. 8. X-ray findings in 57 children with craniopharyngioma. (MATSON and CRIGLER 1969)

The most common initial symptom in all patients is headache. At the time of diagnosis 75 to 90% of patients will have headache, 30 to 40% have vomiting and approximately 67% have visual disturbances. Other symptoms such as growth arrest, diabetes insipidus, psychiatric disturbances and seizures are present in 10 to 20% of patients. Chemical meningitis resulting from the release of toxic cysts contents may also be present, producing headache neck stiffness and photophobia. Recurrent attacks are very suggestive of a craniopharyngioma (COBB and YOUMANS 1982). The frequency of clinical symptoms and x-ray findings may be seen in Figs. 7 and 8.

2. Diagnostic Considerations

The differential diagnosis of masses simulating craniopharyngioma includes among others pituitary adenoma, meningioma, epidermoid or dermoid cysts, aneurysm, optic nerve or hypothalamic glioma, ectopic germinoma, glioma, and metastases.

Craniopharyngioma is one of the few intracranial tumors in which a plain x-ray of the skull is often diagnostic, showing changes in the sella and classically supra or intrasellar calcification in 80% of children, but in only 40% of adults.

The aim of diagnostic investigations is to define the relation of the cysts or mass in the chiasm, the ventricular size, the relation between tumor and sellar contents and they should help to outline the arterial supply. A complete endocrinological assessment including tests of hormonal reserve are mandatory. Height, weight and sexual maturity as well as bone age should be determined in children.

3. Classification

Ancestry of craniopharyngiomas from Rathke's Pouch and its derivaties is usually assumed. The controversies regarding their derivation, their similarity to other congenital malformations, such as epidermoid cysts and adamantinomas is discussed extensively by RUSSEL and RUBINSTEIN (1977) and COBB and YOUMANS (1982). Craniopharyngiomas are histologically benign. The tumors usually contain both solid and cystic portions but may be almost entirely solid or entirely cystic. The solid tissue is smooth, firm and grey or pink. The cystic portion is usually softer. The consistency and color are determined by the thickness of the wall, which may be thin and translucent or may resemble solid portions. Calcium imposition may make the tumors very hard. The mass may be lobulated and may be extensive. The inner wall of the cyst may be smooth or may contain multiple papillae. The cysts are filled with brownish, muddy fluid containing suspended cholesterol crystals.

The free surfaces are smooth, often irregularly lobulated, but where related to the brain the outlines are usually well defined, but firmly attached by reactive gliosis. The glial reaction may be very intense. There is no convincing evidence that craniopharyngiomas are subject to anaplasia. In tissue culture some craniopharyngiomas have shown an atypical pattern with irregular cell growth, increased mitotic rate and other histological signs of anaplasia. This may be related to their clinical behavior (LISZCZAK et al. 1978).

No consistent differences between tumors in adults and children have been identified. It may be that adult craniopharyngiomas are more likely to be solid. The total operative removal of craniopharyngiomas in the adult is usually more difficult and less frequently accomplished. Craniopharyngiomas that are primary intrasellar are frequently diagnosed earlier by their signs of hypopituitarism and a grossly enlarged sella (HOFFMAN 1982; COBB and YOUMANS 1982; LANDOLT and WILSON 1982; RUSSEL and RUBINSTEIN 1977; LISZCZAK et al. 1978; BARTLETT 1971).

4. Natural History and Spread Patterns

Craniopharyngiomas are histologically benign, but malignant by location. However, the natural history varies greatly from patient to patient. Different investigators applying similar treatment to similar series of patients can obtain very different results. Experience and variance in the natural history plus rapidly improving treatment techniques cloud the analysis.

Total excision in a benign neoplasm would seem to spell cure. The influence of tumor type and its size on the ability to achieve radical excision was analyzed by SHAPIRO et al. (1979). His experience relates to pediatric craniopharyngiomas. Gross total removal was achieved in almost all of the predominantly cystic lesions, regardless of size. In contrast, the ability to achieve radical excision of mixed tumors, the majority in his series, was inversely proportional to size, with only 20% of tumors over 3 cm in diameter being amenable to a radical excision. Predominantly solid types were too few for analysis.

Superimposed on treatment the type of tumor also influenced the frequency of recurrence. Drainage and radiotherapy was followed by recurrence in more than 50% of cystic tumors but 80% of mixed tumors. The same group treated by the attempted radical removal had a 10% recurrence rate in the cystic tumors but 40% in the mixed tumors. It is interesting that he had no recurrences in patients who had solid tumors treated by attempted radical excision and postoperative radiotherapy.

Of tumors larger than 3 cm, 60% recurred in his series, even when gross total removal had been accomplished. The only patients in this group without recurrence were also treated with postoperative radiation therapy.

Clinical observation for 20 years or more without treatment or clinical change has been reported. Although these indolent craniopharyngiomas probably are uncommon, they illustrate the variability of prognosis and warn against attaching too great a significance to small series with unusual results (COBB and YOUMANS 1982). Age influences the result, the tumors appear to be more rapidly progressive in children; on the other hand total excision may be accomplished more frequently.

A long history of symptoms before treatment relates to a better prognosis (BARTLETT 1971).

Patients with mental or psychiatric symptoms do not survive as long as those without. The presence of motor signs is also ominous (COBB and YOUMANS 1982).

Further residual craniopharyngiomas are compatible with a relatively long survival despite progressive neurological deficit (SHAPIRO et al. 1979).

5. Treatment – Surgery

The best treatment approach to craniopharyngiomas remains controversial. Surgery is essential to establish the diagnosis by biopsy, to evacuate any cystic component, and it is needed to provide relief of raised intracranial pressure by shunting.

Radical surgery extirpation is advocated by some (MATSON and CRIGLER 1969; HOFFMAN 1982), whereas other groups advocated the use of limited operative removal followed by radiation therapy (KRAMER et al. 1968; THOMPSON et al. 1978; LICHTER et al. 1977).

It seems intuitively obvious that total extirpation in a benign condition would be equivalent to cure and would constitute the treatment of choice if it can be accomplished safely. The operating microscope and the transsphenoidal approach probably enable the skilled neurosurgeon to accomplish this goal in most craniopharyngiomas confined to the sella (COBB and YOUMANS 1982). However, unfortunately these fortunate and favorable circumstances only exist in the minority of patients.

Except for the small group with purely intrasellar tumors, the optimum approach is still controversial. Some advise total excision as the best treatment. It is claimed that in experienced hands, excision can be accomplished in about three-fourths of all patients. HOFFMAN (1982) feels that total excision of at least 80% of craniopharyngiomas is possible, provided the attempt is made at the initial operative approach.

The reluctance of some surgeons to attempt total excision results from consideration of the delicate structures in the suprasellar region and anticipation of tumor adherence to the hypothalamus (COBB and YOUMANS 1982). Clinical experience has not always been as favorable as the result of those who advocate progressive operation. The difference may be in part due to the age of patients treated, since in children adhesions between tumor and hypothalamus are not as extensive and operations are not as difficult or as dangerous.

Further tumor type, size and extent influences the potential for complete removal. Tumors that are intrasellar as mentioned, or prechiasmatic are more likely to be completely removed than those with subchiasmatic or retrochiasmatic components.

SHAPIRO et al. (1979) found in his series, when the goal of therapy was complete removal, that this was achieved in only 58% of his series. In his experience mixed tumors larger than 3 cm in diameter are almost refractory to complete removal.

Cysts evacuation alone is recognized as inadequate for long-term management of most patients. Partial tumor removal does not prevent ultimate recurrence of symptoms although patients may survive for many years.

SHAPIRO et al. (1979) compares the outcome of four different treatment approaches: 1. cyst aspiration followed by deep x-ray therapy, 2. radical excision, 3. incomplete tumor excision, 4. incomplete excision followed by deep x-ray therapy. Cyst aspiration and radiation had a 50% recurrence rate, (mean time to recurrence 4.4 years); whereas recurrence occurred in 23% of patients after radical excision (mean time to recurrence 2.4 years). Incomplete removal alone was followed by recurrence in 78% (mean time to recurrence 2.2 years). No recurrences have thus far occurred in seven patients with incomplete removal followed by radiation therapy although the number and follow-up periods are short. The operative mortality rate was 8% (SHAPIRO et al. 1979).

Treatment morbidity after radical excision is considerable. Most patients will require pituitary replacement therapy. It may be inappropriate to quote morbidity figures from earlier surgical series and it is therefore preferred to quote morbidity figures associated with the less radical surgical approach followed by radiation therapy and compare the ultimate outcome of such an approach.

The possibility of successful radiotherapy was suggested by KRAMER et al. (1968). His thesis of obtaining equivalent control rates to radical excision with reduced or minimal morbidity was confirmed by BLOOM (1975), THOMPSON et al. (1978), LICHTER et al. (1977), and SHAPIRO et al. (1979). These authors claim that the treatment complications were reduced when surgical intervention was conservative and control rates are accomplished that compare favorably with any radical surgical series. KRAMER et al. (1968) reports an 80% local control rate; BLOOM (1975) has survival rates of 76% at five years and 61% at ten years. LICHTER et al. (1977) has a control rate of 80% for the combined therapy group but only 53% for patients treated by surgery alone. Excellent reviews of the literature were provided by LICHTER et al. (1977) and THOMPSON et al. (1978).

Interstitial methods for treatment of craniopharyngioma will be reviewed in a separate chapter and are therefore not discussed further.

6. Radiation

The target volume of radiation is defined by the extent of demonstrated tumor and should be kept at a minimum. Technical approaches to obtain this goal are similar to other pituitary tumors. Doses recommended are often higher than for pituitary adenomas. Doses used center around 5,000 rads at between 160 to 180 rads per fraction. For children these doses have to be reduced, BLOOM (1975) recommends between 4,000 to 4,500 rads for children under three years.

References

Allen KL (1978) Critique of article by Harwood and Simpson (letter). Int J Radiat Oncol Biol Phys 4/7–8:755

Allen N (1980) Experimental therapy of brain tumors: Neurochemistry and clinical neurology. Alan R Liss Inc :441–454

Anderson AP (1978) Postoperative irradiation of glioblastomas. Results in a randomized series. Acta Radiol Oncol Radiol Oncol Radiat Phys Biol 17/6:475–484

Antunes JL, Housepian EM, Frantz AG (1977) Prolactin-secreting pituitary tumors.

Aristizabal SA, Caldwell WL (1971) Time-dose-volume relationship in the treatment of glioblastoma multiforme. Radiology 101:201–202

Aristizabal S, Caldwell WL (1977) The relationship of time-dose fractionation factors to complications in the treatment of pituitary tumors by irradiation. Int J Radiat Oncol Biol Phys 2:667–673

Aristizabal SA, Boone ML, Laguna JF (1979) Endocrine factors influencing radiation injury to central nervous tissue. Int J Radiat Oncol Biol Phys 5/3:349–353

Arnold H, Kuhne D, Franke H, Grosch I (1978) Findings in computerized axial tomography after intrathecal methotrexate and ratiation. Neuroradiology 16:65–68

Aron BS (1969) Twenty years' experience with radiation therapy of medulloblastoma. Am J Roentgenol 105:37–42

Atac MS, Blasuw G (1979) Radiotherapy in brainstem gliomas in children. Clin Neurol Neurosurg 81/4:281–290

Ausman JI, Lyle AF, Baker AB (1974) Intracranial neoplasms. Clin Neurol 9/1:1–97

Axelrod L (1977) Endocrine dysfunction in patients with tumors of the pineal region, chap. 3. In: Schmidek HH (ed) Pineal tumors. Masson, New York Paris Barcelona Milano

Bachman DS, Ostrow PT (1978) Fatal long-term sequela following radiation cure for ependymoma. Ann Neurol 4/4:319–321

Bader JL, Miller RW (1978) Neurofibromatosis and childhood leukemia. J Pediatr 92/6:925–929

Bailey P, Cushing H (1926) A classification of the glioma group on a histogenetic basis with a correlated study of prognosis. Lippincott, London, pp 1–175

Bamberg M, Schmitt G, Quast V (1980) Therapie und Prognose des Medulloblastomas. Strahlentherapie 156:1–17

Banna M, Baker HL, Houser OW (1980) Pituitary and parapituitary tumors on computed tomography. Br J Radiol 53:1123–1143

Bartlett JR (1971) Craniopharyngiomas: An analysis of some aspects of symptomatology, radiology, and histology. Brain 94:725–732

Battermann JJ (1980) Fast neutron therapy for advanced brain tumors. Int J Radiat Oncol Biol Phys 6:333–335

Beehein NM (1980) The cambridge glioma trial of misonidazole and radiation therapy with assoc

pharmacological studies. Cancer Clinical Trials 3:267–273
Berry MP, Simpson WJ (1981) Radiation therapy in the management of primary malignant lymphoma of the brain. Int J Radiat Oncol Biol Phys 7:55–59
Berry ME, Jenkin RDT (1981) Radiation treatment for medulloblastoma, a twenty-one year review. J Neurosurg 55:43–51
Blehen NM (1980) The cambridge glioma trial of miso nidazole and radiation therapy with associated pharmakokinotic studies. Cancer Clinical Trials 3:267–273
Bloodworth JMB, Kovacs K, Horvath E (1979) Light and electron microscopy of pituitary tumors. In: Linfoot JA (ed) Recent advances in the diagnosis and treatment of pituitary tumors. Raven, New York, p 146
Bloom HGG (1971) Concepts in the natural history and treatment of medulloblastoma in children – increasing survival rates and possible risks with current radiotherapy techniques. Critical Reviews in Radiological Sciences 2:89
Bloom HJG (1975a) Cancer in children. Springer, Berlin Heidelberg New York
Bloom HJG (1975b) Combined modality therapy for intracranial tumors. Cancer 35:111–120
Bloom HJG (1978a) Adjuvant therapy for residual disease in children with medulloblastoma. Recent Results Cancer Res 68:412–422
Bloom HJG (1978b) Management of some intracranial tumors in children and adults. Pros Clin Biol Res 55:84
Bloom HJG (1979) Recent concepts in the conservative treatment of intracranial tumours in children. Acta Neurochir (Wien) 50:103–116
Bloor RJ, Templeton AW, Quick RS (1962) Radiation therapy in the treatment of intracranial tumors. Am J Roentgenol 87:463–471
Boden G (1950) Radiation Myelitis of brain stem. J Fac Radiologists 2:79
Bohm E, Strong R (1961) Choroid plexus papillomas. J Neurosurg 18:493–500
Boldrey EB (1975) Initial surgical management of primary tumors. Semin Oncol 2/1:11–13
Bongartz EB, Bamberg M, Nau HE, Schmitt G, Bayindir C (1979) Optimal therapy in medulloblastoma. Acta Neurochir (Wien) 50:117–125
Bouchard J (1966) Radiation therapy of tumors and diseases of the nervous system. Lea & Febiger, Philadelphia
Bouchard J (1966) Results of radiation therapy in midbrain and brain stem tumors. Lea & Febiger, Philadelphia, pp 119–135
Bouchard J, Pierce CB (1960) Radiation therapy in the management of neoplasms of the central nervous system with a special note in regard to children: Twenty years' experience 1939–1958. Am Roentgenol 84:610–628
Brady LW (1977) The role of radiation therapy. In: Schmidek HH (ed) pineal tumors, chap. 7. Masson, New York Paris Barcelona Milano
Brismar J, Robertson GH, Davis KR (1976) Radiation necrosis of the brain. Neuroradiological considerations with computed tomography. Neuroradiology 12:109–113
Brand WN, Hoover SV (1979) Optic glioma i children. Childs Brain 5:459–466
Br Med J editorials (1977) Does radiation of the young brain affect growth hormone? Br Med J 2/6086:536–537
Broadbent VA, Barnes ND, Wheeler TK (1981) Mental retardation paraplegia blindness. Cancer 48:26–30
Brown RC, Gunderson L, Plenk HP (1977) Medulloblastoma. A review of the LDS hospital experience. Cancer 40:1:56–60
Brownell GL, Zamenhof RG, Murray BW, Wellum GR (1978) Boron neutron capture therapy. Therapy in nuclear medicine. Grune & Straton, New York London
Bunn PA Jr, Nugent JL, Matthew MJ (1978) Central nervous system metastases in small cell bronchogenic carcinoma. Semin Oncol 5/3:314–322
Burger PC, Mahaley MS Jr, Dudka L, Vogel FS (1979) The morphologic effects of radiation administered therapeutically for intracranial gliomas. Cancer 44:1256–1272
Butler AB, Brooks WH, Netsky MG (1982) Classification and biology of brain tumors. In: Youmans JR (ed) Neurological surgery, vol V, 2nd eidition. Saunders, Philadelphia London Toronto, p 2683, 2685
Cairncross JG, Kim JH, Posner JB (1980) Radiation therapy for brain metastases. Ann Neurol 7:529–541
Carabell S, Bruno LA, Weinstein AS (1981) Misonidazole and radiotherapy to treat malignant gliomas: Phase II RTOG. Int J Radiat Oncol Biol Phys 7:71–77
Carelba R, Geller R, Hendrickson F, Berry HC, Cooper JS (1980) Value of radiation therapy in the management of patients with cerebral metastases for malignant melanoma. Cancer 45:679–683
Carella RJ, Lerch IA, Newall J, Chintsao ST (1979) Assessment of the irradiated brain by quantitative computerized tomography scan analysis II: Application in studies of necrotic and oedematous brain. Int J Radiat Oncol Biol Phys 5:2127–2133
Carrea R, Polak M (1977) Preoperative radiotherapy in the management of posterior fossa choroid plexus papillomas. Childs Brain 3/1:12–24
Carter StK (1981) Principles of cancer management. McGraw Hill, New York
Castro JR, Quirey JM, Lyman JT, Chen GT, Phillips TL, Alpen EL (1980) Current status of clinical practicle radiotherapy at Lawrence Berkeley Laboratory. Cancer 46/4:633–641
Castro-Vita H, Salazar O, Scarantino C, Rubin P,

DeCova M (1980) Medulloblastomas. Review Int Radiol 5/3:77–82
Catterall M, Bloom HJG, Ash DV (1980) Fast neutrons compared with megavoltage x-rays in the treatment of patients with supratentorial glioblastoma – A controlled pilot study. Int J Radiat Oncol Biol Phys 6:261–266
Chang CH (1977) Hyperbaric oxygen and radiation therapy in the management of glioblastoma. Natl Cancer Inst Monogr 46:163–169
Chang C, Housepian EM, Herbert C Jr (1969) Operative staging system and a megavoltage radiotherapeutic technique for cerebellar medulloblastomas. Radiology 93:1351–1359
Chatterjee AK (1978) Oligodendrogliomas: A survey of 20 years (Preston). J Neurol Neurosurg Psychiatry 41:188
Chatty EM, Earle KM (1971) Medulloblastoma. A report of 201 cases with emphasis on the relationship of histologic variants to survival. Cancer 28:977–983
Chin HW, Hazel JJ, Kim TH, Webster JH (1980) A clinical study of cerebral oligodendrogliomas. Cancer 45:1458–1466
Clark RL (1976) Cancer Patient Care, Yearbook MP
Cobb CA, Youmans JR (1982) In: Youmans JR (ed) Neurological surgery, vol. V, 2nd edition. Saunders, Philadelphia London Toronto, p 2899
Costanza M, Buechler M, Munzenreider J (1979) Radiation plus adjuvent CCNU (1[2 chloroethyl] 3 cyclomexyl-1 nitrosourea) vs CCNU, hydroxyurea and vincristine in the treatment of malignant gliomas. Int J Radiat Oncol Biol Phys 5:1589–1592
Costin G (1979) Endocrine disorders associated with tumors of the pituitary and hypothalamus. Pediatr Clin North Am 26/1:15–31
Cox JD, Petrovich Z, Paig C, Stanley K (1978) Prophylactic cranial irradiation in patients with inoperable carcinoma of the lung: Preliminary report of a cooperative trial. Cancer 42/3:1135–1140
Crafts D, Wilson CB (1975) Differential diagnosis of tumor regrowth. Semin Oncol 2/1:15–17
Cumberlin RL, Luk KH, Wara WM, Sheline GE, Wilson CB (1979) Medulloblastoma. Treatment results and effect on normal tissues. Cancer 43/3:1014–1020
Cummins FM (1978) Treatment of tumors of the post part of the third ventricle and the pineal region. A long term followup. Neurochir 40:131–143
Cummins FM, Taveras JM, Schlesinger EB (1960) Treatment of gliomas of the third ventrical and pinealomas with special reference to the value of radiotherapy. Neurology (Minneap) 10:1031–1036
Danoff BF, Kramer S, Thompson N (1980) The radiotherapeutic management of optic nerve gliomas in children. Int J Radiat Oncol Biol Phys 6:45–50
Danoff BF, Pripstein S, Croce N, Kramer S, Lee KF (1978) The value of computerized tomography in delineating suprasellar extension of pituitary adenoma for radiotherapeutic management. Cancer 42/3:1066–1072
Danziger J, Allen KL, Bloch S (1974) Intracranial chordomas. Clin Radiol 25:309–316
Davis RL (1975) Pathologic tumors type and response to treatment. Mod concepts in brain tumors therapy. Castlehouse, Tunbridge Wells, pp 79–83
Deutsch M, Reigel D (1981) Myelography and cytology in the treatment of medulloblastoma. Int J Radiat Oncol Biol Phys 7:721–725
Dewey WC, Hopwood LE, Sapareto SA, Gerwick LE (1977) Cellular responses to combinations of hyperthermia and radiation. Radiology 123:463–474
Dische S (1979) Hyperbaric oxygen. The MRC trials and their significance. Br J Radiol 51:888–894
Donat JF, Okazaki H, Gomez MR, Reagan TJ, Baker HL, Laws ER (1978) Pineal tumore: A 53 year experience. Arch Neurol 35:736–740
Douglas BG (1977) Preliminary results using superfractionation in the treatment of glioblastoma multiforme. J Can Assoc Radiol 28:106–110
Dyk J van, Jenkin RD, Leung PM, Cunningham JR (1977) Medulloblastoma: Treatment technique and radiation dosimetry. Int J Radiat Oncol Biol Phys 2/9–10:993–1005
Eagan RT, Childs DS Jr, Layton DD Jr, Laws ER Jr, Biesel HF, Holbrook MA, Fleming TR (1979) Dianhydrogalactitol and radiation therapy treatment of supratentorial glioma. JAMA 241/19:2046–2050
Earle KM (1976) The proper nomenclature for glioblastoma multiforme. Int J Radiat Oncol Biol Phys 1:805–808
Earle KM, Dillard SM (1973) Pathology of adenomas of the pituitary gland. In: Kohler PO, Ross GT (eds) Diagnosis and treatment of pituitary tumors. Americal Elsevier Publisher, NY
Edmund AG, Walker MD (1977) Prognostic factors for patients with brain tumors. In: Modern concepts in brain tumor therapy: Laboratory and clinical investigations (A conference held in Atlanta, Georgia, February 26–28 1976). US Dept of Health, Education, and Welfare, Public Health Service. National Institutes of Health, National Cancer Institute, Washington. For sale by the Supt of Docs US Govt Print Off (National Cancer Institute monograph 46)
Elvidge AR, Penfield W, Cone W (1935) Gliomas of the central nervous system (study of 210 verified cases) Res Publ Assoc Res Nerv Ment Dis 16:107
Emmanuel IG (1966) Symposium on pituitary tumours. 3. Historical aspects of radiotherapy, present treatment, techniques and results. Clin Radiol 17:154–160

Evans AE (1979) Modern concepts in brain tumor therapy. Castlehouse, Tunbridge Wells

Eyster EF, Nielsen SL, Sheline GE, Wilson CB (1974) Cerebral readiation necrosis simulating a brain tumor. Case report. J Neurosurg 39/2:267–271

Fazekas JT (1977) Treatment of Grades I and II brain astrocytomas. The role of radiotherapy. Int J Radiat Oncol Biol Phys 2/7–8:661–666

Firooznia H, Pinto RS, Lin JP, Baruch HH, Zausner J (1976) Chordoma: Radiologic evaluation of 20 cases. Am J Roentgenol 127:797–805

Fokes EC, Earle KM (1969) Ependymomas – Clinical and pathological aspect. J Neurosurg 30:585–594

Fowler JF (1978) Radiobiological considerations from the hyperbaric oxygen trials – A personal view. Br J Radiol 51/601:68–69

Freeman CR (1980) Retroblastoma. The case for radiotherapy and for adjuvant chemotherapy. Cancer 46/9:1913–1919

Fukui A, Kitamura K, Ohgami S, Takaki T, Kinoshita K, Watanabe K, Mihara K (1977) Radiosensitivity of meningioma – Analysis of five cases of highly vascular meningioma treated by preoperative irradiation. Acta Neurochir (Wien) 36/1–2:47–60

Fuller LGA, Rogoff E, Deck M (1974) Recent experience with intrathecal radio-gold for medulloblastoma and ependymoblastoma: A progress report. Am J Roentgenol 122:75–79

Garrett MJ, Hughes HJ, Freedman LS (1978) A comparison of radiotherapy alone with radiotherapy and CCNU in cerebral clioma. Clin Oncol 4:71–76

Garrett PG, Simpson WJK (1983) Ependymomas: Results of radiation treatment. Int J Radiat Oncol Biol Phys 9:1121–1124

Gehan EA, Walker MD (1976) Prognostic factors for patients with brain tumours. (A paper presented at NCl symposium on modern concepts in brain tumor therapy, laboratory and clinical investigation. Sheraton Biltmore Hotel, Atlanta. GA) pp 189–195

Gerosa M, DiStefano E, Carlo M, Iraci G (1980) Combined treatment of pediatric medulloblastoma. Childs Brain 6:262–273

Gerson JM, Koop CE (1974) Neuroblastoma. Semin Oncol 1/1:35–46

Gilbert (1978) Modern radiation oncology, Harper & Row, New York

Gilbert HA, Kajan AR (1979) Radiation damage nervous system. Raven, Press NY

Gillin MT, Kline RW, Kun LE (1979) Cranial dose distribution. Int J Radiat Oncol Biol Phys 5:1903–1906

Girolami U de (1977) Pathology of tumors of the pineal region. In: Schmidek HH (ed) Pined tumors. Masson, Paris, p 6 and 7

Girolami V de, Schmidek H (1973) Clinicopathological study of 53 tumors of the pineal region. J Neurosurg 39:455–462

Gjerris F, Klee JG, Klinken L (1976) Malignancy grade and long-term survival in brain tumors of infancy and childhood. Acta Neurol Scand 53:61–71

Glanzmann C, Horst W (1978) Ergebnisse der Strahlentherapie bei Chordomen (Resultate bei sieben Patienten und Literaturübersicht). Strahlentherapie 154/2:85–88

Glanzmann C, Horst W (1979) Radiotherapy of the medulloblastoma: Development of methods and results of the treatment of 30 patients from 1963 to 1976 (Author's transl). Strahlentherapie 155/5:307–310

Glanzmann C, Horst W, Schiess K, Friede R (1980a) Considerations in the radiation treatment of intracranial ependymoma. Strahlentherapie 156:97–101

Glanzmann C, Peters J, Horst W, Friede R (1980b) Indication and results of radiation therapy in the treatment of astrocytomas. Strahlentherapie 156:382–387

Glassburn JR, Brady LW, Plenk HP (1977) Hyperbaric oxygen in radiation therapy. Cancer 39:751–765

Gleason CA, Wise BL, Feinstein B (1978) Stereotactic localization (with computerized tomographic scanning), biopsy, and radiofrequency treatment of deep brain lesions. Neurosurgery 2/3:217–222

Glick SM, Roth J, Yalow RS, Berson SA (1965) The regulation of growth hormone secretion. Recent Prog Horm Res 21:241–283

Gold EM (1979) Diagnosis of cushing's syndrome: Some unfinished business. In: Linfoot JA (ed) Recent advances in the diagnosis and treatment of pituitary tumors. Raven Ne York, p 71

Gold LHA, Kiefer SA, D'Angio GJ, Fallon VT, Long DM (1972) Current status of intrathecal radiogold in the treatment of medulloblastoma Ther /11:329–340

Goldberg MB, Sheline GE, Malamud N (1963) Malignant intracranial neoplasms following radiation therapy for acromegaly. Radiology 80/3:465–470

Goldfine ID, Vigneri R (1979) Pharmacological therapy of acromegaly. In: Linfoot JA (ed) Recent advances in the diagnosis and treatment of pituitary tumors. Raven, New York, p 341

Goldsmith MA, Carter SK (1974) Glioblastoma multiforme – A review of therapy. Cancer Treat Rev 1:153–165

Gonsalves CG, Briant TDR (1979) Chemodectomas of the head and neck. J Can Assoc Radiol 30:109–115

Graffman S, Jung B (1970) Clinical trials in radiotherapy and the merits of high energy protons. Acta Radiol [Ther] (Stockh) 9:1–20

Green N, Geroge F III (1970) Total brain therapy: Technical considerations. Radiology 96:429–432

Green JR, Waggener JD, Kriegsfeld BA (1976) Classification and incidence of neoplasms of the central nervous system. Adv Neurol 15:51–55

Greenberger JS, Cassady JR, Levene MB (1977) Radiation therapy of thalamic, midbrain and brainstem gliomas. Radiology 122:463–468

Griffin TW, Schumacher D, Berry HC (1976) A technique for cranial spinal irradiation. Br J Radiol 49:887–888

Griffin TW, Beaufait D, Blasko JC (1979) Cystic cerebellar astrocytomas in childhood. Cancer 44:276–280

Gutin PH (1975) Corticosteroid therapy in patients with cerebral tumors benefits mechanisms, problems, practicalities. Semin Oncol 2/1:49–56

Gutin PH, Wara WM, Phillips TL, Wilson CB (1980) Hypoxic cell radiosensitizers in the management of brain tumors. Neurosurgery, 6/5:561–576

Haase W, Rey G, Wollgens P (1977) Beitrag zur Strahlentherapie der Hirntumoren. Strahlentherapie 153/7:437–448

Hall EJ (1978) Radiobiology for the radiologist, 2nd edn. Harper & Row, Hagerstown, Maryland

Handa H, Takenchi J, Nagata I, Yamashita J (1979) Diagnosis and treatment of suprasellar germinomas. Acta Neurochir (Wien) [Suppl] 28:418–419

Hardy DE, Hope Stone HF, McKenzie CG, Scholtz CL (1978) Recurrence of medulloblastoma after homogeneous field radiotherapy. J Neursurg 49:434–440

Hardy J (1979) Transsphenoidal microsurgical treatment of pituitary tumors. In: Linfoot JA (ed) Recent advances in the diagnosis and treatment of pituitary tumors. Raven, New York, pp 375–388

Harisiadia L, Chang CH (1977) Medulloblastoma in children: A correlation between staging and results of treatment. Int J Radiat Oncol Biol Phys 2/9–10:833–841

Hart MN, Petito CK, Earle KM (1974) Mixed gliomas. Cancer 33:134–140

Harter DJ, Caderoo JB, Leavens ME, Young SE (1978) Radiotherapy in the management of primary gliomas involving the intracranial optic nerves and chiasm. Int J Radiat Oncol Biol Phys 4/7–8:681–686

Hawkins J (1980) Treatment of choroid plexus papillomas in children: A brief analysis of twenty years' experience. Neurosurgery 6/4:380–384

Hayakawa Y, Harasawa S, Nakamota A, Amano K, Hatanaka H, Egawa J (1978) Simultaneous monitoring system of thermal neutron flux for boron-neutron capture therapy. Radiat Res 75/2:243–251

Heffelfinger MJ, Dahlin DC, MacCarty CS, Beabout JW (1973) Chordomas and cartilaginous tumors at the skull base. Cancer 32:410–420

Heiskanen O, Raitta C, Torsti R (1978) The management and prognosis of gliomas of the optic pathways in children. Acta Neurochir (Wien) 43:193–199

Hendrickson FR (1975) Radiation therapy for metastatic tumors. Semin Oncol 2/1:43–46

Hendrickson FR (1977) The optimum schedule for palliative radiotherapy for metastatic brain cancer. Int J Radiat Oncol Biol Phys 2/1–2:165–168

Herbst M, Sauer R (1980) Radiation therapy combined with local hyperthermia. A preliminary report of clinical experiences. Strahlentherapie 156:331–335

Heuschele R, Lampe I (1967) Pituitary irradiation for Cushing's syndrome. Radiol Clin Biol 36:27–31

Hirsh LF (1979) Metastatic brain tumore. A guide to management. Postgrad Med 65/2:145–147, 149–150

Hirsch JF, Renier D, Czernichow P, Benveniste L, Pierre-Kahn A (1979) Medulloblastoma in childhood. Survival and functional results. Acta Neurochir (Wien) 48:1–15

Ho, Khang-Loon (1979) Sarcoma metastatic to the central nervous system: Report of three cases and review of the literature. Neurosurgery 51:44–48

Ho KL, Rassekh ZS (1979) Endodermal sinus tumor of the pineal region: Case report and review of literature. Cancer 44/3:1081–1086

Hochberg FH, Pruitt A (1980) Assumptions in the radiotherapy of glioblastoma. Neurology 30:907–911 (Minneap)

Hoffman HJ (1982) Supratentorial brain tumors in children. In: Youmans JR (ed) Neurological surgery, vol. V, 2nd edition, Saunders, Philadelphia London Toronto, p 2702

Hoffman RA, Brookler KH, Baker AH (1979a) The accuracy of the simultaneous binaural bithermal test in the diagnosis of acoustic neuroma. Laryngoscope 89:1046–1062

Hoffman WF, Levin VA, Wilson CB (1979b) Evaluation of malignant glioma patients during the post-irradiation period. J Neurosurg 50:624–628

Hollenberg Sher J, Ford DH (eds) (1979) Primary intracranial neoplasms. Medical & Scientific Books, New York

Hoover R, Fraumeni JF (1973) Risk of cancer in renal transplant recipients. Lancet 2:55–57

Horns J, Webber MM (1967) Retreatment of brian tumors. Radiology 88:322–325

Hornsey S, Morris CC, Myers R, White A (1981a) Relative biological effectiveness for damage to the central nervous system by neutrons. Int J Radiat Oncol Biol Phys 7:185–189

Hornsey S, Morns CC, Myers R (1981b) The relationship between fractionation and total dose for x-ray induced brain damage. Int J Radiat Oncol Biol Phys 7:393–396

Horrax G (1954) Benign (favorable) types of brain tumor: End results (up to 20 years) with statistics of mortality and useful survival. N Engl J Med 250:981–984

Hosobuchi Y, Phillips TL, Stupar TA, Gutin PH (1980) Interstitial brachytherapy of primary brain tumors. J Neurosurg 53:613–617

Housepian EM, Trokel SL, Jakobiec FO, Hilal SK (1982) Tumors of the orbit. In: Youmans JR (ed) Neurological surgery, vol. V, 2nd edition, Saunders, Philadelphia London Toronto, p 3024

Howell DA (1979) Radiation myelopathy. Dev Med Child Neurol 21:653–662

Hoyt F, Baghdassarian SA (1969) Optic glioma of childhood. Natural history and rationale for conservative management. Br J Ophthalmol 53:793–798

Imura H, Kato Y, Oseko F (1979) Pharmacological treatment of hyperprolactinemia. In: Linfoot JA (ed) Recent advances in the diagnosis and treatment of pituitary tumors. Raven, New York, p 355

Inove Y, Takcuchi T, Tamaki M, Nin K, Hakuba A, Nishimura S (1979) Sequential CT observations of irradiated intracranial germinomas. AJR 133:361–365

Jedlicka P (1969) The neurologist's view of radiation therapy of nervous tissue. Acta Univ Carol [Med] (Praha) 15:397–432

Jellinger K (1978) Pathology of brain tumors with relation to prognosis. Zentralbl Neurochir 39/3:285–300

Jellinger K (1978) Glioblastoma multiforme: Morphology and biology. Acta Neurochir (Wien) 42/1–2:5–32

Jenkins RDT (1969) Medulloblastoma in childhood: Radiation therapy. Can Med Assoc J 100:51–53

Jenkin RD, Simpson WJ, Keen CW (1978) Pineal and suprasellar germinomas. Results of radiation treatment. J Neurosurg 48/1:99–107

Jennings AS, Liddle GW, Orth D (1977) Results of treating childhood Cushing's diesease with pituitary irradiation. N Engl J Med 297:957–962

Jones A (1978) Cerebral astrocytoma trends in radiotherapy and chemotherapy: A review. JR Soc Med 71/9:669–674

Jones PG (1976) Tumors of infancy and childhood. Blackwell, Oxford

Jordan RM, Cook DM, Kendall JW, Kerber CW (1979) Nelson's syndrome and spontaneous pituitary tumor infarction. Arch Intern Med 139/3:340–342

Julow J, Slowik F, Kelemen J, Goracz I (1979) Late post-irradiation necrosis of the brain. Acta Neurochir (Wien) 46/1–2:135–150

Kagan AR (1981) Glioblastoma is not a uniform disease. Cancer Clinical Trials 4:87–89

Kahr E (1978) Megavoltage therapy of glioblastoma multiforme. Acta Neurochir (Wien) 42/1–2:79–87

Kelly PJ, Olson MH, Wright AE (1978) Stereotactic implantation of iridium into CNS neoplasms. Surg Neurol 10/6:349–354

Kernohan JW, Mabon RF, Svien HJ, Adson AW (1949) Symposium on a new and simplified concept of gliomas (a simplified classification of gliomas). Proc Mayo Clin 24:71

Kernohan JW, Sayre GP (1952) Tumors of the central nervous system. America Registry of Pathology Armed Forces Institute of Pathology. Washington/DC 20306, p 129 (out of print)

Kim YH, Fayos JV (1977) Intracranial ependymomas. Radiology 124/3:805–808

Kim RY, Roth RE (1978) Radiotherapy of orbital pseudotumor. Radiology 127/2:507–509

Kim TH, Chin HW, Pollan S, Hazel JH, Webster JH (1980) Radiotherapy of primary brainstem tumors. Int J Radiat Oncol Biol Phys 6:51–57

Kjellberg RN, Kliman B (1975) Bragg peak proton hypophysectomy for hyperpituitarism, induced hypopituitarism and neoplasms. Prog Neurol Surg 6:295–325

Kjellberg RN, Kliman B (1979) Lifetime effectiveness – A system of therapy for pituitary adenomas, emphasizing bragg peak proton hypophysectomy. In: Linfoot JA (ed) Recent advances in the diagnosis and treatment of pituitary tumors. Raven, New York, p 269

Kleinman GM, Schoene WC, Walshe TM III, Richardson EP Jr (1978) Malignant transformation in benign cerebellar astrocytoma case report. J Neurosurg 49:111–118

Klug GL (1977) Gliomas of the optic nerve and chiasm in children. Aust NZ J Surg 47/5:596–600

Kobayashi T, Kageyama N (1979) Internal irradiation for cystic craniopharyngioma. (Author's transl). Neurol Med Chir (Tokyo) 5:421–429

Kohler PO (1979) Endocrine evaluation of patients with nonfunctioning pituitary tumors. In: Linfoot JA (ed) Recent advances in the diagnosis and treatment of pituitary tumors. Raven, New York, p 161

Koos WT, Miller MH (1971) Intracranial tumors of infants and children. St Louis Mosby

Kramer S (1969) Tumor extent as a determining factor in radiotherapy of glioblastomas. Acta Radiol [Ther] (Stockh) 8:111–117

Kramer S (1973) Indications for, and results of treatment of pituitary tumors by external radiation. In: Kohler PO, Ross GT (eds) Diagnosis and treatment of pituitary tumors. Excerpta Medica/ American Elsevier, New York, pp 217–229

Kramer S (1975) Treatment of pituitary tumors by radiation therapy. In: Seydel HG (ed) Tumors of the nervous. Wiley, New York London Sydney Toronto

Kramer S (1976) The case for subclassification of the malignant gliomas. Int J Radiat Oncol Biol Phys 1:813

Kramer S, Southard M, Mansfield CM (1968) Radiotherapy in the management of craniopharyngiomas: Further experiences and late results. Am J Roentgenol 103:44–52

Kramer S, Southard ME, Mansfield CM (1972) Radiation effect and tolerance of the central nervous system. Front Rad Ther Oncol 6:332–345

Kramer S, Hendrickson F, Zelen M, Schotz W (1977)

Therapeutic trials in the management of metastatic brain tumore by different time/dose fraction schemes of radiation therapy. Natl Cancer Inst Monogr 46:213–221

Kricheff II, Becker M, Schneck SA, Taveras JM (1964) Intracranial ependymomas – Factors influencing prognosis. J Neurosurg 21:7–14

Krieger DT (1979) Pharmacological therapy of cushing's disease and Nelson's syndrome. In: Linfoot JA (ed) Recent advances in the diagnosis and treatment of pituitary tumors. Raven, New York, p 337

Kutzner J, Gutjahr P, Kretzschmar K (1978) II. Strahlentherapie der Tumoren des kindlichen Zentralnervensystems. Monatsschr 126/11:642–645

Lamb S (1980) Interstitial radiation for the treatment of brain tumors using the stereotactic method. J Neurosurg Nursing 12:138–144

Landberg TG, Lindgren ML, Cavallin-Strahl EK (1980) Improvements in the radiotherapy of medulloblastoma, 1946–1975. Cancer 45:670–678

Landolt AM, Wilson CB (1982) Tumors of the sella and parasellar area in adults. In: Youmans JR (ed) Neurological surgery, vol V, 2nd edition, Saunders, Philadelphia London Toronto, p 3122, 3137, 3144

Laramore GE, Griffin TW, Gerdes AJ, Parker RG (1978) Fast neutron and mixed (neutron/photon) beam teletherapy for grades III and IV astrocytomas. Cancer 42/1:96–103

Lawrence JH, Tobias CA, Linfoot JA, Bom JL, Chorg CY (1976) Heavy-particle therapy in acromegaly and Cushing disease. JAMA 235/21:2307–2310

Leading article (1980) Trends in the management of prolactinomas. Br Med J 281:338–339

Leestma JE (1980) Brain tumors. Am J Pathol 100/1:242–316

Leibel SA, Sheline GE, Wara WM, Boldrey EB, Nielsen SL (1975) The role of radiation therapy in the treatment of astrocytomas. Cancer 35:1551–1557

Leibel SA, Wara WM, Sheline GE, Twonsend JJ, Boldrey EB (1976) The treatment of meningiomas in childhood. Cancer 37/6:2709–2712

Lerch IA, Newall J (1979) Adjustable compensations for whole brain irradiation. Radiology 130:529–532

Levin VA (1975a) A pharmacologic basis for brain tumor chemotherapy. Semin Oncol 2/1:57–61

Levin VA, Wilson CG (1975b) Chemotherapy – The agents in current use. Semin Oncol 2/1:63–67

Levin VA, Wilson CB, Davis R, Wara WM, Pischer TL, Irwin L (1979) A phase III comparison of BCNU, hydroxyurea, and radiation therapy to BCNU and radiation therapy for treatment of primary malignant gliomas. J Neursosurg 51/4:526–532

Levy LF, Elvidge AR (1956) Astrocytoma of the brain and spinal cord: a review of 178 cases 1940–1949. J Neurosurg 13:413–443

Linfoot JA (ed) (1979) Recent advances in the diagnosis and treatment of pituitary tumors. Raven, New York

Lewis MB, Nunes LB, Powell DE, Shnider BI (1973) Extra-axial spread of medulloblastoma. Cancer 31:1287–1297

Lichter AS, Wara WM, Sheline GE, Townsend JJ, Wilson CG (1977) The treatment of craniopharyngiomas. Int J Radiat Oncol Biol Phys 2/7–8:675–683

Lieberman A, Ransohoff J (1979) Treatment of primary brain tumors. Med Clin North Am 63/4:835–848

Lindgren M (1958) On tolerance of brain tissue and sensitivity of brain tumors to irradiation. Acta Radiol [Suppl] (Stockh) 170:1

Linggood RM (1982) Radiotherapy for primary reticular cell sarcoma (Microgliomatosis) in the brain. In: Tumors of the central nervous system. Masson, Paris

Liszczak T, Richardson EP Jr, Phillips JP, Jacobson S, Kornblith PL (1978) Original investigations – Morphological, biochemical ultrastructural, tissue culture and clinical observations of typical and aggressive craniopharyngiomas. Acta Neuropathol (Berl) 43:191–203

Littman P, Wang CC (1975) Reticulum cell sarcoma of the brain (A review of the literature and a study of 19 cases. Cancer 35:1412–1420

Littman P, Rosenstock JG, Bailey C (1978) Radiation myelitis following craniospinal irradiation with concurrent actinomycin-D therapy. Med Pediatr Oncol 5/1:145–151

Littman P, Jarrett P, Bilaniuk LT (1980) Pediatric brain stem gliomas. Cancer 45/11:2787–2792

Liwnicz BH (1979) Bilateral trigeminal neurofibrosarcoma. Case report. J Neurosurg 50/2:253–256

Liwnicz BH, Rubinstein LJ (1979) The pathways of extraneural spread in metastasizing gliomas. Hum Pathol 10/4:453–467

Lowes M, Bojsen-Moller M, Vorre P, Hedegaard O (1978) An evaluation of gliomas of the anterior visual pathways. A 10 year survey. Acta Neurochir (Wien) 43:201–216

Lutolf WM, Glanzmann CH, Aberle HH, Horst W (1978) Ergebnisse der Radiotherapie bei 68 inoperablen Hirntumoren (1950 bis 1975). Strahlentherapie 154/1:8–10

Mahaley MS (1975) Immunotherapy of brain tumors. Semin Oncol 2/1:75–78

Mahaley MS (1979) Neuropathology of tissues from patients treated by the BTSG. Modern concepts in brain tumor therapy. Castlehouse, Evans, pp 73–78

Marguardt B, Voss AC, Markewitz A (1980) Results of radiation therapy in 214 primary cerebral tumors and 27 metastases to the brain (1969–1978). Strahlentherapie 156:371–381

Marks JE, Baglan RJ, Prassad SC, Blank WF (1981) Cerebral radionecrosis: incidence and risk in relation to dose, time fractionation and volume. Int J Radiat Oncol Biol Phys 7:243–252

Marsa GW, Probert JC, Rubinstein LJ, Bagshaw MA (1973) Radiation therapy in the treatment of childhood astrocytic gliomas. Cancer 32:646–655

Marsa GW, Goffinet DR, Rubinstein LJ, Bagshaw MA (1975) Megavoltage irradiation in the treatment of gliomas of the brain and spinal cord. Cancer 36:1681–1689

Martin H, Lehmann J (1979) Intracranial germ cell tumors. Report on 17 cases. Zentralbl Neurochir 40/2:159–168

Marton LJ (1979) Polyamines and brain tumors. In: Evans AE (ed) Modern concepts of brain tumor therapy. Castlehouse (printed and bound Beccles + London)

Mathai KV (1978) Intracranial space occupying lesions. Review of 2332 cases. Neurol India 26/4:157–170

Matson DD, Crigler JE (1969) Management of craniopharyngiomas in childhood. J Neurosurg 30:377–390

Mayfield JK (1979) Postradiation spinal deformity. Orthop Clin North Am 10:829–844

McFarland DR, Horwitz H, Saenger EL, Bahr GK (1969) Medulloblastoma: A review of prognosis and survival. Br J Radiol 42:198–214

McLanahan CS, Christy JH, Tindall GT (1978) Anterior pituitary function before and after transsphenoidal microsurgical resection of pituitary tumors. Neurosurgery 3/2:142–145

Michel RG, Woodard BH (1979) Extracranial meningioma. Ann Otol Rhinol Laryngol 88:407–412

Mikhael MA (1978) Radiation necrosis of the brain: Correlation between computed tomography, pathology, and dose distribution. J Comput Assist Tomogr 2/1:71–80

Mikhael MA (1979) Radiation necrosis of the brain: Correlation between patterns on computed tomography and dose of radiation. J Comput Assist Tomogr 3(2):241–249

Mincer F, Meltzer J, Botstein C (1976) Pinealoma – A report of 12 irradiated cases. Cancer 37:2713–2718

Moments of decision in primary brain tumors ACR = American College of Radiology Omar Salazar, Rubin P, Preston W ACR, 20 N Wacker Dr, Chicago, 1977

Monfardini S, Brambilla C, Solero CL, Vaghi A, Valagussa P, Morello G, Bonadonna G (1978) Adjuvant chemotherapy with nitrosourea compounds following surgery plus radiotherapy in glioglastoma multiforme. Recent Results Cancer Res 68:393–398

Moore DM II, Mendelsohn ML (1972) Optimal treatment levels in cancer therapy. Cancer 30:97–106

Moore TJ, Dluny RG, Gordon HW, Cain JP (1976) Nelson's syndrome: Frequency, prognosis, and effect of prior pituitary irradiation. Ann Intern Med 85:731–734

Moran CJ, Naidich TP, Gado MH, Marchosky JA (1979) Central nervous system lesions biopsied or treated by CT-guided needle placement. Radiology 131/3:681–686

Mori K, Takeuchi J, Ishikawa M, Handa H, Toyama M, Yamaki T (1978) Occlusive arteriopathy and brain tumor. J Neurosurg 49:22–35

Muggia FM, Cortes-Funes H, Wasserman TH (1978) Radiotherapy and chemotherapy in combined clinical trials: Problems and promise. Int J Radiat Oncol Biol Phys 4/1–2:161–171

Mullan S (1962) Current mortality of the surgical treatment of brain tumors. JAMA 182:601–608

Mundinger F (1973) Die Stereotaktische Interstitielle Curie-Therapie von Hirntumoren. Deutsches Ärzteblatt 37:2380–2384

Mundinger F (1974) Sterotactic curie therapy of pituitary adenomas – A long term followup study. Acta Neurochir (Wien) [Suppl] 21:169–176

Mundinger F (1978) Rückblick auf 25 Jahre Neurochirurgie. Hippokrates 49/4:298–315

Mundinger F (1979) Rationale and methods of interstitial iridium 192 brachy curie therapy and iridium 192 or iodine-125 protracted Long-term irradiation. Stereotactic Cerebral Irradiation, Elsener, North Holland Medical, Pien

Mundinger F, Birg W, Klar M (1978a) Computer-assisted stereotactic brain operations by means including computerized axial tomography. Appl Neurophysiol 41/1–4:169–182

Mundinger F, Busam B (1979) Stereotactic interstitial 1^{192} permanent implantation of pituitary adenomas. Stereotactic Cerebral Irradiation, Elsener, North Holland Medical, Pien

Mundinger F, Ostertag C (1978) Post-operative sterotactic curie-therapy using the iridium-192 GammaMed-contact irradiation apparatus combined with radio-sensitizers in treating multiform glioblastomas. Acta Neurochir (Wien) 42/1–3:73–77

Mundinger F, Ostertag C (1979) CT investigation of localization and determination of dosage for interstitial iridium-192 radiation therapy of inoperable midline tumors of the brain. Total body computerized tomography. G Thieme, Stuttgart

Mundinger F, Birg W, Ostertag CB (1978b) Treatment of small cerebral gliomas with CT-aided stereotaxic curietherapy. Neuroradiology 16:564–567

Mundinger F, Busam B, Birg W, Schildge J (1979) Results of interstitial iridium 192 brachy-curie therapy and 1^{192} protracted long term irradiation. Stereotactic Cerebral Irradiation, Elsener, North Holland Medical, Pien

Munzenrider JE, Shipley WV, Verhey LV (1981) Future prospects of radiation therapy with protons. Semin Oncol 8:110–124

Neidhardt MK (1979) Brain tumors in children. Med Klin 74/19:710–717

Nelson JS, Schoenfeld D, Tsukada Y, Fulling K (1982) In: Chang CH (ed) Tumors of the central nervous system: Modern radiotherapy in multidisciplinary management. Masson, New York

Neumann J, Kimpel J, Gulotta F (1978) Oligodendroglioma. Clinical course in relation to histological grading. Neurochirurgia (Stuttg) 21/2:35–42

Neuwelt EA, Glasberg M, Frankel E, Clark WK (1979) Malignant pineal region tumors. J Neurosurg 51:597–607

Newman H, Sheline GE, Boldrey EB (1974) Radiation therapy of tumors of the eight nerve sheath. Am J Roentgenol 120/3:562–567

Newsome HH Jr, Weir GC, Daniel TM (1979) Norepinephrine-secreting tumor of the organ of zukkerkandl (response to propranolol alone). JAMA 242/6:540–542

Noltenius H (1981) Manual of oncology, Urban & Schwarzenberg, München

Norin T (1977) Radiation therapy in Burkitt's lymphoma of the central nervous system. Acta Radiol [Ther] (Stockh) 16/1:73–80

Norrell H, Wilson CB, Slagel DE, Clark DB (1974) Leukoencephalopathy following the administration of methotrexate in the cerebrospinal fluid in the treatment of brain tumors. Cancer 33:923–932

Ogawa A, Wada T, Tedo T, Namiki T (1979) Delayed radiation necrosis of the brain. (Author's Transl). Neurol Med Chir (Tokyo) 19/4:367–372

Oliff A, Bleyer WA, Poplack DG (1978) Acute encephalopathy after initiation of cranial irradiation for meningeal leukaemia. Lancet 2/8079:13–15

Onoyama Y, Ono K, Nakajima T, Hiraoka M, Mitsuyuki A (1979) Radiation therapy of pineal tumors. Radiology 130/3:757–760

Parker RG, Berry HC, Gerdes AJ, Soronen MD, Cheng MS (1976) Fast neutron beam radiotherapy in glioblastoma multiforme. Am J Roentgenol 127:331–335

Pasquier B, Pasquier D, Nigolet A, Panh MH, Couderc P (1979) The metastatic potential of primary central nervous tumors. Rev Neurol (Paris) 135/3:263–278

Pasquier B, Pasquier D, N'Golet A, Panh MG, Couderc P (1980) Extraneural metastases of astrocytomas and glioblastomas (clinicopathological study of two cases and review of literature). Cancer 45/1:112–125

Pearlman AW, Friedman M (1970) Radical radiation therapy of chordoma. Am J Roentgenol 108:333–341

Pecker J, Scarabin JM, Vallee B, Brucher JM (1979) Treatment in tumors of the pineal region: Value of stereotactic biopsy. Surg Neurol 12:341–348

Peeples W, El-Mahdi AM (1980) Cancer trends – Glioblastoma multiforme and radiation therapy. Virg Medical 107:113–121

Penn I (1970) Malignant tumors in organ transplant recipients in recent results cancer research. Springer, Berlin Heidelberg New York

Pezner RD, Archambeau JO (1981) Brain tolerance unit: A method to estimate risk of radiation brain injury for various dose schedules. Int J Radiat Oncol Biol Phys 7:397–402

Phillips TL, Buschke F (1969) Radiation tolerance of the thoracic spinal cord. Am J Roentgenol 105:659–669

Phillips TL, Sheline GE (1963) Bone sarcomas following radiation therapy. Radiology 81/6:922–996

Piers DA, Begeer JH, Ebels EJ, Postma A, Mehka DM (1979) A peculiar brain scan pattern in necrotizing leukoencephalopathy after treatment for CNS leukaemia. Clin Neurol Neurosurg 81/3:165–172

Pistenma DA, Goffinet DR, Bagshaw MA, Hanbury JW, Eltringham JR (1975) Treatment of chromophobe adenomas with megavoltage irradiation. Cancer 35:1574–1582

Ponten J, Westermark B (1978) Properties of human malignant glioma cells in vitro. Med Biol 56/40:184–193

Pool JL (1968) The management of recurrent gliomas. Clin Neurosurg 15:265–287

Popoff NA, Malinin TI, Rosomoff HL (1974) Fine structure of intracranial hemangiopericytoma and angiomatous meningioma. Cancer 34:1187–1197

Posner JB (1979) Neurological complications of systemic cancer. Med Clin North Am 63/4:783–800

Post KD, Biller BJ, Adelman LS, Molitch ME, Wolpert SM, Reichlin S (1979) Selective transsphenoidal adenomectomy in women with galactorrheaamenorrhea. JAMA 242/2:158–162

Pouillart P, Palangie T, Poisson M, Buge A, Huguenin P, Morin P, Gautier H (1978) Treatment of adult malignant gliomas. Recent Results Cancer Res 68:399–407

Probst FP, Liliequist B (1979) Assessment of posterior fossa tumors in infants and children by means of computed tomography. Neuroradiology 18:9–18

Quest DO, Brisman R, Antunes JL, Housepian EM (1978) Period of risk for recurrence in medulloblastoma. J Neurosurg 48/2:159–163

Raimondi AJ, Tomita T (1979a) Medulloblastoma in childhood comparative results of partial and total resection. Childs Brain 5:310–328

Raimondi AJ, Tomika T (1979b) Medulloblastoma in childhood. Acta Neurochir (Wien) 50:127–138

Rajakulasingam K, Cerullo LJ, Raimondi AJ (1979) Childhood moyamoya syndrome. Childs Brain 5/5:465–475

Rampen FHJ, Andel JG van, Sizoo W, Unnik JAM van (1980) Radiation therapy in primary non-hodgkin's lymphomas of the CNS. Eur J Cancer 16:177–184

Ramsey RG, Brand WN (1973) Radiotherapy of

glioblastoma multiforme. J Neurosurg 39: 197–202
Redfern RM, Scholtz CL (1980) Long term survival with optic nerve glioma. Surg Neurol 14:371–375
Richards GE, Wara WM, Grumbach MM, Kaplan SL, Sheline GE, Conte FA (1976) Delayed onset of hypopituitarism: Sequelae of therapeutic irradiation of central nervous system, eye, and middle ear tumors. J Pediatr 89/4:553–559
Richmond IL, Wilson CB (1978) Pituitary adenomas in childhood and adolescence. J Neurosurg 49/2:163–168
Robertson GM (1980) Optic nerve glioma. Clin Radiol 31/4:471–475
Robinson RG (1978) A second brain tumor and irradiation. J Neurol Neurosurg Psychiatry 41/11:1005–1012
Roggli VL, Estrada R, Fechner RE (1979) Thyroid neoplasia following irradiation for medulloblastoma: Report of two cases. Cancer 43/6:2232–2238
Roth A, Glick SM, Cuakracasas P, Hollander CS (1967) Acromegaly and other disorders of growth hormone secretion. Ann Intern Med 66:760–788
Roth J, Gorden P, Brace K (1970) Efficacy of convential pituitary irradiation in acromegaly. N Engl J Med 282:1385–1391
Röttinger EM (1978) Bestrahlung und Zytostatische Therapy der Hirntumoren des Kindesalters. Roentgenblaetter 31:292–297
Röttinger EM, Heckemann R (1979) Die Radiologisome und zytostatische Behandlung von Augenmetastase. Ber Dtsch Ophthalmol Ges 76:157–160
Rubery ED, Wiltshire C (1978) Management of intracranial metastases (letter). Br Med J 2/6133: 356–357
Rubin P, Kramer S (1965) Ectopic pinealoma – A radiocurable neuroendocrinologic entity. Radiology 85:512–523
Rubinstein LJ (1972) Tumors of the central nervous system, Fascicle 6. Armed Forces Institute of Pathology, Washington/DC
Rubinstein LK, Northfield DWC (1964) Medulloblastoma and so-called Arachnoidal cerebellar sarcoma. Brain 87:379–412
Russel DS, Rubinstein LJ (1977) Pathology of tumors of the nervous system, 4th edn. Edward Arnold Leeds
Rutten EHJM, Kazem I, Slooff JL, Walder AHD (1981) Postoperative radiation therapy in the management of brain astrocytomata-retrospective study of 142 patients. Int J Radiat Oncol Biol Phys 7:191–195
Ryoo MC, King GA, Chung CT, Yu WS, Sagerman RH (1979) Irradiation of primary brain-stem tumors. Radiology 131/2:503–507
Salazar OM (1983) A better understanding of CNS seeding and a brighter outlook for postoperatively irradiated patients with ependymomas. Int J Radiat Oncol Biol Phys 9/8:1231–1234
Salazar O, Rubin P, Preston W (1977) In: Moments of decision in primary brain tumors, ACR = American College of Radiology. ACR Chicago
Salazar OM, Rubin P (1976) The spread of glioblastoma multiforme as a determining factor in the radiation treated volume. Int J Radiat Oncol Biol Phys 1:627–637
Salazar OM, Rubin P, Bassano D, Marcial VA (1975) Improved survival of patients with incracranial ependymomas by irradiation: Dose selection and field extension. Cancer 35:1563–1573
Salazar OM, Rubin P, McDonald JV, Feldstein ML (1976) Patterns of failure in intracranial astrocytomas after irradiation: Analysis of dose and filed factors. Am J Roentgenol 126:279–292
Salazar OM, Castro-Vita H, Bakos RS, Feldstein ML, Keller B, Rubin P (1979a) Radiation therapy for tumors of the pineal region. Int J Radiat Oncol Biol Phys 5/4:491–499
Salazar OM, Rubin P, Feldstein ML, Pizzutiello R (1979b) High dose radiation therapy in the treatment of malignant gliomas: Final report. Int J Radiat Oncol Biol Phys 5:1733–1740
Scanlon PW, Taylor WF (1979) Radiotherapy of intracranial astrocytomas: Analysis of 417 cases treated from 1960 through 1969. Neurosurgery 5/3:301–308
Scherer HJ (1940) Cerebral astrocytomas and their derivatives. Am J Cancer 40:159
Schmidek HH (1977) Pineal tumors. Masson, Paris
Schreiber D, Janisch W, Gerlach H (1979) (Erfurt und Halle) Einige Aspekte frühkindlicher Hirntumoren. Zentralbl Allg Pathol 123:152–153
Schryver Ade, Greitz T, Forsby N, Brun A (1976) Localized shaped field radiotherapy of malignant glioblastoma multiforme. Int J Radiat Oncol Biol Phys 1:713–716
Schut L, Rosenstock JG (1974) Treatment of intracranial neoplasms in children. Semin Oncol 1/1:9–15
Schwade J, Wara W, Sheline GE, Sorgen S, Wilson CB (1978) Management of primary spinal cord tumors. Int J Radiat Oncol Biol Phys 4/5–6:389–393
Schwinn G, Köbberling J (1979) Long-term treatment of acromegaly with Bromocriptine-up to four years. In: Linfoot JA (ed) Recent advances in the diagnosis and treatment of pituitary tumors. Raven, New York, p 347
Scully, BCNU Lung (1980) New Engl J Med 303:927–933
Sealy R, Buret E, Cleminshaw H (1980) Progress in the use of iodine therapy for tumors of the eye. Br J Radiol 53:1052–1060
Seidenfeld J, Marton LJ (1979) Biochemical markers of central nervous system tumors measured in cerebrospinal fluid and their potential use in diagnosis and patient management: A review. J Natl Cancer Inst 63/4:919–931
Seiler RW, Greiner RH, Zimmerman A, Markwalder

H (1978) Radiotherapy combined with procarbazine, bleomycin and CCNU in the treatment of high-grade supratentorial astrocytomas. J Neurosurg 48:861–865
Seiler RW, Zimmermann A, Bleher EA, Markwalder H (1979) Preoperative radiotherapy and chemotherapy in hypervascular, high-grade supratentorial astrocytomas. Surg Neurol 12/2:131–133
Selker RG (1978) Where are we heading – Heat and otherwise. Clin Neurosurg 25:377–381
Seshardri RS, Ryall RG, Rice MS, Leahy M, Ellis R (1979) The effect of cranial irradiation on blood-brain barrier permeability to methotrexate. Aust Paediatr J 15:184–186
Seydel HG (1975) Tumors of the nervous system. Wiley, New York
Shalet SM, Beardwell CG (1979) Endocrine consequences of treatment of malignant disease in childhood: A review. JR Soc Med 72:39–41
Shalet SM, Beardwell CG, Morris-Jones P, Bamford FN, Ribeiro GG, Pearson D (1976) Growth hormone deficiency in children with brain tumors. Cancer 37:1144–1148
Shalet SM, Beardwell CG, Aarons BM, Pearson D, Morris , Jones PH (1978) Growth impairment in children treated for brain tumours. Arch Dis Child 53/6:491–494
Shapiro K, Till K, Grant DN (1979) Craniopharyngiomas in childhood – A rational approach to treatment. J Neurosurg 50/5:617–623
Shaw CM, Sumi SM, Alvord EC Jr, Gerdes AJ, Spence A, Parker RG (1978) Fast-neutron irradiation of glioblastoma multiforme. Neuropathological analysis. J Neurosurg 49/1:1–12
Sheline GE (1971) Untreated and recurrent chromophobe adenomas of the pituitary. Am J Roentgenol Radium Ther Nucl Med 112/4:768–773
Sheline GE (1974) Proceedings: Treatment of nonfunctioning chromophobe adenomas of the pituitary. Am J Roentgenol 120/3:553–561
Sheline GE (1975a) Radiation therapy of primary tumors. Semin Oncol 2/1:29–42
Sheline GE (1975b) Radiation therapy of recurrent gliomas. Semin Oncol 2/1:47
Sheline GE (1975c) Radiation therapy of tumors of the central nervous system in childhood. Cancer [Suppl] 35/3:957–964
Sheline GE (1975d) Conventional radiation therapy of gliomas. Recent Results Cancer Res 51:125–134
Sheline GE (1976a) The importance of distinguishing tumor grade in malignant gliomas: Treatment and prognosis. Int J Radiat Oncol Biol Phys 1:781–786
Sheline GE (1976b) Why form a national pituitary tumor registry? Int J Radiat Oncol Biol Phys 1/9–10:1031–1034
Sheline GE (1977) (same as 29) Radiation therapy of brain tumors. Cancer [Suppl] 39/2:873–881
Sheline GE (1979) Conventional radiation therapy in the treatment of pituitary tumors. Clinical management of pituitary disorders. Raven, New York, p 292, 293, 305, 307
Sheline GE (1980) Therapeutic radiation and brain injury. Int J Radiat Oncol Biol Phys 6/9:1215–1229
Sheline GE, Boldrey EB, Phillips TL (1964a) Chromophobe adenomas of the pituitary gland. Am J Roentgenology Radiat Therapy 92:160–172
Sheline GE, Boldrey E, Karlsberg P, Phillips TL (1964b) Therapeutic considerations in tumors affecting the central nervous system: Oligodendrogliomas. Radiology 82:84–89
Sheline GE, Phillips TL, Boldrey E (1965) The therapy of unbiopsied brain tumors. Radiology 93:664–670
Sheline GE, Wasserman T, Wara W, Phillips T (1979) The role of radiosensitizers in the therapy of brain tumors. Int. Symposium on Multidiscipl Aspects of Brain Tumor Therapy, Brescia, Italy, June 1979
Shin KH, Freeman CR, Stachewitsch A (1978) Primary intracranial mixed choriocarcinoma and malignant teratoma. J Can Assoc Radiol 29:129–131
Shin KH, Fisher G, Webster JH (1979) Brain stem tumors in children: A review of 26 cases 1960–1976. J Can Assoc Radiol 30/2:77–78
Shun KH, O'Brien P, Geggie PHS, Muller PJ, Athur K (1980) Radiation dose estimate to ocular lens in irradiation for glioblastoma multiforme, Am J Radiol 135:860–861
Silverman CL, Simpson JR (1983) Cerebellar medulloblastoma: The importance of posteriorfossa dose to survival and patterns of failure. Int J Radiat Oncol Biol Phys 8:1869–1876
Simko TG, Griffin TW, Gerdes AJ (1978) The role of radiation therapy in the treatment of glomus jugulare tumors. Cancer 42:104–106
Simpson WJ, Platts ME (1976) Fractionation study in the treatment of glioblastoma multiforme. Int J Radiat Oncol Biol Phys 1:639–644
Sklar CA, Grumbach MM, Kaplan SL, Conte FA (1981) Hormonal and metabolic abnormalities associated with central nervous system germinoma in children and adolescents and the effect of therapy: Report of 10 patients. J Clin Endocrinol Metab 52:9–16
Smith CE, Long DM, Jones TK Jr, Levitt SH (1973) Medulloblastoma: An analysis of time-dose relationships and recurrence patterns. Cancer 32:722–728
Sousa AL de, Muller J, Campbell R, Batnitzky S, Rankin L (1978) Atrial myxoma: A review of the neurological complications, metastases and recurrences. J Neurol Neurosurg Psychiatry 41/12:1119–1124
Spence JD (1979) BCNU and malignant glioma (Letter). J Neurosurg 50/6:839–840
Spoor TC, Kennerdell JS, Martinez AJ, Zorab D

(1980) Malignant gliomas of the optic nerve pathways. Am J Ophthalmol 89:284–292

Spunberg JJ, Chang CH, Goldman M, Auricchio E, Bell JJ (1981) Quality of long term survival following irradiation for intracaranial tumors in children under the age of two. Int J Radiat Oncol Biol Phys 7:727–736

Stage WS, Stein JJ (1974) Treatment of malignant astrocytomas. Am J Roentgenol 120:7–18

Succimatta A (1979) Medulloblastoma in children. Review of 119 cases. J Neurosurg Sci 23:37–47

Suit HD, Gerwick LE (1979) Potential for hyperthermia and radiation therapy. Cancer Res 39:2290–2298

Sundaresan N, Gutierrez FZ, Larsen MB (1978) Radiation myelopathy in children. Ann Neurol 4/1:47–50

Sung DI, Harisiadia L, Chang CH (1978) Midline pineal tumors and suprasellar germinomas: Highly curable by irradiation. Radiology 128/3:745–751

Sutow WW (1977) Clinical pediatric oncology. Mosby, St Louis

Svien HJ, Mabon RF, Kernohan JW (1949a) Symposium on a new and simplified concept of gliomas. Proceeding of Mayo Clinic 24:54–64

Svien HJ, Gates EM, Kernohan JW (1949b) Spinal subarachnoid implantation associated with ependymona. Arch Neurol Psychiat Chicago 62:847–856

Sweet WH, Jarid JJ (1952) The possible use of neutron capturing isotopes such as Bo-10 in the treatment of neoplasms. I. Intracranial Tumor. Neurosurgery 9:200

Takeuchi K, Hoshino K (1977) Statistical analysis of factors affecting survival after glioblastoma multiforme. Acta Neurochir (Wien) 37:57–73

Taveras JM, Monnt LA, Wood EH (1978) The value of radiation therapy in the management of glioma of the optic nerves and chiasm. Original paper 1955, reprinted. In: Gilbert HA, Kajan AR (eds) Modern radiaton oncology. Harper & Row, Hagerstown, Maryland

Tehang S, Scotti G, Terbrugge K (1977) Computerized tomography as a possible aid to histological grading of supratentorial gliomas. J Neurosurg 46:735–739

Thomas F Medulloblastoma results. Personal communication

Thomas PRM, Duffner PK, Cohen ME, Sinks LF, Tebbi C, Freeman AI (1980) Multimodality therapy for medulloblastoma. Cancer 45:666–669

Thompson IL, Griffin TW, Parker RG, Blaska JC (1978) Craniopharyngioma: The role of radiation therapy. Int J Radiat Oncol Biol Phys 4/11–12:1059–1063

Tobias CA (1979) Pituitary radiation: Radiation physics and biology. In: Linfoot JA (ed) Recent advances in the diagnosis and treatment of pituitary tumors. Raven, New York, p 221

Todd IDH (1963) Choice of volume in the x-ray treatment of supratentorial gliomas. Br J Radiol 36:645–649

Tokars RP, Sutton HG, Giem ML (1979) Cerebellar medulloblastoma: Results of a new method of radiation treatment. Cancer 43/1:129–136

Tovi D, Schisano G, Liljeqrist B (1961) Primary tumors of the region of the thalamus. J Neurosurg 18:730–740

Tribolet N de, Barrelet L (1977) Successful chemotherapy of pinealoma. (Letter). Lancet 2/8050:1228–1229

Trott KR (1978) Radiobiological problems in the radiotherapy of brain tumors. Roentgenblaetter 31/5:282–288

Uihlein A, Colby MY, Layton DD, Parsos WR, Carres TH (1966) Comparison of surgery and surgery plus radiation in the treatment of supratentorial gliomas. Acta Radiol [Ther] (Stockh) 5:67–78

Urtasun RC, Band P, Chapman JD, Feldstein ML, Mielke B, Fryer C (1976) N Engl J Med 294:1364–1367

Veki K, Tanaka R (1980) Treatment and prognosis of pineal tumors. Experience of 110 cases. Neurol Med Chir (Tokyo) 20/1:1–26

Venes JL, McIntosh S, O'Brien RT, Schwartz AD (1979) Chemotherapy as an adjunct in the initial management of cerebellar medulloblastomas: A preliminary report. J Neurosurg 50/6:721–724

Vorobjev JI, Litvakovskaja GA, Saranceva IP (1978) Most recent results of radiologic and combined theapy of patients with juvenile angiofibroma of the base of the skull (author's transl). Radiobiol Radiother (Berl) 19/6:674–682

Waga S, Handa H, Yamashika J (1979) Intracranial germinomas: Treatment and results. Surg Neurol 11/3:167–172

Walker MD (1975) Chemotherapy adjuvent to surgery and radiation therapy. Semin Oncol 2/1:69–72

Walker MD (1976) Chemotherapy of CNS tumors. Chemotherapy 7:271–275

Walker MD (1977a) Treatment of brain tumors. Med Clin North Am 61/5:1045–1051

Walker MD (1977b) Treatment of primary, malignant brain tumor. In: Recent advances in cancer treatment. Raven, New York

Walker MD, Strike TA (1979) The treatment of malignant glioma in controlled studies. Biomed Press, Elsevier/North-Holland, pp 267–274

Walker MD, Alexander E, Hunt W (1978) Evaluation of BCNU and/or radiotherapy in the treatment of anaplastic gliomas (A cooperative clinical trial). J Neurosurg 49:333–343

Walker MD, Strike TA, Sheline GE (1979) An analysis of dose-effect relationship in the radiotherapy of malignant gliomas. Int J Radiat Oncol Biol Phys 5:1725–1731

Walker M, Green SB, Byar DP (1980) Randomized comparisons of radiotherapy and nitrosoureas for

the treatment of malignant glioma after surgery. N Engl J Med 303/23:1323–1329
Walther E (1978) Radiotherapy of neurologic diseases. ZFS (Stuttgart) 54/14:783–794
Wara WM, Sheline GE (1978) Radiation therapy of malignant brain tumors. Clin Neurosurg 25:397–402
Wara WM, Sheline GE, Newman H, Townsend JJ, Bouldrey EB (1975) Radiation therapy of meningiomas. Am J Roentgenol 123/3:453–458
Wara WM, Richards GE, Grumbach MM, Kaplan SL, Sheline GE, Conte FA (1977) Hypopituitarism after irradiation in children. Int J Radiat Oncol Biol Phys 2/5–6:549–552
Wara WM, Fellows CF, Sheline GE, Wilson CB, Townsend JJ (1977a) Radiation therapy for pineal tumors and suprasellar germinomas. Radiology 124:221–223
Wara WM, Jenkin RDT, Evans A, Ertel I, Hittle R, Ortega J, Wilson CB, Hammond D (1979b) Tumors of the pineal and suprasellar region: Childrens cancer study group treatment (A report from children's cancer study group, 1960–1975). Cancer 43/2:698–701
Weisberg LA (1980) Cerebral computed tomography in the diagnosis of supratentorial astrocytoma. Computerized Tomography 4:87–105
Weiss L (1980) Brain metastasis. Hall, Boston
Weiss RB, Muggia FM (1980) Cytotoxic drug induced pulmonary disease update 1980. Am J Med 68:259–266
West J, Maor M (1980) Intracranial metastases: Behavioral patterns related to primary site and results of treatment by whole brain irradiation. Int J Radiat Oncol Biol Phys 6:11–15
Willis RA (1967) Pathology of tumors, 4th edn Butterworth, London
Wilson CB (1975a) Clinical manifestations of intracranial tumor. Semin Oncol 2/1:5–7
Wilson CB (1975b) Diagnostic procedures. Semin Oncol 2/1:9–10
Wilson CB (1975c) Re-operation for primary tumors. Semin Oncol 2/1:19–20
Wilson CB (1979) Chemotherapy-intact and recurrent tumors. Semin Oncol 2/1:73–74
Wilson CB (1979) Current concepts in cancer: Brain tumor. N Engl J Med 300/26:1469–1471
Wilson CB, Dempsey LC (1978) Transsphenoidal microsurgical remova of 250 pituitary adenomas. J Neurosurg 48:13–22
Wilson CB, Gutin PH (1980) Therapy of malignant brain tumors: An update on progress. Tex Med 76:40–43
Wilson CB, Kramer S (1975) Introduct Sem Oncol Sem Oncol 2:1
Wilson CB, Linfoot JA, Sheline GE (1979) Role of transsphenoidal microsurgery in the primary and secondary management of pituitary tumors. In: Linfoot JA (ed) Recent advances in the diagnosis and treatment of pituitary tumors. Raven, New York, p 419
Wiltshire CR, Workman P, Watson JV, Bleehen NM (1978) Clinical studies with misonidazole. Br J Cancer [Suppl] 37/3:286–289
Wright JE, Call NB, Liaricos S (1980) Primary optic nerve meningioma. Br J Ophthalmol 64:533–558
Wright JE, McDonald WI, Call NB (1980) Management of optic nerve gliomas. Br J Ophthalmol 64:545–552
Wrighton P (1978) Conservative removal of small pituitary tumors; Is it justified by the pathological findings? J Neurol Neurosurg Psychiatry 41:283–289
Yamashika J, Handa H, Yuautori K, Abe M (1979) Reversible delayed radiation effect on the brain after radiotherapy of malignant astrocytoma. Surg Neurol 13:413–417
Yamashita J, Handa H, Yumitore K, Abe M (1980) Reversible delayed radiation effect on brain after radiation therapy of med. astrocytoma. Surg Neurol 13:413–417
Year book of cancer (1980) YB Med Publ
Youmans JR (ed) (1982) Neurological surgery, vol. V, 2nd edn, Saunders, Philadelphia London Toronto
Youmans JR, Ishida WY (1982) Tumors of peripheral and sympathetic nerves. In: Youmans JR (ed) Neurological surgery, vol. V, 2nd edn, Saunders, Philadelphia London Toronto, p 3299
Zander E, Kahmlich ELA (1978) Study of a homogenous series of 35 operated oligodendroglioma patients (Author's transl.). Neurochirurgie 24/1:37–46
Zervas NT, Martin JB (1980) Management of hormone secreting pituitary adenomas. Current concepts in cancer: N Engl J Med 302/4:210–214
Zülch KJ (1910) Histological typing of tumours of the central nervous system. In: Zülch KJ (ed) In collaboration with pathologists in 14 countries. Geneva, World Health Organization 1979 (International histological Classification of tumours, No 21)
Zülch KJ (1958) Brain tumors. Springer, Berlin Göttingen Heidelberg
Zülch KJ (1975) Atlas of gross neurosurgical pathology. Springer, Berlin Heidelberg New York
Zülch KJ (1980) Principles of the new world health organization (WHO) classification of brain tumors. Neuroradiology 19:59–66

C.2. Technik und Ergebnisse der interstitiellen Hirntumorbestrahlung

Von

F. MUNDINGER

Mit 11 Abbildungen und 10 Tabellen

I. Einführung

Eine echte Heilungschance der (semi-)malignen Hirngeschwülste bietet neben der Chirurgie derzeit nur die Strahlentherapie. Die Strahlentherapie ist eine lokale Therapie. Außerhalb des Bestrahlungsgebietes ist die Vernichtung lebensfähiger Tumorzellen nicht möglich. Daher muß der strahlentherapeutische Effekt primär lokal bestimmt werden. Die lokale Rezidivfreiheit ist aber das einzige relevante kurative Kriterium. Je höher die Strahlendosis ist, desto weniger überleben Tumorzellen, die Ausgangszellen eines Rezidivwachstums sein können. Je weniger rezidivfähige Zellen übrigbleiben, desto länger dauert es, bis das lokale Rezidiv makroskopisch sichtbar wird. Eine Heilung ist daher nur dann zu erwarten, wenn auch die letzte rezidivfähige Zelle zerstört worden ist. Das Überleben auch einer einzigen rezidivfähigen Tumorstammzelle heißt Versagen der kurativen Therapie.

Rezidive entstehen zum Teil als Folge einer erneuten Transformation des Hirngewebes zu Tumorgewebe. Gesund erscheinendes Gehirn wandelt sich in Tumor um, wie experimentell und anhand von klinischen Fällen überzeugend dargelegt wurde (MUNDINGER 1958; NOETZEL 1958; MUNDINGER 1959; NOETZEL 1959; RIECHERT 1959; TROTT 1978). Diese Transformation erfolgt in der unmittelbaren Nähe des bereits exzidierten Tumors häufiger multilokulär und täuscht somit Lokalrezidive vor. Darüber hinaus infiltrieren die Tumorausläufer, z. B. entlang der Gefäßeschiene, ins gesunde Gehirn. Auch sie sind Ursache der Rezidive und bestimmen die infauste Prognose. Die Strahlentherapie verlängert ohne Frage die mittlere Überlebenszeit. Bis heute ist es jedoch noch nicht gelungen, die Strahlensensibilität aller Hirntumoren klar zu definieren. Infolgedessen bestehen bei einigen Autoren immer noch Unsicherheiten bei der Beurteilung des Anteils, die die Strahlentherapie bei dem heutigen Stand der Behandlung hat. Die großen Erwartungen, die auf die modernen externen (perkutanen) Therapieverfahren (Hochvolt-, Tele-Curie-Therapie, ^{60}Co, ^{137}Cs, ^{192}Ir, Neutronen) (FRANKE 1980; JELLINGER et al. 1981) gesetzt wurden, sind in der Hirntumorenbehandlung nicht in Erfüllung gegangen. Abgesehen von vereinzelten Ausnahmen ist es auch damit nicht möglich, eine mit dem Leben vereinbare Zerstörung des Tumors zu erreichen. Autoptisch sehen wir zwar bei einem Teil dieser bestrahlten Fälle eine zentrale Nekrose, zystische oder gliöse Narben, in praktisch allen Fällen geht jedoch von nicht inaktivierten proliferationsfähigen Zellen (Stammzellen) das Wachstum weiter und führt zum Rezidivtumor.

Hinzu kommen die zum Teil schweren Strahlenspätschädigungen, die sich nicht nur auf die Gehirnpartien beschränken, die bei der externen Bestrahlung zwangsläufig in den Strahlenkegel zu liegen kommen. Diese autoptisch auch hinlänglich bekannten Strahlenschädigungen mit reaktiver Gliose und ausgedehnten Nekrosen und Zysten in der weißen Substanz, mit Gefäßschäden und Durchblutungsstörungen etc. treten – wahrscheinlich infolge tumorimmunologischer oder allergischer Vorgänge – nach einer Latenz auf (HOLDORFF 1980; HOLDORF, SCHIFFTER 1971; MUNDINGER RIECHERT 1967; ZEMAN 1968), wie wir neuerdings bei unseren Fällen mit dem TCAT (Transmissions-Computertomographie) verfolgen konnten. Bei den niedriggradigen Gliomen besteht eine weitgehende Strahlenresistenz für diese perkutanen Techniken. Nach unseren TCAT-Verlaufskontrollen und bioptischen Untersuchungen reagiert die Umgebung durch Ödem, Marklager-Nekrosen und Einschränkung der Liquoraktivität der Plexus choreoidei, nicht dagegen der Tumor selbst.

Durch den externen Beschuß mit hochbeschleunigten Kernteilchen (Protonen) mit stereotaktischer Lokalisation des „BRAGG-Peak" in den Tumor (KJELLBERG 1979) oder mit einer halbkreisschalenförmigen Anordnung einer Vielzahl von ^{60}Co-Quellen (LEKSELL 1971), ebenfalls stereotaktisch fokussiert, sind kleinvolumige Tumoren oder die Hypophyse mit einer erforderlichen Nekrose-Dose („Strahlenmesser") zu belegen, ohne die Toleranzgrenze der umgebenden Hirnstrukturen zu überschreiten.

II. Die Anwendung radioaktiver Isotopen

Die lokale oder intrakorporale Anwendung der Radiopharmaka reicht bis in die 40er Jahre zurück. Während sie schon bald im ZNS-Bereich unerläßlicher Bestandteil für die Diagnostik wurde, blieb ihr der Erfolg auf dem Therapiesektor zunächst versagt. Im wesentlichen wurden die in Tabelle 1 aufgeführten Nuklide verwendet.

Tabelle 1. Tabelle der physikalischen Charakteristik der interstitiell applizierten Radionuklide

Nuklide	T_{12}	E_γ	E_β	K	Legende	
$^{32}_{15}$P	14,3 Tage	–	1,7 (~100%)	–	$T^1/_2$	Physikalische Halbwertzeit
$^{60}_{27}$Co	5,27 Tage	1,17 (100%) 1,13 (100%)	0,31 1,48 (0,15%)	13,2	E_γ	maximale Intensität der Gammastrahlung in MeV
$^{90}_{39}$Y	2,7 Tage	1,75 (<0,005%)	2,27 (~100%) 0,52 (~0,02%)	–	E_β	maximale Intensität der Betastrahlung in MeV
$^{109}_{46}$Pd	13,8 h	0,31–0,77 (<0,005%)	1,02 (100%)	–	%	Intensität der Quanten pro 100 Zerfälle
$^{125}_{53}$I	60,2 Tage	0,0275 (73,8%) 0,0272 (37,8%) 0,031 (19,9%)		1,4		
$^{134}_{65}$S	2,15 Tage	0,61 (100†) 0,80 (72†)	0,66 (70%)	3,4	†	relative Frequenz der Zerfälle
$^{182}_{73}$Ta	115 Tage	1,12 (100†) 1,19 (60†)	0,51 (100†) 0,44 (60†)	6,1	K	Gammadosisratekonstante einer punktförmigen Strahlenquelle in $\frac{R \cdot cm^2}{h \cdot mCi}$ für Gammastrahlung
$^{186}_{75}$Re	3,7 Tage	0,137 (100†)	1,07 (71%) 0,93 (21%)	0,062		
$^{192}_{77}$Ir	74,6 Tage	0,31 (100†) 0,47 (64†) 0,1–1,06	0,67 (44%) 0,54 (40%)	5,0		
$^{198}_{79}$Au	2,7 Tage	0,41, 0,68, 1,09 } (0,5%)	0,96 (98,6%) 0,20 (1%)	2,3		

Tabelle 2. Dosisabfall der am häufigsten für die interstitielle Therapie benutzten Radionuklide

	Größe	Autor
^{60}Co V2A-Stahl Monele	10,0 × 2,0 mm	(MUNDINGER 1963)
^{90}Y gesintert	3,0 × 1,0 mm	(NOTTER 1959)
^{125}J-Seeds (Titanium)	5,0 × 0,5 mm	(HOLT 1971)
^{192}Ir-Drähte (pt = 70% Ir = 30%)	0,3 mm ∅ verschiedene Längen	(MUNDINGER u. SAUERWEIN 1965)
^{198}Au-Seeds	2,5 × 0,8 mm	(SOMMERMEYER u. MITTERMEIER 1957)

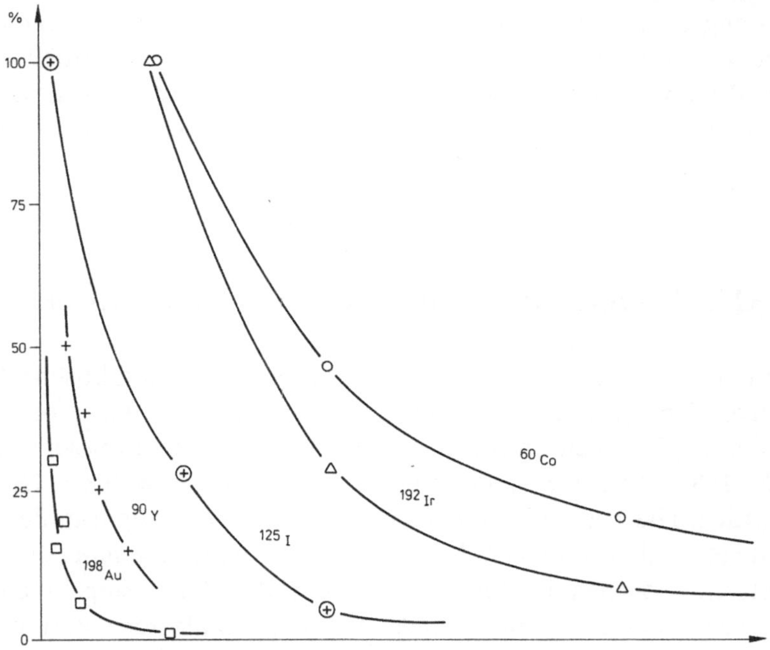

Alle Versuche, auf intravasalem Wege Radiopharmaka in einer therapeutisch wirksamen Konzentration und selektiv im intrakraniellen Tumor anzureichern (^{32}P, ^{24}Na, ^{42}K, ^{72}Se, ^{86}Rb, ^{206}Bi), oder die isolierte arterielle zerebrale Durchflutung mit dem kurzlebigen Betastrahler ^{165}Dysprosium verliefen enttäuschend (MUNDINGER 1966, 1970). Die Konzentration dieser Stoffe, insbesondere in den kritischen Körperorganen (Niere, Leber, Lunge), ist in der Regel wesentlich höher als im Hirntumor und der Anreicherungsquotient zwischen Hirntumor und normalem Gehirn zu niedrig.

Originell ist zwar auch das Verfahren der Neutronen-Einfangtherapie von Bor-Verbindungen (GODWIN et al. 1955). Das im Tumor nach intravasaler Applikation angereicherte ^{10}Bor wird durch den Reaktor-Beschuß mit langsamen Neutronen zu dem radioaktiven ^{11}Bor und die bei dem Zerfall des so entstandenen radioaktiven ^{11}Bor zu ^{7}Lithium freiwerdende Alpha-Strahlung zur Bestrahlung des Tumors verwendet. Der große technische Aufwand und insgesamt enttäuschende Ergebnisse, selbst in Kombination mit strahlensensibilisierenden Substanzen (SANO 1977), verhinderte aber die Verbreitung dieses Verfahrens.

Die intrathekale und die intraventrikuläre Injektion von kolloidaler radioaktiver Goldsuspension (^{198}Au), (MUNDINGER 1956, 1970) oder ^{90}Y-Kolloid haben bei Blutgeschwülsten das Ergebnis verbessert, kann aber auch bei Germinom-, Medulloblastom- und Ependymom-

Metastasierungen im Subarachnoidalraum, entweder allein oder als zusätzlicher Dosisbeitrag zur perkutanen Bestrahlung erfolgen. Damit kann erreicht werden, daß die Toleranzgrenze des Rückenmarks nicht überschritten und die Gonadenbelastung niedrig gehalten wird. Ziel dieser intrathekalen oder intraventrikulären Radio-Nuklid-Instillation ist es, die Aussaat von Tumorzellen zu verhindern, die frei flottierenden Tumorzellen sowie kleine Tumorimplantate im Subarachnoidalraum wirksamer zu bestrahlen. Die damit erzielten Ergebnisse sind eindrucksvoll. Zur primären Meningiosis-Prophylaxe (weniger zur Therapie von Rezidiven) nach akuter myeloischer Leukämie oder von non-Hodgkin-Lymphomen appliziert, lassen sich die ZNS-Rezidive, zu denen es sonst bei 50–70% kommt, auf 20% herabdrücken (IMM et al. 1978). Im Bereich des Rückenmarks ist bei intramedullären Tumoren eine interstitielle Curietherapie nicht praktikabel. Da immer eine Laminektomie mit Freilegung des Tumors erforderlich ist, kann auch unter mikrochirurgischen Bedingungen der Tumor verkleinert oder exstirpiert werden. Dies trifft immer für extramedulläre intraspinale Tumoren zu. Bei den engräumigen Beziehungen der Rückenmarksbahnen ist das Risiko einer teilweisen Unterbrechung bis zur Querschnittslähmung durch einen lokalen interstitiellen Bestrahlungseingriff (nur eine Brachy-Curietherapie käme in Frage) zu groß. Aus diesen Gründen beschränkt sich die Curietherapie bei den oben angeführten Indikationen auf die intrathekale Applikation.

III. Technik der Implantation (Instillation)

Die Curietherapie von intrakraniellen Tumoren durch das stereotaktische direkte Einbringen von radioaktiven Isotopen hat seit Anfang der 50er Jahre bei kleinvolumigen Tumoren oder Zysten ihren zum Teil auch kurativen Effekt bewiesen (MUNDINGER 1956, 1958, 1963, 1966, 1969b, 1970, 1981, 1982, 1984). Sie ist erst durch das stereotaktische Operationsverfahren möglich geworden. Hierbei wird mit einem stereotaktischen Apparat, der am Kopf befestigt wird, vorausberechenbar mit einer Hohlsonde auf Millimeter genau der Tumor angezielt und die radioaktiven Isotopen in den Tumor oder die Zyste eingebracht (implantiert) (Abb. 1). Der Einbezug der Computertechnik in das stereotaktische Verfahren (BIRG et al. 1973, 1977a; MUNDINGER et al. 1975; RIECHERT u. MUNDINGER 1956), die Computertomographie (Röntgen-Transmissions-Computertomographie) (TCAT) und Radioisotopen-Emissions-Computertomographie (ECAT) mit der exakten topographisch-strukturellen Ausbreitung, morphologischen und metabolisch-funktionellen Zuordnung und dreidimensionalen Größen- und damit exakteren Volumenbestimmung und Dosimetrie des Tumors, waren maßgebend, daß in der Curietherapie inzwischen ein entscheidender Durchbruch erzielt wurde (BIRG et al. 1979).

Die neuesten Entwicklungen beziehen sogar den TCAT in das Stereotaxieverfahren ein (Abb. 2). Mit dem am Kopf befestigten stereotaktischen Basissystem wird der TCAT ausgeführt und mit einem Programmsystem unter Benutzung des TCAT-Rechners der (die) Zielpunkt(e) und Winkelfunktionen etc. sofort errechnet: Computertomographie-Stereotaxie (MUNDINGER 1981; MUNDINGER u. BIRG 1981). Damit entfallen meist weitere Lokalisationsverfahren wie die Ventrikulographie, wodurch die Verträglichkeit noch weiter gesteigert wird.

Die Biopsie mit feinstem Instrumentarium (1 mm) ist unabdingbare Voraussetzung der Curietherapie. Daher werden bei jedem unserer Eingriffe Gewebeproben entnommen – auch bei Zysten –, um die Umgebungsreaktion und Zystenwand (Tumorzyste, Arachnoidalzyste) zu untersuchen (DUTREIX 1976; GRUSKIN et al. 1983; MUNDINGER u. METZEL 1970; MUNDINGER 1982; WALTREGNY 1976). Die bioptischen Proben werden entlang dem Punktionsweg

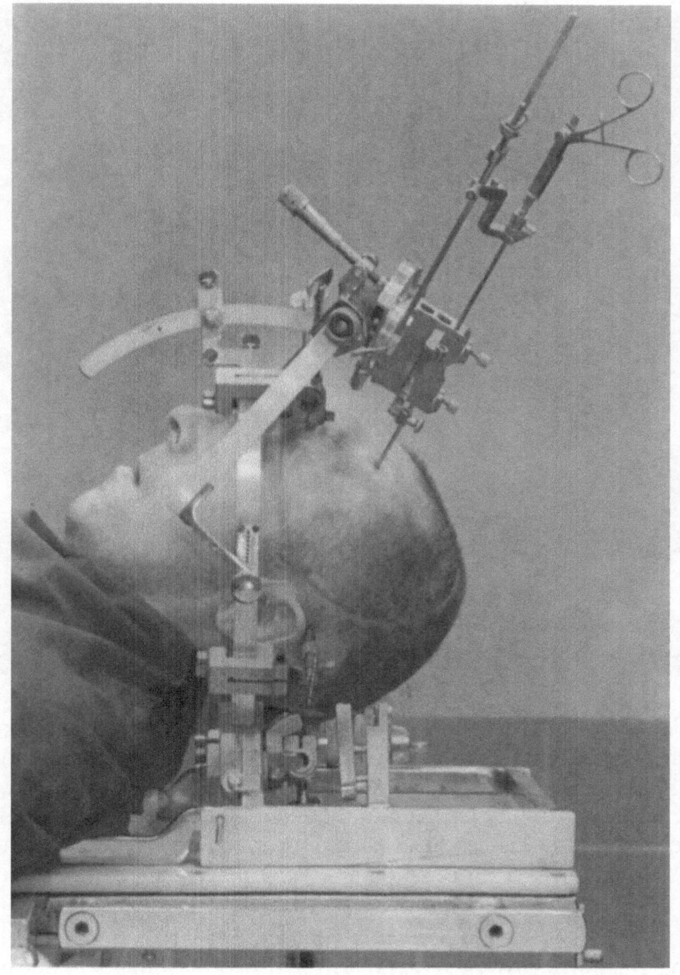

Abb. 1. Stereotaktisches Gerät von RIECHERT/MUNDINGER in der Modifikation als Computer-Stereotaxiegerät von MUNDINGER und BIRG (RIECHERT u. MUNDINGER 1956; BIRG u. MUNDINGER 1973). Der Zielbügel mit Sondenhalter und den entsprechend eingestellten Winkeln ist am Ring befestigt. Nach Anlegen der Trepanationslücke wird eine Kombinationskanüle zur Biopsie und Implantation in den Tumor an die entsprechend vorausberechnete Stelle eingeführt. Es werden gerade bioptische Proben entnommen. Die Permanentimplantation der ^{125}J-Seeds zur Curie-Therapie erfolgt mittels eines Magazins des Mick-Henschke-Applikators. Auf den Kanülenkonus wird ein Zwischenstück mit Mick-Magazin aufgesetzt und durch Einführen eines Mandrains durch die Kanüle das ^{125}J-Seed in den Tumor ausgestoßen. Der Strahlenschutz ist hierdurch gewährleistet

vom gesunden Gewebe (Infiltrationszone) bis zur Gegenseite des Prozesses wieder ins gesunde oder reaktiv veränderte umgebende Gewebe vorgetragen und somit aus verschiedenen Abschnitten, auch innerhalb des Tumors, entnommen (Abb. 1). Die Gewebeuntersuchung erfolgt sofort im Quetschpräparat mit Methylenblaufärbung. Zusätzlich werden Proben zur Paraffineinbettung und histologischen Aufbereitung in der üblichen Weise mit Spezialfärbungen zur Absicherung der Diagnose untersucht. In der Regel werden pro Sondentrakt 6–9 bioptische Proben entnommen. Die Übereinstimmung des Quetschpräparats mit den Paraffinschnitten beträgt in unserer Serie 95% (MUNDINGER 1981). Dementsprechend ist in der Regel die Klassifikation und biologische Dignität und Auslotung des Tumors (damit verbesserte Dosimetrie!) schon intraoperativ histologisch zu sichern. Die Implantation des Radiopharmakons schließt sich dann unmittelbar an. Während die Punktion und Implantation des Strahlers praktisch risikolos ist (0,1%), ist das Risiko einer tödlichen Blutung durch

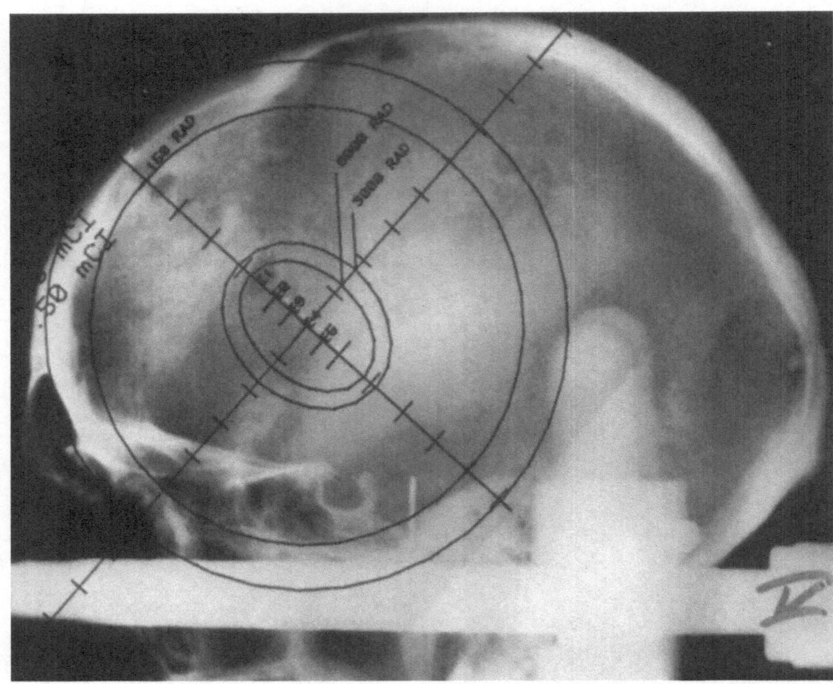

Abb. 2. H.P., 40 Jahre. Astrozytom II-III medio-frontal links unter Einbezug des Balkens bis zur Gegenseite reichend. Zustand nach perkutaner Telekobalt-Bestrahlung und CCNU-Behandlung ohne klinische oder computertomographische Änderung. Jetzt ^{125}J-Brachy-Curie Therapie mit CT-Stereotaxie. Nach der bioptischen Sicherung der Tumorausdehnung Implantation des Katheters, der nach dem after-loading-Verfahren mit einem Innenkatheter mit ^{125}J-Seeds beschickt wird. Der errechnete Isodosenverlauf ist auf der seitlichen Röntgenaufnahme superponiert

die Biopsie 7 von 904 Patienten (0,7%), oder auf 10000 Proben bezogen 0,1%. Eine routinemäßige vorherige Angiographie läßt größere Gefäße, besonders im Bereich der sylviischen Gefäßgruppe von der Punktion aussparen, wodurch wir das Blutungsrisiko deutlich reduzieren konnten.

Es muß daher heute die Forderung an jede kontrollierte Untersuchung erhoben werden, daß keine Strahlentherapie tiefliegender Raumforderungen, gleich welcher Technik und Methode, ausgeführt werden darf, wenn nicht eine bioptische Sicherung mit Klassifikation und biologischer Dignität des Tumors vorliegt. Nur so wird verhindert, daß beispielsweise Abszesse, Meningiome, arteriovenöse Angiome, Aneurysmen, Zysten, Blutungshöhlen oder enzephalitische Herde, die im TCAT ähnlich wie ein Gliom aussehen können, bestrahlt werden, obwohl sie einer operativen Entfernung zugänglich oder konservativ zu heilen sind. Dies gilt auch für anaplastische Gliome und Glioblastome der Hemisphären, die infolge ihrer Größe und Lokalisation einer operativen Intervention oder Curietherapie nicht mehr zugänglich sind, oder für Patienten, denen wegen des schlechten Allgemeinzustandes oder ihres hohen Alters eine Operation nicht mehr zugemutet werden kann. Die Biopsie erleichtert in jedem Falle die Entscheidung, ob eine operative Intervention noch sinnvoll ist (z. B. nicht bei einem ausgedehnten Schmetterlings-Glioblastom) und der Strahlentherapie der Vorzug zu geben ist.

Der interstitielle Bestrahlungseingriff wird in der gleichen Sitzung bei zystischen Tumoren (Astrozytome, Glioblastome, Kraniopharyngiome) mit einer stereotaktischen Punktion und Abdrainage der Zyste durch einen Katheter kombiniert. Der Katheter wird so geführt, daß er über das Ventrikelsystem den Zysteninhalt ableitet. Er ist zudem mit einem metallischen Reservoir (Rickham-Reservoir), das in die Trepanationslücke zu liegen kommt, versehen, so daß später das Reservoir punktiert und damit die Zyste entlastet werden kann. Liegt schon ein Aufstau-Hydrozephalus durch Verschluß des Foramen interventriculare (Monroe) oder des Aquaeductus Sylvii durch den Tumor vor, so wird nach der Implantation der Nuklide zusätzlich stereotaktisch uni- oder bilateral ein Ventrikelkatheter eingelegt, der dann später ohne erneuten Hirneingriff zum ventrikulo-atrialen oder ventrikulo-peritonealen Shunt zur Ableitung des aufgestauten Liquors erweitert werden kann.

IV. Die stereotaktische interstitielle und intrakavitäre Curietherapie

Die lokale (fokale) interstitielle und intrakavitäre Anwendung hat bei den Hirngeschwülsten und Hypophysenadenomen sowie zur Hypophysektomie die Therapie wirkungsvoll erweitert. So haben wir in Freiburg über 1700 interstitielle (fokale) Bestrahlungseingriffe mit Radioisotopen ausgeführt (Tabelle 3a, b), davon 1508 mit dem stereotaktischen Operationsverfahren, die anderen in den frühen 50er Jahren mit röntgenographischer Punktionshilfe (s.a. MUNDINGER 1970).

Die stereotaktische intrakavitäre Curietherapie von Kraniopharyngiom-, Arachnoidal- und Nekrose-Zysten niedriggradiger Gliome – früher mit ^{32}P, ^{198}Au, ^{90}Y-Suspension (Kolloid) (BACKLUND 1973; MUNDINGER 1975), neuerdings mit ^{186}Rh-Kolloid (SCHAUB et al. 1979) – bestrahlt mit den Beta-Anteilen die wandständigen sezernierenden Epithelien. Nach erfolgter Dosisabgabe wird dann durch eine erneute stereotaktische Punktion das jetzt inaktive Kolloid wieder entfernt und dadurch die Zyste, deren sezernierende Fähigkeit zerstört ist, zum Prolabieren gebracht. Durch die zusätzliche Einlage eines Katheters (s.o.) kann eventuellen Rezidiven vorgebeugt werden oder eine Re-Instillation des Nuklids erfolgen.

Die stereotaktische interstitielle Curietherapie von Hirn- und Hypophysentumoren erfolgt als Permanent-Implantation oder als Brachy-Curietherapie, indem kurzzeitig und vorübergehend ein Strahler in den Tumor eingelegt wird.

Die Vorteile der Curietherapie (HILARIS 1975) sind (Tabelle 4): Die Oxygen-Enhancement-Rate (OER) ist niedriger als 1, die relative biologische Wertigkeit (RBW) ist höher als 1, die Chance, den Tumor zu beseitigen, ist größer als 80%. Im Vergleich zur Chemo-Therapie ist der lokale biologische Effekt auf den Tumor 100mal größer. Im Vergleich

Tabelle 3a. Radionuklide und Anzahl der stereotaktischen interstitiellen Bestrahlungen (1952 bis 31.12.1983)

^{32}P	6
^{60}Co	179
^{90}Y	44
^{182}Ta	21
^{198}Au	129
^{192}Ir GammaMed	255
^{192}Ir	550
^{125}J	290
^{125}J Brachy Curie	31
	1505

Tabelle 3b. Bioptische Diagnosen und Anzahl der stereotaktischen interstitiellen Bestrahlungen (1952 bis 31.12.1983)

Glioblastome	221
Astrozytome	575
Oligodendrogliom	109
Ependymom	34
PNET	36
Meningiom	21
Metastasen	44
Sarkom	11
Hypophysenadenom	254
Kraniopharyngiom	40
Other lesions	85
Hypophysektomie	57
Pallidotomie	21
Summe	1508

Tabelle 4. Charakteristik der interstitiellen (intrakavitären) Curietherapie

Strahlenbiologisch	Sauerstoff-Anreicherungsrate >1 Relative biologische Wirksamkeit (RBW) <1
Brachy-Curietherapie	Schnelle und hohe Konzentration der „aktiven Zentren" (nach HUG durch direkte Ionisation entstehende chemische kurzlebige Intermediär-Produkte). Strahlennekrose.
Curietherapie (kontinuierliche protrahierte Langzeitbestrahlung)	Anstieg der Zellzykluszeit, größerer Unterschied zwischen Erholungsrate der Tumorzelle und normalen Zelle, geringe sauerstoffabhängige Wirkung mit reduzierter O_2-Anreicherungsrate in der hypoxischen Zelle. Verstärkte vaskuläre Komponente
Im Vergleich zur perkutanen Bestrahlung	Umschriebene (fokal) hohe Dosen, durch steilen Dosisabfall besserer Schutz des umgebenden Hirngewebes
zur offenen Chirurgie	bessere Toleranz, geringere Komplikationen
Chemotherapie	100 × größere lokale Wirkung
Ökonomisch	Erforderlicher Krankenhausaufenthalt nur wenige Tage bis 1 Woche. Stereotaktischer Implantationseingriff wirtschaftlich. Beschaffungskosten der Nuklide wirtschaftlich, da Mehrfachbestellung bzw. -verwendung

zu der perkutanen fraktionierten Bestrahlung ist die Toleranz des gesunden Hirngewebes besser, somit die Wahrscheinlichkeit, das umgebende Gehirngewebe zu schonen, größer. Die Schwächung der energetischen Gammastrahlen im Hirngewebe ist für Photoenergien zwischen 25 und 643 KEV und damit für die meisten interstitiell gebrauchten Radionuklide die gleiche wie bei den Hirngliomen selbst (Streuung nur 1%), so daß in ganz besonderem Maße der Dosisabfall des interstitiell implantierten Radionuklids zur Peripherie ein gewichtiger Vorteil ist. Hinzu kommt die verbesserte Volumenbestimmung im TCAT mit dem Vorteil der besseren Dosimetrie (MUNDINGER 1970, 1979), neuerdings auch mit der Kernspinresonanz-Methode.

Im Vergleich zur offenen Chirurgie werden die stereotaktisch implantierten Strahler besser toleriert. Der Hirntumor ist, abgesehen von multiplen Metastasen, die, wenn mehr als zwei Knoten vorliegen, keine Indikation darstellen, in der Regel solitär und mit der stereotaktischen Punktionstechnik auch in Mittellinienbereichen risikoarm (<1%) und exakt zugänglich. Dies gilt auch für die Zentren der Motorik und Sprache, bei denen sich wegen der verstümmelnden Auswirkung ebenfalls eine offene Operation von vornherein verbietet.

Im Gegensatz zu anderen Organ-Tumoren ist die Ausbildung einer Radionekrose zur Devitalisierung des Tumors nicht gravierend. Es können somit ausreichend hohe lokale Dosen verabfolgt und Faktoren wie Strahlensensibilität oder Strahlenresistenz vernachlässigt werden, da durch die Applikation eines Strahlers mit geeigneter physikalischer Charakteristik zusammen mit einer optimalen Dosimetrie die Zerstörung weitgehend auf den Tumor beschränkt bleibt. Einschmelzungs- oder Nekrosezysten können abdrainiert werden (s. o.). Auch in den Fällen, in denen durch eine vorausgegangene externe (perkutane) Bestrahlung die Toleranzgrenze des gesunden Gehirns erreicht ist, kann die interstitielle Curietherapie noch Anwendung finden. Ein psychologisch wichtiger Gesichtspunkt ist auch, daß der Patient nur wenige Tage hospitalisiert wird.

In der Tabelle 1 sind die gebräuchlichen Radiopharmaka mit ihrer physikalischen Charakteristik zusammengestellt. Von der Größe des zu bestrahlenden Volumens hängt es ab, welche Strahler zur Anwendung gelangen sollen. Dabei ist der unterschiedlich steile Dosisabfall von der Strahleroberfläche an gemessen zu berücksichtigen und danach der Strahler auszu-

Tabelle 5. Definition der Curietherapie

	Methode	Dosisakkumulation in
1. *Brachy-Curietherapie*	a) Kontakt-Bestrahlungsgerät (^{192}Ir-GammaMed)	<1 h
	b) temporäre Implantation (^{192}Ir, ^{125}J)	<6 Tagen
2. *Curietherapie*	a) Permanent-Implantation (^{90}Y, ^{186}Rh, ^{198}Au)	~8 Tagen
	b) Permanent-Implantation zur protrahierten Langzeitbestrahlung (^{125}J, ^{192}Ir)	150–200 Tagen

wählen. Von der Volumengröße hängt es auch ab, ob eine oder mehrere Strahlenquellen implantiert werden müssen und nach welchem Geometrieschema die Implantation zu erfolgen hat, um eine ausreichend hohe und möglichst homogene Dosisverteilung im Tumorbereich zu erhalten. Interaktive Dosimetrie-Programmsysteme legen heute auch bei geometrisch komplizierten Tumoren Anzahl und Orte der Implantate sowie die zu implantierende Aktivität fest, um die Isodosenlinien der Tumoroberfläche anzupassen (Birg et al. 1979; Dutreix 1976; Pierquin 1978).

Die in der unmittelbaren Umgebung des Strahlers auftretenden Dosiserhöhungen – ein bei Körpertumoren berechtigter Einwand – sind nicht so schwerwiegend. Da das Zentrum der Gliome häufig schlechter vaskularisiert und damit hypoxämisch ist, wie unsere bioptischen Untersuchungen immer wieder bestätigen, erfordert die größere Strahlenresistenz in diesen Bereichen sowieso eine 30–100% höhere Dosis, um den gleichen Strahleneffekt zu erzielen wie bei normalem Sauerstoffgehalt. Eine zystische Einschmelzung kann später risikolos abpunktiert werden. In der Randzone des Tumors andererseits überwiegen die Zellen mit einer kürzeren prämitotischen Ruhepause; diese weisen aber eine größere Strahlensensibilität auf. In der peripheren Infiltrationszone reicht also bereits eine niedrigere Dosis zur Inaktivierung aus. Diesen strahlenbiologischen Gegebenheiten kommen wir mit der interstitiellen Implantation eines Gammastrahlers entgegen.

Die stereotaktische interstitielle oder intrakavitäre Curietherapie am Gehirn ist prinzipiell ein fach-neurochirurgischer Eingriff, erfordert jedoch eine enge Zusammenarbeit mit dem Strahlentherapeuten. Wir unterscheiden (Tabelle 5):

Die Permanent-Implantation: Das Radionuklid bleibt hierbei „verloren" im Gewebe und gibt innerhalb weniger Tage bis Monate die Dosis an den Tumor ab (Curietherapie).

Die Brachy-Curietherapie: Hierbei wird kurzzeitig ein Strahler mit höheren Curie-Aktivitäten in den Tumor eingeführt und innerhalb von Minuten, Stunden oder Tagen die Tumornekrosedosis appliziert.

V. Die Permanent-Implantation

Bei einigen Indikationen bleibt der Strahler permanent am Implantationsort liegen. Die biologisch wirksame Größe der absorbierten Strahlenenergie, d.h. die Größe des Quotienten aus absorbierter Strahlenenergie und Volumen des absorbierenden Körpers (=Herddosis) wird dann über einen gewissen Zeitraum verabfolgt. Eine praktikable Dosisangabe erscheint uns die klinische Akkumulationsdosis ($=2{,}75 \times t_{1/2}$). Die Radioisotopen werden als kleine

Tabelle 6. Physikalische Charakteristik von ^{192}Ir und ^{125}J

	^{192}Ir		^{125}J
Halbwertzeit	74,6 Tage		60,2 Tage
Energie: E_γ	0,31	(100f)	0,0275 (73%)
	0,41	(64f)	0,0272 (37,8%)
	0,1–1,05		0,031 (19,9%)
Energie: E_β	0,67	(44%)	
	0,54	(40%)	
Dosiskonstante in			
$\frac{R \cdot cm^2}{h \cdot mCi}$ für E_γ	5,0		1,5
Halbwertschichtdicke			
Gewebe	50 mm		20 mm
Blei	0,5 mm		0,025 mm

f = relative Zufallsfrequenz;
E = maximale Strahlenenergie in MeV
% = Intensität der Quanten pro 100 Zerfälle

gesinterte Stäbchen (^{90}Y) (NOTTER 1959), Drahtstücke ^{192}Ir), Kügelchen und Perlen (^{198}Au), Hohlstäbchen (^{125}J, ^{32}P) oder als kolloidale Lösung und Makrosuspension (^{90}Y, ^{198}Au) implantiert oder instilliert (BACKLUND 1973; MUNDINGER 1956, 1963, 1969a).

Die stereotaktische Spickung erfolgt entweder direkt durch die Hohlsonde (1,1 mm) oder mit einem speziellen Applikator mit auswechselbarem Magazin ins Tumorzentrum oder geometrisch verteilt.

Die Strahler sind so im Tumor zu verteilen, daß auf den „low-Linien" innerhalb des Tumors und an der Tumoroberfläche genügend hohe Zellinaktivierungsdosen absorbiert werden (MUNDINGER 1970). Mit der Computer-Stereotaxie ist die exakte Verteilung im Tumor durch ein und dieselbe 7 mm kleine knöcherne Trepanationslücke heute problemlos.

Wir bevorzugen heute ausschließlich das ^{192}Iridium und neuerdings das ^{125}Jod, beide zur Permanent-Implantation und damit zur protrahierten Langzeitbestrahlung, die von mir 1957 in die Therapie intrakranieller Tumoren eingeführt worden ist (Tabelle 6) (MUNDINGER 1958, 1963; MUNDINGER u. HOEFER 1974). Durch physikalische Charakteristik, günstigen Zeitfaktor und bei ausreichend hoher initialer Dosisabgabe wird insgesamt eine wirkungsvolle kumulative Herddosis erreicht (Tabelle 2). Diese relativ langsame Dosisakkumulation andererseits schont weitgehend die in der Umgebung des Tumors gelegenen, vom Tumor durchwachsenen oder teilweise durchsetzten normalen Hirnstrukturen bzw. die Erholung subletal geschädigter neuronaler Strukturen ist besser. Durch die Protrahierung wird der an sich geringe Unterschied der Strahlensensibilität der Tumoren einerseits und der Kerne und Faserstrukturen andererseits wesentlich stärker kontrastiert. Es wird also der an sich sehr geringe Unterschied der Strahlensensibilität des Tumors zum umgebenden oder zwischenliegenden Hirngewebe zugunsten des Tumors erhöht. Experimentelle Untersuchungen weisen darauf hin, daß eine Synchronisation der G-2 Phase erfolgt.

Mit größerer Wahrscheinlichkeit werden somit in den Tumorzellen in ihrer prämitotischen Ruhepause Letaltreffer gesetzt, häufiger als in den Normalstrukturen. Die längere Halbwertszeit hat zudem den ökonomischen Vorteil, daß immer ein Vorrat spezifischer Aktivitäten im Schutztresor gehalten werden kann, somit bei Bedarf die Strahler sofort zur Verfügung stehen.

Es sind nur niedrige Initialaktivitäten von einigen wenigen mCi erforderlich. Strahlenschutzmaßnahmen des Operationsteams haben nur noch eine untergeordnete Bedeutung,

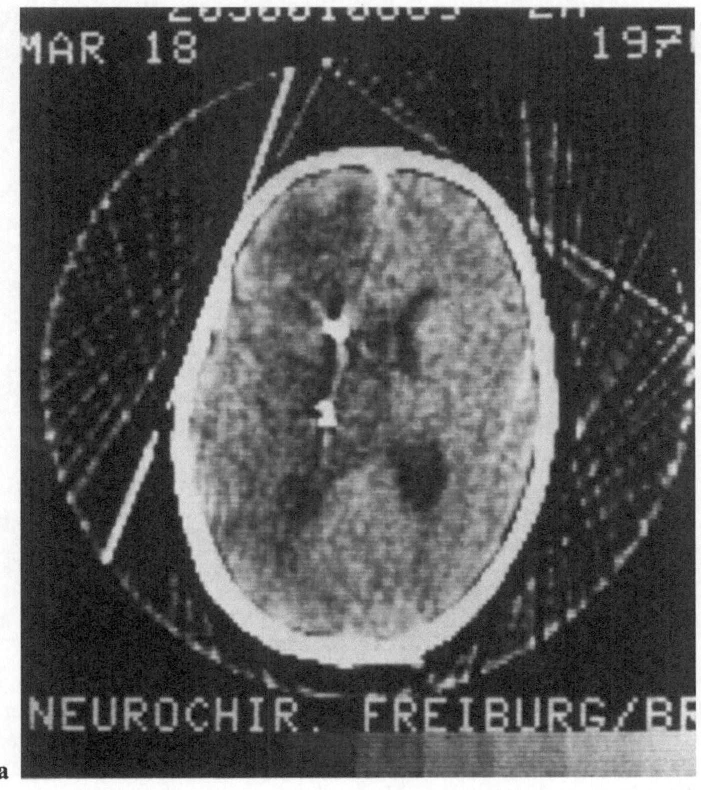

a

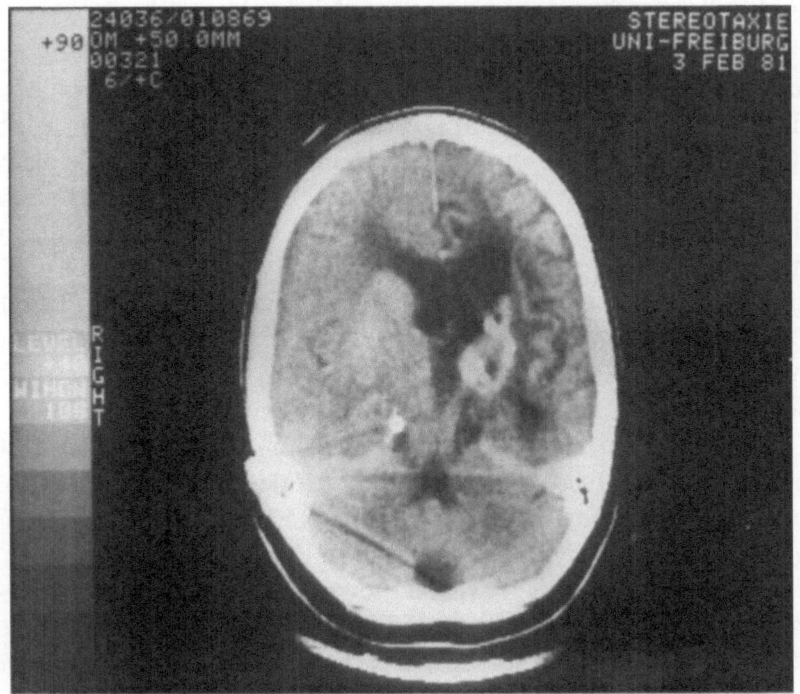

b

Abb. 3a, b. D.B., 7 Jahre. Großes Oligodendrogliom Grad II. Mehrfache ^{192}Ir-Implantation seit 1974. **a** CT-Scan 2 Jahre nach der ersten ^{192}-Ir-Implantation (5,55 mCi, klinische Akkumulationsdosis von 12000 cGy auf eine Isodose von 21 mm) und 1 Jahr nach der Reimplantation (2 Implantate zu je 12000 cGy). Die Tumoroberfläche ist gepunktet. **b** 7 Jahre danach. Kein sicherer Tumor mehr nachweisbar. Hemiatrophie in weiten Abschnitten der frontalen und zentralen Hemisphäre links mit Ausziehung des Vorderhorns nach dem linken Marklager. Ausweitung des 3. Ventrikels. Um die zusammengesinterten Iridium-Drähte stark hyperdense Hirnnarbe. Klinisch: Beinbetonte spastische Restparese und Kleinwuchs. Mäßige schulische Leistungen

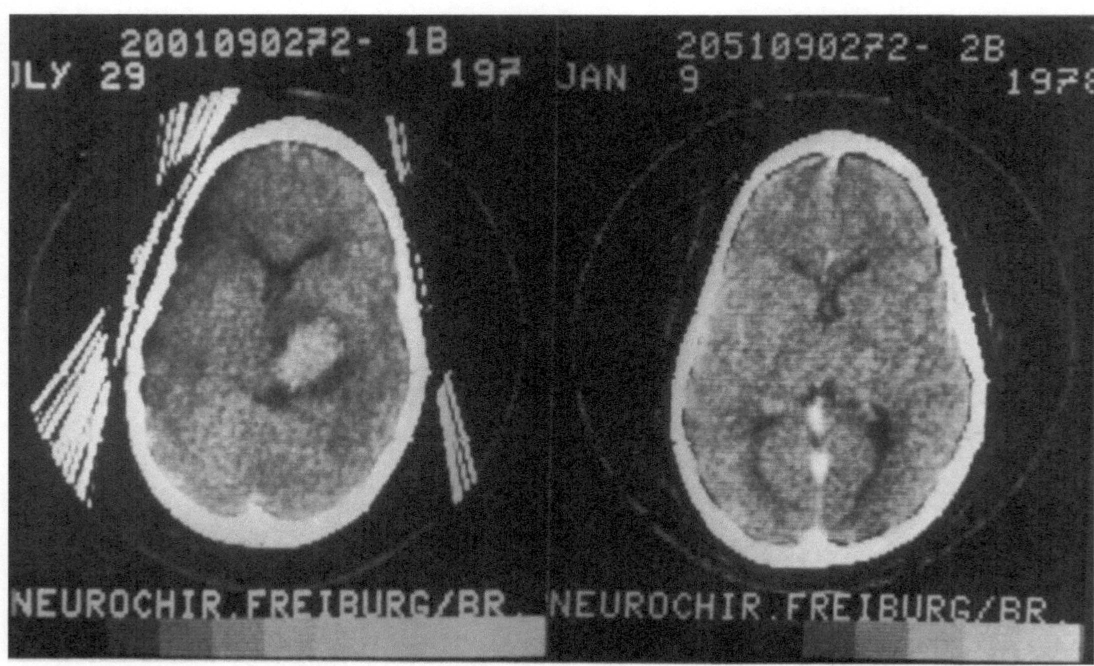

Abb. 4. H.Chr. 5 Jahre. Fibrilläres Astrozytom rechtes Zwischen- und Mittelhirn. *Links:* Präoperativer CT. Es stellt sich eine ca. 4 cm im Durchmesser betragende hyperdense Raumforderung dar von einem perifokalen hypodensen Ödem umgeben. Verdrängung der Mittellinienstrukturen nach links. *Rechts:* $^{1}/_{2}$ Jahr nach ^{192}Ir-Permanentimplantation (5,03 mCi). Das Astrozytom ist bis auf einen kleinen, sich von der Umgebung kaum abhebenden ca. 1 cm im Durchmesser betragenden Narbenherd nicht mehr nachweisbar. Rückverlagerung der Mittellinienstrukturen. Kein sicheres perifokales Ödem mehr nachweisbar

schon die Einhaltung des normalen Arbeitsabstandes reduziert die Strahlenexposition auf ein Minimum. Die ^{192}Ir-Drähte mit einem Durchmesser von 0,3 mm sind leicht zu verarbeiten. Die Legierung von 70% Platin und 30% Iridium[1] ist weniger spröde als reines Iridium. Das ^{125}J ist an Dowex absorbiert in Titanium-Kapseln von $3 \times 0{,}5$ mm Durchmesser eingefüllt und mit einem Goldplättchen zur Markierung im Röntgenbild (Schirmbild) versehen. Die weiche Röntgenstrahlung des ^{125}J (im Mittel 28,5 KeV) hat einen noch steileren Dosisabfall als ^{192}Ir. Strahlenschutzprobleme der Umgebung (Familienangehörige etc.) spielen daher praktisch keine Rolle – im Gegensatz zu ^{192}Ir.

Die strahlenbiologischen Abläufe sind unterschiedlich, wie Verlaufskontrollen im TCAT zeigen. Nach der Permanent-Implantation des 300–600 keV-Gammastrahlers ^{192}Ir ist zwischen 3 und 6 Monaten nach einer Dosisakkumulation zwischen 60 und 80 Gy bei den niedriggradigen Gliomen ein relativ homogenes zentrales Kontrastmittelenhancement mit verstärkter Ringstruktur des vorher durch niedrige Dichtewerte charakterisierten Glioms zu erkennen. In den folgenden Monaten lassen sich infolge der zum Teil gliösen Ersatzwucherung des zerstörten Tumors (120 Gy) wieder normale Dichtewerte nachweisen, zum Teil kommt es auch zu einer zentralen zystischen Einschmelzung. Vorübergehend ist in einem Dosisbereich von 15–20 Gy ein sehr ausgeprägtes perifokales Ödem und eine reaktive Gliose im Bereich der weißen Substanz festzustellen, wie unsere bioptischen Untersuchungen zeigen. Später kommt es zu einer umschriebenen Atrophie der weißen Substanz (Abb. 3a, b). Bei Tumoren der Mittellinie (Basalganglien) fehlt die Ringformation und das perifokale Ödem (Abb. 4).

Nach der ^{125}J-Permanent-Implantation mit der höheren Absorptionsdichte und Interaktion der 28,5 keV-Strahler im Tumor ist bereits nach 1,5 bis 3 Monaten (30–60 Gy) die

[1] Hersteller: Fa. Philips-Duphar, Petten/Holland

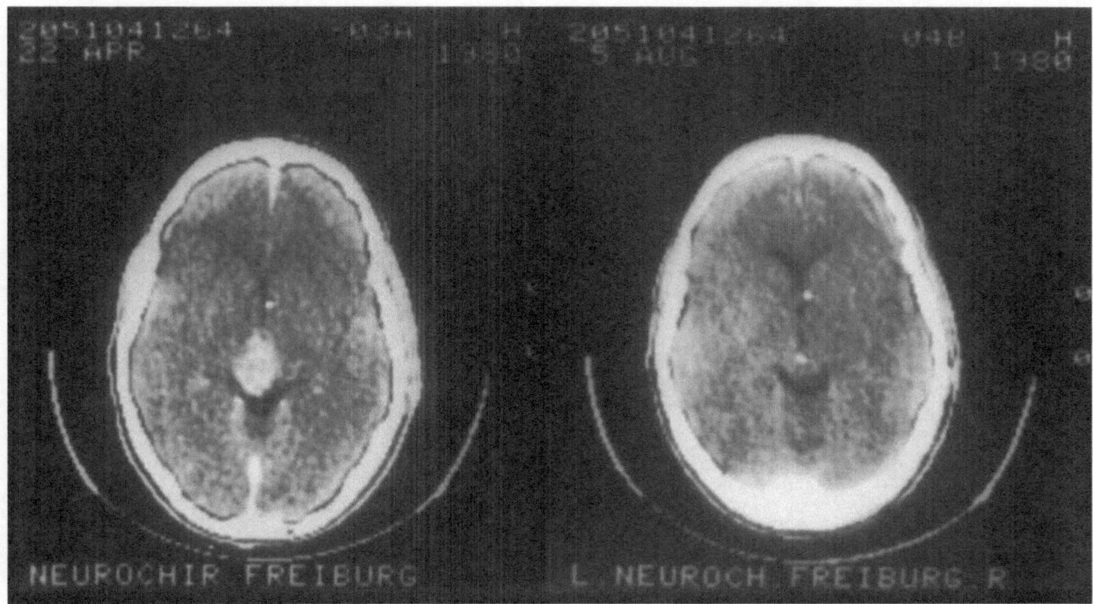

Abb. 5. Germinom des Hirnstamms und Mittelhirns. *Links:* CT vor der ^{125}J-Permanent-Implantation (9 mCi, 120 Gy-Isodose = 12,5 mm). *Rechts:* CT 4 Monate danach. Es ist nur noch der Goldmarker-Artefakt des ^{125}J-seeds erkennbar. Kein Tumor. Die Cisterna laminae quadrigeminae hat sich wieder ausgeweitet. Der Okklusions-Hydrozephalus ist durch den ventrikulo-atrialen Shunt (Artefakt im Bereich des Foramen Monroi) unverändert unter Kontrolle. Klinisch praktisch beschwerdefrei und ohne neurologische Erscheinungen (angedeutete Augenheberparese)

Tumoroberfläche als hyperdenser Randwall im Computertomogramm markiert. Der Tumor selbst zeigt eine nahezu homogene Hypodensität, wobei nach unseren bioptischen Untersuchungen hier eine Nekrose mit amorphem Material und vereinzelt Zelltrümmern anzutreffen sind. Später (90–120 Gy) kommt es zu einer Glianarbe. Das perifokale Ödem ist infolge des steileren Dosisabfalls in der weißen Substanz weniger ausgeprägt als bei ^{192}Ir. Es fehlt wiederum nahezu völlig in der grauen Substanz (Abb. 5).

1. Hypophysenadenome

In diese relativ kleinen Volumina wurden mit Betastrahlern mit einer Reichweite im Gewebe von wenigen Millimetern, wie ^{90}Y (früher ^{32}P-Kapseln), oder mit auf die Betastrahlung dosierten ^{198}Au- oder Gammastrahler mit relativ steilem Dosisabfall (^{192}Ir, heute ^{125}J) implantiert (Mundinger 1979). Intraselläre Adenome werden mit transnasal-transsphenoidalem Zugang implantiert. Die Punktionsöffnung im Sellaboden wird mit einer kleinen Schraube verschlossen (Rhinoliquorrhoe $>3\%$) (Abb. 6a, b). Supraselläг gewachsene Adenome werden mit transfrontalem transzerebralem Zugang implantiert (Mundinger 1975; Mundinger u. Riechert 1967; Talairach 1970).

In der Hypophysen-(Tumor-)Behandlung hat zwar die Mikrochirurgie (Hardy 1975; Yasargil 1969) die Curietherapie zum Teil ersetzt, jedoch zeigt sich immer mehr, daß die Mikrochirurgie häufig nicht in der Lage ist, die erhöhten adenotropen Funktionen (STH, ACTH, Prolactin) und damit die eigentliche Gefährdung auszuschalten, da periphere Tumorreste verbleiben. Es wird daher zusätzlich entweder die perkutane Nachbestrahlung (mit den leider manchmal zu erwartenden Spätschädigungen des Zwischenhirn-Hypophysenbereiches) (Atkinson, Allen, Gordon et al. 1979; Holdorff 1980; Shewmon u. Masdeu 1980;

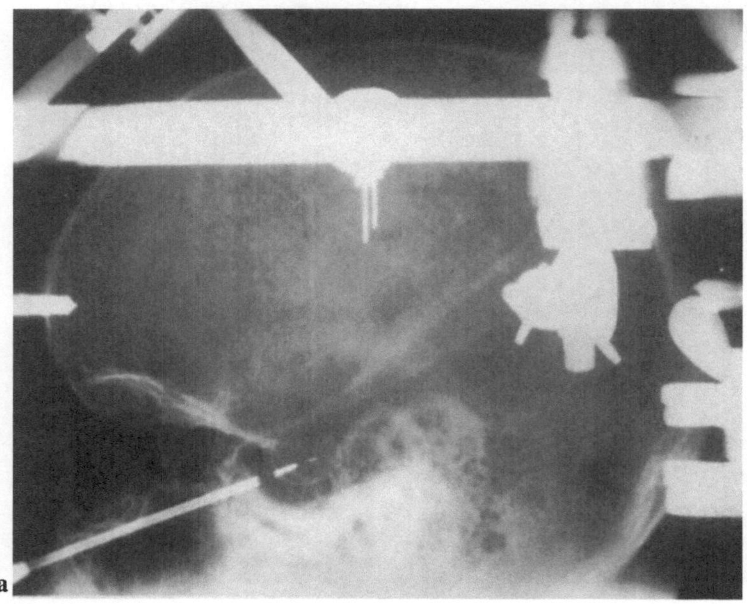

a

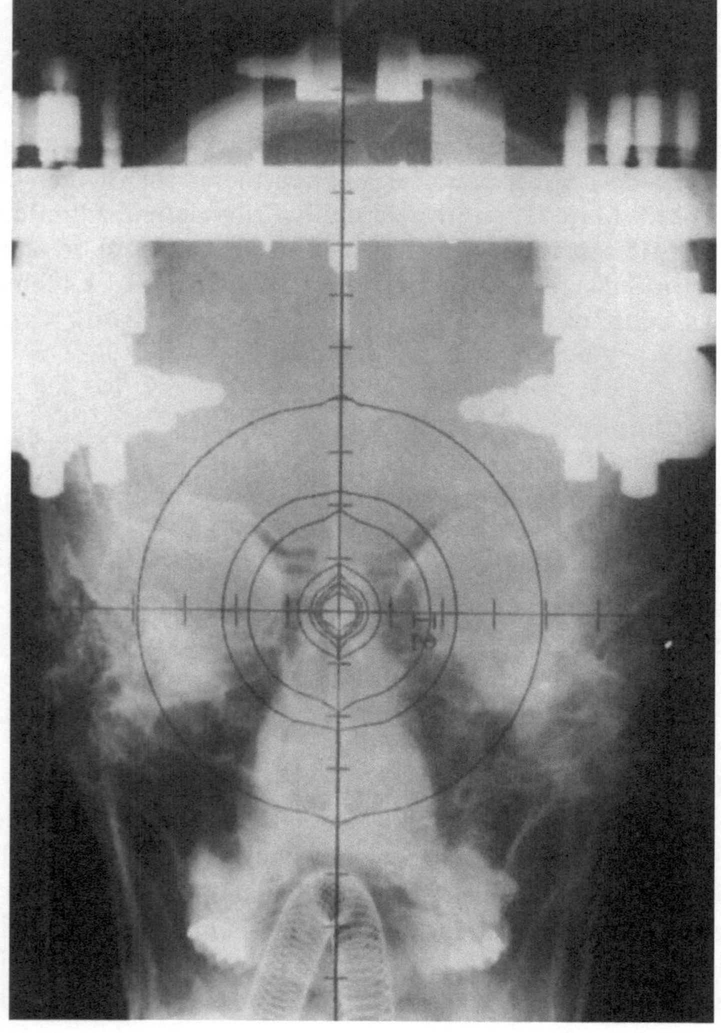

b

Abb. 6 a, b. V.I., 21 Jahre. Hyperthyreotes Hypophysenadenom. Stereotaktische transnasale ^{192}Ir-Curietherapie: **a** Der Iridiumdraht (2 × 0,3 mm) liegt in der ballonierten ausgeweiteten Sella. Die Punktionsöffnung ist mit der Sella-Schraube (5 × 1,3 mm) verschlossen. Die kombinierte Bohr- und Führungskanüle liegt noch in situ. **b** a.p. Röntgenaufnahme mit Isodosenverläufen. Der dritte Ring von Innen entspricht der 160 Gy-Akkumulationsdosis. Klinisch völlige Renormalisierung der Hyperthyreose

Sterman u. Protass 1979) oder die über zwei Jahrzehnte bewährte und in zahllosen Publikationen niedergelegte risikoarme interstitielle Curietherapie erforderlich (Mundinger u. Riechert 1967).

Läßt der Allgemeinzustand, das Alter und die Ausbreitung des Tumors eine offene Ausräumung nicht zu, so ist die primäre Curietherapie indiziert, da diese in Lokalanästhesie durchgeführt werden kann. So ergibt aus unserer Serie von 350 Adenomen die protrahierte Langzeitbestrahlung mit permanent implantierten ^{192}Ir-Drähtchen und einer Tumoroberflächendosis von 140–160 Gy in einer 12-Jahre-Langzeituntersuchung (Mundinger 1982) bei fehlender Operationsmortalität: Mit eosinophilen Adenomen überleben 83%, mit chromophoben Hypophysenadenomen 85% der Patienten, wobei die Rezidivquote nur 2,9% ist. In den vergleichbaren früheren Serien der offenen Chirurgie überleben in der Olivecrona-Serie nach 18 Jahren noch 56%, in den meisten Serien noch rund 55% und in der Tönnies-Serie sogar nur noch 3,6% (Tönnis 1953).

Die perisellären und hypothalamischen Strahlenspätschädigungen lassen sich vermeiden und damit – was die Patienten am meisten einschränkt – die hypothalamo-hypophysäre Insuffizienz mit den subjektiven Beschwerden und der Arbeitsunfähigkeit. So sind in unseren Serien mit chromophoben Adenomen 50% voll und 34,6% teilweise arbeitsfähig. Nur 3% arbeiten aus Krankheitsgründen nicht mehr. Mit eosinophilen Adenomen sind 48% voll und 39% teilweise arbeitsfähig. Die akromegalen Veränderungen haben bei 64% unserer Fälle abgenommen und nur bei 9% zugenommen. Eine Sehverbesserung erfahren 55% der chromophoben Adenome, 45% zeigen im weiteren Verlauf keine Progression. Bei den eosinophilen Adenomen, bei denen das expansive Wachstum nicht so sehr im Vordergrund steht, ist bei 97% eine Verbesserung oder keine Progession des Sehstatus eingetreten. Ähnlich gute Resultate sind beim Cushing-Syndrom infolge eines basophilen Hypophysenadenoms zu erzielen, so daß zusammenfassend festzustellen ist: Die interstitielle Curietherapie ist bei den Hypophysenadenomen durch die geringe operative Belastung und das geringe Risiko gekennzeichnet. Sie wirkt funktionell auf die adenotrope Hyperaktivität, die zugleich mit der Devitalisierung und Schrumpfung des Tumors sukzessive auf die Normalebene herabgedrückt wird.

Hypophysektomie: Eine klinisch relevante stereotaktische Indikation ist die Ausschaltung der normalen Hypophyse durch die Implantation des ^{90}Y oder des von uns heute bevorzugten ^{125}J bzw. ^{192}Ir, eventuell kombiniert oder – neuerdings wieder – mit Hochfrequenzstrom oder der Kyrosonde beim hormonabhängigen, geschlechtsgebundenen metastasierenden Mammakarzinom und dem metastasierenden Prostatakarzinom (Mundinger u. Riechert 1967). Die zahlreichen Nachbeobachtungen zeigen, daß vornehmlich durch die Ausschaltung des Wuchshormons und Elektrolytverschiebungen im Tumorbereich beim metastasierenden Mammakarzinom in einem Teil der Fälle (30%) eine objektive Remission auftritt, in unseren Fällen bei 49%.

Die durch die Metastasen verursachten, zum Teil selbst mit starken Schmerzmitteln und Alkaloiden nicht unterdrückbaren Metastasenschmerzen erfahren sogar bei 90% eine zum Teil dramatische Besserung, die bis zum Tode anhält. Beim Prostatakarzinom ist mit einer subjektiven Remission der quälenden Schmerzen ebenfalls bei 90% und nur vereinzelt mit einer objektiven Remission zu rechnen. Im Gegensatz zum metastasierenden Mammakarzinom wird also keine Verlängerung des Lebens durch die Hypophysektomie erzielt. Die anderen Malignome des Körpers sprechen in der ganz überwiegenden Zahl nicht auf eine Hypophysektomie an. In diesen Fällen sind dann zur Schmerzbehandlung zentrale stereotaktische Eingriffe in den thalamischen unspezifischen Schmerzsystemen bei 85% erfolgreich und indiziert, neuerdings mit intrazerebralen Hirnstimulationssystemen zur Selbstreizung durch den Patienten (Mundinger 1983).

Die Erfahrungen an hypophysektomierten Patienten haben aber auch gezeigt, daß diese nur dann diesem Eingriff unterzogen werden sollen, wenn sie genügend Intelligenz und Einsicht mitbringen, um die fortgesetzte, zum Erhalt des Lebens notwendige Substitution mit Kortison und Thyreoideapräparaten regelmäßig einzuhalten, wenn auch die psychagogische Führung durch den Hausarzt und von Zeit zu Zeit eine Überwachung der hormonellen Situation gewährleistet sind. Relativ indiziert ist die Hypophysektomie, wenn bereits ausgedehntere Metastasierungen in die größeren Organe (Leber, Lunge) vorliegen, und kontraindiziert bei zerebralen Metastasen.

Der maligne Diabetes mellitus ist ebenfalls eine Indikation zur stereotaktischen Radio-Hypophysektomie, wenn die diabetische Retinopathie und allgemeine Gefäßsklerose trotz optimal antidiabetischer Therapie und ophthalmologischer Maßnahmen (Koagulation der aneurysmatischen Ausweitung und Gefäßknäuel am Augenhintergrund mit Licht- oder Laserstrahlen) sich nicht aufhalten lassen und der Insulinspiegel im Blut sich nicht auf einer noch tolerablen Ebene halten läßt. In diesen Fällen kann durch die Hypophysektomie dieser vielfach jugendlichen Patienten eine Progression, insbesondere der Retinopathie, verhindert oder auf lange Jahre zurückgedrängt werden und mit in der Regel um die Hälfte reduzierter Insulindosis wieder ein normaler Insulinspiegel hergestellt werden (MUNDINGER, RIECHERT 1967).

2. Intrazerebrale Tumoren

Bei den meist niedriggradigen Tumoren der Mittellinie (Zwischen-, Mittelhirn, Hirnstamm-Brückenbereich, Schädelbasis mit den besonders eng zusammenliegenden funktionell wichtigen Zentren) sowie den medio-temporalen (Corpus callosum) und Tumoren im hinteren Kammer-Dreieck ist die Permanent-Implantation indiziert. Beta-Strahler wie ^{90}Y-seeds oder auf die Beta-Strahlung dosierte ^{198}Au-seeds (SZIKLA, PERAGUT 1975) werden heute nur noch vereinzelt angewendet und sinnvollerweise nur in sehr kleine Tumorvolumina, da ansonsten bei dem erforderlichen dichten Verteilungsgitter zu viele unterdosierte Bereiche das Rezidiv begünstigen würden.

Die Therapie dieser tiefliegenden und auch mit mikrochirurgisch vertretbaren Risiken nicht zugänglichen Mittellinien- oder medio-basalen niedriggradigen Tumoren war bislang in den meisten Zentren zudem auf die Anlegung eines ventrikulo-atrialen oder ventrikulo-peritonealen Shunts und auf die perkutane Bestrahlungstherapie limitiert. Die konventionellen perkutanen Bestrahlungstechniken sind leider unbefriedigend. Wir selbst haben eine Reihe von Fällen, die mit Kombinationen von Tele-Curie, Hochvolt und Neutronen behandelt wurden, im TCAT verfolgt und dabei unsere früheren autoptischen Beobachtungen bestätigt gefunden, daß der Tumor selbst nur geringe oder keine strahlenregressiven Veränderungen zeigt, weder schrumpft noch Einschmelzungen aufweist, sondern nur perifokal bzw. im Bereich der Strahlenkegel Ödem, Mikro-Hämorrhagien und kleinzystische Degenerationen auftreten oder eine Reduktion der Liquorproduktion der Plexus chorioidei eine Besserung vortäuscht (MUNDINGER 1984).

Die stereotaktische protrahierte Langzeitbestrahlung mit der Permanent-Implantation von ^{192}Ir-Drähten oder ^{125}J-seeds ist heute die therapeutische Methode der Wahl. Sie zeitigt nach unseren Erfahrungen die besten Resultate (SCHNEIDER 1980; Abb. 7a; s. a. Abb. 3 u. 4). Der Tumor zeigt dosisabhängig eine Regression oder Einschmelzung, ohne die intakten neuronalen Strukturen der Umgebung oder zum Teil auch dazwischenliegend irreparabel zu schädigen; denn der biologische Effekt variiert mit der Dosisrate. Wird die Bestrahlung über eine Anzahl von Zellgenerationen kontinuierlich verabfolgt, wird auch die Zellzykluszeit zu einem wichtigen Parameter. Bei einer vorgegebenen geringen kontinuierlichen Bestrah-

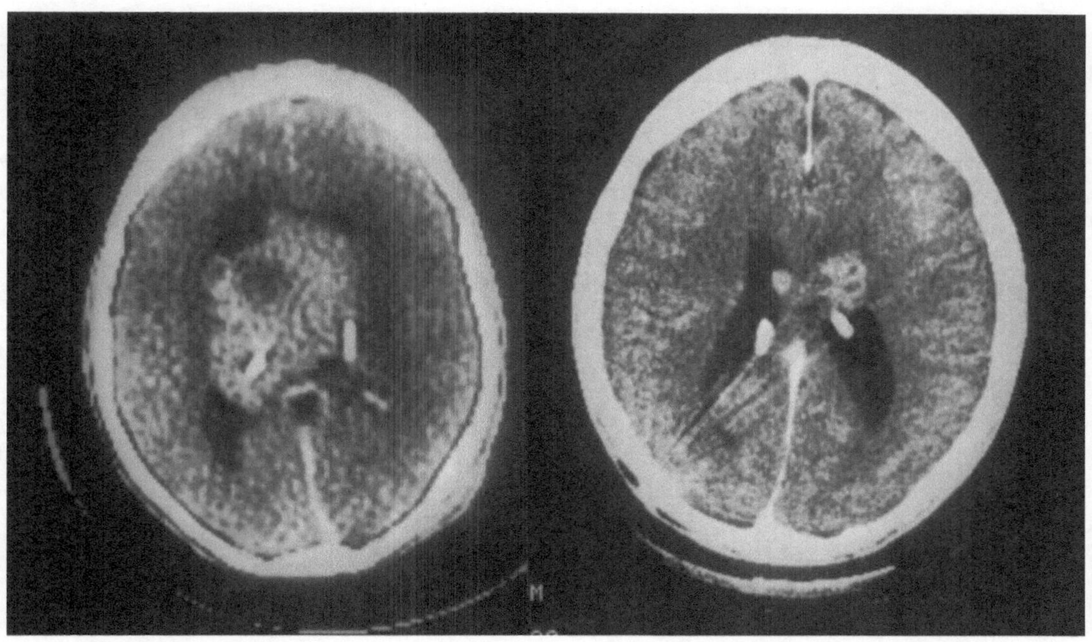

Abb. 7a. Kr., R., 25 Jahre. Ependymom des Foramen Monroi. *Links:* Präoperativer CT. In den hinteren Anteilen des überwiegend hyperdensen, großen raumfordernden Prozesses, der breit dem Vorderhorn und dem Seitenventrikel unter Einbezug des Balkens aufsitzt, finden sich die Spitzen der bilateralen Ableitedrainage. Starkes perifokales Ödem beider Hemisphären. *Rechts:* CT in der gleichen Schnittebene wie links, 10 Monate nach der ^{125}J-Permanentimplantation mit bilateralem Zugang (4 Implantate mit einer Gesamtaktivität von 54 mCi, berechnet auf eine klinische Akkumulationsdosis der Tumoroberfläche von 90 Gy: Die Ventrikel sind nahezu völlig frei von Tumor und jetzt praktisch in der normalen Größe dargestellt. In den hinteren Anteilen die Spitzen der Ableitedrainage. Der Tumor selbst ist nicht mehr vorhanden. Im linken vorderen Anteil um ein Implantat hyperdense, wahrscheinlich nekrotische Zone, weitaus geringer um ein weiteres Implantat (*umpunktet*). Der bekanntlich für perkutane Techniken resistente niedriggradige Tumor reagiert ausgezeichnet auf die interstitielle Curietherapie, wie fünf ähnliche Fälle zeigen

lungsdosisrate ist eine effektivere Wirkung gerade auf die Zellen mit einer längeren Zellzykluszeit, so auf die niedriggradigen Hirntumoren zu erwarten: die Zellzykluszeit steigt an, die Differenz der Erholungsraten zwischen Tumor- und Normalgewebe ebenfalls, die O_2-abhängigen Effekte sind mit der reduzierten Oxygen-Enhancement-Rate in den hypoxischen Zellen geringer.

Ein Vergleich der mit der interstitiellen Permanent-Implantation erhaltenen Resultate mit denen der perkutanen Bestrahlung ist bei den Tumoren der Hemisphäre, bei denen häufig eine operative Entlastung vorausgegangen ist und eine histologische Klassifikation vorliegt, leichter möglich als bei den inoperablen Tumoren der Mittellinie. Zum einen gibt es nur sehr wenige Mitteilungen, die zudem teilweise ohne Angaben über die Technik und Fraktionierung von Autor zu Autor different sind. Die Beurteilung wird insbesondere dadurch erschwert, daß viele Fälle meist aufgrund der klinischen Symptomatologie und neuroradiologischen invasiven Diagnostik lokalisiert und bestrahlt wurden. Die bioptische Klassifikation des Prozesses und Dignität des Tumors fehlt überwiegend, wie die Tabelle 7 ausweist. So verbergen sich hintern den raumverdrängenden Prozessen Zysten, z.B. nach Blutungen und bei Aneurysmen, Mißbildungsgeschwülste und Gliome unterschiedlicher Dignität (Atac u. Blaauw 1979; Renier u. Gabreels 1980).

Seit 1965 haben wir bei 573 Fällen (12/1983) in nicht resezierbare, intrakranielle, bioptisch gesicherte Tumoren ^{192}Ir und ^{125}J permanent implantiert. Die Lokalisation von 472 Tumor-Implantaten zeigen die Abb. 7b (Mundinger u. Weigel 1983). Bei 75% der Kranken sind

Tabelle 7. Literaturvergleich perkutan und interstitiell bestrahlter Hirnstamm-Brücken-Tumoren

Arbeit	Fälle	Bioptisch gesichert	Therapie	Überlebensrate (3 Jahre)	CT	Klinisches Ergebnis	
MARSA et al. (1973)	9	5	Betatron (4875–6775 Rd. 33–54 Tg)	75%	–	oder ± – gest.:	6 2 1
BATAINI et al. (1975)	45	20	Telekobalt, Betatron (5000–6500 Rd. 30–45 Tg)	50%	–	+ oder ± – gest.:	16=39% 5=12,2% 20=48,8%
LÜTOLF et al. (1978)	27	??	??	61,9%	–	+ oder ± – gest.:	9=52,9% 2=11,8% 6=35,2%
GREENBERGER et al. (1977)	14	4	Telekobalt, Betatron (4900–5600 Rd.)	58%	–	+ oder ± –	13 1
MUNDINGER a) Insgesamt	69	69 (alle)	^{192}Ir-permanent-Implantation	59%	ja	+ oder ± – gest.:	26=45,6% 15=26,3% 16=28%
b) Kleine Tumore	11	11	^{192}Ir-permanent-Implantation	90,9%	ja	+ oder ± – gest.:	7=87,5% 0 1=12,5%

die lokalen neurologischen Ausfälle und psychischen Störungen gut oder vollständig zurückgegangen (Hirnnervenparese, extrapyramidalmotorische Bewegungsstörungen, muskuläre Hypotonie, Extremitätenparesen, hirnorganische Psycho-Syndrome); bei 40% sistierten die epileptischen Anfälle. Die zusammen mit WEIGEL und OSTERTAG erfaßten Klassifikationen, Lokalisationen und die Überlebenswahrscheinlichkeiten eines größeren Kollektivs sind aus den Tabellen 8a–e zu ersehen (MUNDINGER 1982; MUNDINGER u. HOEFER 1974; WEIGEL et al. 1979). Bei der 12jährigen Nachbeobachtung von 114 Patienten (MUNDINGER 1982; MUNDINGER et al. 1979), zeigen die 65 Patienten mit ^{192}Ir implantierten Gliome I–III der Hemisphäre eine 5-Jahres-Überlebenswahrscheinlichkeit von 38,7% die Tumoren der Mittellinie eine Überlebenswahrscheinlichkeit von 45,8%, die pilozytären Astrozytome (I) von 63,4%. Diese Ergebnisse können bei einem Teil der Fälle einer Heilung gleichgesetzt werden (MUNDINGER, OSTERTAG u. BIRG 1980).

Eine gesonderte Besprechung erfordern die Ergebnisse der CT-stereotaktischen Curietherapie der nicht resezierbaren *Tumoren der hypothalamischen und Pinealis-Region,* denn das therapeutische Vorgehen ist unterschiedlich und wird davon beeinflußt, ob und inwieweit der Tumor reseziert werden kann.

Tumoren der hypothalamischen Region: Bei den Gliomen und Rezidiven in der hypothalamischen Region ist von vornherein beim Versuch einer offen operativen Teilentfernung – abgesehen vom höheren Operationsrisiko – mit schweren klinischen, insbesondere endokrinen und psychischen Ausfällen zu rechnen. Vielerorts bleibt es daher bei der klinischen CT-Diagnose eines hypothalamischen Prozesses und Anlage eines liquorableitenden Shunt, und es wird darüber hinaus nichts weiter unternommen als evtl. – ut aliquid fiat – eine perkutane Bestrahlung.

Dieses Vorgehen ist heute in jeder Weise unbefriedigend. Um zu einem besseren Therapiekonzept zu gelangen, sollte wenigstens abgeklärt werden, was für eine Tumorart und mit

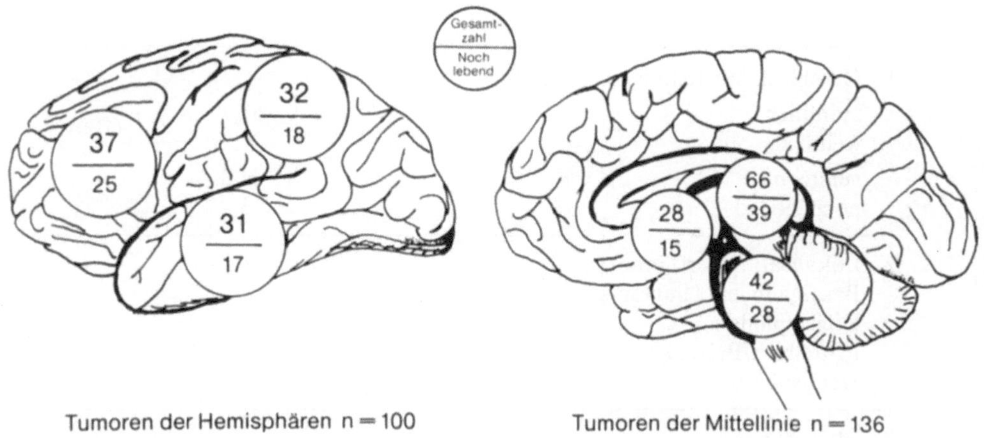

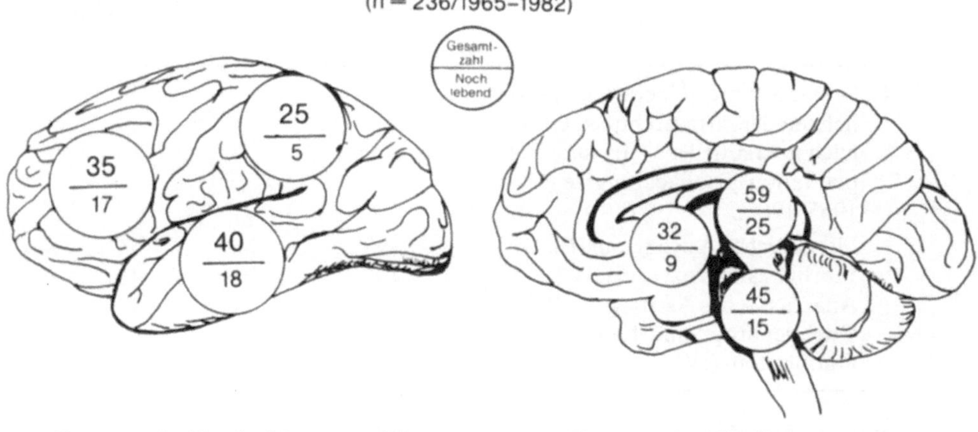

Abb. 7b

welchem Grading vorliegt. Wir erreichen dies am zuverlässigsten und schonendsten mit der CT-stereotaktischen Biopsie. Aufgrund des Befundes des intraoperativen Quetschpräparates kann dann in den meisten Fällen die Entscheidung über die einzuleitende Therapieform getroffen werden, so z. B. die interstitielle Curietherapie unmittelbar anzuschließen, oder eine oder mehrere der in Tabelle 8d vorgeschlagenen Behandlungsmethoden, z. B. kombiniert, anzuwenden.

Wir sollten uns aber davon leiten lassen, keinen iatrogenen klinischen Krüppel zu schaffen, nur um einen palliativen Effekt vorzeigen zu können. Nur wenn wir dies berücksichtigen, wird zu verhindern sein, daß der CT-stereotaktischen Curietherapie das gleiche Schicksal beschieden sein wird wie manchen anderen effektiven, aber kritiklos angewendeten Techniken, und daß durch ihre wahllose Applikation die Resultate weder den Erwartungen entsprechen oder sogar schlechter sind, als wenn nichts getan worden wäre. Dies sollte bei den Behandlungsmethoden und Resultaten unserer 149 hypothalamischen Tumoren (1965 – 30.9.83) mit berücksichtigt werden (Mundinger, Weigel 1983):

Tabelle 8a. Stereotaktische Operationen bei 492 intrakraniellen Tumoren (1965–1980)

	Anzahl	(%)	
1. Geschlechtsverteilung und Verlauf			
männlich	284	57,7	(100)
weiblich	208	42,3	
verstorben	218	44,3	(100)
noch lebend	274	55,7	
2. Lokalisation der Tumoren			
Basalganglien/Thalamus	119		
Dienzephalon	74		
Mittelhirn/Brücke	84		
Hemisphäre	215		
3. Therapie			
Interstitielle ^{125}J-Implantation	100	20	
Interstitielle ^{192}Ir-Implantation	230	47	
Biopsie und perkutane Bestrahlung	162	33	
	Anzahl	**3 Jahre (%)**	**5 Jahre (%)**
4. 3- und 5-Jahres-Überlebenswahrscheinlichkeit der intrazerebralen Gliome nach interstitieller ^{192}Ir- und ^{125}J-Implantation (Beobachtungszeit 1965–1980)			
Pilozytisches Astrozytom (I)	98	74	53
Fibrilläres Astrozytom (II)	106	70	48
Anaplastisches Astrozytom (III)	56	66	43
Oligodendrogliom (II + III)	34	61	22
Glioblastom (IV)	36	17	(2 Jahre)

Tabelle 8b. Bioptische Diagnose von 149 Tumoren der hypothalamischen Region (1965–30.9.1983)

Astrozytom I	42 (28%)
Astrozytom II	11 (7%)
Astrozytom III	4
Glioblastom IV	3
Ependymom	4
Medulloblastom	1
Papillom	4
Meningiom	2
Kraniopharyngiom	49 (33%)
Epidermoid	2
Teratom	5
PNET (primitiver neuroektodermaler Tumor)	4
Kolloidzyste	7
Metastase	6
Neuroblastom	2
Gliose	5
Total	149

Tabelle 8c. Neurologische Ausfälle der 149 Tumoren der hypothalamischen Region (vor der Behandlung)

Visusverschlechterung	74 (50%)	
Gesichtsfeldausfälle	55 (37%)	
Okulomotoris-Parese	31 (21%)	
Extremitäten-Parese	13 (9%)	
Erhöhter Druck	97 (65%)	
Behandlungsmaßnahmen vor stereotaktischer Punktion		
Shunt	66 (44%)	
Teilresektion	20 (13%)	
externe Bestrahlung (ohne histologische Sicherung: 5)	10 (7%)	
Zusätzliche Behandlung		
Entleerung von Tumorzysten	33 (22%)	
Katheterimplantation in Tumorzysten	21 (14%)	
Implantation von Ventrikelkatheter (Hydrozephalus)	9 (6%)	
Außer Curietherapie bei höherer Dignität (III, IV WHO) konsekutive Behandlungsmaßnahmen nach stereotaktischer Biopsie		
	n.	dead
Biopsie		
und externe Bestrahlung	8	4
und Curietherapie kombiniert mit externer Bestrahlung	6	4
und GammaMed-Brachy-Curietherapie	1	1
und ^{125}J-Permanentimplantation mit externer Bestrahlung	4	2
und ^{192}Ir-Permanentimplantation mit externer Bestrahlung	2	1
Mortalität und Morbidität bei 149 Tumoren in der hypothalamischen Region (1965–30.9.1983)		
Mortalität (Blutung)	=1 (0,7%)	
Morbidität		
vorübergehend: kleine Einblutung (nur im CT nachgewiesen)	2 (1,6%)	
periphere Parese	1 (0,8%)	
Anfälle	3 (2,0%)	

Die alleinige stereotaktische Biopsie ist bei 79 Fällen erfolgt, davon sind 2 Astrozytome später extern bestrahlt worden. Bei 34 ist eine ^{192}Ir-Permanentimplantation erfolgt, 11 davon wurden später zusätzlich noch perkutan bestrahlt. Bei 36 Fällen haben wir seit Februar 1979 ^{125}J permanent implantiert. In der Tabelle 8b sind die bioptischen Diagnosen und in Tabelle 8c sind die neurologischen Ausfälle, die Vorbehandlungen, die zusätzlichen und – nur bei höherer Dignität des Tumors – die konsekutiven Behandlungen sowie die Mortalität und Morbidität zusammengestellt.

Die Überlebenszeiten in Abhängigkeit von den Behandlungsmethoden stellen sich in der Abb. 7c,1 wie folgt dar: Bei 23, die sich im CT als zytische *Kraniopharyngiome* darstellten, haben wir die Zyste stereotaktisch punktiert, gespült und nachfolgend bei 16 Fällen einen Rickham-Katheter in die Zyste eingebracht. Der Katheter passiert das Ventrikelsystem, wodurch der Zysteninhalt nach dem Ventrikelsystem abdrainiert oder über das Rickham-Reservoir perkutan abpunktiert werden kann. Weniger lang sind die Überlebenszeiten der mit ^{125}J implantierten soliden Kraniopharyngiome, besser in der ^{192}Ir-Gruppe. Die Überlebenszeiten der 25 *unterschiedlichen Prozesse* und Tumoren zeigt Abb. 7c,1. Bei den *malignen Gliomen* (Grad III und IV) zeigt die Kombination der interstitiellen und perkutanen Bestrah-

Tabelle 8d. Vorschläge für die Indikation zur Behandlung von Tumoren der Hypothalamischen Region (Biopsie obligatorisch)

Diagnose		Grading	Resektion	Curietherapie		Radioaktive Kolloide	Externe Bestrahlung		Katheterimplantation	Nur Biopsie
				^{125}J	^{192}Ir		perifokal	ganzhirnig		
Kraniopharyngiom	zyst.	I				+			+	
	solid	I			(+)					
Neuroblastom		IV		+[a]			+			
Metastase		IV		+[a]				+		
PNET		IV		+			+			
Teratom		I	+	(+)	+[a]					
Epidermoid		I	+	(+)	+[a]					
Kolloidzyste		I								+
Glioblastom		IV			+(+[a])		+			
Astrozytom		III			+(+[a])		+			
Astrozytom		II			+(+[a])		(+)			
Astrozytom		I	(+)	(+[a])						+

( ) bei Resttumoren und Rezidiven

[a] Implantation bei Rezidiven

Tabelle 8e. Vorschläge für die Indikation zur Behandlung von Tumoren der Pinealis-Region (Biopsie obligatorisch)

Diagnose	Grading	Resektion	Curietherapie		Externe Bestrahlung		
			^{125}J	^{192}Ir	perifokal	ganzhirnig	Neuroaxis
Astrozytom	I			+[a]			
Astrozytom	II			+[a]			
Astrozytom	III			+[a]	+		
Glioblastom	IV		+[a]		+		
Medulloblastom	IV				+		+
Ependymom	II	+	(+)				
E. maligne	IV		+		+		+
Dysontogenetischer Tumor	I	+	(+)		+		
Maligner Tumor	IV		+		+		
Germinom	IV			+[b]	+		+
PNET	IV	+[b]		+			
Metastasen	IV		+[a]		+	+	

( ) bei Resttumor oder Rezidiven

[a] Reimplantation bei Rezidiven
[b] Implantation bei Rezidiven

lung die günstigsten Ergebnisse. Alle mit ^{192}Ir implantierten Astrozytome (Grad II) (fibrilläre) weisen eine über 5jährige Überlebenszeit auf (Abb. 7c, 2). Die *pilozytischen Astrozytome* (Grad I), darunter 12 Optikusgliome mit hypothalamischer Infiltration, zeigen für alle 3 Behandlungsgruppen etwa ähnlich lange Überlebenszeiten. Bei den pilozytischen Astrozytomen neigen wir heute dazu, zunächst stereotaktisch zu biopsieren, dann abzuwarten und erst beim Weiterwachsen des Tumors ^{125}J-Seeds interstitiell permanent zu implantieren. Bei den intra- und extrazerebralen Tumoren der hypothalamischen Region ist, falls sie nicht resezierbar sind, die Curietherapie und perkutane Bestrahlung wie folgt indiziert (Tabelle 8d).

Die Optikus-Gliome sollten, wenn sie weiterwachsen, bereits die basalen Zisternen ausfüllen und gegen den 3. Ventrikel vordringen und nicht vollständig reseziert werden können, mit ^{125}J implantiert werden. Bei scharf abgegrenzten *zentral-hypothalamischen Gliomen* und wenn der Thalamus und das Mittelhirn in das Tumorwachstum mit einbezogen sind, ist das ^{125}J indiziert, bei unscharfer Abgrenzung das ^{192}Ir. Eine Brachy-Curietherapie halten wir für kontraindiziert.

Liegen schwere endokrine Ausfallserscheinungen vor und ist das Tumorvolumen nicht exakt zu bestimmen, so ist eine interstitielle Curietherapie nicht indiziert. In diesen Fällen wird bei niedriggradigen Tumoren (Grad I und II), insbesondere dem pilozytären Astrozytom, infolge ihrer hohen Strahlenresistenz mit der perkutanen Bestrahlung zugewartet werden müssen, zumal sie nach der Pubertät ihr Wachstum einstellen können. Bei den malignen Astrozytomen Grad III und IV ist – falls überhaupt – eine externe Bestrahlung indiziert. Sie kann durch die Permanent-Implantation des ^{192}Ir bzw. ^{125}J unterstützt werden, das unmittelbar nach der bioptischen Gewebeentnahme permanent eingelegt wird.

Die Behandlung der *Tumoren der Pinealis-Region* hat durch die mikrochirurgische Operationstechnik, die modernen perkutanen Bestrahlungsverfahren und durch die CT-Stereotaxie zur Biopsie und gegebenenfalls interstitiellen Curietherapie in den letzten Jahren eine neue Wertung erfahren. Ein aktiveres therapeutisches Handeln ist die Konsequenz. Davon unberührt bleiben die assistierenden Maßnahmen wie atrio-ventrikulärer (peritonealer) Shunt beim Okklusions-Hydrozephalus.

Das einzuschlagende Therapieverfahren ist wiederum abhängig von der histologischen Klassifikation und dem Grading des Tumors, seiner Expansion und Invasion in den umgebenden Strukturen – wie oberer Hirnstamm, Lamina quadrigemina und Mesenzephalon – und die Art und Schwere der neurologischen Ausfälle.

Zwischen 1965 und 1983 haben wir 87 Tumoren der Pinealisregion stereotaktisch punktiert. Die Auswertung ergab (Mundinger u. Weigel 1983): Neurologisch hatten alle Augenmuskelparesen, 23% Extremitätenparesen, 38% ataktische Störungen und 89% einen gesteigerten Hirndruck durch einen Verschlußhydrozephalus (Hydrocephalus occlusus.) Die bioptische Diagnose zeigte in 58% Astrozytome, in 20% Germinome und in 8% neuroektodermale Tumoren (PNET).

Als Vorbehandlung war bei 75% ein liquorableitender Shunt angelegt worden, bei 5% eine offen operative Teilresektion und bei 15% eine externe Bestrahlung vorangegangen. (12% waren ohne histologische Diagnose perkutan bestrahlt worden).

Bei 3 Fällen mit teilweise zystischem Tumor haben wir stereotaktisch einen Rickham-Katheter in die Zyste eingelegt, bei 5 Fällen wegen des drohenden Okklusionshydrozephalus prophylaktisch und ebenfalls stereotaktisch einen Rickham-Katheter in die Ventrikel implantiert. Erforderlichenfalls konnten so später der Ventrikel-Katheter zum Shunt komplettiert werden, ohne daß ein erneuter zerebraler Eingriff erforderlich war.

Bei 34 Fällen mit malignen Tumoren haben wir nach der Biopsie und Tumorsicherung den Eingriff beendet. Eine perkutane Bestrahlung wurde angeschlossen. 29 Patienten haben wir interstitiell mit ^{125}J und 24 Patienten mit ^{192}Ir permanent implantiert.

Infolge einer Hämorrhagie durch die Biopsie ausgelöst ist ein Patient (=1,2%) verstorben. Die Morbidität ist in der Regel in Form einer vorübergehenden Verstärkung der bereits vorhandenen neurologischen Ausfälle durch Mikrohämorrhagien oder ein perifokales Ödem ausgelöst. In einem Fall trat eine Okulomotorislähmung, in 2 Fällen Extremitätenparesen und bei 4 Kranken ein epileptischer Anfall auf.

Überlebenszeit von Patienten mit Kraniopharyngiom der Hypothalamusregion nach stereotaktischen Operationen (n = 37)
Nur Biopsie
c = Katheterimplantation
Zusätzliche perkutane Bestrahlung
^{125}I
^{192}Ir
n
t [y]

Überlebenszeit von Patienten mit unterschiedlichen Tumoren der Hypothalamusregion nach stereotaktischen Operationen (n = 25)

Gliose
Neuroblastom
Metastase
Kolloidzyste
Primitiver neuroektodermaler Tumor
Teratom
Ependymom
I = ^{125}I
Ir = ^{192}Ir
e = Perkutane Bestrahlung
8m (resegiert)
t [y]

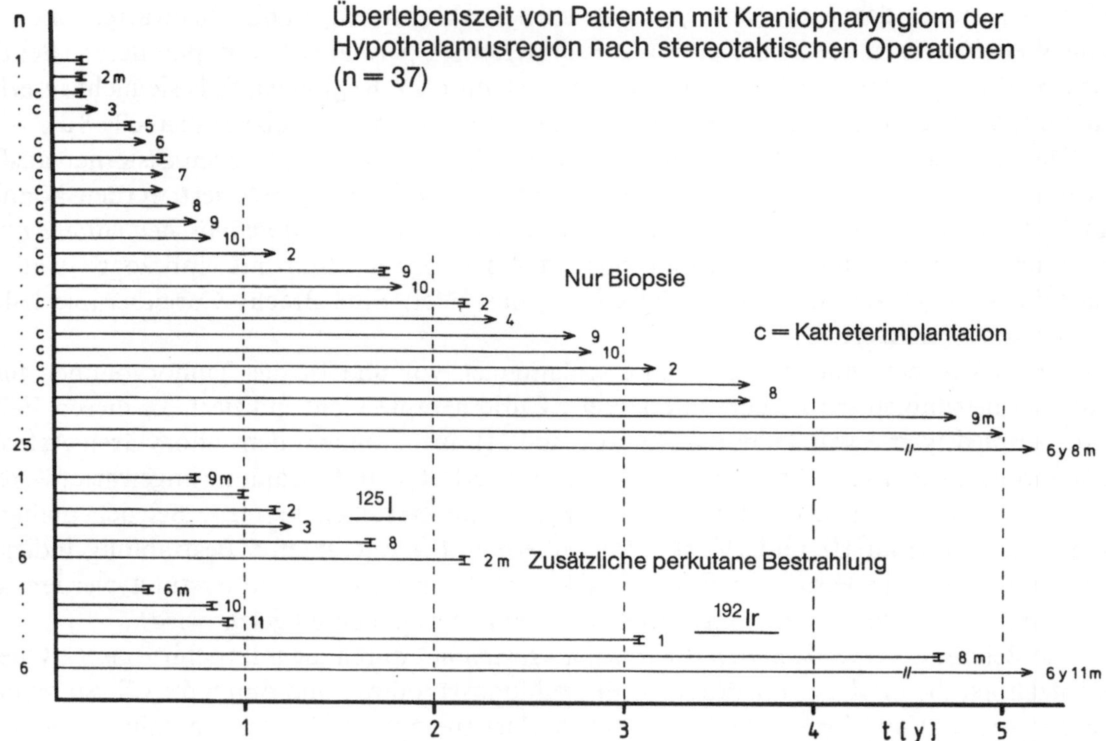

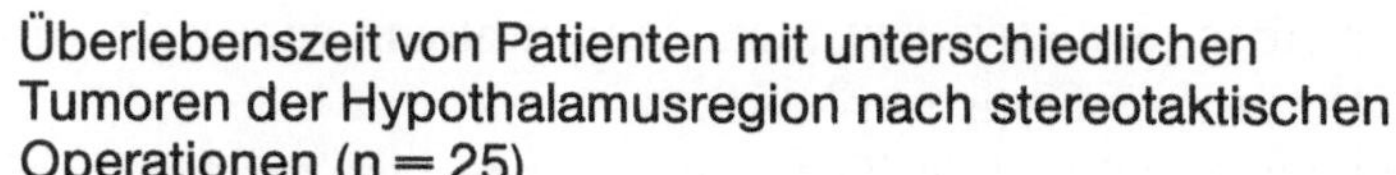

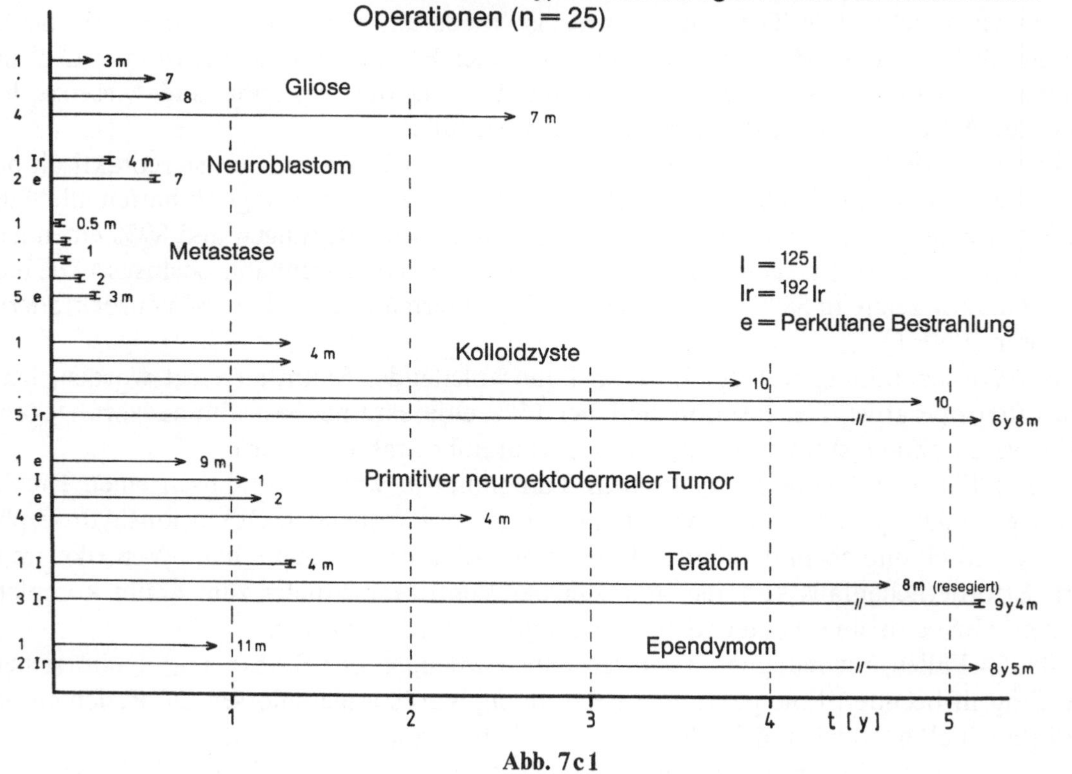

Abb. 7c1

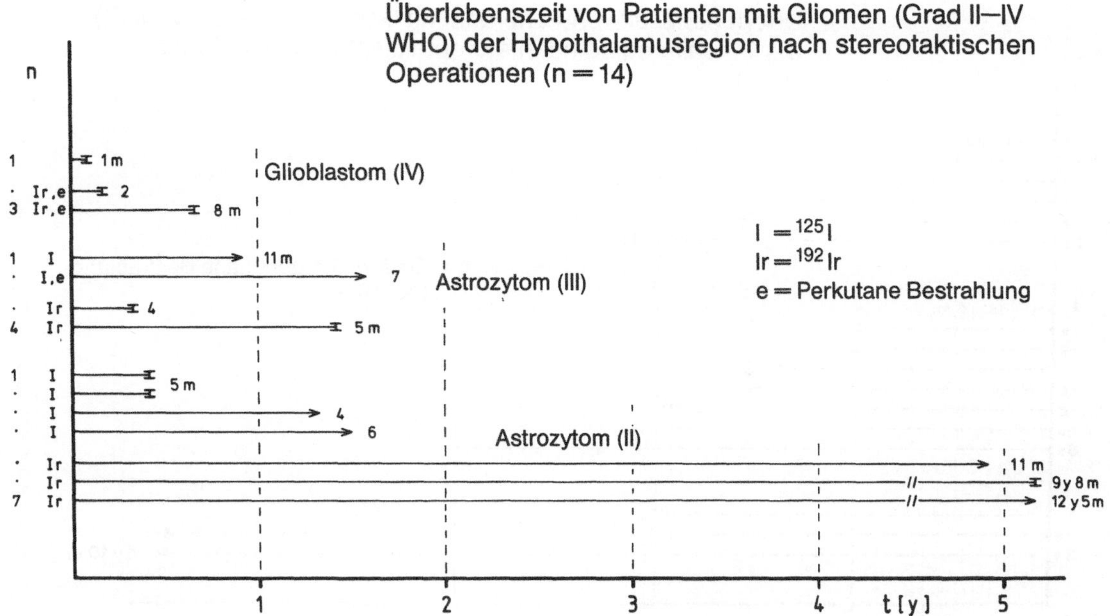

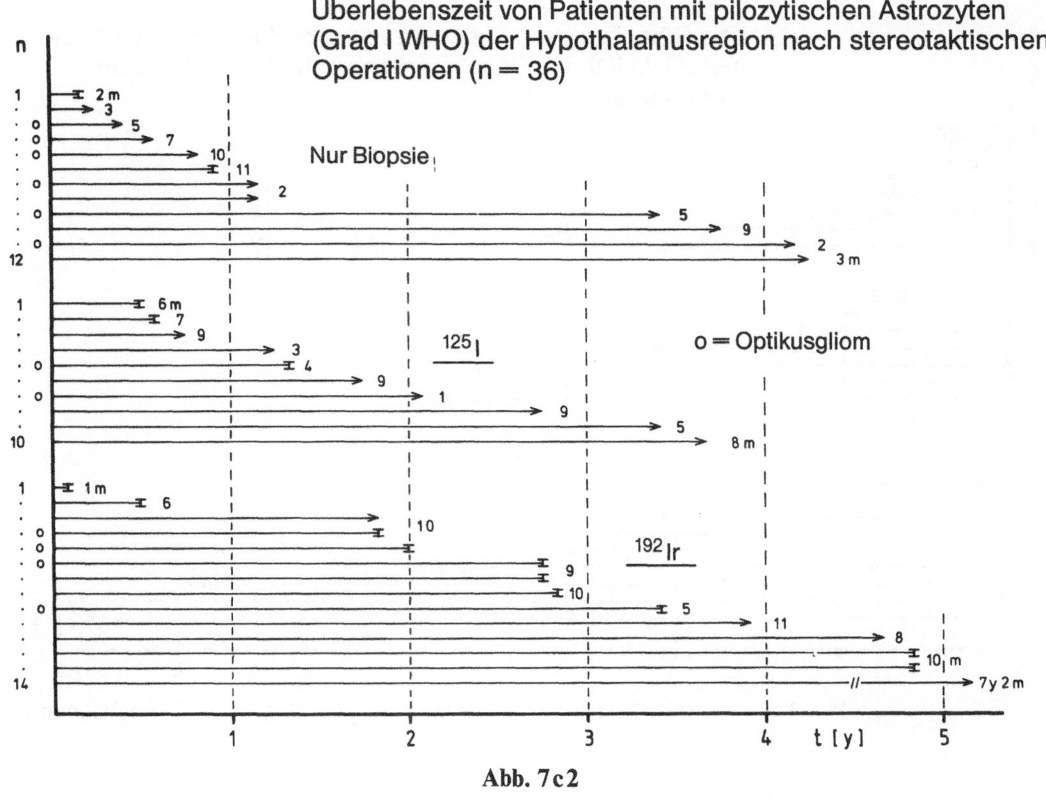

Abb. 7c2

Von den höhergradigen Tumoren wurden 22 perkutan nachbestrahlt, etwa die Hälfte sind in der Zwischenzeit verstorben. Bei 11 Patienten wurde die Curietherapie mit der perkutanen Bestrahlung kombiniert. Von diesen sind ebenfalls etwa die Hälfte in der Zwischenzeit verstorben. Die Überlebenszeiten sind abhängig von den Bestrahlungsmethoden, wie die folgenden Diagramme zeigen (Abb. 7c3–7c4).

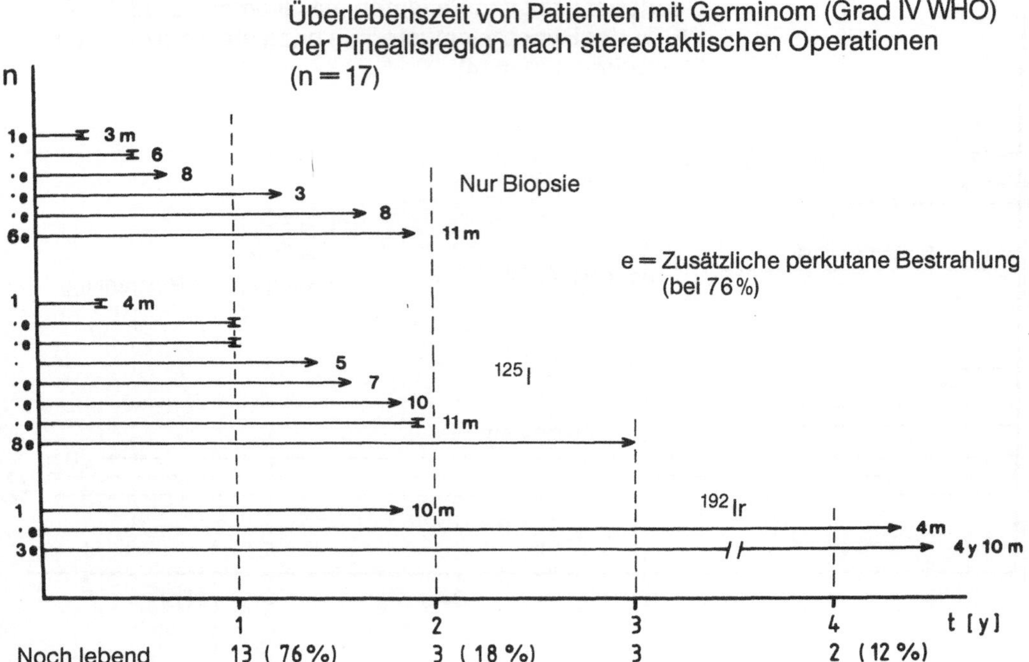

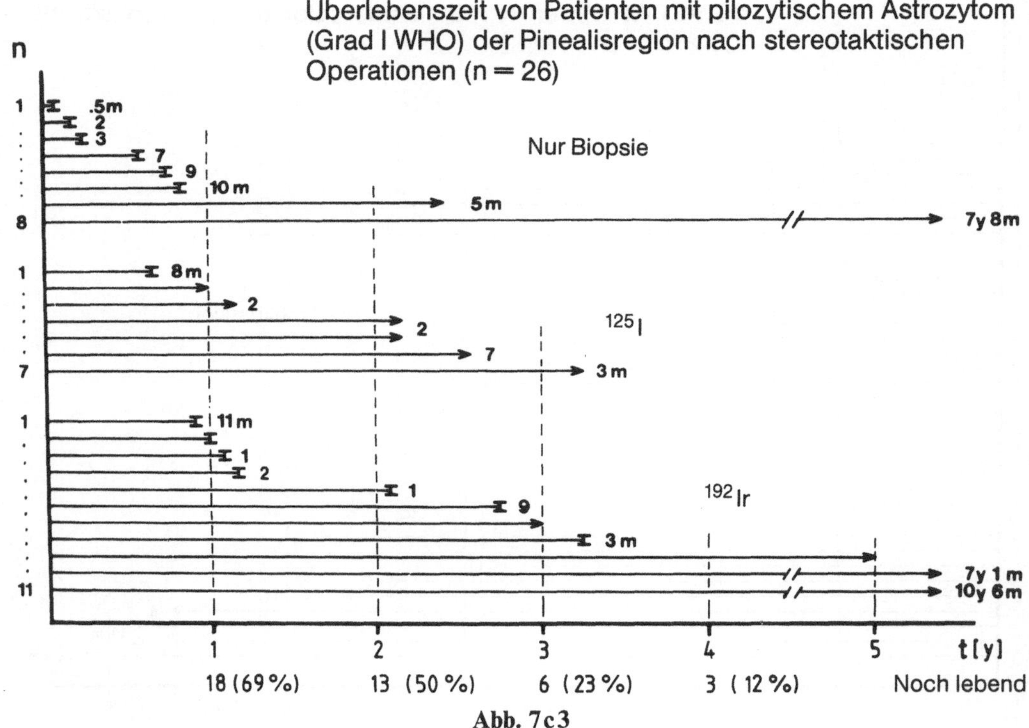

Abb. 7c3

Bei den Germinomen sind die unterschiedlichen Ergebnisse bemerkenswert. Die Kombination der interstitiellen Curietherapie – im besonderen mit ^{192}Ir – und der perkutanen Bestrahlung führte bisher zu den besten Ergebnissen.

Die ^{192}Ir-Curietherapie ergibt bislang bei den pilozytären (I) und fibrillären (II) Astrozytomen die besseren Resultate. Allerdings ist die ^{125}J-Curietherapie von mir erst 1979 erstmals appliziert worden, so daß der Beobachtungszeitraum noch zu kurz ist.

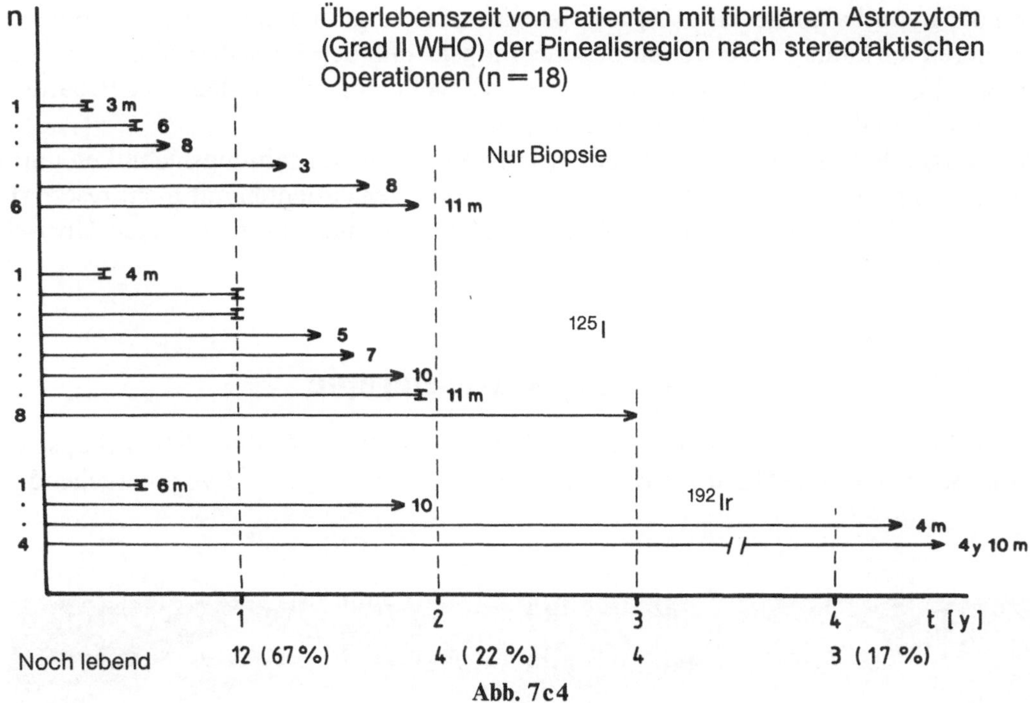

Abb. 7c4

Vorschläge für die Indikation zur Behandlung von Tumoren der Pinealisregion (Tabelle 8e).

Bei den Astrozytomen Grad I und II halten wir die primäre interstitielle Curie-Therapie für absolut indiziert, ebenfalls eine Reimplantation bei Rezidiven oder in unterdosierte Areale. Die Langzeitergebnisse zeigen, daß mit ^{192}Ir mit 120 Gy das bessere Ergebnis zu erreichen ist. Die Astrozytome sind meist nicht scharf gegen die Vierhügelplatte und den oberen Hirnstamm oder das Mittelhirn abgegrenzt, in das sie infiltrieren. Die physikalische Charakteristik des ^{192}Ir kommt dieser Situation entgegen.

Die nicht-gliösen Ependymome und dysontogenetischen Tumoren, die meist scharf gegen die Umgebung abgegrenzt sind, sind der Curietherapie mit ^{125}J mit einer Tumor-Oberflächen-Isodose von 100 Gy gut zugänglich. Dies gilt dann, wenn die Tumoren aufgrund ihrer Größe und Lokalisation nicht oder nicht vollständig reseziert werden können und bei Rezidiven. Bei malignen Tumoren (Grad III, IV) kann die interstitielle ^{125}J-Curietherapie (90 Gy) die perkutane Bestrahlung (40 Gy) unterstützen.

Die strahlensensiblen Germinome und PNET – dasselbe gilt auch für die malignen Ependymome und die in dieser Region vorkommenden Medulloblastome – sollten nach der Biopsie sofort einer perkutanen Bestrahlung der Neuroaxis unterzogen werden. Kurzfristige CT-Kontrollen alle 3 Monate sind danach sehr geraten. Beim ersten Auftreten eines Rezidivs ist die interstitielle Curietherapie mit 120 Gy ^{192}Ir indiziert. Die rasche Nekrotisierung des Tumors durch ^{125}J mit einer Tumoroberflächendosis von 90–100 Gy kann möglicherweise bei noch kleinen Rezidiven bei geringeren Nebenwirkungen noch bessere Resultate bringen, jedoch benötigen wir hier noch längere Nachbeobachtungszeiten.

Bei den anaplastischen Gliomen (III–IV) und der solitären Metastase sollte an die Biopsie nur bei kleineren Tumorvolumina sofort die ^{192}Ir-Curietherapie (100 Gy) angeschlossen werden und zusätzlich eine perkutane fokale Bestrahlung mit 45 Gy, bei Metastasen ganzhirnig mit 40 Gy. Bei größeren Tumorvolumina ist die perkutane Strahlenbehandlung indiziert.

Die moderne CT-Stereotaxie und Implantationstechnik zur Curietherapie mit ^{125}J und ^{192}Ir ermöglichen somit vergleichsweise zu früher eine differenzierte Therapie auch der

Tumoren der hypothalamischen und Pinealisregion. Bei sorgfältig abgestimmter Indikationsstellung, deren Grundlage die obligatorische Biopsie mit der Klassifikation und Dignität des Tumors abgibt, kann heute ein ermutigenderes Ergebnis erzielt werden. Das Behandlungsrisiko ist so minimal, daß es dem Patienten zugemutet werden kann.

Der abwägende Einsatz der CT-stereotaktischen lokalen Bestrahlungstechniken und/oder perkutanen Bestrahlungstechniken geben heute rd. 50% der Patienten mit nicht resezierbaren Tumoren dieser Lokalisationen in der Mittellinie im Gegensatz zu früher eine Überlebensspanne von mehr als 3 Jahren.

VI. Brachy-Curietherapie

Sie beruht auf der Nachladetechnik („after loading"). In Hohlnadeln gekapselt oder Kunststoff-Katheter eingefädelt werden hauptsächlich ^{192}Ir oder ^{125}J vorübergehend a) für

a

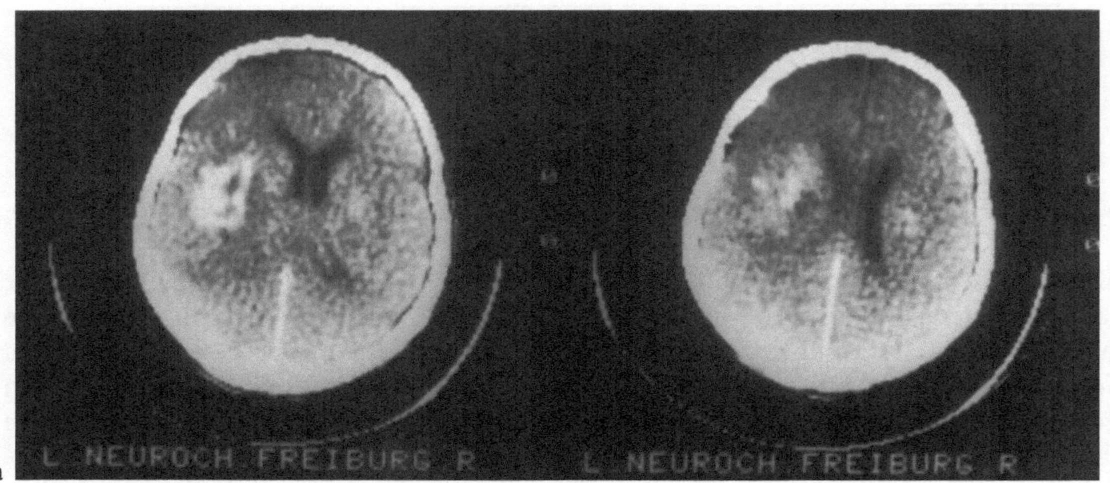

b

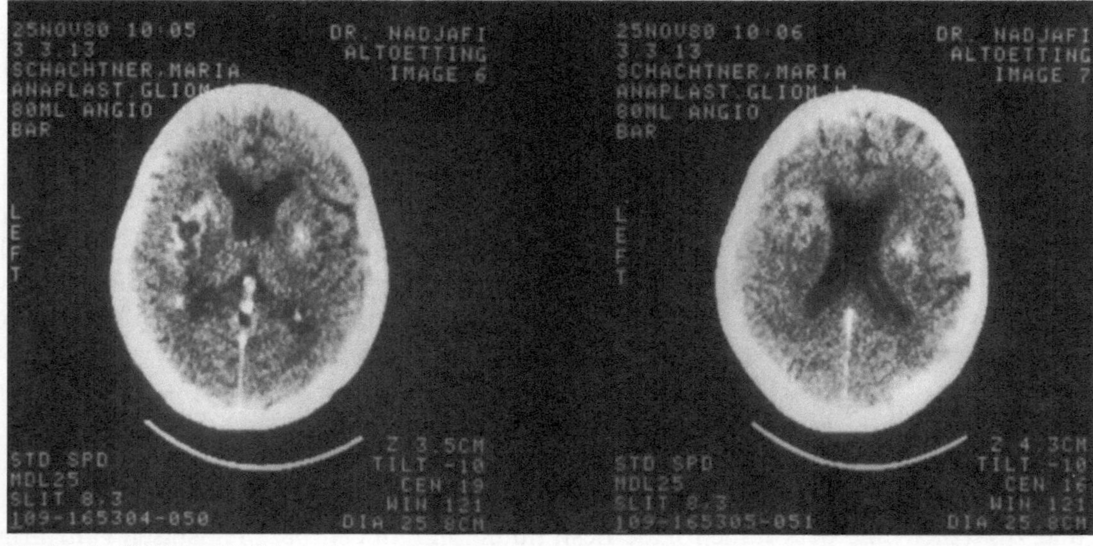

Abb. 8a, b. Sch.M.; 67 Jahre. Inoperables anaplastisches Gliom rechts frontopräzentral. **a** CT's vor ^{125}J-Brachy-Curie-Therapie. **b** 5 Monate danach (36 Gy in 92 Stunden): Zentrale Nekrose mit Verkleinerung des Herdes um $^2/_3$. Entfaltung des vorher komprimierten Ventrikelsystems. Dramatische klinische Besserung der psychischen und neurologischen Ausfälle

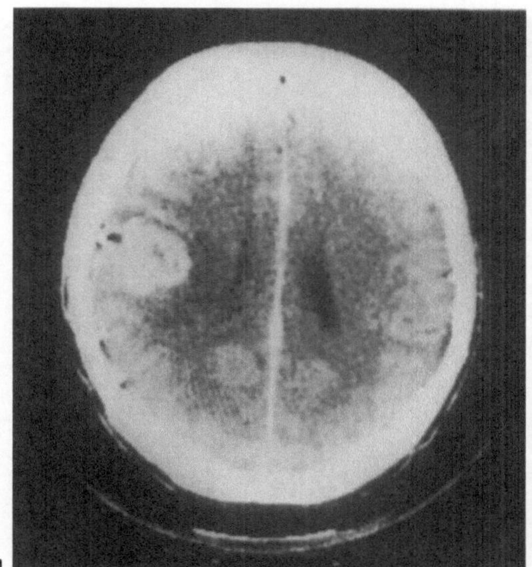

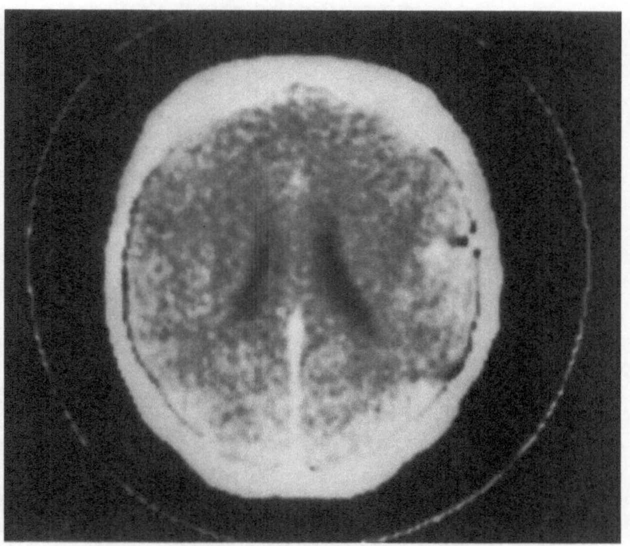

Abb. 9a, b. H.S. Anaplastisches Astrozytom. Zustand nach mehrfacher offener Entfernung des Tumors und perkutaner Hochvoltbestrahlung (45 Gy). **a** das Tumorrezidiv rechts zentral, stark hyperdens mit enhancement, hat eine Ausdehnung von 40 mm dorso-ventral und 30 mm medio-lateral ^{125}J-Brachy-Curie-Therapie, Liegedauer 56 Stunden, Isodose 14 mm, 40 Gy. **b** 2 Monate danach ist das Lokalrezidiv nicht mehr nachweisbar. (Die Aufnahme wurde uns freundlicherweise vom Inselspital in Bern zur Verfügung gestellt)

4–10 Tage, b) für Minuten oder Stunden in den Tumor eingebracht. Dabei werden entsprechend der Größe des Tumorvolumens wie bei der Permanent-Implantation ein oder mehrere Implantate punktförmig eingelegt oder Fäden (Drähte) durch den Tumor gezogen (Hilaris 1975; Pierquin 1978; Scott 1975; Gutin, Philips, Wara 1984).

Verglichen mit der Permanent-Implantation ist die Dosisrate der ebenfalls kontinuierlichen Bestrahlung höher, z.B. im ersten Fall bei einer Tumorranddosis von 60 Gy in 6 Tagen 0,4 Gy/st (Scott 1972).

Eine zusammenfassende Darstellung der Technik, Dosimetrie und Ergebnisse geben die von Szikla (1979) und Dyck (1983) herausgegebenen Monographien.

Die mehrtägige Brachy-Curietherapie mit ^{192}Ir erfordert allerdings beträchtliche Strahlenschutzmaßnahmen, insbesondere für das Operationsteam und das Pflegepersonal. Wir haben daher schon sehr früh diese Technik aufgegeben und der Brachy-Curie-Therapie mit Kontaktbestrahlungsgeräten, z. B. ^{192}Ir-GammaMed bzw. der mehrtätigen Brachy-Curie-Therapie mit ^{125}J-Kathetersystemen, den Vorzug gegeben (Abb. 8, 9, 11).

1. Die Kontakt-Bestrahlungsgeräte

Sie arbeiten mit einer weitaus höheren Dosisleistung.

Wir verwenden das zusammen mit Sauerwein 1963 konstruierte ^{192}Ir-Kontakt-Bestrahlungsgerät „GammaMed" (Abb. 10) (Mundinger 1969c); Mundinger u. Sauerwein 1966). Der in einer Monele gekapselte ^{192}Ir-Strahler mit einer Aktivität von bis zu 120 Curie ist an einem flexiblen Kabel befestigt. Er wird von einem Schaltpult ferngesteuert und elektromotorisch angetrieben vom Abschirmbehälter über ein Kabel in die Spitze der stereotaktisch ins Tumorzentrum eingeführten Bestrahlungskanüle eingefahren. Nach der Dosisabgabe fährt der Strahler selbsttätig wieder zurück. Das weiterentwickelte „GammaMed II" hat einen programmierbaren elektronischen Vorschub des Strahlers, so daß durch unterschiedlich

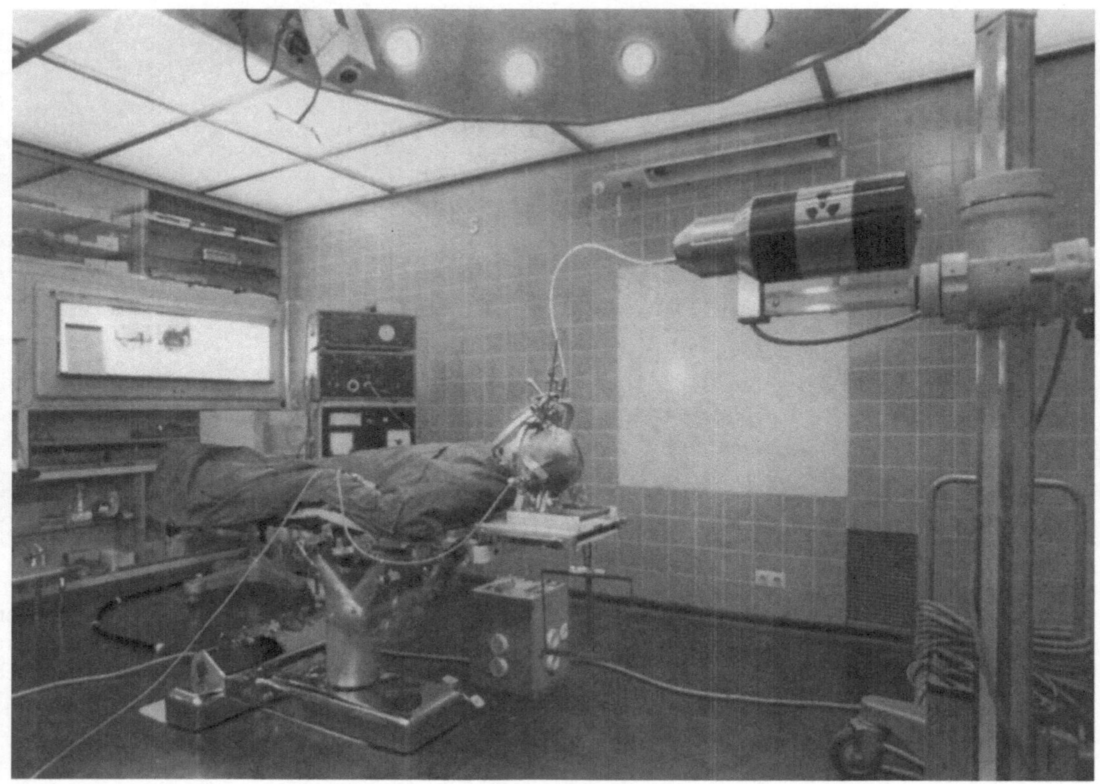

Abb. 10. ^{192}Ir-Kontaktbestrahlungsgerät GammaMed nach MUNDINGER und SAUERWEIN (1966) zur Brachy-Curie-Therapie. Das Verbindungskabel ist mit der stereotaktisch eingebrachten Bestrahlungskanüle auf der einen Seite und dem Schutzgehäuse auf der anderen Seite verbunden. Mit Hilfe einer Fernsteuerung wird der Strahler über das Kabel in den Tumor eingeführt und nach der vorausberechneten Bestrahlungszeit wieder in das Schutzgehäuse zurückgeholt

hohe Bestückung mit ^{192}Ir und Verweildauer in einer vorgegebenen Tumorstrecke auch komplizierte geometrische Tumorvolumina durch entsprechende Programme optimal interstitiell oder intrakavitär bestrahlt werden (Abb. 11).

Die Dosisabgabe erfolgt meist in einer Sitzung und innerhalb weniger Minuten, wobei eine Tumor-Oberflächendosis von 25–40 Gy (65–100 Gy einer perkutanen fraktionierten Bestrahlung entsprechend) verabfolgt wird. Die sauerstoffabhängigen Erholungsprozesse der Tumorzellen, die bei längeren Fraktionierungszeiten auftreten und dann den Endeffekt der Bestrahlung vermindern, werden blockiert (MUNDINGER 1970, 1979; FRITZ-NIGGLI 1959; HILARIS 1975; OEHLERT 1967). Die Indikation sind Tumoren mit Zeichen einer Malignisierung (Grad III und IV) sowie solitäre Metastasen. Eine Radio-Nekrose, in einem Drittel der Fälle mit späterer zystischer Einschmelzung ist die Folge („Radiomesser"); zwischen 2 und 5 Wochen tritt dann häufig ein stärkeres perifokales Ödem auf.

Die mehrtägige intravasale Vorbehandlung mit thyminanalogen Strahlensensibilisatoren und Antimetaboliten (5-Brom-2-Deoxyuridin, 5-Fluor-Uracil, Methotrexat), auch mit der von MITCHELL (s. MUNDINGER 1982) eingeführten mitosehemmenden strahlensensibilisierenden Substanz Synkavit (Natriumsalz des 2-Methyl-14-Naphto-Hydrochinon-Diphosphat) als Elektronakzeptor und des Aktinomycin D, das die Transskription genetischer Informationen von der DNS blockiert, verstärken nach unseren Untersuchungen die biologische Strahlenwirkung um 60% (MUNDINGER 1972; MUNDINGER, JOBSKI u. VOGT et al. 1970). Offenbar wird auch die Kapillarschranke im Tumorbereich aufgerissen, so daß nachfolgend MTX, CCNU oder BCNU erhöht sich anreichern kann. Möglicherweise wird der O_2-Donator Metronidazol (SHELINE et al. 1979) bei dieser Therapieform eine Rolle spielen.

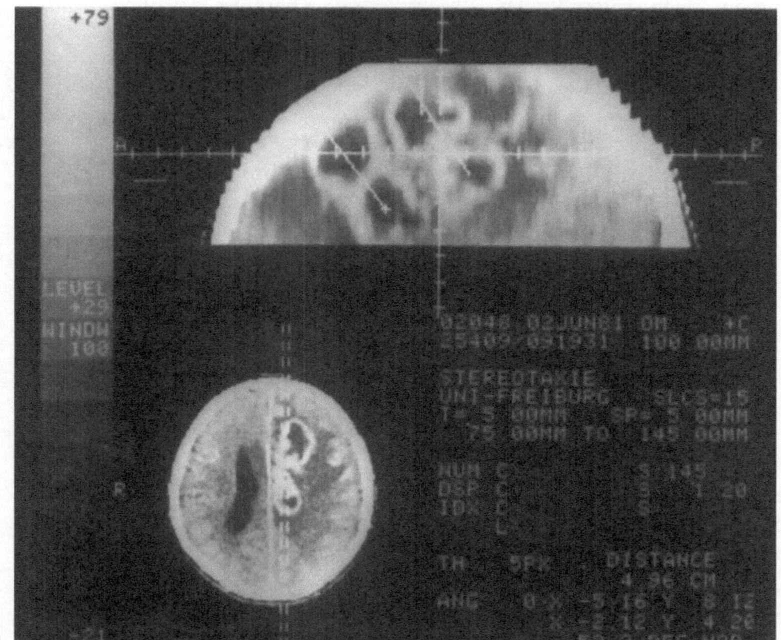

a

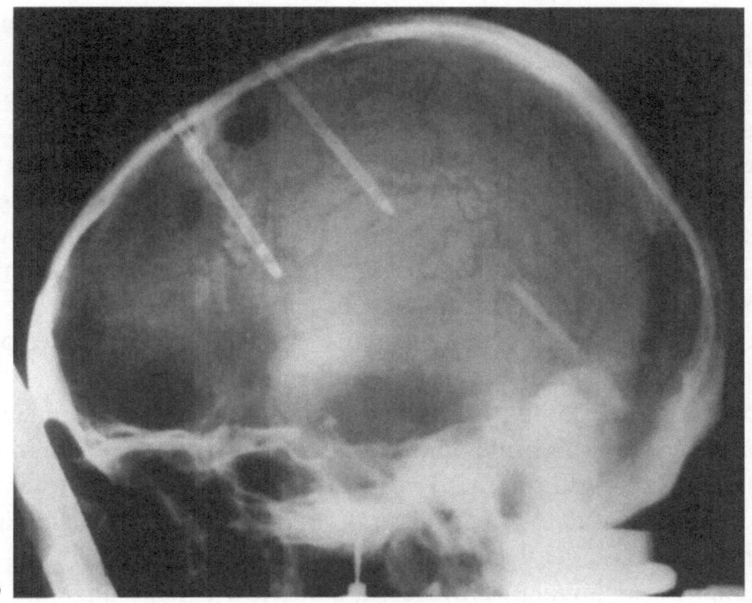

b

Abb. 11a, b. J.M., 50 Jahre. Anaplastisches Astrozytom (III-IV). CT-Stereotaxie zur interstitiellen Brachy-Curie-Therapie mit dem ^{192}Ir-Kontaktbestrahlungsgerät GammaMed nach MUNDINGER und SAUERWEIN (1966). **a** Der Basisring des stereotaktischen Computer-Modells ist am CT-Tisch des GE 8800 so befestigt, daß die Koordinaten-Achse des Basisringes mit der Koordinaten-Achse der Gantry des CT-Scanners koinzidiert. Beginnend von der Null-Linie des Basisrings mit der Null-CT-Schicht werden unter gleichzeitiger Kontrastinfusion die CT-Schichten angefertigt. In der seitlichen Rekonstruktion (siehe Bild) wird der Zielpunkt für die GammaMed-Kanüle und der Zugangswinkel festgelegt. Bei der Ausdehnung und Konfiguration des Tumors sind im frontalen und präzentro-zentralen Bereich des Gehirns 2 Positionen der Gamma-Med-Kanüle erforderlich, die festgelegt werden. In bezug auf die Koordinatenachsen erfolgt die Zielpunktbestimmung. Der Zielpunkt ist durch die Polarkoordinaten X-Y-Z gegeben, das gleiche der Trepanationspunkt an der Schädeloberfläche. Die jeweiligen Koordinaten werden im CT-eigenen Computer sofort berechnet, die entsprechenden Winkel für den Zielbügel und die Sondenhalterung des Gerätes bislang noch in einem externen Computer. **b** Nach Anlegen des vorderen Trepanationspunktes (7 mm Durchmesser) wird zunächst die Biopsiesonde schrittweise eingeführt, wobei alle 3–10 mm kleine bioptische Proben entnommen werden. Die Biopsien werden bis ins Gesunde bzw. perifokale Gewebe vorgetragen, in diesem Falle bis an den ventralen Tumorrand. Aufnahme der Position beider Gamma-Med-Kanülen, die exakt in dem vorausberechneten Zielpunkt liegen. Appliziert werden jeweils 20 Gy auf einen Radius von 20 mm in je 12 Minuten

Tabelle 9. Überlebenszeit nach interstitieller Brachy-Curie Therapy mit/ohne Radio-Sensibilisatoren (179 Patienten)

	$n+$	$n-$	$t_s +$	$t_s -$	$t_{max}+$	$t_{max}-$
Glioblastome	62	9	9,6±6,9	8,3±6,8	35,3[a]	23,6
Astrozytome	43	4	22,1±16,9	24,1±16,7	65,3[a]	47,5
Oligodendrogliome	25	7	37,2±33,4	30,1±18,5	111,5[a]	63,3
Metastasen	6	2	24,4±35,2	9,1± 0,8	95,5[a]	9,6
Ependymome	6	2	24,1±22,1	49,3±59,9	55,8[a]	93,1
Enddifferenzierte Meningiome	2	1	16,7±16,5	28,8	28,4	28,8
Andere Tumoren	7	3	10,1±10,9	28,3±19,2	32,5	46,1
	151	28				

n = Anzahl der Fälle
t_s = Überlebenszeit (Monate)
t_{max} = maximale Überlebenszeit
+/− = mit/ohne Sensibilisatoren
[a] noch lebend

Unsere zusammen mit SCHILDGE (1979) durchgeführte Auswertung von 179 von 250 so vorbehandelten und bestrahlten, verstorbenen Patienten (MUNDINGER et al. 1979) sowie anderer Serien (WALKER 1979) zeigen, daß sich im Vergleich zur chirurgischen Therapie die Überlebenszeiten verlängern. Unsere Ergebnisse entsprechen den Ergebnissen der perkutanen Bestrahlungstechniken, wobei ein Trend zu noch längeren Überlebenszeiten erkennbar ist (Tabelle 9). Die zusätzliche Vorbehandlung mit Radiosensibilisatoren verbessert signifikant die mittlere Überlebenszeit bei den Glioblastomen und Oligodendrogliomen. Die Absterbekurven zeigen insbesondere bei den Astrozytomen und Oligodendrogliomen einen günstigeren Verlauf. Am Stichtag leben ausschließlich Patienten, die kombiniert behandelt worden sind. Bei den Hemisphärengliomen kann mit der Brachy-Curietherapie in Kombination mit strahlensensibilisierenden Substanzen zumindest also ein gleichwertiges oder partiell besseres Ergebnis als mit den perkutanen Bestrahlungstechniken erzielt werden.

Die Anwendung der ^{192}Ir-Kontaktbestrahlung mit hohen Dosisleistungen ist nach unseren klinischen Erfahrungen jedoch auf Tumorvolumina von unter 125 ccm (5 cm Durchmesser) beschränkt. Diese „Radiosektion" wird mit voller Dosis nur bei Tumoren der zerebralen und zerebellären Hemisphären toleriert (Ödem). Bei größeren Hemisphärengliomen III und IV ist immer die perkutane Bestrahlung sinnvoller und indiziert. Bei Tumoren, die in die graue Substanz (Basalganglien) infiltrieren, sollte in einer Sitzung eine Tumoroberflächendosis von 12 Gy nicht überschritten werden. In diesen Fällen ist bei kleineren Volumina die Kombination mit der Permanent-Implantation, bei größeren Tumorvolumina mit der Dignität III und IV die perkutane Bestrahlung indiziert.

VII. Zusammenfassung

Die quasi in vivo pathologischen Verlaufsuntersuchungen dieser Fälle mit dem TCAT und ECAT machen es heute möglich, unterdosierte und daher nicht inaktivierte Tumorzellbereiche, von denen die Rezidive ausgehen, oder nicht erfaßte Tumorbereiche erneut stereotaktisch bioptisch zu kontrollieren und erforderlichenfalls zu implantieren. Diese heute vergleichsweise zu früheren Jahren weitaus günstigeren Voraussetzungen verbessern die palliativen Ergebnisse und ermöglichen im Falle der Frühdiagnostik und Frühtherapie Heilungen.

Tabelle 10. Vorschlag des strahlentherapeutischen Vorgehens bei nicht resezierbaren intrakraniellen Tumoren

Klinische Indikation		
1. Brachy-Curietherapie + perkutane Bestrahlung	a + b)[a]	Anaplastische Gliome III, IV, malignes Ependymom, Medulloblastom, Sarkom, Melanom, Metastasen etc.
2. Curietherapie	a)[a]	Zysten, kleinvolumige Gliome I, II, Hypophysenadenom
	b)[a]	Gliome I, II, Ependymom, Mißbildungstumoren, extrazerebrale benigne Tumoren
3. Curietherapie + perkutane Bestrahlung		Übergang zu anaplastischem Gliom II–III, Germinom, Pineoblastom-Zytom
4. Perkutane Bestrahlung evtl. der Neuro-Axis		Inoperable große Volumina anaplastischer Gliome, multiple Metastasen, Germinome, Medulloblastom, maligne extrazerebrale Tumoren

[a] s. Tabelle 5

Für die Beurteilung einer Behandlungsmethode ist die Überlebenszeit sicherlich nur *ein* Kriterium, dem allerdings ein objektiver Aussagewert zukommt. Dieser würde jedoch eingeschränkt, wenn die allgemeine körperliche und psychische Situation zusammen mit schweren funktionellen Ausfällen den Patienten so geschädigt hätte, daß die Behandlungsmaßnahmen nur zu einem verlängerten Siechtum führen. Die katamnestischen Erhebungen zeigen jedoch, daß die Rückbildung der klinischen Symptome und die Verlängerung der Überlebenszeiten Patienten mit malignen Tumoren für viele Monate und Patienten mit semimalignen Tumoren für viele Jahre zu einer lebenswerten und existenzwürdigen Zeitspanne oder sogar Heilung verhilft. In dieser Zeit können sie im häuslichen Milieu oder, abhängig von der Tumorart und -lokalisation, auch ihrem Beruf wieder nachgehen. Psychologisch günstig wirkt sich hierzu die klinische Behandlungszeit von nur wenigen Tagen aus. Ein Vorschlag des strahlentherapeutischen Vorgehens aufgrund unserer Erfahrungen ist in Tabelle 10 zusammengestellt.

Unter Berücksichtigung dieser Gesichtspunkte und unserer eigenen Ergebnisse an über 1 500 Patienten sowie Mitteilungen der Literatur ist die Folgerung durchaus berechtigt, daß die interstitielle Anwendung der künstlich radioaktiven Isotope bei raumverdrängenden und infiltrierenden intrakraniellen Tumoren nicht nur eine zusätzliche Bereicherung der Bestrahlungstherapie gebracht hat. Der wohlabgewogenen Indikationsstellung kommt allerdings eine wesentliche Bedeutung zu. Von Fall zu Fall wird das therapeutische Vorgehen unterschiedlich zu handhaben sein, abhängig von der Lokalisation, Klassifikation und biologischen Wertigkeit des Tumors, ob sekundär nach einer operativen Entlastung oder primär Curie-therapeutisch vorgegangen werden soll, oder ob von einer Kombination der Curietherapie mit den perkutanen Bestrahlungstechniken mit/ohne Strahlensensibilisatoren, Zyto- und Chemo-Therapeutika und Kortikoiden ein besseres therapeutisches Resultat zu erwarten ist. Die stereotaktische interstitielle Curietherapie vermag bei überlegter Indikationsstellung eine Optimierung des Behandlungsresultats zu erreichen, sie ist bei den inoperablen niedriggradigen Tumoren der Mittellinie die Behandlungsmethode der Wahl.

Literatur

Atac MS, Blaauw G (1979) Radiotherapy in brainstem gliomas in children. Clin Neurol Neurosurg 81-4: 281–290

Atkinson AB, Allen IV, Gordon DS (1979) Progressive visual failure in acromegaly following external pituitary irradiation. Clin Endocrinol (Oxf) 10/5: 469–479

Backlund EO (1973) Studies on craniopharyngiomas. III. Stereotaxic treatment with intracystic Yttrium 90. Acta Chir Scand 139: 237–247

Bataini JP, Ennuyer A, Dhermain P, Jaulerry C, Diaz de Bedoya LV (1975) Radiothérapie des tumeurs cérébrales de l'adulte à l'exclusion des gliomes hémispheriques. Neurochirurgie 21: 391–399

Birg W, Mundinger F (1973) Computer Calculations of Targes Parameters for a Stereotactic Apparatus. Acta Neurochcir (Wien) 29: 123–129

Birg W, Mundinger F, Klar M (1977 a) Computer assistance for Stereotactic Brain Operations. Adv Neurosurg 4: 287–291

Birg W, Mundinger F, Klar M (1977 b) A Computer Programme System for Stereotactic Neurosurgery. Acta Neurochir 24: 99–108

Birg W, Schneider M, Bauer S, Mundinger F (1979) An interactive program system for the stereotactic interstitial implantation of radionuclids in brain tumors. In: Szikla G (ed) Stereotactic cerebral irradiation, INSERM Symposium nr 12. Biomedical Press, Elsevier/North-Holland, pp 77–80

Dutreix A (1976) Dévelopement actues du Système de Paris – Deuxième partie. J Radiol 60: 319–325

Dyck P (1983) Stereotactic biopsy and brachytherapy of brain tumors. University Park Press, Baltimore

Franke HD (1980) Two years of experience with fast neutrons (DT, 14 MeV) in clinical tumor therapy at Hamburg-Eppendorf. In: Kärcher K-H, Kogelnik HD, Meyer H-J (ed) Progress in radiooncology. Thieme, Stuttgart New York

Fritz-Niggli M (1959) Strahlenbiologie. Thieme, Stuttgart

Godwin JT, Farr LE, Sweet WH, Robertson JS, Stikkley EE, Locksley HB (1955) Pathological studies of eight cases of glioblastoma multiform treated by thermal neutron capture by 1310. Cancer 8: 601–615

Greenberger, Cassady, Levene (1977) Radiation therapy of thalamic, midbrain and brain stem gliomas. Radiobiol. 122: 463–468

Gruskin P, Saeger KL, Carberry JN (1983) Neuropathology of stereotactic biopsies. In: Dyck P (ed) Stereotactic biopsy and brachytherapy on brain tumors. University Park Press, Baltimore, pp 63–78

Gutin PH, Philips TL, Wara WM (1984) Brachytherapy of recurrent malignant brain tumors with removable high-activity iodine-125 cources. J Neurosurg 60: 61–68

Habers E, Chandhuri NK, Heidelberger C (1959) Mtx, FU and FUDR in nucleic acid metabolism. J Biol Chem 234: 1255–1262

Hardy J (1975) Trans-sphenoidal microsurgical removal of pituitary micro-adenomas. Prog Neurol Surg 6: 200–216

Hilaris BS (1975) Handbook of interstitial brachytherapy. Memorial Sloan-Kettering, Cancer-Center, New York NY. Publishing Sciences Group, Inc Acton, Massachusetts

Holdorff B (1980) The difference between delayed radiationnecroses of the cerebral hemispheres and midline: its bearing in radiation therapy (author's transl) Strahlentherapie Aug 156/8: 530–537

Holdorff B, Schiffter R (1971) Strahlenspätnekrosen des Hirnstammes, einschließlich Hypothalamus nach Bestrahlung mit ultraharten Röntgenstrahlen und schnellen Elektronen. Acta Neurochir 25: 37–56

Imm W, Fürste O, Ostertag Ch, Mundinger F, Wehinger H (1978) Intralumbale Radiogoldapplikation (^{198}Au) zur Prophylaxe zentralnervöser Leukämie-Rezidive. Dtsch Hämatologenkongreß Göttingen, 8.–10.10.1978

Jellinger K, Volc D, Podreka I, Grisold W, Flament H, Vollmer R, Weiss R (1981) Ergebnisse der Kombinationsbehandlung maligner Gliome. Nervenarzt 52: 41–50

Kjellberg RN (1979) Stereotactic bragg peak proton radiosurgery results. In: Szikla G (ed) Stereotactic cerebral irradiation. INSERM Symposium nr 12. Biomedical press, Elsevier/North Holland, pp 233–240

Leksell L (1971) Stereotaxis and radiosurgery. An operative system. Thomas, Springfield/Ill

Lütolf, Glanzmann, Aberle, Horst (1978) Ergebnisse der Radiotherapie bei 68 inoperablen Hirntumoren (1950–1975). Strahlentherapie 154: 8–10

Marsa , Probert , Rubinstein (1973) Radiation therapy in the treatment of childhood astrocytic gliomas. Cancer 32: 646–655

Mundinger F (1956) Eine einfache Methode der lokalisierten Bestrahlung von Großhirngeschwülsten mit radioaktivem Gold. Münch Med Wochenschr 98: 23–25

Mundinger F (1958) Beitrag zur Dosimetrie und Applikation von Radio-Tantal (Ta^{182}) zur Langzeitbestrahlung von Hirngeschwülsten. Fortschr Roentgenstr 89: 86–91

Mundinger F (1963) Die interstitielle Radio-Isotopen-Bestrahlung von Hirntumoren mit vergleichenden Langzeitergebnissen zur Röntgentiefentherapie. Acta Neurochir 9: 89–109

Mundinger F (1966) Treatment of brain tumors with radioisotopes. In: Krayenbühl H, Maspes M, Sweet (eds) Progress of neurological surgery. 1, 203–367. Karger, Basel New York

Mundinger F (1969 a) Technik und Indikationen der interstitiellen Bestrahlung mit Radioisotopen bei Hirn- und Hypophysengeschwülsten. Kerntechnik, Isotopentechnik und -Chemie 11: 333–345

Mundinger F (1969 b) Die intraselläre protrahierte Langzeitbestrahlung von Hypophysenadenomen mittels stereotaktischer Implantation von Iridium-192. Acta Radiol Scand 8: 55–62

Mundinger F (1969 c) Erfahrungen mit der stereotaktischen interstitiellen Brachytherapie mit Ir-192-GammaMed bei infiltrierenden Hirntumoren. Fortschr Roentgenstr 110: 254–261

Mundinger F (1970) The treatment of brain tumors with interstitially applied radioactive isotopes. In: Yen Wang, Paoletti P (eds) Radionuclide applications in neurology and neurosurgery. Thomas, Springfield/Ill, USA, S 199–265

Mundinger F (1972) Combined treatment of experimental DS-tumors and infiltrating cerebral gliomas with interstitial curie-therapy and radiosensitizing drugs. In: Proceedings of the Fourth European Congress of Neurosurgery. Present Limits of Neurosurgery. Avicenum, Prag, 77

Mundinger F (1975) Interstitial curie-therapy in the treatment of Pituitary Adenomas and for Hypophysectomy. Progr Neurol Surg (Tokyo) 6: 326–379

Mundinger F (1979) Rationale and methods of interstitial Iridium-192-Brachy-Curie-Therapy and Iridium-192 or Iodine-125 protracted long term irradiation. In: Stereotactic cerebral irradiation. INSERM Symposium, nr 12. Biomedical Press, Elsevier/North-Holland, pp 101–116

Mundinger F (1981) Stereotaktische Therapie nicht resezierbarer intracranieller Tumoren mit Ir-192 und Jod-125. In: Wannenmacher M, Schreiber HW, Gauwerky F (Hrsg) Kombinierte chirurgische und radiologische Behandlung maligner Tumoren. Urban & Schwarzenberg, S 86–108

Mundinger F (1982) Implantation of radioisotopes (curietherapy). In: Schaltenbrand G, Walker E (eds) Textbook of stereotaxy of the human brain. Thieme, Stuttgart

Mundinger F (1982) CT-stereotactic biopsy of brain tumours. In: Voth D, Gutjahr P, Langmaid C (eds) Tumours of the central nervous system in infancy and childhood. Springer, Berlin, pp 234–246

Mundinger F (1983) Behandlung chronischer Schmerzzustände – Neurochirurgische Aspekte. Chirurg 54: 775–784

Mundinger F (1984) Stereotaktische intrakranielle Bestrahlung von Tumoren mit Radioisotopen (Curie-Therapie). In: Dietz H, Umbach W, Wüllenweber R (Hrsg) Klinische Neurochirurgie, Bd II. Klinik und Therapie. Thieme, Stuttgart New York, S 519–565

Mundinger F, Birg W (1981) CT-aided stereotaxy for functional neurosurgery and deep brain implants. Adv Neurosurg 10: 17–24

Mundinger F, Hoefer T (1974) Protracted long-term irradiation of inoperable midbrain tumors by stereotactic Curie Therapy using Iridium-192. Acta Neurochir (Wien) 21: 93–100

Mundinger F, Jobski Ch, Vogt P (1970) The interstitial Curie-therapy (GammaMed) after radiosensibilizing using bromdesoxyuridine/bromdesoxycytidine and antimetabolites on DS-carcinosarcoma of rats (preliminary report. Atomkernenergie (ATKE) 15: 157

Mundinger F, Metzel E (1970) Interstitial radioisotope therapy of intractable diencephalic tumors by the stereotaxic permanent implantation of Iridium-192, including bioptic control. Confin Neurol 32: 195–202

Mundinger F, Noetzel H (1958) Morphologie, Diagnostik und Therapie der malignen Hirngeschwülste. Zentralbl Neurochir 18: 19–27

Mundinger F, Noetzel H, Riechert R (1959) Erfahrungen mit der lokalisierten Bestrahlung von malignen Hirngeschwülsten mit Radio-Isotopen. Acta Neurochir (Wien) [Suppl] VI: 171–182

Mundinger F, Ostertag ChB, Birg W, Weigel K (1980) Stereotactic treatment of brain lesions. Biopsy, interstitial radiotherapy (Iridium-192 and Iodine 125) and drainage procedures. Appl Neurophysiol 43: 198–240

Mundinger F, Reinke M-A, Hoefer T, Birg W (1975) Determination of intracerebral structures using osseous reference points for computer-aided stereotactic operations. Appl Neurophysiol 38: 3–22

Mundinger F, Riechert T (1967) Hypophysentumoren – Hypophysektomie. Klinik – Therapie – Ergebnisse. Thieme, Stuttgart

Mundinger F, Sauerwein K (1966) „GammaMed", ein neues Gerät zur interstitiellen, nur einige Minuten dauernden Bestrahlung von Hirngeschwülsten mit Radioisotopen, auch intraoperativ anwendbar. Acta Radiol [Ther] (Stockh) 5: 48–52

Mundinger F, Weigel K (1983) CT-stereotactic biopsy and interstitial radiotherapy of pineal region tumors. VIII. Mexican Congress of Neurological Surgery, 26.–30.7.83, Acapulco/Mexico

Mundinger F, Weigel K (1984) Indication and results of stereotactic curietherapy with Iridium-192 and Iodine-125 for non-resectable tumors of the hypothalamic region. Acta Neurochir [Suppl] (Wien) 33: 323–330

Mundinger F, Busam B, Birg W, Schildge J (1979) Results of interstitial Iridium-192-Brachy-Curie Therapy and Iridium-192 protracted long term irradiation. In: Szikla G (ed) Stereotactic cerebral irradiation. INSERM Symposium, nr 12, 303–320, Biomedical Press, Elsevier/North-Holland, S 303–320

Mundinger F, Vogt P, Jobski Ch, Fischer H-U, Ostertag Ch (1972) Klinische und experimentelle Ergebnisse der interstitiellen Brachy-Curie Therapie in Kombination mit Radiosensibilisatoren bei infiltrierenden Hirntumoren. Strahlentherapie 143: 318–328

Notter G (1959) A technique for destruction of the hypophysis using Y^{90}-spheres. Acta Radiol [Suppl] (Stockh) 184: 1–128

Oehlert W (1967) Zur Histo-Pathologie des Strahlenschadens. Strahlenschutz Forsch Prax 7: 201

Pierquin B (1978) The paris system in interstitial radiation therapy. Acta Radiol Oncol 17: 33–48

Renier WO, Gabreels FJM (1980) Evaluation of diagnosis and non-surgical therapy in 24 children with an pontine tumour. Neuropediatrics 11/3: 262–273

Riechert T, Mundinger F (1956) Beschreibung und Anwendung eines Zielgerätes für stereotaktische

Hirnoperationen (2. Modell) Acta Neurochir (Wien) [Suppl] III: 308–337

Sano K (1977) Chemo-radiotherapy of malignant brain tumors. Reprinted from international congress series nr 433. NEUROLOGICAL SURGERY Proceedings of the Sixth International Congress of Neurological Surgery, Sao Paulo June 19–25. Raul Carrera, Excerpta Medica, Amsterdam-Oxfort, pp 79–87

Schaub C, Bluet-Pajot MT, Videau-Lornet C, Askienazy S, Szikla G (1979) Endocavitary beta irradiation of glioma cysts with colloidal ^{186}-Rhenium. In: Szikla G (ed) Stereotactic cerebral irradiation. INSERM Symposium, nr 12. Biomedical Press, Elsevier/North-Holland, pp 293–302

Schneider J (1980) Korrelierende klinische und computertomographische Verlaufsuntersuchungen bei der Iridium-192-Permanent-Implantation in Hirntumoren der Mittellinie. Inaugural-Dissertation Universität Freiburg

Scott WP (1972) Permanent interstitial implantation technique using absorbable spacers. Am J Roentgenol 114: 620–622

Scott WP (1975) Interstitial therapy using non-absorbable and absorbable techniques. Am J Roentgenol 124/4:

Shewmon DA, Masdeu JC (1980) Delayed radiation necrosis of the brain contralateral to original tumor. Arch Neurol 37: 592–594

Sheline GE, Wassermann TH, Phillips TL (1979) The Role of radiosensitizers in therapy of brain tumors. International Symposium on Multidisciplinary Aspects of Brain Tumor Therapy, June 8–10, 1979, Gardone Riviera, Abstract Book, p 59

Sommermeyer K, Mittermaier L (1957) Untersuchungen über die Dosisverteilung in der Umgebung reiner Gammapräparate mit dem Fluoreszenzdosimeter. Strahlentherapie 102: 78–87

Sterman A, Protass LM (1979) An atypical case of delayed radiation necrosis of the brain. Arch Neurol 36: 655–656

Szikla G (1979) Stereotactic cerebral irradiation. In: Szikla G (ed) INSERM Symposium, nr 12. Biomedical Press, Elsevier/North-Holland

Szikla G, Peragut JC (1975) Irradiation interstitielle des Gliomes. In: Constans JP, Schlienger M (eds) Radiothérapie des tumeurs du systéme nerveux central d l'adulte. Neurochirurgie 21/2: 178–228

Talairach J, Bonis G, Szikla G, Schaub G, Baucaud J, Covello L, Bordas-Ferrer F (1970) Stereotaxic implantation of radioactive isotopes in functional pituitary surgery. Techniques and results. In: Yen Wang, Paoletti P (eds) Radionuclide applications in neurology and neurosurgery. Thomas, Springfield, pp 267–325

Tönnis W, Oberdise K, Weber E (1953) Bericht über 264 operierte Hypophysenadenome. Acta Neurochir (Wien) 3: 113–130

Trott K-R (1978) Strahlenbiologische Probleme bei der Strahlentherapie von Hirngeschwülsten. Roentgenblaetter 31: 282–288

Walker MD (1978) Evaluation of BCNU and/or Radiotherapy in the treatment of anaplastic gliomas. J Neurosurg 49: 333–343

Waltregny A (1976) Apport des méthodes stéréotaxiques dans le diagnostic et le traitement des tumeurs cérébrales. Ann Radiol 19: 241–252

Weigel K, Ostertag ChB, Mundinger F (1979) Interstitial long term irradiation of tumors in the pineal region. In: Szikla G (ed) Stereotactic cerebral irradiation. INSERM Symposium, nr 12. Biomedical Press, Elsevier/North-Holland, pp 283–292

Yasargil MG (1969) Microsurgery applied to neurosurgery. Thieme, Stuttgart. Academic Press, New York London

Zeman W (1968) The effects of atomic radiation. In: Minckler J (ed) Pathology of the nervous system. McGraw-Hill, London (1968), pp 864–938

C.3. Die Strahlentherapie der bösartigen Tumoren des Rückenmarks

Von

H. SACK

Mit 3 Abbildungen und 5 Tabellen

Vorbemerkung

Bösartige Tumoren des Rückenmarks sind selten. Nach KOOS und PENDL (1975) rechnet man mit 25 Neuerkrankungen jährlich auf 1 Million Einwohner, die meisten von diesen sind im histologischen Sinne nicht maligne. 10% der Geschwülste treten im Kindesalter bis zu 16 Jahren auf. Nach SLOOFF et al. (1964) gibt es verschiedene Möglichkeiten, die Häufigkeit zu bestimmen. SCHLESINGER (1898) fand unter 35000 Autopsien 151 intraspinale „Tumoren", einschließlich Tuberkulomen und Gummen, PEERS (1936) 4 intramedulläre Neoplasmen unter 10592 Autopsien (0,08% der untersuchten oder 4,9% der 81 Gliome), FLOCK (1936/1937) 1 Glioblastom unter 8172 Autopsien (0,01% oder 1,3% von 74 Gliomen). Tabelle 1 zeigt den Vergleich der Häufigkeit von intrakraniellen mit Rückenmarkstumoren aus neurochirurgischen Kliniken.

Die Ätiologie dieser Tumoren ist unbekannt. Die Entstehung eines Rückenmarktumors als Folge der vorangehenden Strahlenbehandlung eines anderen Malignoms ist sehr selten, die überwiegende Zahl der in der Literatur beschriebenen und als strahleninduziert angesehenen Tumoren sind Meningiome und Sarkome. Echte radiogene Gliome gelten als extrem selten, im Rückenmark ist wahrscheinlich erst ein Fall beschrieben worden (CLIFTON et al. 1980). Ein 21jähriger Patient wurde wegen einer Lymphogranulomatose bestrahlt. Das Mediastinum erhielt 50 Gy in 16 Sitzungen über 22 Tage. Er starb 6 Jahre später an einem Gliom in gleicher Lokalisation.

I. Kurzer historischer Überblick

MORGAGNI beschrieb 1761 eine Lähmung, die durch Tumorkompression des Rückenmarks verursacht wurde und PHILLIPS 1792 einen Primärtumor des Rückenmarks. In dem pathologischen Atlas von CRUVEILHIER (1835–1842) gibt es die Abbildung eines Rückenmarktumors. Einige Kasuistiken werden von OLLIVIER (1837) erwähnt. WILLIAM MACEWEN (1884) hat am 19. Mai 1883 in Glasgow als erster eine Paraplegie durch die Entfernung eines epiduralen „fibrösen Neoplasmas von $^1/_8$ Zoll Dicke" gebessert. Der 9 Jahre alte Patient hatte wahrscheinlich keinen Tumor, sondern postentzündliches Narbengewebe. SIR WILLIAM GOWERS (GOWERS u. HORSLEY 1888) diagnostizierte einen intraduralen Tumor, der von SIR VICTOR HORSLEY am 9. Juni 1887 erfolgreich entfernt wurde (HUGHES 1966). SAENGER soll

1917 als erster einen Rückenmarktumor bestrahlt haben. Eine 33jährige Patientin litt an einem Tumor, der seit einem Jahr Schmerzen in Kopf, Armen und Beinen verursachte. Bei der Operation fand sich in Höhe von D4 ein „Neuroepithelioma glimatodes" und wurde teilweise entfernt. In den folgenden Jahren erhielt die Patientin in mehreren Serien eine Strahlenbehandlung. Das weitere Schicksal wurde nicht beschrieben. Ebenso hat EISELSBERG 1921 in Wien zwei Fälle von „Sarkom" bewußt unradikal operiert, bei denen erst die Röntgenbestrahlung eine „nahezu völlige Heilung" brachte, die in einem Fall $1^1/_2$ Jahre anhielt. OSKAR FISCHER (1922) konnte zeigen, daß Zellen von in das Rückenmark abgesiedelten Metastasen nach Röntgenbestrahlung Kernveränderungen aufwiesen, die zum Zelltod führten. Zahlreiche Kasuistiken von Strahlenbehandlungen der 20er Jahre wurden 1930 von MARBURG und SGALITZER in ihrem Buch: Die Röntgenbehandlung der Nervenkrankheiten zusammengetragen. Sie kamen zu dem Schluß, „daß die Sarkome, auch wenn sie inoperabel sind, ganz ausgezeichnete Erfolge durch Strahlenbehandlung aufweisen. Die unreifen Formen scheinen günstiger anzusprechen. Das Endothelium scheint weniger beeinflußbar, im Gegensatz zum Perithelium. Fibrom, Psammon, Neurinom, Angiom, Lipom sind nicht röntgenempfindlich. Dagegen scheinen Gliome beeinflußbar". Von 93 Fällen der Literatur, von denen ein Großteil vorher nicht radikal operiert wurde, wurden 21 (22,5%) als geheilt, 27 als zum Teil wesentlich gebessert (29%) und 45 (48,3%) als ungeheilt bezeichnet, wobei es hier zum Teil sogar zu Verschlimmerungen gekommen sein soll.

Die nächste deutschsprachige Monographie erschien erst 1960 von PSENNER und WACHTLER unter dem Titel: Radiotherapie der Erkrankungen des Nervensystems. Die Autoren zitieren PEIPER (1948): Die alleinige Röntgenbestrahlung der Rückenmarkgeschwülste ist ein Verfahren, auf das sich kein Arzt einlassen sollte. Andererseits verweisen sie auf günstige Berichte von WATTS und MIXTER, CLEMENT und ROBINEAU (s. PSENNER u. WACHTLER 1962), umfangreiche Kasuistiken von DYKE und DAVIDOFF (1942) und eigene Erfahrungen, die dafür sprechen, daß „in vielen Fällen eine hinlängliche Strahlenempfindlichkeit befriedigende Erfolge zustande kommen läßt."

Seitdem ist die Hochvolttherapie eingeführt worden, anderseits haben unsere Kenntnisse über die Morphologie und das normale Verhalten der Tumoren erheblich zugenommen, so daß heute eine spezifischere Therapie möglich geworden ist.

II. Pathologische Anatomie und Histologie

Das Rückenmark baut sich aus einer weißen und grauen Substanz auf. Die Neurone haben ihre Zellkörper in der grauen Substanz und senden lange Axone aus, diese bilden zusammen mit den aus dem Großhirn kommenden Axonen die weiße Substanz. Die Glia ist das ernährende Gewebe. Hinzu kommen ependymale Zellen, die den Zentralkanal bilden. Das Bindegewebe stellt kollagene und retikuläre Fasern, Fibroblasten und Endothelzellen im Lumen der Blutgefäße. Alle Zellen und Zellarten können Tumoren entwickeln.

Die *Neurone* haben verschiedene Größe, Form und Funktion. Sie werden nach der Neugeborenenperiode nicht mehr gebildet, haben einen intensiven Stoffwechsel und sind gegen Fehlen von Glukose und Sauerstoff empfindlich. Nach einer Zerstörung wird die Zelle nicht ersetzt und jede Verletzung ist gewöhnlich irreversibel.

Die *Glia* weist im Rückenmark zwei Typen auf, die Astrozyten und die Oligodendroglia. Beide haben wahrscheinlich eine ernährende Funktion für das zentralnervöse Axon wie die Schwannsche Zelle für den peripheren Nerven.

Das *Ependym* kleidet den Zentralkanal des Rückenmarks aus. Beim Erwachsenen ist dieser häufig geschlossen oder unterbrochen (HUGHES 1966).

Die *Tumoren* des Rückenmarks werden nach anatomischen Gesichtspunkten in intramedulläre und extramedulläre aufgeteilt, die extramedullären wiederum in Tumoren der Rükkenmarkhäute, extradurale Tumoren und Tumoren der spinalen Nervenwurzeln (HENSCHEN 1955). Tumoren des Conus medullaris und Filum terminale werden den intramedullären Tumoren zugeordnet.

Der Schaden, den intramedulläre Tumoren dem Rückenmark zufügen, ist einfach zu verstehen, weil sie unmittelbar zerstörend wachsen, Unterschiede erklären sich aus den Wachstumsgeschwindigkeiten und reichen von der langsam fortschreitenden Infiltration eines diffusen Astrozytoms bis zur raschen Zerstörung durch eine Karzinommetastase. Bei den extramedullären Tumoren wirkt meistens der Druck schädigend, entweder durch Größenzunahme eines Tumors oder durch Zusammenbruch eines Wirbels. ELSBERG (1929) hat letzteres Thema mit sehr großer Erfahrung dargestellt. Experimentelle Arbeiten hierzu sind von TARLOV (1957) veröffentlicht worden (HUGHES 1966).

Die histologischen Charakteristika der Tumoren des Rückenmarks entsprechen denen des Gehirns und sind dort besprochen. Hier werden nur die Besonderheiten im Rückenmark in Anlehnung an HENSCHEN (1955) dargestellt.

1. Extradurale Tumoren

Die spinale Dura schmiegt sich nicht, wie die der Schädelhöhle, dicht an die knöcherne Wand, sondern es findet sich ein spinaler Epiduralraum, der gefäßreiches lockeres Bindegewebe, Fettgewebe und die Wurzeln der Spinalnerven enthält.
Hier entstehen

a) spinale Epidermoide, Dermoide und Teratome sowohl extradural als subdural. Sie sind sehr selten bösartig.
b) Spinale extradurale Tumoren. Dazu gehören Tumoren aus der Umgebung (Lunge, Pleura, Bindegewebe, Muskulatur, Knorpel, Knochen, lymphatisches Gewebe, Blutgefäße, Nerven, Ganglien), vertebrale Tumoren (Plasmozytom, maligne Lymphome, Chordom, Osteosarkom, Metastasen) und Tumoren des Epiduralraumes (Tumoren des Wirbelperiosts, der Dura, des Fettgewebes und der Nervenwurzeln, z.B. Fibrosarkome, Hämangiosarkome, Rundzellsarkome, maligne Neurinome). Sie bilden die größte Zahl der behandlungsbedürftigen Tumoren durch Kompression auf das Rückenmark. Einen Überblick über 50 Fälle geben AULD und BUERMAN (1966).

2. Tumoren der Rückenmarkshäute

Hierzu zählen in erster Linie die Meningiome, die selten maligne entarten, aber auch diffuse sarkomähnliche Geschwülste und sekundäre Tumoren. Die Aussaat von Zellen maligner Hirntumoren ist eine große Seltenheit. HU (1930) berichtet über einen Fall mit einer Metastasierung eines Retinoblastoms in die sakrale Dura. KRASTING (1906) beschreibt Metastasen eines Prostatakarzinoms, BUCKLEY (1902) eines Mammakarzinoms und MILLER (1917) eines Bronchialkarzinoms.

3. Intramedulläre Tumoren

Intramedulläre Tumoren bilden die wichtigste Gruppe der Rückenmarkstumoren. Niedrige Zahlen (bis 15% sämtlicher Rückenmarkstumoren) geben ELSBERG (1929), DENK (1926),

Tabelle 1. Häufigkeit von Rückenmarkstumoren im Verhältnis zu intrakraniellen Geschwülsten (Nach SLOOFF et al. 1964)

Autor	Gehirn	Rückenmark intramedullär	%
EISELSBERG u. RANZI (1913)	183	2	1
BROAGER (1953)	2548	43 (Gliome)	1,6
ELVIDGE et al. (1937)	210 (Gliome)	20 (Gliome)	9,5
GAGEL (1938)	337 (Gliome)	11 (Gliome)	4,6
WOLF (1941)	704 (Gliome)	22 (Gliome)	3,1

JIRASEK (1932) und RASMUSSEN et al. (1940) an. EISELSBERG (1932) nennt 18,7%, ROBINEAU (1923) 21,1%, FOERSTER und GAGEL (1935) 21,8%, HAMBY (1944) 23%, KERNOHAN (1949) 25% und ADSON (1924) 25,4%.

SLOOFF et al. (1964) kommen bei der Auswertung größerer Sammelstatistiken auf 10–23% intramedulläre Tumoren im Verhältnis zu allen spinalen Geschwülsten, davon etwa 90% Gliome. Diese neueste und größte Zusammenstellung der Erfahrungen der Mayo-Clinic über 45 Jahre umfaßt 301 Fälle.

a) Gliome des Rückenmarks

Das makroskopische Bild hat drei Besonderheiten: Die lang gestreckte stiftförmige Gestalt, die Neigung zur Höhlenbildung und das häufige Übergreifen auf die Rückenmarkhäute. Die Länge der Gliome wechselt sehr von 1 Segment bis zu 4–5 Segmenten. Ein multiples Auftreten ist die Ausnahme.

Das Ependymom ist die mit 56% häufigste Gliomform des Rückenmarks (HENSEN 1955; SLOOF et al. 1964). Eine sehr große Zahl dieser Tumoren tritt in der Konus-Filum-Kaudaregion auf, sie ist histologisch, symptomatologisch und prognostisch unterschiedlich. Ependymome können eine beträchtliche Größe erreichen und wachsen selten infiltrierend.

Astrozytome sind mit 20–28% die am zweithäufigsten vorkommenden Tumoren. Sie wachsen gewöhnlich spindelförmig und langsam infiltrierend. Das Glioblastom ist im Gegensatz zum Gehirn selten.

Oligodendrogliome (2,7%) sind selten, ebenso Medulloblastome, deren Entität im Rückenmark umstritten ist.

b) Nicht gliomatöse Tumoren

Alle diese Tumorarten sind selten, vaskuläre und andere Sarkome sind beschrieben. Metastasen gelten als Rarität.

4. Tumoren der spinalen Nervenwurzeln und Ganglien

Die spinalen Wurzeln bilden 31 Nervenpaare. Die hinteren sensiblen und die vorderen motorischen Wurzeln vereinigen sich im Duralsack. Die Spinalganglien liegen in der hinteren Wurzel. Tumoren der Rückenmarkswurzeln sind Meningiome und Neurinome, auch Metastasen von Rückenmarksgliomen sind beschrieben.

III. Klinik

MAX NONNE (1913) meinte, daß es für Rückenmarktumoren kein pathognomonisches Zeichen gebe. Trotzdem ist die heutige Auffassung die, daß eine vollständige Untersuchung eine rechte genaue Diagnose bringt.

In der *Anamnese* wird der Schmerz am häufigsten als erstes Zeichen eines Rückenmarktumors angegeben, bei SLOOFF et al. (1964) in 65,1%. Der Schmerzcharakter wechselt, er kann lang andauernd, intermittierend, lanzinierend oder dumpf sein. Auch die Länge der Anamnese ist unterschiedlich, bei weniger als 30% der Patienten ist der Schmerz mit einer neurologischen Störung verbunden.

Die *klinischen Symptome* sind sehr vielfältig und hängen von der Lokalisation des Tumors ab. Oft verursacht nicht der Tumor die Symptomatik, sondern begleitende Veränderungen wie Ödem, Durchblutungsstörungen und Blutung. Eine motorische oder sensible Störung oder eine Blasen-Mastdarm-Lähmung sind bei rund 70% der Patienten bereits Ausdruck einer Tumorprogredienz (SLOOFF et al. 1964).

Unter den *Laborbefunden* nimmt die Lumbalpunktion den wichtigsten Platz ein. Sie ist bei jedem Tumorverdacht erforderlich. Ein Liquorstopp ist nur bei einer Kompression des Subduralraumes in der Höhe der Punktionsstelle zu erwarten. Der von den Liquorproduktionsstätten getrennte „Sperrliquor" zeichnet sich durch Eiweißreichtum und gelbliche Farbe, aber ohne Anstieg der Zellzahl, aus. Die Bestimmung des Liquordrucks zeigt den Verschluß oberhalb der Punktionsstelle an, ebenso der Queckenstedtsche Versuch (QUECKENSTEDT 1916).

Die *Myelographie* kann weitere diagnostische Hinweise geben, sie ist besonders zur Höhenlokalisation und zur Bestimmung der Tumorausdehnung unersetzlich. Die intramedullären Tumoren bedingen über eine Auftreibung des Rückenmarks eine Einengung des Liquorraumes. Die extramedullären Geschwülste verdrängen das Rückenmark zur Seite, der Tumor wird als negativer Kontrast in der Kontrastmittelsäule erkennbar. Eine Abdrängung der Kontrastmittelsäule von der knöchernen Wand ist als Zeichen eines extraduralen raumfordernden Prozesses zu werten (TÄNZER 1977).

Die *Computertomographie* (CT-Myelographie) im Anschluß an die Myelographie läßt eine abnorme Schwellung, Asymmetrie oder Verschmälerung des Rückenmarks leicht entdekken, ebenso einen verbreiterten Zentralkanal. Die andere Perspektive zur Standard-Myelographie gibt wichtige ergänzende Aussagen zu Umriß, Größe und Bau von Tumoren und Wirbelkörpern (HINDMARSH 1975; SKALPE u. AMUNDSEN 1975a, b; HARWOODNASH 1977).

1. Astrozytom

Die intramedullären Tumoren präsentieren sich als Schwellung, oft mit Obliteration des Subduralraumes. Zysten sind häufig. Die weniger differenzierten Astrozytome haben keine klare Abgrenzung zur Umgebung. Sie treten bevorzugt im Halsmark und oberen Thorakalmark auf, nur wenige entstehen im Filum terminale. Unter 86 Astrozytomen des Rückenmarks von SLOOFF et al. (1964) hatten 53% den Differenzierungsgrad I, 24% Grad II, 17% Grad III und 6% Grad IV. Sie sind allgemein weniger maligne als die des Gehirns. Nach den gleichen Autoren wird das mittlere Lebensalter bevorzugt, der jüngste Patient war 16 Monate, der älteste 68 Jahre. Die Anamnesedauer war im Durchschnitt 39 Monate für Grad I und 4 Monate für Grad IV.

2. Ependymom

Die Tumoren liegen zentral im Rückenmark und bilden eine lange zylindrische Masse, so daß das Rückenmark geschwollen erscheint. Sie sind gewöhnlich abgegrenzt. Die Ependymome des Filum terminale bilden einen längs ovalen Tumor (HUGHES 1966). 41% sind im Rückenmark, 59% im Filum lokalisiert. Das mittlere Alter ist mit 43 Jahren (6–82 Jahren) im Durchschnitt bevorzugt, ebenso leicht das männliche Geschlecht. Die Anamnesedauer ist lang, im Mittel um 150 Monate (SLOOFF et al. 1964). Fernmetastasen sind in Einzelfällen beschrieben (neuere Literaturübersicht bei RUBINSTEIN u. LOGAN 1970).

3. Oligodendrogliom

Die Häufigkeit ist im Rückenmark gering, SLOOFF et al. (1964) haben 8 Fälle gesehen. Das Alter lag zwischen 19 und 52 Jahren, die Ausdehnung ging über 2–5 Wirbelkörper. Die mittlere Anamnesedauer lag bei 21 Monaten.

4. Maligne extramedulläre Tumoren

Die mit Abstand häufigsten Tumoren sind Metastasen anderer Primärtumoren. Ihre Primärlokalisationen sind geordnet nach der Häufigkeit: Bronchus, Mamma, Lymphome, Niere, Myelome, Sarkome, Prostata, Rektum, Uterus und Schilddrüse (HUGHES 1966). Klinische Symptome sind Schmerzen (57%), Wurzelzeichen (50%), neurologische Ausfälle (schwer 28%, leicht 24% und vollständig 31%) und Blasen-Mastdarm-Lähmungen (66%) (BALDINI et al. 1979).

5. Intraspinale Tumoren bei Kindern

RAND und RAND haben 1960 in einer Monographie diese sehr seltenen Tumoren dargestellt. Unsere Beschreibung stützt sich im wesentlichen hierauf. HAMBY (1944) sammelte bis 1942 in der Literatur 214 Fälle, INGRAHAM und MATSON (1954) berichteten über 63, DODGE (1957) über 99 und RAND und RAND (1960) über 72 Fälle. Metastasen von Karzinomen sind im Gegensatz zum Erwachsenenalter extrem selten, 3 Fälle sind in der Literatur beschrieben (SVIEN et al. 1954; INGRAHAM 1954; RAND u. RAND 1960).

Tabelle 2. Häufigkeit der intraspinalen Tumoren im Kindesalter. Literaturzusammenstellung nach RAND und RAND (1960). Gutartige und nicht neurogene Tumoren wurden ausgelassen

	RAND u. RAND (1960)	INGRAHAM (1954)	GRANT u. AUSTIN (1956)	FORD (1952)	SVIEN et al. (1954)
Astrozytome	14%	14,2%	10%	17,3%	5%
Ependymome	12,5%	1,59%	3,3%	4,35%	10%
Zystische unklassifizierte Gliome	1,6%				5%
Maligne Gliome	3,1%		3,3%		
Meningiome	3,1%	3,2%	16,6%		0%
Gesamt-Kollektiv	64 100%	63 100%	30 100%	23 100%	40 100%

Die Häufigkeit der einzelnen Tumorformen geht aus Tabelle 2 hervor. RAND und RAND sahen 9 Astrozytome (14%), davon 6 Jungen und 3 Mädchen im Alter zwischen 1 und 11 Jahren. Sie konnten selten vollständig entfernt werden, da sie fest mit dem Parenchym verbunden waren. Die 8 Fälle von Ependymomen (12,5%) traten zwischen 4,5 und 14 Jahren bei 6 Jungen und 2 Mädchen auf. Nur ein Tumor war vollständig entfernbar. Glioblastome hatten nur 3 Kinder (4,7%), die nach Tagen bis Monaten starben. Neurinome sahen die Autoren bei 5 Kindern (7,8%), davon 4 Jungen im Alter zwischen 11 und 14 Jahren. Sie warten gutartig. Neuroblastome hatten 6 Kinder (9,3%) im Alter von 7 Monaten bis 6 Jahren. Auch verschiedene Sarkome (Fibrosarkom, Lymphosarkom, Retikulosarkom, Ewing-Sarkom) traten auf.

IV. Behandlung

1. Operative Behandlung

Die *Lokalisation* ist der wichtigste Faktor für die Entscheidung, ob eine operative Tumorentfernung in Betracht kommt. Die Operation von Tumoren des Halsmarks ist risikoreich, insbesondere ist die Mortalitätsrate hoch. Tiefer gelegene Tumoren haben eine geringere Operationsmortalität, dafür treten vielfach neurologische Ausfälle auf. Die Chance einer erfolgreichen und vollständigen Entfernung eines Ependymoms des Halsmarks ist danach nicht gegeben, andererseits können viele Ependymome des Filum terminale entfernt werden.

Das operative Vorgehen wird weiterhin durch den *histologischen Typ* bestimmt. Intramedulläre Ependymome erfordern eine longitudinale Myelotomie, Astrozytome werden durch weite und lange Laminektomien angegangen, um die Obstruktion des Subarachnoidalraumes durch den Tumor zu beseitigen.

Chirurgische Verfahren sind die Dekompression mit Biopsie und Entlastung bei inoperablen Tumoren. Manchmal ist auch die Biopsie zu gefährlich.

KOOS und PENDL (1975) halten die Laminektomie und Darstellung des Tumors in allen Fällen für durchführbar. Mit mikrochirurgischen Techniken sind heute viele früher inoperable Tumoren entfernbar geworden. Auch GARRIDO und STEIN (1977) halten die vollständige Exstirpation von Rückenmarkgliomen heute durch den Einsatz mikrochirurgischer Operationstechniken für häufiger möglich, dies gilt besonders für Ependymome des Filum terminale. Die spinale Chordektomie ist selten indiziert, eigentlich nur, wenn die Funktion des Rückenmarks vollständig durch einen Tumor unterbrochen wurde und nicht wieder hergestellt werden kann. Solche Vorgehen haben aber nur einen begrenzten Wert und sollten nur bei vollständiger Paraplegie durchgeführt werden, um ein Tumorwachstum in zervikale Segmente zu vermeiden, das Quadriplegie und Tod bedeuten würde (SLOOFF et al. 1964).

2. Strahlenbehandlung

A. SAENGER soll 1917 als erster einen Rückenmarktumor bestrahlt haben.

MARBURG und SGALITZER schreiben 1930 zur Technik und Dosierung von Rückenmarktumoren mit Orthovolt-Röntgenstrahlen. Sie verwenden einen großen Abstand von 40–50 cm, in manchen Fällen auch ein oder zwei Bestrahlungsfelder mit Kompression von ventral. Sie geben 80% der Hauteinheitsdosis von SEITZ und WINTZ, das entspricht etwa 480 r, wobei sie diese Dosis in 2–3 Teilen und an 2–3 aufeinanderfolgenden Tagen verabfolgen, um eine stürmische Frühreaktion zu verhindern. Weitere Serien folgen im Abstand von rund 2 Monaten.

Psenner und Wachtler berichten 1960 über ihre Methodik am Ende der Orthovolt-Ära. Das Rückenmark wird über mehrere Felder bestrahlt, um die Hautbelastung zu verteilen und eine höhere relative Tiefendosis zu erreichen. Auch die Technik mit Pendel-, Pendelkonvergenz- oder Konvergenzbestrahlung wird viel geübt. Sie beginnen die Strahlenbehandlung einschleichend mit 30–50 r (Herd) und gehen auf eine Einzeldosis zwischen 100 und 180 r über bis zu 3000–5000 r Herd. Die Erfolge sehen sie als bescheiden an.

Dyke und Davidoff befürworten 1942 die Strahlenbehandlung, besonders auch der nicht histologisch gesicherten Tumoren. Philipps und Dargeon sehen 1954 bei Kindern folgende Indikationen für eine Strahlentherapie: Strahlensensible Tumoren mit oder ohne operative Entfernung und jeder inoperable Tumor mit oder ohne histologischen Hinweis auf seine Strahlensensibilität.

Wood et al. (1954) stellten zusammenfassend fest, daß die Krankengeschichten von 58 Patienten überzeugend zeigen, daß die Strahlentherapie für die Mehrzahl zum Stillstand oder zur Rückbildung der neurologischen Symptome führt. Exzellente Ergebnisse haben sie bei Rezidiven. Sie empfehlen mehrere Serien mit Tumordosen von 1500–2000 r.

Über die Ergebnisse der modernen Hochvolt-Strahlenbehandlung liegen nur wenige Mitteilungen vor. Marsa et al. (1975) bestrahlten 15 Patienten mit Gliomen des Rückenmarks, darunter 2 Glioblastome, 1 Astrozytom, 6 Ependymome und 6 histologisch nicht gesicherte Tumoren. Sie gaben Tumordosen zwischen 50 und 67 Gy, im Mittel 57,36 Gy mit einer Standardabweichung von 5,58 Gy. Dies entsprach 1533–2325 ret NSD, im Mittel 1745 ± 248 ret. 66% der Patienten leben nach 5 Jahren, die mittlere Überlebenszeit ist 10 Jahre. Die meisten Tumoren waren nicht resezierbar. Trotzdem erreichten die Autoren eine verlängerte Überlebenszeit und einen Stillstand oder eine Rückbildung der Symptome.

Sie beobachteten eine „unverhältnismäßig große Häufigkeit" (3/15 Patienten) von radiogenen vaskulären Folgen, die möglicherweise auf Spätwirkungen an einem Gefäßnetz zurückzuführen sind, das durch einen intramedullären Tumor bereits komprimiert war. Trotzdem bevorzugen sie die Strahlenbehandlung in der Therapie dieser Tumoren. Glanzmann (1980) bestrahlte 23 Patienten mit Rückenmarksgliomen. Die symptomfreien Überlebenszeiten über 10 Jahre betrugen beim Astrozytom 40%, beim Ependymom des Rückenmarks 60% und der Cauda equina über 90%. Lediglich bei inoperablen bzw. nicht radikal entfernten Tumoren hält er eine Strahlentherapie für indiziert. Er gibt 45 bis 55 Gy in 1,5 Gy Einzeldosen fünfmal wöchentlich.

Schwade et al. (1978) berichten über 34 Patienten, darunter 12 Ependymome, 7 Atrozytome, 2 Chordome, 1 Meningeosarkom, 1 undifferenziertes Sarkom, 1 Neurinom, 1 kavernöses Hämangiom und 9 histologisch nicht gesicherte Tumoren. Die Mehrzahl der Patienten wurde mit direkten p.a.-Feldern bestrahlt, einige mit Gegenfeldern und neuerdings mit schrägen dorsalen Feldern. Alle Felder umschlossen die bekannte Tumorausdehnung und eine Sicherheitszone von 2–3 cm, berechnet wurde entsprechend der anatomischen Lage auf eine Tiefe von 5–7 cm. Sie empfehlen auf Grund ihrer Erfahrungen eine konservative operative Tumorentfernung und nachfolgende Bestrahlung als optimale Behandlung.

Auch bei *Kindern* wird die Strahlenbehandlung entsprechend den Gesichtspunkten bei Erwachsenen im allgemeinen für indiziert gehalten. Die Ergebnisse werden durch eine ergänzende Bestrahlung verbessert (Rand u. Rand 1960). Die Autoren glauben, daß selten oder nie ein Neoplasma vollständig entfernt werden kann, wenn eine stückweise Resektion erforderlich ist. Deshalb ist eine Strahlentherapie unabhängig von dem Grad der Malignität indiziert. Diese Politik werde zwar nicht allgemein gebilligt, habe aber so günstige Ergebnisse in ihrer Serie gebracht, daß sie diese allgemeine These stützen.

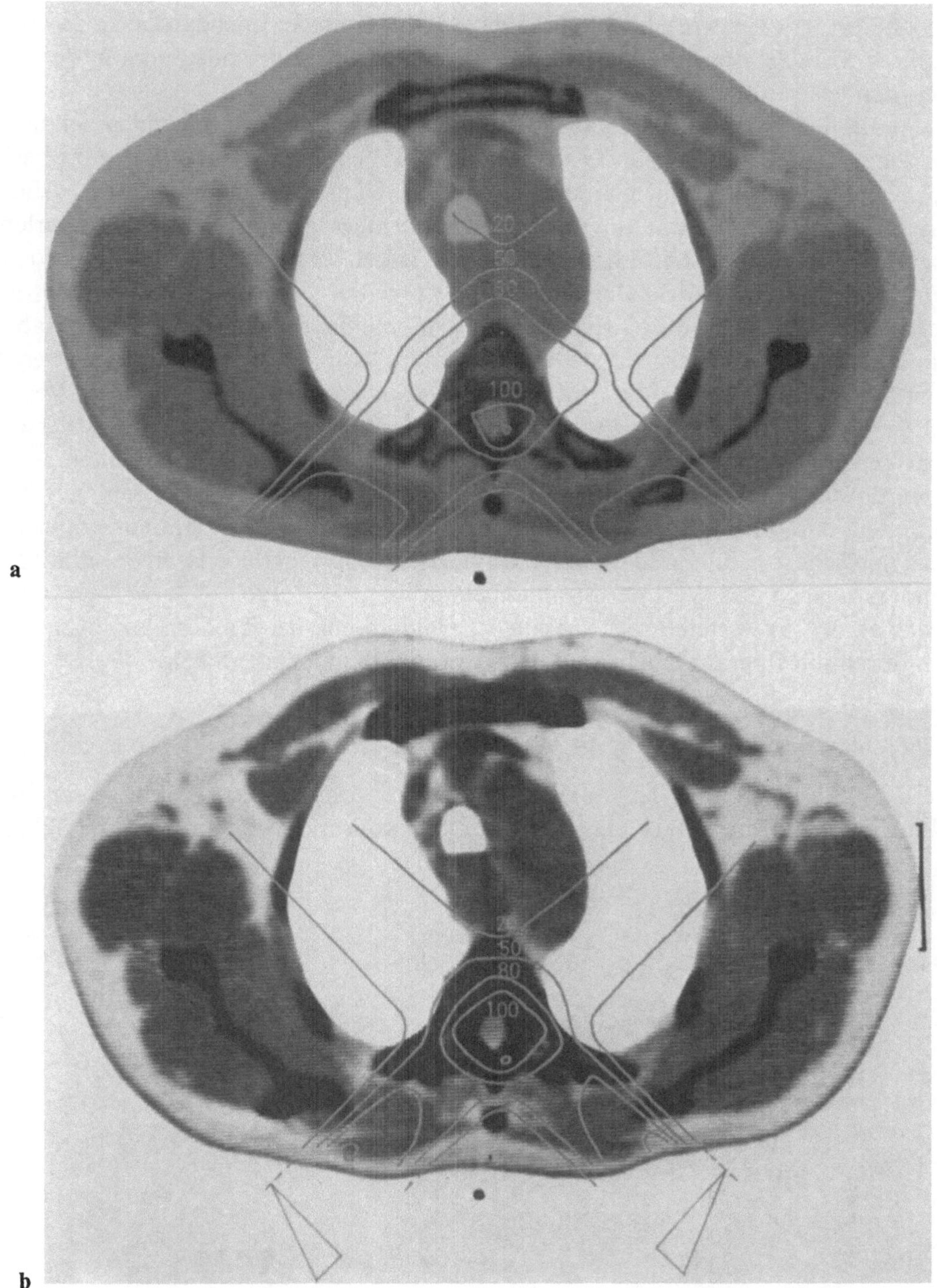

Abb. 1. a Strahlenbehandlung des Rückenmarks mit einem Telekobaltgerät, Quelle-Isozentrum-Abstand 60 cm. 2 schräge dorsale Stehfelder ohne Keilfilter. Das Dosismaximum im Zielvolumen beträgt 106%. Das von der 100%-Isodose umschlossene Volumen ist zu klein, die 90%-Isodose umschließt das Zielvolumen besser. Dadurch steigt das Dosismaximum auf 116%. Berechnung mit dem Therapie-Planungs-System TPS 1. **b** Strahlenbehandlung des Rückenmarks mit einem Telekobaltgerät, Quelle-Isozentrum-Abstand 60 cm. 2 schräge dorsale Stehfelder mit Keilfilterausgleich (Isodosen-Neigungswinkel 45°). Das Zielvolumen wird von der 100%-Isodose umschlossen, das Dosismaximum im Zielvolumen beträgt 112%. Berechnung mit dem Therapie-Planungs-System TPS 1

a) Ependymom

BARONE und ELVIDGE (1970) berichten über 27 intraspinale Ependymome, davon 20 in der Cauda equina. Bei 16 Patienten wurde der Tumor operativ vollständig entfernt, 11 Patienten wurden bestrahlt.

Beim Vergleich der Behandlungsergebnisse kommen die Autoren zu folgenden Schlüssen: Bei den Überlebenszahlen gibt es keine Unterschiede zwischen den Patienten, die nur operiert und denen, die ergänzend bestrahlt wurden, die mittlere Überlebenszeit ist 10 bzw. 9 Jahre. Wenn man nur die Patienten mit unvollständig entferntem Tumor auswertet, überleben die nur operierten im Mittel 2,5 Jahre und die zusätzlich bestrahlten 9,5 Jahre, so daß diese Gruppe eindeutig von der Strahlenbehandlung profitiert. Dosisangaben werden nicht gemacht. SLOOFF et al. (1964), die 169 spinale Ependymome überblicken, halten die Strahlenbehandlung generell für nützlich. SCOTT (1974) glaubt, daß bei unvollständig entfernten Ependymomen der Cauda equina die Strahlenbehandlung so wirksam ist, daß der Versuch einer radikalen operativen Entfernung wegen der Gefahr der neurologischen Ausfallserscheinungen nicht gemacht werden soll. SCHWADE et al. (1978) bestrahlten 12 Patienten, – nur bei einem wurde der Tumor makroskopisch vollständig entfernt – mit Dosen um 50 Gy in 28 Fraktionen und 41–45 Tagen. Die NSD lag um 1500 ret. Ein Patient entwickelte schwere neurologische Ausfälle und wurde paraplegisch. Die Überlebenszahlen von 2,5 bis 17 Jahren unterstreichen den Wert der Strahlenbehandlung.

SHUMAN et al. (1975) werteten retrospektiv 7 Ependymome bei Kindern aus. Kein Kind wurde allein durch die Operation geheilt. Alle bestrahlten Kinder überleben.

b) Astrozytom

WOOD et al. (1954) haben bei 12 Patienten mit Astrozytomen gute Ergebnisse der Strahlenbehandlung gesehen. Ihre Erfahrung spricht für eine konservative Chirurgie, die üblicher-

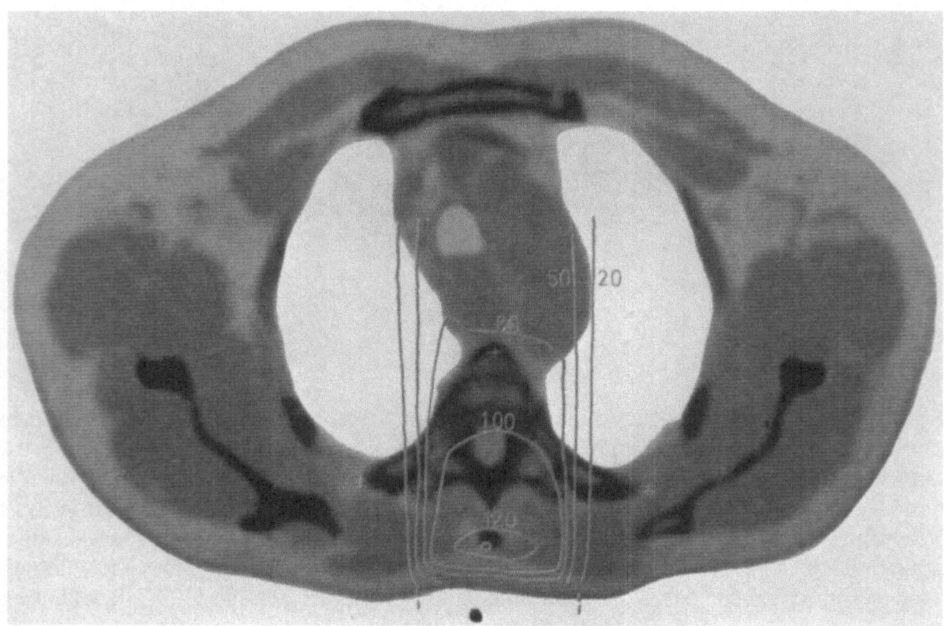

Abb. 2. Strahlenbehandlung des Rückenmarks mit 5 MV-Röntgenstrahlen eines Linearbeschleunigers, Fokus-Haut-Abstand 100 cm. Anwendung eines direkten dorsalen Stehfeldes, Dosismaximum 123%. Berechnung mit dem Therapie-Planungs-System TPS 1

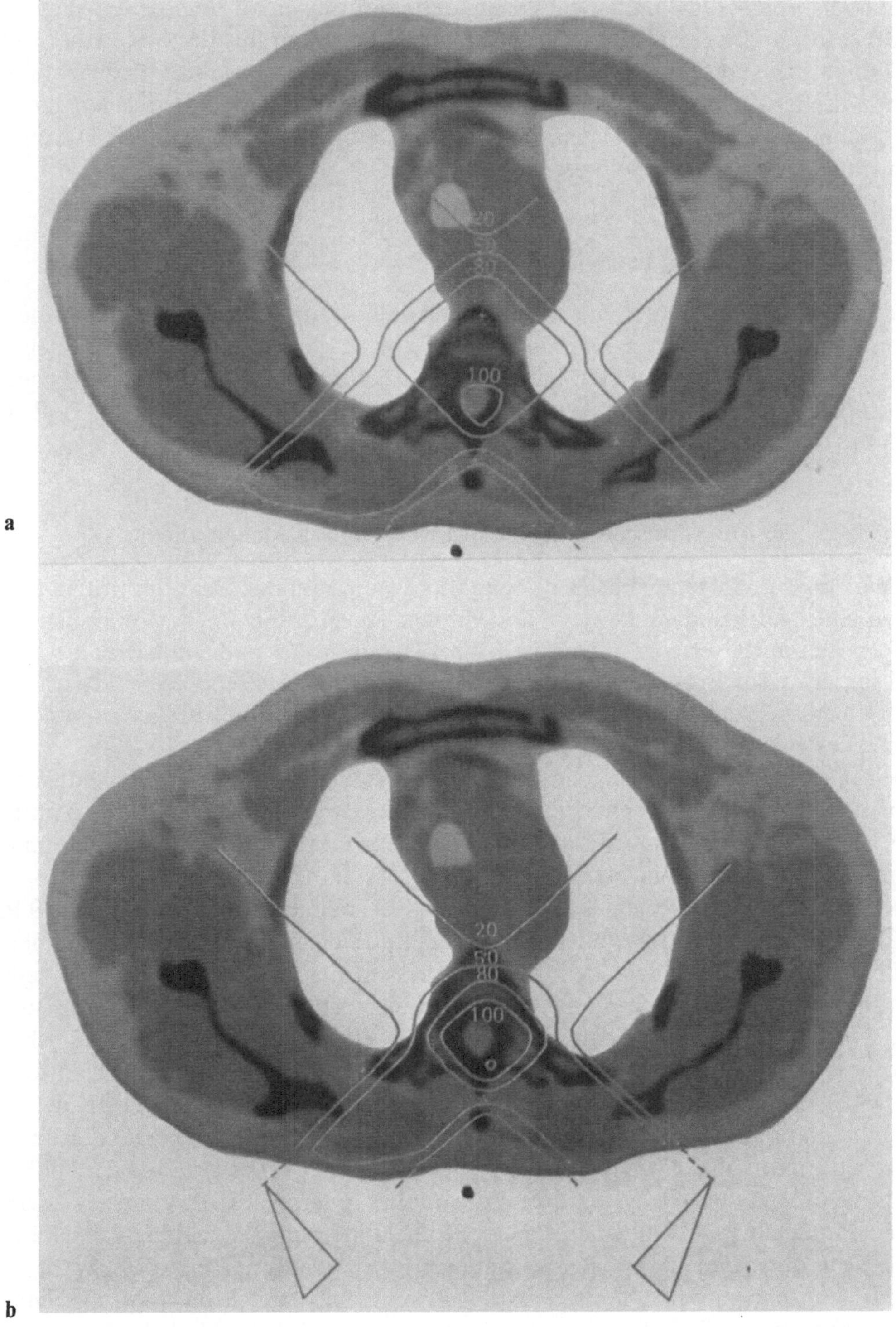

Abb. 3. a Strahlenbehandlung des Rückenmarks mit 5 MV-Röntgenstrahlen eines Linearbeschleunigers, Fokus-Isozentrum-Abstand 100 cm. 2 schräge dorsale Stehfelder ohne Keilfilter. Das Dosismaximum im Zielvolumen beträgt 104%. Das von der 100%-Isodose umschlossene Volumen ist zu klein, die 90%-Isodose umschließt das Zielvolumen besser. Dadurch steigt das Dosismaximum auf 114%. Mit Telekobalt erreicht man eine praktisch gleiche Dosisverteilung (Abb. 1 a). Berechnung mit dem Therapie-Planungs-System TPS 1. **b** Strahlenbehandlung des Rückenmarks mit 5 MV-Röntgenstrahlen eines Linearbeschleunigers, Fokus-Isozentrum-Abstand 100 cm. 2 schräge dorsale Stehfelder mit Keilfilterausgleich (Isodosen-Neigungswinkel 45°). Das Zielvolumen wird von der 100%-Isodose umschlossen, das Dosismaximum beträgt 109%. Berechnung mit dem Therapie-Planungssystem TPS 1

weise eine Entlastung durch Laminektomie und der Entfernung von Zysten umfaßt und von einer intensiven Strahlentherapie gefolgt wird.

Auch SLOOFF et al. (1964) halten auf Grund der Erfahrungen an 86 Patienten die postoperative Strahlenbehandlung für nutzbringend. 3 von 7 Patienten aus der Serie von SCHWADE et al. (1978) wurden subtotal operiert, 4 Patienten leben nach 4–11 Jahren Beobachtungszeit, 3 starben zwischen 7 Monaten und 11 Jahren. Die applizierten Dosen lagen um 50 Gy in 26–28 Sitzungen und 37–43 Tagen, entsprechend rund 1400–1500 ret NSD. Bei einem Patienten traten erhebliche neurologische Ausfälle auf.

c) Histologisch nicht gesicherte Tumoren

Bei inoperablen Tumoren ist die Strahlenbehandlung die einzige therapeutische Möglichkeit und wird deshalb allgemein empfohlen. 8 von 13 Patienten von WOOD et al. (1954) lebten mehr als 6 Jahre. Die meisten hatten eine Besserung der klinischen Symptome durch einfache Entlastung und Strahlentherapie. 5 von 9 Patienten von SCHWADE et al. (1978) lebten 2,5 bis 18 Jahre nach der postoperativen Bestrahlung.

d) Metastatische Tumoren und Rückenmarkskompression

Tumoren aus der Umgebung des Rückenmarks können auf den Extraduralraum übergreifen und zu einer Rückenmarkskompression führen. Hierzu zählen neben Wirbelmetastasen solider Tumoren auch vertebrale Tumoren wie Plasmozytome und infiltrierend wachsende Geschwülste, etwa der Bronchien oder des Ösophagus. Solche Ereignisse sind viel häufiger als primäre Tumoren des Rückenmarks, sie gehören zu den Notfallsituationen in der Strahlentherapie, in denen sofort gehandelt werden muß.

Wirbelsäulenmetastasen, die zu einer Rückenmarkskompression führen, werden bei 5% aller Patienten mit metastasierenden Tumoren beobachtet (BARRON et al. 1959). Am häufigsten sind Metastasen des Mammakarzinoms, aus dem Gastrointestinaltrakt, von malignen Lymphomen und des Bronchialkarzinoms (LIVINGSTON u. PERRIN 1978).

KHAN et al. (1967) bestrahlten 82 Patienten mit Rückenmarkskompression. Bei 19 Patienten (23%) erreichten sie ein sehr gutes Ansprechen mit vollständiger Rückbildung der Symptome für 3 Monate und länger. 15 (18%) hatten ein mäßiges Ansprechen mit teilweiser Rückbildung von sensiblen und motorischen Ausfällen für 3 Monate und länger, 30 (37%) sprachen schlecht an, die neurologischen Symptome blieben bestehen, aber die Schmerzen wurden gebessert. 18 Patienten (22%) reagierten nicht auf die Behandlung. Die Ausdehnung und die Dauer der Rückenmarkskompression waren prognostisch wichtiger als die Art des Primärtumors. Nur 5 von 32 Patienten (16%) mit Paraplegie hatten eine befriedigende Besserung, dagegen 29 von 50 (58%) ohne vollständige Lähmungen. Die Analyse der bei Behandlungsbeginn vorherrschenden Symptome im Hinblick auf die Erfolgschancen ergab, daß 28 von 69 Patienten (41%) über eine gute Schmerzlinderung berichteten, die Länge der Anamnese war ohne Bedeutung. Bei Lähmungen, die weniger als eine Woche bestanden, ließen sich 33% sehr gute und 19% mäßige Ansprechraten erreichen. Wenn die Symptome länger bestanden, sank die Erfolgswahrscheinlichkeit beträchtlich. Ähnliche Beobachtungen machten die Autoren bei 46 Patienten mit sensiblen Ausfallserscheinungen. Im allgemeinen wurden sensible Ausfälle bei fortgeschrittener und lang dauernder Rückenmarkskompression gesehen. Das ungünstigste Symptom ist die Blasen-Mastdarm-Lähmung, nur bei kurzer Anamnese ist ein Ansprechen auf die Strahlenbehandlung zu erwarten, von 22 Patienten auch dann nur bei 4 (18%) sehr gut und bei 4 (18%) mäßig. Andererseits war die Chance auf ein gutes Behandlungsergebnis 3 zu 4 bei den Patienten ohne Blasen-Mastdarm-Störung.

Andere Autoren bestätigen im wesentlichen diese Ergebnisse. BANSAL et al. (1967) haben die besten Erfolge bei Befall der Cauda equina, die ungünstigsten im oberen Thorakalmark. Die Dauer der neurologischen Symptome ist auch bei ihnen von Bedeutung. Die meisten Patienten wurden mit einer Laminektomie und ergänzender Bestrahlung behandelt, die nur Laminektomierten schnitten erheblich schlechter ab. COBB et al. (1977) glauben, daß die Strahlentherapie allein gleich gute Ergebnisse erzielen kann wie die kombinierte Behandlung. MARSHALL und LANGFITT (1977) lassen nach einer primären Strahlenbehandlung noch laminektomieren, die Ergebnisse werden dadurch nur bei 5 Patienten besser, die auf eine Strahlenbehandlung nicht angesprochen haben. LIVINGSTON und PERRIN (1978) betonen die Wirksamkeit einer Laminektomie, die in ihrer Serie von 100 Patienten besser als allgemein angenommen sei, erwähnen aber, daß alle Patienten vorher oder hinterher bestrahlt worden sind. FRIEDMAN et al. (1976) berichten über gute Ergebnisse der alleinigen Strahlenbehandlung bei 73 Patienten mit malignen Lymphomen, abhängig von der Schwere der neurologischen Ausfälle.

Die Rolle der Laminektomie ist in der Literatur sehr umstritten. Einen Überblick über die Diskussion an Hand von fast 100 Artikeln geben MILLBURN et al. (1968). Danach ist die Notwendigkeit eines sofortigen neurochirurgischen Eingreifens nach traumatischen Ereignissen unumstritten, ebenso, wenn die Ursache der Rückenmarkskompression unbekannt ist. Die meisten Neurochirurgen halten weitere Indikationen nicht für gegeben, da die Ergebnisse der alleinigen Laminektomie schlecht sind und die der alleinigen Strahlenbehandlung genausogut wie die bei kombiniertem Vorgehen.

Auch BALDINI et al. (1979) sehen auf Grund ihrer Erfahrungen an 140 Fällen allenfalls bei Patienten mit beginnenden neurologischen Symptomen eine Indikation zur Laminektomie, sie schließen davon aber Lymphome wegen ihrer Strahlensensibilität aus. GILBERT et al. (1978) bevorzugen ebenfalls die Strahlentherapie (235 Patienten).

Das Argument gegen die alleinige Strahlentherapie ist die Verschlechterung der Symptome in den ersten Behandlungstagen. Diese Verschlechterung soll durch ein lokales radiogenes Ödem mit zunehmendem Druck hervorgerufen werden. Eine Laminektomie kann der Drucksteigerung entgegenwirken, anderenfalls ist eine einschleichende Dosierung gebräuchlich.

Diese in der strahlentherapeutischen Literatur und Praxis übliche Auffassung kann heute nicht mehr als stichhaltig und richtig angesehen werden, sondern ist wohl für den Patienten nachteilig und falsch. Zur primären Laminektomie: Patienten mit metastasierenden Tumoren sind in schlechtem AZ und EZ, die Operationsmortalität liegt zwischen 7,2%, wenn man die Risikopatienten aussondert, und 24% (ARSENI et al. 1959; SMITH 1965; TORMA 1957). In ARSENIS großem Kollektiv hat sich die neurologische Symptomatik bei 60% der Patienten postoperativ verschlechtert oder blieb unbeeinflußt. Damit führt die Laminektomie in der Mehrzahl der Patienten zu einem Zeitverlust, die neurologischen Symptome dauern bei Bestrahlungsbeginn länger an, die Prognose wird dadurch erheblich schlechter.

Untersuchungen über das günstigste Fraktionierungsschema liegen nicht vor. KHAN et al. (1967) sahen bei ihren Patienten keine unterschiedlichen Ergebnisse bei täglich gleicher Dosis und bei einschleichender Dosierung, beginnend mit 0,5 Gy und innerhalb einer Woche auf 2 Gy steigend. Nach ihrer Erfahrung ist auch mit Gesamtdosen oberhalb 30 Gy keine weitere Verbesserung zu erreichen. Aber auch die einschleichende Dosierung kostet Zeit, weil die Tumorrückbildung nur langsam einsetzt. Andererseits ist es nicht gesichert, daß bei dem Beginn mit einer hoch dosierten Strahlenbehandlung ein Ödem eine wesentliche Bedeutung hat. Die Erfahrungen mit der initial hoch dosierten Bestrahlung sind bei uns sehr günstig, ähnlich wie im Gehirn oder bei Metastasen in anderen Lokalisationen. Wir geben 5 Gy in der ersten Sitzung, je nach Ansprechen auch in der zweiten und gehen dann auf 2–3 Gy Einzeldosis zurück. Unsere Gesamtdosis ist 30 Gy, berechnet auf 5 cm Tiefe im Halsmark und 7 cm Tiefe weiter kaudal. Wir bevorzugen direkte Felder mit großen Sicherheitszonen nach lateral, kranial und kaudal, man kann auch eine Zwei-Felder-Technik wählen (Abb. 1–3). Die gleichzeitige Gabe von Nebennierenrindenhormonen in hoher Dosierung, z. B. Dexamethason 40 mg wird für die ersten Tage empfohlen.

V. Komplikationen

Die Strahlenschädigung des Rückenmarks, die *Strahlenmyelopathie,* ist die Komplikation, die bei der Strahlenbehandlung von Tumoren des Rückenmarks droht, aber häufiger noch bei der Bestrahlung von Tumoren in der Körpermitte, bei der das Rückenmark in das Ziel- oder Bestrahlungsvolumen einbezogen wird. Das Risiko einer Strahlenschädigung des Rückenmarks ist allen Strahlentherapeuten gut bekannt und wird in der Regel überschätzt, bis 1975 sind etwa 370 Fälle publiziert worden (FRÖSCHER 1976). Die Literatur hierüber ist im Gegensatz dazu sehr umfangreich und kann hier nicht gewürdigt werden. Auf neuere umfassende Darstellungen soll deshalb verwiesen werden (FRÖSCHER 1976; SCHMITT 1979; GILBERT u. KAGAN 1980).

Zur *Pathogenese* der Strahlenmyelopathie werden drei Hypothesen vertreten, die vaskuläre, die immunologische und die primäre Läsion von Glia und Nervengewebe (GÄNSHIRT 1978). Die Gefäßtheorie geht auf SCHOLZ (1935) zurück und scheint die größte Wahrscheinlichkeit zu besitzen, da andere Gefäßschäden am Rückenmark zu einer gleichen Symptomatik führen. FRÖSCHER (1976) zitiert 52 Literaturberichte hierzu. Primär liegen Schädigungen an den Endothelzellen der kleinen Gefäße vor, die latent bleiben können und erst bei einem entzündlichen Proliferationsreiz manifest werden. Die unterschiedlichen Latenzzeiten lassen sich so erklären. Die Folge der Endothelproliferation sind eine Anlagerung von Plasmabestandteilen an der Gefäßwand, eine Gefäßverengung und ein Verschluß. Die Minderdurchblutung und Diffusionsstörung bedingt nachfolgende Rückenmarksschäden.

Nach der Parenchymtheorie werden das Neuron und die Gliazellen primär geschädigt, hierzu sind in der Regel höhere Dosen notwendig. Daneben lassen sich auch gleichzeitige Schäden von Gefäßen und Parenchym diskutieren.

Die immunologische Hypothese, in Deutschland besonders von ZÜLCH et al. (1972) vertreten, geht von der Schädigung der Markscheiden aus, deren Abbauprodukte zu einer Antigen-Antikörper-Reaktion führen und so zu einer Bildung von paramyloiden Niederschlägen anregen. Die bevorzugte Schädigung der weißen Substanz und die fehlende Korrelation zwischen Strahlenbelastung und Schädigung sollen so erklärt werden. Weiterhin werden auch Spätveränderungen außerhalb des bestrahlten Volumens so erklärt.

Zusammenfassend soll mit JELLINGER und STURM (1971) gesagt werden, daß bei der Vielzahl der morphologischen Befunde auch mehrere oder ein Zusammenspiel mehrerer pathogenetischer Mechanismen an dem vollen Bild der Strahlenmyelopathie beteiligt sein werden.

Nach REAGAN et al. (1968) werden die *klinischen Erscheinungsformen* in 4 Gruppen eingeteilt.

1. Die transitorische Strahlenmyelopathie besteht aus rein subjektiven und oft milden sensiblen Störungen. Ihr charakteristisches Merkmal ist ein positives Lhermitte-Zeichen (elektrische Parästhesien bei Kopfbeugung). Sie tritt mit einer kurzen Latenzzeit von 3 bis 4 Monaten auf und bildet sich spätestens innerhalb eines Jahres vollständig zurück. Nur in insgesamt 2 Fällen entwickelte sich später eine bleibende Strahlenmyelopathie (EYSTER u. WILSON 1970; REAGAN et al. 1968; zitiert nach SCHMITT 1979).
   Transitorische Formen sind selten beschrieben, wahrscheinlich weil sie vom Patienten nicht bemerkt werden.

2. Schäden mit den Zeichen der spinalen Muskelatrophie „(lower motor neuron disease)“ in den oberen oder unteren Extremitäten. Das Syndrom ist wahrscheinlich extrem selten. GREENFIELD und STARK (1948) haben es bei drei Patienten nach der Strahlenbehandlung von retroperitonealen Lymphknoten gesehen. Intervall 4–64 Monate.
3. Die dritte Form führt zu einer sich akut entwickelnden Para- oder Tetraplegie mit raschem Fortschreiten bis zum inkompletten Querschnitt. Sie ist für den Menschen wenig relevant, da sie nur nach übertherapeutischen Dosen auftritt (SCHMITT 1979).
4. Die chronisch-progrediente Strahlenmyelopathie ist die wichtigste Form und die einzige, die pathologisch-anatomisch bestätigt ist. Die wichtigsten pathologischen Charakteristika sind eine asymmetrische Demyeliniserung der Seitenstränge, in geringerem Maße auch der Hinter- und Vorderstränge der weißen Substanz mit Nekrosen und Zysten, die die graue Substanz weniger betreffen (BURNS et al. 1972).
   Die Latenzzeit bis zum ersten Auftreten neurologischer Symptome liegt zwischen einem Monat und 13 Jahren, im Mittel zwischen 1 und 3 Jahren (SCHMITT 1979) und ist dosisabhängig.

Die *klinischen Symptome* der chronisch-progredienten Strahlenmyelopathie sind vielfältig und werden in Anlehnung an GÄNSHIRT (1978) beschrieben. Häufigstes Frühsymptom sind brennende Schmerzen, die über Monate und Jahre anhalten. Paresen und Sensibilitätsausfälle in den distalen Extremitätenabschnitten (Finger, Zehen und am Rumpf sind die nächstfolgenden Symptome, Blasen-, Mastdarm- und Potenzstörungen können folgen. Die Ausfälle entstehen schubförmig, die Erkrankung kann in jedem Schweregrad stehen bleiben und den Endzustand erreichen, diese Feststellung ist nur aus dem Verlauf zu treffen. Der Liquor bleibt meistens unverändert.

Zur Diagnose eines Strahlenspätschadens des Rückenmarks müssen nach SINNER (1964) folgende Kriterien erfüllt sein:
1. Überschreiten der Toleranzdosis des Rückenmarks.
2. Die Höhenlokalisation der Schädigung muß mit dem bestrahlten Volumen übereinstimmen.
3. Ein intraspinaler Tumor muß ausgeschlossen sein (Liquor, Intervall, Myelographie, CT).

Die *Bestrahlungstechnik* ist bei der Abschätzung der Toleranzdosis von besonderer Bedeutung. Die Fraktionierung kann so berücksichtigt werden, daß die Ellis-Formel angewandt wird. Die 1% Wahrscheinlichkeit für eine Myelopathie im Thorakalmark wird mit 1015 ret angegeben, die 50% Wahrscheinlichkeit mit 1476 ret. Vorsichtig soll man bei der Anwendung von hohen Einzeldosen sein, 20 Gy in 5 Fraktionen und 30 Gy in 10 Fraktionen sind ungefährlich (WARA et al. 1975). WOLLIN und KAGAN (1976) haben ebenfalls gezeigt, daß die Höhe der täglichen Dosis und die Gesamtbehandlungszeit wichtige Faktoren sind. Sie empfehlen die tägliche Dosis am Rückenmark unter 2 Gy zu halten.

Die Größe des Bestrahlungsfeldes ist ein weiterer kritischer Faktor. Nach PATERSON (1963) ist bei einer bestrahlten Rückenmarklänge von 20 cm und mehr das gleiche Risiko schon bei zwei Drittel der Dosis eines kleineren Volumens unter 20 cm Länge gegeben. BODEN (1950) stellt fest, daß bei kleinem Feld 45 Gy in 17 Tagen für Hirnstamm und Rückenmark verträglich sind, aber nur 35 Gy in 17 Tagen bei einem großen Feld. Viele Untersucher betonen die Gefahr, die bei der Überschneidung zweier Felder entstehen. Die höhere Zahl von Myelitiden in der Hochvoltära ist sicher nur auf die höhere Dosis am Rückenmark zu beziehen, eine höhere biologische Wirksamkeit ist nur für Neutronen anzunehmen. Nach VAN DER KOGEL und BARENDSEN (1974) ist die RBW von 15 MeV Neutronen bei fraktionierter Bestrahlung 1,7 gegenüber 300 kV Röntgenstrahlen, jedoch 1 bei einzeitiger Bestrahlung.

Neben der Bestrahlungstechnik sind zur Abschätzung der Toleranzdosis auch noch *individuelle Faktoren von Seiten des Patienten* zu berücksichtigen.

Die Strahlenempfindlichkeit nimmt vom Fötus bis zum Erwachsenen ab (FRANKE 1973), feste Vorstellungen oder Dosisrichtlinien sind leider nicht vorhanden. Eine Abhängigkeit vom Geschlecht ist unbekannt. Eine abnehmende Strahlenempfindlichkeit des Rückenmarks von der Medulla oblongata zum Lumbalmark hin ist vielfach angenommen worden, aber ebenfalls nicht gesichert. Für die besondere Häufigkeit von Schäden im Halsmark sind eher höhere Rückenmarkdosen auf Grund der anatomischen Verhältnisse anzunehmen als der hohe Anteil an strahlensensibler weißer Substanz (Diskussion der Literatur bei FRÖSCHER 1976).

Auch über eine mögliche Potenzierung der Strahleneffekte durch neurotoxische Medikamente und Zytostatika ist bisher nichts Sicheres bekannt.

Nach diesen Ausführungen ist das Problem deutlich, Toleranzdosen für das Rückenmark zu definieren, da im Einzelfall mehrere zusätzliche Faktoren einen Einfluß gewinnen können. Diese sind von der methodischen Seite gesehen nach einer Zusammenfassung durch MAIER et al. (1969):

- Länge oder Volumen des bestrahlten Rückenmarkabschnitts
- Dosishöhe pro Fraktion
- Zahl der Fraktionen
- Zeitspanne zwischen den einzelnen Fraktionen
- Gesamtdosis und Gesamtzeit.

Die Angaben zur Toleranzdosis sind in der Literatur dementsprechend sehr widersprüchlich. In den Tabellen 3–5 werden die Empfehlungen von drei Autoren zusammengestellt.

Eine Zusammenstellung der Literaturangaben zur Toleranzdosis geben FRANKE (1973), PALMER (1972) und FRÖSCHER (1976). Auch bei der Berücksichtigung strenger Empfehlungen, wie der von FRANKE (Tabelle 4) sind Strahlenfolgen am Rückenmark nicht immer zu vermeiden.

Die Schwierigkeiten der Beurteilung von manifesten Rückenmarkläsionen haben OESER und ZÜLCH (1974) an einem Fall dargestellt. Bei einem Mann, der wegen eines zirkulären

Tabelle 3. Verhältnis zwischen NSD und Strahlenmyelopathie des Thorakalmarks. (PHILLIPS u. BUSCHKE 1969)

NSD (ret)	Patientenzahlen mit Myelopathie
<1000	0/8
1000–1250	0/6
1250–1500	2/12
1500–1750	8/19
1750–2000	2/4

Tabelle 4. Toleranzdosis am Rückenmark, berechnet aus einem Fraktionierungsdiagramm für die Hauttoleranz nach STRANDQUIST. Die berechnete Funktion berücksichtigt den niedrigsten Doseswert einer Rückenmarknekrose, der 1961 bekannt war. (FRANKE 1973)

Gesamtdosis (rd)	Gesamtdauer (Tage)
1400	1
2000	12
2200	20
2400	40

Tabelle 5. Rückenmark-Toleranzdosen. TD 5/5 ist die Dosis, bei der die Schädigung bei 5% der Patienten innerhalb von 5 Jahren auftritt, TD 50/5 bei 50% der Patienten. (Nach RUBIN u. BAKEMEIER 1978)

TD 5/5	25 Gy	ganzes Rückenmark
TD 5/5	45 Gy	Teil des Rückenmarks
TD 50/5	55 Gy	Teil des Rückenmarks

Rückenmarktumors bestrahlt worden war, trat in einem Intervall von $11^1/_2$ Jahren nach der Strahlenbehandlung eine langsam zunehmende Querschnittsymptomatik auf. Rechtliche Auseinandersetzungen entstanden wegen der Anerkennung als Strahlenspätschaden. 14 Jahre nach der Strahlenbehandlung konnte durch eine Autopsie eine Strahlenmyelopathie ausgeschlossen werden. Die Querschnittlähmung war durch fibrotische Einschnürungen im Rahmen der Vernarbung entstanden.

Die *Therapie* der Strahlenmyelopathie bleibt bisher symptomatisch, also die Behandlung von Schmerzen und die physikalische Therapie. Kortikoide haben keinen Einfluß auf den Verlauf (GÄNSHIRT 1978; SOLHEIM 1971).

KAESER (1980) regt an, Actihaemyl intravenös im progredienten Stadium einzusetzen, da er an einem (nicht gesicherten) Fall von Strahlen-Myelopathie eine bemerkenswerte Rückbildung der Symptome erreichen konnte.

VI. Ergebnisse

Über die Ergebnisse der modernen Hochvolt-Strahlenbehandlung liegen nur wenige Mitteilungen vor. MARSA et al. (1975) erreichten bei Gliomen des Rückenmarks 66% 5 Jahre-Überlebenszeiten, die mittlere Überlebenszeit ist 10 Jahre. Die meisten Tumoren aus dem Kollektiv von 15 Patienten waren nicht resezierbar. SLOOFF et al. (1964) geben die mittleren Überlebenszeiten für Astrozytome an mit 101 Monate (Grad 1), 44 Monate (Grad 2), 16 Monate (Grad 3) und 12 Monate (Grad 4). Bei Ependymomen nennen sie 151 Monate (Grad 1), 111 Monate Grad 2), oder 114 Monate (Grad 1) und 124 Monate (Grad 2) bei Lokalisation im Rückenmark und 173 Monate (Grad 1) und 99 Monate (Grad 2) im Filum terminale. Die Ergebnisse von WOOD et al. (1954), BARONE und ELVIDGE (1970) und SCHWADE et al. (1978) liegen in ähnlicher Größenordnung. Auch die Ergebnisse bei Kindern (RAND u. RAND 1960) entsprechen denen bei Erwachsenen.

Literatur

Adson AW (1924) Spinal cord tumors. Surg. 39:109
Adson AW, Ott WO (1922) Results of the removal of tumors of the spinal cord. Arch Neurol Psychiat 8:520–537
Antoni N (1920) Über Rückenmarkstumoren und Neurofibrome. Bergmann, München
Arseni CN (1959) Tumors of the spine – three hundred fifty cases. Acta Psychiatr Scand 34: 398–401
Auld AW, Buerman A (1966) Metastatic spinal epidural tumors. Arch Neurol 15:100–108
Baldini M, Tonnarelli GP, Princi L, Vivenza C, Nizzoli V (1979) Neurological results in spinal cord metastases. Neurochirurgia 22:159–165
Bansal S, Brady LW, Olsen A, Faust DS, Osterholm J, Kazem I (1967) The treatment of metastatic spinal cord tumors. JAMA 202:686–688
Barone BM, Elvidge AR (1970) Ependymomas. J Neurosurg 33:428–438
Barron KD, Hirano A, Aratei S (1959) Experiences with metastatic neoplasms involving the spinal cord. Neurology 9:91–106
Boden G (1950) Radiation myelitis of the brain stem. J Fac Radiologists 2:79–94
Broager B (1953) Spinal neurinoma. Acta Psychiat Neurol [Suppl] 85
Buckley (1902) A case of metastatic carcinoma of the spine and meninges. J Nerv Ment Dis 29:193 (zitiert nach Henschen F 1955)
Burns RJ, Jones AN, Robertson JS (1972) Pathology of radiation myelopathy. J Neurol Neurosurg Psychiatr 35:888–898
Clifton MD, Amromin GD, Perry MC, Abadir R, Watts C, Levy N (1980) Spinal cord glioma following irradiation for Hodgkin's disease. Cancer 45:2051–2055
Cobb CA, Leavens ME, Eckles N (1977) Indications for nonoperative treatment of spinal cord compression due to breast cancer. J Neurosurg 47:653–658

Cruveilhier J Anatomie pathologique du corps humain.: Baillière, Paris (1835–1842)
Denk W (1926) Sicards myelography and its results. Dtsch Arch klin Chir 140:208
Dodge HW Jr, Keith HM, Canapagna MJ (1957) Intraspinal tumors in infants and children. J Intern Coll Surg 26:199–215
Dyke CG, Davidoff LM (1942) Roentgen treatment of diseases of the nervous system. Lea & Febiger, Philadelphia
Eiselsberg A (1921) Demonstration eines Patienten, bei welchem im Februar d.J. wegen Querschnittssymptomen des Rückenmarkes eine Laminektomie ausgeführt wurde. Wien Klin Wochenschr 26:321
Eiselsberg A (1932) Intramedulläre Rückenmarkstumoren. Mitt Grenzgeb Med Chir 42:613–622
Eiselsberg AF, Ranzi E (1913) Über die chirurgische Behandlung der Hirn- und Rückenmarkstumoren. Arch Klin Chir 102:309–468
Elsberg CA (1929) Tumors of the spinal cord. Arch Neurol 22:949–965
Elvidge A, Penfield W, Cone W (1937) The gliomas of the central nervous system. Res Nerv Ment Dis Proc 16:107–181
Eyster EF, Wilson CB (1970) Radiation myelopathy. J Neurosurg 32:414
Fischer O (1922) Beiträge zur Pathologie und Therapie der Rückenmarkstumoren (Röntgentherapie usw). Z Ges Neurol Psych 76:81
Flock H (1936/37) Über die Häufigkeit der Gliome. Frankf Ztschr Path 50:289–303
Foerster O, Gagel O (1935) Klinik und Pathohistologie der intramedullären Rückenmarkstumoren. Dtsch Z Nervenheilk 136:239–240
Ford RR (1952) Diseases of the nervous system in infancy, childhood, and adolescence, 3. Aufl. Thomas, Springfield
Franke HD (1973) Die Strahlenempfindlichkeit des Nervensystems. Strahlenschutz Forsch Prax 13:172–194
Friedman M, Kim TH, Panahou AM (1976) Spinal cord compression in malignant lymphoma. Treatment and results. Cancer 37:1485–1491
Fröscher W (1976) Die Strahlenschädigung des Rükkenmarks. Fortschr Neurol Psychiatr 44:94–135
Gagel O (1938) Über Hirngeschwülste. Z Ges Neurol Psych 161:69–113
Gänshirt H (1978) Strahlenmyelopathie. Med Welt 29:261–264
Garrido EB, Stein BM (1977) Microsurgical removal of intramedullary spinal cord tumors. Surg Neurol 7:215–219
Gilbert HA, Kagan AR (eds) (1980) Radiation damage to the nervous system. Raven, New York
Gilbert RW, Kim J-H, Posner JB (1978) Epidural spinal cord compression from metastatic tumor: Diagnosis and treatment. Ann Neurol 3:40–51
Glanzmann Ch (1980) Radiotherapie in der Behandlung von Rückenmarksgliomen. Strahlentherapie 156:616–620
Gowers WR, Horsley VA (1888) A case of tumour of the spinal cord Removal; recovery. Tr Med Chir Soc 53:379–428
Grant FC, Austin GM (1956) The diagnosis, treatment, and prognosis of tumors affecting the spinal cord in children. J Neurosurg 13:535–545
Greenfield MM, Stark FM (1948) Post-irradiation neuropathy. Am J Roentgenol 60:617–622
Hamby WB (1935) Tumors of the spinal canal in childhood. J Nerv Ment Dis 81:24–42
Hamby WB (1944) Tumors of the spinal canal in childhood. Analysis of literature of subsequent decade (1933–1942). J. Neuropathol Exp Neurol 3:397–412
Harwood-Nash D (1977) CT of the spine. In: Norman D, Korobkin M, Newton TH (eds) Computed tomography 1977.: University of California, pp 343–352 San Francisco
Henschen F (1955) Tumoren des Rückenmarks und seiner Häute. In: Lubarsch O, Henke F, Rössle R (Hrsg) (Handbuch der speziellen pathologischen Anatomie und Histologie, B 13, 3. Teil. Erkrankungen des zentralen Nervensystems III. Springer, S 867–1040 Berlin Göttingen Heidelberg
Hindmarsh T (1975) Elimination of water-soluble contrast media from the subarachnoid space. Investigation with computer tomography. Acta Radiol [Suppl.] 346:45–50
Hu (1955) Neuroepithelioma of retina with metastases. Am J Pathol 6:27 (1930) (zitiert nach Henschen F)
Hughes JT (1966) Pathology of the spinal cord. Lloyd-Luke, London
Ingraham FD, Matson DD (1954) Neurosurgery of infancy and childhood. Thomas, Springfield
Jellinger K, Sturm KW (1971) Delayed radiation myelopathy in man. Report of twelve necropsy cases. J Neurol Sci 14:389–408
Jirasek A (1932) Diagnosis and treatment of intraspinal tumors. Congr Soc Internat Chir 2:667–711
Kaeser HE (1980) Zur Frage der Behandlung der chronisch-progredienten Strahlenmyelopathie. Dtsch Med Wochenschr 105:446–447
Kernohan JW (1949) Intramedullary tumors of the spinal cord and filum terminale. Am J Pathol 25:790
Khan FR, Glicksman AS, Chu FCH, Nickson JJ (1967) Treatment by radiotherapy of spinal cord compression due to extradural metastases. Radiology 89:495–500
Kogel AJ van der, Barendsen GW (1974) Late effects of spinal cord irradiation with 300 kV X rays and 15 MeV neutrons. Br J Radiol 47:393–398
Koos WT, Pendl G (1975) Zentrales und peripheres Nervensystem. In: Kärcher KH Krebsbehandlung als interdisziplinäre Aufgabe. (Hrsg) Springer, Berlin Heidelberg New York

Krasting (1955) Beiträge zur Statistik und Kasuistik metastatischer Tumoren, besonders der Carcinommetastasen usw. Z Krebsforsch 4:315 (1906) (zitiert nach Henschen F)

Kristenson K, Molin B, Sourander P (1967) Delayed radiation lesions of the human spinal cord. Acta Neuropathol (Berl) 9:34

Livingston KE, Perrin RG (1978) The neurosurgical management of spinal metastases causing cord and cauda equina compression. J Neurosurg 49:838–843

MacEwen W (1884) Trephining of the spine for paraplegia. Glasgow MJ 22:55–58

Maier JG, Perry RH, Saylor W, Sulak MH (1969) Radiation myelitis of the dorsolumbar spinal cord. Radiology 93:153–160

Marburg O, Sgalitzer M (1930) Die Röntgenbehandlung der Nervenkrankheiten. Sonderband 15 zur Strahlentherapie. Urban & Schwarzenberg, Berlin

Marsa GW, Goffinet DR, Rubinstein LJ, Bagshaw MA (1975) Megavoltage irradiation in the treatment of gliomas of the brain and spinal cord. Cancer 36:1681–1689

Marshall LF, Langfitt TW (1977) Combined therapy for metastatic extradural tumors of spine. Cancer 40:2067–2070

Millburn L, Hibbs GG, Hendrickson FR (1968) Treatment of spinal cord compression from metastatic carcinoma. Cancer 21:447–452

Miller (1955) Über einen Schleimkrebs des Rückenmarks. Zbl Pathol 28:161 (1917) (zitiert nach Henschen F)

Morgagni GB (1761) De sedibus et causis morborum, Bd 1/II, act 23

Nittner K (1976) Spinal meningiomas, neurinomas, neurofibromas, and hourglass tumours. In: Vinken PJ, Bruyn GW (eds) Handbook of clinical neurology, vol 20. North-Holland, Amsterdam, p 177

Nonne M (1913) Weitere Erfahrungen zum Kapitel der Diagnose von komprimierenden Rückenmarkstumoren. Dtsch Z Nervenheilk 47–48: 436–503

Oeser H, Zülch KJ (1974) Spinale Spätnekrose mit Querschnittsyndrom: Eine Fehlbegutachtung? Strahlentherapie 148:303

Ollivier CP (1837) Traité des maladies de la moelle épimère, 3. Aufl. Méquignon-Marvis, Paris

Palmer JJ (1972) Radiation myelopathy. Brain 95:109–122

Paterson R (1963) The treatment of malignant disease by radiotherapy. Arnold, London

Peers JH (1936) The occurence of tumors of the central nervous system in routine autopsies. Am J Pathol 12:911–932

Peiper H (1948) In: Kirschner , Nordmann (Hrsg) Die Chirurgie, Bd. III. München, S 938

Philipps RF, Dargeon HW (1954) Radiotherapy in tumors of childhood. J Pediatr 44:448–468

Phillips TL (1792) An account of a tumour situated in the lumbar vertebrae of a very extraordinary size and a singular appearance and which ensued from a fall. N London Med J 1:144–148

Phillips TL, Buschke F (1969) Radiation tolerance of the thoracic spinal cord. Am J Roentgenol 105:659–664

Psenner L, Wachtler F (1960) Radiotherapie der Erkrankungen des Nervensystems. Sonderband 44 zur Strahlentherapie. Urban & Schwarzenberg, München

Queckenstedt H (1916) Zur Diagnose der Rückenmarkskompression. Dtsch Z Nervenh 55:325–333

Rand RW, Rand CW (1960) Intraspinal tumors of childhood. Thomas, Springfield

Rasmussen TB, Kernohan JW, Adson AW (1940) Pathologic classification, with surgical consideration, of intraspinal tumors. Ann Surg 111: 513–530

Reagan ThJ, Thomas JE, Colby MY (1968) Chronic progressive radiation myelopathy. Its clinical aspects and differential diagnosis. JAMA 203:106–110

Robineau M (1923) Sur le traitement chirurgical des compressions médullaires. Revue Neurol (Paris) 30:6

Rubin P, Bakemeier RF (1978) Clinical oncology, chap. IV, 5th edn. Am Cancer Society, Rochester

Rubinstein LJ, Logan WJ (1970) Extraneural metastases in ependymoma of the cauda equina. J Neurol Neurosurg Psychiatr 33:763–770

Saenger A (1917) Über die Röntgenbehandlung von Gehirn- und Rückenmarksgeschwülsten. Zbl Neurol 36:784–787

Sartor K (1980) Spinale Computertomographie. Radiologe 20:485–493

Schlesinger H (1898) Beiträge zur Klinik der Rückenmarks- und Wirbeltumoren. Fischer, Jena

Schmitt HP (1979) Akute und intervalläre Strahlenschäden des Zentralnervensystems. Springer, Berlin Heidelberg New York

Scholz W (1935) Über die Empfindlichkeit des Gehirns für Röntgen- und Radiumstrahlen. Klin Wochenschr 14:189

Schwade JG, Wara WM, Sheline GE, Sorgen S, Wilson CB (1978) Management of primary spinal cord tumors. Int J Radiat Oncol Biol Phys 4:389–393

Scott M (1974) Infiltrating ependymomas of the cauda equina. J Neurosurg 41:446–448

Seitz L, Wintz H (1920) Unsere Methode der Röntgentiefentherapie und ihre Erfolge, Strahlentherapie, Sdbd 5. Urban & Schwarzenberg, Berlin

Shuman RM, Alvord EC, Leech RW (1975) The biology of childhood ependymomas. Arch Neurol 32:731–739

Sinner W (1964) Strahlenspätschäden des Rückenmarks. Strahlentherapie 125:219–238

Skalpe JO, Amundsen P (1975a) Lumbar radiculography with metrizamide: a nonionic watersoluble contrast medium. Radiology 115:91–95

Skalpe IO, Amundsen P (1975b) Thoracic and cervical myelography with metrizamide. Radiology 116:101–106

Slooff JL, Kernohan JW, MacCarty CS (1964) Primary intramedullary tumors of the spinal cord and filum terminale. Saunders, Philadelphia

Smith RA (1965) An evaluation of surgical treatment for spinal cord compression due to metastatic carcinoma. J Neurol Neurosurg Psychiatr 28: 152

Solheim OP (1971) Radiation injury of the spinal cord. Acta Radiol 10:474–480

Strandquist M (1944) Studien über die kumulative Wirkung der Röntgenstrahlen bei Fraktionierung. Acta Radiol [Suppl] (Stockh) 55:1–300

Svien HJ, Thelen EP, Keith HM (1954) Intraspinal tumors in children. JAMA 155:959–966

Tänzer A (1977) Die Myelographie mit positiven Kontrastmitteln. In: Diethelm L, (Hrsg) Handbuch der medizinischen Radiologie, Band XIV, Teil 2. Röntgendiagnostik des Zentralnervensystems II. Springer, S 437–526, Berlin Heidelberg New York

Tarlov IM (1957) Spinal cord compression. Mechanisms of paralysis and treatment. Thomas, Springfield/Ill

Torma T (1957) Malignant tumors of the spine. Acta Chir Scand [Suppl] 225:

Wara WM, Phillips TL, Sheline GE, Schwade JG (1975) Radiation tolerance of the spinal cord. Cancer 35:1558–1562

Wolf A (1941) Tumors of the spinal cord, nerve roots, and membranes. II. pathology. In: Elsberg CA (ed) Surgical diseases of the spinal cord, membranes and nerve roots: Symptoms, diagnosis, and treatment. Hoeber, New York, pp 231–364

Wollin M, Kagan AR (1976) Modification of biological dose to normal tissue by daily fractionation. Acta Radiol 15:481–492

Wood EH, Berne AS, Taveras JM (1954) The value of radiation therapy in the management of intrinsic tumors of the spinal cord. Radiology 63:11–24

Zülch KJ (1980) Pathologie und Biologie der raumfordernden Prozesse von Rückenmark und Wirbelsäule. Radiologe 20:459–465

Zülch KJ, Harder WA, Lechtape-Grüther H (1972) Zur Pathogenese der Strahlenspätnekrose aufgrund experimenteller und humanpathologischer Beobachtungen. 52. Tagung Dtsch Röntgengesellsch, 20.–22. Mai Düsseldorf 1971. In: Vieten H (Hrsg) Deutscher Röntgenkongreß 1971. Thieme, Stuttgart, S 77

C.4. Die Strahlentherapie der bösartigen Tumoren des peripheren Nervensystems

Von

H. SACK

Mit 2 Abbildungen und 15 Tabellen

Vorbemerkung

Die Tumoren der peripheren Nerven sind selten. Nach großen Sektionsstatistiken (RÖTTGEN u. WÜLLENWEBER 1974) liegt die Morbidität bei 3–3,5 auf 1000 oder 3–3,5‰. Die Häufigkeit der primär malignen Tumoren ist noch geringer, nach den Statistiken von BONO und NERIGGI (1962) kommt ein bösartiger auf zehn gutartige Nerventumoren, unter 902 Patienten von GHOSH et al. (1973) sind es 115, das ist einer auf acht. Die Ätiologie dieser Tumoren ist unbekannt. In der Literatur wird vielfach auf einen Zusammenhang zwischen der Neurofibromatose von Recklinghausen und malignen Neurinomen hingewiesen, in einer sorgfältigen Untersuchung von D'AGOSTINO et al. (1963 b) konnte jedoch ein sicherer Zusammenhang nicht aufgedeckt werden. In 12 Fällen lagen gleichzeitig Neurofibrome vor, aber nur bei zwei Tumoren waren die malignen und benignen Gewebe eng miteinander verbunden (1,5%).

I. Normale Anatomie und Physiologie der Nerven

Die peripheren Nerven enthalten sensible, motorische und vegetative Nervenfasern (Axone). Sie haben im Bereich ihrer Endgebiete eine ausgedehnte Aufsplitterung. Die neuromuskuläre Verbindung der motorischen Fasern ist die motorische Endplatte, für die Aufnahme von Reizen ist eine Vielzahl von sensorischen Rezeptoren entsprechend den funktionellen Anforderungen entwickelt.

Die Axone bilden Bündel, Nerven genannt. Die Nerven bestehen aus den Axonen mit ihren Myelin- oder Markscheiden und Bindegewebe. Jede einzelne Nervenfaser wird von feinen Bindegewebsfasern umhüllt (Endoneuralrohr). Das *Endoneurium* besteht aus diesen längs verlaufenden Fasern und einem längs verlaufenden Kapillarnetz. In Bündeln zusammengefaßte Nervenfasern (Faszikel) werden von einer besonderen bindegewebigen Umhüllung, dem *Perineurium,* eingeschlossen. Schließlich bildet das *Epineurium* die feste Bindegewebsscheide des Nervenstammes. Es enthält Blutgefäße, Lymphgefäße und Fettgewebe in wechselnder Menge (KRÜCKE 1955, 1974).

Das periphere *Neuron* (engl. Schwann cell) ist das im Rückenmark gelegene Gegenstück des zentralen Neurons. Es ist durch ein ausgedehntes Dendritensystem und durch ein dickes Axon gekennzeichnet, das sich über die vordere Wurzel bis in einen peripheren Nerven erstreckt. Das Neuron ist eine pluripotente Versorgungszelle des peripheren Nerven. Die zellulären Umhüllungen werden in der deutschsprachigen Literatur Satelliten- und Schwannsche Zellen genannt. Die *Schwannschen Zellen* bilden auch die zweite Scheide, die die peripheren Nervenfasern umhüllt, das Neurilemm (oder Schwannsche Scheide). Die Schwannschen Zellen entwickeln die Myelinscheide. Im Zentralnervensystem, wo die Schwann-Zellen fehlen, übernimmt die Oligodendroglia diese Aufgabe. Ihre Aufgaben und Funktionen sind nur zum Teil bekannt, sie werden als pluripotente primitive Zellen angesehen, die sich vermehren können (HAJDU 1979).

Das sympathische Nervensystem hat seine *Ganglien,* die Neurone, im Körper dezentralisiert angeordnet. Sie sind in verschiedenen Plexus (renalis, lienalis, prostaticus, coeliacus usw.) zusammengefaßt, ebenso findet man sie in der Wand vieler Eingeweide- und Hohlorgane (Herz, Gallenblase, Harnblase usw.). Im Mark der Nebennieren und in den Paraganglien nehmen sie einen bedeutsamen Raum ein, ebenso im prävertebral gelegenen Grenzstrang.

II. Pathologische Anatomie und Histologie

Im peripheren zerebrospinalen Nerven finden wir die Axone und Schwannsche Zellen, im Endo- und Perineurium zusätzlich Bindegewebs- und Blut-Gefäßzellen und im Epineurium auch lymphatische und Fettgewebszellen. Im sympathischen Nervensystem kommen die Ganglienzellen (Nervenzellen) auch außerhalb des Zentralnervensystems hinzu. Aus allen Zellarten können sich maligne Tumoren entwickeln, wir behandeln hier nur die vom Nervensystem im engeren Sinne ausgehenden. Eine schematische Darstellung der Entwicklung und der Differenzierungswege der Tumoren des peripheren Nerven gibt Abb. 1.

1. Malignes Neurinom

Synonyma: Malignes Schwannom, Neurofibrosarkom, Neurosarkom, Neurilemmsarkom und viele andere

Der Begriff malignes Neurinom wird allgemein gebraucht für einen malignen Tumor, der von der Nervenscheide abstammt, lokal das Gewebe infiltriert und auch Metastasen

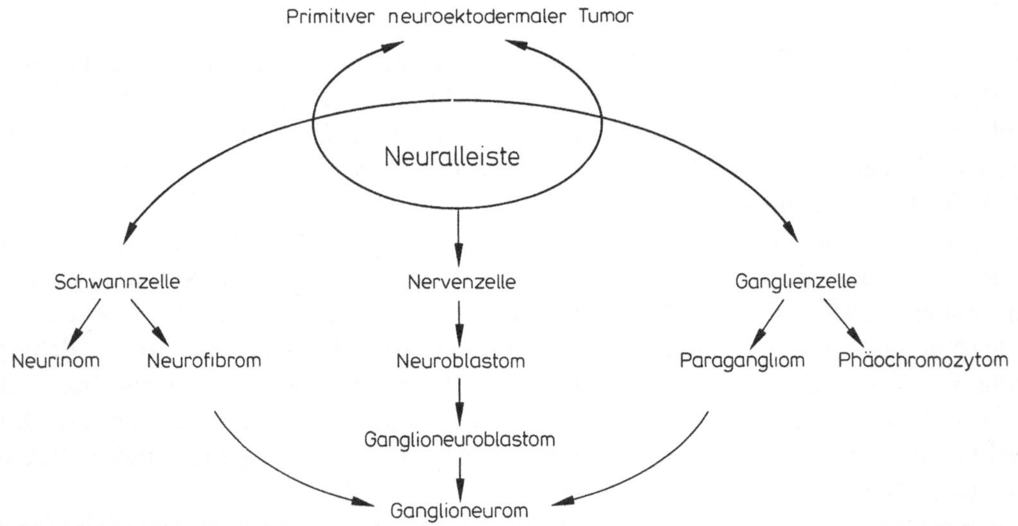

Abb. 1. Schematische Darstellung der Entwicklung und der Differenzierungswege der Tumoren des peripheren Nervensystems. Obwohl eine Mischung von undifferenzierten Elementen in der Form des primitiven neuroektodermalen Tumors nicht selten ist, enthalten differenzierte Tumoren selten mehrere Elemente. (Aus HAJDU 1979)

verursachen kann (KRÜCKE 1974). In der deutschen Literatur hat sich die Bezeichnung Neurinom eingebürgert, in der angloamerikanischen wird ganz überwiegend vom „malignant schwannoma" gesprochen. Neurinome sind Tumoren der Schwannschen Zellen, unter den malignen Neurinomen wird eine Vielfalt von unterschiedlichen histologischen Bildern zusammengefaßt (Abb. 2). Die Bezeichnung sollte nur auf die Tumoren angewandt werden, die eine direkte Beziehung zum Nerven aufweisen oder die gewebliche Differenzierung Schwannscher Zellen erkennen lassen.

Eine große Zahl der malignen Neurinome entsteht bei Patienten mit Morbus Recklinghausen (generalisierte Neurofibromatose) und hat reichlich kollagene Fasern (malignes Neurofibrom). Andere entwickeln sich in einem gesunden Nerven, diese sind nahezu alle frei von kollagenen Fasern (malignes Neurinom im engeren Sinn). Mikroskopisch findet man eine breite Vielfalt von Differenzierungsgraden, die von gutartig erscheinenden Neurinom-Anteilen bis zu undifferenzierten Sarkomen reichen. Ein histologisches grading, das die Zellform, die Zahl der Mitosen und die Kernstruktur berücksichtigt, ist mit der Prognose korreliert (HAJDU 1979). Neurinome von geringer Malignität haben wenig Zellen, viel Stroma, wenig Nekrosen, eine gute Differenzierung und wenige Mitosen.

Die *metaplastischen malignen Neurinome* (HAJDU 1979) zeigen überwiegend mesenchymale Komponenten mit metaplastischen Elementen (chondroid, osteoid, rhabdomyosarkomatös). Sie zählen zu den hochgradig malignen Formen mit schlechter Prognose. Auch die Anteile eines Liposarkoms, Fibrosarkoms und Histiozytoms kommen vor, sowie bei intestinalen Tumoren leiomyosarkomatöse Areale (KRÜCKE 1974).

Das *maligne melanozytische Neurinom* ist ein seltener Tumor, der Melanin bildende Zellen aufweist (HARKIN u. REED 1969).

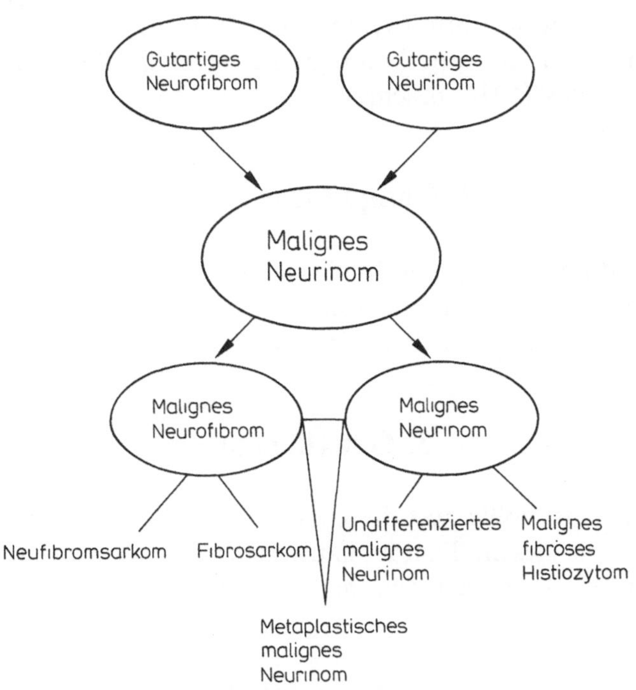

Abb. 2. Das maligne Neurinom umfaßt als Begriff maligne Tumoren, die trotz ihrer unterschiedlichen Morphologie in peripheren Nerven entstehen. Wenn der neurogene Ursprung nicht gesichert werden kann, sollten die meisten dieser Tumoren nach ihrem histologischen Bild, z.B. als Fibrosarkom oder malignes fibröses Histiozytom klassifiziert werden. (Aus HAJDU 1979)

Das *maligne epitheloidzellige Neurinom* erinnert histologisch an maligne Melanome, produziert aber kein Melanin. Er zählt zu den hoch malignen Formen (HARKIN u. REED 1969). Das *Neurofibrosarkom* ist der maligne Tumor, der bei der Neurofibromatose am häufigsten gefunden wird. Metaplasien können vorkommen. Die Tumorzellen werden für Fibroblasten gehalten, es ist nicht bekannt, ob die Tumoren teilweise oder vollständig von Schwannschen Zellen abstammen (HARKIN u. REED 1969).

2. Primitiver neuroektodermaler Tumor

Synonyma: Neuroblastom des Erwachsenen, malignes Neuroepitheliom, peripheres Medulloepitheliom, peripheres Neuroblastom, Sympathikogoniom und andere

Der primitive neuroektodermale Tumor ist selten. Gewöhnlich tritt er im Mediastinum, Retroperitoneum, Becken, Stamm oder Extremitäten von jungen Erwachsenen und Erwachsenen auf. Man nimmt an, daß er einen Übergang zwischen malignem Neurinom, Neuroblastom und vielleicht Paragangliom darstellt. In der Literatur sind Einzelfälle beschrieben. Sie wachsen lokal zerstörend und metastasieren früh und häufig (HAJDU 1979).

3. Neuroblastom

Synonyma: Sympathikogoniom, Sympathikoblastom, Ganglioneuroblastom und andere

Das Neuroblastom entsteht gewöhnlich im Nebennierenmark, kann vom Grenzstrang ausgehen und ist sehr selten im Bereich der peripheren Nerven. Die Tumorzellen können so differenziert sein, daß sie (in 80–90%) Katecholamine sezernieren (KÄSER 1966). Versuche wurden gemacht, Neuroblastome in eine undifferenzierte Form (Sympathikogoniom) und eine mehr organ-differenzierte Form (Sympathikoblastom) zu unterteilen. Da ein klinischer Unterschied nicht nachweisbar war, konnten sich die Begriffe nicht durchsetzen (HARKIN u. REED 1969). MÄCKLINEN (1972) beschreibt ein histologisches grading.

4. Ganglioneuroblastom

Diese sind weiter ausdifferenziert, man findet neben reifen Neuroblasten bereits große Ganglienzellen. Der Tumor zeigt eine gut ausgebildete Kapsel, er wächst lokal infiltrierend und kann lymphogen und hämatogen metastasieren (WILLIAMS u. DONALDSON 1973).

5. Ganglioneurom

Das Ganglioneurom ist völlig ausdifferenziert und kein maligner Tumor mehr. In Einzelfällen sieht man auch in diesem Tumor undifferenzierte Neuroblastomzellen, die Prognose und Therapie richtet sich dann nach dem malignen Anteil (ATERMAN u. SCHUELLER 1970).

6. Paragangliom

Die außerhalb der Nebennieren gelegenen Paraganglien bilden ein ausgedehntes, auf viele Organe verteiltes System, von dem die Paraganglien in der Karotis und Aorta am besten untersucht sind. Sie entstehen aus der Neuralleiste, sind fast immer gutartig und können manchmal Noradrenalin sezernieren. Eine eingehende Darstellung der Morphologie, der Verteilung und Literatur geben GLENNER und GRIMLEY (1974).

7. Phäochromozytom

Phäochromozytome entstehen im Nebennierenmark, dem Zuckerkandlschen Organ und außerhalb im Retroperitoneum, Mediastinum und der Harnblase. Sie sezernieren Adrenalin und Noradrenalin. Gelegentlich findet man Mischtumoren aus Phäochromozytom, Neuroblastom und Ganglioneurom. Die malignen Phäochromoblastome sind selten, die am wenigsten differenzierten, sehr unreifen und malignen Formen sind den Neuroblastomen histologisch ähnlich (HERZOG 1955; SACK 1951).

III. Malignes Neurinom

1. Klinik

Maligne Neurinome sind schon lange bekannt. VOLKMANN (zitiert nach KRÜCKE 1955) hat schon 1858 beschrieben, daß „an den Nerven auch Neubildungen vorkommen, die den weichen Formen des Sarkoms und Myxosarkoms zugehören und eine ganz ausgesprochen maligne Natur an den Tag liegen ...". Die ältere Literatur wird bei KRAUSE (1887), SPERBER (1913) und HOFFMANN (1922) zusammengefaßt.

GESCHICKTER (1935) hat 900 Fälle zusammengestellt, davon 350 maligne. Weitere Übersichten finden sich bei GAGEL (1935), HASSIN (1933), PENFIELD (1932), BUSCH und CHRISTENSEN (1947), ZEITLHOFER (1947), VIETA und PACK (1951) berichten eingehend über 31 Fälle, D'AGOSTINO et al. (1963a und b) über 104 Fälle, DAS GUPTA und BRASFIELD (1970) über 232 Fälle, WHITE (1971) über 15 Fälle, GHOSH et al. (1973) über 115 Fälle und CHEN et al. (1980) über 3 Fälle.

Das *Alter* der Patienten liegt zwischen 1 und 84 Jahren, im Mittel um 40 Jahre. Das weibliche Geschlecht wird leicht bevorzugt, das Verhältnis ist 1:1,3–1,5. Die anatomische Lage des Tumors zeigt etwa folgende Verteilung:

Kopf und Hals	8–16%
Obere Extremität	20–30%
Stamm	13–20%
Untere Extremitäten	30–40%
Sonstige	12–29%

Die Symptome sind uncharakteristisch. Die Beziehung zwischen dem M. Recklinghausen und einem malignen Neurinom ist nicht befriedigend geklärt. Unter 104 Fällen von D'AGOSTINO (1963a) traten 21 (20%) bei Patienten mit einer multiplen Neurofibromatose auf, aber nur in 2 Fällen waren die Tumoren eng miteinander verbunden. GHOSH (1973) sieht bei 30% seiner Patienten und WHITE (1971) bei zwei Dritteln gleichzeitig eine Neurofibromastose. Das Einsetzen von Schmerzen, die rasche Vergrößerung eines vorhandenen Tumors oder die Bildung eines neuen Tumors sollte bei M. Recklinghausen an eine maligne Neubildung denken lassen.

Die Entstehung eines Tumors ist auch bei den anderen Patienten der hauptsächliche Grund, den Arzt aufzusuchen. In vielen Fällen bestehen auch Symptome einer peripheren Nervenerkrankung wie Parästhesien radikuläre Schmerzen, Schwäche und Muskelatrophie.

Die *Dauer der Symptome* liegt zwischen 6 Wochen bis 18 Jahre, die meisten Patienten hatten eine Anamnesedauer von weniger als 2 Jahren.

Die Größe des Tumors bei der Diagnosestellung ist nach GHOSH (1973):

<1 cm	0,8%
1– 2 cm	6,9%
2– 5 cm	26,0%
5–10 cm	29,5%
>10 cm	36,8%

Lymphbahneneinbruch und Lymphknotenbefall hat der gleiche Autor nicht beobachtet. Die Resektion der regionalen Lymphknoten ist deshalb nicht notwendig. Bei rund 20% der Patienten finden sich zum Zeitpunkt der Erstbehandlung bereits Fernmetastasen, bevorzugt in der Lunge (DAS GUPTA u. BRASFIELD 1970).

2. Klinische Stadieneinteilung

Eine allgemein akzeptierte Stadieneinteilung gibt es noch nicht, das TNM-System hat eine Klassifizierung vorgeschlagen, die für klinisch-therapeutische Zwecke günstig ist und von der Arbeitsgruppe Weichteiltumoren entwickelt wurde (RUSSELL et al. 1977) (Tabelle 1).

Tabelle 1. Klassifikation und Stadieneinteilung für Weichteilsarkome (TNM 1979)

T0	Kein Hinweis auf Primärtumor
T1	Tumoren von 5 cm oder weniger
T2	Tumoren von 5 cm und größer
T3	Tumoren mit Befall von Knochen, größeren Gefäßen oder Nerven
N0	Keine histologisch nachweisbaren Lymphknotenmetastasen
N1	Histologisch nachgewiesene Lymphknotenmetastasen
M0	Keine Fernmetastasen
M1	Fernmetastasen vorhanden
G1	Sarkome mit hohem Grad der Differenzierung
G2	Sarkome mit mittlerem Grad der Differenzierung
G3	Sarkome mit geringem Grad der Differenzierung oder entdifferenziert

Stadium	Grading	Größe	Metastasen	
IA	G1	T1	N0	M0
IB	G1	T2	N0	M0
IIA	G2	T1	N0	M0
IIB	G2	T2	N0	M0
IIIA	G3	T1	N0	M0
IIIB	G3	T2	N0	M0
IIIC	G1–3	T1–2	N1	M0
IVA	G1–3	T3	N0–1	M0
IVB	G1–3	T1–3	N0–1	M1

3. Behandlung

Über die zweckmäßige Behandlung der malignen Neurinome ist wenig bekannt, besonders der Wert der Strahlentherapie ist unsicher, weil größere Fallzahlen fehlen, eine einheitlich behandelte Gruppe nicht gebildet werden kann und weil die Möglichkeiten der modernen Strahlenbehandlung noch nicht genügend berücksichtigt sind. Es ist deshalb zunächst unumgänglich, allgemeine Erfahrungen in der Behandlung anderer Weichteilsarkome heranzuziehen.

Sicher gilt auch für die malignen Neurinome die herausragende prognostische Bedeutung des histologischen Malignitätsgrades (Grading), gefolgt von der Größe und dem Sitz des Primärtumors. Diese Faktoren zusammen bilden die Stadieneinteilung. Dabei sind prognostisch gute Faktoren ein kleiner, oberflächlicher und gut differenzierter Tumor; eine schlechte Prognose haben große, tief infiltrierende und undifferenzierte Tumoren (HAJDU 1979).

a) Operative Behandlung

Die operative Tumorentfernung ist der erste und wichtigste Schritt bei der Behandlung von malignen Neurinomen, auch weil es durch die sorgfältige chirurgisch-pathologische Stadieneinteilung gelingt, die Prognose abzuschätzen und danach die fortführende Behandlung festzulegen. Die weite lokale Excision kontrolliert kleine und oberflächliche Tumoren, bei größeren und tief infiltrierenden Tumoren werden radikalere chirurgische Techniken wie Muskelgruppenresektionen und Amputationen empfohlen.

Die Zahl der lokalen Rezidive, als Qualitätsmaß der chirurgischen Behandlung, bleibt aber hoch. Die Radikalität des operativen Eingriffs bestimmt nach der Meinung der meisten Autoren die Häufigkeit der lokalen Rezidive. Aber auch nach Amputationen und Exartikulationen bleiben sie noch häufig (Tabelle 2), hinzu kommt die große Zahl der Patienten, die bei den lokal ausgedehnten Tumoren an Fernmetastasen sterben.

Man sucht deshalb allgemein, die operative Maßnahme so radikal wie ohne Verstümmelung möglich zu gestalten und durch eine adjuvante Behandlung mit Strahlentherapie, regionaler Zytostatikaperfusion und/oder systemischer Chemotherapie zu ergänzen. Das Ziel ist, bei eingeschränkter Operation ohne funktionelle Schäden die Zahl der lokalen Rezidive gleich hoch oder niedriger zu halten und die Zahl der Fernmetastasen zu senken.

b) Strahlenbehandlung

α) Postoperative Strahlentherapie

LINDBERG et al. (1975a, b) begannen 1961 eine Studie. Sie behandelten Weichteilsarkome in den distalen Anteilen der Extremitäten, bei denen eine Amputation empfohlen wurde, mit konservativer Exzision unter Erhaltung einer funktionsfähigen Extremität und postopera-

Tabelle 2. Häufigkeit der lokalen Rezidive in Abhängigkeit von der operativen Technik bei malignen Neurinomen. Die Zahlen bedeuten Zahl der Patienten mit Rezidiven und % des Gesamtkollektivs

	D'AGOSTINO (1963)	DAS GUPTA (1970)	VIETA u. PACK (1951)
Lokale Exzision	12=63% (Lokale und weite Exzision)	40=72%	
Weite Exzision		10=21%	4=24%
Amputation	5=40%	9=56%	3=27%

Tabelle 3. Lokalrezidive bei 28 behandelten malignen Neurinomen von LINDBERG et al. (1975a) Mindestens 2 Jahre Nachbeobachtung

Kopf/Hals	0/2
Stamm	3/10
Obere Extremität	0/6
Untere Extremität	4/10
Insgesamt	7/28 (25%)

tiver Strahlenbehandlung. Das Zielvolumen umfaßte das Gebiet des operativ entfernten Tumors, die gesamte Narbe und entsprechend der Stadieneinteilung (staging und grading) eine genügend große Sicherheitszone von 5–7 cm um die Narbe. Mit Telekobalt wurden über Gegenfelder 10 Gy/Woche in 5 Fraktionen gegeben, die Gesamtdosis schwankte zwischen 65 Gy/$6^1/_2$ Wochen bis 75 Gy/$7^1/_2$ Wochen, nach 50 Gy wurde das Feld auf 3 cm um die Narbe verkleinert. Die meisten Patienten erhielten 70 Gy/7 Wochen. Die Ergebnisse von 28 Patienten mit Neurofibrosarkomen gibt Tabelle 3 wieder.

Das Konzept, den Tumor so vollständig wie möglich chirurgisch zu entfernen und verbleibende Tumorreste durch eine Strahlenbehandlung zu zerstören, hat sich in dieser Studie auch bei malignen Neurinomen bewährt, die Rezidivrate entspricht der bei weiter Exzision unter großzügiger Entfernung von Muskeln, Gefäßen und Nerven, hier aber bei besserer verbleibender Funktion der Extremität.

Zahlreiche andere Berichte über die erfolgreiche Strahlenbehandlung von Sarkomen allgemein liegen vor, sie erlauben aber nicht die Differenzierung der Ergebnisse für maligne Neurinome (FRIEDMAN u. EAGAN 1960; PERRY u. CHU 1962; MCNEER et al. 1968; SUIT u. RUSSELL 1975; HOLFELD u. SCHERER 1977; HELLRIEGEL 1978; FIRTH 1979; GLANZMANN 1980). Trotzdem ergibt sich eine weite Übereinstimmung, daß maligne Neurinome nicht strahlenresistent sind. Wenige Serien scheinen zu zeigen, daß die alleinige operative Behandlung bessere Ergebnisse aufweist, dies kann aber nicht erstaunen, wenn man berücksichtigt, daß nur prognostisch ungünstige und fortgeschrittene Fälle einer Strahlenbehandlung zugeführt wurden und diese nicht über die Möglichkeiten und Erfahrungen der heutigen Zeit verfügte.

Die Wahl und Größe der Bestrahlungsfelder muß sorgfältig geplant sein. Hochvolttherapie ist Voraussetzung, ebenso eine gleichmäßige Dosisverteilung im Zielvolumen. Dies erfordert regelmäßig die Anwendung eines Planungsrechners und den Einsatz von Keilfiltern, Moulagen oder Kompensatoren. Zur Dosis und Feldgröße verweisen wir auf das Vorgehen von LINDBERG et al. (1975a, b). Die Anwendung von Elektronen als boost ist oft günstig, ebenso interstitielle Techniken. Die Strahlenbehandlung der regionalen Lymphabflußwege ist nicht erforderlich, da Lymphknotenmetastasen nur sehr selten auftreten.

HELLMAN et al. (1978) fügten Razoxan (ICRF 159) zur Strahlenbehandlung hinzu. Dieses Zytostatikum scheint die Strahlenwirkung zu verstärken. Die untersuchte Gruppe umfaßte inoperable und unvollständig exzidierte Sarkome (nicht nur maligne Neurinome). Die Razoxan-Gruppe hatte signifikant weniger Rezidive (26%) als die Kontrollgruppe (64%). Allerdings hat die Studie schwere Mängel, sie ist nicht randomisiert, die Zahl der auswertbaren Patienten ist mit 33 klein, zwischen beiden Gruppen gibt es größere Unterschiede im histologischen Typ und der Lage und Größe des Tumors. Ein endgültiges Urteil über den Wert von ICRF 159 ist deshalb noch nicht möglich.

Zur Vermeidung von unerwünschten Bestrahlungsfolgen müssen an den Extremitäten einige Grundregeln beachtet werden:

1. Die Bestrahlung des gesamten Umfanges einer Extremität soll möglichst vermieden werden, da sie zu einer konstriktiven Fibrose mit Ödembildung, Schmerzen, Ulzerationen und Funktionseinbußen führt.
2. Die Bestrahlung eines gesamten Gelenkes soll aus den gleichen Gründen möglichst unterbleiben. Auch die Patella soll nicht in das Zielvolumen einbezogen werden.
3. Besondere Vorsicht gilt auch bei der Bestrahlung der Fußsohle und Handfläche, der Ferse, Finger, Zehen und Achillessehne. Wenn alle diese Teile bestrahlt werden müssen, ist eine Amputation wegen der möglichen schweren Bestrahlungsfolgen vorzuziehen (LINDBERG et al. 1975b).

β) Alleinige Strahlentherapie

Für die alleinige Strahlenbehandlung von malignen Neurinomen kann man zwei Indikationen nennen:
1. Ausgedehnte Tumoren mit lokaler Symptomatik und Fernmetastasen = palliative Strahlentherapie
2. Inoperable lokalisierte Tumoren = definitive Strahlentherapie.

Auch hier gibt es zahlreiche Berichte mit positiven Erfahrungen, selten aber über maligne Neurinome im einzelnen (FRIEDMAN u. EGAN 1960; PERRY u. CHU 1962; WINDEYER 1966; MCNEER et al. 1968).

SUIT und RUSSELL (1975) berichten über einen 12 Jahre alten Jungen mit einer 3jährigen Anamnese eines malignen Neurinoms im Oberkieferbereich. Nach der dritten Operation blieb ausgedehnt Tumor zurück. Der Junge erhielt unter sorgfältiger Schonung des Lippenrotes und der Nasenspitze eine perkutane Dosis von 46 Gy in 23 Sitzungen und 31 Tagen und eine ausgedehnte Radiumnadel-Implantation mit 26 Gy, also insgesamt 72 Gy. Er ist seitdem über 2 Jahre tumorfrei.

MCNEER et al. (1968) berichten über 4 Patienten, bei denen ein potentiell kurables malignes Neurinom nur bestrahlt wurde (Tabelle 4). Während die präoperative Strahlenbehandlung in dieser Serie von 43 Patienten nur eine geringe Wirkung hat, verlängert die postoperative Bestrahlung die Überlebenszeiten gegenüber der alleinigen Operation signifikant.

So kann man festhalten, daß die Strahlentherapie auch maligne Neurinome ohne Operation beeinflussen und manchmal heilen kann. Dieser Versuch muß aber auf die erwähnten Indikationen beschränkt bleiben, weil die operative Entfernung die Behandlung der ersten Wahl bleibt, sofern sie möglich ist. Bei Patienten mit lokalisierten, inoperablen Tumoren ist der Einsatz der Strahlentherapie auch in kurativer Absicht gerechtfertigt.

γ) Präoperative Strahlentherapie

ATKINSON et al. (1963) befürworten die präoperative Strahlentherapie bei Sarkomen, zu malignen Neurinomen gibt es keine Angaben.

Tabelle 4. Behandlungsergebnisse bei malignen Neurinomen (Nach MCNEER et al. 1968)

	Patientenzahl	5-Jahre-Überleben	10-Jahre-Überleben	Rate der lokalen Rezidive
Strahlentherapie allein	4	3/4 = 75%	2/3 = 67%	0/4 = 0%
Präoperative Bestrahlung	5	1/5 = 20%	1/5 = 20%	2/5 = 40%
Postoperative Bestrahlung	14	11/14 = 79%	7/10 = 70%	5/14 = 36%
Operation allein	20	10/17 = 59%	7/14 = 50%	8/20 = 40%

Sie geben 45 Gy in 4–5 Wochen, der die Operation nach 4–6 Wochen folgt. Unter 15 behandelten Patienten entwickelte sich nur ein lokales Rezidiv und keine Fernmetastasen bei einer mittleren Nachbeobachtungszeit von 40 Monaten. In der Kontrollgruppe von 40 Patienten werden 40 Rezidive nach alleiniger Operation beschrieben, dies ist allerdings nicht vergleichbar, weil die Operation gewöhnlich in den zuweisenden Krankenhäusern erfolgte und nur Risikopatienten vorgestellt wurden.

DAS GUPTA und BRASFIELD (1970) stellen bei malignen Neurinomen keinen Unterschied zwischen den Patienten, die präoperativ bestrahlt wurden und den nur operierten fest. Allerdings sind die angewandten Dosen (20–90 Gy) und Techniken sehr unterschiedlich. Wahrscheinlich ist auch eine Selektion vorgenommen worden. Auch SCHLIENGER (1976) sieht in den Ergebnissen keinen Unterschied zwischen prä- und postoperativer Strahlentherapie von malignen Neurinomen. MCNEER et al. (1968) berichten über schlechte Ergebnisse der präoperativen Strahlenbehandlung (Tabelle 4).

δ) Interstitielle Curietherapie

COLLINS et al. (1976) wenden postoperativ die interstitielle Curietherapie mit ^{192}Ir statt der perkutanen Strahlenbehandlung an. Dadurch läßt sich eine höhere Dosis applizieren, allerdings auf kleinerem Volumen. Die Plastikkatheter für die Spickung werden gleichzeitig mit der Operation gelegt. Die Rezidivrate liegt bei 34%, genauere Angaben zu malignen Neurinomen fehlen. Die Methode wird besonders für Patienten empfohlen, bei denen nach einfacher Exzision lokale Rezidive auftreten. Die Belästigung und Nebenwirkungen sind gering. Die Langzeitüberlebensraten scheinen ebenso gut zu sein wie nach radikaler Operation. Die applizierte Dosis ist 60 Gy in ungefähr 5 mm Entfernung von den implantierten Drähten. Falls sie nicht erreicht wurde, ergänzten die Autoren die fehlende Dosis perkutan.

c) Chemotherapie

α) Adjuvante Chemotherapie

Zur adjuvanten Chemotherapie von Weichteilsarkomen gibt es nur wenige Studien, über die malignen Neurinome machen sie keine verwertbaren Aussagen. Die Indikation kann gesehen werden für
1. die Verhinderung des lokalen Rezidivs nach operativer Tumorentfernung und
2. die Verhinderung von Fernmetastasen.

In den Stadien IIB, III und IVA besteht ein zunehmendes Risiko, daß die Prognose durch das spätere Auftreten von Fernmetastasen verschlechtert wird. Hier ist die hauptsächliche Indikation für die adjuvante Chemotherapie zu sehen, wenn sie Fernmetastasen verhindern kann. Das ist jedoch nicht erwiesen (BRAMWELL et al. 1979). Auch ist die bestgeeignete Kombination von Zytostatika und die Dauer ihrer Anwendung noch offen. Adrimaycin ist zweifellos wirksam, in der Kombination mit Cyclophosphamid, Vincristin und DTIC werden Ansprechraten von 46% für maligne Neurinome beschrieben (GOTTLIEB et al. 1975). Der Einsatz des CyVADIC-Schemas scheint deshalb sinnvoll (Tabelle 5). Eine Zusammenfassung der Literatur geben BRAMWELL et al. (1979).

Tabelle 5. CyVADIC-Schema nach GOTTLIEB et al. (1975)

Cyclophosphamid 500 mg/m^2 intravenös	Tag 2
Vincristin 2 mg intravenös	Tag 1, 8, 15, 22
Doxorubicin (Adriamycin) 50 mg/m^2 intravenös	Tag 2
DTIC 250 mg/m^2 intravenös	Tag 1–5

β) Chemotherapie bei Rezidiven und Metastasen

Auch für metastasierte maligne Neurinome wird derzeit das CyVADIC-Schema (Tabelle 5) als die wirksamste Zytostatika-Kombination empfohlen. Ob sich neben Remissionen auch Lebensverlängerungen erreichen lassen, ist noch unklar. GOLDMAN et al. (1977) berichten über 2 Patienten mit ausgedehnten Lungenmetastasen bei malignem Neurinom, die sie mit CyVADIC behandelten. Sie erreichten vollständige Tumorrückbildungen, die zum Zeitpunkt der Veröffentlichung 7 bzw. 17 Monate anhielten. Zusammenfassende Darstellungen, allerdings ohne besondere Berücksichtigung der malignen Neurinome geben CLARYSSE et al. (1976) und BRUNNER und NAGEL (1979).

γ) Intraarterielle Perfusion

Die intraarterielle Zytostatikaperfusion ist eine Alternative zur postoperativen Strahlentherapie an den Extremitäten nach organerhaltendem chirurgischem Eingriff.

Eine tumortragende Extremität wird von der zentralen Gefäßversorgung abgeriegelt und mit Hilfe eines Perfusionsaggregates (Oxygenator, Rollerpumpe, Wärmeaustauscher) in Rezirkulation temporär mit einem Zytostatikum durchspült. Nach den Vorschlägen von STEHLIN et al. (1975) beträgt die Dauer der Perfusion 1 Stunde bei Temperaturen um 41 °C. Melphalan 1,5 mg/kg Körpergewicht und Actinomycin D 0,01 mg/kg werden intraarteriell fraktioniert gegeben.

Das Vorgehen ist bei Extremitätentumoren angezeigt, wenn der Allgemeinzustand des Patienten eine Narkose erlaubt. Als Kontraindikation gilt ein arterielles Verschlußleiden. Bei Patienten über 70 Jahren besteht eine relative Indikation. Die Vorteile der regionalen hyperthermen Perfusion sind im Einzelnen: Die Möglichkeit einer sechs- bis zehnfachen höheren Dosierung des Zytostatikums, hohe Wirksamkeit des Zytostatikums bei intraarterieller Applikation, Potenzierung des zytostatischen Effekts durch Erhöhung des Sauerstoffpartialdrucks im Perfusionssystem und Steigerung der zellulären Bindung des Zytostatikums durch Hyperthermie. Zahlreiche Untersuchungen belegen, daß Krebszellen wärmeempfindlicher sind als normale Zellen. CAVALLIERE et al. (1967), DICKSON und SHAH (1972), OVERGAARD und OVERGAARD (1972), GIOVANELLA et al. (1973) und andere konnten in Zellkulturen am Tumormodell im Tierexperiment und später in der Klinik zeigen, daß eine Temperaturerhöhung auf über 41 °C einen letalen Effekt auf neoplastische Zellen ausübt. Eine Hemmung der RNA-Synthese, Hemmung der Atmungsketten und Erhöhung der Aktivität von lysosomalen Hydrolasen werden als mögliche Mechanismen diskutiert.

Die Belastung des Organismus durch das Zytostatikum ist gering, weil die Extremität isoliert perfundiert und das nicht gebundene Zytostatikum am Ende ausgewaschen wird. Die neuerlich in der Literatur mitgeteilten Langzeitergebnisse nach der Anwendung der regionalen Extremitätenperfusion zeigen eine deutliche Erhöhung der Überlebensraten und eine Senkung der Rezidivhäufigkeit (GHUSSEN 1980, pers. Mitteilung).

4. Komplikationen

a) Strahlenfolgen bei Behandlung maligner Neurinome

Die meisten Komplikationen nach der Strahlenbehandlung mit hoher Dosis werden durch eine sorgfältige Bestrahlungsplanung und eine individuelle Technik vermieden. Sie können insgesamt selten bleiben. Eine subkutane Fibrose läßt sich bei der Anwendung von 60–75 Gy allerdings nicht vermeiden, sie ist aber bei Berücksichtigung der oben genannten Grundregeln ohne belästigende Folgen. In der Serie von LINDBERG et al. (1975a) traten folgende Komplikationen auf:

Im Kopf-Hals-Bereich bei 2 von 47 Patienten (4,26%) eine Osteoradionekrose der Mandibula und eine bleibende Schluckstörung, die eine Nasen-Magen-Sonde erforderlich machte.

Bei Sarkomen der Extremitäten entwickelten 6 von 45 Patienten (13%) Komplikationen. 2 Patienten erlitten Bindegewebsnekrosen, einer am Unterarm 26 Monate nach einer Frostschädigung, der andere im Bereich der Glutäalfalte (Feldgröße 43 × 15 cm). 3 Patienten entwickelten Ödeme distal des bestrahlten Volumens, bei einem war der gesamte Beinumfang, bei den beiden anderen 90% des Umfanges im Bestrahlungsfeld. Die 6. Komplikation trat bei einem Patienten mit malignem Neurinom auf, das Feld von 37 × 16 cm reichte in die Leiste hinein. Dort entwickelte sich eine starke Fibrose mit Bewegungseinschränkung im Hüftgelenk.

b) Strahlenfolgen an peripheren Nerven

Unerwünschte Folgen einer Strahlenbehandlung an den peripheren Nerven gehören zwar nicht zu den Komplikationen, die bei der Bestrahlung maligner Neurinome im Vordergrund stehen, sollen aber hier wegen des allgemeinen Interesses kurz besprochen werden. In den letzten Jahren sind hierzu mehrere Monographien erschienen, auf die ausdrücklich verwiesen wird (SPIESS 1972; VEES 1977; SUNDERLAND 1978; STÖHR 1980).

Periphere Nerven sind gegenüber ionisierenden Strahlen sehr resistent. GAFFEY (1962) und THOMAS und CAVANAGH (1975) konnten eine Änderung ihrer Struktur und Funktion bei Dosen bis 300 Gy nicht nachweisen. Die Ursache hierfür liegt darin, daß sie keine mitotische Aktivität haben, nach THOMAS und CAVANAGH (1975) haben auch die Schwann-, Remak- und Perineuralzellen sowie die Endothelien der kleinen versorgenden Gefäße des Endoneuriums und die Fibroblasten des Epineuriums einen Zustand stark herabgesetzter Zellteilungen. Radiogene Veränderungen an den Chromosomen bleiben deshalb latent, bis eine oder mehrere Mitosen abgelaufen sind. Nach experimenteller Quetschung des vorbestrahlten Rattenischiadikus fand CAVANAGH (1968a, b) eine proportional zur Strahlendosis veränderte quantitative und qualitative Zellreaktion (verminderte Zellpopulation, Chromosomenbrükken, Fragmentierung von Chromosomen, polyploide Kerne). Nach zusätzlichen Noxen in der Umgebung bestrahlter Nerven muß man in Würdigung dieser Ergebnisse und auf Grund klinischer Erfahrungen ein vermehrtes Auftreten radiogener Folgen erwarten. Solche Noxen können durch lokale oder allgemeine Krankheitsprozesse die chromosomal veränderten Zellen zur Mitose anregen.

Strahlenfolgen am peripheren Nervensystem werden somit gewöhnlich erst manifest, wenn sekundäre Schädigungsmechanismen hinzutreten. Die unterschiedlichen und im allgemeinen seltenen Strahlenreaktionen bei gleichartig bestrahlten Patienten lassen sich so erklären, aber auch die oft jahrelangen Latenzen bis zu ihrem Auftreten. In den letzten Jahren müssen neben mechanischen zusätzlichen Noxen auch die Kombinationsschäden berücksichtigt werden, die gleichzeitig mit der Strahlentherapie oder jahrelang später verabfolgte Zytostatika verursachen. Besonders die tumorwirksamen Antibiotika (z.B. Bleomycin, Actinomycin D, Adriamycin), die in den Tumorzellen akkumuliert werden, regen durch die Rückbildung und Abtötung der Tumorzellen zu einer Bindegewebsproliferation und damit zu einer Manifestation von Nervenschäden an. Diese sind dann durch Narbendruck und trophische Folgen (Verschluß der Blutgefäße) eher zu erklären als durch eine direkte radiogene Schädigung des peripheren Nerven (ZOLLINGER 1960). Die massive Fibrose ist der dominierende Befund (HILDEBRAND 1978; SPIESS 1972; SUNDERLAND 1978; VEES 1977). SUNDERLAND beschreibt eine konstriktive Fibrose und eine proliferative Strahlenvaskulopathie, die im Nerven unregelmäßig verteilte Entmarkungen und eine Degeneration des Axon bewirken. Die radiogene Schädigung der ernährenden Schwannschen Zellen macht eine Remyelinisierung unmöglich. Der Problemkreis wird durch eine Sauerstoffverarmung vergrößert. Diese ist auf die proliferierende Strahlenvaskulopathie zurückzuführen, die auch nach mehreren Jahren auf Grund zusätzlicher Reize oder Noxen fortschreitet. In der Spätphase finden sich Gefäßstenosen oder -verschlüsse (HERZER 1977; ZOLLINGER 1960).

STÖHR (1980) faßt die pathogenetischen Mechanismen so zusammen: Zunächst kommt es zu einer latenten Schädigung des peripheren Nerven. Die Mehrzahl dieser Schäden führt nicht zu manifesten neurologischen Symptomen. In vergleichsweise wenigen Fällen entstehen Monate bis Jahre nach Abschluß der Strahlentherapie fortschreitende Lähmungen, die vermutlich auf folgendem Circulus vitiosus beruhen: Spätveränderungen an Kapillaren und Fibroblasten führen zu einer zunächst leichten Nervenläsion mit lokalem Markscheidenuntergang durch Ischämie und/oder narbige Einschnürung. Hierdurch werden die Schwannschen und anderen Zellen des Nerven zur Mitose angeregt, die Tochterzellen sind jedoch in Folge der radiogenen Chromosomenveränderungen funktionsgestört oder – unfähig, so daß eine Remyelinisierung unterbleibt. Die progressive Strahlenvaskulopathie und die fortschreitende Narbenbildung mit ihren sekundären Rückwirkungen auf den peripheren Nerven kommen dann hinzu und lösen fortschreitend dann den oben beschriebenen Mechanismus erneut aus.

Die therapeutischen Möglichkeiten sind stark begrenzt. Die operative Behandlung durch Neurolyse hat bisher überwiegend enttäuschende Ergebnisse gebracht. Der Eingriff soll möglichst frühzeitig erfolgen, wenn man sich überhaupt dazu entschließt. Bei einem Teil der Patienten führt er zu einem (vorübergehenden) Schmerzrückgang. Im übrigen ist die Behandlung symptomatisch (Analgesie, Gymnastik, manuelle Lymphdrainage).

5. Ergebnisse

Die Prognose der malignen Neurinome ist ungünstig (Tabelle 6). Nach allgemeiner Meinung sind die Ergebnisse um so günstiger, je weiter und radikaler die Tumorentfernung ist. Ob die postoperative Strahlentherapie das Ausmaß der operativen Tumorentfernung reduzieren kann, ist für maligne Neurinome noch nicht bewiesen, die Ergebnisse von LINDBERG et al. (1975a, b) und die anderer Autoren sprechen dafür. Die Ergebnisse sind vom Stadium abhängig, DAS GUPTA und BRASFIELD (1970) geben hierfür als einzige Zahlen, die

Tabelle 6. Behandlungsergebnisse bei malignen Neurinomen, nur die Ergebnisse von LINDBERG et al. (1975b) umfassen alle Weichteilsarkome bei Erwachsenen

Autor	Zahl der Patienten	Behandlungsmethode	5-Jahre-Überlebensrate
D'AGOSTINO (1963a, b)	24	nur Operation	27%
	21	nur Operation (gleichzeitig mit M. Recklinghausen)	9,5%
DAS GUPTA u. BRASFIELD (1970)	132	nur Operation	50%
		präoperative Bestrahlung und Operation	46%
WHITE (1971)	15	nur Operation	40%
GHOSH et al. (1973)	85	nur Operation	67,5%
	30	nur Operation (gleichzeitig mit M. Recklinghausen)	30%
LINDBERG (1975a)	60	Operation und postoperative Bestrahlung	60%
SCHLIENGER (1976)	10	nur Operation und Operation und postoperative Bestrahlung	30%

Tabelle 7. Empfehlungen zur Behandlung von malignen Weichteilgeschwülsten, die vom Onkologischen Arbeitskreis des Tumorzentrums Köln ausgearbeitet wurden

Stadium I A	nur operative Behandlung
Stadium I B	Operation und Strahlenbehandlung
Stadium II A	Operation und Strahlenbehandlung
Stadium II B, III+IV A	Operation, Strahlen- und adjuvante Chemotherapie

5-Jahre-Überlebensrate fällt vom Stadium I mit 63% auf 40% im Stadium II A und 0% im Stadium II B und III. Ihre Stadieneinteilung entspricht allerdings nicht der TNM-Klassifikation. Die Abhängigkeit der Prognose vom histologischen Malignitätsgrad kann als sicher unterstellt werden, Zahlen liegen noch nicht vor. Die Prognose ist bei malignen Neurinomen, die auf dem Boden eines M. Recklinghausen entstehen, deutlich schlechter (Tabelle 6). HAJDU (1979) weist darauf hin, daß bei diesen Tumoren andere Lokalisationen bevorzugt werden und der histologische Aufbau unterschiedlich ist. Bei ihnen sind Rücken und Axilla die häufigsten Lokalisationen, Regionen mit höherer Rate von Lokalrezidiven (Tabelle 3). Die Prognose pigmentierter melanozytischer Neurinome wird als schlechter angesehen, die Anwesenheit von Melanin ist jedoch kein sicherer Hinweis darauf (LOWMAN u. LIVOLSI 1980).

6. Heutige Indikationen

Bei der Behandlung von malignen Neurinomen wird man heute neben der operativen Behandlung die postoperative Strahlentherapie und die adjuvante Chemotherapie einsetzen, selbst wenn der Wert beider Verfahren noch nicht in größeren Studien belegt worden ist. Bei oberflächlichen und kleinen Tumoren mit hohem Differenzierungsgrad genügt wahrscheinlich die operative Entfernung mit ausreichender Sicherheitszone. Bei größeren Tumoren und abnehmender Differenzierung wird man die ergänzende Strahlenbehandlung zur Vermeidung eines lokalen Rezidivs einsetzen und bei undifferenzierten Tumoren die adjuvante Chemotherapie zur Zerstörung evtl. abgesiedelter Fernmetastasen. Auf diesem Konzept hat der onkologische Arbeitskreis des Tumorzentrums Köln im Sommer 1980 eine therapeutische Empfehlung ausgearbeitet, die in Tabelle 7 wiedergegeben wird.

IV. Neuroblastom

1. Klinik

R. VIRCHOW hat 1864 erstmals die krankhaften Geschwülste der Nebennieren beschrieben, HERXHEIMER nannte sie 1914 Neuroblastoma sympathicum.

Das Neuroblastom ist ein typischer Tumor des Kindesalters, es kann kongenital sein. 50% der Patienten sind jünger als 2 und 75% jünger als 4 Jahre. Jenseits des 14. Lebensjahres ist er selten (BACHMANN 1972). Familiär gehäuftes Auftreten wird beschrieben (WAGGET u. AHERNE 1973), ebenso ein familiäres Auftreten mit Phäochromozytomen (CONE et al. 1957).

Sehr selten gibt es auch Neuroblastome bei Erwachsenen. PHILLIPS (1953) berichtete über 623 Neuroblastome, darunter waren 40 Fälle bei Erwachsenen. TANG und HAJDU (1975) stellten 27 Fälle zusammen. Ähnlich wie bei Kindern sind die Bevorzugung des männlichen Geschlechts, die anatomische Lage, Symptome und Klinik. Häufiger wird dagegen ein multi-

Tabelle 8. Klinische Stadieneinteilung des Neuroblastoms nach EVANS et al. (1971)

Stadium I	Tumor auf Ausgangsorgan oder -struktur begrenzt
Stadium II	Tumor überschreitet kontinuierlich die Organ- oder Strukturgrenzen, aber nicht die Mittellinie. Lymphknoten der gleichen Seite können befallen sein
Stadium III	Tumor überschreitet kontinuierlich die Mittellinie. Lymphknoten können bilateral befallen sein
Stadium IV	Tumor mit Fernmetastasen
Stadium IV-S	Tumor des Stadiums I oder II, aber mit Fernmetastasen nur in Leber, Haut oder Knochenmark (kein röntgenologischer Nachweis von Skelettmetastasen)

fokales Auftreten und fortgeschrittenes lokales Wachstum beobachtet (MELTZER 1926; CHRISTENSON et al. 1956).

Die anatomische Lage des Primärtumors hat folgende Verteilung (WILLIAMS u. DONALDSON 1973):

Kopf	2%	Heilungsrate	33%
Hals	5%	Heilungsrate	24%
Thorax	13%	Heilungsrate	37%
Abdomen	55%	Heilungsrate	15%
Nebennieren	37%	Heilungsrate	8%
außerhalb NNM	18%	Heilungsrate	38%
Becken	4%	Heilungsrate	61%
Sonstige	9%	Heilungsrate	26%
Unbekannt	12%	Heilungsrate	17%

Die klinischen *Symptome* hängen vom Sitz des Tumors ab, Schmerzen, Erbrechen und unerklärte Gewichtsabnahme stehen bei den kleinen Patienten im Vordergrund. Röntgenaufnahmen können die charakteristische grob- oder feinschollige Verkalkung des Tumors zeigen. Das im hinteren Mediastinum gelegene Neuroblastom verursacht Husten und Dyspnoe. PEPPER (1901) beschrieb die im 1. Lebensjahr häufige Metastasierung der retroperitonealen Tumoren in die Leber (PEPPER-Typ) und HUTCHINSON (1970) die bei älteren Kindern bevorzugte Metastasierung in das Skelett, besonders in die Schädelkalotte (HUTCHINSON-Typ).

Die entscheidenden *diagnostischen Maßnahmen* sind (LAMPERT 1977):

1. Die Knochenmarkspunktion zum Nachweis von hämatogenen Fernmetastasen,
2. Die Harnuntersuchung auf Vanillinmandelsäure oder andere Katecholaminabbauprodukte,
3. die Röntgenuntersuchung zur Bestimmung der Tumorausdehnung.

Die Prognose wird von folgenden Faktoren beeinflußt (MARSDEN u. STEWARD 1976):

1. Alter des Patienten, die Prognose ist bei jungen Kindern besser. Kinder im Alter von 6–12 Monaten scheinen die besten Überlebensraten zu haben.
2. Ausdehnung der Erkrankung, insbesondere Knochenmetastasen. Nur 1 von 50 Kindern mit Skelettbeteiligung überlebte (vgl. Tabelle 8).
3. Histologisches Erscheinungsbild und grading (vgl. Tabelle 9).
4. Lage des Primärtumors. Neuroblastome am Hals scheinen die beste Prognose zu haben.

Ganglioneurome kommen gewöhnlich zusammen mit Neuroblastomen vor und sezernieren meist Dopamin und Adrenalin. Sie bleiben oft asymptomatisch oder verursachen mechanische oder kosmetische Probleme. Bei den meisten Patienten ist der Tumor im Halsbereich, im Mediastinum und Abdomen lokalisiert (VOÛTE et al. 1975).

Tabelle 9. Histologischer Malignitätsgrad. Manchester-Einteilung (HUGHES et al. 1974)

Grad 1	Die Tumoren zeigen ein gemischtes Muster von undifferenzierten Zellen und reifen Ganglienzellen
Grad 2	Die Tumoren zeigen ein gemischtes Muster von undifferenzierten Zellen und einigen Zellen, die eine teilweise Differenzierung zu Ganglienzellen aufweisen
Grad 3	Vollständig undifferenzierte Tumoren

Ganglioneuroblastome treten im Verhältnis 1:5, Ganglioneurome 1:10 zu Neuroblastomen auf (HAJDU u. HAJDU 1976). Obwohl sie nicht als sehr maligne angesehen werden, sterben rund die Hälfte der Patienten am Tumor. Die Mehrzahl der Patienten ist jünger als 14 Jahre, ca. 40–50% werden bei Erwachsenen vorwiegend im Retroperitonealraum gefunden. Besonders hervorgehoben wird das *Olfaktoriusneuroblastom,* das selten im Kindesalter auftritt und in der Nasenhöhle oder im Nasenrachen entsteht. Es wächst langsam lokal destruierend und kann metastasieren. Der Tumor ist ausgesprochen selten, man nimmt ihn bei $1^1/_2$–3% aller Nasentumoren an (TYLER et al. 1974). Wegen seines kleinzelligen Charakters wird er häufig falsch diagnostiziert. Die Prognose und Behandlung von *Neuroblastomen bei Erwachsenen* entspricht denen bei Kindern (TANG u. HAJDU 1975).

2. Behandlung

a) Operative Behandlung

Die operative Tumorentfernung ist die Behandlungsmethode der Wahl, wenn der Tumor vollständig exstirpiert werden kann. Ein Kind ohne Metastasen hat dann eine 2 Jahre-Überlebensrate von mehr als 80% zu erwarten (KOOP 1968). Dieser Autor sieht keine Verbesserung der Behandlungsergebnisse durch eine zusätzlich Strahlen- und Chemotherapie, die gleiche Auffassung vertreten auch HINTON und BUSCHKE (1968), selbst wenn der Tumor nur teilweise operativ entfernt wurde. Deshalb wird zum größtmöglichen chirurgischen Eingriff geraten. Demgegenüber betonen VOÛTE et al. (1975), daß es nicht vernünftig ist, soviel Tumor wie möglich zu entfernen, wenn eine vollständige Exstirpation nicht erreicht werden kann. In diesen Fällen soll sich der Chirurg auf eine Biopsie beschränken und den Tumor für eine Strahlenbehandlung durch Clips markieren. In einigen Fällen kann auch noch nach einer Strahlentherapie eine Tumorexstirpation angeschlossen werden.

Ganglioneurome können durch alleinige operative Entfernung befriedigend behandelt werden (MARSDEN u. STEWARD 1976). Ganglioneuroblastome stehen klinisch wie histologisch zwischen den Ganglioneuromen und Neuroblastomen.

b) Strahlenbehandlung

Die Mehrzahl der Autoren gibt der Strahlentherapie eine bedeutsame Rolle in der Behandlung von Neuroblastomen, da sie strahlensensibel sind.

Das Problem der Heilung des Neuroblastoms liegt eher in dem Umstand, daß der Tumor weiter ausgedehnt als nachweisbar und erwartet ist als in seiner Radiokurabilität. Wir möchten deshalb in Übereinstimmung mit anderen Arbeitsgruppen (PEREZ et al. 1967; LINGLEY et al. 1967; KÄSTNER u. WÖLLGENS 1971; GLANZMANN et al. 1976; VOÛTE et al. 1975; WILLIAMS u. DONALDSON 1973; LAMPERT 1977) empfehlen, bei jedem Neuroblastom, das das

Stadium I überschreitet, und jedem nicht vollständig exstirpierten Tumor eine ergänzende Strahlenbehandlung durchzuführen. Da Versuche, einen nicht total resezierbaren Tumor möglichst vollständig zu entfernen, gefährlich sind, soll nach Voûte et al. (1975) besser die Strahlentherapie einen größeren operativen Eingriff ersetzen.

Folgende Indikationen ergeben sich für eine Strahlenbehandlung:

1. Kurative Strahlentherapie nach nicht vollständiger Tumorentfernung,
2. Kurative oder palliative Strahlentherapie nach histologischer Sicherung eines inoperablen Tumors,
3. Palliative Strahlentherapie von Metastasen.

Über die Ausdehnung des Zielvolumens und die Höhe der Dosis läßt sich weitgehende Übereinstimmung feststellen. Die Strahlenbehandlung soll die regionale Tumorausdehnung erfassen, dabei ist das Zielvolumen in erster Linie der Lage des Tumors und seiner zu erwartenden Ausdehnung anzupassen. Die Dosis liegt zwischen 25 und 45 Gy und wird auch dem Lebensalter angepaßt, die Wochendosis soll rund 8 Gy betragen. Die höhere Dosis muß in der Regel auf ein reduziertes Volumen gegeben werden. Im Stadium III wird bei abdominellem Tumor das gesamte Abdomen über ventro-dorsale Gegenfelder mit 20 (bis 30) Gy in 4–6 Wochen bestrahlt, hier ist das operative Vorgehen gewöhnlich auf die histologische Sicherung beschränkt. Die Leber, Nieren, Ovarien und sonstige Organe werden mitbestrahlt, die Nieren werden ab 12 Gy durch individuelle Bleiblöcke vom dorsalen Feld her entlastet, die Leber wird je nach Lebensalter bis 12 oder 20 Gy im Feld belassen. Im Stadium IV S hat sich die Bestrahlung der Leber mit Dosen zwischen 5 und 10 Gy in 2 Wochen bewährt, dies Stadium wird überwiegend bei Kindern im 1. Lebensjahr gesehen. Hier kommen häufig Spontanremissionen vor, so daß eine kleine Dosis diese auf immunologischer Grundlage beruhende Rückbildung induziert.

Die Teilkörperbestrahlung ist auch im Thorax indiziert, die Lungen werden durch individuell hergestellte Bleiblöcke von Anfang an entlastet. Nach der Erfahrung von Green et al. (1976) hat sich eine über die regionale hinausgehende Strahlenbehandlung nicht bewährt. Die Autoren bestrahlten bei disseminierten Tumoren aufeinanderfolgend das Abdomen mit 25–45 Gy, Mediastinum und Supraklavikulargruben, Gesicht und Schädel, obere und untere Extremitäten mit je 10–25 Gy. Die Ergebnisse waren nicht besser als mit gezielter regionaler Strahlentherapie.

Das *extradurale Neuroblastom* ist eine der häufigsten Ursachen einer Rückenmarkskompression bei Kindern. Die meisten Patienten haben zum Zeitpunkt der Diagnose Fernmetastasen. Die Strahlenbehandlung wird nach einer Laminektomie eingesetzt, die Dosis liegt zwischen 20–35 Gy abhängig vom Alter. Bei einem lokalisierten resezierbaren Tumor ohne Fernmetastasen wird eine Entfernung durch Laparotomie empfohlen (Balakrishnan et al. 1974; Punt et al. 1980).

Das *Olfaktoriusneuroblastom* tritt gewöhnlich im Erwachsenenalter auf und ist sehr selten. Der Tumor wächst langsam und lokal zerstörend, Fernmetastasen sind selten. Die präoperative Strahlenbehandlung wird empfohlen, um eine möglichst radikale operative Entfernung zu ermöglichen. Die Dosen liegen je nach Tumorausdehnung zwischen 50 und 65 Gy in 5–7 Wochen. Der Tumor gilt nicht als heilbar mit alleiniger Strahlentherapie (Obert et al. 1960; Berger u. Coward 1962; Fitzhugh et al. 1965; Silcox 1966; Bradshaw 1967). Literaturübersichten geben Oberman und Rice (1976) und Kadish et al. (1976). Die Überlebensraten liegen danach bei 50% nach 5 Jahren. Diese Ergebnisse können als repräsentativ angesehen werden, da in der Literatur nur gut 150 Fälle beschrieben sind (Schnepper 1980).

Zur Vermeidung von unerwünschten Folgen müssen folgende Grundregeln beachtet werden:

1. Im Becken sollten die Schenkelköpfe und Hälse nicht bestrahlt werden. Die Hoden müssen geschützt, die Ovarien ggf. operativ verlagert werden.

Tabelle 10. Vorschläge zur kombinierten Chemotherapie beim Neuroblastom (VOÛTE et al. 1975; LAMPERT 1977)

Vincristin	1,5 mg/m²	i.v.	1 × wöchentlich über 6 Wochen
Cyclophosphamid	300 mg/m²	i.v. oder p.o.	1 × wöchentlich
Adriamycin	30 mg/m²	i.v.	alle 1–2 Wochen 2–4 ×
Vincristin	2 mg/m²	i.v.	einmal alle 14 Tage
Prednison	20 mg/m²	oral	täglich über 2 Monate, dann 10 mg
Cyclophosphamid	50 mg/m²	oral	über 14 Tage
Methotrexat	2,5 mg/m²	oral	über 14 Tage

2. Im Abdomen sind die Toleranzdosen von Leber und Nieren zu beachten. Vielfach ist es unumgänglich, eine Niere im Zielvolumen zu belassen und ihre Funktion zu zerstören, dann muß aber die kontralaterale Niere sorgfältig geschont werden. Wenn die Wirbelsäule in ein Feld einbezogen wird, müssen zur Vermeidung einer Skoliose die Wirbelkörper vollständig und mit gleicher Dosis bestrahlt werden. Das Rückenmark sollte, je nach Länge im Zielvolumen, oberhalb 25–30 Gy geschont werden.
3. Im Thorax und Hals entlasten wir nach Möglichkeit Trachea, Ösophagus und Kehlkopf. An die Möglichkeit einer radiogenen Schilddrüsenunterfunktion ist bei Nachuntersuchungen stets zu denken.

c) Chemotherapie

Im Gegensatz zum Wilms-Tumor hat die postoperative Chemotherapie bei Neuroblastomen nur bescheidene Verbesserungen der Überlebensraten gebracht (SUTOW et al. 1970; WILSON u. DRAPER 1974; CIONINI u. OLMI 1975; EVANS et al. 1976).

Die Zytostatika, die bisher eine Wirksamkeit beweisen konnten, sind Cyclophosphamid und Vincristin. 79% der Patienten sprechen auf Cyclophosphamid an, der Median der Remissionen ist mit 7,6 Monaten allerdings kurz (THURMAN et al. 1964). Die Wirkungen von Methotrexat, Daunorubicin, Adriamycin sind fraglich (VOÛTE et al. 1975). Die gebräuchlichsten Schemen sind (Tabelle 10):

3. Komplikationen

Die meisten Komplikationen nach Strahlenbehandlung mit höherer Dosis werden durch eine sorgfältige Bestrahlungsplanung und eine individuelle Technik vermieden. Sie können insgesamt selten bleiben.

In erster Linie müssen die Unterschiede zwischen der Strahlenbehandlung von Kindern und Erwachsenen berücksichtigt werden. Die normalen Gewebe haben im Wachstumsalter eine höhere Zellteilungsrate und können deshalb schneller und mit niedrigerer Dosis geschädigt werden. Eine Zusammenstellung der wichtigsten Gesichtspunkte geben PEARSON und D'ANGIO (1975). Sie erwähnen unter anderem:

1. Störung von Wachstum und Entwicklung
   Knochen: Wachstumsstörung, Skoliose
   Bindegewebe: Hypotrophie der Muskulatur
   Gonaden: gestörte Sexualentwicklung
   Schilddrüse: Unterfunktion.
2. Funktionsstörungen
   Niere (über 15 Gy), Lunge (über 18 Gy), Leber (über 24 Gy), ZNS (Gehirn 50–60 Gy),

Rückenmark (über 45 Gy)
Gesamtes Abdomen (über 30 Gy/3 Wochen).

3. Entstehung radiogener Tumoren.
4. Genetische Gesichtspunkte.
5. Psychosoziale Konsequenzen von späten Bestrahlungsfolgen.

4. Ergebnisse

Beim Neuroblastom kommen häufiger Spontanremissionen vor, bevorzugt bei den Patienten im 1. Lebensjahr (Schwartz et al. 1974; Williams u. Donaldson 1973). Die Prognose ist abhängig vom Alter, dem Stadium, Ausgangsort und der Histologie (Tabellen 11–13). Die in den Tabellen zusammengestellten Daten sind Sammelstatistiken von verschiedenen Mitteilungen in der Literatur.

Die Überlebenschance ist für Kinder unter 1 Jahr, für reifere Tumoren und für außerhalb des Abdomens gelegene Tumoren deutlich besser. Das Stadium IV-S kann, wie die Statistiken zeigen, eine Sonderstellung beanspruchen, hier ist eine Heilung möglich. Die 2 Jahre-Überle-

Tabelle 11. Sammelstatistik zur Überlebensrate (mehr als 2 Jahre rezidivfrei) von Glanzmann et al. (1976)

Alter	Stadium				
	I	II	III	IV	IV-S
<1 Jahr	19/24 83%	25/29 83%	4/10 40%	5/25 20%	27/40 67,5%
>1 Jahr	37/66 56%	13/44 29,5%	5/32 15,5%	7/151 4,6%	3/14 21,5%

Tabelle 12. Sammelstatistik zur Überlebensrate (mehr als 2 Jahre rezidivfrei) in Abhängigkeit vom histologischen grading von Glanzmann et al. (1976)

Histologie	Überlebensrate
Keine Reifungszeichen vorhanden	81/458 17,6%
Reifungszeichen vorhanden	102/195 52,3%

Histologisches grading nach Mäcklinen (1972)

Tabelle 13. Sammelstatistik zur Überlebensrate (mehr als 2 Jahre rezidivfrei) in Abhängigkeit von der Lokalisation von Glanzmann (1976)

Alter	<1 Jahr	<2 Jahre	>2 Jahre
Abdominal	31/41 75%	42/85 49,5%	6/96 6,2%
Extra-abdominal	18/19 95%	17/23 74%	6/30 20%

benszeit gilt als ziemlich sicheres Kennzeichen für eine Dauerheilung (BACHMANN 1972). Von 487 Patienten, die 3 Jahre überlebt hatten, entwickelten anschließend noch 5 (1%) ein Rezidiv (WITSON u. DRAPER 1974).

Insgesamt sind in den letzten Jahrzehnten keine wesentlichen Verbesserungen erreicht worden, dies gilt besonders für den Einsatz der Chemotherapie.

5. Heutige Indikationen

VOÛTE et al. (1975) geben auf Grund ihrer Erfahrungen mit 110 Patienten folgende Behandlungsrichtlinien für Neuroblastome:

Stadium I: Vollständige operative Tumorentfernung: keine weitere Behandlung. Unvollständige Operation: Strahlentherapie.

Stadium II:
a) Vollständige Entfernung des Tumors und der Lymphknoten möglich.
   1. Normale Ausscheidung von Vanillinmandelsäure und Homovanillinsäure nach der Operation: wir geben keine weitere Behandlung.
   2. Erhöhte Ausscheidung von Vanillinmandelsäure und Homovanillinsäure: Chemotherapie kann nützlich sein.
b) Entfernung des Tumors und der Lymphknoten unmöglich oder unvollständig: Strahlentherapie und nachfolgend Chemotherapie.

Stadium III: In der Praxis wie Stadium IIb

Stadium IV: Chemotherapie ist die einzig mögliche Behandlung, Tumorentfernung wenn möglich, Strahlentherapie wenn nötig. Sinnvolle Remissionen können erreicht werden.

Stadium IV-S: Strahlenbehandlung der Leber mit niedriger Dosis und Kurzzeit-Chemotherapie mit niedriger Dosis sind erfolgreich. Eine diagnostische Laparotomie ist fast immer einige Monate nach Therapiebeginn und nach Verschwinden der Metastasen notwendig, um den Primärtumor zu suchen und zu entfernen. Bei der Chemotherapie geben kleine Dosen von Vincristin und Cyclophosphamid oder Cyclophosphamid und Prednison oder Methotrexat allein gute Ergebnisse.

V. Paragangliom und Phäochromozytom

Paragangliome und Phäochromozytome sind Tumoren, die selten maligne entarten. Letztere sind auch zusammen mit der Neurofibromatose von Recklinghausen, mit C-Zellen-Tumoren der Schilddrüse, Nebenschilddrüsentumoren und dem Karzinoid-Syndrom beschrieben (WILLIS 1962).

Phäochromozytome haben eine erhöhte Harnausscheidung von Vanillinmandelsäure. Bei Patienten mit malignen Phäochromozytomen wurde immer eine vermehrte Exkretion von DOPA und DOPA-Abbauprodukten gefunden (ROBINSON et al. 1964).

Phäochromozytome kommen meist bei jungen Erwachsenen vor. Die klinischen Symptome sind Hypertonie oder paroxysmale hypertonische Krisen, Kopfschmerzen, Tachykardie, Erbrechen, Dyspnoe, Schweißausbruch und anderes. Die klinische Diagnostik soll hier nicht abgehandelt werden. Paragangliome verursachen gewöhnlich erst Symptome durch Raumforderung im Abdomen.

Die Behandlung ist in erster Linie eine chirurgische. Beide Tumoren können multizentrisch entstehen, so daß ihre vollständige Entfernung zweifelhaft bleibt. Die Kontrolle der Harnausscheidung von Vanillinmandelsäure kann die Klärung dieser Frage beim Phäochromozytom erleichtern.

Über maligne Phäochromozytome berichten BELL et al. (1962) und CONE und PEARSON (1963). Ein von ISAACSON et al. (1960) beschriebener maligner Tumor entwickelte sich im Zuckerkandlschen Organ. Insgesamt 10% der Phäochromozytome sollen maligne entarten, über Jahre lokal infiltrierend wachsen und hämatogen metastasieren. Den ersten und einzigen Fall eines malignen intraabdominellen Paraganglioms beschreiben STRANSKY und CILLIAN (1960).

Nach vollständiger operativer Entfernung ist eine Strahlenbehandlung nicht erforderlich. Falls diese jedoch fraglich ist, wird eine postoperative Strahlenbehandlung mit hoher Dosis (50–60 Gy) empfohlen. Metastasen, speziell Skelettmetastasen, erfordern 30–39 Gy/10–13 Fraktionen.

Zu den Paragangliomen gehören die Chemodektome oder *Glomustumoren*. Bestimmte Paragangliome wirken als Chemorezeptoren, ihre Tumoren wurden bis vor kurzem als nicht chromaffin zum Unterschiede von den Katecholamin produzierenden bezeichnet (GLENNER u. GRIMLEY 1974). Alle speichern Katecholamine, die Katecholamin sezernierenden kommen überall im Körper vor (BÖCK u. LASSMANN 1972), alle können, wenn auch selten maligne entarten. Die Eigenschaften und die anatomische Verteilung können hier nicht referiert werden, eine moderne Übersicht aus pathologisch anatomischer Sicht geben GLENNER und GRIMLEY (1974).

Eine Literaturübersicht findet sich bei CAREY und BRADLEY (1963).

Der Glomus-Tumor ist in der Regel gutartig. Er entsteht aus neuroendokrinen Rezeptoren, den Paraganglien, im Bereich der Karotisbifurkation (Glomus caroticum), des Bulbus iugulare (Glomus jugulare) und im Vagusverlauf an der Schädelbasis (Glomus intravagale). Die häufigsten Wachstumsrichtungen wurden von MILLER (1962) untersucht. Daraus ergeben sich die Schwierigkeiten und Grenzen einer operativen Erntfernung, aber auch der Strahlenfolgen am unmittelbar benachbarten Gehirn. Das Verhältnis Männer zu Frauen ist 1:4–5, bevorzugt tritt er im mittleren Lebensalter auf. Ein Gehörverlust wird auf der befallenen Seite oft gesehen, gewöhnlich mit einer Beteiligung der Hirnnerven (RICE u. HOLLMAN 1963). Nach MCWHIRTER und DOTT (1955) ist die mittlere Überlebenszeit 4–5 Jahre. Die Strahlentherapie kann eine Rückbildung des Tumors und eine Verbesserung der Hörfähigkeit bewirken (MURPHY 1967). Die erforderlichen Dosen liegen bei 50 Gy/6–7 Wochen für inoperable Tumoren und bei 40 Gy/4 Wochen postoperativ (Tabellen 14 und 15). Die Behandlung dieses Tumors bleibt nach der Erfahrung von WANG (1980) eine chirurgische, wenn er operabel ist. Glomustumoren können durch eine Strahlenbehandlung zur Rückbildung gebracht

Tabelle 14. Höhe der Dosis zur Kontrolle von Chemodektomen (MOSS et al. 1979, S. 177)

Autor	Gesamtdosis	Patienten-zahl	Zahl der Rezidive
HATFIELD et al. (1972)	weniger als 40 Gy	5	4
	mehr als 40 Gy	16	0
HUDGINS (1972)	40–50 Gy	9	0
TIDWELL u. MONTAGUE (1975)	42–50 Gy	17	1
SIMKO et al. (1978)	28–65 Gy	14	2

10 Gy in 5 Fraktionen wöchentlich

Tabelle 15. Häufigkeit des Ansprechens von Chemodektomen auf Strahlentherapie. (Moss et al. 1979, S. 177)

Autor	Zahl der Ansprecher/ Gesamtzahl	%
WILLIAMS (1957)	12/12	100
HATFIELD et al. (1972)	16/16	100
FULLER et al. (1967)	43/43	100
GRUBB u. LAMPE (1965)	14/14	100
MILLER (1962)	13/14	93
BRADSHAW (1963)	8/12	75
TIDWELL u. MONTAGUE (1975)	16/17	90

Modifiziert nach MARUYAMA et al. (1971)

werden, wie viele Berichte (Tabelle 15) zeigen, aber es gibt auch skeptische und negative Mitteilungen (BRACKMANN et al. 1972; GLASSCOCK et al. 1974).

Nach GRUBB und LAMPE (1965) lassen sich 56% der Tumoren nicht vollständig chirurgisch entfernen. Die Wirksamkeit der Strahlenbehandlung ist dosisabhängig sehr gut. Bewährt hat sich eine Technik mit 2 durch Keilfilter ausgeglichenen im Winkel von 90°–110° zueinander stehenden Feldern.

KIM et al. (1980) berichten über ihre Erfahrungen an 40 Patienten mit Chemodektomen des Mittelohrs und geben eine Literaturübersicht. Die Mehrzahl der Patienten klagt über Ohrensausen, Schmerzen und Pulsation und wurde weitgehend bis vollständig symptomfrei. Hirnnervenausfälle blieben dagegen meist nach der Therapie bestehen. Die Kontrollrate mit postoperativer Strahlentherapie war 85%, mit alleiniger Strahlentherapie bei inoperablen oder rezidivierenden Tumoren 88%. Bei einer Dosis oberhalb 40 Gy/4 Wochen blieb die Rezidivrate bei 2%, darunter betrug sie 22%. Sie empfehlen für inoperable Chemodektomie 50 Gy/5 Wochen, Hirnnekrosen sind bei dieser Dosis selten.

Chemodektome sind selten im histologischen Sinne maligne. Auch die an zahlreichen anderen Stellen möglichen Tumoren können postoperativ bestrahlt werden, sie lassen sich aber oft besser vollständig entfernen, so daß sich dann die Strahlenbehandlung erübrigt.

Literatur

Aterman K, Schneller EF (1970) Maturation of neuroblastoma to ganglioneuroma. Am J Dis Child 120:217

Atkinson L, Garvan JM, Newton NC (1963) Behaviour and management of soft connective tissue sarcomas. Cancer 16:1552–1562

Bachmann KD (1972) Tumoren des sympathischen Nervensystems. In: Opitz H, Schmidt F (Hrsg) Handbuch der Kinderheilkunde, Bd VIII/2. Tumoren im Kindesalter. Springer, Berlin Heidelberg New York, S 328

Balakrishnan V, Rice MS, Simpson DA (1974) Spinal neuroblastoma. Diagnosis, treatment, and prognosis. J Neurosurg Sci 40:631–638

Bell MA, Blakemore WS, Rose E (1962) Some vagaries of pheochromocytoma. Ann Intern Med 57:406

Berger L, Coward H (1962) L'esthesioneurocytoma olfactif. Bull Assoc Franç Etude Cancer 15:401–414

Böck P, Lassmann H (1972) Histochemische Untersuchungen über die Reserpinwirkung am Glomus caroticum (Ratte). Verh Anat Ges 67:20–24

Bono AV, Neriggi A (1962) Studio clinico e morfologico de 256 casi di tumori del sistema nervoso periferico. Tumori 48:223–245

Brackmann DE, House WF, Terry R, Scanlan RL (1972) Glomus iugulare tumors: effect of irradiation. Trans Am Acad Ophthalmol Otolaryngol 76:1423–1431

Bradshaw JD (1963) Radiotherapy in glomus iugulare tumours: a review of cases seen at the Christies Hospital, Manchester, from 1943 to 1959. Clin Radiol 12:227

Bradshaw RB (1967) Olfactory neuroblastoma, an uncommon nasal tumor. J Laryngol 81:1177–1181

Bramwell VHC, Voûte PA, Rosenberg SA, Pinedo HM (1979) Adjuvant treatment of soft tissue sarcoma in children and adults. In: Bonadonna G, Mathé G, Salmon SE (eds) Recent results in cancer research, vol 68. Springer, Berlin Heidelberg

Brunner KW, Nagel GA (1979) Internistische Krebstherapie. Springer, Berlin Heidelberg New York

Busch E, Christensen E (1947) Tumors of peripheral nerves with special reference to neurogenous sarcomas. Acta Psychiatr Scand 46:72–93

Cantin J, McNeer GP, Chu FC, Booher RJ (1968) The problem of local recurrence after treatment of soft tissue sarcoma. Ann Surg 168:47–53

Carey JP, Bradley RL (1963) Chemodectoma. Arch Surg 87:897–902

Cavaliere R, Ciocatto EC, Giovanella BC, Heidelberger C, Johnson RO, Margotini M, Mondove B, Moricca G, Rossi-Fanelli A (1967) Selective heat sensitivity of cancer cells. Cancer 20:1351

Cavanagh JB (1968a) Effects of x-irradiation on the proliferation of cells in peripheral nerve during wallerian degeneration in the rat. Br J Radiol 41:275

Cavanagh JB (1968b) Prior x-irradiation and the cellular response to nerve crush: duration of effect. Exp Neurol 22:253

Chen KTK, Latorraca R, Fabich D, Padgug A, Hafez GR, Gilbert EF (1980) Malignant schwannoma. A light microscopic and ultrastructural study. Cancer 45:1585–1593

Christenson WN, Ultman JE, Mohos SC (1956) Disseminated neuroblastoma in an adult presenting the picture of thrombocytopenic purpura. Blood 11:273

Cionini I, Ohni P (1975) Radiotherapy of neuroblastoma. In: Bucalossi , Veronesi , Cascinelli (eds) Proc XIth Int Cancer Congr Florence, 1974, vol 6. Elsevier, New York, pp 204–213

Clarysse A, Kenis Y, Mathé G (1976) Cancer chemotherapy. Springer, Berlin Heidelberg New York

Collins JE, Paine CH, Ellis F (1976) Treatment of connective tissue sarcomas by local excision followed by radioactive implant. Clin Radiol 27:39–41

Cone TE Jr, Pearson HA (1963) Malignant pheochromocytoma: report of case in 12-year-old child. Pediatrics 32:531

Cone PE Jr, Allen MS, Pearson HA (1957) Pheochromocytoma in children: a report of three familial cases in two unrelated families. Pediatrics 19:44

D'Agostino AN, Soule EH, Miller RH (1963a) Primary malignant neoplasms of nerves (malignant neurilemomas) in patients without manifestations of multiple neurofibromatosis (von Recklinghausen's disease). Cancer 16:1003–1014

D'Agostino AN, Soule EH, Miller RH (1963b) Sarcomas of the peripheral nerves and somatic soft tissues associated with multiple neurofibromatosis (von Recklinghausen's disease). Cancer 16:1015–1027

Das Gupta TK, Brasfield RD (1970) Solitary malignant schwannoma. Anw Surg 171:419–428

Dickson JA, Shah DM (1972) The effects of hyperthermia on the biochemistry and growth of a malignant cell line. Eur J Cancer 8:561

Evans AE, D'Angio GJ, Randolph J (1971) A proposed staging for children with neuroblastoma. Cancer 27:374–378

Evans AE, Albo V, D'Angio GJ, Finklestein JZ, Leiken S, Santulli T, Weiner J, Hammond GD (1976) Cyclophosphamide treatment of patients with localized and regional neuroblastoma. A randomized study. Cancer 38:655–660

Firth LA (1979) The relative roles of surgery and radiotherapy in the management of soft tissue sarcomas of adults. Clin Radiol 30:155–159

Fitzhugh GS, Allen MS Jr, Rucker TN (1965) Olfactory neuroblastoma. Arch Otolaryngol 81:161–168

Friedman M, Egan JW (1960) Irradiation of liposarcoma. Acta Radiol 54:225–239

Fuller AM, Brown HA, Harrison EG, Siekert RG (1967) Chemodectomas of the glomus iugulare tumors. Laryngoscope 77:218–238

Gaffey CT (1962) Bioelectric effects of high energy irradiation on nerve. In: Haley PJ, Snider RS (eds) Response of the nervous system to ionizing radiation. Academic Press, New York, p 73

Gagel O (1935) Tumoren der peripheren Nerven. In: Bumke O, Foerster O (Hrsg) Handbuch der Neurologie, Bd IX. Springer, Berlin, S 216–240

Geschickter ChF (1935) Tumors of the peripheral nerves. Am J Cancer 25:377–410

Ghosh BC, Ghosh L, Huvos AG, Fortner JG (1973) Malignant schwannoma. Cancer 31:184–190

Giovanella BC, Morgan AC, Stehlin JS, Williams LJ (1973) Selective lethal effects of supranormal temperatures on mouse sarcoma cells. Cancer Res 33:2568

Glanzmann C (1980) Strahlentherapie in der Behandlung von Weichteilsarkomen. Strahlentherapie 156:73–77

Glanzmann Ch, Kind F, Horst W (1976) Strahlentherapie in der Behandlung von Neuroblastomen. Resultate bei 45 Patienten. Strahlentherapie 152:305–309

Glasscock ME, Harris PE, Newsome G (1974) Glomus tumors: Diagnosis and treatment. Laryngoscope 84:2006–2031

Glenner GG, Grimley PM (1974) Tumors of the extra-adrenal paraganglion system. Atlas of tumor pathology, Fasc 9. Armed Forces Institute of Pathology, Washington

Goldman RL, Jones SE, Heusinkveld RS (1977) Combination chemotherapy of metastatic schwannoma with vincristine, adriamycin, cyclo-

phosphamide, and imidazol carboxamide. A case report. Cancer 39:1955–1958
Gottlieb JA, Baker LJ, O'Bryan RM, Sinkovics JG, Hoogstraten B, Quagliana JM, Rivkin SE, Bodey GP, Rodriguez VT, Blumenschein GR, Saiki JH, Coltman C, Burgess MA, Sullivan P, Thigpen T, Bottomley R, Balcerzak S, Moon TE (1975) Adriamycin used alone and in combination for soft tissue and bone sarcoma. Cancer Chemother Rep 6:271–282
Green AA, Hustu O, Palmer R, Pinkel D (1976) Total-body sequential segmental irradiation and combination chemotherapy for children with disseminated neuroblastoma. Cancer 38:2250–2257
Grubb WB, Lampe I (1965) The role of radiation therapy in the treatment of chemodectomas of the glomus iugulare. Laryngoscope 75:1861–1871
Haber S (1964) Retroperitoneal and mediastinal chemodectoma. Am J Roentgenol 92:1029
Hajdu SI (1979) Pathology of soft tissue tumors. Lea & Febiger, Philadelphia
Hajdu SI, Hajdu EO (1976) Cytopathology of sarcomas. Saunders, Philadelphia
Harkin JC, Reed RJ (1969) Tumors of the peripheral nervous system. Atlas of Tumor Pathology, Fasc 3. Armed Forces Institute of Pathology, Washington
Hassin GB (1933) Histopathology of the peripheral and central nervous system. Baillière, Tindal & Cox, London
Hatfield PM, James AE, Schulz MD (1972) Chemodectomas of the glomus iugulare. Cancer 30:1164–1168
Hellman K, Ryall RDH, Macdonald E, Newton KA, James SE, Jones S (1978) Comparison of radiotherapy with and without Razoxane (ICRF 159) in the treatment of soft tissue sarcomas. Cancer 41:100–107
Hellriegel W (1978) Strahlentherapie der Weichteilsarkome. Strahlentherapie 154:75–80
Herxheimer G (1914) Über Tumoren des Nebennierenmarks, insbesondere das Neuroblastoma sympathikum. Beitr Pathol Anat 57:112
Herzer R (1977) Folgezustände ionisierender Strahlung. In: Hornbostel, Kaufmann W, Siegenthaler W (Hrsg) Innere Medizin in Praxis und Klinik, Bd III. Thieme, Stuttgart
Herzog E (1955) Histopathologie des vegetativen Nervensystems. In: Lubarsch O, Henke F, Rössle R (Hrsg) Handbuch der speziellen pathologischen Anatomie und Histologie, Bd 13, 5. Teil. Springer, Berlin Göttingen Heidelberg
Hildebrand J (1978) Lesions of the nervous system in cancer patients. Raven, New York
Hinton P, Buschke F (1968) Neuroblastoma in children, 42 cases. Radiol Clin Biol 37:19–28
Hoffmann F (1922) Über bösartige Geschwülste der peripheren Nerven. Diss Bonn
Holfeld H, Scherer E (1977) Die Strahlentherapie der Weichteilsarkome. Chirurg 48:696–700
Homzie MJ, Elkon D (1980) Olfactory esthesioneuroblastomavariables predictive of tumor control and recurrence. Cancer 46:2509–2513
Hudgins PT (1972) Radiotherapy for extensive glomus iugulare tumors. Radiology 103:427–429
Hughes MB, Marsden MB, Palmer MK (1974) Histologic patterns of neuroblastoma related to prognosis and clinical staging. Cancer 34:1706–1711
Hutchinson R (1907) On suprarenal sarcoma in children with metastases in the skull. Q J Med 1:33–38
Isaacson C, Rosenzweig D, Seftel HC (1960) Malignant pheochromocytoma of the organs of Zukkerkandl. Arch Pathol 70:730
Kadish S, Goodman M, Wang CC (1976) Olfactory neuroblastoma. Cancer 37:1571–1576
Käser H (1966) Zur biochemischen Differentialdiagnose katecholaminproduzierender Tumoren. Oncologia [Suppl] 20:52
Kästner W, Wöllgens P (1971) Ergebnisse der Radiotherapie bei Neuroblastomen. Zürcher Erfahrungen von 1938–1970. Fortschr Roentgenstr 115:386–390
Kim J-A, Elkon D, Lim M-L, Constable WC (1980) Optimum dose of radiotherapy for chemodectomas of the middle ear. Int J Radiat Oncol Biol Phys 6:815–819
Koop CE (1968) Neuroblastoma: two year survival and treatment correlations. J Pediatr Surg 3:178–179
Krause F (1887) Über maligne Neurome und das Vorkommen von Nervenfasern in demselben. Breitkopf & Härtel, Leipzig
Krücke W (1955) Erkrankungen des peripheren Nervensystems. In: Lubarsch O, Henke F, Rössle R (Hrsg) Handbuch der speziellen pathologischen Anatomie und Histologie, Bd 13, Teil 5. Springer, Berlin Göttingen Heidelberg, S 1–356
Krücke W (1974) Pathologie der peripheren Nerven. In: Olivecrona H, Tönnis W, Krenkel W (Hrsg) Handbuch der Neurochirurgie, Bd VII, Teil 3. Springer, Berlin Heidelberg New York, S 1–268
Lampert F (1977) Krebs im Kindesalter. Urban & Schwarzenberg, München, S 94–105
Lindberg RD, Fletcher GH, Martin RG (1975a) The management of soft tissue sarcomas in adults. J Radiol Electrol Med Nucl 56:761–767
Lindberg RD, Martin RG, Romsdahl MM (1975b) Surgery and postoperative radiotherapy in the treatment of soft tissue sarcomas in adults. Am J Roentgenol 123:123–129
Lingley JF, Sagerman RH, Santulli TV, Wolff JA (1967) Neuroblastoma. Management and survival. N Engl J Med 227:1227–1230
Lowman RM, Livolsi VA (1980) Pigmented (melanotic) schwannomas of the spinal canal. Cancer 46:391–397
Mäcklinen J (1972) Microscopic pattern as a guide to prognosis of neuroblastoma in childhood. Cancer 29:1637–1646

Marsden HB, Steward JK (1976) Tumours in children. Springer, Berlin Heidelberg New York
Maruyama Y, Gold LH, Kieffer SA (1971) Radioactive cobalt treatment of glomus iugulare tumors. Acta Radiol 10:239–247
McNeer GP, Cantin J, Chu F, Nickson J (1968) Effectiveness of radiation therapy in the management of sarcoma of the soft somatic tissues. Cancer 22:391–397
McWhirter R, Dott NM (1955) Tumors of the brain and spinal cord. In: Carling RE, Windeyer BW, Smithers DW (eds) Practice in radiotherapy. Nelson, New York, S 330–349
Meltzer S (1926) Neuroblastoma occuring in adults. Can Med Assoc J 16:647
Miller JR (1962) Results of treatment in glomus iugulare tumors with emphasis on radiotherapy. Radiology 79:430–434
Moss WT, Brand WN, Battifora H (1979) Radiation oncology, 5th edn. Mosby St Louis
Murphy WT (1967) Radiation therapy, 2nd edn. Saunders, Philadelphia
Oberman HA, Rice DH (1976) Olfactory neuroblastoma. Cancer 38:2494–2502
Obert GJ, Devine KD, Mc Donald JR (1960) Olfactory neuroblastomas. Cancer 13:205–215
Overgaard K, Overgaard J (1972) Investigation on the possibility of a thermic tumour therapy. Eur J Cancer 8:65
Pearson D, D'Angio GJ (1975) Radiation therapy. In: Bloom HJG, Lemerle J, Neidhardt MK (eds) Cancer in children. Springer, Berlin Heidelberg New York, S 29–47
Penfield W (1932) Tumors of the sheats of the nervous system. In: Cytology and cellular pathology of the nervous system, Bd 3. Hoeber, New York
Pepper W (1901) A study of congenital sarcoma of the liver and suprarenal. Am J Med Sci 121:287–298
Perez CA, Vietti T, Ackerman LV, Eagleton MD, Powers WE (1967) Tumors of the sympathetic nervous system in childhood. Radiology 88:750–760
Perry H, Chu FCH (1962) Radiation therapy in the palliative management of soft tissue sarcomas. Cancer 15:179–183
Phillips R (1953) Neuroblastoma. Ann R Coll Surg Engl 12:29
Punt J, Pritchard J, Pincott JR, Till K (1980) Neuroblastoma: A review of 21 cases presenting with spinal cord compression. Cancer 45:3095–3101
Rice RP, Holman CB (1963) Roentgenographic manifestations of tumors of the glomus iugulare (chemodectoma). Am J Roentgenol 89:1201
Robinson R, Smith P, Whittaker SRF (1964) Secretion of catecholamines in malignant phaeochromocytoma. Br Med J 1:1422–24
Röttgen P, Wüllenweber R (1974) Die Chirurgie der peripheren Nerven In: Olivecrona H, Tönnis W, Krenkel W (Hrsg) Handbuch der Neurochirurgie, Bd VII/3. Springer, Berlin Heidelberg New York, S 269–498
Russell W, Cohen J, Enzinger F, Hajdu SI, Heise H, Martin RG, Meissner W, Miller WT, Schmitz RL, Suit D (1977) A clinical and pathological staging system for soft tissue sarcomas. Cancer 40:1562–1570
Sack H (1951) Das Phäochromozytom. Thieme, Stuttgart
Schlienger P (1976) Place de la radiotherapie. Résultats de l'Institut Gustave-Roussy et de la Fondation Curie. J Radiol Electrol 57:809–810
Schnepper E (1980) Nervensystem. In: Scherer E (Hrsg) Strahlentherapie Springer, Berlin Heidelberg New York, S 831–862
Schwartz AD, Zadek MD, Hahng L, Swaney JJ (1974) Spontaneous regression of disseminated neuroblastoma. J Pediatr 85:760–763
Silcox LE (1966) Olfactory neuroblastoma. Laryngoscope 96:665–673
Simko TG, Griffin TW, Gerdes AJ, Parker RG, Tesh DW, Taylor W, Blasko JC (1978) The role of radiation therapy in the treatment of glomus iugulare tumors. Cancer 42:104–106
Sperber A (1913) Über bösartige Geschwülste der peripheren Nerven. Diss Berlin
Spiess H (1972) Schädigungen am peripheren Nervensystem durch ionisierende Strahlen. Springer, Berlin Heidelberg New York
Stehlin JS, Ipolyl PD de, Giovanella BC, Gutierrez AE, Anderson RF (1975) Soft tissue sarcomas of the extremity. Am J Surg 130:643
Stöhr M (1980) Iatrogene Nervenläsionen. Thieme, Stuttgart New York
Stransky E, Cillian LR (1960) Malignant non-chromaffin intraabdominal paraganglioma. Ann Paediat 194:57–62
Suit HD, Russell WO (1975) Radiation therapy of soft tissue sarcomas. Cancer 36:759–764
Sunderland S (1978) Nerve and nerve injuries, 2. Aufl. Livingstone, Edinburgh
Sutow WW, Gehan EA, Heyn RM, Kung FH, Miller RW, Murphy ML, Traggis DG (1970) Comparison of survival curves, 1956 versus 1962, in children with Wilms' tumor and neuroblastoma. Pediatrics 45:800–811
Tang C-K, Hajdu SI (1975) Neuroblastoma in adolescence and adulthood. NY State J Med 75:1434–1438
Thomas PK, Cavanagh JB (1975) Neuropathy due to physical agents. In: Dyck PJ, Thomas PK, Lambert EH (Hrsg) Peripheral neuropathy, Bd I. Saunders, Philadelphia, p 170
Thurman WG, Fernbach DJ, Sullivan MP (1964) Cyclophosphamide therapy in childhood neuroblastoma. N Engl J Med 270:1336–1340
Tidwell TJ, Montague ED (1975) Chemodectomas involving the temporal bone. Radiology 116:147–149

TNM (1979) Klassifikation der malignen Tumoren. 3. Aufl. Springer, Berlin Heidelberg New York

Tyler TC, Chandler JR, Wetli C, Moffitt BM (1974) Olfactory neuroblastoma. South Med J 67:640–643

Vees W (1977) Nerven- und Plexusläsionen nach Strahlentherapie. Inaug Diss Tübingen

Vieta JO, Pack GT (1951) Malignant neurilemomas of peripheral nerves. Am J Surg 82:416–31

Virchow R (1864/65) Hyperplasie der Zirbel und der Nebennieren. In: Die krankhaften Geschwülste, Bd 2. Hirschwald, Berlin

Voûte PA, Putten WJ van, Burgers JMV (1975) Tumours of the sympathetic nervous system. In: Bloom HJG, Lemerle J, Neidhardt MK, Voûte PA (eds) Cancer in children, Springer, Berlin Heidelberg New York, S 138–148

Wagget J, Aherne G (1973) Familial neuroblastoma. Arch Dis Child 48:63

Wang CC (1980) What is the optimum dose of radiation therapy for glomus tumors? Int J Radiat Oncol Biol Phys 6:945–946

White HR (1971) Survival in malignant schwannoma. Cancer 27:720–729

Williams IG (1957) Radiotherapy of tumors of glomus iugulare. J Fac Radiol 8:335–338

Williams TE, Donaldson MH (1973) Neuroblastoma. In: Sutow WW, Vietti TJ, Fernbach DJ (eds) Clinical pediatric oncology. Mosby, St. Louis, S 384–410

Willis RA (1962) The borderland of embryology and pathology. Butterworth, London

Wilson LM, Draper GJ (1974) Neuroblastoma, its natural history and prognosis: A study of 487 cases. Br Med J 3:301–307

Windeyer B, Dische S, Mansfield CM (1966) The place of radiotherapy in the management of fibrosarcomas of soft tissues. Clin Radiol 17:32–40

Zeitlhofer J (1947) Über die maligne Ausartung von Neurofibromen. Krebsarzt (Wien) 2:301–312

Zollinger HU (1960) Radio-Histologie und Radio-Histopathologie. In: Altmann HW, Büchner F, Gotlier H, (Hrsg) Handbuch der allgemeinen Pathologie, Bd X/1. Springer, Berlin Göttingen Heidelberg

Die Strahlentherapie der Larynxkarzinome

Von

A. Zuppinger

Mit 65 Abbildungen und 19 Tabellen

A. Einleitung

Gute oder beste Ergebnisse können bei der Krebsbehandlung nicht mehr im Alleingang eines Spezialisten, sei er Chirurg, Strahlentherapeut oder internistischer Onkologe, erreicht werden. Das Schicksal des Tumorkranken entscheidet sich meistens bei der ersten Maßnahme, welche die Beseitigung der Geschwulst zum Ziel hat. Das gilt besonders bei der Therapie der Larynxtumoren, weil eine nicht optimale erste therapeutische Handlung oft zum Mißerfolg, zum Tod oder einer schweren Verstümmelung führen kann.

Von allem Anfang an, in der Ära der fraktionierten Behandlung nach Coutard, bahnte sich bei uns eine enge Zusammenarbeit mit dem Otolaryngologen an. Indikationen und Arten der Behandlung wurden mit zunehmender Erfahrung auf chirurgischem und radiologischem Sektor oft geändert in der Hoffnung, die Ergebnisse zu verbessern. Wir waren dankbar für gegenseitige Hinweise auf Neuerungen sowohl in diagnostischer, therapeutischer als auch klinischer Hinsicht. Die zunehmende Belastung verhinderte, das Schrifttum des Partners gebührend zu studieren. Bei der gemeinsamen Beurteilung der Kranken kam es paradoxerweise bei nicht eindeutiger Indikationsstellung öfters zur erstaunlichen Sachlage, daß der Chirurg den Strahlentherapeuten oder dieser den Chirurgen bat, die Behandlung zu übernehmen.

Von den drei wichtigsten Aufgaben der Tumortherapie, der Beseitigung der Geschwulst, der Verhütung iatrogener Propagation und Schäden und möglichster Erhaltung der normalen Funktion, gebührt beim Larynxkarzinom letzterer besondere Beachtung, weil der Larynx eines der wichtigsten Organe ist, das die Beziehung des Individuums mit der Umwelt ermöglicht.

Da die Strahlentherapie vor der Chirurgie den Vorteil der besseren Funktionserhaltung hat, ist sie dort einzusetzen, wo sie die beiden ersten Bedingungen in gleicher oder mindestens ähnlicher Größenordnung zu erfüllen vermag. Damit ist schon gesagt, daß es Tumorsituationen gibt, bei denen die chirurgische Behandlung öfters bessere Leistungen erbringt. Die weitere Erfahrung zeigte, daß die vielfältigen Kombinationen beider Verfahren die Ergebnisse zu steigern vermögen.

Die Strahlentherapie als viel jüngere Disziplin hat zwar ihre Leistungen in den letzten Jahrzehnten erheblich verbessert, doch bleiben zahlreiche Möglichkeiten, ungeklärte Fragen zu beantworten, wie Erhöhung der Heilungsziffer, Verminderung der Komplikationsrate, Zeitfaktorfragen u.v.a.m. Öfters wird die Strahlentherapie als eine vorwiegend technisch-physikalische Disziplin betrachtet. Bei Beginn der neuen Ära waren es klinische Beobachtungen, sowohl am Tumor wie an den normalen Strukturen, die das technisch-physikalisch meßbare Vorgehen bestimmten. Viele Versuche mit Variation der Strahlenqualität und der zeitlichen Applikation waren notwendig, um gute und bessere Wege für die Behandlung zu finden. Auch die Mitteilung unbefriedigender, enttäuschender oder schlechter Ergebnisse war wertvoll, gewährte sie doch Einblick in die Gefahren und Grenzen des Verfahrens. Bei der Durchsicht des Schrifttums der letzten Jahre kann man nicht umhin zu glauben, es wäre nur eine bestimmte rad- oder cGy-Zahl in einer bestimmten Zeit zu verabreichen, um bei Ausschaltung lapidarer Fehler Erfolg zu haben. Die *biologische Seite* mit ihren Variationen fand nur vereinzelt, wenn überhaupt Erwähnung. 1981 kamen aber englische Autoren (WOLLINS u. KAGAN 1981; LIVERAGE 1981) zur Überzeugung, daß die Rückkehr zur biologischen Methodik notwendig sei. So gewinnen denn frühere, vielfach vergessene Erfahrungen wieder an Bedeutung.

In unserer Darstellung wurde versucht, neben den bedeutsamen technisch-physikalischen Prinzipien, den biologischen Gesichtspunkten die gebührende Beachtung zu schenken. Wir waren gezwungen weiter zurückzugreifen. Um die Übersicht zu erleichtern, wurde die Bearbeitung des Schrifttums in drei Zeitperioden unterteilt.

Wir haben großes Verständnis für die Zeitprobleme der heutigen Generation, weshalb im Abschnitt „Schlußbetrachtungen" die wesentlichen Ergebnisse mit Hinweisen auf die entsprechende Seite zusammengefaßt wurden. Wir sind uns bewußt, daß unsere Darstellung gewisse subjektive Momente enthält und bei verschiedenen Fragen auch andere Deutungen und Folgerungen möglich sind.

Im klinischen Teil beschritten wir einen Weg, der vom üblichen Vorgehen einer Handbuchbearbeitung leicht abweicht. Zwar besprechen wir die uns wichtig erscheinenden Arbeiten, verzichten aber auf reine Aufzählungen und verweisen den Leser auf Publikationen mit reichen Literaturangaben. Die Dosis wurde in rad, Gy oder ret angegeben, wie von den jeweiligen Autoren mitgeteilt.

B. Allgemeine Betrachtungen

Die Häufigkeit des Kehlkopfkrebses wird von BAUER (1949) noch mit 1% aller bösartigen Geschwülste angenommen, liegt derzeit aber bei etwa 2% (GORENSTEIN 1980). Genaue Angaben können nur über Länder gemacht werden, in denen ein Krebsregister besteht. Die Todesursachenstatistik versagt, weil der praktische Arzt, der die Anzeige macht, häufig Hypo- und Mesopharynxtumoren und gelegentlich auch Karzinome anderer Lokalisation als Larynxkrebse angibt. In den USA starben in den Jahren 1956–1966, bezogen auf 100000 Einwohner, jährlich 1,3–1,4 Personen an Larynxkrebs (Angaben des „Vital Statistic Reports"). Da die meisten Kehlkopfkranken relativ früh zur Behandlung kommen und die Heilungsquote bei etwa 50% liegt, entspricht die Annahme von rund 3 Kehlkopfkrebsen pro Jahr und 100000 Menschen in Industrieländern einer wirklichkeitsnahen Schätzung. Trotzdem bestehen erhebliche geographische Häufigkeitsunterschiede. So sollen die asiatischen Völker, vor allem die Inder, doppelt so oft als Europäer an Larynxkrebs erkranken (WYNDER 1956). Die höchste alters-standardisierte Mortalitätsrate pro 100000 Männer findet sich nach DUNHAN u. BAILOR (1968) in Brasilien mit 19,9, gefolgt von Argentinien und Frankreich mit 11,4. Am tiefsten ist sie in Japan mit 1,8. In Frankreich entspricht dies 4–5%, bezogen auf alle Krebskranken (CACHIN et al. 1979). Die Mortalität an Kehlkopfkrebs betrug nach INSERM (Mortalité par cancer en France; CACHIN et al. 1979) 1968 3,6% aller Krebstodesfälle. Dieser große Anfall muß schon seit Jahren bestehen, berichtet doch DUCUING (1949) über 6% Todesfälle an Larynxkarzinomen im Sektionsgut, im Vergleich zu 0,83% bei WAL-

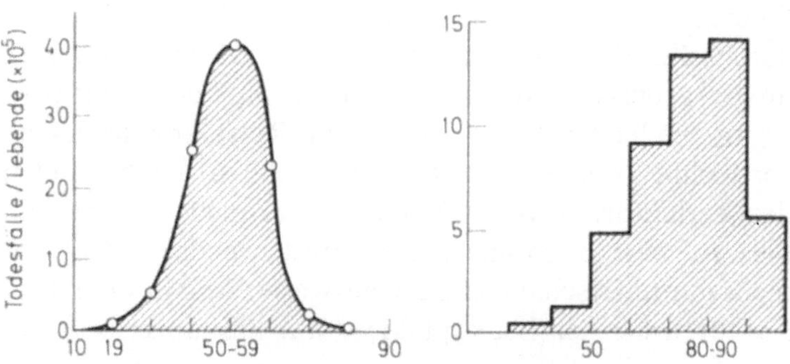

Abb. 1. Prädilektionsalter des Larynxkarzinoms. Es liegt nicht im 6. Lebensjahrzehnt, wie Cody nach Ermittlung bei 4584 Kranken angab, sondern die Krebsgefährdung des Kehlkopfes nimmt stetig mit dem Lebensalter zu. (Aus: CODY 1949 u. OESER 1979)

THER (1948) in Zürich. Im otolaryngologischen Krankengut nimmt das Larynxkarzinom nach LEICHER (1963) 40–60% aller dort behandelten bösartigen Geschwülste ein.

Proportional zum Anstieg der Neuerkrankungen an Karzinomen im Bereich der Atemwege steigt die Inzidenz von malignen Geschwülsten des Kehlkopfs. JACKSON et al. (1957) geben die Häufigkeit des Larynxkrebses in den Jahren 1928–1948 mit 0,24%, von 1934–1943 mit 0,66% und von 1944–1948 mit 1,7% aller Hals-, Nasen- und Ohrenerkrankungen an. Schon 1963 sagte LEICHER aus, daß für eine weltweite, langsame Zunahme des Larynxkarzinoms Hinweise bestehen. STEWART (1975) berichtet gar über eine Zunahme auf das Vierfache seit 1930. Nach SHUMRICK (1969) steigt die Häufigkeit der Kehlkopfkarzinome bis zu 4% pro Jahr, wobei die Progredienz beim weiblichen Geschlecht ausgeprägter sei. Nach den *Vital Statistic Reports* der USA blieb die Zahl der Todesfälle an Larynxkarzinom pro 100000 der Bevölkerung und Jahr von 1949–1965 konstant bei 1,3–1,4. Diese Stabilität der Todesfälle kann kaum auf verbesserte Beeinflussungsmöglichkeiten zurückgeführt werden, stellte doch der Vorsitzende der „Centennial Conference on Laryngeal Cancer“ in Toronto 1974 fest, daß in den letzten 20 Jahren keine wesentlichen Fortschritte bei der Beherrschung des Larynxkrebses erzielt worden seien.

Der Kehlkopfkrebs kann in jedem Alter festgestellt werden. IWAMOTO (1971) berichtet über ein Mädchen von 15 Jahren mit einem supraglottischen Karzinom. Vor dem 30. Lebensjahr wird er aber nur selten beobachtet, nimmt dann aber stetig zu. Werden die altersstandardisierten Morbiditätsziffern bestimmt, wie dies OESER (1979) mit den Zahlen von CODY (1949) getan hat, erkennt man erst die altersbedingte Gefährdung des Einzelnen (Abb. 1). Für den Larynx beginnt der steile Anstieg im 5. Lebensjahrzehnt, um in den 80er Jahren deutlich abzuflachen. Die größte Häufung der Kehlkopfkrebse wurde früher zwischen 50 und 60 Jahren festgestellt (CODY 1949). In den letzten Jahren hat sich die Häufigkeit gegen das 7. Jahrzehnt zu verschoben, offenbar ein Ausdruck der allgemeinen Überalterung. Ob der Abfall nach dem 90. Lebensjahr reell ist, konnte nicht sichergestellt werden, ist aber durchaus möglich, wie es für Lungentumoren am schweizerischen Krankengut sowie für Krebse der Lunge, des Pharynx und Larynx nachgewiesen wurde (ZUPPINGER u. WEGMÜLLER 1951).

Wie bei den Malignomen der Atemwege allgemein, werden auch bei den Präkanzerosen und Karzinomen des Kehlkopfes Männer ungleich häufiger betroffen als Frauen. Dies gilt entsprechend für Neuerkrankungen im Bereich des Hypopharynx und des kehlkopfnahen Oropharynx. Die *Geschlechtsverteilung* zeigt aber in den verschiedenen Ländern große Schwankungen. Der Anteil der an Kehlkopfkrebs erkrankten Frauen bewegt sich in den Angaben zwischen 1 und 20%. Es wurden folgende Zahlen angegeben: Finnland 1% (MUSTAKALLJO 1944), Schweiz/Bern 4% (ZUPPINGER 1983), Deutschland 4–8% (SCHWAB u. ZUM WINKEL 1975; BOHNDORF u. HÖCKER 1976), Japan 9,6% (supraglottisch 13,9%, glottisch 6%; IWAMOTO 1971), Schweden 9,7% (OLOFSSON u. NOSTRAND 1973), USA 17,5% (supraglottisch; MARKS 1979), Schottland 16% (QUAYUM 1978), Australien, Papua und Neu

Guinea 16% (ATKINSON 1975), New York 20% (CONSTABLE u. WHITE 1976). Frauen werden durchschnittlich 5–10 Jahre früher als Männer von Kehlkopfkrebs betroffen. Die Behandlungsergebnisse sind bei der Frau deutlich besser als beim Mann.

In den letzten Jahren konnte ein Rückgang des Überwiegens des männlichen Geschlechts verzeichnet werden. WYNDER et al. (1976) beobachteten von 1956–1976 eine Veränderung des Verhältnisses von Männern zu Frauen von ursprünglich 14,9:1 auf 4,6:1. Sie führten dies auf eine Zunahme des Zigarettenrauchens (s.u.) bei Frauen zurück. Offenbar spielen nicht nur unterschiedliche Lebensweise von Mann und Frau, sondern auch direkte hormonale Faktoren bei der Leukoplakie- (d.h. Präkanzerose-) und Karzinomentwicklung im Larynx eine Rolle. In diesem Sinn ist der Larynx auch als sekundäres Geschlechtsmerkmal zu betrachten. So korreliert das Ausmaß von Plattenepithelmetaplasien mit der Größe des Larynx und der Weite des Stimmspaltes, welche beide hormonabhängig und bei Männern stärker ausgeprägt sind (SCOTT 1976). LOEWIT et al. (1979) konnten bei 15 Patienten mit Leukoplakien, nicht aber bei 20 Patienten mit Karzinomen des Larynx, im Vergleich zu einer Kontrollgruppe, eine signifikant höhere Testosteron- und Östrogenausscheidung nachweisen. Eine Behandlung mit dem Testosteronantagonisten Cyproteronacetat ergab z.T. eine Heilung oder Besserung des Befundes (HUSSL et al. 1978).

Die *regionale Verteilung* der Karzinome des Larynx zeigt in den meisten Ländern ein Überwiegen der Glottiskarzinome, doch mit recht unterschiedlicher Häufigkeit. In Finnland sollen die supraglottischen Karzinome öfter vorkommen als die glottischen (TASKINEN 1969). Dies trifft aber, wie NORDMANN und KYTTÄ (1978) mitteilten, nicht generell zu. Während sich in Helsinki und Oulu (500 km nördlich) das Verhältnis von supraglottischen zu glottischen Karzinomen wie 2:1 verhält, entfallen im Behandlungszentrum von Turku (150 km westlich von Helsinki) 60% der Karzinome auf das Stimmband und 40% auf die supraglottische Region. Die Finnen können dafür keine Erklärung finden. Ähnliche Unterschiede gibt es in Jugoslawien, wo in Belgrad (JANKOVIC u. MERKAS 1976) die supraglottischen Karzinome mit 62%, die glottischen mit 35% und die subglottischen mit 3% angegeben werden, während in Kroatien, 300 km westlich, maximal 25% supraglottische und 75% glottische Tumoren festgestellt wurden (KRAJINA u. KOMIC 1975). Da die Prognose in Abhängigkeit von der Lokalisation große Unterschiede aufweist, müssen die Behandlungsergebnisse in der Statistik getrennt angeführt werden.

In der supraglottischen Region ist der besondere Sitz ebenfalls erheblichen Variationen unterworfen. Nach den meisten Statistiken wird die Epiglottis am häufigsten befallen, bei PIETRANTONI und FIOR (1958) mit 73%, bei TASKINEN (1969) mit 50%, in unserem Krankengut nur mit 32%, wenn die Winkeltumoren dazugerechnet werden, mit 35%. An zweiter Stelle stehen bei den meisten Erhebungen das falsche Stimmband, gefolgt von der Plica arytenoidea und am seltensten ist die Arygegend betroffen. Aber auch von dieser Reihenfolge gibt es Ausnahmen, indem bei TASKINEN (1969) die Arytenoidregion mit 8% und die aryepiglottische Falte mit weniger als 2% vermerkt wird.

Die Larynxkarzinome haben, je nach der Lokalisation, eine sehr unterschiedliche regionäre *Metastasierungsneigung*. Die von der 3. und 4. Kiemenspalte ausgehenden supraglottischen Partien metastasieren vornehmlich in das Gebiet der Lymphonodi jugulares profundi sup. (Karotisdreieck), wobei die Epiglottistumoren eine besonders hohe Tendenz haben, sich lymphogen doppelseitig auszubreiten.

Bei den Glottistumoren ist erst eine höhere regionäre Ausbreitung zu sehen, wenn sie schon sehr ausgedehnt sind und die Glottis nach oben oder unten überschritten haben. Die subglottischen Krebse breiten sich, öfter als die glottischen, lymphogen in die paratrachealen und die supraklavikulären Lymphknoten aus.

Die *Fernmetastasierung* ist primär selten (0,5–1%). Besonders nach operativen Eingriffen gehen jedoch 5–20% an Dissemination verloren. LEROUX-ROBERT (1974) vermerkt 7%, PIE-

TRANTONI und AGAZZI (1961) 10,5%, FLETCHER et al. (1970) bei primär radikaler Operation ausgedehnter Geschwülste 19%. Nach Bestrahlung liegt die Streuung unter 10%. Die Fernmetastasierungsquote ist bei Stimmbandtumoren sehr niedrig, bei supraglottischen und anscheinend auch bei subglottischen wesentlich höher. Die Quote hängt zweifellos ebenfalls von der Gründlichkeit der Nachuntersuchung ab.

Die *klinische Diagnostik* betrifft den Radiotherapeuten nur wenig. Es sei erwähnt, daß 50 subjektive und 30 objektive Symptome (BREWER 1975) bekannt sind, die auf ein Larynxkarzinom hinweisen. Heiserkeit gilt als klassisches Symptom der Glottistumoren. Bei Befall der Epiglottis findet sich oft eine Projektionsotalgie. Die Häufigkeit der *Präkanzerosen* hängt ohne Zweifel stark von den Lebensgewohnheiten ab. KLEINSASSER (1962, 1963), der sich eingehend mit ihrer histologischen und klinischen Bedeutung beschäftigte, stellt fest, daß durchschnittlich bei jedem 4. oder 5. Patienten mit Kehlkopfkrebs mindestens ein Jahr vor der histologischen Bestätigung der Malignität, Veränderungen an der Kehlkopfschleimhaut beobachtet werden können. Die große Mehrzahl unserer Patienten suchte den Arzt erst bei den durch das Karzinom ausgelösten Symptomen auf.

Makroskopisch kann das Kehlkopfkarzinom als polypös-exophytischer Tumor, als mehr infiltrative oder ulzeröse Läsion imponieren.

Unter den *Tumorarten* dominiert das verhornende Plattenepithelkarzinom mit Abstand. Daneben gibt es andere maligne Tumorformen, wie undifferenzierte oder anders differenzierte Karzinome und Sarkome, die trotz ihrer Seltenheit unsere volle Aufmerksamkeit erheischen (s.S. 417).

Bezüglich der *Risikofaktoren* ist die überragende Rolle des Tabakabusus für die Entstehung von Präkanzerosen und Karzinomen im Larynxbereich unbestritten. Diese Fragen wurden am Larynx von WYNDER et al. 1956 und noch eingehender 1976 untersucht und erörtert. Sie weisen einen Zusammenhang von Larynxkarzinom und Rauchgewohnheiten mit ähnlich stark erhöhter Erkrankungswahrscheinlichkeit wie beim Bronchuskarzinom nach. Obwohl die histologischen Veränderungen bei Rauchabstinenz nach Jahren zum großen Teil rückbildungsfähig sind, sinkt das Karzinomrisiko nach WYNDER (1976) in den ersten zehn Jahren kaum ab. Der Einfluß des Alkohols ist weniger stark, bei supraglottischen Geschwülsten aber ausgeprägter als bei Glottistumoren. Diese Befunde sind durch zahlreiche spätere Untersuchungen bestätigt und ergänzt worden (BURKHARDT u. MEYER-BREITING, im Druck).

Auch gewerbliche Expositionen, wie Asbest, Holzstaub und andere inhalative Noxen, können das Auftreten von Larynxkarzinomen begünstigen (Übersicht bei ROTHMAN et al. 1980). Die Larynxkarzinomanfälligkeit ist bei der städtischen Bevölkerung etwa doppelt so hoch wie bei der ländlichen (MÅRTENSSON 1975). WYNDER (1976) konnte in den USA keinen Unterschied feststellen.

C. Anatomie des Larynx und Pathologie der Larynxgeschwülste

Von A. BURKHARDT und E. MEYER-BREITING

Im Rahmen des vorliegenden Handbuches ist es nicht möglich, eine ausführliche Darstellung der pathologischen Anatomie der Larynxgeschwülste zu bringen. Deshalb sei auf die speziellen Publikationen hingewiesen. Auf eine Zitierung einzelner Autoren wurde weitgehend verzichtet. Der vorliegende Text stellt die Zusammenfassung einer separat erscheinenden ausführlichen Arbeit über die pathologische Anatomie der Larynxgeschwülste durch die Autoren (MEYER-BREITING u. BURKHARDT, im Druck) dar.

I. Entwicklung, normale Anatomie und regionale Aufteilung des Larynx

Die Entwicklung des Kehlkopfes setzt in der dritten Woche durch eine Verdickung und spätere Ausstülpung der ventralen Wand des Vorderdarms ein, in dessen Lumen sich zu diesem Zeitpunkt die Arytenoidwülste und der Epiglottiswulst ausbilden. Der Morgagni-Ventrikel entsteht durch Lakunenbildung in der Tiefe der Larynxanlage und findet erst später – unter gleichzeitiger Ausbildung von Stimmlippen und Taschenbändern – Anschluß an das Larynxlumen. Das Kehlkopfgerüst stammt im wesentlichen vom Kiemenapparat und damit von der Kopfanlage ab. Während das Zungenbein aus dem zweiten und dritten Kiemenbogen entwickelt wird, entsteht der Schildknorpel aus dem 4. und 5., die später zu einer einheitlichen Schildknorpelplatte verschmelzen. Die Grenzen zwischen der 4. und 5. Kiemenbogenanlage sind im ausgebildeten Kehlkopf nicht mehr zu erkennen (HAST 1976). Der Ringknorpel kann entwicklungsgeschichtlich als modifizierte oberste Trachealspange aufgefaßt werden. Detailliertere Darstellungen über die Kehlkopfentwicklung finden sich bei BRAUS und ELZE (1956), WUSTROW (1963), STARCK (1965), TILLMANN und WUSTROW (1982). Auch *postnatal* kommt es im Kehlkopf zu geschlechts- und altersabhängigen *Veränderungen*. In erster Linie sind hier die Verknöcherungen am Kehlkopf zu erwähnen, die beim Mann gegen Ende der Pubertät und bei der Frau mit ca. 5jähriger Verzögerung auftreten. Sie sind überall dort zu beobachten, wo Beanspruchungen am Kehlkopfgerüst auftreten, d.h. in erster Linie an den Unter- und Oberrändern der Kehlkopfgerüstanteile und dort, wo Muskeln ansetzen. Elastische Knorpelanteile des Kehlkopfes verknöchern praktisch nie. Die Schleimhautveränderungen bestehen in einer altersbedingten Ausdehnung des Plattenepithels auf Kosten des respiratorischen Epithels. Mit ihr geht eine fibröse Umwandlung der Lamina propria mit Elastikschwund und Verlust der Anhangsgebilde, besonders aber der serösen Drüsenanteile einher.

Bezüglich der *Anatomie des Kehlkopfes* seien nur die klinisch relevanten Strukturen kurz skizziert.

Der Kehlkopf ist wie ein Rohr in die Grenze zwischen Oro- und Hypopharynx eingeschoben. Zum Schleimhautrelief dieses Bereiches gehören der freie Rand der Epiglottis, die Plicae aryepiglotticae, die Aryhöcker und die Interarytenoidspalte als Kehlkopfeingang zum Kehlkopf selbst, während die linguale Epiglottisfläche, die Valleculae und der Zungengrund den unteren Anteil des Oropharynx bilden. Die seitlich des Larynx gelegenen Sinus piriformes und die hinter ihm gelegene Postkrikoidregion sind Bestandteile des Hypopharynx, der sich, ebenso wie der Kehlkopf selbst, bis in Höhe einer durch den Unterrand des Ringknorpels gedachten Ebene ausdehnt.

Das Kehlkopfgerüst wird aus dem Ring- und Schildknorpel sowie dem Zungenbein und der Ligamenta und Membranae cricothyreoideae, thyreohyoideae und hyoepiglottica als Begrenzung nach außen gebildet. Die inneren Skelettanteile, wie die Cartilago epiglottica, die Cartilagenes arytenoideae und corniculatae dienen mehr der Funktion des Kehlkopfes. Zwischen ihnen sowie den stützenden Skelettanteilen, Schild- und Ringknorpel, sind zusätzlich Bänder und Membranen eingelassen, wie die Membrana quadrangularis und das Ligamentum ventriculare sowie das Ligamentum thyreoepiglotticum im supraglottischen Raum und das Ligamentum vocale und der Conus elasticus im glottischen und subglottischen Bereich.

Die Kehlkopfmuskulatur wird gewöhnlich in äußere (Musculus cricothyreoideus mit Pars recta und obliqua) und in innere Kehlkopfmuskeln unterteilt, bei denen funktionell zwischen Sphinkteren und Dilatatoren unterschieden werden muß. Einziger Dilatator des Kehlkopfes ist der Musculus cricoarytenoideus posterior, während alle anderen Muskeln entweder dem Stimmritzenschluß (Musculus thyreoarytenoideus lateralis, Musculus cricoarytenoideus lateralis, Musculus interarytenoideus) oder aber der Tonuserhöhung der Stimmlippe dienen (Musculus thyreoarytenoideus medialis).

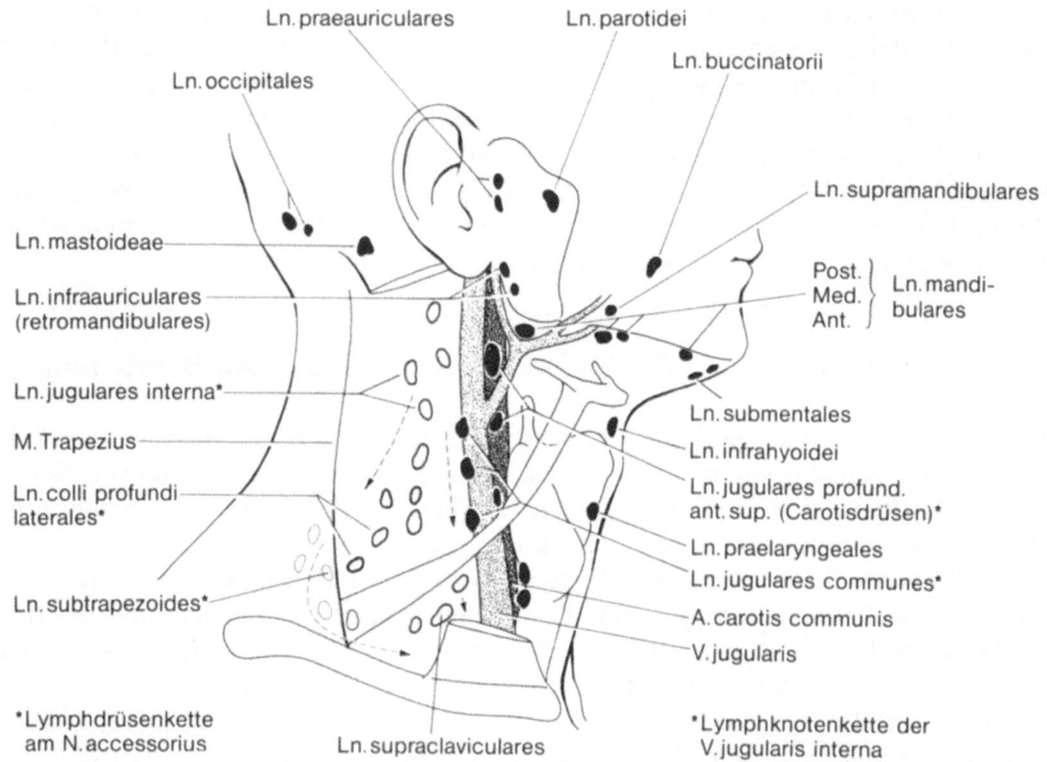

Abb. 2. Das Lymphabflußsystem des Halses und Kehlkopfes. (Modifizierte Darstellung in Anlehnung an Most 1899 und Rouvière 1932)

Der Lymphabfluß des Kehlkopfes (Abb. 2) basiert auf dem Bestehen einer mehr oder minder ausgeprägten Unterteilung der endolaryngealen Weichteile in bestimmte Räume. Der supraglottische Raum befindet sich medial der Membrana quadrangularis und dort dorsal der Cartilago epiglottidis und kennt keine Seitentrennung. Lateral der Membrana quadrangularis findet sich das größte räumliche Gebilde des Kehlkopfes – der paraglottische Raum –, der den Morgagni-Ventrikel kranial, lateral und kaudal umschließt und hier an den Conus elasticus und Ligamentum cricothyreoideum stößt. Supraglottisch geht der paraglottische Raum nach ventral kontinuierlich in den präepiglottischen Raum und von hier aus nach kontralateral und den gegenseitigen paraglottischen Raum über. Eine Seitentrennung besteht auch hier nicht. Die Lymphdrainage des supraglottischen Raumes erfolgt über den paraglottischen Raum und die Vasa lymphatica laryngica superiora zur oberen und mittleren jugulären Lymphknotengruppe, möglicherweise aber auch über das Lymphkapillarnetz des supraglottischen Raumes in das des unteren Oropharynx und von hier aus selten in die submandibuläre Lymphknotengruppe. Beide Stimmlippen besitzen seitengetrennte, sehr schlecht drainierte Lymphräume, die sogenannten Reinkeschen Räume, von denen aus der Lymphabfluß sowohl nach kranial in den paraglottischen wie nach kaudal in den subglottischen Raum erfolgen kann. Der subglottische Raum befindet sich kaudal und medial des Conus elasticus und dorsal des Ligamentum cricothyreoideum. Er besitzt zwei Abflüsse, einmal zu einem geringeren Anteil aus der subglottischen Vorderwand durch das Ligamentum cricothyreoideum über die Vasa lymphatica laryngica anteriora – fakultativ in den unteren vorderen laryngealen Lymphknoten („delphian node") in die kaudale juguläre Lymphknotengruppe. Der überwiegende Teil des subglottischen Raumes wird über die Vasa lymphatica laryngica inferiora dorsolateral in die paratrachealen Lymphknoten und von dort aus in das Mediastinum und die kaudale juguläre Lymphknotengruppe abgeleitet. Wichtig ist, daß es sowohl supra- als auch subglottisch keine Seitentrennung des Lymphsystems gibt und daß zwischen den Abflußgebieten der Vasa lymphatica laryngica superiora und inferiora über die Kehlkopfhinterwand kapilläre Verbindungen bestehen, die die Umkehr des Lymphabflusses in die eine oder andere Richtung ermöglichen. Aus diesem Grunde können aus der genannten räumlichen Gliederung des Kehlkopfes und der durch sie bedingten Lymphabflüsse nur Regeln, aber keine Gesetzmäßigkeiten abgeleitet werden (Abb. 2).

Die anatomischen Regionen und Bezirke, die nicht identisch sind mit der oben genannten räumlichen Gliederung, sind nach der internationalen Klassifikation der Krankheiten für die Onkologie (I.C.D.-O. World Health Organization 1976) definiert.

II. Besonderheiten der histologischen Aufarbeitung und Beurteilung

Um den Ursprung und die Ausbreitung von Kehlkopftumoren, insbesondere von Kehlkopfkarzinomen, genau bestimmen zu können, empfiehlt sich die Herstellung von Kehlkopf-Großserienschnitten. Diese sind auch unerläßlich für die Beurteilung von Therapieeffekten nach Strahlenbehandlung oder Zytostatikabehandlung.

Bei der Wahl der Schnittebene bieten sich im Grunde alle Körperebenen, die Horizontal-, Sagittal- und die Frontalebene an. Für die meisten Fragestellungen hat sich die frontale Schnittebene bewährt („coronal section“; Tucker 1971; Meyer-Breiting 1981). Hierbei ergibt sich ein guter Überblick über alle Larynxabschnitte, und bei einseitigen pathologischen Prozessen ist ein Vergleich mit der nicht befallenen Gegenseite möglich (vgl. Abb. 4–6). Für besondere Fragestellungen können auch andere Schnittebenen vorteilhaft sein, so z.B. für vergleichende Studien mit Computertomogrammen die Horizontalebene. Der Untersucher sollte mit den technischen Besonderheiten der Herstellung von Großschnitten vertraut sein (vgl. Meyer-Breiting 1981).

Bei der histologischen Beurteilung von Kehlkopfkarzinomen wird im allgemeinen eine Bestimmung der Tumordifferenzierung („grading“) gefordert. Hierdruch wird die Tatsache berücksichtigt, daß der Oberbegriff des Plattenepithelkarzinoms Tumoren unterschiedlicher biologischer Dignität beinhaltet. Grundsätzlich können zwei Systeme angewandt werden. Zum einen das Gradieren nach Broders (Grad I–IV), wobei Grad I einen Anteil von mehr als 75% differenzierter Zellen, Grad II von mehr als 50% differenzierter Zellen, Grad III von mehr als 25% differenzierter Zellen und Grad IV von weniger als 25% differenzierter Zellen entsprechen. Die Weltgesundheitsorganisation (Wahi et al. 1971) unterscheidet drei Differenzierungsgrade: gut differenziert, wenig differenziert und undifferenziert. Während sich die letztgenannte Einteilung wegen ihrer einfachen Handhabung im allgemeinen durchgesetzt hat, ist die Gradierung nach Broders für wissenschaftliche Fragestellungen im allgemeinen unerläßlich.

III. Gutartige Neoplasien

Von den echten gutartigen Neoplasien, welche „irreversible, autonome Wachstumsexzesse körpereigener Gewebe“ (von Albertini u. Roulet 1974) darstellen, müssen die prinzipiell reversiblen Wachstumsexzesse im Sinne von Gewebshyperplasien, entzündlichen Gewebsneubildungen, Polypen und Zysten abgegrenzt werden. Diese sog. Pseudotumoren werden weiter unten kurz besprochen.

Bei den epithelialen benignen Neoplasien handelt es sich im wesentlichen um *Papillome und Adenome*. Man unterscheidet die wahrscheinlich virusbedingten juvenilen Papillome, welche meist multipel als Papillomatosen auftreten und die sog. Alterspapillome, welche mit einer starken Epithelhyperplasie und häufig auch Epitheldysplasie einhergehen. Obwohl die Papillome nach der WHO-Definition (Shanmugaratnam u. Sobin 1978) zu den benignen Tumoren gehören, stellt nach den Erfahrungen zahlreicher Autoren die maligne Entartung von Erwachsenenpapillomen keine Seltenheit dar, sie müssen zumindest als potentiell maligne angesehen werden (siehe unten). Adenome des Kehlkopfes sind extrem selten, meist treten sie als papilläre Adenome oder onkozytäre Zystadenome, gelegentlich mit lymphatischem follikulärem Begleitgewebe auf. Ausgesprochen selten können im Kehlkopfbereich auch andere gutartige Speicheldrüsentumoren beobachtet werden, so u.a. pleomorphe Adenome.

Im Larynxbereich können neben den epithelialen benignen Neoplasien auch alle Arten von *gutartigen mesenchymalen Tumoren* gefunden werden; sie sind allerdings selten. Beobachtet wurden Fibrome, Lipome, Hämangiome, Lymphangiome, Chondrome, Osteome, Leiomyome, Rhabdomyome bzw. Granularzelltumoren und neurogene Tumoren (Neurinome, Neurofibrome und Paragangliome bzw. Chemodektome). Der häufigste benigne mesenchymale Tumor im Kehlkopfbereich dürfte das Fibrom sein. Es muß vom Neurofibrom einerseits und vom lediglich reaktiven fibromatösen Larynxpolypen andererseits abgegrenzt werden. Chondromatöse Tumoren des Kehlkopfes sind insofern problematisch, als die Abgrenzung der benignen Chondrome von den lokal invasiv wachsenden „low grade“ Chondrosarkomen allein aufgrund des histologischen Bildes sehr schwierig sein kann. Die Histogenese der sog. Granularzelltumoren, welche teils von der glatten Muskulatur, teils vom Perineurium abgeleitet werden, ist nicht absolut geklärt. Sie gehen in etwa der Hälfte der Fälle mit einer sog. pseudoepitheliomatösen Hyperplasie einher, welche sowohl klinisch als auch histologisch die Abgrenzung gegenüber einem Karzinom schwierig gestaltet. Fast alle benignen Larynxtumoren imponieren klinisch als polypöse Schleimhautvorwölbung. Die Diagnose und meist auch Therapie erfolgt durch Exzision.

IV. Allgemeine Bedingungen und Risikoerkrankungen der Kanzerogenese, Präkanzerosen

Auf die Risikofaktoren bei der Entstehung von Larynxkarzinomen – Geschlechtsdisposition, exogene Noxen, insbesondere Rauchen – wurde bereits an anderer Stelle eingegangen (s.S. 262). Offenbar aufgrund endogener Faktoren und auch exogener Noxen findet sich sowohl im Bereich der äußeren Haut, als auch der Schleimhäute sehr häufig nicht die isolierte Entstehung eines einzelnen Karzinoms in sonst unveränderter, „normaler“ Haut bzw. Schleimhaut, sondern häufig neigen ganze Schleimhautareale oder auch Organsysteme zur metachronen, seltener auch synchronen Entwicklung von Karzinomen an mehreren Stellen. Dieses Phänomen wurde mit dem Begriff der *multitopen* (multizentrischen) *Tumorentstehung* bzw. Feldkanzerisierung belegt. Hieraus ergibt sich die Notwendigkeit, sowohl Patienten mit Präkanzerosen, als auch Karzinompatienten nach erfolgreicher Behandlung in ständiger klinischer Kontrolle zu behalten, da es sich hierbei um eine Risikogruppe handelt.

Die *chronische Laryngitis* stellt für sich alleine keine eigentliche Präkanzerose dar; die erhöhte Regeneration des Epithels und Defekte der epithelialen Barrierefunktion können jedoch eine gesteigerte Einwirkung von Karzinogenen und eine maligne Entartung begünstigen. Somit muß die chronische Entzündung als Wegbereiter für die Entstehung von Präkanzerosen und Karzinomen und im weitesten Sinne als Risikoerkrankung für eine Karzinomentwicklung gelten.

Die *sog. adulten Papillome,* welche klinisch als Leukoplakie oder verruköse Keratose imponieren können, und die histologisch häufig unterschiedliche Grade der Epitheldysplasie (s.u.) aufweisen, zeigen nicht selten eine maligne Transformation. Hieraus ergibt sich die Notwendigkeit, den Dysplasiegrad papillomatöser Läsionen zu bestimmen. Differentialdiagnostisch muß stets ein sog. verruköses Karzinom oder ein papillär wachsendes Plattenepithelkarzinom ausgeschlossen werden.

Präkanzerosen sind Gewebsalterationen, die häufiger eine maligne Entartung aufweisen als das entsprechende unveränderte Gewebe. Hierbei ist es wichtig, eine strikte Trennung zwischen klinischen, d.h. im allgemeinen makroskopisch-beschreibenden Krankheitsbezeichnungen und histologischen oder auch zytologischen diagnostischen Begriffen durchzuführen und eine exakte Definition der Begriffe zugrunde zu legen.

Die Karzinome des Larynx sind im allgemeinen Plattenepithelkarzinome und entstehen im Bereich von präexistentem Plattenepithel (z.B. im Bereich der Stimmlippen) oder aber in Schleimhautarealen mit Plattenepithelmetaplasien, häufig assoziiert mit einer chronischen Entzündung. Es ist sinnvoll, die im Bereich anderer, plattenepithelial bedeckter Organe verwendeten diagnostischen Begriffe auch im Bereich des Larynx anzuwenden (Übersicht: BURKHARDT 1980; BURKHARDT u. MAERKER 1981).

Präkanzeröse Veränderungen von Schleimhäuten mit mehrschichtigem Plattenepithel können im allgemeinen unter drei verschiedenen makroskopischen Aspekten erkennbar werden: als weiße Schleimhautveränderung (Leukoplakie), als rote Schleimhautveränderung (Erythroplakie) und als eine Mischung zwischen weißen und roten Arealen (gefleckte Leukoplakie oder Erythroleukoplakie). Diese rein deskriptiven klinischen Begriffe werden ohne weiteres auch im Bereich der Larynxschleimhaut angewandt, wobei diese Oberbegriffe durch weitere deskriptive Attribute ergänzt werden können. Die Veränderungen lassen klinisch/makroskopisch keine sichere prognostische Beurteilung zu, sie signalisieren jedoch die Notwendigkeit einer Exzision und geben deren Lokalisation an.

Der Altersgipfel von Leukoplakien und Erythroplakien liegt in der 5., 6. und 7. Lebensdekade; treten sie im Bereich der Stimmbänder auf, führen sie im allgemeinen zur Heiserkeit. Erythroplakien zeigen im allgemeinen eine schlechtere Prognose, d.h. eine gesteigerte Epitheldysplasie und eine erhöhte Tendenz zur malignen Transformation.

Grundsätzlich besteht auch im Larynxbereich die Möglichkeit einer zytologischen Abstrichuntersuchung, trotzdem erspart diese im allgemeinen nicht die Biopsie, bzw. bei großflächigen Läsionen das „stripping".

Die *histologische Beurteilung* stellt, trotz einer gewissen subjektiven Streubreite, heute immer noch die zuverlässigste Methode zur Bestimmung der biologischen Dignität und Potenz einer suspekten Gewebsveränderung dar. Zunächst einmal gibt sie Aufschluß darüber, ob bereits ein invasives Karzinom oder ob noch eine benigne Läsion vorliegt. Bei letzterer ergibt sich die Möglichkeit, deren Neigung zur malignen Transformation zu bestimmen. Die histologischen Veränderungen, die eine Abweichung des histologischen Aufbaus und der zytologischen Differenzierung von der Normalstruktur aufweisen, werden unter dem Begriff der *Dysplasie* zusammengefaßt. Hiervon zu trennen sind Veränderungen einer harmlosen Epithelhyperplasie. Bei letzterer handelt es sich vor allem um eine Akanthose (Verbreitung der Stachelzellschicht) und eine Hyperkeratose (als Orthokeratose oder Parakeratose).

Diese hyperplastischen Veränderungen können in unterschiedlichem Maße kombiniert sein mit Veränderungen, die eine Epitheldysplasie zeigen. Die Merkmale der *Epitheldysplasie* sind insbesondere eine Basalzellvermehrung, ein Verlust der polaren Anordnung der Basalzellen, eine allgemeine Zell- und Kernpolymorphie, Vermehrung und Atypien der Mitosefiguren, das Auftreten isolierter Einzelzellverhornungen im Epithelverband (Dyskeratosen) sowie eine Störung der Epithelschichtung.

Die Kombination und Ausprägung der Kriterien der Epitheldysplasie gestattet eine Einteilung in drei Dysplasiegrade (geringgradig, mittelgradig und hochgradig). Die hochgradige Epitheldysplasie ist besonders charakterisiert durch das Auftreten zahlreicher Dyskeratosen und eine Störung der Epithelschichtung. Sie zeigt am häufigsten eine maligne Transformation.

Das *Carcinoma in situ* (Abb. 3) zeigt eine maximale Ausprägung der im Vorangegangenen genannten Dysplasiekriterien, wobei von den meisten Untersuchern eine vollständige Aufhe-

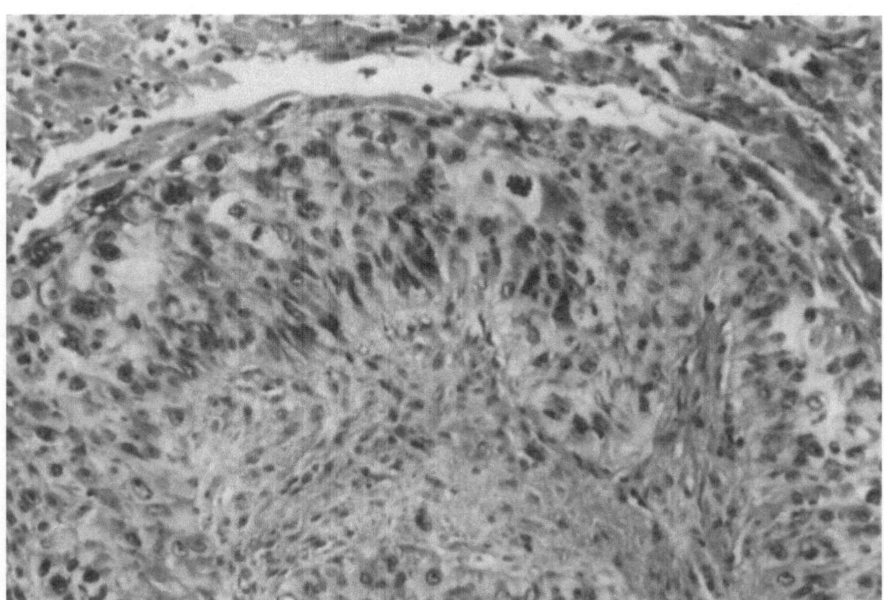

Abb. 3. Carcinoma in situ der Kehlkopfschleimhaut im Bereich des Stimmbandes. Die basale Abgrenzung des Epithels zum Bindegewebe ist erhalten, eine Schichtung des Epithels ist jedoch nicht erkennbar. Vollständiger Ersatz des Epithels durch atypische Zellen mit erheblicher Kernpolymorphie. Mitosen auch in den oberen Epithelschichten gelegen. HE ×360

bung der Epithelschichtung, jedoch das Fehlen eines invasiven Wachstums gefordert wird. Histologisch kann neben dieser unreifen, anaplastischen oder basozellulären Form auch eine mittelreife Form oder eine reife Form abgegrenzt werden, bei der die Aufhebung der Epithelschichtung nicht in allen Bereichen gegeben ist. Wichtig ist, daß das Plattenepithel in seiner gesamten Breite durch Zellen vom Typ der Karzinomzellen ersetzt worden ist. Das Carcinoma in situ wird heute von zahlreichen Autoren bereits als ein echtes Karzinom, d.h. das früheste Stadium eines Karzinoms angesehen. So zeigt es bezüglich der Geschlechts- und Altersverteilung sowie auch der Lokalisation ein identisches Verhalten wie das invasive Karzinom. Während man bei Epithelveränderungen mit hochgradiger Epitheldysplasie in etwa 10% mit einer malignen Transformation rechnen muß, liegt diese beim Carcinoma in situ bei über 50%.

Die *Bewertung des histologischen Befundes* setzt eine besonders enge Zusammenarbeit zwischen Kliniker und Pathologen voraus. Während die Malignitätsdiagnose häufig auch an kleinsten Gewebsstücken gestellt werden kann, muß bei „negativem" Befund stets daran gedacht werden, daß die Biopsie möglicherweise nicht die Läsion getroffen hat, bzw. die Gewebsveränderung nicht für die Läsion repräsentativ ist. Der Kliniker sollte bei Diskrepanz zwischen klinischem Befund oder Verlauf und histologischer Beurteilung nicht zögern, durch erneute Biopsie eine Abklärung zu erzwingen.

V. Plattenepithelkarzinome

Über 95% aller malignen Geschwülste des Larynx sind Plattenepithelkarzinome. Aus diesem Grunde soll im folgenden besonders auf sie eingegangen werden.

Innerhalb des Kehlkopfes wird die Stimmlippenregion als Ursprungsort mit etwa 60% am häufigsten betroffen, während die Angaben über den Befall der Supraglottis zwischen 35 und 45% schwanken (PIETRANTONI et al. 1961; LOTT et al. 1972; BOHNDORF u. HÖCKER

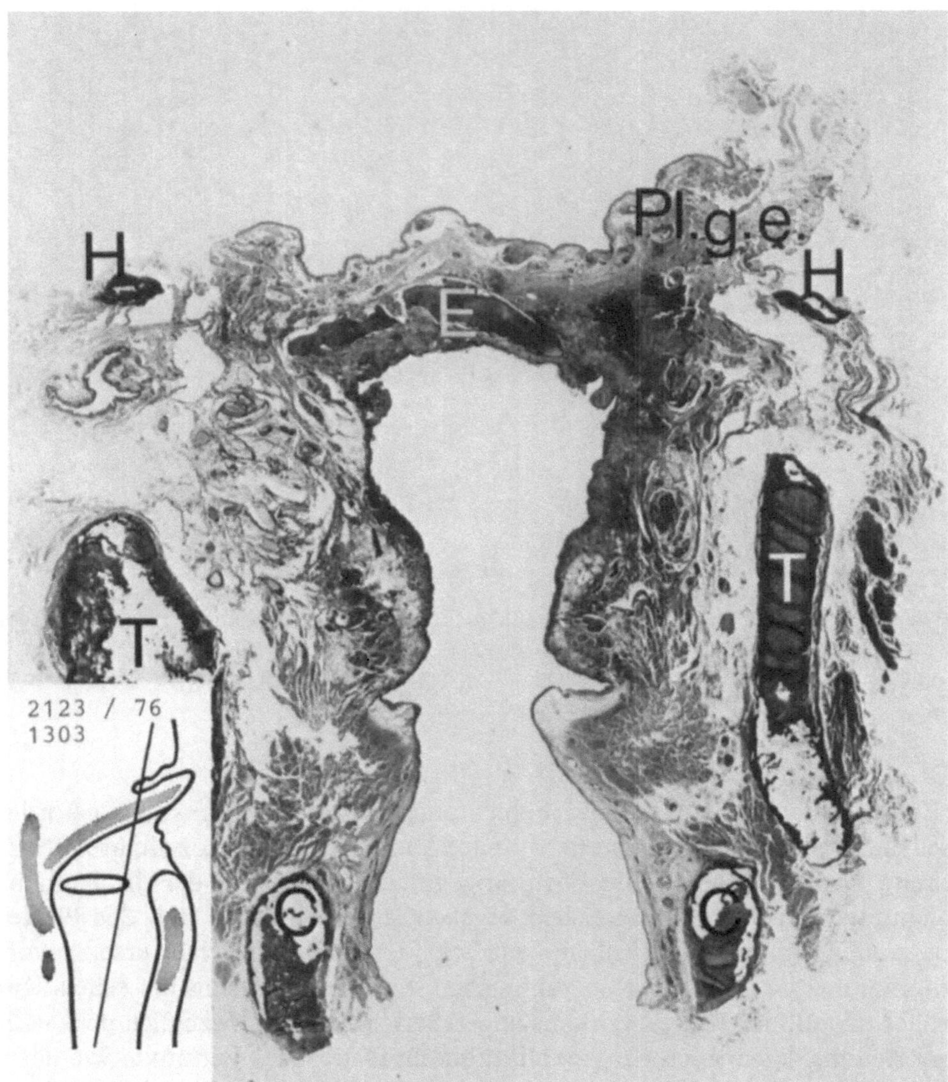

Abb. 4. Ventrolaterales, supraglottisches Karzinom (sog. Winkelkarzinom): Der Tumor hat seinen Ausgang vom Winkel zwischen Epiglottis und Membrana quadrangularis genommen, von wo er teilweise unter Destruktion des lateralen Epiglottisrandes seine Ausläufer in Richtung auf die Plica glossoepiglottica (*Pl, g.e.*) infiltrieren läßt. *E* Epiglottis, *T* Schildknorpel, *C* Ringknorpel, *H* Zungenbein

1976; MEYER-BREITING u. VON ILBERG 1979). In der subglottischen Region entstehen Kehlkopfkarzinome nur selten primär (vgl. Abb. 6).

Untersuchungen von MCGAVRAN et al. (1961), KASHIMA (1976) und MEYER-BREITING (1981) zeigen, daß die Plattenepithelkarzinome in Abhängigkeit vom Differenzierungsgrad und bestimmten Wachstumseigenschaften die verschiedenen Gewebearten graduell abgestuft respektieren. Membranen, Bänder sowie Gefäße und Nerven setzen ihnen dabei die größten Widerstände entgegen. Aus diesem Grunde kommt der oben beschriebenen räumlichen Gliederung des Kehlkopfes für die Ausbreitung der Kehlkopfkarzinome in Abhängigkeit vom Ursprungsort eine besondere Bedeutung zu.

Der Anteil der *supraglottischen Karzinome,* welche von der Epiglottis oder aber von ihrer unmittelbaren Nachbarschaft als sogenannte Winkelkarzinome (Abb. 4) ihren Ausgang nehmen, wird unterschiedlich angegeben – unter den klinisch ausgewerteten Fällen betrug er 38%, unter den histologisch ausgewerteten Karzinomen 70%.

Die epiglottisnahen Karzinome zeigen bei ihrer Ausbreitung in 70–80% der Fälle eine Invasion des präepiglottischen Raumes, von dem aus sie in einzelnen Fällen in den unteren Oropharynx gelangen können. Die Winkelkarzinome gelangen in ihrem oberen Abschnitt über die Plica glossoepiglottica lateralis in die Seitenwände des Hypo- und Oropharynx. In einem Viertel bis einem Drittel aller Fälle gelangen die epiglottisnahen Karzinome in die Tiefe des paraglottischen Raumes oder aber über die vordere Kommissur nach kaudal in die subglottische Region und zwar häufiger lateral des Conus elasticus in den unteren Anteil des paraglottischen Raumes. Die epiglottisnahen Karzinome neigen auch bei geringer Ausdehnung zu einer häufigen (über 40%) und zu einer kontralateralen (über 30% aller Fälle) Lymphknotenmetastasierung. Die lateralen supraglottischen Geschwülste der aryepiglottischen Falte, des Taschenbandes und des Ventrikels dehnen sich vorzugsweise nach kaudal im Bereich des paraglottischen Raumes oder über die Hinterwand des Kehlkopfes aus. Entsprechendes gilt auch für primär dorsal gelegene Karzinome. Die Lymphknotenmetastasierung erfolgt hier etwas weniger häufig nach kontralateral. Mit einer Aussaat über die Vasa lymphatica laryngica inferiora über die Kehlkopfhinterwand muß gerechnet werden (Kleinsasser 1967; Kirchner 1969; Hommerich et al. 1971; Olofsson u. van Nostrand 1973; Meyer-Breiting 1981 b).

Die *Ausbreitung glottischer Karzinome* erfolgt im wesentlichen in zwei Ebenen, horizontal und vertikal, wobei die erstere wohl mehr der ursprünglichen Ausdehnung eines glottischen Karzinoms im Frühstadium entspricht und die vertikale Ausdehnung im späteren Verlauf erfolgt. Dennoch können durch ungünstige Lokalisationen schon im Frühstadium klinische Probleme entstehen. Dies trifft für die vordere Kommissur und den Processus vocalis sowie die Kehlkopfhinterwand zu. Aufgrund der oben beschriebenen anatomischen Besonderheiten der Stimmlippenregion verharren die Karzinome hier lange in einem relativ beschränkten Areal. Zudem führt die meisten Patienten eine frühzeitige Symptomatik in Form der Heiserkeit schon sehr früh in ärztliche Behandlung. So handelte es sich bei über 500 Karzinomen mit glottischem Ursprung in über der Hälfte der Fälle um Patienten mit einem Carcinoma in situ oder einem T_1-Karzinom und in einem Fünftel um T_2-Karzinome. Keines unserer T_1-Karzinome zog eine Lymphknotenmetastasierung nach sich. Erst bei Eindringen in die sub- oder supraglottische Nachbarregion wird besonders bei Tiefeninfiltration die Prognose der glottischen Karzinome derjenigen der supra- und subglottischen vergleichbar schlecht. Mit über 70% ist die vordere Kommissur bei fortgeschrittenen Stimmlippenkarzinomen der am häufigsten befallene Bezirk. Dem Befall dieser Region kommt dadurch eine besondere Bedeutung zu, weil die Karzinome einerseits von hier aus schneller in die Nachbarregion gelangen und andererseits mit einer höheren Durchbruchsrate nach prälaryngeal belastet sind (Kirchner 1970; Olofsson et al. 1972; Tucker 1973; Kirchner u. Fischer 1975; Meyer-Breiting 1981 a). Eine zweite Problemzone stellt der Befall des Areals um den Processus vocalis herum dar, weil hier die Ausläufer von Tumoren relativ schnell in die Kehlkopfhinterwand und von hier aus auf die Rückseite des Kehlkopfes gelangen können oder aber lateral des Aryknorpels an der Oberfläche unerkannt den paraglottischen Raum erreichen und sich von hier aus weiter nach kaudal zwischen Schild- und Ringknorpel ausbreiten können. Bei Ausdehnung des Karzinoms auf die vordere Kommissur und die subglottische Vorderwand erfolgt eine Lymphknotenmetastasierung über die vorderen laryngealen Lymphgefäße in die untere juguläre Lymphknotengruppe, während bei Befall der Kehlkopfhinterwand eine Aussaat primär in die paratrachealen Lymphbahnen bzw. -knoten einsetzt. In vertikaler Richtung können sich die Karzinome sowohl nach subglottisch als auch über den Ventrikelboden und die Ventrikelseitenwand nach kranial (sogenannte transglottische Karzinome; Abb. 5) ausdehnen. Bei der letztgenannten Ausdehnung kann aber auch in gut der Hälfte aller Fälle eine Infiltration der kaudalen Abschnitte des paraglottischen Raumes lateral des Conus elasticus bis zur Membrana cricothyreoidea beobachtet werden. Eine

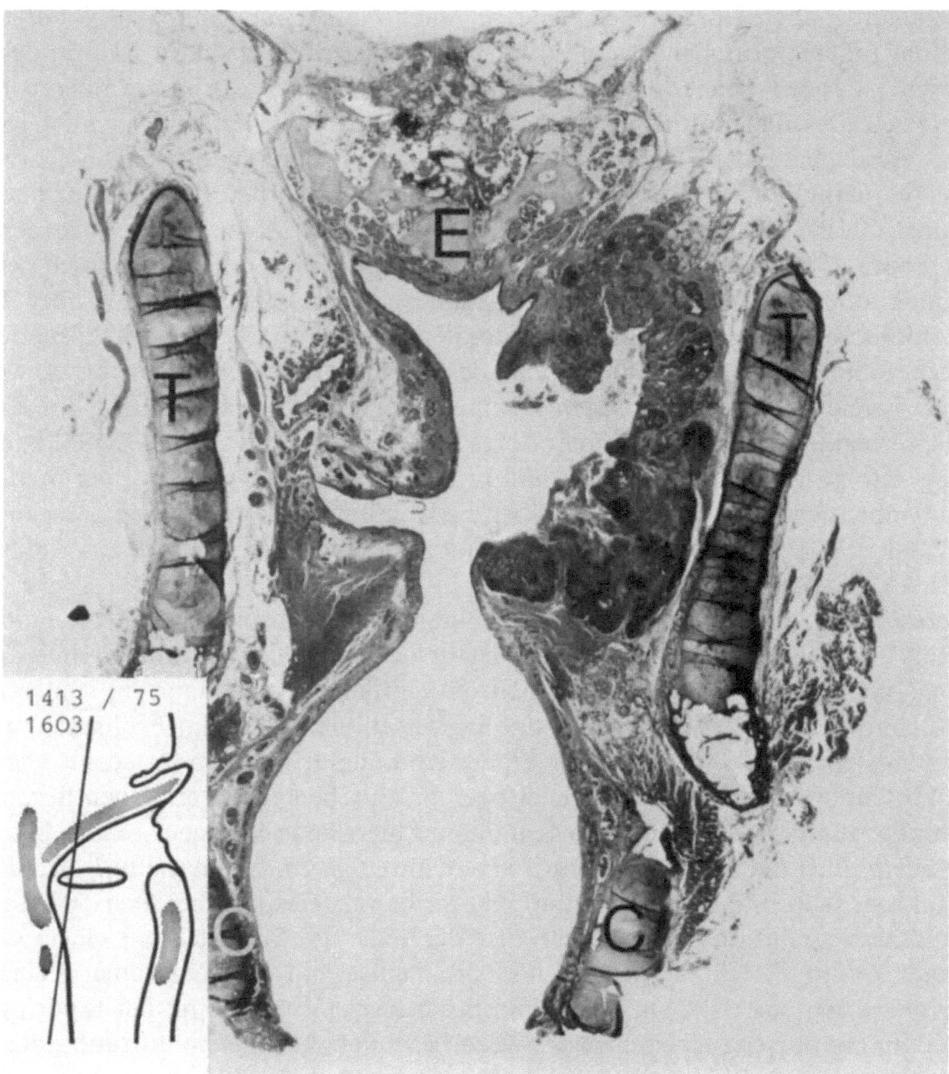

Abb. 5. Laterales glottisches Karzinom mit transglottischer Ausbreitung: Der Tumor gelangt lateral des Ligamentum vocale und des Conus elasticus und oberhalb des Musculus thyreoarytenoideus lateralis an der lateralen Ventrikelwand nach kranial und erfaßt auf diesem Wege das Taschenband derselben Seite

Lymphknotenaussaat bei transglottischer Ausdehnung wird in der Regel derjenigen der supraglottischen Karzinome entsprechen, während bei subglottischer Ausdehnung eine Lymphknotenmetastasierung über die Vasa lymphatica inferiora erfolgt.

In der Vergangenheit wurde von vielen Autoren die Membrana cricothyreoidea als der Hauptdurchbruchsort für glottische Karzinome angesehen (BROYLES 1943; TUCKER 1971; OLOFSSON et al. 1973; TUCKER 1973). Wie schon weiter oben ausgeführt, stellt aber die Cricothyreoidmembran, mit Ausnahme der Durchtrittsstellen für die Vasa cricothyreoidea, eine solide Barriere dar, sofern es sich nicht um Karzinome handelt, die auch gegenüber straff bindegewebigen Strukturen ein aggressives Tumor-Wirt-Verhalten zeigen. Den Hauptdurchbruchsort für die Larynxkarzinome stellt der Unterrand des Schildknorpels und hier besonders der vordere Anteil dar, da die hier verknöcherten Areale dem Tumorwachstum den geringsten Widerstand entgegensetzen können (KIRCHNER 1977; MEYER-BREITING 1981a).

Fernmetastasierungen durch Plattenepithelkarzinome des Kehlkopfes erfolgen selten und meist nur im Zusammenhang mit einer schon erfolgten lymphogenen Aussaat. Unter über 600 Larynxkarzinomen wurden in der Frankfurter Hals-Nasen-Ohrenklinik nur in 13 Fällen Fernmetastasen und diese fast ausschließlich in der Lunge beobachtet, lange bevor in anderen Regionen, wie dem Abdominal- oder Knochenbereich weitere Absiedelungen erkennbar wurden.

Neben der TNM-Klassifikation kommt aber auch dem *histologischen Verhalten* der Plattenepithelkarzinome des Kehlkopfes eine prognostische Bedeutung zu. Den ältesten Versuch, einen Malignitätsgrad zu erfassen, unternahm BRODERS Anfang der zwanziger Jahre, indem er das Ausmaß fehlender Differenzierung in Tumoren zum Maßstab der Erfassung des Malignitätsgrades eines Tumors machte. Es zeigte sich aber, daß eine Beziehung zwischen Prognose und Differenzierungsgrad nur dann besteht, wenn innerhalb eines Tumors, in dem unterschiedliche Differenzierungsgrade an verschiedenen Stellen beobachtet werden können, die geringste Differenzierung zum Maßstab genommen wird. Probeexzisionen können aber solche Areale gelegentlich nicht erfassen, so daß diese Methode mit einer gewissen Unsicherheit behaftet ist (MEYER-BREITING 1981b). Auch wenn Übereinstimmungen zwischen Differenzierungsgrad von Plattenepithelkarzinomen und deren Metastasierungstendenz beobachtet wurden (BRODERS 1940; MCGAVRAN et al. 1961; MEYER-BREITING u. VON ILBERG 1979), ist nicht zu übersehen, daß auch gut differenzierte Karzinome Metastasen bilden können. Aus diesem Grunde wurde schon früh nach zusätzlichen Kriterien einer Malignitätsbewertung gesucht. Der Anstieg der Zahl der Mitosefiguren und deren Abweichung von der Normalgestalt gilt als eines dieser zusätzlichen Kriterien, obwohl auch entzündliche und reparative Vorgänge solche Veränderungen hervorrufen können und somit dieses Kriterium allenfalls als Hilfsmittel aufzufassen ist. Ein drittes wichtiges histologisches Kriterium einer bösartigen Geschwulst ist deren Verhalten gegenüber dem Wirt-Gewebe. MCGAVRAN et al. (1961) unterschieden zwischen infiltrativ und verdrängend wachsenden Plattenepithelkarzinomen und konnten eine Beziehung zwischen der Art des infiltrativen Wachstums und der Häufigkeit der Metastasierung herstellen. JACOBSSON et al. (1973) wählten zusätzlich zu diesem Kriterium weitere drei, wie das Ausmaß der Invasion, das Ausmaß der Infiltration in Gefäße und die Fähigkeit des Wirtorganismus, auf den Tumor durch einen lymphoplasmazellulären und histiozytären Randwall zu reagieren. Nach Auffassung von GLANZ (1981) und MEYER-BREITING (1981c) ist dieses System zu kompliziert, zumal sich bestimmte Kriterien auf ein und denselben Grundmodus zurückführen lassen, nämlich die Fähigkeit der Karzinome, straff bindegewebige Strukturen, wie Membranen, Bänder, Gefäße und Nerven zu befallen.

Entsprechend dem Spektrum unterschiedlicher Malignitätsgrade von Plattenepithelkarzinomen zeigen diese Geschwülste auch unterschiedliche Grade der *Strahlenempfindlichkeit*. Nach COTTIER (1980) gelten als morphologische Zeichen der Strahlenempfindlichkeit eines malignen Tumors die Strahlenempfindlichkeit des Muttergewebes, eine erhöhte Kern-Plasmarelation, ein erhöhter Mitoseindex, der geringe Anteil polyploider Kerne, geringer Differenzierungsgrad, geringes Tumorausmaß und eine gute Vaskularisation eines Tumors. Als Folge der Bestrahlung ist morphologisch ein Absinken des Mitoseindex und ein Ansteigen des Pyknoseindex zu beobachten. Die Kerne neigen zur Anschwellung, zur Vergrößerung der Nukleolen und zur Ausbildung von sogenannten Kernvakuolen. Die Kerngröße nimmt durch Zunahme der relativen Zahl polyploider bzw. polyaneuploider Kerne, begleitet von gesteigerter Variabilität der Chromatindichte der Kerne zu. Schäden im Bereich der Chromosomen führen zu pathologischen Mitosefiguren mit Ausbildung von Chromosomenbrücken und Chromosomenfragmenten. Das Zytoplasma schwillt an und zeigt eine vermehrte Vakuolenbildung. Zusätzlich zu diesen Veränderungen, die in erster Linie die entdifferenzierten Zellen betreffen, reagieren die differenzierteren Areale mit einer verstärkten Verhornung, die neben dem strahlenbedingten Verlust der Proliferation von entdifferenzierten Zellarealen den Eindruck einer Erhöhung des Differenzierungsgrades nach sich zieht. Das bestrahlte Stroma weist neben einer vorübergehenden Reduzierung der Rundzellinfiltrate im frühen Stadium eine verstärkte Vaskularisierung mit Ödembildung und Infiltration von neutrophilen Granulozyten auf. Im späteren Verlauf kommt es zu einer verstärkten lymphohistiozytären Infiltration, besonders bei verhornten Plattenepithelkarzinomen, bei denen Fremdkörpergranulationsgewebe mit Riesenzellbildungen beobachtet werden können (Cottier 1980).

In den fünfziger Jahren kamen Überlegungen auf, ob nicht aufgrund günstigerer Bestrahlungsbedingungen im nichtoperierten Gewebe bei der kombinierten radiochirurgischen Behandlung fortgeschrittener Plattenepithelkarzinome des Kehlkopfes einer präoperativen Bestrahlung der Vorzug zu geben sei, und zwar unter folgenden Vorstellungen:

1. daß Zellen in der Tumorperipherie mit besserer nutritiver Situation strahlensensibler sind,
2. daß durch Eliminierung von Tumorzellen, die schon in die Lymphbahnen der Umgebung des Primärtumors eingedrungen sind, Lokalrezidive verhindert werden können,
3. daß durch die Devitalisierung von Tumorzellen, die durch spätere chirurgische Manipulationen möglicherweise in die Blutbahn verschleppt werden könnten, eine Metastasierung verhindert würde,
4. daß die Lymphbahnen blockiert würden (Leicher 1961; Powers u. Palmer 1968; Krokowski 1971).

Eigene Untersuchungen an 100 mit niedriger Dosierung (30 Gy in drei Wochen) bestrahlten Plattenepithelkarzinomen des Kehlkopfes (Meyer-Breiting 1981b) sowie anderer Autoren, die histologische Untersuchungen an mit 55 Gy in sechs Wochen geplant vorbestrahlten Larynxkarzinomen durchführten, zeigten, daß diese Erwartungen nicht gerechtfertigt sind (Skolnik et al. 1970; Goldman et al. 1972; Olofsson u. van Nostrand 1973; Meyer-Breiting 1981b). Dies entspricht auch jüngeren klinischen Erfahrungsberichten (Skolnik et al. 1975; Meyer-Breiting 1978; Snow et al. 1980; Ganzer et al. 1981; Mann et al. 1982).

Zytostatika zeigen im großen und ganzen ähnliche Veränderungen an Plattenepithelkarzinomen:

1. Lyse der interzellulären Brücken, Schwellung des Zytoplasmas und Vakuolenbildung,
2. Kernschwellungen mit Kernpyknosen und Kernvakuolen bis zur Kariolyse.

Demgegenüber verursacht das Bleomycin zusätzlich histologische Veränderungen, die denen entsprechen, die man nach Bestrahlung gut differenzierter Plattenepithelkarzinome findet, d.h. eine vermehrte Verhornung mit starker Stromareaktion und Auftreten von massenhaft mehrkernigen Riesenzellen (Burkhardt 1980).

VI. Seltene Karzinomformen

Neben dem „gewöhnlichen“ Plattenepithelkarzinom finden sich im Kehlkopfbereich einige Sonderformen des Plattenepithelkarzinoms sowie Karzinome, welche sich von den sog. Anhangsgebilden der Kehlkopfschleimhaut ableiten.

Als *sog. verruköses Karzinom,* auch Ackerman-Tumor nach dem Erstbeschreiber bezeichnet, wird ein warzenartig exophytisch wachsendes, gut differenziertes Plattenepithelkarzinom bezeichnet, welches mehr verdrängend als dissoziiert-infiltrativ wächst. Bei diesem Karzinom sollen Metastasen ausgesprochen selten vorkommen. In letzter Zeit ist jedoch der echt maligne Charakter dieser Veränderung angezweifelt worden und verschiedene Autoren (Glanz u. Kleinsasser 1978; Shear u. Pindborg 1980) sehen unter dieser Bezeichnung einerseits noch gutartige Läsionen – verruköse Hyperplasie oder verruköse Akanthose, als fakultative Präkanzerosen – andererseits papillär wachsende Plattenepithelkarzinome mit dem Differen-

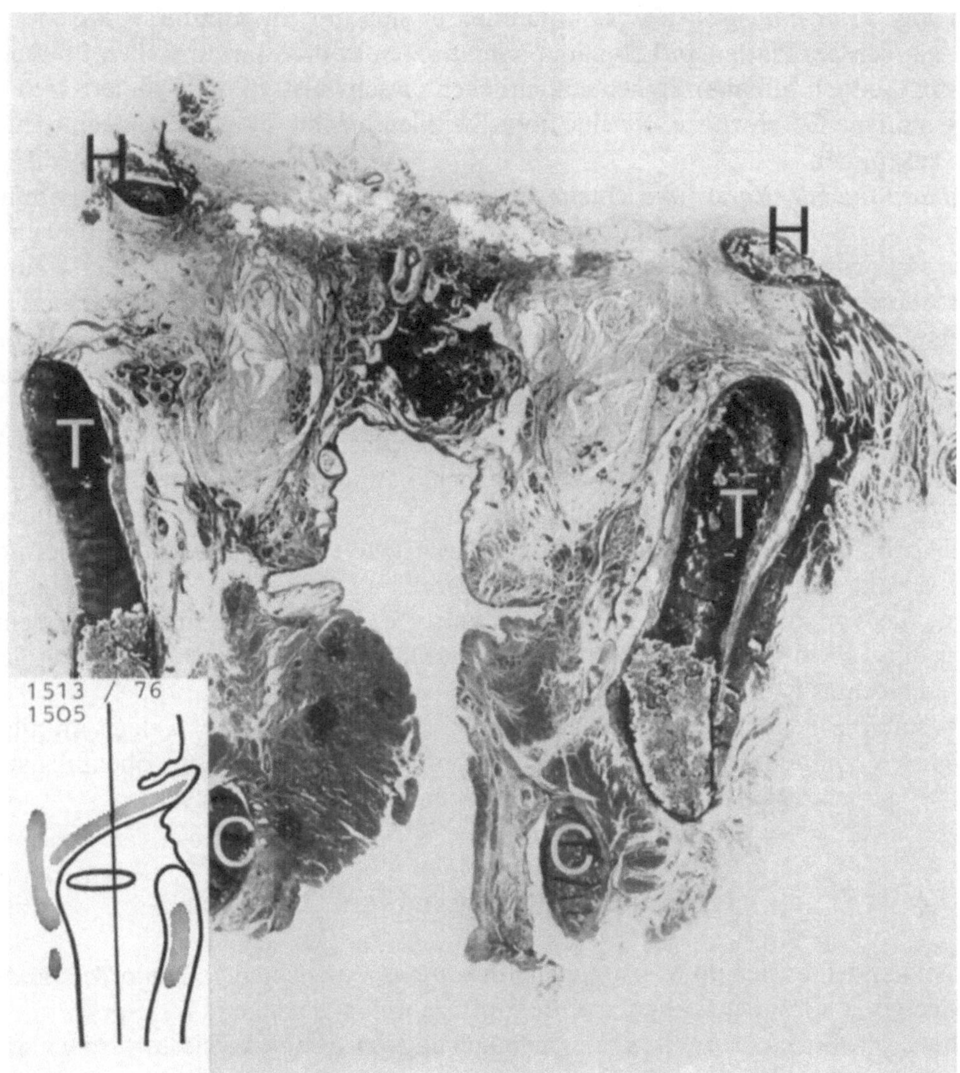

Abb. 6. Isoliert subglottisches, papilläres Plattenepithelkarzinom. Dieser mehr exophytisch wachsende Tumor auf der linken subglottischen Seite wies histologisch auch eine Tendenz zur Tiefeninfiltration auf und hatte den Conus elasticus infiltriert

zierungsgrad I nach Broders (vgl. Abb. 6) zusammengefaßt. Aus diesem Grunde sollte der Begriff des verrukösen Karzinomes fallengelassen werden.

Als *spindelzelliges Karzinom* wird ein Karzinomtyp bezeichnet, bei dem der plattenepithelartige Charakter der spindeligen Zellen nicht ohne weiteres erkennbar ist. Der Aufbau erinnert, insbesondere da der Tumor häufig auch zahlreiche Fasern enthält, eher an einen malignen mesenchymalen Tumor. Nicht selten finden sich spindelzellige Anteile neben typischen plattenepithelialen Anteilen in ein und demselben Tumor. Diese Tumoren werden teilweise auch als Karzinosarkome oder Pseudosarkom bezeichnet. Häufig findet sich die spindelzellige Komponente im Zentrum des Tumors und zeigt eine polypenartige Vorwölbung, während im Randbereich die typischen plattenepithelialen Karzinomverbände zu beobachten sind.

Neben diesen, im Grunde fälschlicherweise als *Karzinosarkome* bezeichneten Tumoren, finden sich extrem selten auch echte Kombinationsformen von malignen epithelialen und malignen mesenchymalen Tumoren, d.h. echte Karzinosarkome. Im Einzelfall können hier nur immunhistochemische und ultrastrukturelle Befunde die Diagnose sichern.

Beim sog. *Transitionalzell-Karzinom* handelt es sich um ein Karzinom, welches sich von den Übergängen des Plattenepithels zum prismatischen bzw. respiratorischen Epithel ableiten soll. Es stellt jedoch offenbar keinen einheitlichen Geschwulsttyp dar, sondern faßt verschiedenartige maligne Geschwülste, die eine hohe Strahlensensibilität als gemeinsame Eigenschaft besitzen, zusammen.

Lymphoepitheliale Karzinome entstehen im allgemeinen im Bereich des lymphatischen Rachenringes. Im Kehlkopf treten sie selten auf und werden vom lymphatischen Gewebe des Sinus piriformis und im Morgagni-Ventrikel abgeleitet. Nach heutiger Auffassung besitzt die mikroskopisch so auffällige lymphatische Komponente dieses undifferenzierten Karzinoms keinen eigentlichen Malignitätscharakter. Wie das Transitionalzell-Karzinom, ist das lymphoepitheliale Karzinom hoch strahlensensibel, muß aber prognostisch wegen der frühen Metastasierungstendenz als ungünstig angesehen werden.

Die *Karzinome der Anhangsgebilde* der Kehlkopfschleimhaut leiten sich v.a. von den serösen und mukösen Drüsen ab. Grundsätzlich können alle bekannten Formen der von den Speicheldrüsen her bekannten Tumoren auch im Kehlkopfbereich vorkommen. Hierzu zählen die einfachen Adenokarzinome, adenoidzystische Karzinome, Mukoepidermoidkarzinome sowie als ausgesprochene Rarität Azinuszellkarzinome und Speichelgangkarzinome. Patienten, die von diesen Karzinomformen betroffen werden, können jünger sein als die Patienten mit „gewöhnlichen" Plattenepithelkarzinomen, auch die Bevorzugung des männlichen Geschlechtes ist hierbei nicht immer ausgeprägt.

Als besondere Seltenheit können gelegentlich *Karzinoidtumoren,* welche im allgemeinen ein malignes Verhalten zeigen, auch im Kehlkopfbereich vorkommen. Ebenfalls selten sind die *kleinzelligen Karzinome,* welche für den Bronchialbereich typisch sind.

VII. Nicht epitheliale maligne Tumoren

Hierbei handelt es sich im wesentlichen um *maligne mesenchymale Tumoren,* d.h. Sarkome, welche weniger als 1% der malignen Kehlkopftumoren ausmachen.

Die häufigste Sarkomform ist wahrscheinlich das *Fibrosarkom.* Dieses wird v.a. im Stimmlippenbereich und in der supraglottischen Region angetroffen. Vom histologischen Bild werden diese Tumoren im allgemeinen in gut und schlecht differenzierte Fibrosarkome, je nach Anteil faserbildender oder anaplastischer zellulärer Elemente, eingeteilt.

Bei den *Chondrosarkomen* ist die Abgrenzung differenzierter Formen von den benignen Chondromen ausgesprochen problematisch und allein aufgrund des histologischen Befundes häufig nicht möglich. Bei den weniger differenzierten Formen ist das Vorhandensein von mehreren Zellen sowie von mehrkernigen Riesenzellen in den Knorpelhöhlen typisch. Der häufigste Entstehungsort ist der dorsale Anteil des Ringknorpels.

Das *Rhabdomyosarkom* findet sich überwiegend bei Kindern unter 12 Jahren. Histologisch wird es in einen embryonalen, alveolären und pleomorphen Subtyp eingeteilt.

Das *Leiomyosarkom,* das *Hämangiosarkom* (malignes Hämangioendotheliom) und das *Retikulosarkom* sind im Kehlkopfbereich außerordentlich selten.

Grundsätzlich können sich im Kehlkopfbereich auch *maligne Lymphome* manifestieren. Bei einer primären Manifestation im Kehlkopfbereich leitet man diese vom lymphatischen Gewebe des Sinus piriformis und des Morgagni-Ventrikels ab. Auf die Problematik der Lymphomklassifikation kann in diesem Zusammenhang nicht eingegangen werden. Von den zahlreichen Lymphomtypen findet sich das solitäre extramedulläre Plasmozytom häufiger im Kehlkopfbereich. Bei Beschränkung auf den Kehlkopf gelten diese Tumoren als bedingt gutartig. Eine Beteiligung des Kehlkopfes bei Morbus Hodgkin ist eine ausgesprochene Rarität.

Das primäre Auftreten eines weiteren nicht mesenchymalen und nicht epithelialen malignen Tumors, des *malignen Melanoms,* im Bereich der Schleimhäute und insbesondere im Larynxbereich muß als extrem selten gelten. Es stellt sich bei diesen Fällen stets die Frage, ob es sich tatsächlich um ein primäres Schleimhautmelanom handelt, oder aber, ob ein im Hautbereich gelegener Primärtumor sich möglicherweise spontan zurückgebildet hat. Dies wird von einigen Autoren für möglich gehalten.

VIII. Zweittumoren und sog. radiogene Tumoren

Es ist heute unbestritten, daß die Bestrahlung von lebendem Gewebe, auch die therapeutische Strahlenanwendung, maligne Tumoren induzieren kann. Im Einzelfall allerdings ist der Beweis, ob es sich um ein Tumorrezidiv, eine spontane Tumorneuerkrankung oder aber um einen sog. radiogenen Tumor handelt, nicht möglich. Dies ist zum einen dadurch bedingt, daß im allgemeinen die Risikofaktoren, welche primär zu einer Karzinomerkrankung führten, weiter wirken, zum anderen dadurch, daß bei Karzinompatienten häufig die Neigung ausgedehnterer Schleimhautareale zur malignen Entartung besteht (s.o.).

Relativ eindeutig liegen die Verhältnisse, wenn die Strahlenbehandlung primär wegen einer benignen Erkrankung durchgeführt wurde. So konnte im Kehlkopfbereich die Entstehung maligner Tumoren nach Strahlenbehandlung von Thyreotoxikose und tuberkulöser Lymphadenitis nach einem Intervall von 10 bis 35 Jahren beobachtet werden. Sehr viel komplizierter liegen die Verhältnisse bei dem Auftreten eines Zweittumors nach vorheriger Strahlenbehandlung eines malignen Tumors. Dies insbesondere, da zahlreiche Beobachtungen an verschiedenen Organsystemen gezeigt haben, daß es sich bei den radiogenen Tumoren im allgemeinen histologisch um die gleichen Tumorarten handelt, welche in dem entsprechenden Organsystem auch spontan am häufigsten entstehen.

Histologisch handelt es sich bei den radiogenen Tumoren des Larynx im wesentlichen um Plattenepithelkarzinome, selten können auch maligne mesenchymale Tumoren beobachtet werden.

IX. Pseudotumoren des Kehlkopfes

Bei den Pseudotumoren handelt es sich um lokale Wachstumsexzesse, die jedoch im weitesten Sinne noch reversibel sind. Wir unterscheiden entzündlich-reaktive Pseudotumoren, Larynxzysten und Laryngozelen, stoffwechselbedingte Pseudotumoren und endolaryngeale Strumen.

Zu den *entzündlich-reaktiven Pseudotumoren* gehören insbesondere die Stimmlippen- und andere Kehlkopfpolypen. Am häufigsten werden Polypen im mittleren Lebensalter und bei Männern dreimal so häufig wie bei Frauen beobachtet. Als Ursachen gelten rezidivierende Mikrotraumen wie Stimmüberlastung, konstitutionelle Disposition und entzündliche Faktoren. Am Anfang handelt es sich im wesentlichen um eine umschriebene ödematöse Aufquellung, die mit Gefäßproliferationen und fibrinoider Verquellung einhergeht, schließlich erfolgt ein fibröser Umbau des Polypen.

Die Stimmlippenknötchen sind kleine, höchstens bis stecknadelkopfgroße, kegelförmige Geschwülstchen, welche am Rand der Stimmlippen auftreten. Sie gelten als Sonderform der Polypen.

Intubationsgranulome bilden sich im Bereich ulzeröser Läsionen in Höhe der Spitze des Processus vocalis. Histologisch handelt es sich um Granulationsgewebe, häufig mit einer besonders ausgeprägten teleangiektatischen Komponente.

Die *tuberkulösen Kehlkopftumoren* werden heute nur selten beobachtet. Bei einer Zunahme der Tuberkulose muß eventuell mit einem wieder ansteigenden Auftreten gerechnet werden. Histologisch finden sich typische tuberkuloide Granulome.

Bei der *pseudoepitheliomatösen Epithelhyperplasie* handelt es sich um eine Proliferation des Plattenepithels, welche bei oberflächlicher Betrachtung an ein Plattenepithelkarzinom erinnert. Sie findet sich gelegentlich im Randbereich von Ulzera, in Stimmbandpolypen und typischerweise über Granularzelltumoren. Als Differenzierung gegenüber dem Karzinom gelten die gute Differenzierung des Epithels, das Fehlen von Mitosen und die Kontinuität der Zellkomplexe mit der Oberfläche.

D. Kurze strahlenphysikalische Einführung

Von G. PORETTI[1]

Larynx- oder Stimmband-Karzinome werden im allgemeinen mit Photonen oder hochenergetischen Elektronen bestrahlt. Je nach der vom Arzt definierten anatomischen Lage und Größe des zu behandelnden Tumors, müssen für eine Strahlenbehandlung folgende Parameter definiert werden:

- Strahlentyp (im allg. Photonen oder Elektronen)
- Energie der Strahlen bzw. der Elektronen
- Feldgröße
- Strahleneintrittswinkel
- Dosis pro Bestrahlungssitzung, Anzahl der Sitzungen (wenn es sich um eine sog. fraktionierte Bestrahlung handelt) und totale Behandlungsdosis.

I. Behandlungsplanung

Die ersten vier Parameter bestimmen die Verteilung der Strahlen- (bzw. Elektronen)-Dosis in der zu behandelnden Körperregion. Sie wird bekanntlich entweder durch die sog. „Tiefendosiskurven" (d.h. durch die prozentualen Werte der Dosis im Zentralstrahl in Funktion der Tiefe – Abb. 7a, b, c und d) oder, in anschaulicherer Weise, durch die sog. Isodosen (d.h. Linien, die Körperpunkte mit der gleichen Dosis verbinden) definiert (Abb. 8a).

Die Form der Isodosen variiert je nach Bestrahlungsanlage: der „Atlas of Radiation Dose Distribution" Vol. I–III, International Atomic Energy Agency, Vienna, 1965–1967, enthält Beispiele für verschiedene Typen von Strahlen und für hochenergetische Elektronen.

Für genaue Isodosen ist die Messung an den eigenen Apparaturen erforderlich. Der Vergleich der Tiefendosiskurven von Abb. 7 zeigt frappante Unterschiede in der Tiefenwirkung. Wenn z.B. in 14 cm Gewebetiefe die Strahlendosis für die ^{60}Co-Photonenstrahlung noch 36% der Oberflächendosis aufweist, so findet man für 30 MeV-Elektronen in der gleichen Tiefe 12% der Oberflächendosis. Die Tiefenwirkung der Photonen und der Elektronen nimmt mit der Feldgröße zu, wie aus Abb. 7c und Abb. 8b hervorgeht. In 10 cm Gewebetiefe erhält man mit Elektronen einen prozentualen Dosisanteil von 48% für eine Feldgröße von 24 cm^2 und von 60% für eine Feldgröße von 70 cm^2. Eine Verkleinerung der Feldgröße, wie sie sich im Lauf des letzten Drittels der Bestrahlungsperiode öfters als notwendig erweist,

[1] Für die Vorbereitung der hier abgebildeten Kurven und Isodosenpläne danken wir den Herren Dr. E. BORN, Dr. R. MINI, P. OTT und J. FEUZ.

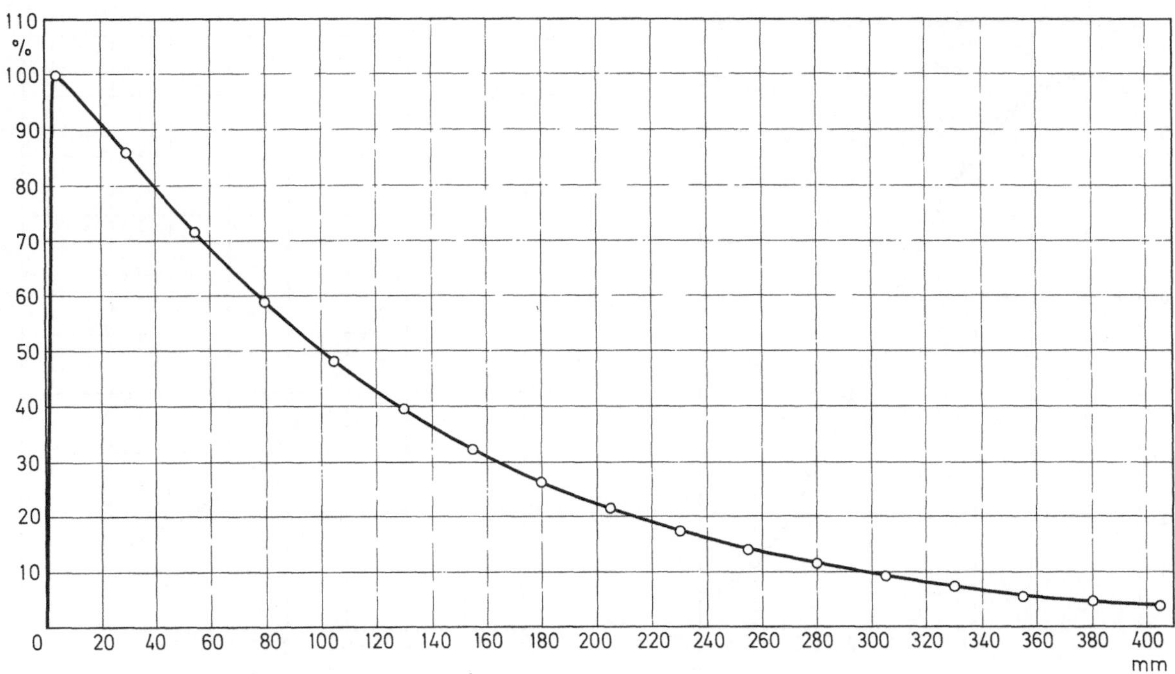

Abb. 7a. Tiefendosiskurve der ^{60}Co-Strahlung, Feldgröße 4 × 6 cm. FHD 70 cm; Ordinate: % des Dosismaximums. *Abszisse*: Körpertiefe in mm

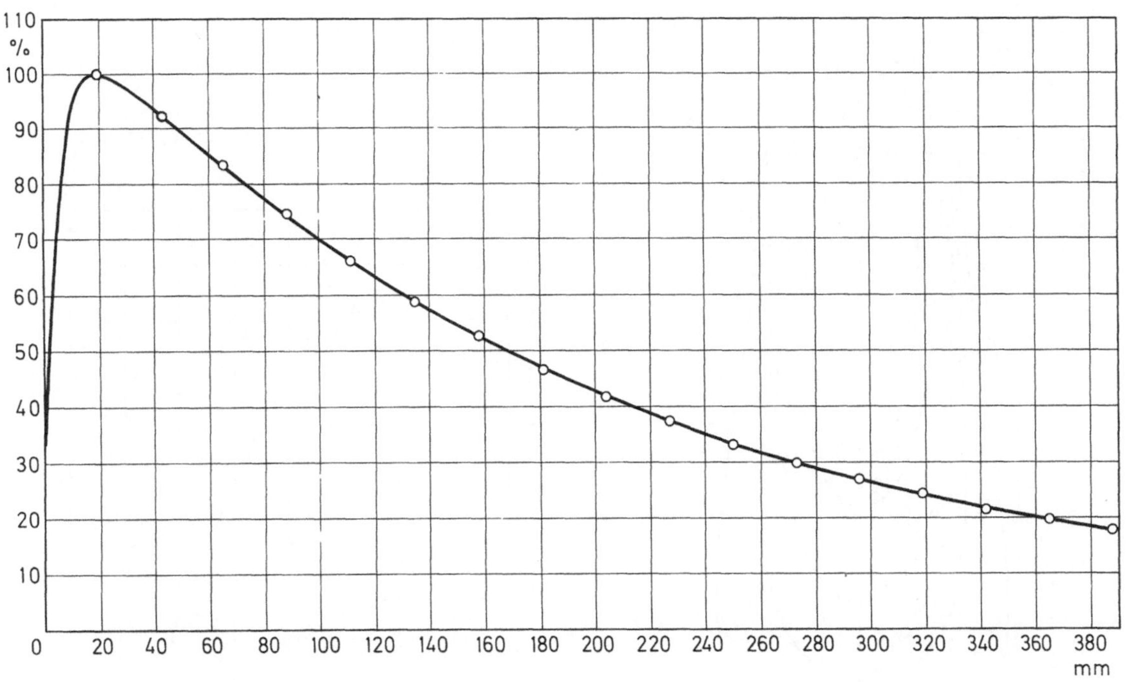

Abb. 7b. Tiefendosiskurve für die 8 MeV-Photonen eines LINAC's, Feldgröße *4* × 6 cm, FHD 100 cm

hat nicht nur eine Änderung der Tiefenwirkung im Zentralstrahl zur Folge, wie aus den obenerwähnten Tiefendosiskurven hervorgeht, sondern auch, für Elektronen insbesondere, eine Verengung der Isodosen in der Querrichtung (Feldprofile).

Die Form der Isodosen wird stark verändert, wenn in den Strahlengang, wie Abb. 8c andeutet, ein Keilfilter eingeführt wird, mit welchem strahlenempfindliche Gewebeteile in

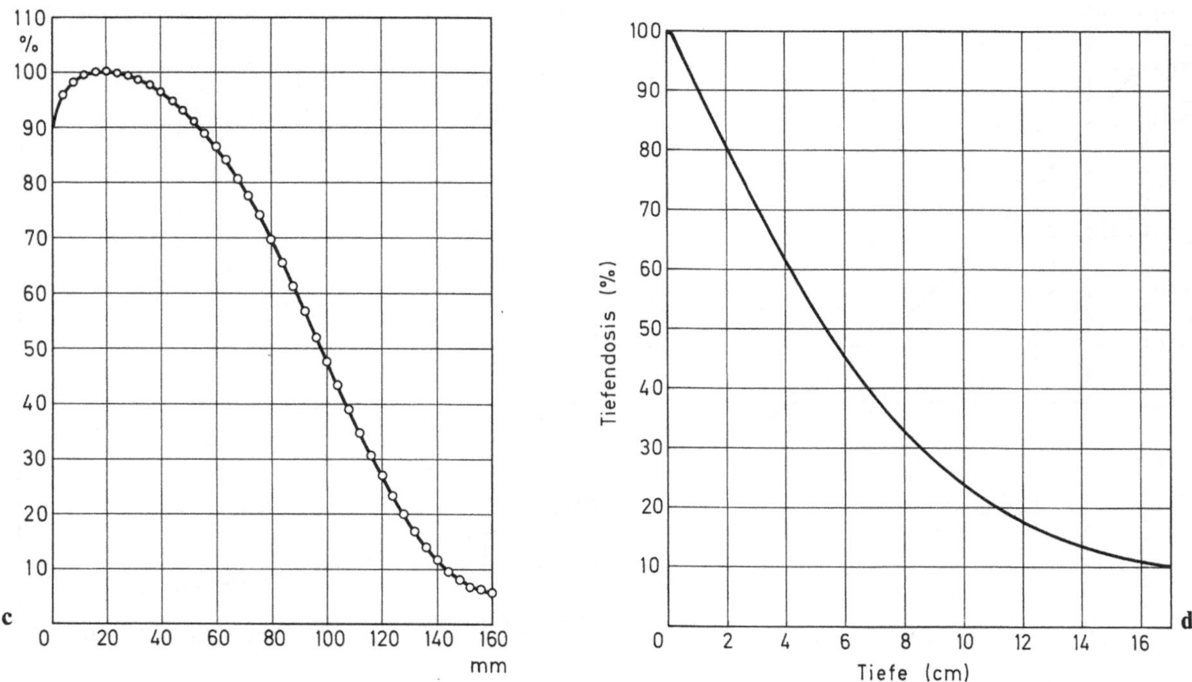

Abb. 7c. Tiefendosiskurve für 30 MeV-Elektronen eines Betatrons, Feldgröße 4×6 cm, FHD 110 cm

Abb. 7d. Tiefendosiskurve für Photonen mit max. Energie von 250 KeV; Thoreus I-Filter. Feldgröße 4×6 cm. FHD 110 cm

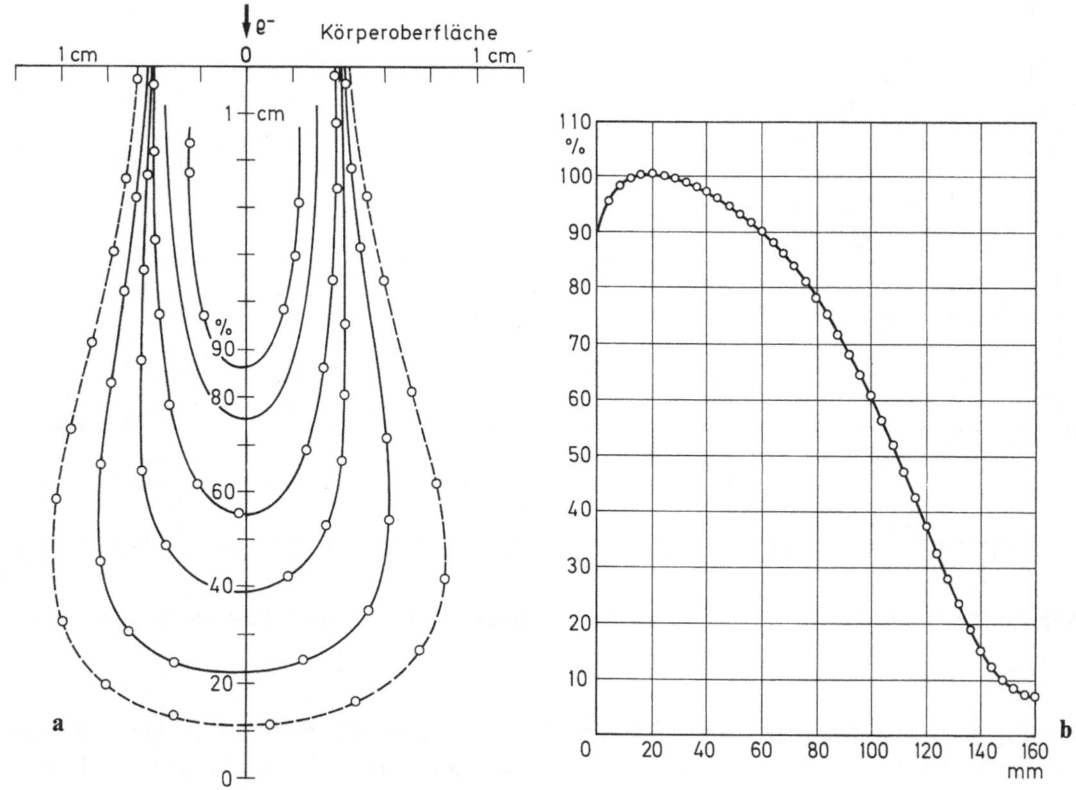

Abb. 8a. Isodosenverlauf von 30 MeV-Elektronen eines Betatrons, Feldgröße 4×8 cm, FHD 110 cm. **b.** Isodosenverlauf für 30 MeV-Elektronen eines Betatrons, Feldgröße 7×10 cm, FHD 110 cm. Zum Vergleich mit Abb. 7c

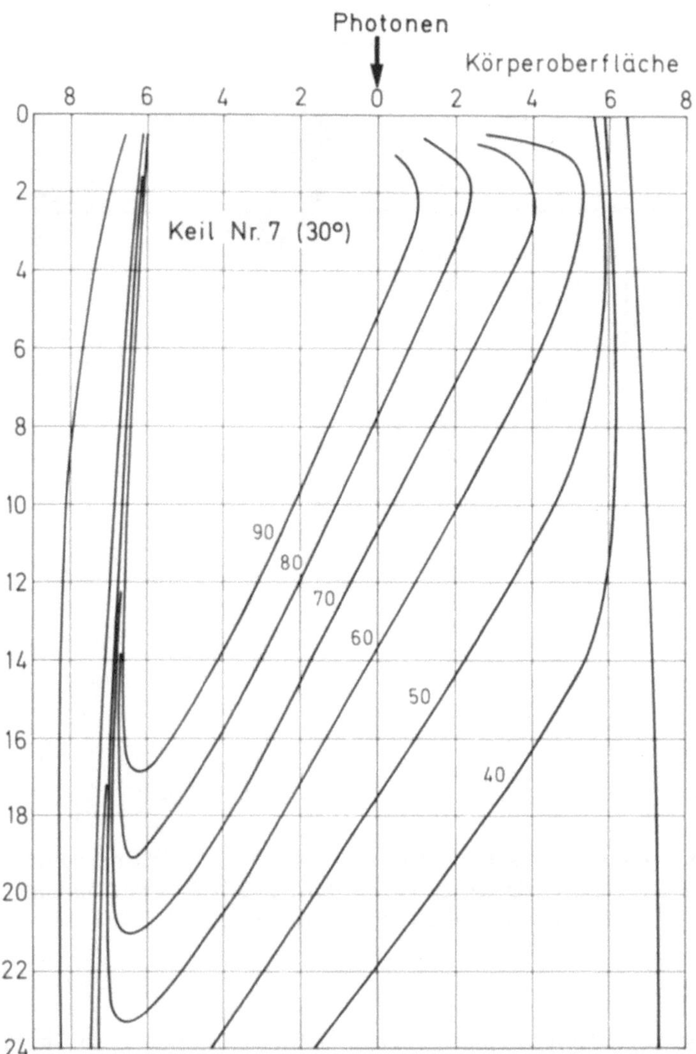

Abb. 8c. Beispiel der Veränderung des Isodosenverlaufs durch Einführen eines Keilfilters in den Strahlengang. Neigung der Isodosen zur Zentralachse 30°. 8 MeV-Photonen eines LINAC's. FHD 100 cm, Feldgröße *12* × 12 cm

der Nähe des Tumors geschützt werden können. Die Abbildung zeigt als Beispiel die Wirkung eines Filters von 30° Neigung auf die Isodosenkurven für 8 MeV-Photonen (Feld 12 × 12 cm). Der Winkel zwischen Zentralachse und Isodosenlinie wird, wie ersichtlich, von ca. 90° auf z.B. 30° reduziert.

Durch die Kombination von verschiedenen Feldern nach der sog. „Mehrfeldtechnik" ist es möglich, die Strahlenwirkung hauptsächlich auf die Tumorregion zu konzentrieren. Die Abb. 9–13 zeigen als Beispiel einige simulierte Verhältnisse im Hals bei Bestrahlungen mit verschiedenen Photonen bzw. Elektronen-Energien, Feldgrößen oder „Feldgewichtungen", d.h., wenn eines der Felder z.B. doppelt so intensiv belegt wird als das andere[2]. Optimale Dosisverteilungen im Zielvolumen mit gleichzeitiger Schonung des Rückenmarks, in welchem die Dosisbelastung so niedrig als möglich sein muß, erreicht man erst durch Änderung der Bestrahlungsparameter (Feldgröße, Strahleneintrittspunkt und -winkel, Energie, Feldgewichtung, Moulagenanpassung, usw.) und deshalb nach mehrmaligen Berechnungen.

[2] Bei allen Plänen wurde die erhöhte Absorption der Strahlen und Teilchen in den Knochen berücksichtigt.

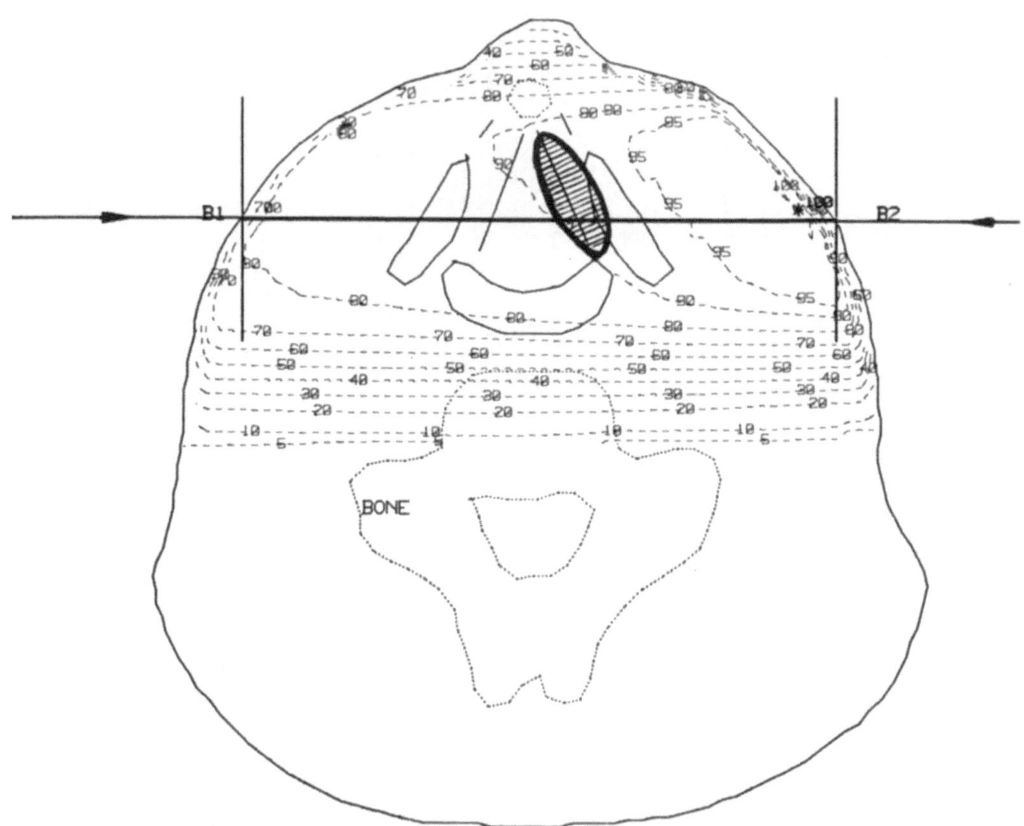

Abb. 9. Bestrahlung eines (simulierten) supraglottischen Tumors re. mit ^{60}Co-Photonen. Opponierende Felder. Feldgröße: zweimal *4* × 6 cm. FHD 70 cm. Gewichtung 2 (re.):1. Keine optimale Dosisverteilung; die Feldgewichtung sollte reduziert werden (1,5:1)

Eine bessere Dosisverteilung, insbesondere bei Elektronenbestrahlungen, kann man auch durch Auflegen von Moulagen auf die Körperhaut erreichen (im allgemeinen aus gewebeähnlichen Materialien – Dichte ca. 1 g/cm^3 – darunter auch Bienenwachs, meistens wasserhaltig), welche die Aufgabe haben, alle Teilchen bzw. Photonen vom Bestrahlungstubus-Austritt bis zur gewünschten Gewebetiefe, dem gleichen Absorptionsverhältnis zu unterstellen (keine Luft zwischen Tubusende und Gewebe). Abbildung 14 zeigt als Beispiel die Applikation einer Moulage für beide Felder. Für gewisse Larynx- bzw. Stimmbandtumoren kann die sog. „Pendeltechnik“ mit hochenergetischen Strahlen oder Elektronen von Vorteil sein. In diesem Fall läßt man die Bestrahlungsanlage um einen zu bestimmenden Winkel um den Patientenhals bewegen, wobei die für die bestrahlte Region erhaltenen Isodosenverteilungen oft Formen aufweisen, die für spezifische Behandlungen sehr günstig sind (z.B. sehr niedrige Dosisbelastung des Rückenmarks).

Die Einführung von Systemen für die sofortige Berechnung (Bruchteile von Minuten!), der Isodosenverteilungen (s. unsere Abbildungen) innerhalb der mit den Computertomographen (CT) gewonnenen Körper-Transversalquerschnitten mit Hilfe von leistungsfähigen Computern (sog. Behandlungsplanungssysteme oder „Treatment Planning Systems“ – TPS), hat sehr dazu beigetragen, die Isodosenpläne zu optimalisieren.

Da auch für die Halsregion solche Pläne innerhalb einer Minute erstellt werden können, ist es dem Strahlentherapeuten möglich, in kürzester Zeit verschiedene Energien- bzw. Feldkombinationen auszuprobieren und davon die geeignetste für die Behandlung und sogar für die Schonung der Gonaden bei jüngeren Patienten zu wählen.

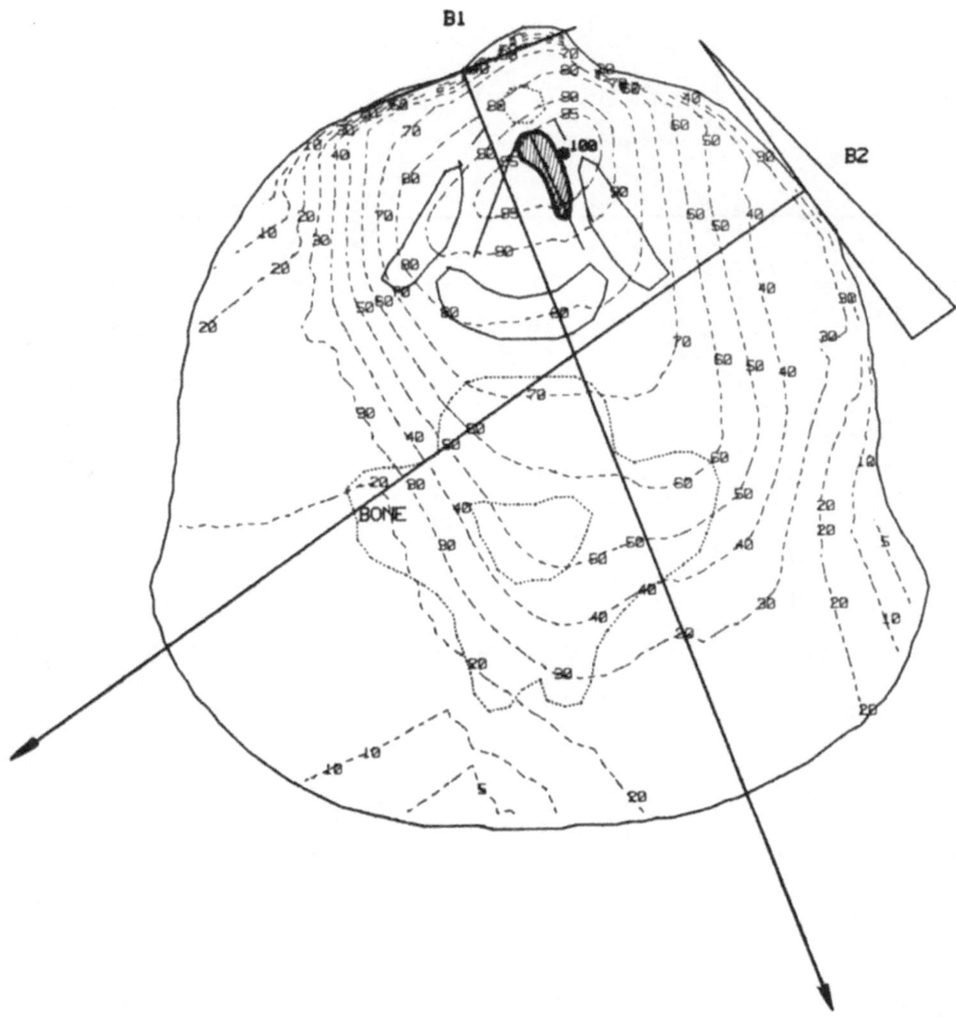

Abb. 10. Bestrahlung mit ^{60}Co-Strahlen eines (simulierten) Stimmbandtumors, der die vordere Kommissur überschreitet. Applikation eines Keilfilters (30°). Feldgrößen *4* × 4 und *6* × 8 cm. FHD 70 cm. Feldgewichtung 1:1,1 (*Keil*). Trotz Keilfilter bleibt die Strahlenbelastung des Rückenmarks relativ hoch

II. Dosismessung

Die Bestimmung der in einem kleinen Bereich des Patientenkörpers absorbierten Strahlendosis erfolgt selten durch direkte Messung am Patienten. Vielmehr wird er mit einem Phantom aus Wasser simuliert, in welchem die Meßsonden während der Bestrahlung oft automatisch bewegt werden können.

Die Dosis pro Zeiteinheit oder diejenige relativ zu einem außerhalb des Phantoms gleichzeitig gemessenen Dosiswertes (im allg. mit einer im Strahlengang oder unmittelbar daneben, im sog. „Streufeld" sich befindenden Ionisationskammer – Monitor – bestimmt) wird entweder mit einer Ionisationskammer oder mit einer sog. „Halbleitersonde" gemessen. Die letzteren bestehen im allg. aus Silizium (p-n-Dioden) von sehr kleinen Dimensionen (z.B. 0,1–0,6 mm^3), in welchen die Strahlen oder Teilchen, ähnlich wie im Luftvolumen einer Ionisationskammer „elektrische Ladungen" befreien. Die großen Vorteile der Siliziumdioden den Ionisationskammern gegenüber, bestehen 1. im stark reduzierten Volumen (Ionisationskammern ca. 500 mm^3), 2. in der viel stärkeren Strahlenempfindlichkeit – bis 20000mal

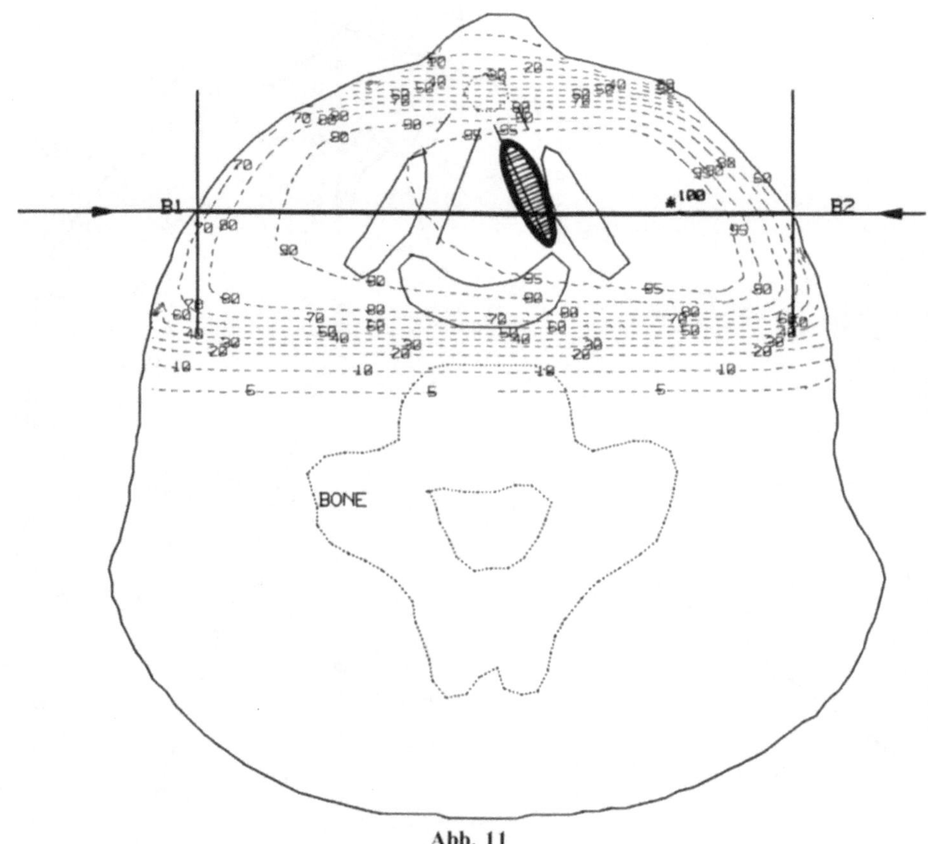

Abb. 11

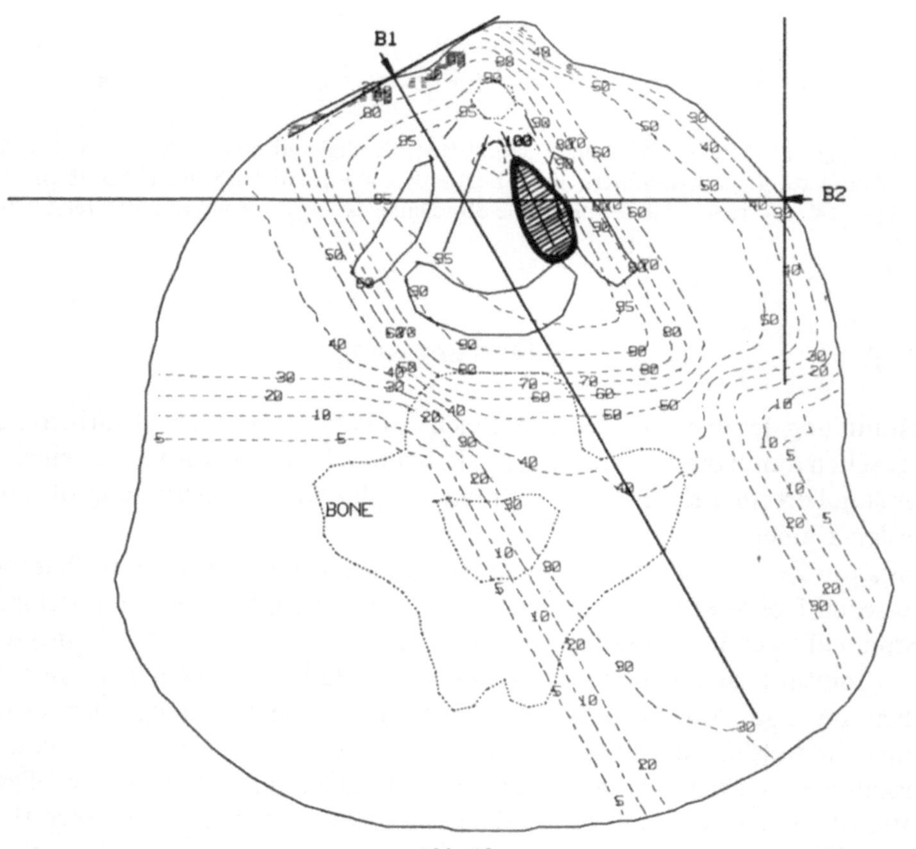

Abb. 12

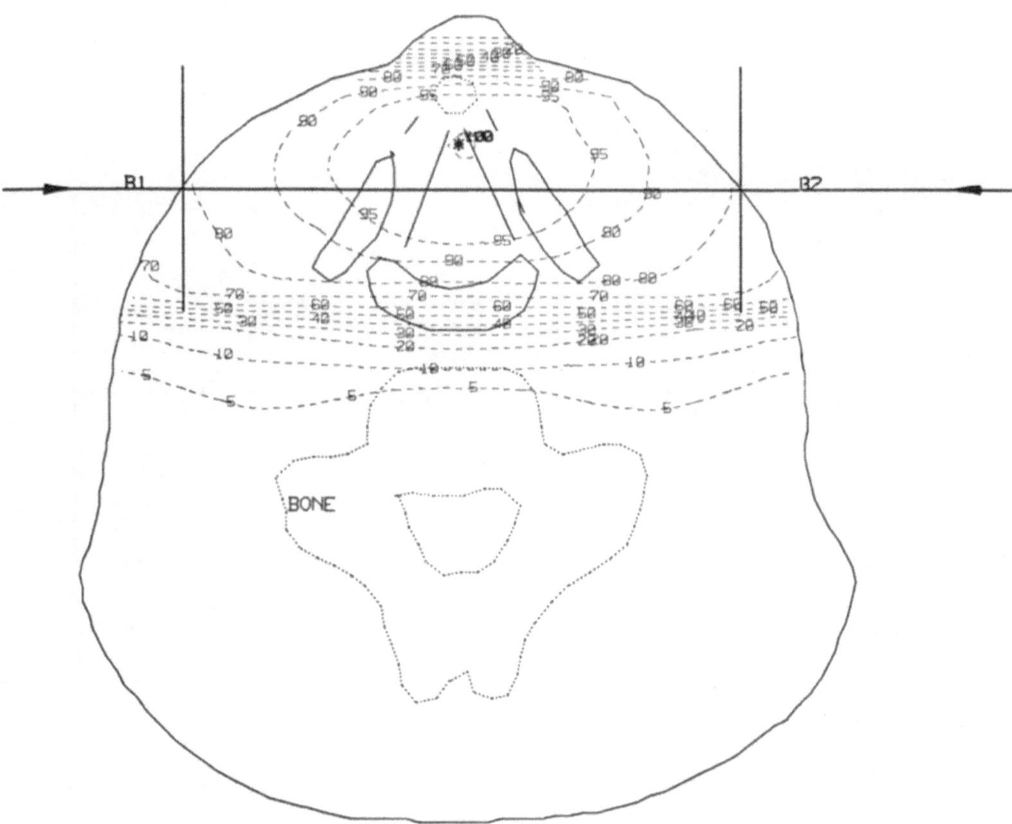

Abb. 13. Bestrahlung eines (simulierten) doppelseitigen Stimmbandkarzinoms mit 30 MeV-Elektronen eines Betatrons. Feldgröße: *4* × 6 cm. FHD 110 cm. Feldgewichtung 1:1

empfindlicher als eine Ionisationskammer von gleichem Volumen – und 3. in der Möglichkeit, die Strahlendosen direkt in rad (bzw. Gy)-Einheiten [3] bestimmen zu können.

Mit einer Ionisationskammer mißt man hingegen die sog. Ionendosis in „Röntgeneinheiten" (R-Einheiten), aus welcher durch Multiplikation mit einem Faktor, die Energiedosis erhalten werden kann. Der Faktor für Photonen hängt nur von der Strahlenenergie und vom Material ab, für hochenergetische Elektronen zusätzlich von der Gewebetiefe. Für Rönt-

[3] Im neuen, von vielen Ländern schon eingeführten SI-Maßsystem, werden die radiologischen Dosiseinheiten folgendermaßen definiert:
- Ionendosis 1 Coulomb/kg = 3876 R, d.h. 1 R = 0,258 mCb/kg
- Energiedosis 1 Joule/kg = 1 Gray (Gy) = 100 rad;
  d.h. 1 rad (1 rad = 100 erg/g Gewebe) = 0,01 Gy = 1 Centigray = 1 cGy

---

Abb. 11. Bestrahlung eines (simulierten) rechtsseitigen Stimmband-Tumors mit supraglottischer Ausdehnung mit 8 MeV-Photonen eines LINAC's. Die Feldgewichtung von 2(re.):1 ist ungenügend. Feldgrößen: zweimal *4* × 6 cm. FHD 100 cm

Abb. 12. Bestrahlung eines (simulierten) rechtsseitigen Taschenband-Tumors mit 8 MeV Photonen eines LINAC's. Feldgrößen *4* × 6 cm und *6* × 8 cm. FHD 100 cm. Feldgewichtung 1:1. Eine etwas bessere Zentrierung des Tumors kann durch eine leichte Verschiebung des Feldes B1 nach re. erreicht werden. Eine Bestrahlung mit B1 *von hinten* ermittelt ebenfalls eine gute Dosisverteilung im Tumor

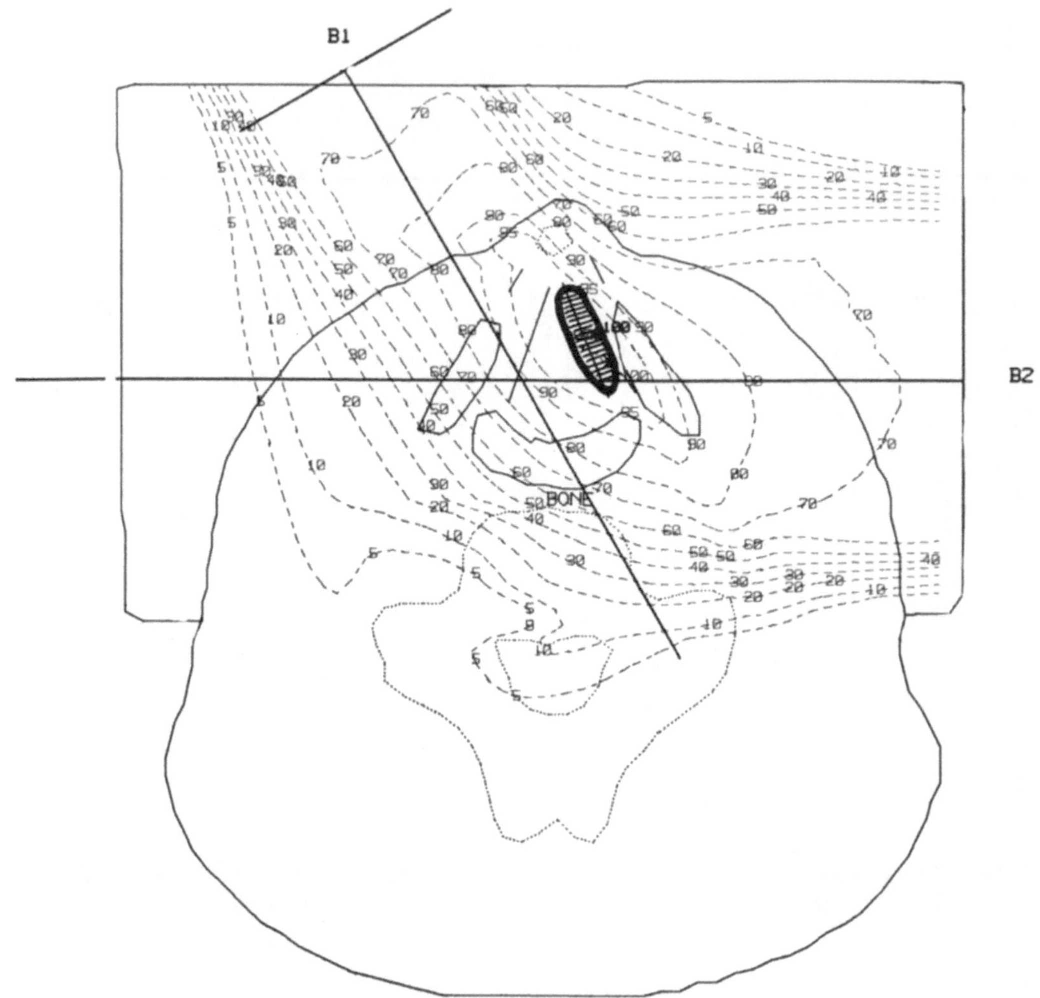

Abb. 14. Bestrahlung eines (simulierten) supraglottischen Tumors, ohne regionäre Metastasen, mit 20 MeV-Elektronen eines Betatrons. Applikation einer Bienenwachsmoulage. Gute prophylaktische Dosisverteilung im regionären Gebiet. Feldgrößen: *4* × 6 cm und *6* × 6 cm. FHD 110 cm. Feldgewichtung 1:1

genstrahlen bis 250 KeV Energie beträgt dieser Faktor z.B. 0,870 für Luft[4], 0,952 für Muskeln und 1,330 für Knochen; für 25 MeV-Elektronen und 1 cm Tiefe beträgt er 0,801 für die Muskeln und 0,775 für die Knochen. Als Beispiel sei hier die durch Bestrahlung eines Mundbodenkarzinoms (die oft durch die Mandibula erfolgt) mit 25 MeV-Elektronen entstehende Energiedosis im Knochen berechnet. Wenn die (in einem Phantom gemessene) Ionendosis in dem Knochenpunkt pro Bestrahlungssitzung 180 R beträgt, so ist die Energiedosis im gleichen Punkt $180 \cdot 0{,}775 = 140$ rad[5], d.h. eine niedrigere Energieabsorption als bei einer Bestrahlung mit z.B. 250 KeV-Photonen.

Bei automatischen Messungen der Tiefendosiskurven bzw. der Querprofile von hochenergetischen Elektronen, von welchen man Daten für die Berechnung der Isodosen von Einzelfeldern oder der Summation von Isodosen bei Mehr- oder Pendelfeldern mit computerisierten

[4] Als Mittelwert für alle Photonenenergien des Röntgenspektrums und nicht nur der 250 KeV-Photonen. Tabellen für diese Faktoren (Photonen und Elektronen) sind in den ICRU-Reports 24 (1976) und 21 (1972) enthalten (*I*nternational *C*ommission *R*adiation *U*nits).

[5] Bei den Elektronen hat mit der Dosis auch die *R*elative *B*iologische *W*irksamkeit (RBW) wahrscheinlich eine große Bedeutung. Bei gleicher Dosis sind z.B. die Hautreaktionen im allg. niedriger, je höher die Elektronenenergien sind.

Systemen erhält, müssen deshalb Halbleitersonden verwendet werden. Diese vermitteln, wie erwähnt, für jede Phantomtiefe Meßwerte, die, ohne Korrektur, der Energiedosis direkt proportional sind.

E. Röntgendiagnostik

Von W. ZAUNBAUER

I. Einleitung

Die Notwendigkeit der radiologischen Abklärung des Kehlkopfes (K.) beim Larynxkrebs ergibt sich prinzipiell aus den, die endoskopischen Verfahren komplementierenden Darstellungsmöglichkeiten der Tumorausdehnung durch die bildgebenden Untersuchungen:

1. bieten die radiologischen Methoden – die grundsätzlich vor bioptischen Eingriffen durchgeführt werden sollten, um Irrtümer durch postbioptische Läsionen zu vermeiden – entsprechend histologisch-radiologischen Vergleichsstudien (u.a. durch FLETCHER et al. 1954; OGURA et al. 1960; SHEEHAN et al. 1960; CARBAJAL et al. 1961; MEDINA et al. 1961; POWERS et al. 1961; KLEIN u. FLETCHER 1964; PEREZ et al. 1968; LANDMAN 1970; HEMMINGSSON 1972; OLOFSSON et al. 1973, 1975; OLOFSSON u. SÖKJER 1977, 1979; MAZY et al. 1976; CRUZ u. QUADROS 1978; MANCUSO u. HANAFEE 1979; MAFEE 1983; SILVERMAN et al. 1984) wertvolle Ergänzungen zum klinischen Befund, insbesondere wenn Abschnitte des K. zur Darstellung gebracht werden können, die aus irgendwelchen Gründen, z.B. infolge der anatomisch-topographischen Verhältnisse des Kehlkopfes (Ventriculus laryngis, vordere Kommissur, subglottischer Raum) oder bei Verschwellung des Kehlkopfinneren durch Tumormassen bzw. Ödem, der endoskopischen Untersuchung nicht zugänglich sind;
2. kann bei einem laryngoskopisch festgestellten Tumor die prätherapeutisch äußerst wichtige Kaudalausdehnung desselben definiert werden, die besonders in fortgeschrittenen Fällen mittels indirekter und direkter Laryngoskopie nicht eruierbar ist;
3. läßt sich radiologisch im allgemeinen auch bei fortgeschrittenen Stadien der Ursprungsort des malignen Tumors bestimmen. BACLESSE (1949) machte darauf aufmerksam, daß selbst ausgedehnte supraglottische Karzinome nur selten auf die Stimmbänder und, mit Ausnahme der Petioluskarzinome, auf den subglottischen Raum übergreifen. Extensive Stimmbandkarzinome andererseits infiltrieren selten in die pharyngolaryngeale Wand ohne gleichzeitige Infiltration des subglottischen Raumes;
4. sind Aussagen hinsichtlich der bestehenden Infiltrationstiefe des Tumors und über das Ausmaß der malignen Larynxwandinfiltration radiologischerseits erhältlich;
5. ist eine, über die Darstellung morphologischer Details hinausgehende, radiologische Analyse funktioneller Zusammenhänge und damit eine Differenzierung zwischen ödematöser und tumorbedingter Läsion möglich;
6. liefern radiologische Kontrolluntersuchungen ein objektives Resultat über den therapeutischen Erfolg (COUTARD u. BACLESSE 1932; JÖRGENSEN et al. 1975; RIDEOUT u. POON 1977). Der bildmäßig dokumentierte radiologische Befund ermöglicht auch Verlaufsbeobachtungen, z.B. im Hinblick auf die Frage eines eventuellen Tumorrezidivs.

Insgesamt bietet die Röntgendiagnostik dem Laryngologen und dem Strahlentherapeuten unentbehrliche Grundlagen für eine gemeinsam zu erstellende endgültige Diagnose, Tumorklassifikation und Stadieneinteilung.

II. Radiologische Untersuchungsmethoden

Die radiologischen Untersuchungsmethoden des Larynx wurden z.T. bereits an anderer Stelle dieses Handbuches beschrieben (TRÜBSTEIN u. HOFMANN 1969), so daß ein kurzer Hinweis genügen sollte. An radiologisch-diagnostischen Methoden stehen zur Verfügung:

1. *Übersichtsaufnahmen*
   konventionelle Technik, Hartstrahltechnik, Subtraktionstechnik, Xeroradiographie, Kontaktaufnahme – im seitlichen, schrägen und sagittalen Strahlengang
   sagittale Kehlkopfaufnahme nach RETHI-WALDAPFEL
   Lateroposition des Kehlkopfs
   axiale Kehlkopfaufnahme
2. *Tomographie*
   konventionelle Technik
   Xeroradiographie
3. *Kontrastmitteluntersuchungen*
   Laryngographie
   Laryngographie, kombiniert mit Tomographie
   Laryngographie, kombiniert mit Cinematographie
   Hypopharynxpassage
4. *Computertomographie*
5. *Kernspintomographie* (NMR)

Zur radiologischen Abklärung des Larynxkarzinoms kommen im allgemeinen folgende Untersuchungsverfahren zur Anwendung:

1. Die seitliche Halsweichteilaufnahme

Die Aufnahme wird erfahrungsgemäß vorteilhaft am sitzenden Patienten mit einem Fokus-Filmabstand von 2 m angefertigt. Die Parallelität des Untersuchten zum Film und die senkrechte Einstellung des Zentralstrahles, der auf die Mitte des Schildknorpels gerichtet ist, zur Medianebene wird möglichst angestrebt. Voraussetzung für eine exakte Beurteilbarkeit des inneren Kehlkopfreliefs und der Weichteilstrukturen ist eine Weichstrahlaufnahme, oder die Anwendung des xeroradiographischen Verfahrens, dessen Informationsgewinn infolge großer örtlicher Kontraste erheblich ist.

Im Seitenbild (Abb. 15) kommen kranial der Unterkiefer und etwas tiefer das Zungenbein, dorsal die Halswirbelsäule und kaudal das Schlüsselbein als knochendichte Strukturen zur Darstellung. Im dazwischenliegenden Raum ist das Gerüst des K. und der Trachea zu erkennen. Durch eine recht variable Verknöcherung des knorpeligen Larynxskeletts werden, vor allem im höheren Alter, Schild- und Ring-, aber auch Stellknorpel und tracheale Knorpelspangen erkennbar. Je nach dem Luftgehalt des Endolarynx und des Pharynx erfolgt an der Luft-Weichteilgrenze eine gute Reliefdarstellung der Schleimhautoberfläche mit konklusiver Darstellung der Epiglottis, der aryepiglottischen Falten sowie des zwischen Taschen- und Stimmband gelegenen Ventriculus laryngis, zu dessen Entfaltung die Untersuchung in Phonation bzw. inspiratorischer Phonation (Vokal i oder u) erfolgt. Außerhalb des K. finden sich in unterschiedlicher Dichte die Weichteile des Zungengrundes, des präepiglottischen Raumes, der perilaryngealen und retropharyngealen Weichteile.

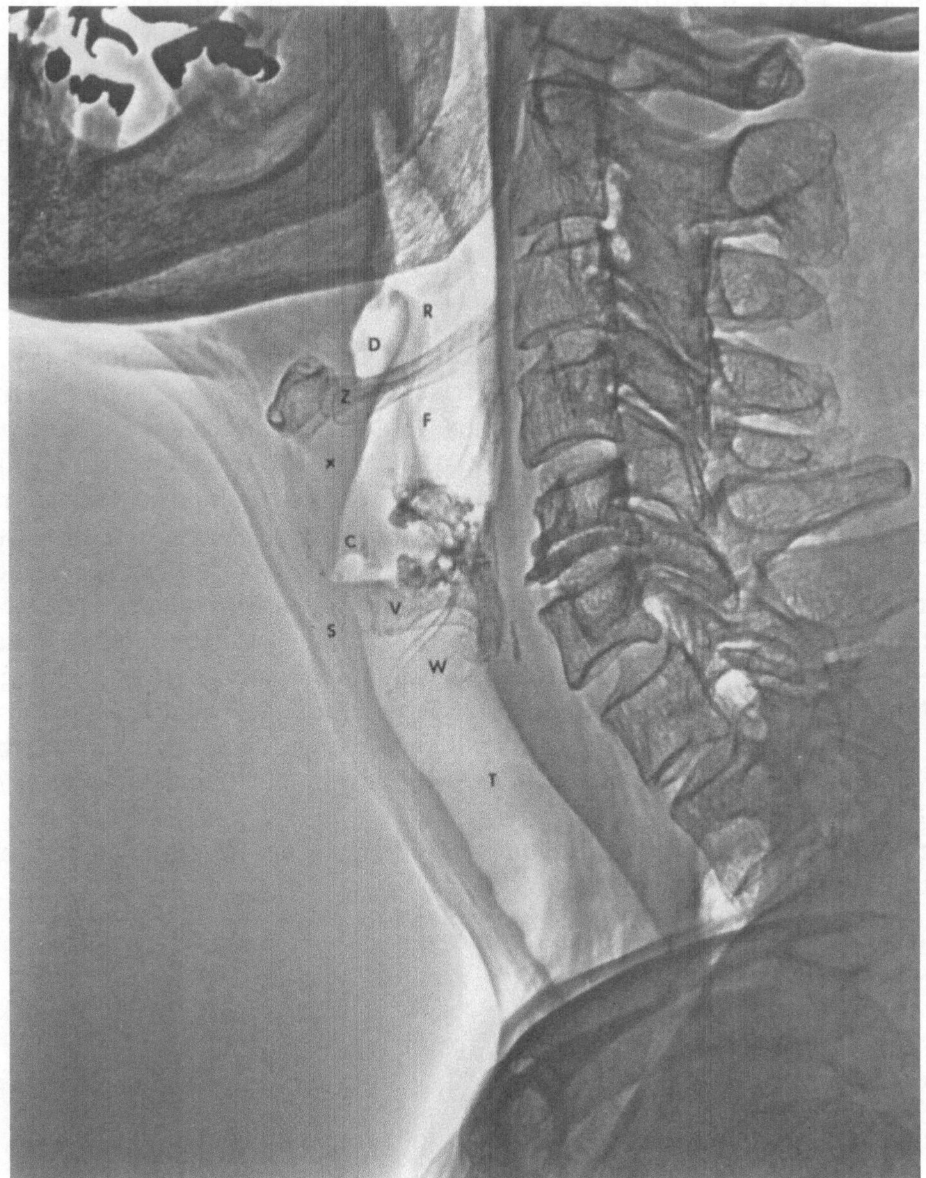

Abb. 15. Seitliche Halsweichteilaufnahme (Xeroradiogramm). Normalanatomie des Larynx bei U-Phonation. *C* Ventriculus Morgagni, *D* Vallecula, *F* Plica aryepiglottica, *R* Epiglottis, *S* Vordere Kommissur, *T* Trachea, *V* Schildknorpel, *W* Ringknorpel, *X* präepiglottischer Raum, *Z* Zungenbein

Die diagnostische Information der seitlichen Halsweichteilaufnahme beruht vorwiegend auf dem Nachweis großer raumfordender, sich vor allem in der Sagittalebene ausdehnender Tumoren, d.h. insbesondere wenn sie von der laryngealen Fläche der Epiglottis, den aryepiglottischen Falten oder der Arytenoid-Gegend ihren Ursprung nehmen (Thost 1913; Mathey-Cornat 1934a, b, c, 1946; Baclesse u. Leroux-Robert 1936, 1937; Baclesse 1938, 1949, 1960; Baclesse u. Henry 1950; Leborgne 1943; Fletcher u. Matzinger 1951; Fletcher et al. 1954; Fletcher u. Jing 1968; Fletcher 1970; Griebel 1955; Skokan u. Brejcha 1958; Brindle u. Stell 1968; Harrington u. Christoforidis 1970; Hemmingsson u. Löfroth 1976; Olofsson u. Sökjer 1977 u.a.).

Sie vermittelt auch Rückschlüsse auf die Infiltration des präepiglottischen Raumes (Hay 1930; Bate et al. 1957), der Epiglottis und des verknöcherten Knorpelgerüsts (Coutard

1922; ZUPPINGER 1931a, b; FLETCHER u. MATZINGER 1951; EHRLICH 1954; BACLESSE 1960; KLEIN u. FLETCHER 1964).

Obwohl wertvolle Einzelheiten erkennbar sind, besitzt die seitliche Halsweichteilaufnahme für die Beurteilung des Larynxkarzinoms nur limitierten Wert. Knorpelverknöcherungen können die anatomischen Details überlagern. Die räumliche Verteilung sowie die Seitenlokalisation eines pathologischen Prozesses sind, da sich rechte und linke Seite überlagern, nicht zu bestimmen.

2. Die Tomographie des Larynx

Frontale Schnitte im sagittalen Strahlengang erfordern eine exakte Einstellung, um die einander korrespondierenden symmetrischen Formationen des inneren Kehlkopfreliefs miteinander vergleichen zu können. Die Aufnahmen werden zweckmäßigerweise beim liegenden Patienten ausgeführt, wobei man darauf achtet, daß der K. des Patienten parallel zur Tisch- bzw. Filmebene liegt. Obwohl von verschiedenen Autoren eine elliptische, kreisförmige, ja sogar hypozykloidale Verwischungsart der Larynxtomographie bevorzugt wird, ist, wegen der langen Expositionszeiten bei mehrdimensionaler Bewegung, im allgemeinen die lineare Verwischung im a-p Strahlengang am sinnvollsten (ARDRAN u. EMRYS-ROBERTS 1965; LANDMAN 1970; HEMMINGSSON 1972). Als Schichtwinkel werden bei einem Schichtabstand von 0,5 cm 20–44° vorgeschlagen; der Zentralstrahl ist auf die Incisura thyreoidea gerichtet. Die Simultankassette liefert die gleichen Resultate wie Einzelaufnahmen, wobei als Vorteil die gleiche Funktionsstellung des K. auf allen Tomogrammen, die geringere Strahlenbelastung und eine kürzere Untersuchungszeit zu verzeichnen sind (HEMMINGSSON 1972; HUG 1972; OLOFSSON u. SÖKJER 1977).

Am sagittalen Schichtbild des Larynx unterscheidet man vier charakteristische Schichttiefen (BÜRGEL u. OESER 1943; BACLESSE 1960):

1. Die präglottischen Schichten, die, direkt unter der Haut gelegen, für die Kehlkopfdiagnostik unwesentlich sind.
2. Die Ventrikelschichten, die 8–26 mm unter der Haut liegen und auf denen Ventrikel sowie Stimm- und Taschenbänder zur Darstellung kommen (Abb. 16).
3. Die Übergangsschichten in einer Tiefe von 26–30 mm, zur Untersuchung der sanduhrförmigen Übergangszone zur Arytenoidgegend.
4. Die Aryschichten in einer Schichttiefe von 29–34 mm zur Darstellung der Aryknorpel.

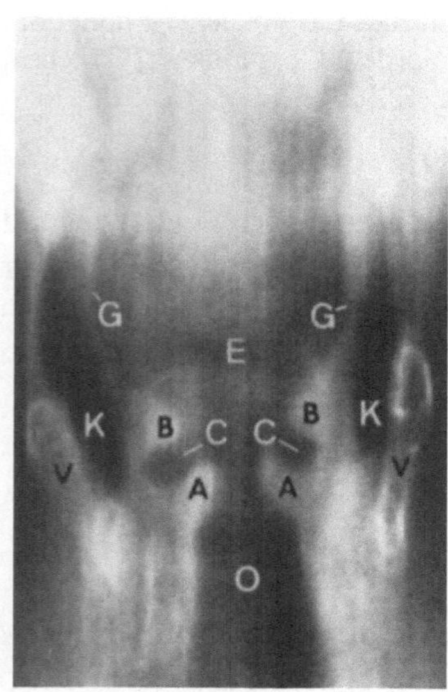

Abb. 16. Tomogramm des gesunden Kehlkopfes während der Inspiration (Ventrikelebene). *A* Plica vocalis, *B* Plica vestibularis, *C* Ventriculus laryngis, *E* Vestibulum laryngis, *G* Seitenwand des Vestibulum laryngis, *O* subglottischer Raum, *K* Sinus piriformes, *V* Schildknorpel

Bei verschiedenen respiratorischen und phonatorischen Manövern vermag die Schichtuntersuchung des K. den jeweiligen funktionellen Zustand des Larynx auf den einzelnen Aufnahmen wiederzugeben (BÜRGEL u. OESER 1943; HEMMINGSSON 1972; HUG 1972).

Bei der *Ein- und Ausatmung* ist das endolaryngeale Schleimhautrohr weitgestellt. Stimm- und Taschenbänder sind an die Seitenwand des K. gedrückt, der Ventriculus laryngis ist verstrichen. Die Recessus piriformes sind kaum luftgefüllt.

Frontale Schichten bei *exspiratorischer Phonation* (die Vokale i oder u sind zu bevorzugen) ermöglichen eine vorteilhafte Darstellung der parallel-symmetrischen Stimmbänder. Der Ventriculus laryngis ist beidseits entfaltet und bildet mehr oder minder tiefe Nischen. Von den etwas dehiszenten Taschenbändern ziehen die lateralen Abschnitte des entfalteten Vestibulum laryngis als geradlinige Konturen beidseits schräg nach kranial. Der subglottische Raum grenzt sich gegen die Unterfläche der Stimmbänder winklig und scharf ab. Die Sinus piriformes enthalten nur mäßige Luftmengen.

Die *inspiratorische Phonation* (POWERS et al. 1964; LEHMANN 1965; HEMMINGSSON 1972) gewährleistet eine, allerdings tomographisch wegen der relativ langen Expositionszeit häufig nicht darzustellende, maximale Entfaltung der Ventriculi Morgagni.

Beim *modifizierten Valsalva* (JÖNSSON 1934), d.h. bei der forcierten Exspiration gegen die zusammengepreßten Lippen mit Aufblasen der Wangen, zeigen Stimm- und Taschenbänder ein ähnliches Bild wie bei der Phonation, die Ventriculi laryngis sind weniger entfaltet, der supraglottische Raum und der Hypopharynx mit den Sinus piriformes sind maximal entfaltet.

Während des *echten Valsalvaversuchs* (VALSALVA 1704: WHITLEY u. MARTIN 1964), d.h. während einer versucht-forcierten Exspiration bei Glottisschluß, sind die Rima vestibuli und die Rima glottidis geschlossen, die Ventriculi laryngis sind nicht abzugrenzen. Der subglottische Winkel kommt beidseits annähernd rechtwinklig und scharf zur Abbildung. Der Hypopharynx und damit die beiden Sinus piriformes verkleinern sich.

Infolge der tomographischen Elimination störender Überlagerungseffekte durch die knöchernen Strukturen der Halswirbelsäule sind die anatomischen Einzelheiten des K. in ihrem räumlichen Zusammenhang ersichtlich. Maligne endolaryngeale Tumoren, die vorwiegend in der Frontalebene durch exophytisches Wachstum gekennzeichnet sind, bzw. sich bei submukös-infiltrativem Wachstum durch starre Konturen und Funktionseinbußen manifestieren, lassen sich mittels der Tomographie des Larynx topographisch vorteilhaft erfassen und ihre laterale subglottische Ausdehnung dokumentieren (u.a. JING 1970a; CRUZ u. QUADROS 1978; MOMOSE u. MACMILLAN 1978).

Voraussetzung für eine tomographische Unterscheidung der anatomischen Einzelheiten ist allerdings ein genügend kontrastgebender Luftgehalt des Endolarynx. Hochgradige Verschwellungen des Larynx verdrängen die Luft weitgehend aus dem K. und verhindern eine konklusive Darstellung des inneren Reliefs. Zur Früherfassung neoplastischer Veränderungen ist das tomographische Verfahren gleichfalls kaum geeignet: Flache Infiltrate, die nur minimale Veränderungen der Wandkonturen verursachen, können dem tomographischen Nachweis ebenso entgehen wie nur ventral oder dorsal lokalisierte Prozesse (LEBORGNE 1943; LANDMAN 1970; HEMMINGSSON 1972). Wegen der ungenügenden Beurteilbarkeit der Schleimhautoberfläche gelingt eine tomographische Differenzierung zwischen Tumor und entzündlichem Ödem im allgemeinen nicht (BRINDLE u. STELL 1968). Auch zur funktionellen Feinanalyse des Kehlkopfs ist die Schichtuntersuchung weniger geeignet (HUG 1972).

3. Die Laryngographie

Durch endolaryngeale Applikation röntgenpositiver Kontrastmittel nach vorgängiger Sekretionshemmung und Oberflächenanästhesie wird das Schleimhautrelief des Kehlkopfes verdeutlicht, wodurch günstigere Kontrastverhältnisse geschaffen und, auch bei Larynxstenosen, eine instruktive Darstellung der anatomischen Einzelheiten, insbesondere der laryngealen Epiglottisfläche, der vorderen Kommissur, des ventralen und dorsalen subglottischen Raumes, der Ventriculi laryngis, der aryepiglottischen Falten und der Arytenoid-Gegend gewährleistet werden, sowie eine bessere Detailerkennbarkeit der Schleimhautoberfläche (u.a. POWERS et al. 1957, 1961, 1964; OGURA et al. 1960; FLETCHER u. JING 1968; LANDMAN 1970, 1975).

In Abhängigkeit von der Tumorlokalisation können Neoplasien bereits in einer Größenordnung von 0,3–0,6 cm erkannt werden. Die mehr oder weniger unbeabsichtigte Mitdarstellung des Hypopharynx ist gelegentlich von großem Vorteil, da zum Zeitpunkt der Untersuchung noch nicht bekannte oder gar nicht erwartete Veränderungen am Hypopharynx miterfaßt werden können (WOLF et al. 1971).

Zur *dynamischen Funktionsdiagnostik* des K. erfolgen die Aufnahmen durchleuchtungsgezielt in verschiedenen Funktionsphasen im sagittalen und seitlichen Strahlengang. Des weiteren können noch gezielte Zusatzaufnahmen in Schrägstellung erstellt werden.

Bei der Phonationsbewegung gleitet der K. etwas nach oben und vorne, die Stimmritze schließt sich durch Adduktion der Stimmbänder. Im a-p Bild *bei I- oder U-Phonation* (Abb. 17a) legen sich die Stimmbänder parallel fest aneinander, ihre Oberfläche kann flach erscheinen oder flache Rillen aufweisen (BRINDLE u. STELL 1968), die Unterfläche zeigt eine Doppelkontur. Im dickeren ventralen Stimmbandbereich verläuft die anteriore Unterflächenkontur nahezu horizontal, im dünneren dorsalen Anteil etwas schräg (LANDMAN 1970). Dementsprechend ergibt der subglottische Winkel zwischen der Unterfläche des Stimmbandes und der lateralen Wand der Subglottis ventral nahezu einen rechten Winkel, dorsal ist er stumpfer. Der Sinus Morgagni ist beidseits etwas entfaltet. Die Taschenbänder nehmen eine Mittelstellung zwischen Ab- und Adduktion ein. Auf das kaudal sich verjüngende Vestibulum laryngis projizieren sich kranial die Valleculae epiglotticae und kaudal, auf Höhe der Arytenoid-Gegend, die nach oben konvexbogig verlaufende „Postkrikoid-Linie" (MEDINA et al. 1961); deshalb wird letztere vorteilhafter als „Retroarytenoid-Linie" bezeichnet (WOLF et al. 1971).

Im seitlichen Strahlengang (Abb. 17e) ist das Zungenbein eleviert und ventral gelegen, die Valleculae sind erweitert, die Epiglottis steht aufrecht und nahezu parallel zur dorsalen Pharynxwand. Das weite Vestibulum laryngis wird kaudal durch die in Adduktionsstellung breiten Aryknorpel und die in Phonationsstellung verstärkte Vorwölbung der unteren Epiglottiskontur, die nicht mit einem raumfordernden Prozess verwechselt werden sollte, in der Sagittalebene eingeengt (Abb. 17i).

Bei ruhiger *nasaler Inspiration* gleitet der K. nach kaudal und dorsal, die Stimmbänder öffnen sich, die Rima vestibuli und Rima glottidis erweitern sich. In frontaler Projektion (Abb. 17b) besteht auf Höhe der abduzierten und vollkommen abgeflachten Stimm- und Taschenbänder eine taillenartige Verengung des im übrigen weitgestellten Endolarynx. Die verstrichenen Ventriculi laryngis können gelegentlich als V-förmige, nach mediokaudal verlaufende Linien erkannt werden. Die medialen Wandkonturen der nur wenig entfalteten Sinus piriformes laufen in die nach oben konkave „Retroarytenoid-Linie" parallel zur supralateralen Kontur der Arytenoid-Gegend aus. In sagittaler Projektion (Abb. 17f) bilden die Achsen der Supraglottis und Subglottis einen nach dorsal offenen Winkel. Die Valleculae werden durch das Zungenbein und die linguale Epiglottisfläche verengt. Die untere Epiglottiskontur flacht ab bzw. nimmt eine konkave Form ein. Die vordere Kommissur kommt infolge der Retraktion der Stimmbänder als Vorwölbung unmittelbar unterhalb der Ventrikelkontur zur Darstellung. Dorsal wölbt sich die Interarytenoid-Region (hintere Kommissur) oberhalb der Ventrikelkontur vor, die unteren Anteile der aryepiglottischen Falten und die Arytenoidgegend werden partiell durch Kontrastmittel im Sinus piriformis überlagert.

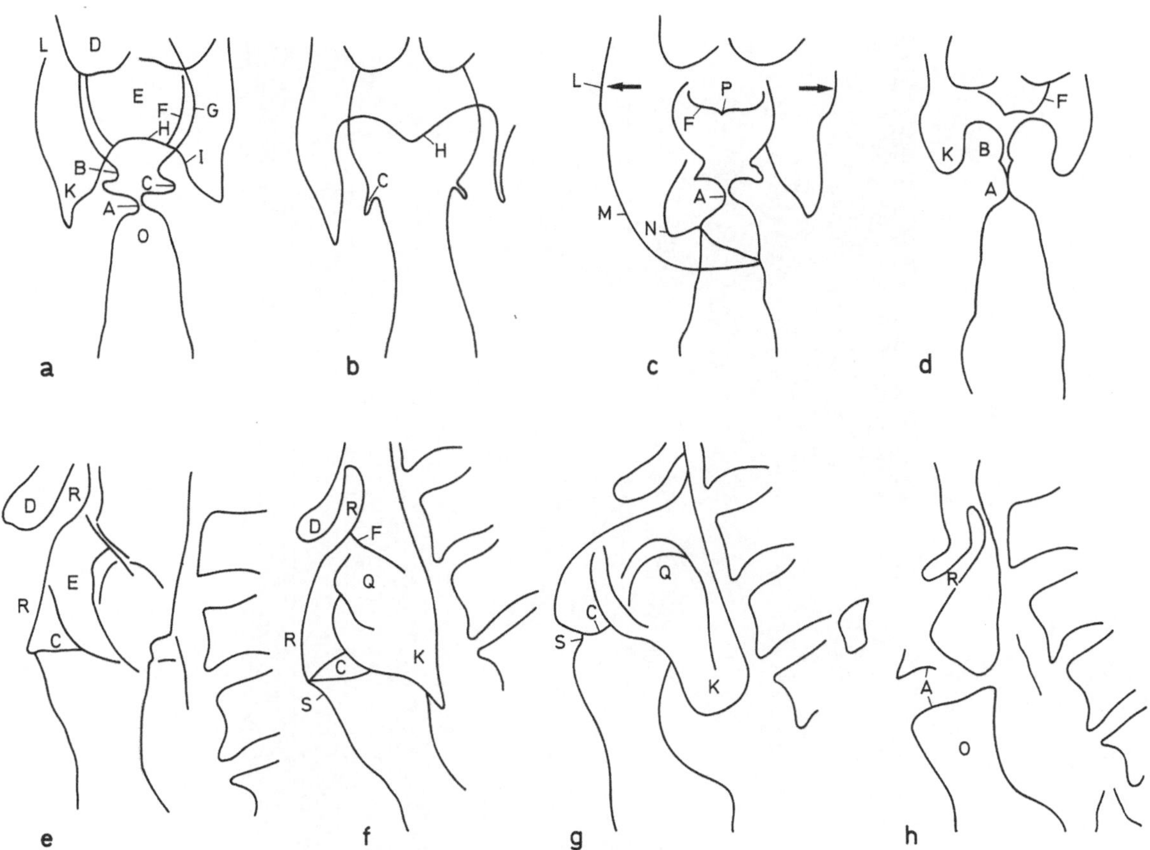

Abb. 17a–h. Skizze des Laryngopharynx in sagittaler bzw. frontaler Projektion. **a, e** bei I- oder U-Phonation, **b, f** bei der ruhigen Respiration durch die Nase während der Inspiration, **c, g** während eines modifizierten Valsalvaversuchs, **d, h** während eines echten Valsalvaversuchs. *A* Plica vocalis, *B* Plica vestibularis, *C* Ventriculus Morgagni, *D* Vallecula, *E* Vestibulum laryngis, *F* Plica aryepiglottica, *G* Seitenwand des Vestibulum laryngis, *H* „Postkrikoidlinie", *I* mediale Wand des Hypopharynx, *K* Sinus piriformis, *L* Kontur der Pars membranacea hypopharyngis, *M* Seitenteil des dorsal in Höhe des Schildknorpels liegenden Hypopharynx, *N* vordere Anteile des in Höhe der Schildknorpelplatte liegenden Hypopharynx, *O* subglottischer Raum, *P* Incisura interarytenoidea, *Q* Arytenoid-Gegend, *R* Epiglottis, *S* Vordere Kommissur

Bei der *inspiratorischen Phonation* (POWERS et al. 1961; LEHMANN 1965) verschließen die Stimmbänder die Glottis. Durch die Druckdifferenz zwischen supra- und subglottischem Raum werden die Ventriculi laryngis maximal dilatiert, die Taschenbänder etwas abgeflacht, das Vestibulum verbreitert. Die Stimmbandunterfläche wird durch Kontrastmittel besser beschlagen. Die mediale Wand des Sinus piriformis kommt beidseits gut zur Darstellung, sein Apex steht tiefer als die Stimmbänder. Wegen der kürzeren Expositionszeit ist die Laryngographie bei diesem Manöver diagnostisch aufschlußreicher als die Tomographie (HEMMINGSSON u. LÖFROTH 1976).

Beim *modifizierten Valsalva* kommt es als Folge der intralaryngealen bzw. intrapharyngealen Drucksteigerung zu einer Dilatation des Vestibulum laryngis und der unteren Etage des Pharynx. Im a-p Strahlengang (Abb. 17c) nehmen die Stimmbänder eine Mittelstellung zwischen Ab- und Adduktion ein. Die Ventriculi laryngis sind etwas mehr entfaltet als in Phonationsstellung, die Taschenbänder sind weiter voneinander entfernt. Die Incisura interarytenoidea bildet eine V-Form, die aryepiglottischen Falten ziehen von der Aryregion bogig zur Epiglottis nach oben. Der Sinus piriformis ist beidseits erweitert und reicht bis auf Höhe des unteren Krikoidrandes, die Pars membranacea des Hypopharynx wird beidseits ohrenförmig zwischen Hyoid und Cartilago thyreoidea ausgestülpt. Die „Retroarytenoid-

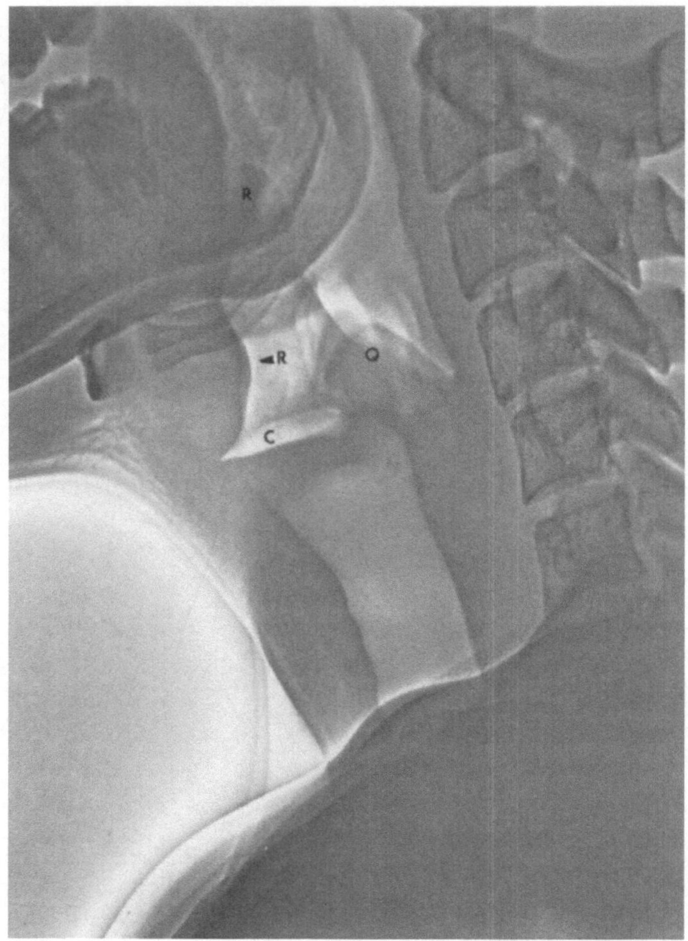

Abb. 17i. Seitliche Halsweichteilaufnahme (Xeroradiogramm) bei U-Phonation: verstärkte Vorwölbung der unteren Epiglottiskontur *R* bei gesundem 18jährigen Mann. *C* Ventriculus Morgagni, *Q* Arytenoid-Gegend

Linie“ verschwindet. Im Seitenbild (Abb. 17g) verlaufen Ventriculus laryngis und Stimmband beidseits horizontal. Die von der dorsalen Pharynxwand nach ventral abgehobenen Aryknorpel können abgegrenzt werden. Die Sinus piriformes der unteren Pharynxetage sind stark vertieft und weit nach kaudal reichend.

Während des *echten Valsalvaversuchs* verschließen die verdickten Stimm- und Taschenbänder auf der a-p Aufnahme die Glottis und die Rima vestibuli und komprimieren die Ventriculi laryngis (Abb. 17d). Der subglottische Winkel nähert sich der Rechtwinkligkeit. Der eingeengte Aditus laryngis kommt kranial der Arytenoid-Gegend zur Abbildung. Der Hypopharynx verkleinert sich, die Apices der Sinus piriformes erreichen kaum das Niveau der Ventriculi laryngis. Die seitliche Aufnahme (Abb. 17h) zeigt vorteilhaft die kontrastmittelbeschlagene Unterfläche der verdickten Stimmbänder. Die Epiglottis wölbt sich stark nach dorsal, ihre unteren Abschnitte nähern sich den adduzierten Aryknorpeln, der Winkel zum Taschenband wird vermindert unter erheblicher Reduktion des Vestibulumlumens.

Die diagnostische Information der radiologisch dokumentierten Larynxfunktionen beruht auf der zuverlässigen Bestimmung der physiologischen Beweglichkeit und Geschmeidigkeit der einzelnen endolaryngealen Strukturen. Beim Larynxkarzinom weist der Verlust der Dehnbarkeit bzw. die Fixation normalerweise beweglicher laryngealer Elemente auf die submuköse Tumorinfiltration hin. Dagegen läßt die Kontrastmittelfüllung und Dehnung des Ventriculus laryngis seine tumorbedingte Kompression von einer Infiltration unterscheiden (POWERS et al.

1961; HOLTZ et al. 1963; LEHMANN 1965; HEMMINGSSON 1972). Auch ist die Diagnose einer ödematösen Schwellung und die Abgrenzung gegenüber einem invasiven Tumor möglich, falls bei intakter Schleimhaut und glatter Kontur der ödembedingten Volumenvermehrung die Beweglichkeit und Dehnbarkeit der endolaryngealen Strukturen erhalten ist (LEHMANN u. FLETCHER 1964; BRINDLE u. STELL 1968; LANDMAN 1970; HEMMINGSSON 1972). Bei der Recurrensparese bewegt sich der normal große, ventral verlagerte Aryknorpel nicht, das immobile Stimmband ist verdünnt, der Ventriculus erweitert, die „Retroarytenoid-Linie" asymmetrisch, und die untere Stimmbandfläche bildet mit der lateralen Wand der Subglottis einen stumpfen Winkel (STAM 1963).

4. Die Computertomographie des Larynx

Als Ergänzung zu den traditionellen radiologischen Methoden steht für das Staging des Larynxkarzinoms seit einiger Zeit auch die Computertomographie zur Verfügung. Mit der Verfügbarkeit hochauflösender computertomographischer Systeme, d.h. nach Entwicklung neuerer Geräte mit kurzer Umlaufzeit und dünner Schichtdicke, kann die Computertomographie des K. durch die Abbildung der Halsstrukturen in überlagerungsfreien Querschnittsbildern und durch das höhere densitometrische Auflösungsvermögen sogar die konventionellen radiologischen Methoden ersetzen (MANCUSO et al. 1978; FRASER et al. 1980; ARCHER et al. 1981; GAMSU et al. 1981 b; SAGEL et al. 1981; SCOTT et al. 1981; SAGEL 1983). Trotz geringerer räumlicher Auflösung der Computertomographie, vermag sie die räumlichen Verhältnisse des Larynx in konklusiver Weise darzustellen. Günstige horizontale Abbildungsbedingungen, gegebenenfalls ergänzt durch frontale oder sagittale Rekonstruktionen (HAGEMANN et al. 1981; SCOTT et al. 1981; SILVERMAN et al. 1982a, b, 1983a, b), erlauben anatomische Details zu beurteilen, die mit konventionell-radiologischen Methoden kaum erhältlich sind, wie die vordere Kommissur, die Basis der Epiglottis und der subglottische Raum. Als Hauptvorteil der Computertomographie des K. dürfte allerdings die instruktive Abbildung des präepiglottischen und paraglottischen Raumes gelten, die mit keiner anderen radiologischen Methode zuverlässiger beurteilbar sind (MANCUSO et al. 1978; GAMSU et al. 1981; SILVERMAN u. KOROBKIN, 1983b).

Angefertigt werden computerberechnete Schichtaufnahmen i.a. von der Epiglottisspitze bis zum Niveau des Ringknorpelunterrandes (Abb. 18). Bei Untersuchungen mit einer Schichtdicke von 4 mm wird ein Vorschub von 3 mm empfohlen, so daß sich eine Überlappung der einzelnen Schichten von 1 mm ergibt; bei Untersuchungen mit 2 mm Schichtdicke wird auf eine Überlappung der einzelnen Schichten verzichtet (HAGEMANN et al. 1981). Zur besseren Darstellung der Glottis, d.h. zur eindeutigen Identifikation der Stimmbänder, soll die Untersuchung parallel zu den Stimmbändern bei Extension des Kopfes oder Kippung der Gantry (Abtasteinheit) sowie bei ruhiger Atmung oder in Atemstillstand am Ende einer Exspiration durchgeführt werden (ARCHER u. YEAGER, 1979; HAGEMANN et al., 1981; ZAUNBAUER u. HAERTEL 1982, 1983). [Die Untersuchung in Atemstillstand am Ende einer Inspiration kann zu einem Stimmritzenschluß führen, wobei die Stimmbänder nicht mehr eindeutig identifiziert werden können (Abb. 19).] Zusätzliche axiale Schichten bei exspiratorischer Phonation bzw. beim modifizierten Valsalva ermöglichen eine vorteilhafte Darstellung des entfalteten Sinus piriformis und damit die laterodorsale Abgrenzung der aryepiglottischen Falte. Aufnahmen in verschiedenen Atemfunktionsphasen gestatten eine funktionell-dynamische Analyse des K. (GAMSU et al. 1981a; MAFEE et al. 1983; ZAUNBAUER u. HAERTEL 1983; REID 1984).

Die computertomographische Diagnostik der Kehlkopfkarzinome basiert einerseits auf der tumorverursachten formalen Änderung der endolaryngealen Konturen und andererseits auf dem nachweisbaren Volumendefekt der laryngealen Strukturen. Bei weichteiläquivalenter

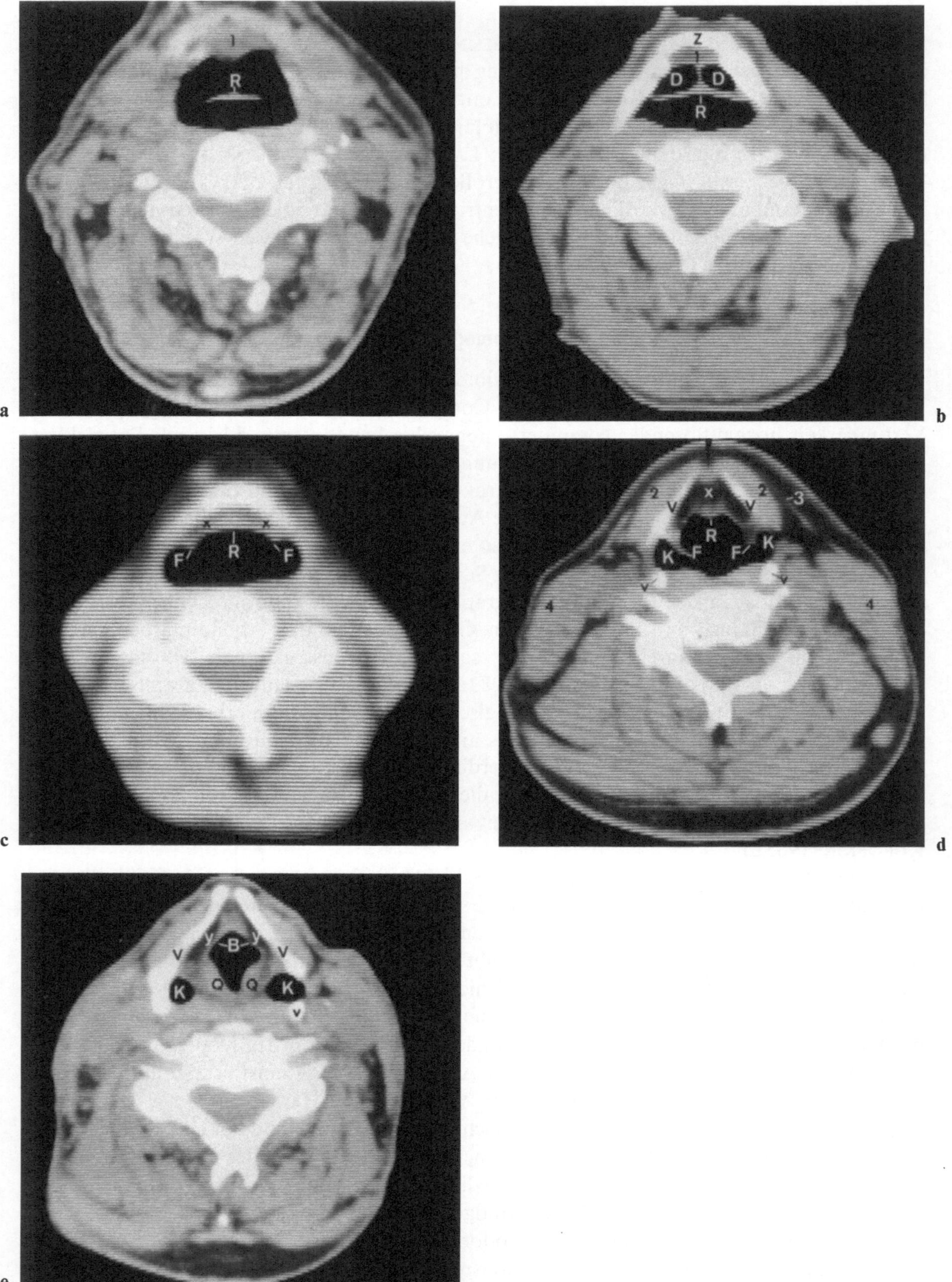

Abb. 18a–h. Normale Anatomie des Larynx im Computertomogramm (Untersuchung im Atemstillstand am Ende einer normalen Exspiration). **a** Schichthöhe Epiglottisspitze. *R* Epiglottis, *1* Zungengrund. **b** Schichthöhe Zungenbein. *D* Vallecula, *R* Epiglottis, *Z* Zungenbein, *1* Zungengrund. **c** Schichthöhe zwischen Zungenbein und Schildknorpel. *F* Plica aryepiglottica, *R* Epiglottis, *x* präepiglottischer Raum. **d** Schichthöhe Incisura thyreoidea superior (⟶). *F* Plica aryepiglottica, *K* Sinus piriformis, *x* präepiglottischer Raum mit radioluzentem Fettgewebe zwischen Epiglottis (*R*) und Schildknorpel (*V*), *v* Cornu superius des Schildknorpels, *2* prälaryngeale Muskulatur, *3* Platysma, *4* M. Sternocleidomastoideus

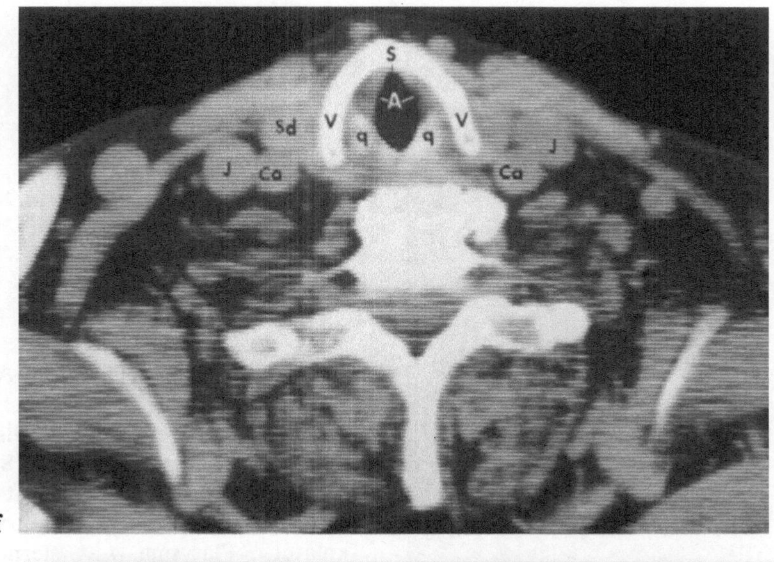

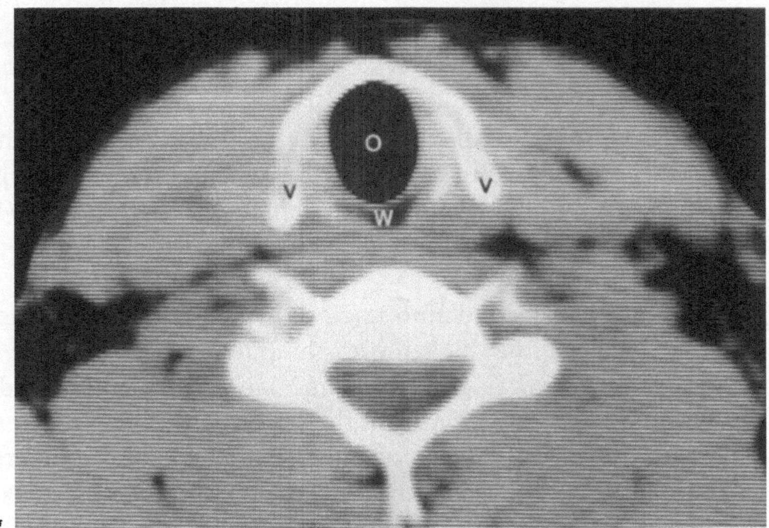

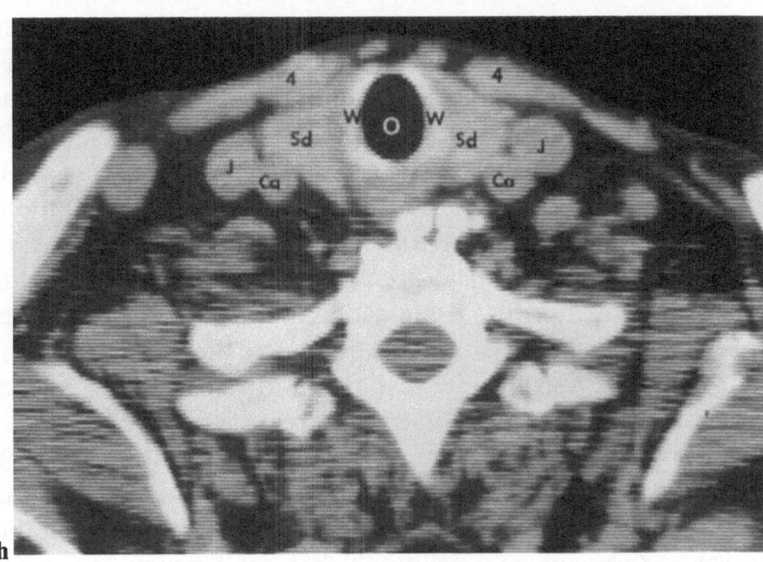

Abb. 18. e Schichthöhe Taschenbänder. *B* Plica vestibularis, *K* Sinus piriformis, *Q* Arytenoid-Gegend, *V* Schildknorpel, *v* Cornu superius des Schildknorpels, *y* paraglottischer Raum. **f** Schichthöhe Stimmbänder. *A* Plica vocalis, *S* Vordere Commissur, *V* Schildknorpel, *q* verknöcherter Aryknorpel mit Proc. vocalis in Abduktionsstellung, *Sd* Schilddrüse, *Ca* A. carotis comm., *J* V. jugularis int. **g** Schichthöhe Lamina cartilaginis cricoidea. *O* subglottischer Raum, *V* Schildknorpel, *W* Ringknorpel. **h** Schichthöhe Arcus cricoidea. *O* subglottischer Raum, *W* Ringknorpel, *Sd* Schilddrüse, *Ca* A. carotis comm., *J* V. jugularis int., *4* M. Sternocleidomastoideus

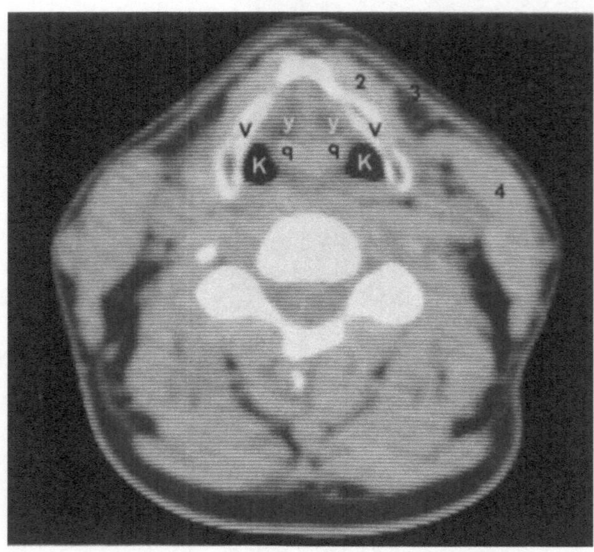

Abb. 19. CT-Untersuchung im Atemstillstand am Ende einer Inspiration. Schichthöhe Stimmbänder: die Rima glottidis ist geschlossen. *K* Sinus piriformis, *V* Schildknorpel, *q* verknöcherter Aryknorpel mit Proc. vocalis in Adduktionsstellung, *2* präkaryngeale Muskulatur, *3* Platysma, *4* M. sternocleidomastoideus

Radiodensität der Larynxmalignome ist die Aussage der Computertomographie allerdings nicht gewebsspezifisch, eine Differenzierung gegenüber benignen volumenvermehrten Prozessen ist nur im Zusammenhang mit der Klinik bzw. feingeweblich möglich (MANCUSO u. HANAFEE 1979; FRASER et al. 1980; PARSONS et al. 1980; ARCHER et al. 1981; REID 1981; SILVERMAN et al. 1984).

Mit dem computertomographischen Tumornachweis gelingt nahezu regelmäßig eine exakte Größenbestimmung. Durch die lückenlose computertomographische Exploration kann das genaue Ausmaß einer Läsion nach kranial und kaudal bestimmt werden, im allgemeinen bereits ohne ergänzende sagittale bzw. frontale Rekonstruktionen (SCOTT et al. 1981). Für den Nachweis der schnittebenenparallelen zirkumferentiellen Tumorausbreitung bestehen für die Computertomographie übersichtliche und informative Abbildungsbedingungen (MANCUSO et al. 1978; PARSONS et al. 1980). Hinweise auf die Ausdehnung eines Tumors über die Mittellinie sind in diesem Zusammenhang von größtem therapeutischen Interesse.

Darüber hinaus kann nicht nur die oberflächliche Gestaltung des Tumors selbst, sondern auch die schleimhautüberschreitende maligne intramural-infiltrative Ausdehnung einer besonderen Detaildiagnostik unterzogen werden (MANCUSO et al. 1977, 1978, 1980; MANCUSO u. HANAFEE 1982, 1983a; ARCHER et al. 1978b, 1981, 1983a, b; WARD et al. 1979; FRASER et al. 1980; PARSONS et al. 1980; GAMSU 1981b; SCOTT et al. 1981; FEUERBACH et al. 1982; ZAUNBAUER u. HAERTEL 1982). Die computertomographische Diagnose einer Tumorinfiltration ist allerdings an die Invasion jener Strukturen gebunden, die eine zum Tumor differente Strahlenabsorption besitzen. In diesem Zusammenhang verdient das im präepiglottischen und paraglottischen Raum lokalisierte Fettgewebe besondere diagnostische Aufmerksamkeit, da der computertomographische Aspekt einer malignen Infiltration dieser hypodensen Areale durch eine Dichteanhebung dieser Fettgewebsstrukturen geprägt ist.

Angesichts der Häufigkeit einer eingeschränkten Stimmbandbeweglichkeit bzw. -fixation beim Larynxkarzinom steht mit der Computertomographie ein bildgebendes Untersuchungsverfahren zur Verfügung, mit dem auch eine ätiologische Aussage mit allen ihren therapeutischen und prognostischen Konsequenzen gelingt. Neben der Tumorinvasion des Schildknorpels mit Fixation des Stimmbandes, kann die Tumorinfiltration der Articulatio cricoarytenoidea, die Tumorinvasion des Musculus vocalis und des paraglottischen Raumes, die subglottische Tumorausdehnung und Fixation des Stimmbandes mit dem Ringknorpel oder die extralaryngeale dorsokaudale Ausdehnung des Tumors zwischen Schild- und Ringknorpel mit

Befall des Nervus laryngeus recurrens direkt dargestellt werden. In Ergänzung dazu, ermöglicht die Computertomographie mit dünnen Schichtdicken und kurzer Umlaufzeit, durch Aufnahmen in verschiedenen Atemfunktionsphasen, die Auswirkungen der Tumorinfiltration auf die Funktion des K. zu dokumentieren (MANCUSO et al. 1980; ARCHER et al. 1981; GAMSU et al. 1981a, b; MANCUSO u. HANAFEE 1982; LENZ et al. 1983; MAFEE et al. 1983; ZAUNBAUER u. HAERTEL 1983).

Weiterhin kann durch Beachtung fokaler Mineralisationsstörungen des Kehlkopfknorpelskeletts eine Infiltration der knorpelig-knöchernen Anteile des Larynx erkannt werden. Die computertomographische Darstellung einer tumorösen Infiltration der verknöcherten Larynxknorpel ist in ihrer diagnostischen Zuverlässigkeit dabei allen bisherigen radiologischen Untersuchungsmethoden überlegen (ARCHER et al. 1978a, b; ARCHER u. YEAGER 1979; ARCHER et al. 1981; FRASER et al. 1980; PARSONS et al. 1982; GAMSU et al. 1981a, b; LLOYD et al. 1981; SAGEL et al. 1981; SCOTT et al. 1981; MANCUSO u. HANAFEE 1982). Kontur- und Dichtealterationen im CT als Folge der individuell sehr unterschiedlichen Verkalkungs- bzw. Verknöcherungsprozesse des Kehlkopfskeletts können allerdings zu Fehlinterpretationen verleiten (ARCHER u. YEAGER 1979b; NATHAN et al. 1980; LLOYD et al. 1981; SCHILD et al. 1982; MAFEE et al. 1983; SILVERMAN et al. 1983a, 1984; REID 1984).

Durch die übersichtliche Darstellung der topographisch-anatomischen Verhältnisse können ferner die Nachbarschaftsbeziehungen des Tumors zum Hypopharynx, Mesopharynx und den übrigen Halsstrukturen mit großer Präzision beurteilt werden. Regionäre Lymphknotenmetastasen sind in ihrem computertomographischen Erkennen an eine entsprechende Volumenvermehrung gebunden. Mitunter sind sie als konglomeratbildende polyzyklische Raumforderungen im komplexen Abflußbereich des Larynx nachweisbar (FRASER et al. 1980; MANCUSO u. HANAFEE 1982). Malignitätsverdächtig sind hierbei Lymphknoten, die größer als 15 mm sind oder Lymphknoten mit inhomogener Struktur bzw. zentraler Hypodensität und peripherem annulärem Enhancement nach i.v. Kontrastmittelapplikation (MANCUSO et al. 1981, 1982, 1983b, c; BÄHREN et al. 1982, 1983; LENZ et al. 1983; MAFEE et al. 1983; REEDE et al. 1982a, b; REID 1984; ZAUNBAUER u. HAERTEL 1984).

5. Die Kernspin-Tomographie des Larynx (NMR)

Ein Kernspintomogramm ist ein Schichtbild des menschlichen Körpers, ohne Verwendung ionisierender Strahlung, unter Bestimmung des Einflusses sehr starker magnetischer Felder auf den Kernspin. Dargestellt werden vorläufig Konzentration und Bindungszustand des Körperwassers. Die Konzentration entspricht der Protonendichte der Wasserstoffatome im Gewebe; der Bindungszustand beeinflußt die kernmagnetischen Relaxationszeiten T1 und T2 der Wasserstoffprotonen. Mit der Kernspin-Tomographie befindet sich derzeit ein bildgebendes Verfahren in einer rasanten technologischen Weiterentwicklung, mit z.Z. noch etwas geringerer räumlicher Auflösung als die Computertomographie jedoch der Möglichkeit eines besseren Weichteilkontrastes. Die NMR erlaubt eine wirklichkeitstreue Wiedergabe anatomischer Details sowie die Beurteilung der Ausdehnung pathologischer Strukturen auch im Halsbereich (s. STARK 1984 u.v.a.). Während die indirekten Zeichen der Tumorausbreitung, wie Verlagerung, Deformierung und Konturauslöschung anatomischer Leitstrukturen, in der Computer- und Kernspintomographie in gleichem Maß anwendbar sind, gelingt es mit letzterer besser, zwischen Tumor und Umgebungsreaktion zu unterscheiden. Voraussetzung sind eine unterschiedliche Protonenreaktion und unterschiedlicher Wassergehalt. Auch der metastatische Befall der regionären Lymphknoten läßt sich kernspintomographisch durch den Nachweis von Lymphknotenvergrößerungen und Inhomogenitäten darstellen, wobei die Unterscheidung von Lymphknoten und Blutgefäßen ohne die i.v. Applikation eines nierengängigen Kontrastmittels möglich ist. Ob sich die NMR als eine ergänzende diagnostische

Möglichkeit der Klassifikation und Stadieneinteilung der Larynxkarzinome durchsetzen wird, kann erst die Zukunft zeigen, sind doch die Kernspintomogramme direkt in beliebigen Ebenen herstellbar und möglicherweise die Werte der Relaxationszeiten Anhaltspunkte für die Art des Gewebes, Stützgewebes oder Tumors (PORETTI 1984).

III. Radiologische Pathomorphologie

Das radiologische Erscheinungsbild des Larynxkarzinoms ist, entsprechend der Vielfalt der pathologisch-anatomischen Prozesse, unterschiedlich. Je nach der Wachstumsart manifestiert sich die Neoplasie als endoluminal vorragende, verlagernde und komprimierende, das Kehlkopflumen einengende Raumforderung mit grobknotiger, höckriger oder papillomatös geformter Oberfläche, die häufig ulzeriert ist, oder stellt sich beim infiltrierenden Typ als Verdickung und Deformation der betroffenen Reliefstrukturen dar. Als typische radiologische Kriterien gelten:

1. die durch den Tumor bedingte formale Änderung des endolaryngealen Reliefs, insbesondere der Verlust der Symmetrie korrespondierender Elemente, wie der Stimm-, Taschenbänder, Ventriculi laryngis oder des subglottischen Raumes,
2. der mit dem Tumorzerfall einhergehende Schleimhautdefekt,
3. der Elastizitäts- und Motilitätsverlust der Larynxwand und der Schleimhautfalten durch den infiltrierenden Tumor.

Tabelle 1. Diagnostische Wertigkeit radiologischer Untersuchungsmethoden des Larynx. (W. ZAUNBAUER)

	Weichteil-aufnahme	Tomographie	Laryngo-graphie	CT
A. Untersuchungsart	statisch	statisch (dynamisch)	statisch dynamisch	statisch (dynamisch)
B. Projektion	seitlich	a–p (seitlich)	a–p seitlich	axial
C. Anatomische Veränderungen				
1. Tumormasse				
a) kleine Läsion	–	?	+	–
b) infiltrierte Läsion	+–	+–	+	++
c) exophytische Läsion	+	+	+	+
2. Schleimhaut-veränderungen	–	–	+	–
D. Funktionelle Veränderungen				
a) Motilität	–	+–	++	+–
b) Dehnbarkeit	–	+–	++	+–
E. Lokalisatorische Besonderheiten				
Epiglottisbasis	+–	–	+	+
vordere Kommissur	–	–	+	+
Ventriculus laryng.	–	+–	++	–
Subglottischer Raum	+ (ventral)	+ (lateral)	+ (ventral lateral)	++ (zirkulär)
Präepiglottischer Raum	+–	–	+–	++
Paraglottischer Raum	–	?	?	++
Knorpelskelett	+–	+–	–	+
Nachbarschaftsbeziehung	–	–	–	++
Regionäre Lymphknoten	–	–	–	+

Diagnostische Einschränkungen ergeben sich aus der topographisch-anatomischen Situation sowie den methodischen Grenzen des jeweiligen radiologischen Untersuchungsverfahrens. Seit Einführung der Computertomographie kann darüber hinaus nicht nur die oberflächliche Gestaltung des Tumors, sondern auch die, die Mukosa überschreitende maligne Infiltration einer Detaildiagnostik unterzogen werden (Tabelle 1).

1. Karzinome der supraglottischen Region

Etwa 40% der malignen Kehlkopftumoren finden sich in der supraglottischen Region. Die UICC (1979) unterscheidet wie folgt:

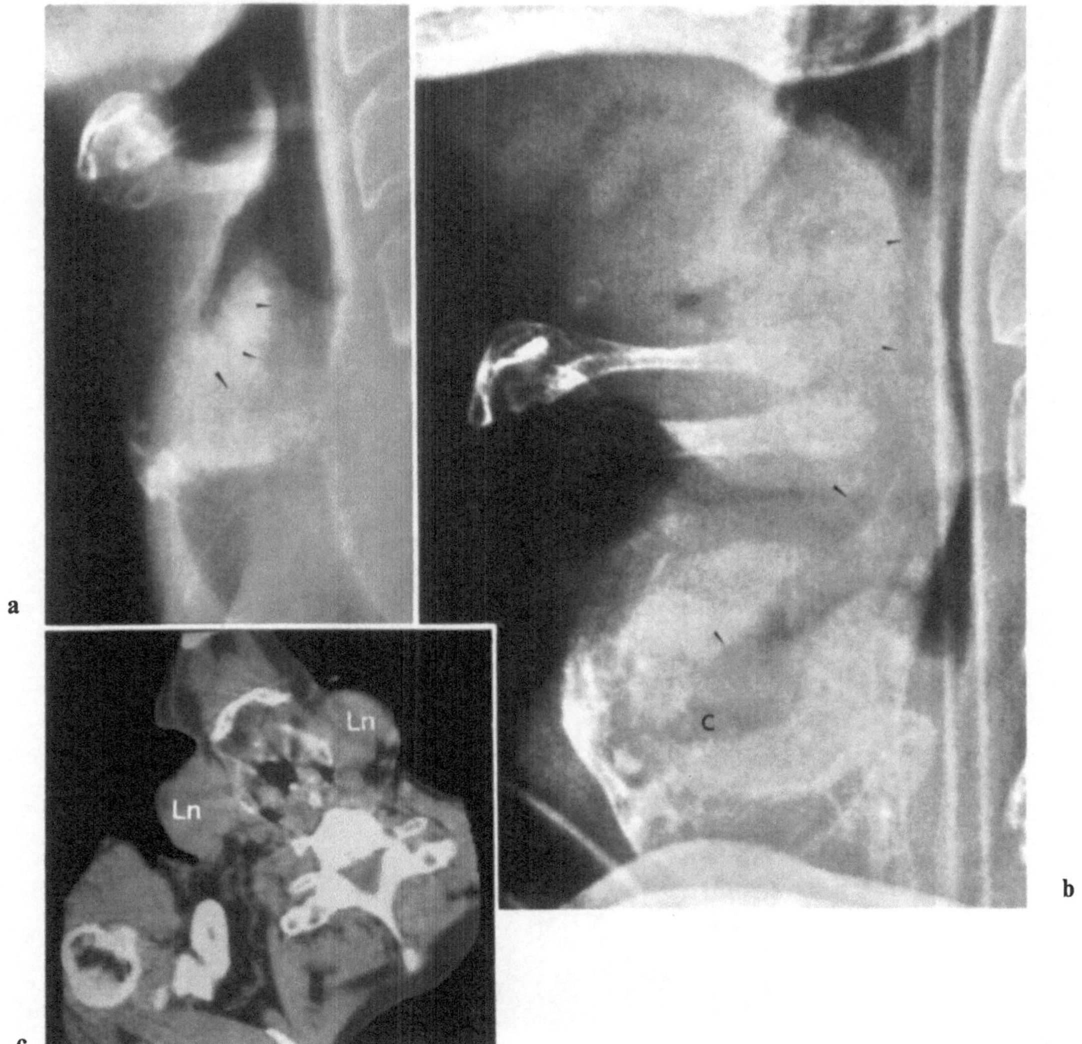

Abb. 20a–c. Supraglottisches Larynxkarzinom der infrahyoidalen Epiglottis mit bilateralen zervikalen Lymphknotenmetastasen. **a** Seitliche Halsweichteilaufnahme: Exophytischer Tumor der infrahyoidalen Epiglottis. **b** Seitliche Halsweichteilaufnahme (Verlaufskontrolle nach 3 Monaten ohne Therapie): Massive Tumorprogression mit Befall und Zerstörung der gesamten Epiglottis, Infiltration der Valleculae und des Zungengrundes, des präepiglottischen Raumes und part. des Schildknorpels. Der Ventriculus Morgagni (*C*) ist tumorfrei. Zum Teil projizieren sich die bilateralen Lymphknotenmetastasen auf die zervikalen Weichteile. **c** CT-Untersuchung. Schichthöhe Zungenbein/Schildknorpel. Tumorbedingte Einengung des Vestibulum laryngis unter linksseitiger Bevorzugung. Tumorinfiltration des präepiglottischen Raumes, des Schildknorpels und des Zungengrundes. Bilaterale Lymphknotenmetastasen (*Ln*) in Form großer Konglomerattumoren

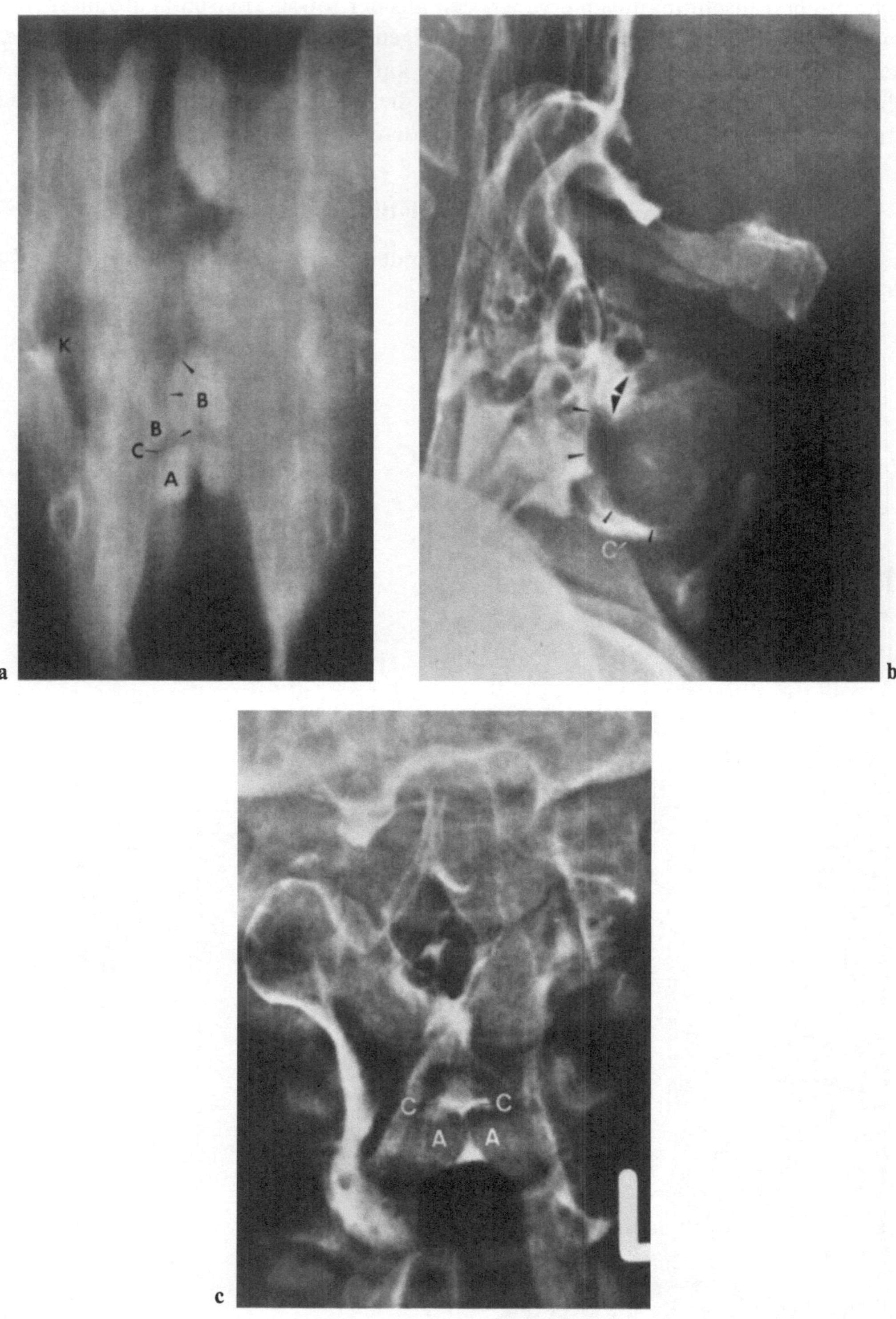

Abb. 21 a–c. Supraglottisches Larynxkarzinom der infrahyoidalen Epiglottis mit Befall beider Taschenbänder unter linksseitiger Bevorzugung. **a** Tomogramm bei U-Phonation (Ventrikelebene): tumorbedingte Volumenvermehrung der Taschenbänder, links stärker als rechts, mit Kompression des linken Ventriculus laryngis und Sinus piriformis. **b** Laryngogramm bei U-Phonation (seitlich): exophytischer Tumor der infrahyoidalen Epiglottis, teilweise exulzeriert (—). **c** Laryngogramm während eines modifizierten Valsalvaversuchs (*ap*): der Ventriculus laryngis und die Plicae vocales sind normal. *A* Plica vocalis, *B* Plica vestibularis, *C* Ventriculus Morgagni, *K* Sinus piriformis

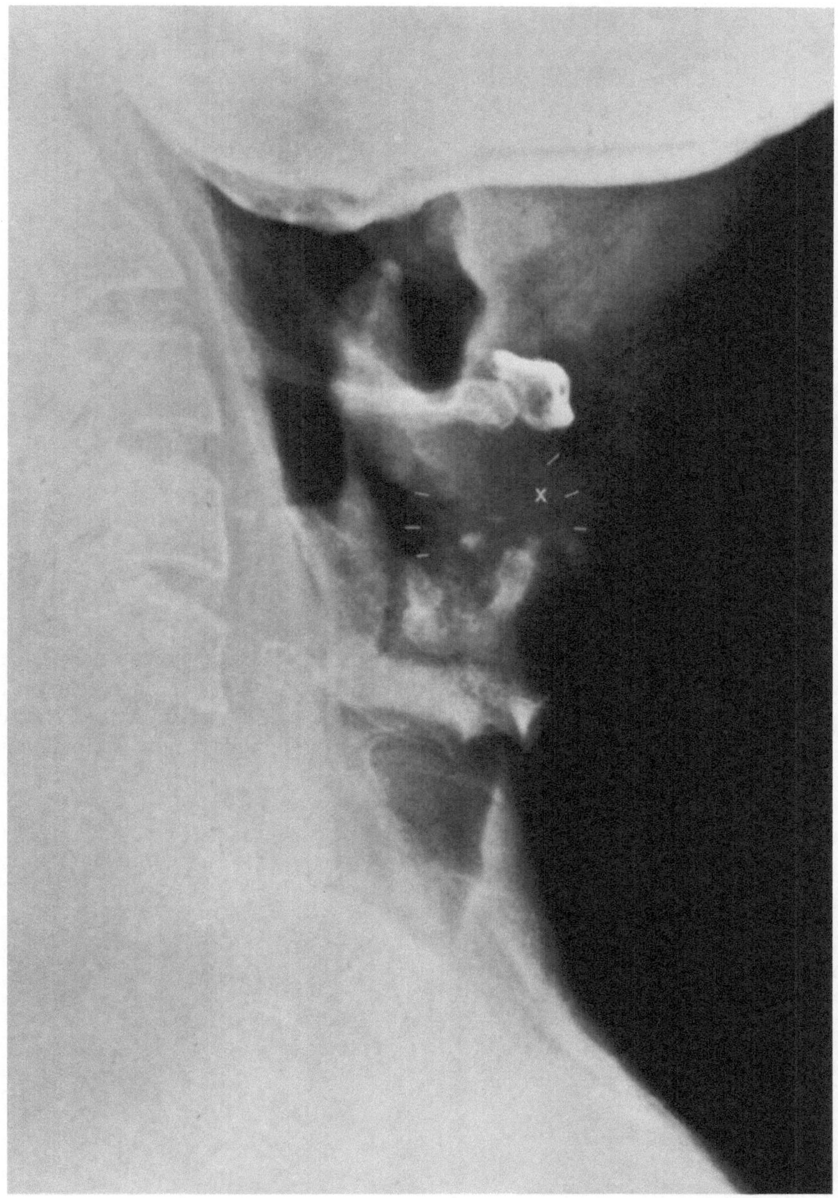

Abb. 22. Supraglottisches Larynxkarzinom der infrahyoidalen Epiglottis. Seitliche Halsweichteilaufnahme bei U-Phonation: partiell exulzerierter Tumor, von der unteren laryngealen Epiglottisfläche ausgehend, mit Penetration der Epiglottis und Infiltration des präepiglottischen Raumes (*X*)

Epilarynx (einschließlich Marginalzone)
- obere (suprahyoidale laryngeale) Epiglottisfläche (einschließlich freiem Epiglottisrand)
- aryepiglottische Falte
- Arytenoid-Gegend

Supraglottis (ohne Epilarynx)
- untere (infrahyoidale laryngeale) Epiglottisfläche
- Taschenfalten
- Morgagni-Ventrikel

Die Karzinome der laryngealen Epiglottisfläche, annähernd zu gleichen Teilen von der infrahyoidalen (Abb. 20–22) und von der suprahyoidalen laryngealen Epiglottisfläche

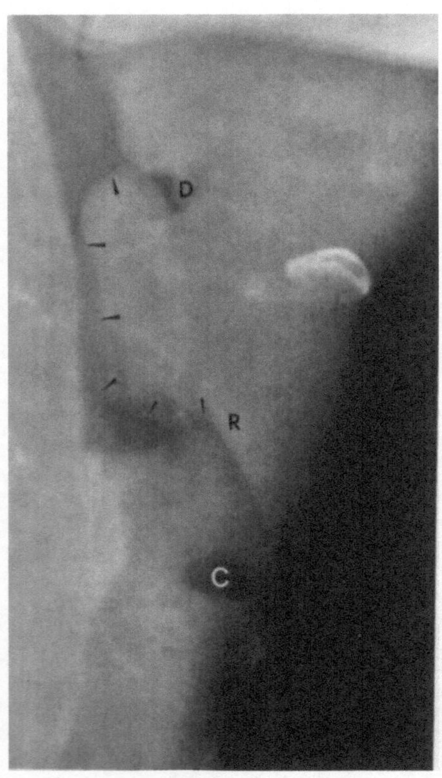

Abb. 23. Supraglottisches Larynxkarzinom der suprahyoidalen Epiglottis. Seitliche Halsweichteilaufnahme bei U-Phonation: exophytischer Tumor, von der oberen laryngealen Epiglottisfläche ausgehend, mit Deformation der Valleculae (*D*) und Einengung des Vestibulum laryngis. *R* Epiglottis, *C* Ventriculus Morgagni

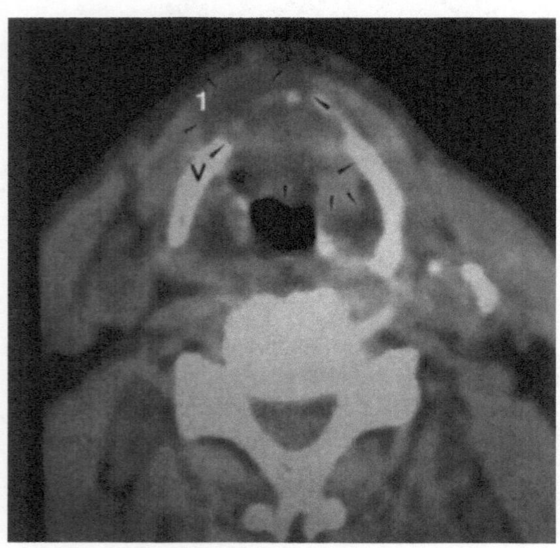

Abb. 24. Supraglottisches, von der Epiglottis ausgehendes Larynxkarzinom. CT-Untersuchung. Schichthöhe Incisura thyreoidea sup. Tumorbefall der Epiglottis und der linken aryepiglottischen Falte, Tumorinfiltration des präepiglottischen und linken paraglottischen Raumes, des Schildknorpels (*V*) sowie beginnende Infiltration der prälaryngealen Muskulatur (*l*)

(Abb. 23) ausgehend, sind meist mittelliniennahe angeordnet und mehrheitlich vom exophytisch-proliferativen Wachstumstyp, der ausgesprochen voluminös werden kann, bevor er auf die Nachbargewebe übergreift. Durch kontinuierliche Ausbreitung fortgeschrittener suprahyoidaler Epiglottiskarzinome können ventral die Valleculae, der Zungengrund und der obere Anteil des präepiglottischen Raumes (Abb. 24), lateral und dorsal die pharyngoepiglottische Falte und die Wand des Hypopharynx (Abb. 25), kaudal die laryngeale Fläche der infrahyoidalen Epiglottis und die aryepiglottischen Falten (Abb. 26) in Mitleidenschaft gezogen werden (BACLESSE 1960; KLEIN u. FLETCHER 1964). Karzinome der infrahyoidalen Epiglottisfläche, mit bevorzugter Tumorinvasion der Taschenfalten und der aryepiglottischen Falten, bilden gelegentlich tief penetrierende Ulzera unmittelbar oberhalb des Petiolus mit Infiltration des präepiglottischen Raumes und Schildknorpels oder, bei bereits extralaryngealer Ausdehnung, der tiefen Halsstrukturen und der Schilddrüse. Einen Befall der vorderen Kommissur und der Stimmbänder, bzw. eine subglottische Tumorausdehnung findet man nur bei weit fortgeschrittenen Karzinomen, wobei das Risiko eines Knorpelbefalls sehr groß ist. In den Fällen mit Epiglottiskarzinom, in welchen Nekrosen und Ulzerationen dominieren, kann es zu einer Amputation der Epiglottisspitze kommen, gelegentlich zu einer kompletten Destruktion der Epiglottis.

Die radiologische Lokalisations-, Größen- und Oberflächenbeurteilung eines Epiglottiskarzinoms gelingt anhand der seitlichen Halsweichteilaufnahme, der Laryngographie und der Computertomographie. Die laterodorsale und kraniokaudale Tumorausbreitung kann tomographisch, laryngographisch oder im Computertomogramm demonstriert werden. Die Einschränkung der Mobilität des Zungenbeins und der Epiglottis läßt laryngographisch den Tumorbefall des präepiglottischen Raumes vermuten. Eine fortgeschrittene Tumorinvasion des präepiglottischen Raumes und eine ventrale Schildknorpelinfiltration kann auch mit einer seitlichen Halsweichteilaufnahme diagnostiziert werden: ist der fettgewebsreiche präepiglottische Raum tumorinfiltriert (Abb. 22), kann eine Strukturinhomogenität und Dichtezunahme dieser Region resultieren (HAY 1930; BATE et al. 1937). Die Schildknorpelinfiltration ist an der Destruktion der ventralen knöchernen Verbindung der Alae thyreoideae, die häufig im seitlichen Strahlengang eine „8er"-Figur bildet, zu erkennen, wobei meistens die obere Hälfte dieser „8er"-Figur obliteriert oder die beiden Kreise separiert werden mit Kranialdislokation des konturdefekten oberen Kreises (COUTARD 1922; ZUPPINGER 1931a, b; FLETCHER u. MATZINGER 1951; FLETCHER u. JING 1968; BACLESSE 1960; KLEIN u. FLETCHER 1964; OLOFSSON et al. 1975). Für die direkte Darstellung der Tumorinvasion, insbesondere im präepiglottischen und paraglottischen Raum, im knorpelig-knöchernen Larynxskelett und der extralaryngealen Tumorausdehnung (Abb. 20c, 24, 25c, d, e) gilt heute die Computertomographie als Methode der Wahl (WARD et al. 1979; ARCHER et al. 1981, 1983a, b; MANCUSO u. HANAFEE 1982; ZAUNBAUER u. HAERTEL 1982; MAFEE et al. 1983; REID 1981; SILVERMAN et al. 1981).

Die aryepiglottischen Falten, oft durch Übergreifen von Tumoren, die von der Vallecula oder Epiglottis, von der lateralen Pharynxwand oder vom Sinus piriformis ausgehen, und auch bei ausgedehnten Stimmbandkarzinomen mitbefallen, bilden im Vergleich dazu seltener den Ausgangspunkt eines Larynxkarzinoms. Die exophytischen Tumoren des freien Randes der aryepiglottischen Falten wölben sich in der Regel entweder in das Vestibulum laryngis oder in den Sinus piriformis vor. Invasiv wachsende Tumoren neigen zum Befall der laryngealen Epiglottisfläche, der pharyngoepiglottischen Falte und der oberen Abschnitte des Sinus piriformis, bei dorsaler Ausbreitung wird der untere Sinus piriformis, die Arytenoid-Gegend und die Postkrikoidregion in Mitleidenschaft gezogen, während sich Tumoren im Winkel zwischen der Epiglottis, der aryepiglottischen Falte und der pharyngoepiglottischen Falte rasch nach allen Seiten ausdehnen. Der Befall des Taschenbandes ist bei Karzinomen der aryepiglottischen Falte häufig, das Niveau des Ventriculus laryngis wird jedoch selten unterschritten (Abb. 27) (BACLESSE 1949; OGURA et al. 1960).

Röntgenologisch kann eine exophytische Läsion, abhängig von der Größe, auf einer seitlichen Halsweichteilaufnahme oder im Tomogramm erkannt werden. Zur besseren Abgrenzung zum Hypopharynxkarzinom, bei fortgeschrittenem Tumorbefall oft auch radiologisch nicht mehr eindeutig möglich, und zur Bestimmung der Tumorausdehnung auf die dorsale Oberfläche der Aryknorpel und der Postkrikoidregion ist oft eine Bariumpassage ausreichend. Die Laryngographie, die eine Tumormasse mit irregulären Schleimhautverhält-

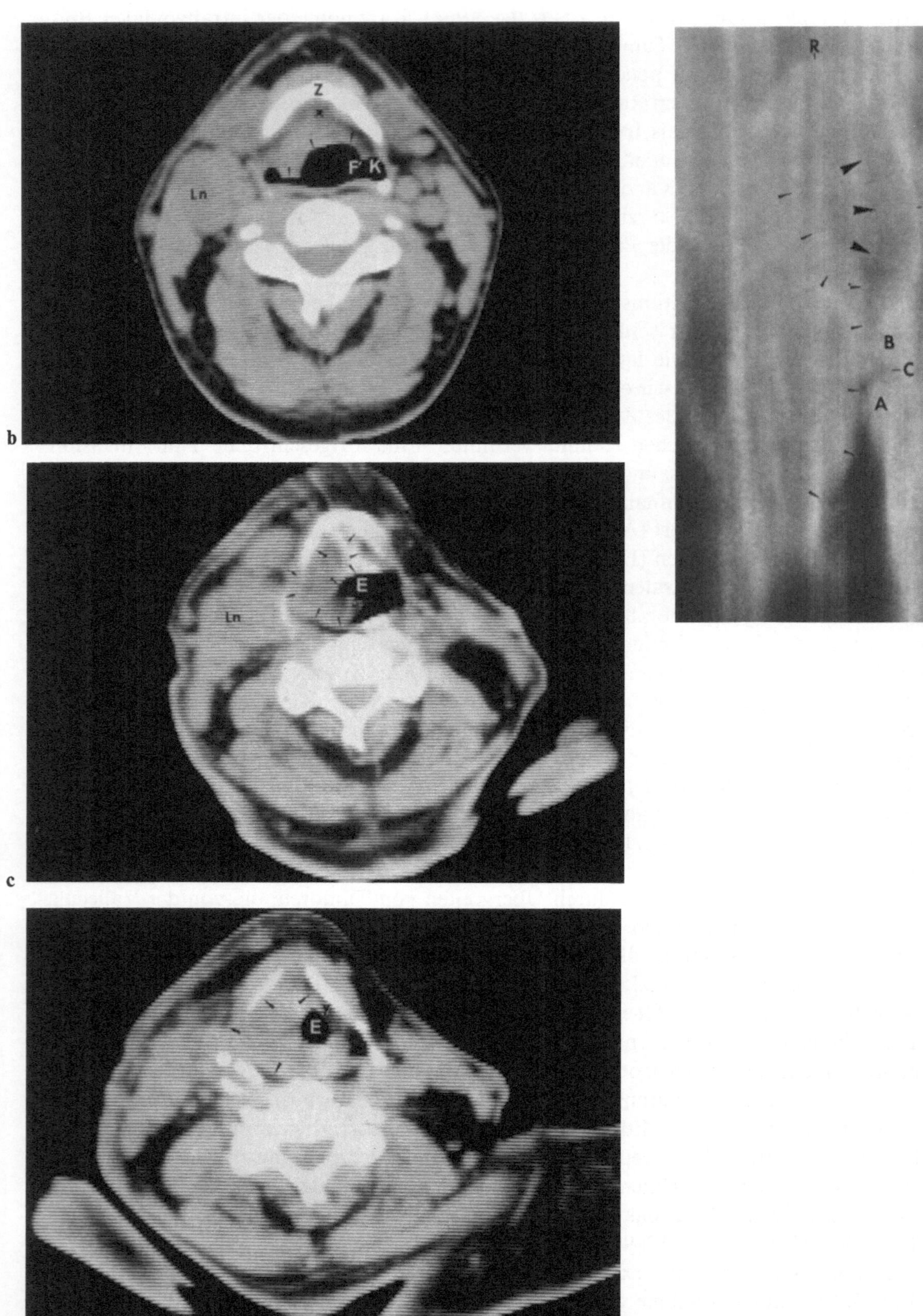

Abb. 25a–f. Supraglottisches Larynxkarzinom rechtsseitig mit Befall der Epiglottis, aryepiglottischen Falte, Infiltration des präepiglottischen und paraglottischen Raumes, mit Übergreifen auf die Hypopharynxwand, Taschenband und Stimmband sowie Ausdehnung in den subglottischen Raum (transglottisches Larynxkarzi-

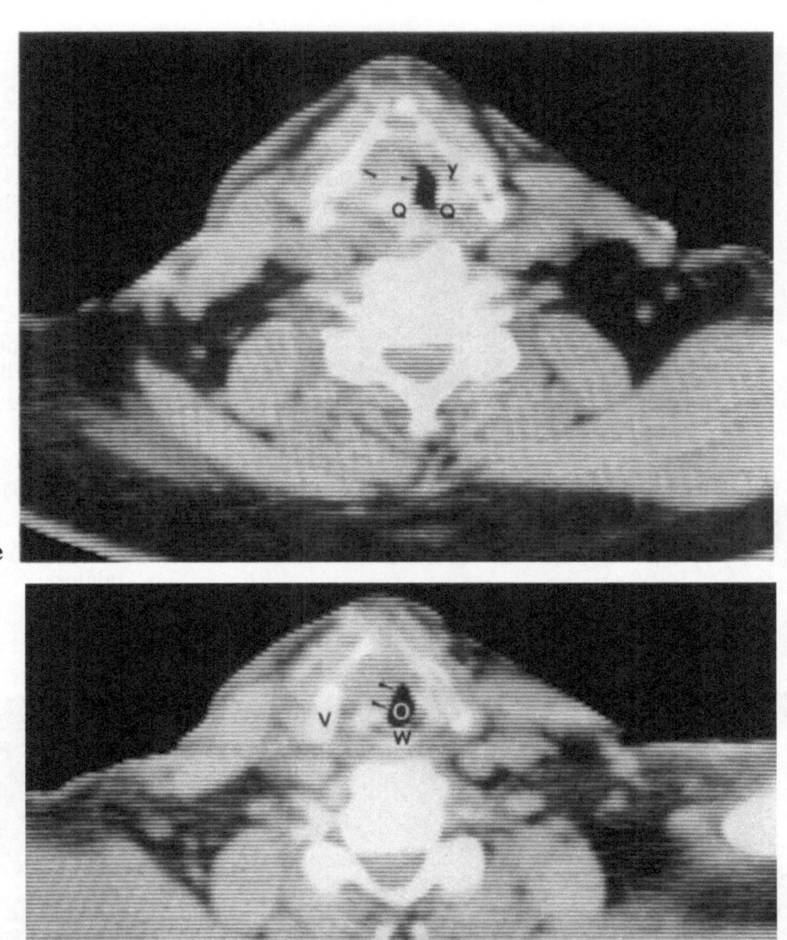

nom) mit zervikalen Lymphknotenmetastasen. **a** Tomogramm bei U-Phonation (Ventrikelschicht): Deformation und Einengung des Vestibulum laryngis durch die tumorbedingte Volumenvermehrung der Epiglottis, der rechten, über (↑) die Mittellinie nach links sich ausdehnenden aryepiglottischen Falte, der rechten lateralen Vestibulumwand und des Taschenbandes. Der Ventriculus laryngis rechts ist obliteriert bei Tumorbefall des rechten Stimmbandes und subglottischen Raumes. **b** Computertomogramm. Schichthöhe Zungenbein: über die Mittellinie nach links reichender rechtsseitiger Epiglottistumor mit Ausdehnung auf die rechte aryepiglottische Falte. Der präepiglottische Raum ist auf dieser Schichthöhe noch erhalten. Deformation und Einengung des rechten Sinus piriformis. Große Lymphknotenmetastase zervikal rechts. **c** Computertomogramm. Schichthöhe Zungenbein/Schildknorpel: Verlagerung des deformierten Vestibulum laryngis nach links durch Tumorbefall der rechten aryepiglottischen Falte, Tumorinfiltration des präepiglottischen Raumes und der rechten Hypopharynxwand. Der Sinus piriformis rechts ist komprimiert. Große Lymphknotenmetastase rechts. **d** Computertomogramm. Schichthöhe Incisura thyreoidea sup.: Tumorbedingte Lumenreduktion und Verlagerung des Vestibulum laryngis. Infiltration des präepiglottischen und paraglottischen Raumes rechts. Infiltration der lateralen Hypopharynxwand und Kompression des Sinus piriformis rechts. **e** Computertomogramm. Schichthöhe Stimmbänder: Infiltration des paraglottischen Raumes und des Stimmbandes rechts. Tumorbedingte Glottisverlagerung nach links. **f** Computertomogramm. Schichthöhe Lamina cartilaginis cricoidea: tumorbedingte Einengung und Deformation des subglottischen Raumes, leichte Dislokation des Ring- gegenüber dem Schildknorpel. *A* Plica vocalis, *B* Plica vestibularis, *C* Ventriculus Morgagni, *E* Vestibulum laryngis, *F* Plica aryepiglottica, *G* Seitenwand des Vestibulum laryngis, *K* Sinus piriformis, *O* subglottischer Raum, *Q* Arytenoid-Gegend, *R* Epiglottis, *V* Schildknorpel, *W* Ringknorpel, *Z* Zungenbein, *x* präepiglottischer Raum, *y* paraglottischer Raum, *Ln* Lymphknotenmetastase

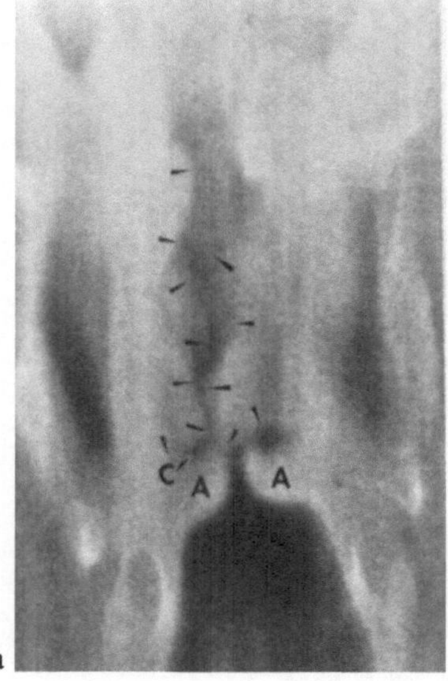

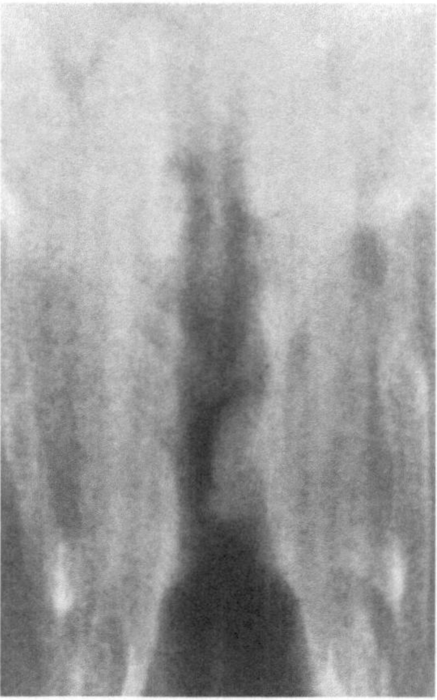

Abb. 26a, b. Supraglottisches Larynxkarzinom der Epiglottis mit Ausbreitung auf die aryepiglottischen Falten und Taschenbänder. Tomogramm (Ventrikelebene): **a** bei U-Phonation: tumorbedingte bilaterale Einengung des Vestibulum laryngis, Kompression des rechten Ventriculus laryngis (*C*). *A* Plica vocalis. **b** Während der Inspiration: die Beweglichkeit der Stimmbänder ist bilateral erhalten

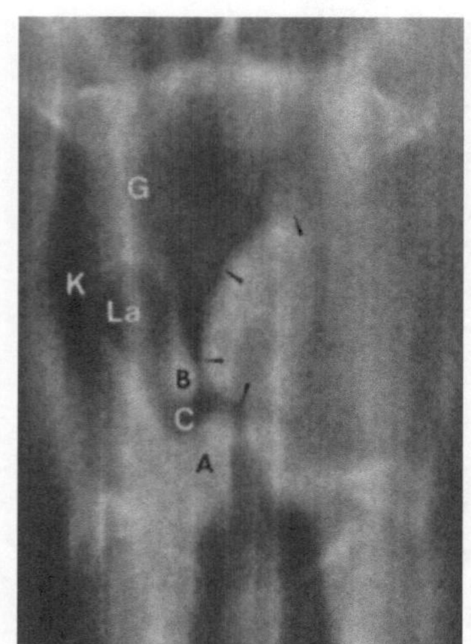

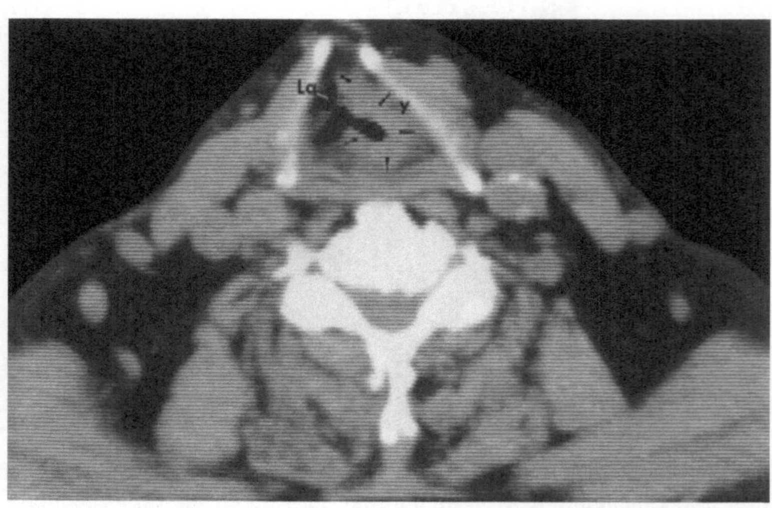

Abb. 27a, b. Supraglottisches Larynxkarzinom links mit Befall der aryepiglottischen Falte, der Arytenoid-Gegend und des Taschenbandes, beginnender Infiltration des paraglottischen Raumes sowie Kompression des Sinus piriformis und des Ventriculus laryngis. Nebenbefund: Laryngocele rechts. **a** Tomogramm bei U-Phonation (Ventrikelschicht): exophytischer Tumor im Bereich des linken Taschenbandes mit kranialer Ausdehnung auf die Seitenwand des Vestibulum laryngis mit Deformation und Kompression des Ventriculus laryngis links und des linken Sinus piriformis. Laryngocele rechts. **b** Computertomogramm. Schichthöhe Incisura thyreoidea sup.: Tumorbefall der linken Arytenoid-Gegend links und des linken Taschenbandes. Partielle Infiltration des linken paraglottischen Raumes. Laryngocele rechts. *A* Plica vocalis, *B* Plica vestibularis, *C* Ventriculus laryngis, *G* Seitenwand des Vestibulum laryngis, *K* Sinus piriformis, *y* paraglottischer Raum, *La* Laryngocele

nissen und intakte Nachbarschaftsstrukturen demonstriert, erweitert die Detaildiagnostik, erleichtert die genaue Bestimmung der Ausdehnung in den Sinus piriformis, auf die pharyngoepiglottische Falte und die laryngeale Oberfläche der Epiglottis und ermöglicht ferner, die das Faltenrelief deformierenden und verdickenden submukös infiltrierenden neoplastischen Veränderungen auch bei intakter Schleimhaut an der Konturstarre oder am Funktionsverlust des Faltenreliefs zu diagnostizieren. Bei fortgeschrittenem Tumorbefall kann

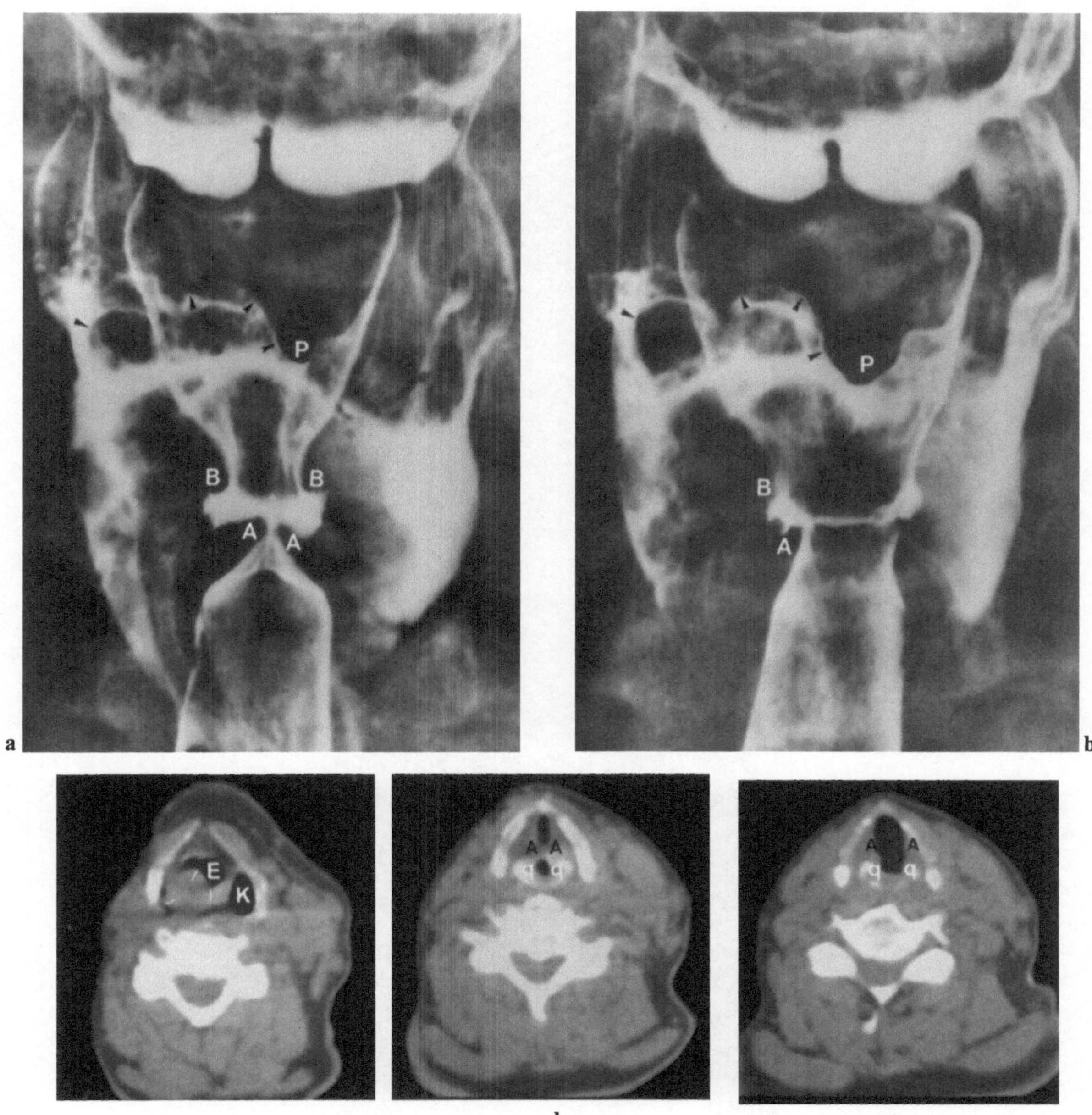

Abb. 28a–e. Supraglottisches Larynxkarzinom rechts mit Tumorbefall der Arytenoid-Gegend und der Plica aryepiglottica, mit Infiltration der pharyngoepiglottischen Falte und exophytischer Ausdehnung in das Vestibulum laryngis bzw. in den Hypopharynx mit partieller Ausfüllung des rechten Sinus piriformis. Eingeschränkte Stimmbandbeweglichkeit (Halsweichteilatrophie rechts nach Entzündungsbestrahlung vor 40 Jahren). **a** Laryngogramm bei U-Phonation (ap-Projektion). **b** Laryngogramm während der Inspiration (ap-Projektion): fehlende Abflachung des rechten Stimm- und Taschenbandes. **c** Computertomogramm. Schichthöhe Incisura thyreoidea superior. **d** Computertomogramm. Schichthöhe Stimmbänder (Untersuchung bei U-Phonation). **e** Computertomogramm. Schichthöhe Stimmbänder (Untersuchung während der Respiration): reduzierte Abduktionsstellung des rechten gegenüber dem linken Stimmband. *A* Plica vocalis, *B* Plica vestibularis, *E* Vestibulum laryngis, *K* Sinus piriformis, *P* Incisura interarytenoidea, *q* verknöcherter Aryknorpel

die Computertomographie zur Abgrenzung des neoplastischen Prozesses beitragen (LARSSON et al. 1981).

Das primäre *Karzinom der Arytenoid-Gegend* ist ausgesprochen selten. In der Mehrzahl der Fälle handelt es sich um Tumoren des Sinus piriformis oder der aryepiglottischen Falte mit Ausdehnung auf die Arytenoid-Gegend (Abb. 28, 29). Beim dorsalen Stimmbandkarzi-

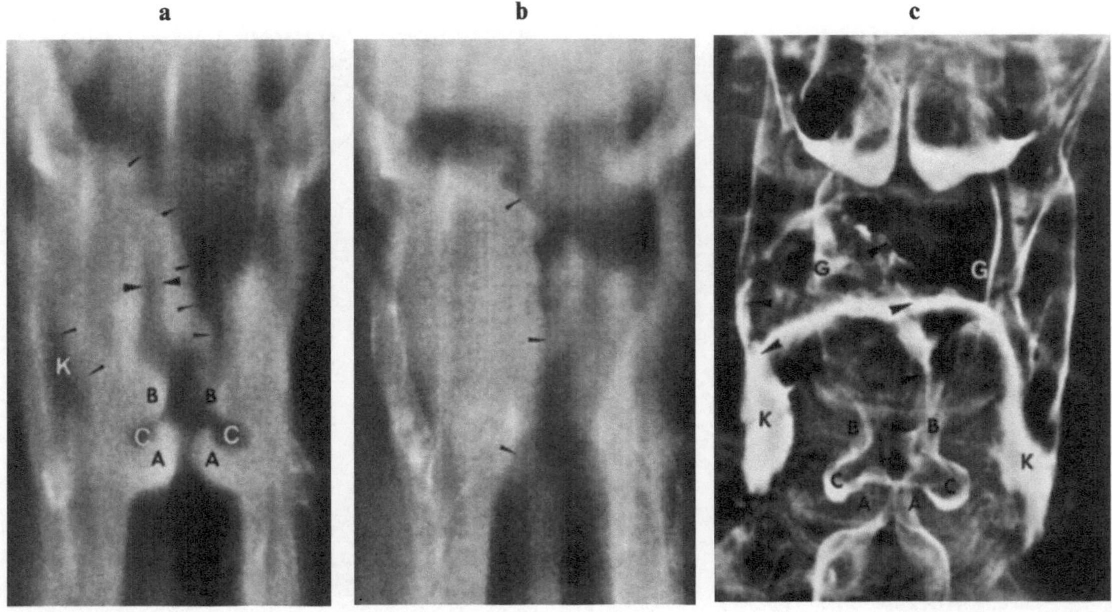

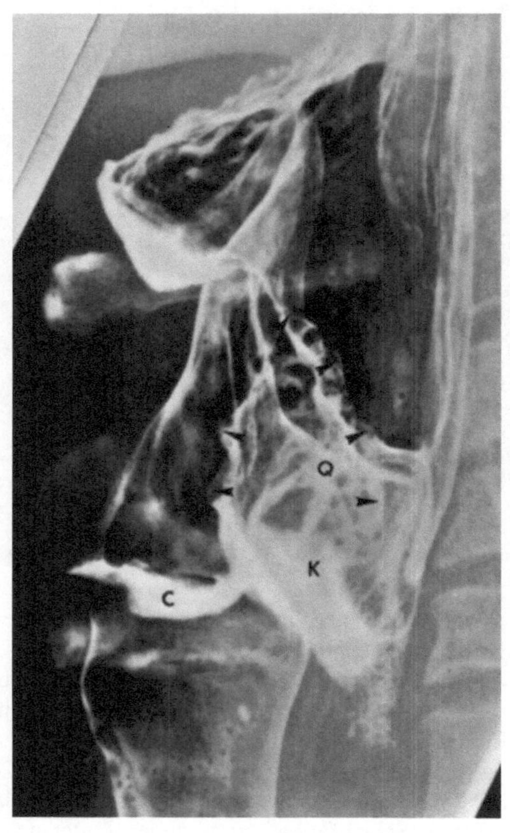

Abb. 29a–i. Supraglottisches Larynxkarzinom rechts mit Tumorbefall der aryepiglottischen Falte und der Arytenoid-Gegend, mit Infiltration der latero-ventralen Hypopharynxwand und Kompression des Sinus piriformis sowie der Retroarytenoidregion. Erhaltene Stimmbandbeweglichkeit. **a** Tomogramm bei U-Phonation (Ventrikelschicht). **b** Tomogramm während der Inspiration (Übergangsschicht). **c** Laryngogramm bei inspiratorischer Phonation (ap-Projektion). **d** Laryngogramm während eines modifizierten Valsalvaversuchs (seitliche Projektion). **e** Computertomogramm. Schichthöhe Zungenbein. **f** Computertomogramm. Schichthöhe Zungenbein/Schildknorpel. **g** Computertomogramm. Schichthöhe Incisura thyreoidea superior. **h** Computertomogramm. Schichthöhe Stimmbänder (Untersuchung im Atemstillstand am Ende einer normalen Exspiration). **i** Computertomogramm. Schichthöhe Stimmbänder (Untersuchung bei U-Phonation). *A* Plica vocalis, *B* Plica vestibularis, *C* Ventriculus Morgagni, *E* Vestibulum laryngis, *K* Sinus piriformis, *Q* Arytenoid-Gegend, *q* verknöcherter Aryknorpel, *R* Epiglottis, *V* Schildknorpel, *W* Ringknorpel, —— Ulkus

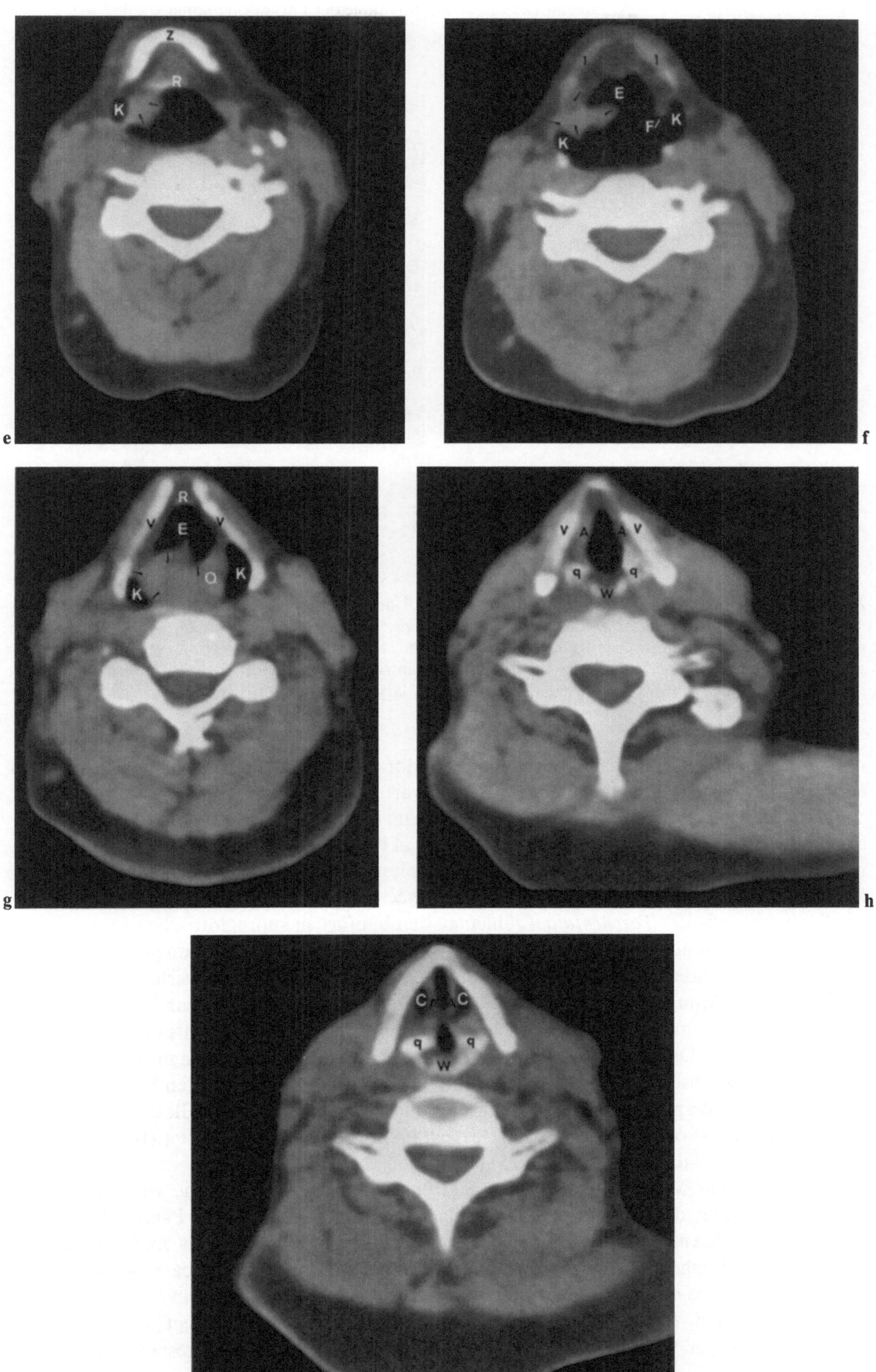

Abb. 29e–i

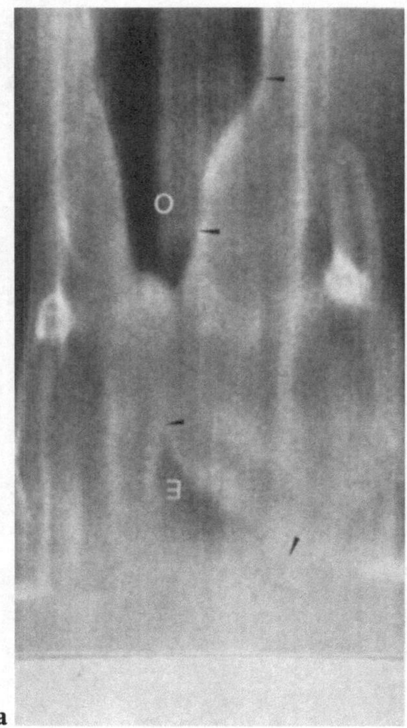

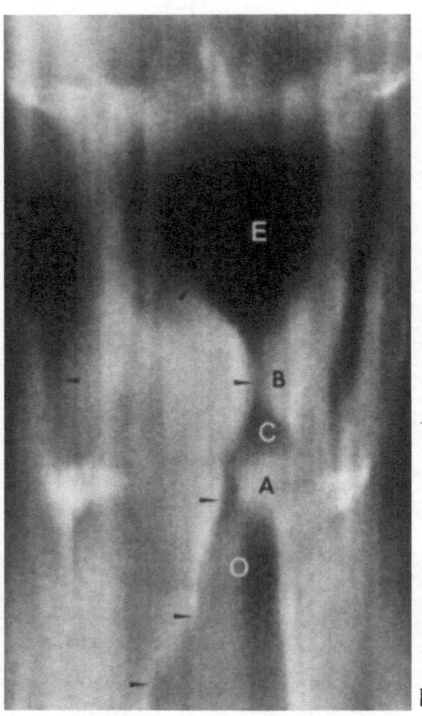

Abb. 30 a, b. Supraglottisches Larynxkarzinom mit Befall des rechten Taschenbandes und transglottischer Tumorausbreitung mit Infiltration des Ventriculus laryngis, Fixation des Stimmbandes sowie Deformation und Einengung des subglottischen Raumes. **a** Tomogramm während des echten Valsalvaversuchs (Ventrikelschicht). **b** Tomogramm bei inspiratorischer Phonation (Ventrikelschicht). *A* Plica vocalis, *B* Plica vestibularis, *C* Ventriculus Morgagni, *E* Vestibulum laryngis, *O* subglottischer Raum

nom mit Befall der hinteren Kommissur und dorsaler subglottischer Ausbreitung ist ein Mitbefall der Arytenoid-Gegend ebenfalls zu erwarten (HOLTZ et al. 1963).

Ein großer Primärtumor der Arytenoid-Gegend kann auf einer seitlichen Halsweichteilaufnahme erkannt werden. Zur Bestimmung der aktuellen Tumorausdehnung und zur differentialdiagnostischen Abgrenzung gegen Hypopharynxkarzinome sind allerdings nur die Laryngographie und die Computertomographie geeignet.

Die Karzinome der Taschenfalten zählen zu den häufigsten supraglottischen Larynxkarzinomen. Sie zeigen eine frühe endolaryngeale Ausbreitungstendenz, mit zunehmender Größe werden angrenzende Wandungen mit einbezogen. Die Tumorinvasion verläuft vorwiegend in kranialer Richtung mit Befall der Seitenwand des Vestibulum laryngis und der aryepiglottischen Falte, aber auch in ventraler Richtung unter Einbezug der Epiglottis und des Spatium praeepiglotticum. Darüber hinaus neigen sie zur Ausbreitung in den paraglottischen Raum, bzw. zum Einwachsen in den Schildknorpel. Der Tumordurchbruch in den Sinus piriformis erfolgt über die Wand des Ventriculus laryngis, ein Übergreifen auf die Glottis wird seltener beobachtet und ist oft mit einem Befall des Schildknorpels vergesellschaftet (BACLESSE 1938, 1949, 1960; KLEIN u. FLETCHER 1964) (Abb. 30).

Die Ventriculi Morgagni sind selten Sitz eines Larynxkarzinoms, sie werden meistens per continuitatem durch Tumoren der Umgebung infiltriert. *Primäre Ventrikelkarzinome* entstehen im allgemeinen an der Grenze zwischen Ventriculus laryngis und Stimmband. Durch Vorwölbung der Taschenfalte können sie einen Tumor der Plica vestibularis vortäuschen. Als transglottisches Karzinom (MCGAVRAN et al. 1961) wird ein laryngeales Neoplasma bezeichnet, das im hintersten Abschnitt des Sinus Morgagni liegt und die übliche Barriere der weiter vorne liegenden supraglottischen Karzinome nicht respektiert. Es zeigt eine ausgesprochene Tendenz, sich gegen das Stimmband und oft auch weiter subglottisch auszudehnen. Nicht selten ist sogar der subglottische Anteil stärker als der supraglottische.

Über die Tumorlokalisation, die oberflächliche Gestaltung und Ausdehnung des Tumors hinaus, die mit der Tomographie zum großen Teil erfaßbar sind, läßt sich radiologisch, und zwar vorteilhaft im Laryngogramm, die mit Verlust der Beweglichkeit und Geschmeidigkeit einhergehende Gewebsinduration durch submuköse Tumorinfiltration vom, den funktionellen Ablauf nicht beeinträchtigenden, perifokalen Ödem radiologisch abgrenzen. Der Ventriculus laryngis zeigt tumorbefallen im Laryngogramm Füllungsdefekte, Konturirregularitäten und eine mangelnde Entfaltbarkeit, dagegen läßt seine Kontrastmittelfüllung und Dehnung die tumorbedingte Kompression von einer Infiltration des Ventriculus laryngis unterscheiden. Zur Beurteilung der Infiltrationstiefe des Taschenfalten- und Ventrikuluskarzinoms sollten die seitliche Halsweichteilaufnahme und die Tomogramme auf Zeichen einer Schildknorpeldestruktion untersucht werden. Zur detaillierten Beurteilung der Tumorinfiltration in die Umgebung, insbesondere in die paralaryngealen Räume und in das Knorpelskelett, wird zweckmäßigerweise die Computertomographie eingesetzt.

2. Karzinome der Glottis: Stimmbänder, vordere und hintere Kommissur

Die malignen Tumoren der Glottis sind die weitaus häufigsten Geschwülste des Larynx; ihr Anteil beträgt 50–85%. Die Tumoren der *Plica vocalis* entwickeln sich im allgemeinen im membranösen Anteil und können, ohne Seitenbevorzugung, vom freien Rand oder von der kranialen bzw. kaudalen Oberfläche ausgehen (Abb. 31, 32, 33). Nur ausnahmsweise sitzt das Karzinom primär an der *vorderen Kommissur* und befällt frühzeitig beide Stimmbänder. Extrem selten sind Tumoren der *hinteren Kommissur*. Die exophytisch wachsenden Formen können den Ventriculus laryngis komprimieren, das Vestibulum laryngis partiell obliterieren und/oder in den subglottischen Raum vorragen (Abb. 34); beim submukös-infiltrativ wachsenden Tumor kommt es zunächst zu einer Flächen- und Tiefenausdehnung im erkrank-

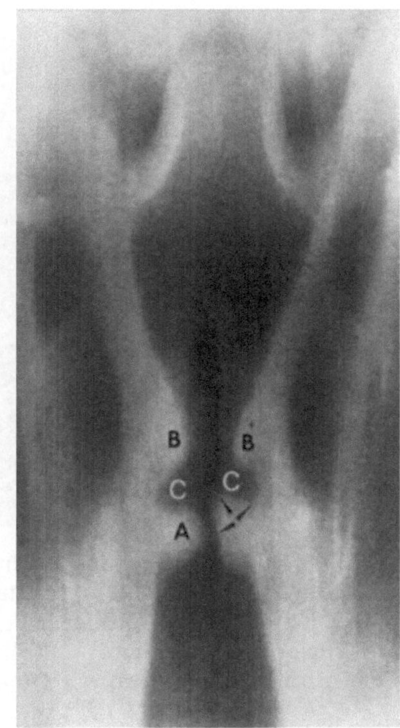

Abb. 31. Glottiskarzinom des linken Stimmbandes. Tomogramm (Ventrikelschicht) bei inspiratorischer Phonation: Verdickung des linken Stimmbandes durch einen, den Ventriculus laryngis sin. deformierenden papillomatösen Tumor der Stimmbandoberfläche. *A* Plica vocalis, *B* Plica vestibularis, *C* Ventriculus laryngis

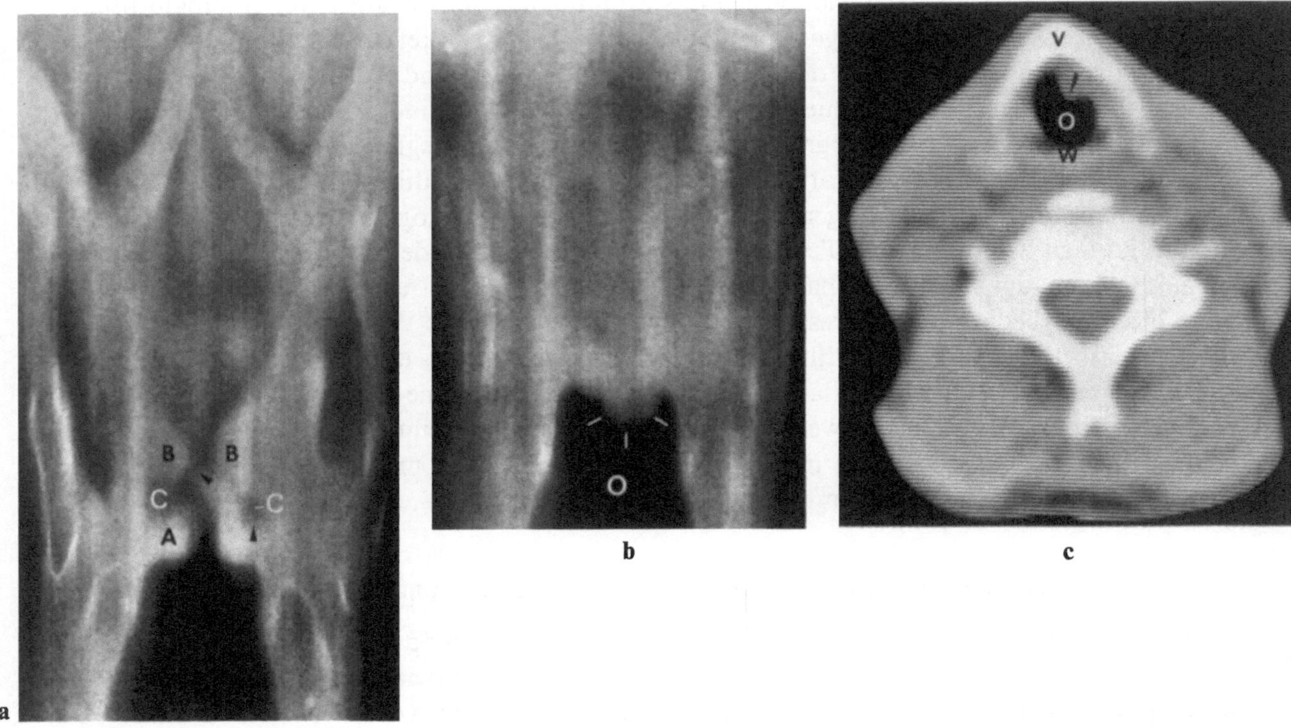

Abb. 32a–c. Glottiskarzinom des linken Stimmbandes. **a** Tomogramm (Ventrikelschicht) bei U-Phonation: Vom linken Stimmbandrand ausgehender polypoider Tumor mit Ausdehnung in die Rima vestibularis. **b** Tomogramm (Ventrikelschicht) während des echten Valsalvaversuchs: Vorwölbung des positionsvariablen Tumors bei Glottisschluß in den subglottischen Raum. **c** Computertomogramm. Schichthöhe Lamina cartilaginis cricoidea: Der Tumor geht vom ventralen Stimmbanddrittel aus. *A* Plica vocalis, *B* Plica vestibularis, *C* Ventriculus Morgagni, *O* subglottischer Raum, *V* Schildknorpel, *W* Ringknorpel

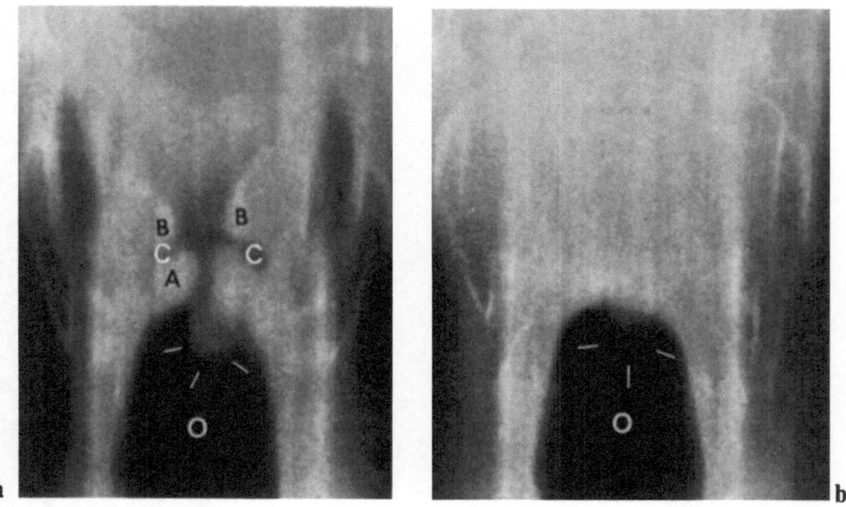

Abb. 33a, b. Glottiskarzinom des linken Stimmbandes mit Übergreifen auf die vordere Kommissur sowie beginnender subglottischer Ausbreitung. **a** Tomogramm (Ventrikelschicht) bei U-Phonation: von der Stimmbandunterfläche des verdickten linken Stimmbandes sich exophytisch in den subglottischen Raum vorwölbender Tumor. **b** Tomogramm (Ventrikelschicht) während des echten Valsalvaversuchs: bei Glottisschluß findet sich neben dem proliferativen Tumoranteil eine Abstumpfung des linken subglottischen Winkels. *A* Plica vocalis, *B* Plica vestibularis, *C* Ventriculus Morgagni, *O* subglottischer Raum

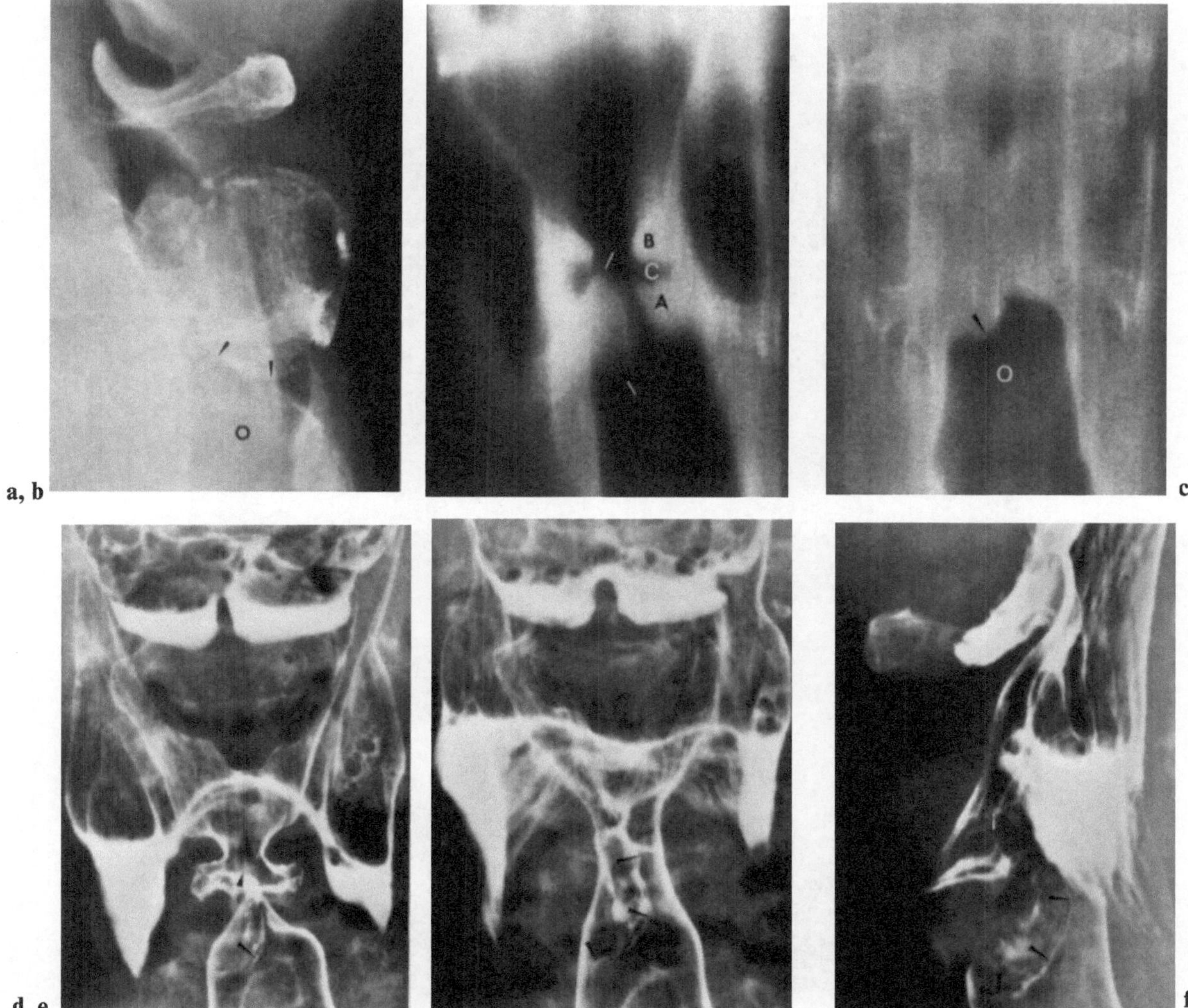

Abb. 34a–f. Glottiskarzinom (exophytische Form) mit Befall des gesamten rechten Stimmbandes und Extension in den rechten subglottischen Raum und den Ventriculus laryngis. Erhaltene Stimmbandbeweglichkeit. **a** seitliche Halsweichteilaufnahme. **b** Tomogramm (Ventrikelschicht) bei U-Phonation. **c** Tomogramm (Ventrikelschicht) während des echten Valsalvaversuchs. **d** Laryngogramm (sagittale Projektion) bei der inspiratorischen Phonation. **e** Laryngogramm (sagittale Projektion) während der Inspiration. **f** Laryngogramm (frontale Projektion) bei der Phonation. *A* Plica vocalis, *B* Plica vestibularis, *C* Ventriculus laryngis, *O* subglottischer Raum

ten Stimmband bis zum Schildknorpel. Im weiteren Verlauf bevorzugt das Glottiskarzinom die ventrale Ausbreitungsrichtung über das Ligament der vorderen Kommissur auf Stimm- und/oder Taschenband der Gegenseite (Abb. 35), ehe es durch kraniale Ausdehnung den Ventriculus laryngis und das Taschenband oder durch kaudale Fortentwicklung die Seitenwand der Subglottis infiltriert (Abb. 36, 37). Der Befall der vorderen Kommissur ermöglicht eine Ausbreitung in den inferioren präepiglottischen und paraglottischen Raum bzw. in die Vorderwand des subglottischen Raumes (MacComb et al. 1967). Eine dorsale Ausdehnung von Tumoren, die von der vorderen Hälfte des Stimmbandes ihren Ursprung nehmen, ist die Ausnahme der Regel. Karzinome, die vom hinteren Stimmbanddrittel in den subglottischen Raum einwachsen, infiltrieren fast regelmäßig auch das angrenzende Taschenband. Große Stimmbandneoplasien dehnen sich nur selten in die pharyngolaryngeale Wand aus, ohne gleichzeitigen Mitbefall des subglottischen Raumes. Da es für supraglottische Tumoren

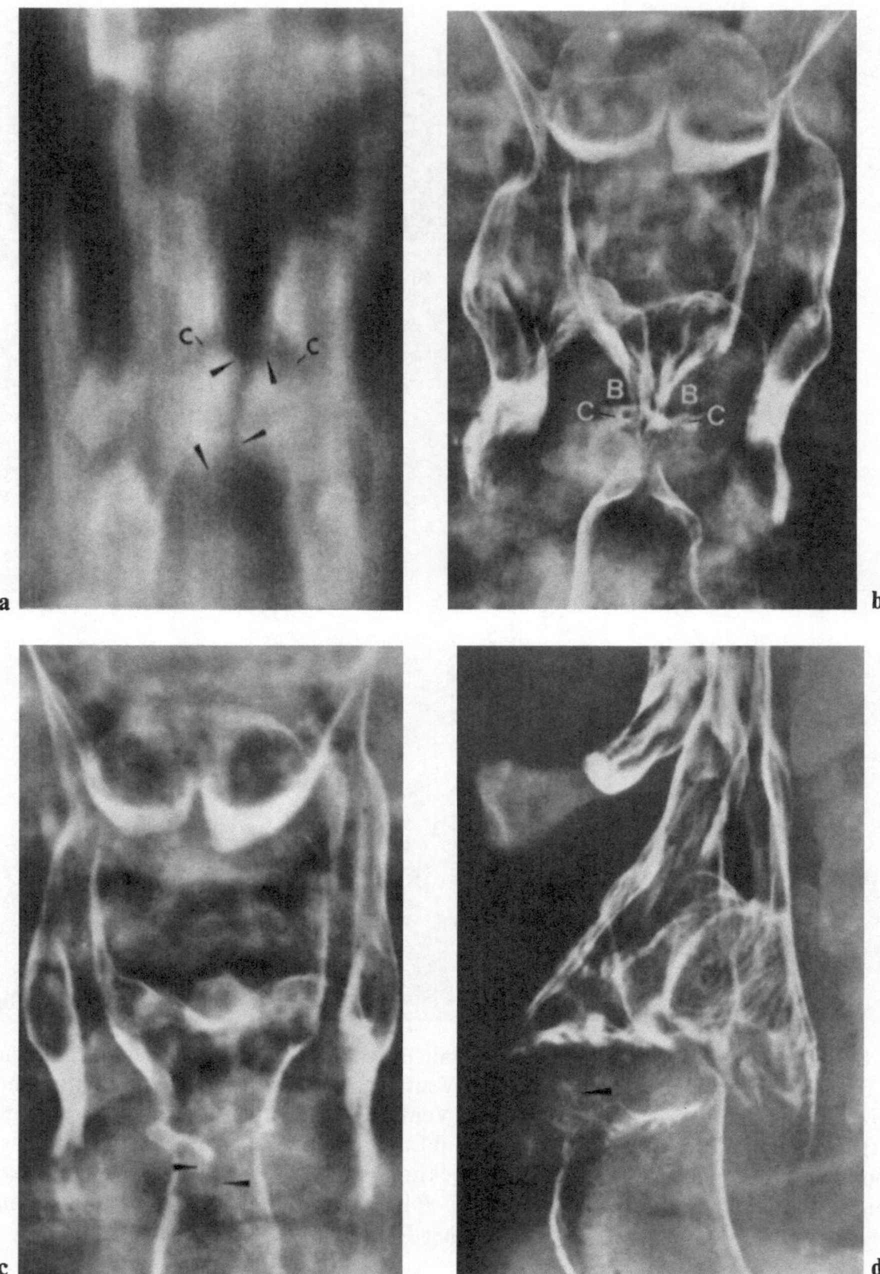

Abb. 35a–f. Glottiskarzinom mit bilateralem Stimmbandbefall unter linksseitiger Bevorzugung mit Ausbreitung über die vordere Kommissur und subglottischer Ausdehnung. Erhaltene Stimmbandbeweglichkeit beidseits. **a** Tomogramm (Ventrikelschicht) bei U-Phonation. **b** Laryngogramm (sagittale Projektion) bei U-Phonation. **c** Laryngogramm (sagittale Projektion) während der Inspiration. **d** Laryngogramm (frontale Projektion) während der Inspiration. **e** Computertomogramm. Schichthöhe Lamina cartilaginis cricoidea. **f** Computertomogramm. Schichthöhe Arcus cricoidea. *B* Plica vestibularis, *C* Ventriculus laryngis, *O* subglottischer Raum, *S* Vordere Kommissur, *V* Schildknorpel, *W* Ringknorpel

andererseits ungewöhnlich ist, das Niveau des Ventriculus laryngis zu unterschreiten, sind die meisten 3-Etagen-Tumoren (Ausnahme: das transglottische Karzinom, s. S. 331) vokalen Ursprungs (BACLESSE 1949; FLETCHER et al. 1954; MCGAVRAN et al. 1961) (Abb. 38). Während die Schildknorpelpenetration durch einen Stimmbandtumor i.a. selten ist, können Tumoren, die den Ventriculus laryngis oder die vordere Kommissur kreuzen, eine maligne Invasion des Knorpelgerüsts aufweisen. Die extralaryngeale Ausbreitung der Glottiskarzi-

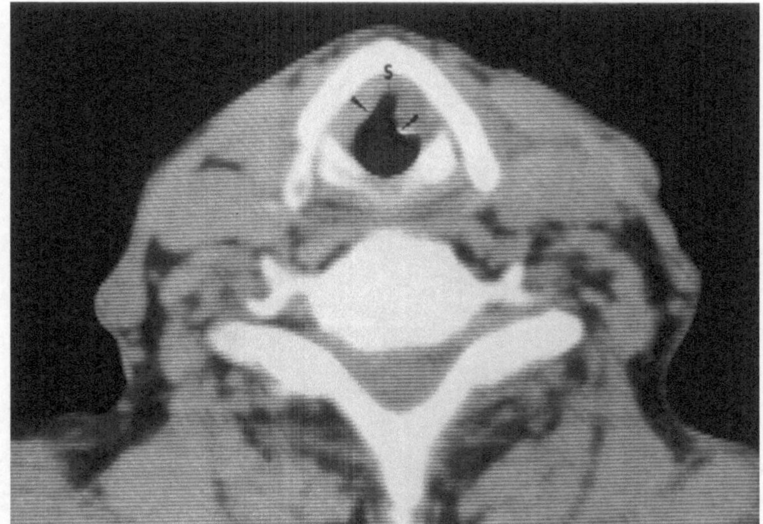

e

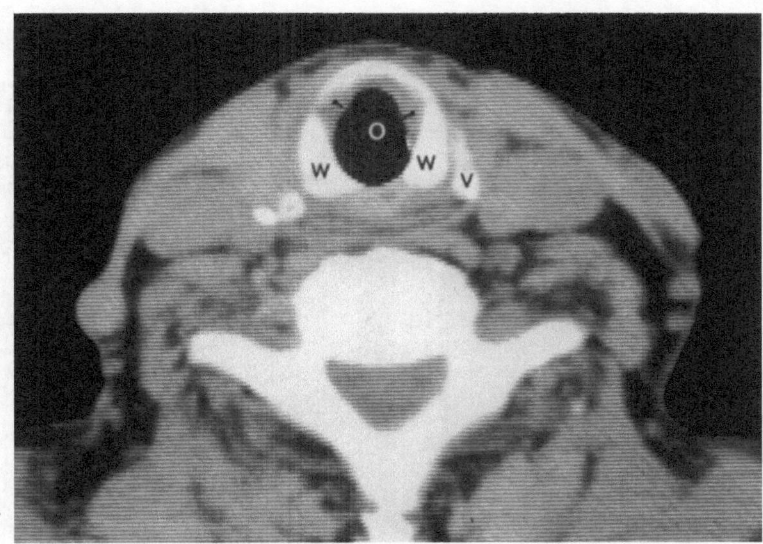

f

Abb. 35e, f

nome erfolgt im Bereich der vorderen Kommissur in Form einer Knorpelpenetration bzw. Infiltration der Membrana cricothyreoidea und der Membrana thyrohyoidea kaudal bzw. kranial des Schildknorpels.

Wichtig für die Klassifikation der „T“-Kategorie von Larynxkarzinomen ist ferner der Nachweis einer Einschränkung oder Aufhebung der Beweglichkeit des Stimmbandes. Ein exophytischer Tumor kann die Motilität der Stimmbänder allein durch sein Volumen beeinträchtigen. Die Funktionseinbuße bei vorwiegend infiltrativ wachsenden Tumoren kommt dadurch zustande, daß das Karzinom in die Stimmbandmuskulatur einwächst (MANCUSO et al. 1980). Daneben ist eine maligne Fixation des Stimmbandes mit dem Knorpelgerüst oder die extralaryngeale dorso-kaudale Ausdehnung des Tumors zwischen Schild- und Ringknorpel mit Befall des Nervus recurrens differentialdiagnostisch in Betracht zu ziehen. In fortgeschrittenen Fällen findet sich eine tumoröse Ummauerung oder Invasion des Stellknorpels (Abb. 28); der Aryknorpel ist dann vollkommen fixiert. Auch eine appositionelle Perichondritis muß als Ursache der laryngealen Motilitätsstörung erwogen werden. Eine doppelseitige Bewegungsstörung weist auch dann auf einen Tumorbefall beider Stimmbänder hin, wenn klinisch-makroskopisch nur eines geschwulstartig verändert erscheint.

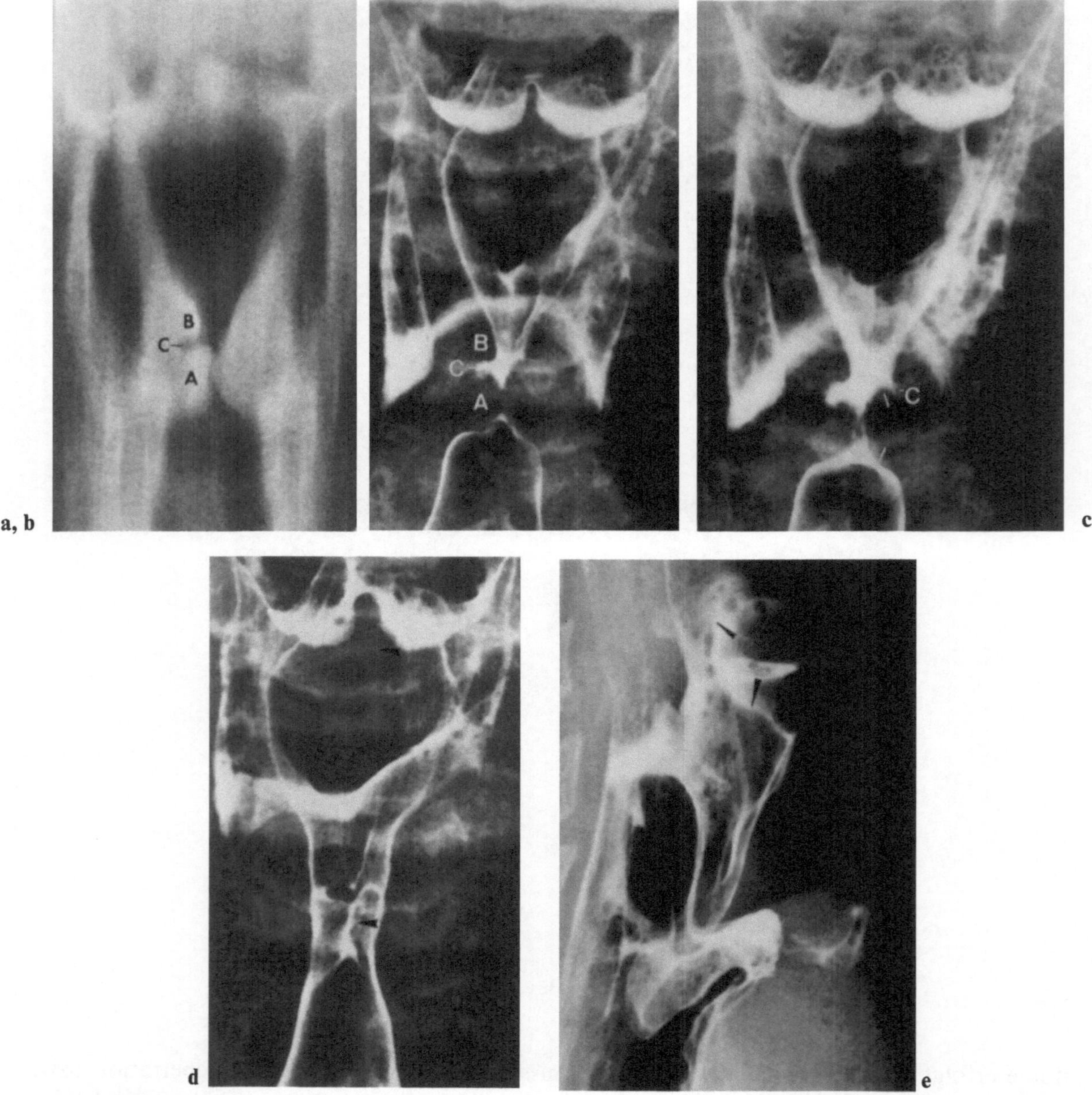

Abb. 36a–e. Glottiskarzinom (exophytische Form) mit Tumorbefall des ventralen linken Stimmbandes, Kompression und Deformation des Ventriculus laryngis und subglottischer Ausdehnung. Erhaltene Stimmbandbeweglichkeit. **a** Tomogramm (Ventrikelschicht) bei U-Phonation: Obliteration des linken Ventriculus laryngis, Abflachung des linken subglottischen Winkels. **b** Laryngogramm (sagittale Projektion) bei U-Phonation. **c** Laryngogramm (sagittale Projektion) bei inspiratorischer Phonation: Kontrastmittelfüllung des zu einem engen Spalt verengten deformierten Ventriculus laryngis links. **d** Laryngogramm (sagittale Projektion) während der Inspiration. **e** Laryngogramm (frontale Projektion) bei U-Phonation. *A* Plica vocalis, *B* Plica vestibularis, *C* Ventriculus laryngis

Konventionelle Tomogramme ermöglichen eine statische Darstellung der Größe und Ausdehnung der Stimmbandkarzinome in der Frontalebene. Kleinere Tumoren können allerdings übersehen werden. Ihre morphologische Beurteilung gelingt vorteilhafter anhand der Laryngographie, desgleichen der Nachweis einer tumorösen Beeinträchtigung der Stimmbandbeweglichkeit. Die Untersuchung fortgeschrittener Karzinome des Stimmbandes erfordert eine sorgfältige computertomographische Analyse aller angrenzenden Strukturen (MANCUSO et al.

1977, 1980; MANCUSO u. HANAFEE 1979, 1982; WARD et al. 1979; FRASER et al. 1980; ARCHER et al. 1981; GAMSU et al. 1981b; SCOTT et al. 1981; ZAUNBAUER u. HAERTEL 1982; MAFEE et al. 1983). Ein Befall der vorderen Kommissur kann zusätzlich laryngographisch im seitlichen Strahlengang während der Inspiration dargestellt werden: Unregelmäßigkeiten der Schleimhautoberfläche und eine konstante Verdickung der vorderen Kommissur weisen auf einen Tumorbefall hin. Mißlingt der Kontrastmittelbeschlag dieser Region, muß ebenfalls die Möglichkeit einer Tumormitbeteiligung der vorderen Kommissur erwogen werden. Eine Ausdehnung des Tumors über die vordere Kommissur auf das kontralaterale Stimmband und den vorderen subglottischen Raum kann man computertomographisch (Abb. 35) und im allgemeinen auch laryngographisch erkennen.

Ein ausgedehnter Befall des vorderen subglottischen Raumes kann gelegentlich bereits auf einer seitlichen Halsweichteilaufnahme diagnostiziert werden (Abb. 34). Eine laterale subglottische Tumorausbreitung verursacht eine tomographisch nachweisbare Abflachung des lateralen subglottischen Winkels und Einengung des untersten Sinus piriformis-Abschnittes von medial her (Abb. 33, 34, 36). Fehler bei der röntgentechnischen Einstellung und anatomische Varianten (Abb. 39) müssen allerdings als Ursache derartiger Deformationen und Asymmetrien ausgeschlossen werden. Korrelierend mit dem Infiltrationsgrad kann eine Alteration des subglottischen Winkels bis zur konvexbogigen Konturdeformation des subglottischen Raumes radiologisch festgestellt werden. Die Schleimhautoberfläche kann im Laryngogramm unregelmäßig oder aber bei submuköser Tumorinfiltration glatt sein. Die ergänzende Prüfung der Stimmbandbeweglichkeit in Inspiration und Phonation und der Dehnbarkeit des Ventriculus laryngis in inspiratorischer Phonation läßt, vor allem im Laryngogramm mit großer Zuverlässigkeit das Fehlen respektive das Vorhandensein einer subglottischen Tumorausdehnung erkennen (Abb. 34, 35, 36). Die Computertomographie stellt den subglottischen Raum übersichtlich dar, so daß eine subglottische Tumorausdehnung exakt festgelegt werden kann (Abb. 25, 35, 37, 40).

Eine kraniale Tumorausdehnung geht mit einer Obliteration des Ventriculus laryngis und einem Befall des Taschenbandes einher. Falls der Ventriculus laryngis auf den a-p Tomogrammen gut abgrenzbar ist, kann ein Mitbefall des Taschenbandes ausgeschlossen werden; ist allerdings der Ventriculus obliteriert, so ist die Tumorausdehnung nach kranial tomographisch nicht eindeutig beurteilbar. Laryngographisch kann der Ventriculus laryngis durch Kontrastmittel sogar noch dann differenziert werden, wenn er zu einem minimalen Spalt verengt ist. Das normale Erscheinungsbild des Taschenbandes während der Inspiration und bei der Phonation sowie die normale Dehnbarkeit des Ventriculus laryngis im Laryngogramm bei inspiratorischer Phonation schließt den Tumorbefall des Taschenbandes aus. Eine Destruktion des Schildknorpels beweist die fortgeschrittene Tumorinvasion. Häufig mißlingt die Darstellung einer Schildknorpelinvasion konventionell-radiologisch, so daß die Computertomographie bei dieser Fragestellung von besonderer Bedeutung ist.

Hat der Tumor seinen Ursprung in der vorderen Kommissur, kann der exophytische Typ die Beweglichkeit der Glottis durch sein Volumen beeinträchtigen, ohne notwendigerweise den Schildknorpel, der beim infiltrativen Typ frühzeitig penetriert wird, zu befallen. Die Röntgenbefunde der dreidimensionalen Tumorausdehnung entsprechen denjenigen des Stimmbandkarzinoms mit Ursprung im membranösen Anteil und sekundärem Befall der vorderen Kommissur.

3. Karzinome der subglottischen Region

Der subglottische Raum, der kaudale Binnenraum des Larynx zwischen den Stimmbändern und dem Exitus laryngis auf Höhe des unteren Krikoidrandes, ist nur selten Ausgangspunkt eines malignen Prozesses; dieser Anteil beträgt weniger als 10% der Larynxkarzinome.

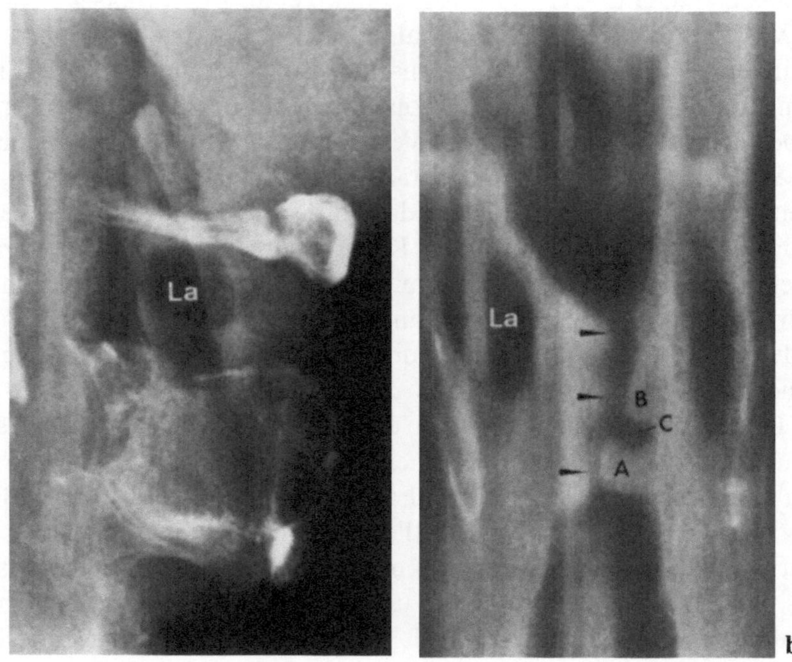

Abb. 37a–e. Transglottisches Larynxkarzinom mit Fixation der rechten Kehlkopfhälfte durch Tumorinfiltration des Stimmbandes, des paraglottischen Raumes, des Ventriculus laryngis, des Taschenbandes und der rechten Vorder-Seitenwand des subglottischen Raumes. Nebenbefund: Laryngocele rechts. **a** seitliche Halsweichteilaufnahme bei U-Phonation. **b** Tomogramm (Ventrikelschicht) bei inspiratorischer Phonation. **c** Computertomogramm. Schichthöhe Taschenbänder. **d** Computertomogramm. Schichthöhe Stimmbänder. **e** Computertomogramm. Schichthöhe Lamina cartilaginis cricoidea. *A* Plica vocalis, *B* Plica vestibularis, *C* Ventriculus laryngis, *O* subglottischer Raum, *q* verknöcherter Aryknorpel, *y* paraglottischer Raum, *La* Laryngocele

In der Mehrzahl der Fälle handelt es sich um primäre Glottiskarzinome mit subglottischer Ausdehnung (Abb. 40). Das primäre Karzinom der Subglottis entwickelt sich vorwiegend in der Vorder- und Seitenwand des Cavum infraglotticum und breitet sich im allgemeinen nach kaudal Richtung Trachea oder zirkulär auf die Gegenseite aus. Die exophytisch-proliferativen Formen der malignen subglottischen Neoplasien bilden große, selten ulzerierende Tumormassen, die früh zu einer Verlegung des Kehlkopflumens mit Atemnot und Stridor führen, aber erst spät Motilitätsstörungen des Larynx verursachen (Abb. 41). Dagegen neigen die infiltrativ wachsenden Karzinome – sie sind in der Mehrzahl – frühzeitig zur Bewegungseinschränkung oder Fixation eines Stimmbandes, zum Einbruch in den Ringknorpel und die Aryknorpel, mit oder ohne Perichondritis und zum Durchwachsen der Membrana cricothyreoidea mit Invasion der Schilddrüse, der Halsfaszie sowie der umgebenden Muskulatur.

Ein tumoröses Gewebsplus oder eine umschriebene Konturdeformation der Subglottis, gelegentlich bereits anhand einer seitlichen Halsweichteilaufnahme zu diagnostizieren, kann in Abhängigkeit von der Lokalisation im Tomogramm vorteilhaft dargestellt werden. Limitiert ist die tomographische Tumordiagnostik lediglich, wenn die Neoplasie ventral oder dorsal lokalisiert ist. Grundsätzlich wird die subglottische Läsion im Laryngogramm abgebildet. Eine Unterscheidung zwischen einem primären oder sekundären Tumorbefall der Subglottis ist in der Regel nur möglich, wenn zwischen Stimmbandunterfläche und Tumor noch ein tumorfreies Areal erkennbar ist. Ein primär subglottisch wachsender Tumor mit Stimmbandbefall ist im allgemeinen nicht von einem Stimmbandtumor mit subglottischer Ausdehnung zu unterscheiden. Rückschlüsse auf die bestehende Infiltrationstiefe des Tumors bzw. die extralaryngeale Tumorausdehnung sind einzig computertomographisch zuverlässig dia-

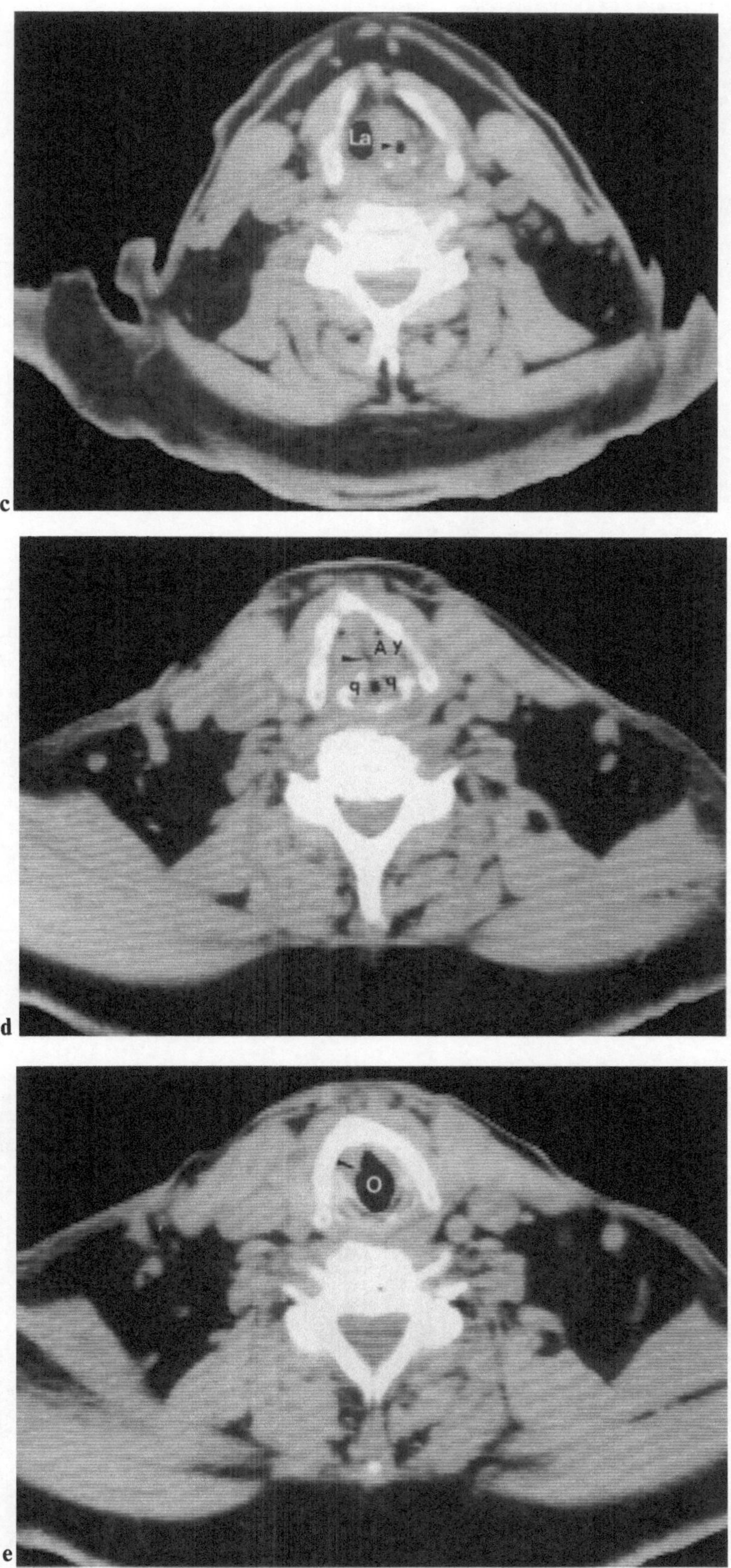

Abb. 37 c–e

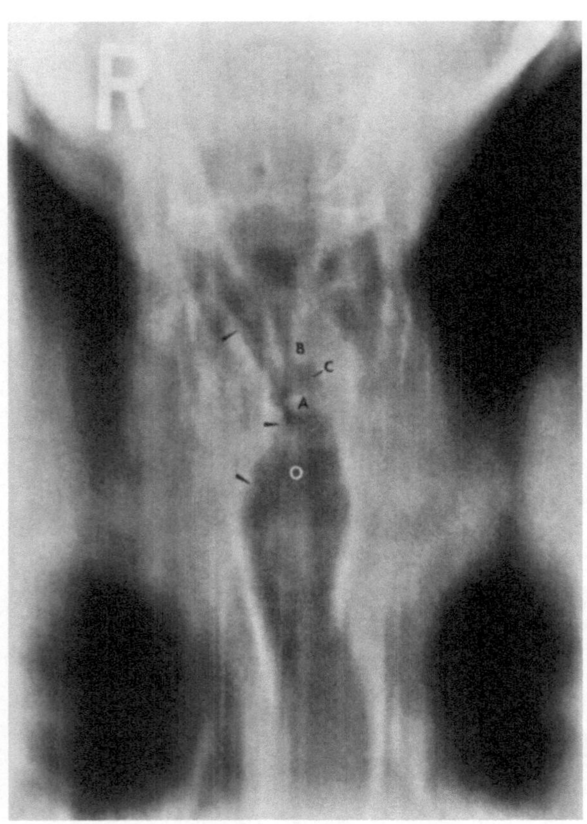

Abb. 38. Transglottisches Larynxkarzinom mit Fixation der rechten Kehlkopfhälfte durch Tumorbefall des Stimmbandes mit supra- und subglottischer Tumorausbreitung. Tomogramm (Ventrikelschicht) bei inspiratorischer Phonation. *A* Plica vocalis, *B* Plica vestibularis, *C* Ventriculus laryngis, *O* subglottischer Raum

a
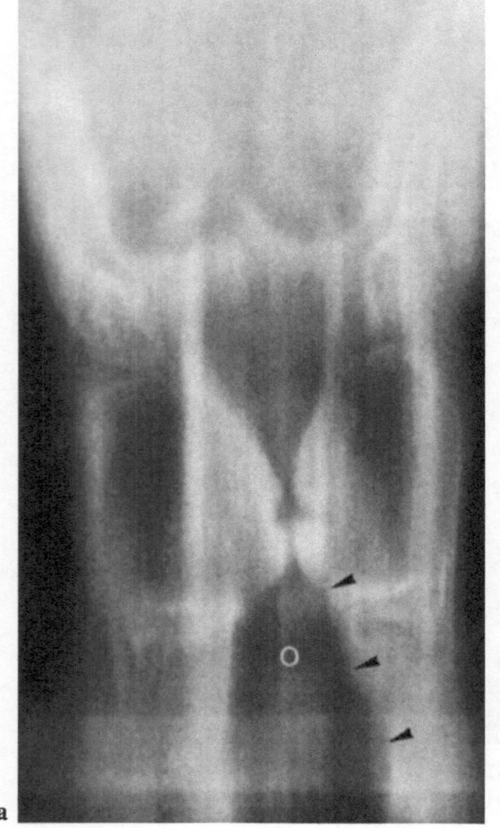

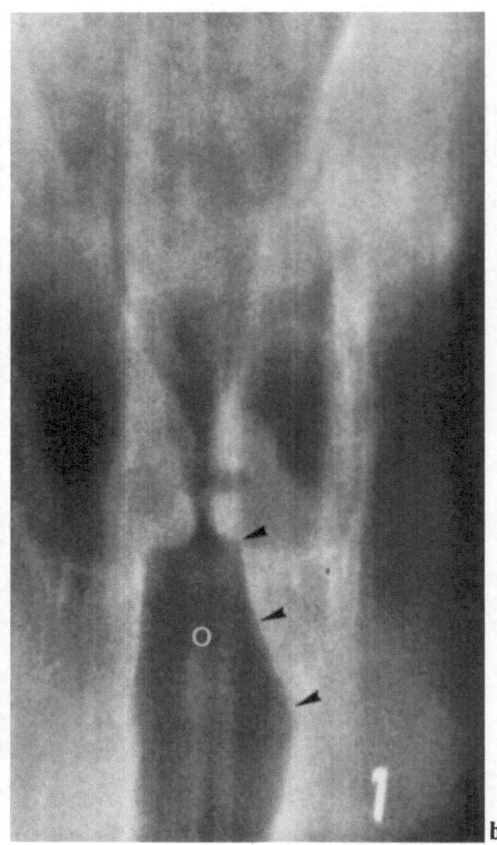

b

Abb. 39a, b

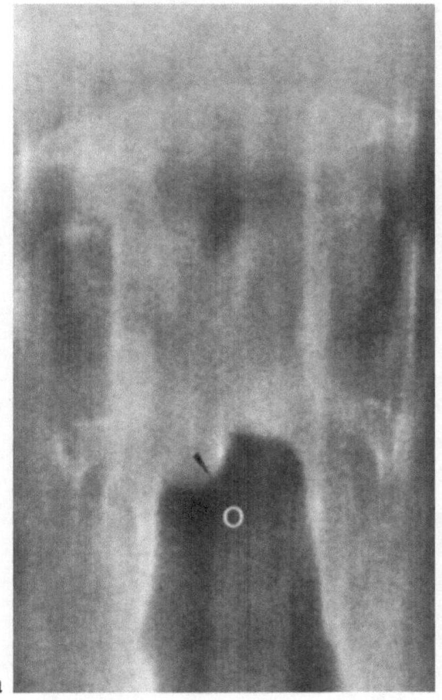

a

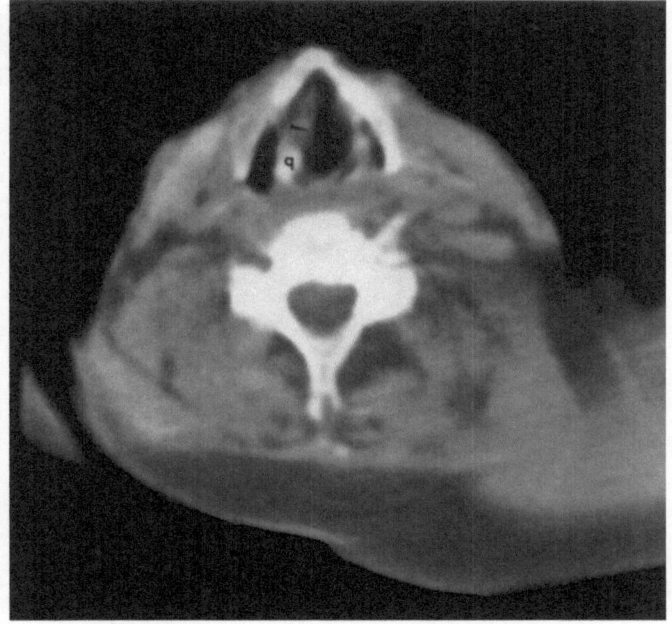

b

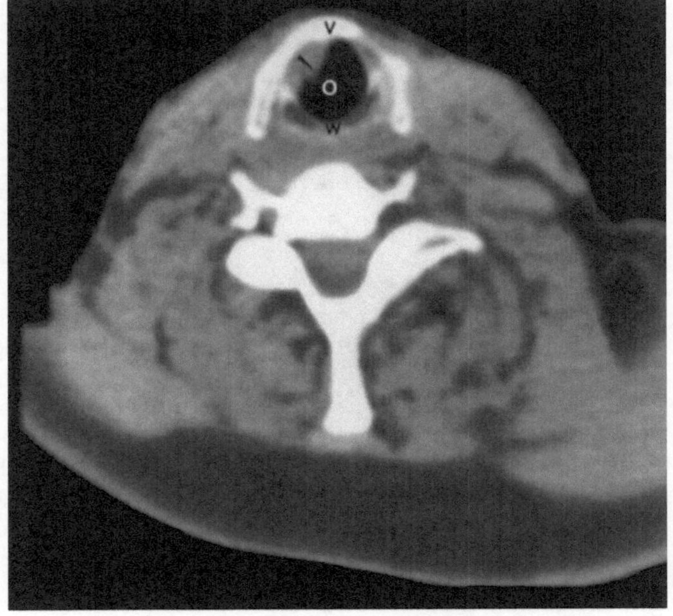

c

Abb. 40a–c. Glottiskarzinom, vom rechten Stimmband ausgehend mit subglottischer Ausdehnung. Eingeschränkte Stimmbandbeweglichkeit rechts. **a** Tomogramm (Ventrikelschicht) während eines echten Valsalvaversuchs. **b** Computertomogramm. Schichthöhe Stimmbänder. **c** Computertomogramm. Schichthöhe Lamina cartilaginis cricoidea. *O* subglottischer Raum, *V* Schildknorpel, *W* Ringknorpel, *q* verknöcherter Aryknorpel

---

Abb. 39a, b. Glottiskarzinom mit Tumorbefall des rechten Stimmbandes, Obliteration des Ventriculus laryngis und Schwellung des rechten Taschenbandes. Abflachung des linken lateralen subglottischen Winkels als anatomische Variante (▼▼▼). **a** Tomogramm (Ventrikelschicht) bei U-Phonation: Status vor Therapie. **b** Tomogramm (Ventrikelschicht) bei U-Phonation: Zwölf Jahre nach Abschluß der Strahlentherapie (rezidivfrei bei nach wie vor noch geschwollenem rechten Stimm- und Taschenband). *O* subglottischer Raum

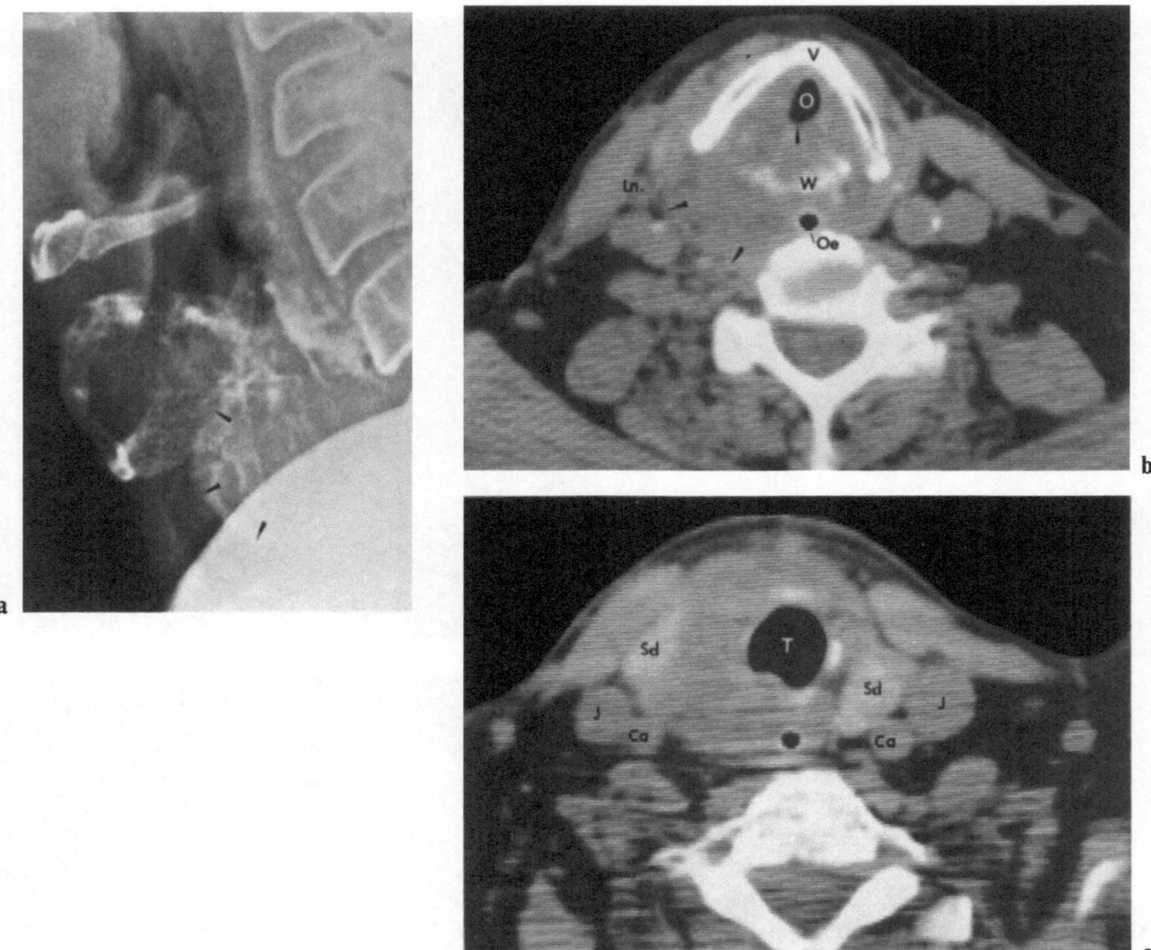

Abb. 41 a–c. Subglottisches Chondro-Sarkom mit Destruktion des Krikoids, Lumeneinengung des subglottischen Raumes und der proximalen Trachea, Ummauerung des Ösophagus (Patient trägt eine Magensonde), Torsion des Schildknorpels im Uhrzeigersinn sowie Verlagerung und Infiltration des rechten Schilddrüsenlappens. Zervikale Lymphknotenmetastasen rechts. **a** seitliche Halsweichteilaufnahme. **b** Computertomogramm. Schichthöhe Lamina cartilaginis cricoidea. **c** Computertomogramm. Schichthöhe proximale Trachea. *V* Schildknorpel, *W* Ringknorpel, *T* Trachea, *O* subglottischer Raum, *Oe* Ösophagus mit Magensonde, *Sd* Schilddrüse, *Ca* A. carotis comm., *J* Vena jugularis, *Ln* Lymphknotenmetastase

gnostizierbar, d.h. anhand der direkten Darstellung der Larynxwandinfiltration und der malignen Invasion der benachbarten Strukturen.

4. Zervikale Lymphknotenmetastasen

Der Lymphabfluß ist auf S. 267 (Abb. 2) beschrieben. Die Häufigkeit der Metastasierung variiert stark, je nach Sitz des Primärtumors.

Unter der Voraussetzung, daß der metastatische Lymphknotenprozeß eine für die computertomographische Darstellbarkeit ausreichende Größe aufweist, d.h. im Minimum ca. 10 mm beträgt, sind Aussagen über Umfang und Lokalisation der regionären Lymphknotenmetastasierung möglich. Gerade in der Differenzierung der Lymphknotenkategorien N_0/N_1 und N_1/N_2 mit den daraus resultierenden therapeutischen Konsequenzen ist die CT eine zuverlässige Untersuchungsmethode, die dem Palpationsbefund eindeutig überlegen ist (MANCUSO 1979, 1981, 1982, 1983b, c; BÄHREN 1982, 1983; LENZ 1983; MAFEE 1983, REEDE 1982a, b).

5. Karzinomrezidive

Die Rezidivhäufigkeit der Larynxkarzinome in den beiden ersten Jahren und die Möglichkeit, den persistierenden Primärtumor und früh erkannte Tumorrezidive noch kurativ behandeln zu können, bestimmen die Tumornachsorge, indem zeitlich festgelegte und regelmäßig durchgeführte Verlaufskontrollen unerläßlich sind. In jedem Fall entscheidend für die Rezidivdiagnostik ist eine histologische Sicherung, die – bioptisch und operativ – angestrebt werden muß.

Der radiologische Nachweis von Tumorrezidiven nach Strahlentherapie oder nach einem funktionserhaltenden chirurgischen Eingriff basiert auf den gleichen, nicht pathognomonischen röntgenmorphologischen Kriterien wie bei den Primärtumoren und stützt sich auf:

1. lokale Veränderungen des Faltenreliefs durch eine das Kehlkopflumen einengende Raumforderung bzw. umschriebene Zerstörung der Schleimhautoberfläche,
2. die Erfassung des endophytischen Tumorwachstums (bei Invasion des präepiglottischen und paraglottischen Raumes, des verknöcherten Knorpelskeletts und bei organüberschreitender Tumorausbreitung),
3. die infiltrationsbedingte Einschränkung der Beweglichkeit und Dehnbarkeit der endolaryngealen Strukturen.

Dementsprechend sind die Aussichten einer radiologischen Früherfassung lokaler Tumorrezidive, unter Berücksichtigung der den Krankheitsprozeß überdeckenden ödematösen oder fibrotischen Veränderungen des K. nach Strahlentherapie (Muntean u. Koch 1940; Landman 1970; Rideout u. Poon 1977) und der damit verbundenen Reliefveränderungen, problematisch und der laryngoskopischen Diagnostik unterlegen. Der Nachweis einer rein infiltrativ wachsenden Frühform eines Rezidivs ist radiologisch nicht möglich. Die radiologische Darstellung rezidivbedingter formaler und funktioneller Veränderungen des Kehlkopfs durch fortgeschrittene und damit größere Tumorrezidive bereitet hingegen keine Schwierigkeiten (Abb. 42). Das Heranziehen der Röntgendiagnostik muß daher bei der Rezidivsuche am Kehlkopf auf Fälle beschränkt bleiben, bei denen eine starke Schwellung des Kehlkopfeingangs den Einblick in das Kehlkopfinnere verwehrt.

Besonderen Wert gewinnt die Computertomographie als Befundkontrolle nach Laryngektomie, da die geänderte Anatomie die Endoskopie erschwert und damit abermals nur endoluminales Tumorwachstum im Hypopharynx und zervikalen Ösophagus erfaßt wird. Nach Entfernung des gesamten Larynx wird der kraniale Trachealstumpf als bleibendes Tracheostoma mit der Halshaut fixiert, der Pharynxdefekt durch fortlaufende Naht verschlossen. Der erhaltene, jedoch verschmälerte Hypopharynxschlauch charakterisiert den postoperativen Situs. Die Dichteanhebung und Obliteration der Fettgewebsschichten subkutan, bzw. in den zervikalen Kompartimenten sind unmittelbar postoperativ hämatom- und ödembedingt, später, insbesondere nach Bestrahlung, sind sie Fibrosefolge. Einschränkend ist jedoch festzustellen, daß eine Unterscheidung zwischen Tumor, entzündlicher Infiltration und Fibrose computertomographisch, auch unter Kontrastmittel-Enhancement, kaum möglich ist. Lediglich das Verhalten des Befundes über einen längeren Beobachtungszeitraum läßt eine konklusivere computertomographische Aussage erwarten, die bioptisch verifiziert werden muß.

Durch die radikale Neck Dissection werden alle Halslymphknoten von der Klavikula bis zum Mastoid unter Mitnahme der V. jugularis interna und des M. sternocleidomastoideus entfernt, mit defektbedingter Asymmetrie und Abflachung der ipsilateralen Halskontur im Computertomogramm (Som u. Biller 1983). Als Folge der Venenresektion resultiert eine Kaliberzunahme der kontralateralen V. jugularis interna. Durch die funktionelle Neck Dissection werden die Lymphknoten unter Erhaltung der V. jugularis interna und des M. sterno-

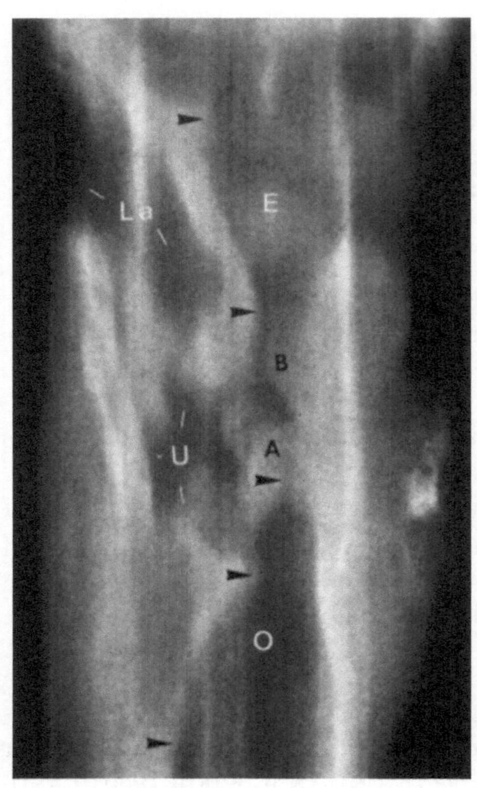

Abb. 42. Exulzerierter Rezidivtumor mit ausgedehntem Befall der rechten Larynxhälfte nach Strahlentherapie eines Glottiskarzinoms rechts. NB: große Laryngocele rechts. Tomogramm (Ventrikelschicht) bei U-Phonation. *A* Plica vocalis, *B* Plica vestibularis, *E* Vestibulum laryngis, *La* Laryngocele. *O* subglottischer Raum, *U* großer Tumorkrater

cleidomastoideus entfernt; computertomographisch sind dann im allgemeinen die postoperativen Veränderungen minimal.

Mit der Computertomographie steht ein bildgebendes Verfahren zur Verfügung, das den Rezidivtumor nach Laryngektomie lokal und im Bereich des Pharynx, des Stoma oder der regionären Lymphknoten oft schon darzustellen erlaubt, wenn Palpations- und Inspektionsbefund noch unverdächtig sind (HARNSBERGER et al. 1983). Da zum Zeitpunkt der klinischen Vermutungsdiagnose die Rezidivtumoren im allgemeinen bereits weit fortgeschritten sind, gestattet die Computertomographie, durch Bestimmung ihrer Größe und ihres Infiltrationsgrades die Operabilität bzw. Inoperabilität diagnostisch richtig einzuschätzen.

F. Tumorstatistik und Berichterstattung

Die Erstellung einer Statistik steht zum tiefsten Sinn der ärztlichen Tätigkeit in einem gewissen Widerspruch, indem der Mediziner zum Kranken, der sich ihm anvertraut, besonders wenn ein bösartiger Tumor vorliegt, eine mehr oder weniger enge menschliche Beziehung anstrebt. Wenn dies gelingt, scheinen die Ergebnisse, obwohl es statistisch nicht erhärtet werden kann, günstiger auszufallen. Die Statistiker müssen den Kranken nicht als Subjekt, sondern als Objekt behandeln.

Wer während vieler Jahre Tumortherapie betrieben hat, weiß, daß gute oder gar optimale Ergebnisse ohne Statistik nicht erzielbar sind. Diese muß in erster Linie zur *Selbstkontrolle* unserer Leistungen dienen, weil wir uns als Ärzte nur zu leicht vom Einzelereignis beeindrukken lassen. Den publizistischen Weg sollen wir einschlagen, wenn wir glauben, mit unserer Erfahrung einen Beitrag zur Lösung bestehender Probleme leisten zu können, sei es, daß wir einen neuen Weg beschritten, eine Variation vorgenommen haben oder auch durch unsere Erfahrung eine Bestätigung, Änderung oder Ablehnung anderer Vorschläge mitteilen möchten.

Die Aufgabe der Statistik ist nicht nur im Vergleich der Leistungen verschiedener Behandlungsmethoden zu erblicken, sondern hat noch eine ganze Reihe anderer Aufgaben zu erfüllen. Wir wollen wissen, wie die Abhängigkeit der Ergebnisse von der Lokalisation und Tumorausdehnung, der Beziehung der Geschwulst zur Nachbarschaft, dem Befallensein der Lymphknotenstationen, vom Alter, Geschlecht und zahlreicher anderer Bedingungen des Zustandes des Patienten verläuft. Die Statistik hat aber noch einen anderen, viel zu wenig beachteten Sinn: Sie zwingt zu einer exakten Untersuchung, Behandlung und zu systematischer Nachkontrolle. Damit führt sie zwangsläufig zu einer präziseren Indikationsstellung und Behandlung und erlaubt dem Radiologen, das unbedingt notwendige Gespräch – hier bei den Kehlkopftumoren – mit dem otolaryngologischen Partner auf sachlicher Basis zu führen.

Vielfach werden die Begriffe keineswegs einheitlich verwendet, was die Vergleichsmöglichkeiten erschwert, täuscht oder gar unmöglich macht. Eine kritische Erörterung wird an dieser Stelle eingeschaltet, die auch bei anderen Tumorlokalisationen zur Klärung beitragen kann. Die TNM-Klassifikation wurde mehrfach geändert, so daß ein Vergleich mit früheren Ergebnissen erschwert wird.

Drei Aufgaben waren und sind z.T. noch heute zu lösen:

1. Die anatomischen Grenzen des Larynx.
2. TNM-Kategorien und Stadieneinteilung (staging).
3. Die Berichterstattung über die Behandlungsergebnisse.

I. Die anatomischen Grenzen des Larynx

Sie wurden für klinische Zwecke am 6. Internationalen Krebskongreß in Sao Paulo 1964 festgelegt und am 7. Krebskongreß in London 1968 angenommen.

Die *vordere Begrenzung,* bei Blick von der Larynxinnenseite, wird anatomisch bestimmt durch die hintere Oberfläche der Epiglottis, der vorderen Kommissur, der Vorderwand der Cartilago thyreoidea, der Membrana thyreocricoidea und dem vorderen Bogen des Krikoids. Praktischer Gründe wegen wird der *präepiglottische Raum* als Teil des Larynx betrachtet (Nobre 1960), mit der vorderen Grenze als Membrana hyothyreoidea und oben als Membrana hyoepiglottica. Die posterolateralen Grenzen setzen sich zusammen aus der aryepiglottischen Falte, der Arytenoidregion und dem interarytenoidalen Raum, der hinteren Kommissur und der lateralen und hinteren Oberfläche der Subglottis, bis zur unteren Grenze der Cartilago cricoidea. Das *untere Ende des Larynx* wird durch eine Ebene am unteren Rand der Cartilago cricoidea angenommen.

Die Geschwülste des Larynxeingangs (margelle, Marginalzone) wurden bis 1950 und gelegentlich bis 1960 klinisch in der Regel als besondere Gruppe des Hypopharynx betrachtet. 1962 wurde diese von der UICC, mit Ausnahme der Spitze der Epiglottis und der aryepiglottischen Falte, dem Larynx zugeordnet. In der Revision von 1972 wurden diese beiden Sitze dem Larynx einverleibt. Die fehlende exakte Abgrenzung der *laryngealen Regionen* erfuhr in Toronto mit Recht scharfe Kritik. Der Praktiker würde vor allem die genaue Umschreibung der Grenzen der Glottis schätzen. Das AJC nimmt die obere Grenze der Glottis in einer horizontalen Ebene an, die durch den Apex des Ventriculus verläuft. Die untere Grenze der Glottis wird in einer horizontalen Ebene, 1 cm tiefer als die obere angenommen. Zu bedenken ist, daß recht häufig eine sich nach oben erstreckende Appendix des Ventriculus Morgagni vorkommt, der sehr schön im Atlas von Rauber-Kopsch dargestellt ist. Ein Apex des Ventriculus fehlt unter diesen Umständen. Besser ist es deshalb, eine Ebene zu wählen, die durch die Mitte der Öffnung des Sinus Morgagni horizontal verläuft. Die Festlegung der unteren Glottisgrenze ist praktisch bedeutsam für die Diagnose der subglottischen Ausdehnung und vor allem des *subglottischen Karzinoms*. Ohne Zweifel ist das unterschiedliche in der Literatur mitgeteilte Vorkommen der subglottischen Tumoren z.T. auf die fehlende genaue Grenze der Subglottis zurückzuführen. Gegen die etwas willkürliche Annahme der unteren Glottisgrenze 1 cm unterhalb der oberen, kann eingewendet werden, daß die Frauen mit ihrem kleineren Larynx eine deutlich tiefer liegende subglottische Region aufweisen. FREELAND (1976) hat vor allem bei Untersuchungen der Tumoren der vorderen Kommissur, die eine deutliche Tendenz aufweisen, sich subglottisch auszudehnen, vorgeschlagen, die Unterfläche des Stimmbandes schon als subglottische Region zu bewerten. Dieser Vorschlag ist, obwohl die anatomischen und onkologischen Gründe nicht bestreitbar sind, klinisch unhaltbar, weil sonst mehr als die Hälfte der T_1-Glottistumoren mit subglottischer Ausdehnung beurteilt werden müßten. Andererseits spricht OLOFSSON (1976) von subglottischer Ausdehnung nur, wenn der Conus elasticus vom Tumor durchwachsen ist. Wenn aber die subglottische Schleimhaut nicht vom Tumor durchsetzt ist, haben wir klinisch keine Möglichkeit, dies festzustellen. OGURA (1976), der offenbar mit dem Vorschlag des AJC nicht einverstanden ist, schlägt vor, die untere Grenze der Glottis in einer Ebene 5 mm unterhalb des unteren Stimmbandrandes anzunehmen. Wir halten diesen Vorschlag für gut. Man darf demnach die subglottische Ausdehnung eines Stimmbandkarzinoms erst annehmen, wenn die asymmetrische subglottische Konfiguration tiefer reicht als $^1/_2$ cm. Für die Behandlungsplanung müssen sicherheitshalber, wegen möglicher paratrachealer Metastasierung, bei asymmetrischem Stimmbandkonuswinkel die Felder schon bei geringer Ausdehnung wie bei subglottischen Karzinomen bis zur Dosis von 4000–5000 rad belastet werden (s.S. 378).

Die Hauptfrage lautet aber: *Wann sollen wir von subglottischer Ausdehnung eines Stimmbandkarzinoms sprechen und wann von einem subglottischen Karzinom?* Einwandfrei liegt ein subglottisches Karzinom vor, wenn das Stimmband noch frei ist. Die Begrenzung auf diese Bedingung würde bedeuten, daß nur relative Frühfälle (T_1) oder Spätfälle, die schon in die Trachea einwachsen (T_4), als Krebse dieser Region eingeordnet werden dürften. Wir haben *Larynxkarzinome als subglottisch* aufgefaßt, wenn die Hauptmasse der Geschwulst

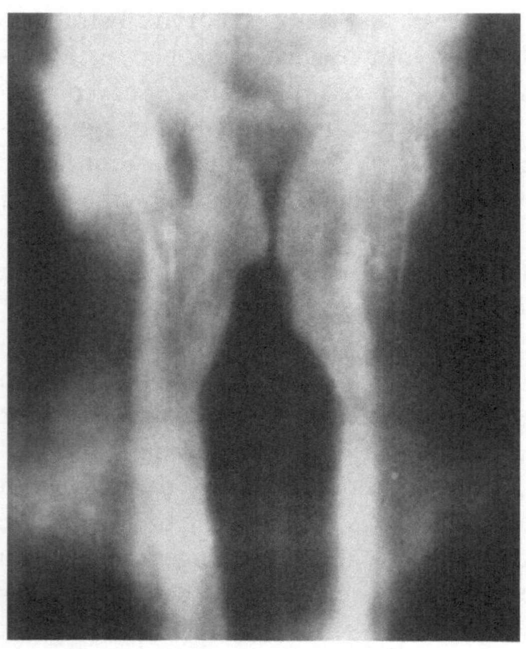

Abb. 43. Ausgedehntes, alle drei Etagen befallendes Karzinom der li. Larynxseite bei 47jähriger Frau, wahrscheinlich vom Stimmband ausgehend. Bestrahlung mit 4300 rad in 31 Tagen mit 200 kV, 1 mm Cu (1336 ret). Sehr früh einsetzende intensive Schleimhautreaktion. Geheilt seit 27 Jahren

subglottisch lag und das Stimmband nach oben nicht überschritten wurde. Breitete sich der Tumor aber klinisch sowohl sub- wie supraglottisch aus (Abb. 43), reihten wir den Krebs als *Dreietagentumor* ein, in der Regel als T_2, wenn Fixation vorlag als T_3.

Der Begriff *transglottisch* ist nicht identisch mit Drei-Etagen-Tumor. McGavran et al. (1961) wollten mit der Bezeichnung transglottisch einen *besonderen supra-glottischen Tumor* charakterisieren der von der Tiefe des Sinus Morgagni ausgeht und eine hohe Tendenz zu subglottischer Ausdehnung aufweist, doch ist diese nicht obligat. Gelegentlich überwiegt aber die subglottische Ausdehnung (Olofsson 1976). Im Vergleich zu den übrigen supraglottischen Karzinomen weist das transglottische eine hohe regionäre Metastasierungsquote von rund 50% auf. Supraglottische Laryngektomie ist bei diesem Tumor strikt kontraindiziert. Unter 100 Fällen mit Serienschnitten von total exstirpierten Kehlköpfen hat Kirchner (1969) in 19 Fällen eine transglottische Situation diagnostiziert. Das Wort transglottisch ist verführerisch und wird sowohl in der chirurgischen als auch in der radiologischen Literatur häufig bei Karzinomen angewandt, die alle drei Etagen des Larynx befallen. Drei-Etagen-Tumoren des Stimmbandes zeigen keine derartig hohe Tendenz zur regionären Metastasierung. Der Radiologe sollte im Gespräch mit dem Laryngologen wissen, was der Begriff transglottisch, der nach McGavran klinisch gut begründet ist, bedeutet. Chirurgisch kommt sowohl bei transglottischen wie bei Drei-Etagen-Tumoren nur die totale Laryngektomie (LE) mit Lymphknotenbehandlung in Frage. Diese 3-Etagen-Tumoren haben heute bei Bestrahlung gute Heilungsaussichten (s.S. 372). Im Falle des Versagens besteht immer noch die zusätzliche Aussicht auf Beherrschung des Resttumors oder Rezidivs durch totale LE.

II. TNM-Kategorien und Stadieneinteilung

Von allem Anfang an hat man sich in der Tumortherapie bemüht, Unterlagen zu schaffen, um feststellen zu können, welche Heilungsaussichten die eigene Behandlung bietet und Vergleichsmöglichkeiten mit anderen Verfahren zu schaffen. Von den chirurgischen Maßnahmen her kannte man die große Abhängigkeit der Ergebnisse von der lokalen und regionären Ausdehnung der Geschwulst, obwohl noch andere Faktoren den Ausgang des Leidens mitbestimmen. Zahlreiche, ohne Zweifel gut gemeinte, aber sehr oft von einem bestimmten Therapieverfahren geleitete Vorschläge wurden gemacht. Der erste große Schritt gelang mit der Annahme des TNM-Systems durch die WHO 1950. In der Einleitung zur 3. Ausgabe der TNM-Klassifikation 1978 wird ausgesagt, daß eine genaue Beschreibung der Tumorausdehnung wegen verschiedener Gesichtspunkte nützlich sein muß, nämlich

1. für den Kliniker in der Behandlungsplanung,
2. gibt sie Anhaltspunkte für die Prognose,
3. für die Auswertung der Behandlungsresultate,
4. erleichtert sie den Austausch der Information zwischen Tumorzentren und
5. kann sie zur weiteren Erforschung des menschlichen Krebses beitragen.

Im allgemeinen werden 4 Kategorien für den Primärtumor und das regionäre Gebiet angenommen. Dies ergibt 16 unterschiedliche Möglichkeiten. Wenn man die beiden Varianten der Fernmetastasierung, M_0 und M_1, hinzurechnet, sind es gar deren 36! Diese Vielfalt der Möglichkeiten schließt praktisch, mit Ausnahme einiger oft vorkommender Geschwulstsituationen, einen statistischen Vergleich aus. Man faßte deswegen Geschwulstausdehnungen ähnlicher Prognose zu den Stadien (stages) I–IV zusammen.

Im Bereich der Larynxtumoren wurde die Notwendigkeit einer einheitlichen Klassifikation am 4. Internationalen Radiologenkongreß in London offensichtlich. Das Committee of Clinical Stage Classification and Applied Statistics (CCSCAS) unter Leitung von Denoix (1960) wurde mit der Ausarbeitung von Vorschlägen beauftragt. Für die Larynxtumoren wurde das Ergebnis von NOBRE (1960) mitgeteilt. Dieser Bericht, der heute noch lesenswert ist, zeigt die großen Schwierigkeiten, die sich für eine Einigung, selbst in einem eng begrenzten Gebiet, auf internationaler Ebene ergeben. Der Vorschlag diente als Basis für die TNM-Klassifikation der Larynxtumoren der UICC 1962. Die Versuchsperiode wurde bis 1972 festgelegt.

Im folgenden werden die Vorschläge wiedergegeben, nicht nur aus historischen Gründen, sondern um Vergleiche früherer Arbeiten mit späteren und anderen Klassifizierungen zu ermöglichen.

Der Vorschlag der UICC 1962 für den Larynx lautete:

- Die Klassifikation ist nur für Karzinome anwendbar.
- Es muß eine histologische Verifikation der Erkrankung vorliegen.
- Die Ausdehnung der Erkrankung wird erfaßt aufgrund der klinischen Untersuchung, Endoskopie und Radiographie.
- Die regionalen Lymphknoten sind diejenigen der Halsregion.
- Der Larynx wird unterteilt in 3 Regionen und diese werden nochmals unterteilt in eine Zahl von Krankheitssitzen (sites):

Region	*Sitz*
a) Supraglottis	hintere Oberfläche der Epiglottis, ohne Spitze der Epiglottis und der aryepiglottischen Falte (marginal zone)
	Arygegend
	Falsches Stimmband
	Ventriculus laryngis (MORGAGNI)
b) Glottis	Stimmband
	vordere Kommissur
	hintere Kommissur
c) Subglottis	

T-Primärtumor

a) Supraglottis

TIS präinvasives Karzinom: Carcinoma in situ

T_1 Tumor, begrenzt auf die Larynxoberfläche der Epiglottis oder einer aryepiglottischen Falte oder des Sinus Morgagni oder des falschen Stimmbandes.

T_2 Tumor, der die Epiglottis erfaßt und sich auf den Sinus Morgagni oder die falschen Stimmbänder ausbreitet.

T_3 Tumor der Epiglottis und/oder des Ventrikels oder falschen Stimmbandes, der sich auf das echte Stimmband ausdehnt.

T_4 Tumor, wie T_1, T_2 oder T_3, aber mit direkter Ausdehnung auf den Sinus piriformis, die Postkrikoidregion, die Vallekula oder die Zungenbasis.

b) Glottis

TIS präinvasives Karzinom (Carcinoma in situ)

T_1 Tumor, auf das Stimmband begrenzt, dessen Beweglichkeit normal ist.

T_2 Tumor, der beide Stimmbänder erfaßt, mit normaler Mobilität oder eines oder beider Stimmbänder mit Fixation derselben.

T_3 Tumor, der sich vom Stimmband auf die subglottische oder supraglottische Region ausdehnt (Ventriculus Morgagni oder falsches Stimmband).

T_4 Tumor, wie in T_1, T_2 oder T_3, aber mit direkter Ausdehnung über einen Knorpel, zur Haut, zum Sinus piriformis oder zur Postkrikoidregion.

c) Subglottis

TIS präinvasives Karzinom, sog. Carcinoma in situ

T_1 Tumor, begrenzt auf eine Seite der subglottischen Region, mit Ausnahme der unteren Fläche des Stimmbandes.

T_2 Tumor, der sich auf beide Seiten der subglottischen Region ausdehnt, ohne die Unterfläche des Stimmbandes.

T_3 Tumor der subglottischen Region, der sich auf das Stimmband ausdehnt.

T_4 Tumor, wie T_1, T_2 oder T_3, aber mit direkter Ausdehnung auf die Trachea, Haut oder Postkrikoidregion.

N – Regionale Lymphknoten

Der Kliniker muß sich festlegen, ob die palpablen Lymphknoten von Tumor befallen sind oder nicht.

N_0 keine palpablen Lymphknoten.

N_1 bewegliche homolaterale Knoten.
  N_{1a} Knoten, als nicht tumorbefallen beurteilt.
  N_{1b} Knoten, als tumorhaltig beurteilt.

N_2 bewegliche kontra- oder bilaterale Knoten.
  N_{2a} Knoten, als nicht tumorbetroffen beurteilt.
  N_{2b} Knoten, als tumorbefallen beurteilt.

N_3 fixierte Knoten.

M – Fernmetastasen

M_0 keine Anhaltspunkte für Fernmetastasen.

M_1 Fernmetastasen nachweisbar.

Eine Stadieneinteilung wurde – at present – nicht vorgeschlagen. Die klinische Arbeit erforderte aber eine Zusammenfassung ähnlich gelegener Situationen, oder die Klassifikation wurde als für radiologische Zwecke als ungeeignet bezeichnet (WANG 1963). Zahlreiche Vorschläge wurden gemacht. Sie sind von VERMUND (1970) in Tabelle 2 zusammengestellt. Man sieht, daß nur im Stadium I T_1N_0 Einigkeit besteht. Alle anderen differieren z.T. erheblich, was um so erstaunlicher ist, als die Vorschläge von Gremien und Autoren stammen, die sich über langjährige Erfahrung auf diesem Gebiet ausweisen konnten. Der schwache Punkt des 1962er Vorschlages ist vor allem in der Einordnung der Fälle mit Fixation des Stimmbandes in die Kategorie T_2 zu erblicken und weil der Bewertung der Überschreitung des Stimmbandes nach oben oder unten größere Bedeutung zukommt als der Fixation desselben. Die Indikationsstellung, besonders ob chirurgisch oder radiologisch behandelt werden sollte, erfuhr eine Erschwerung.

All die erwähnten Vorschläge stießen auf Kritik. NOSTRAND u. OLOFSSON (1972) kritisieren, daß die Grenzen der laryngealen Sitze und Regionen zu wenig genau beschrieben seien. Wenn wir bedenken, daß die Feststellung des Ursprungs des Tumors nur bei sehr umschriebenen Formen möglich ist, und daß schon bei T_2-Tumoren eine nicht unerhebliche Unsicherheit besteht, so läßt sich leicht ableiten, daß eine genauere Beschreibung von Sitz und Region in der Praxis kaum weiterführen wird.

Man hilft sich in der Praxis mit der keineswegs sicheren, aber wahrscheinlichen Annahme, daß bei der Bestrahlung der Geschwülste diese sich auf den eigentlichen Ursprung zurückziehen sollen. Doch bleibt auch damit eine Fehlerbreite von $\sim 10\%$. In bezug auf die Tiefenaus-

Tabelle 2. Klassifikation der Larynxkarzinome. (Nach VERMUND 1970)

Stadium	UICC[a]	AJC[b]	NIELSEN	LEDERMAN	TASKINEN u. HOLSTI	GARLAND	BRYCE et al.
I	$T_1N_0M_0$	$T_1N_0M_0$	$T_1N_0M_0$	$T_1N_0M_0$	$T_1N_0M_0$	$T_1N_0M_0$	$T_1N_0M_0$
II	$T_2N_0M_0$ $T_1N_1M_0$	$T_{2-4}N_0M_0$	$T_2N_0M_0$[c]	$T_2T_3N_0M_0$[d]	$T_2N_0M_0$ $T_1N_1M_0$	$T_{2-3}N_0M_0$	$T_2N_0M_0$ $T_1N_1M_0$
III	$T_{3-4}N_0M_0$ $T_{2-4}N_1M_0$ $T_{1-4}N_2M_0$	$T_{1-3}N_1M_0$	$T_2T_3N_0M_0$	$T_{2-4}N_0M_0$[e] T_1-$T_4N_1M_0$	$T_3N_0M_0$ $T_{2-3}N_1M_0$ $T_{1-3}N_2M_0$	$T_{1-3}N_1M_0$	$T_2N_0M_0$ $T_{2-3}N_1M_0$ $T_{1-3}N_2M_0$
IV	$T_{1-4}N_3M_0$ $T_{1-4}N_{0-3}M_1$	$T_4N_1M_0$ $T_{1-4}N_2M_0$ $T_{1-4}N_{1-2}M_1$	$T_4N_0M_0$ $T_{1-4}N_{1-3}M_0$ $T_{1-4}N_{0-3}M_1$	$T_{1-4}N_{2-3}M_0$ $T_{1-4}N_{0-3}M_1$	$T_4N_{0-2}M_0$ $T_{1-4}N_3M_0$ $T_{1-4}N_{0-3}M_1$	$T_{1-4}N_2M_0$ $T_{1-4}N_{0-3}M_1$	$T_4N_0M_0$ $T_{1-4}N_3M_0$ $T_{1-4}N_{0-3}M_1$

[a] Unio Internationalis Contra Cancrum

[b] American Joint Commitee on Cancer Staging and End Results Reporting

[c] Fälle mit unbeweglichem Lig. vocale werden nicht Stadium II, sondern III zugerechnet, obwohl der Tumor noch auf Lig. vocales beschränkt erscheint.

[d] Larynxbeweglichkeit beeinträchtigt, aber nicht gänzlich aufgehoben, oder Tumorausbreitung über Ursprungsgewebe hinaus

[e] Tumor mit Fixation einer oder beider Larynxhälften, oder es liegen einseitig bewegliche zervikale Lymphknotenmetastasen oder extralaryngeale Infiltration vor

dehnung bestehen ebenfalls erhebliche Unsicherheiten. Dies läßt sich besonders gut zeigen beim Vergleich der klinisch festgestellten und der an Operationspräparaten nachgewiesenen Ausdehnung. So sagt JESSE (1975), daß bei 48 operierten T_4-Tumoren in 20% die Tiefeninfiltration nicht erkannt werden konnte. Nur ein einziges Mal wurde eine nicht bestehende Infiltration in die Tiefe angenommen. Bei ausgedehnten Geschwülsten ist die effektive Tumorausdehnung wahrscheinlich tiefer als wir klinisch darstellen können und sollte bei der Therapie entsprechend berücksichtigt werden. Kritisch ist ferner die Beurteilung der Knorpeldestruktion, die aufgrund des klinischen Befundes vielfach zweifelhaft bleibt. Bei den Lymphknoten wird umgekehrt der Tumorbefall klinisch zu oft angenommen. Die Rückbildung einer entzündlichen Lymphknotenschwellung nach Antibiotikabehandlung schließt einen Tumorbefall nicht aus.

1972 arbeitete die UICC neue Vorschläge aus. Die Region Supraglottis wurde zweigeteilt, nämlich in eine marginale Zone, die den Geschwülsten des Larynxeingangs entspricht und in eine „supraglottische Zone, ohne den Epipharynx", den man besser als supraglottische Zone s.s. (sensu strictore) bezeichnen würde. Beim Sitz (site) findet sich eine bedeutende Änderung: Die Spitze der Epiglottis, die früher ausgeschlossen war, wird nun in den Epilarynx einbezogen. Die Klassifikationen aller drei Regionen des Larynx erfuhren in der Kategorie T_1 eine Differenzierung, die besonders für die Beurteilung radiologischer Leistungen und den Vergleich mit chirurgischen Möglichkeiten sehr wertvoll ist. Im Jahre 1978 erfolgte eine Neuausgabe der Klassifizierung, die im Bereich des Larynx nur den Zusatz eines T_x erfuhr bei Geschwülsten, bei denen die minimalen Voraussetzungen, um den Sitz des Primärtumors zu bestimmen, fehlen. Zudem wurde beschlossen, in den nächsten zehn Jahren keine Änderungen der Klassifikation vorzunehmen, es sei denn, man würde größere oder bedeutsamere Fortschritte in der Diagnostik oder Behandlung erzielen.

Neben dieser von der UICC vorgeschlagenen Klassifikation der malignen Tumoren wurden mehrere andere Vorschläge ausgearbeitet, der wichtigste durch das American Joint Committee for Cancer Staging and Endresults Reporting (AJC), dessen Manual for Staging of Cancer (letzte Ausgabe 1977), neben der eigenen Stadieneinteilung, bedeutende Ausführungen über die Anatomie sowie allgemein über die Berichterstattung enthält.

Tabelle 3

UICC, Vorschlag 1978	AJC, Vorschlag 1977
Supraglottis (161.1)	*Supraglottis*
Tis präinvasives Karzinom (Carcinoma in situ)	Tis Carcinoma in situ
T_0 Primärtumor nicht nachweisbar	T_0 keine Zeichen vom Primärtumor
T_1 Tumor, auf die Region begrenzt, mit normaler Beweglichkeit T_{1a} Tumor, begrenzt auf die laryngeale Oberfläche der Epiglottis oder der aryepiglottischen Falte oder eines Sinus laryngis (Morgagni) oder eines falschen Stimmbandes T_{1b} Tumor, der die Epiglottis befallen hat und gegen einen Sinus Morgagni oder auf ein Taschenband sich ausdehnt	T_1 Tumor, begrenzt auf eine Region, mit normaler Beweglichkeit
T_2 Tumor, begrenzt auf den Larynx, mit Ausdehnung auf einen benachbarten oder benachbarte Sitz(e) oder auf die Glottis, ohne Fixation	T_2 Tumor infiltriert anliegenden Sitz(e) oder die Glottis, ohne Fixation
T_3 Tumor, begrenzt auf den Larynx mit Fixation und/oder andere Anzeichen tiefer Infiltration	T_3 Tumor, begrenzt auf den Larynx mit Fixation und/oder Ausdehnung auf die Postkrikoidgegend, mediale Wand des Sinus piriformis oder den präepiglottischen Raum
T_4 Tumor mit direkter Ausdehnung über den Larynx hinaus	T_4 massiver Tumor, der sich über den Larynx ausdehnt, gegen den Oropharynx, Weichteile des Nackens oder Zerstörung der Cartilago thyreoidea
T_x die minimalen Erfordernisse, um die Ausdehnung des Primärtumors zu bestimmen, sind nicht vorhanden	
Glottis (161.0)	*Glottis*
Tis präinvasives Karzinom (Carcinoma in situ)	Tis Carcinoma in situ
T_0 kein Primärtumor nachweisbar	T_0 – do –
T_1 Tumor, begrenzt auf die Region, mit normaler Beweglichkeit T_{1a} Tumor, begrenzt auf ein Stimmband T_{1b} Tumor befällt beide Stimmbänder	T_1 Tumor, begrenzt auf das Stimmband(er) mit normaler Beweglichkeit (mit Einschluß der vorderen oder hinteren Kommissur)
T_2 Tumor, begrenzt auf den Larynx, mit Ausdehnung auf die Supraglottis oder die subglottische Region, mit normaler oder eingeschränkter Beweglichkeit	T_2 supraglottische und/oder subglottische Ausdehnung des Tumors mit normaler oder behinderter Beweglichkeit
T_3 Tumor, begrenzt auf den Larynx, mit Fixation eines oder beider Stimmbänder	T_3 Tumor, begrenzt auf den Larynx, mit Stimmbandfixation
T_4 Tumor mit direkter Ausdehnung über die Grenzen des Larynx	T_4 ausgedehnter Tumor mit Zerstörung der Cartilago thyreoidea und/oder Ausdehnung über die Grenzen des Larynx
T_x die minimalen Erfordernisse, um die Ausdehnung des Primärtumors zu bestimmen, sind nicht vorhanden	–

Tabelle 3 (Fortsetzung)

UICC, Vorschlag 1978		AJC, Vorschlag 1977	
Subglottis (161.2)		*Subglottis*	
Tis	präinvasives Karzinom (Carcinoma in situ)	Tis	Carcinoma in situ
T_0	Primärtumor nicht nachweisbar	T_0	– do –
T_1	Tumor, begrenzt auf die Region T_{1a} Tumor, begrenzt auf eine Regionseite T_{1b} Tumor mit Ausdehnung auf beide Regionseiten	T_1	Tumor, begrenzt auf die subglottische Region
T_2	Tumor, begrenzt auf den Larynx, mit Ausdehnung auf ein oder beide Stimmbänder, mit normaler oder behinderter Beweglichkeit	T_2	Tumor, der sich auf das Stimmband ausdehnt, mit normaler oder behinderter Beweglichkeit
T_3	Tumor, begrenzt auf den Larynx, mit Fixation eines oder beider Stimmbänder	T_3	Tumor, auf den Larynx begrenzt, mit Stimmbandfixation
T_4	Tumor mit Zerstörung des Knorpels oder direkter Ausdehnung außerhalb des Larynx	T_4	ausgedehnter Tumor mit Knorpelzerstörung oder Ausdehnung außerhalb der Grenzen des Larynx oder beider
T_x	die minimalen Erfordernisse, um die Ausdehnung des Primärtumors zu bestimmen, sind nicht vorhanden		

Die T- und N-Kategorien der letzten Bestimmungen der UICC und der AJC sind in der Tabelle 3 wiedergegeben. Die Zweiteilung der supraglottischen Region wurde nicht übernommen. Leider bestehen, besonders bei den supraglottischen Karzinomen, noch erhebliche Differenzen. Der Praktiker schätzt die genaue Umschreibung der Glottis, die allerdings verbessert werden könnte (s.S. 330). Er begrüßt auch, daß in der neuen Fassung die Beweglichkeit der Larynxhälften, im Gegensatz zu früheren Vorschlägen, Berücksichtigung findet. Es besteht aber noch eine wesentliche Differenz im Vergleich zur UICC in bezug auf die Klassifizierung der regionären Metastasierung, indem die UICC großen Wert auf die Fixation der Metastasen legt, während beim AJC die gemessene Ausdehnung für die Zuordnung in die Kategorien maßgebend ist.

Für die bessere Beurteilung unterschiedlicher therapeutischer Maßnahmen im Lymphknotengebiet wäre eine genaue Beschreibung, was unter *fixiertem* Lymphknoten zu verstehen ist, begrüßenswert. Eindeutig fixiert ist der Lymphknoten, wenn er gegenüber dem Skelett unverschieblich ist (unsere Auslegung für N_3). Er kann, wenn auch selten, am Larynx fixiert sein. Eine Fixation an der Muskulatur äußert sich durch reduzierte Verschieblichkeit und muß, nach UICC 1978 – trotz der schlechten Prognose – unter N_1 eingeordnet werden. Die Fixation an Venen und Arterien ist nur bei der Operation sicher feststellbar.

Bei der Klassifizierung der UICC 1974 wurde eine Stadieneinteilung vorgeschlagen, die gut brauchbar ist. Sie erfuhr im Jahre 1978 eine Änderung, die beachtet werden muß, wie aus Tabelle 3 hervorgeht. Daneben existieren noch Vorschläge vom M.D. Anderson Hospital, Huston, die in den Textbüchern von FLETCHER (1980) leicht zu finden sind.

Es ist bedauerlich, daß keine Einigung zwischen den beiden Vorschlägen erzielt werden konnte. Die Unterteilung der UICC bei den T_1- und T_2-Primärtumoren ist für die Radiologen bedeutsam, besonders für die Bewertung der funktionellen Behandlungsergebnisse, um den Beweis zu erbringen, daß bei den Glottistumoren des Stadiums T_{1b} die totale LE, die bei chirurgischem Vorgehen meistens notwendig ist, in hohem Prozentsatz vermieden werden kann. Diese Frage kann aber auch separat, ohne Änderung der Stadieneinteilung, beantwortet werden. Ob bei regionären Lymphknoten die Fixation der Metastase wichtiger ist als die Größe der Metastase, kann ebenfalls durch zusätzliche Untersuchungen beantwortet werden. Man hat lange Zeit geglaubt, daß bei den T_2-Tumoren, bei denen alle Fälle mit beschränkter Beweglichkeit eingeordnet sind, letztere keine Bedeutung in bezug auf die Heilungsmöglichkeit besitze. Es liegen aber mehrere Mitteilungen vor (WANG et al. 1972) die zeigen, daß auch eine beschränkte Beweglichkeit, im Vergleich zur freien, schlechtere Ergebnisse erwarten läßt. Auch diese Frage, die der definitiven Beantwortung bedarf, kann ohne Änderung der Klassifizierung beantwortet werden.

Alle Vorschläge haben wohl ihre klinisch berechtigte Grundlage, doch steht es jedermann frei, besondere Fragen gesondert zu bearbeiten. Je nach dem Ergebnis wird es sich herausstellen, ob 1988 Kategorien- und Stadienänderung berechtigt sind oder nicht.

III. Statistik und Berichterstattung

Obwohl man glauben sollte, die Berichterstattung über die Behandlungsergebnisse wäre gut geregelt, zeigt die Durchsicht der Literatur über die Larynxkarzinome, daß dies nicht zutrifft. Der Satz von DEL REGATO (1948) „It is indeed unfortunate that there is little uniformity in the recording of clinical results, together with great disregard of essential statistical factors“ ist noch heute, nach mehr als drei Jahrzehnten, als bedauerliches Faktum gültig, mit der Folge, daß viele Ergebnisse der grundlegenden Forderung der Vergleichbarkeit keineswegs entsprechen. Gerade bei den Larynxkarzinomen sind noch wichtige Fragen zu klären, die nicht nur für die Beurteilung der Heilungsergebnisse und die Überlebenswahrscheinlichkeit, sondern vor allem für die Funktionserhaltung und damit für die Art der Behandlung von erheblicher Bedeutung sind. Einige grundsätzliche Überlegungen, die vielfach auch für andere Tumorformen gültig sind, seien erörtert.

Eine differenzierte Berichterstattung ist speziell bei Larynxkarzinomen sehr wichtig, weil die Heilungsmöglichkeiten zwar gut, aber verbesserungsfähig und funktionserhaltende Methoden noch ausbaufähig sind. Die Statistik ist unerläßlich und die einzige Möglichkeit für einen Vergleich zu eigenen früheren Untersuchungen und mit anderen Instituten und Zentren.

Seit Jahrzehnten erfolgt die Berichterstattung an den meisten Orten nach der *direkten Methode,* wobei zwischen absoluten und relativen Werten unterschieden wird. Die *absoluten Werte* errechnen sich aus der Zahl nach einer bestimmten Zeit tumorfreier Patienten, bezogen auf die Gesamtzahl der beobachteten Kranken (unter Abzug der nur konsiliarisch gesehenen und eine Behandlung ablehnenden Patienten). Die *relativen Werte* beziehen sich allein auf die kurativ behandelten Patienten. Die nur durch Chirurgie erzielten Ergebnisse sind immer relative Werte, weil der Chirurg Patienten mit ungünstiger Prognose, sei es wegen der Tumorausdehnung oder schlechten Allgemeinbefindens sowie hohen Alters ausschließt. Diese Patienten werden meistens der Strahlentherapie zugewiesen. Das gleiche Auswahlrecht muß dem Strahlentherapeuten zugebilligt werden. Wer kritische Fälle und solche mit radiologisch ungünstiger Prognose ablehnt, hat eine bessere relative Heilungsquote und weniger Komplikationen. Dem Strahlentherapeuten, der möglichst eine kurative Behandlung anstrebt, wird es dann und wann gelingen, Patienten mit sehr ungünstiger Prognose zu heilen oder eine palliative Leistung zu erbringen, wie Schmerzlinderung und Vermeidung von Tracheotomie oder Gastrostomie.

Über die Berichterstattung hat die UICC mit Unterstützung der WHO durch SELLERS (1976) die zweite Ausgabe der Allgemeinregelung der Berichterstattung herausgegeben, auf die verwiesen sei. SELLERS gab an der „Centennial Conference on Laryngeal Cancer“ 1974 in Toronto einen allgemeinen Überblick. Seiner Meinung nach ist die Darstellung eines Profils von Überlebensraten angemessener als die Angabe einzelner Ergebnisse, wie etwa der 5-Jahres-Werte. Dies ist auch bei den Larynxkarzinomen wegen der Frage der Zweittumoren im Organsystem oder der angeblichen „radiogenen“ Tumoren (s.S. 414) über 10, 15 und mehr Jahre erforderlich. Schon 2- und 3-Jahres-Beobachtungen sind für die therapeutische Beurteilung nützlich. SELLERS äußert Bedenken gegenüber kontrollierten klinischen Versuchen. Die sorgfältige klinische Beobachtung, die Bestandsaufnahme und Berichterstattung hält er für besonders wichtig. Die Berichterstattung kann, neben der direkten Methode, nach der „actuarial“ oder „life table“ Methode erfolgen, die wir kurz *„aktuarielle Methode“* nennen wollen. Sie gestattet, statistisch auch Patienten zu erfassen, die die 5-Jahres-Periode noch nicht erreicht haben. Die Patientenzahl wird höher, und man muß weniger lange warten, um eine Information über die Leistungsfähigkeit eines neuen Verfahrens zu erbringen.

Die bereits mehrfach besprochene starke Abhängigkeit der Behandlungsergebnisse vom *Alter des Patienten* kommt in den bisherigen statistischen Methoden nicht zum Ausdruck (s. Abb. 44). Chirurgisch und radiologisch behandelte Fälle können deswegen nicht direkt verglichen werden. Die Abhängigkeit der Ergebnisse ist auch vom Tumorsitz und sicher noch von vielen anderen Faktoren abhängig. Eine direkte statistische Berücksichtigung der Altersabhängigkeit scheint nicht möglich zu sein. Das Patientenalter wird in der *„adjusted“* oder *„relative survival“* Methode (nicht zu verwechseln mit den relativen Ergebnissen der direkten Methode) in einem gewissen Maß berücksichtigt. Die Überlebenszeit der behandelten Patienten wird mit der Lebenserwartung einer gleichaltrigen Normalbevölkerung verglichen. Damit wird der Einwand der Altersabhängigkeit des Behandlungsergebnisses teilweise ausgeschaltet.

Zur Methodik sei auf SELLERS (1976) und den AJC-Bericht von 1977 verwiesen. Beide Methoden, die aktuarielle und die „adjusted“, erfordern ausgedehnte soft ware-Arbeit. Das Programm ist auf unserem Computer noch nicht implementiert. Im Interesse der besseren Vergleichbarkeit sollte auf die Angaben der direkten Methode nicht verzichtet werden. Den Praktiker interessieren zusätzliche Angaben über die lokale Leistung.

Selbst wenn die Heilung aller Larynxkarzinome gelänge, würde ein 100%iges Ergebnis meistens nicht erreicht, weil viele Larynxkarzinompatienten durch Noxen (Zigaretten, Alkohol u.a.) vorgeschädigt sind. NIEDERER et al. (1976) fanden bei supraglottischen Karzinomen eine um 5 Jahre gekürzte Lebenserwartung im Vergleich zu derjenigen der Normalbevölkerung. Die Kürzung der Lebenserwartung scheint auch vom Tumorstadium und wahrscheinlich vom Sitz abhängig zu sein. NEEL et al. (1980) in den USA und VAN DER BOGAERT et al. (1982) in Belgien fanden, daß bei ihren behandelten T_1-Tumoren des Stimmbandes die Lebenserwartung gegenüber der Normalbevölkerung nicht verkürzt sei.

Den Therapeuten interessiert nicht nur das Heilungsergebnis sondern auch die Zahl der *Mißerfolge* (lokal, regionäre) und der *Fernmetastasen.* Er kann Anhaltspunkte für eine Verbesserung seines Vorgehens, für eine günstigere Auswahl oder ein besonderes Behandlungsverfahren erhalten. Er benötigt ferner Daten der direkten Methode, doch bleibt ein Unsicherheitsfaktor bestehen, weil bei den interkurrent Verstorbenen ein Rezidiv noch hätte auftreten können und besonders bei den Verschollenen nicht bekannt ist, ob sie evtl. einem Rezidiv erlegen sind. Bei den ESR-Ergebnissen (estimated survival rate) wird angenommen, daß diese Patienten die gleiche Mortalitätsrate haben wie die beobachteten Kranken. Liegt der Prozentsatz der Verschollenen unter 5, wird das Ergebnis nur wenig beeinflußt.

Diese Überlegungen führten zum heute öfters gebrauchten *determinierten Ergebnis.* Die symptomfrei Lebenden werden auf die Gesamtzahl der kurativ Behandelten, ohne die interkurrent Verstorbenen und die Verschollenen, bezogen. Der erhaltene Prozentsatz entspricht einem *optimalen Ergebnis.* Werden die an Metastasen Verstorbenen abgezogen, ergibt sich die optimal mögliche lokale Leistung. Ist man sich des Attributs „optimal“ der determinierten Ergebnisse bewußt, entsteht eine brauchbare Vergleichsbasis. Leider werden bei der Berichterstattung öfters sehr unterschiedliche Bezeichnungen verwendet. So begegnet man öfters irreführenden Verwendungen der Bezeichnungen, wie „net" für relativ [net wurde ursprünglich von MAC DONALD (1948) für determiniert verwendet], „determiniert" für „corrected" oder auch „relative", „kummulativ" für aktuariell. Es wäre zu begrüßen, wenn bei der Revision der TNM-Klassifikation die anatomischen Grenzen, die Ausdehnung der Glottis, der Begriff „subglottisch" und die Art der Berichterstattung klar vorgeschrieben würden.

Trotz aller Mühe um die statistische Bearbeitung kommt SELLERS (1976) zum Schluß, daß die Vergleichbarkeit von Zentrum zu Zentrum nur selten erreicht wird. Trotzdem ist die statistische Kontrolle zur Bewertung der Eigenleistungen unerläßlich.

Die Berichterstattung bei den Larynxtumoren sollte unserer Auffassung nach die *funktionellen Ergebnisse* mit berücksichtigen. Die Beurteilung wird erschwert, weil – je nach Zentrum – mehr chirurgisch, mehr strahlentherapeutisch oder oft kombiniert vorgegangen wird. Die alleinige Angabe der Ergebnisse der einen Behandlungsart ist ohne genaue Mitteilung der Indikationsstellung und des Auswahlprinzips nur von relativem Wert. Wir empfehlen deswegen:

1. Es sollte möglichst über das gesamte Krankengut einer Klinik, eines Zentrums oder einer Region berichtet werden, mit Angabe der Gesamtzahl und der kurativ Behandelten.
2. Die Gegenüberstellung verschiedener Behandlungsarten ist nur sinnvoll, wenn gleich lokalisierte Geschwülste der gleichen Kategorie oder des gleichen Stadiums verglichen werden, unter Berücksichtigung der Altersverteilung.
3. Neben der Heilungsziffer sollte die Zahl oder der Prozentsatz aller totalen LE und der mit totaler LE Überlebenden genannt werden.

Bei der Interpretation statistischer Ergebnisse ist äußerste Vorsicht geboten. Vor mehr als 30 Jahren sagte der Chirurg NEGUS (1951): „To be swayed overmuch by the figures of the survival rates, is – in my opinion – a grave error!"

G. Die Entwicklung der Strahlentherapie der Larynxkarzinome

Die Entwicklung der Behandlung des Larynxkarzinoms wird weniger aus historischen Gründen geschildert als in der Hoffnung, zur Lösung der vielfältigen Probleme mittels bereits gemachter Erfahrungen beizutragen, zumindest die Folgen möglicher Fehler neuer Verfahren zu begrenzen oder zu verhüten.

I. Entwicklung der Strahlentherapie bis 1974

Als zu Beginn der 40er Jahre die Bestrahlung nach Coutard zu einer revolutionierenden Änderung der Strahlentherapie führte, stand die Behandlung der Mundhöhlen-, Pharynx- und Larynxkarzinome von Anfang an im Mittelpunkt der Betrachtungen. Bei diesen Organkrebsen konnten die Reaktionen gut beurteilt werden, und viele erhofften, besonders beim Larynx, neben der Heilung, schwer störende und verstümmelnde chirurgische Eingriffe zu vermeiden oder ihre Zahl zu vermindern.

Der Schreiber dieser Zeilen hat die Entwicklung bis zum heutigen Tag persönlich miterlebt. Wenn eigene Eindrücke bei der Beschreibung etwas überwiegen sollten, möge man es entschuldigen.

Ende 1928 begann ich bei H.R. SCHINZ am Zürcher Kantonsspital zu arbeiten. Die Strahlentherapie wurde damals von der Diagnostik aus während der Teepausen am Vor- und Nachmittag geleitet. Bei der Bestrahlung der nur selten überwiesenen Larynxkarzinome standen wir unter dem Eindruck des der Strahlentherapie sehr gewogenen Chirurgen JÜNG-

LING, der sagte: *„Ein operables Kehlkopfkarzinom darf nicht mit Röntgenstrahlen behandelt werden."* Bei der damaligen Methodik wurden *hohe Einzeldosen* kurz nacheinander verabreicht, die mit großer Häufigkeit zur Perichondritis und Larynxnekrose führten, mit nur ausnahmsweisen Heilungen. Allgemein wurde eine kurative Bestrahlung des Larynx als Kunstfehler aufgefaßt. Aus diesem Grund begnügten wir uns mit palliativen Maßnahmen, nämlich der Verabreichung einer HED (ca. 600–700 rad, an der Haut gemessen) und ergänzten die einmalige Bestrahlung in 1–2 Wochen mit einer Dosis von 300 R. Nach dem palliativen Effekt erkundigte sich nur selten jemand. Höhere Dosen zu verabreichen, wagten wir nicht, weil wir juristische Folgen fürchteten.

Erstaunlich ist, daß die Ergebnisse von REGAUD, COUTARD und HAUTANT, die schon 1922 auf dem Internationalen Kongreß der Otolaryngologen über Heilung von inneren Larynxkarzinomen berichtet hatten, nicht in weiteren Kreisen bekannt wurden. Die Ergebnisse konnten durch eine verlängerte zeitliche Verteilung, verbunden mit einer höheren Strahlenbelastung erzielt werden, ohne daß schwere Komplikationen von seiten des Larynxgerüstes auftraten. COUTARD berichtete auf dem 2. Internationalen Radiologenkongreß in Stockholm 1928 über ähnlich gute Resultate bei den bisher radiologisch als kaum beeinflußbar geltenden Karzinomen der Tonsille. Auch diese Mitteilung blieb ohne praktische Folgen.

Das *Prinzip der am Institut Curie angewandten neuen Bestrahlungsweise* wurde von strahlenbiologischen Erkenntnissen am Widderhoden abgeleitet. Es wurde nachgewiesen, daß sich eine über lange Zeit verabreichte Dosis auf die Spermiogenese wirksamer erwies als selbst eine höhere Strahlenbelastung in kurzer Zeit. Die Bestrahlungsbedingungen wurden zudem an die durch die Telecurietherapie bedingte geringe Intensität angepaßt. Weil mit der Röntgenbestrahlung keine Dauerbehandlung möglich war, mußte sie fraktioniert erfolgen.

Unbestreitbar ist es das Verdienst meines Lehrers SCHINZ, anläßlich eines Studienaufenthalts am Institut Curie, die Bedeutung der – wie er sie später nannte – „protrahiert-fraktionierten" Röntgenbestrahlung bei Larynx-, Pharynx- und gynäkologischen Karzinomen erkannt zu haben. Er sandte mir eine Postkarte und schrieb, wie die Bestrahlung vorzunehmen sei, nämlich durch Applikation von 6000 bis 8000 R mit kleinen Dosen von zweimal täglich 100 R. Wir konnten dieser Empfehlung kaum Glauben schenken und wagten nur zaghaft, unter dem Eindruck der Jünglingschen These stehend, die Dosen auf 3000, 4000, 5000 und mehr R zu erhöhen. SCHINZ hat unsere ersten Erfahrungen zusammenfassend am Deutschen Röntgenkongreß 1930 in Berlin vorgetragen. Die Einzelheiten und das besondere Vorgehen wurden anschließend von KAHLSTORF u. ZUPPINGER (1932) veröffentlicht. SCHINZ hatte einen schweren Kampf mit den Vertretern der Verabreichung der sog. Karzinomdosis zu bestehen und verhalf der Coutardschen Methode, zum mindesten im deutschen Sprachgebiet, bald zu weiterer Verbreitung. Sein Freund HOLTHUSEN wies bei den Laryngologen 1932 auf die Möglichkeit der neuen Behandlungsform hin, die er *Langzeitbestrahlung* nannte. Zunächst galt es, eine weltweit festgefahrene Situation zu mobilisieren. Vordringlich war die Schaffung einer Vergleichsbasis, die es erlaubte, die neuen Leistungen den früheren gegenüberzustellen. Unterlagen in der Literatur fehlten, auch eine Klassifikation und Stadieneinteilung der Geschwülste gab es nicht. Wir haben deswegen das eigene Krankengut der Universitätsklinik kritisch bearbeitet (ZUPPINGER 1931). Von 23 während zehn Jahren klinisch beobachteten Fällen überlebten nur sechs die 10-Jahres-Periode, darunter ein Fall einer bioptisch und autoptisch sichergestellten Spontanheilung eines linken Taschenbandkarzinoms.

Die vom Institut Curie übernommene Strahlentherapie richtete sich nach den Empfehlungen von COUTARD. Die Behandlung war sehr zeitraubend, weil – in Analogie zu den strahlenbiologischen Erkenntnissen und der Radiumbehandlung – nicht nur fraktioniert und zudem zweimal täglich (!), sondern auch protrahiert wurde. Die einzelne Bestrahlung erfolgte mit sehr kleinem R/min-Fluß und dauerte 1–2 Stunden. Bald erkannte man, daß der wesentliche Fortschritt auf die Fraktionierung über mehrere Wochen zurückzuführen war. Die

Protrahierung wurde zwar nicht als ganz wertlos betrachtet, mußte aber aus Zeitgründen bald aufgegeben werden.

Bei den Larynxkarzinomen, die – wenn sie klein waren – chirurgisch eine gute Heilungsaussicht besaßen, mußte zunächst bei lokal oder aus allgemeinen Gründen inoperablen Fällen der Beweis einer Heilungsmöglichkeit erbracht werden. Die Behandlung hatte den offensichtlich großen Vorteil, dem Patienten einen verstümmelnden operativen Eingriff zu ersparen. An der ORL-Klinik (Prof. NAGER) war man, besonders im Hinblick auf die totale Laryngektomie (LE) konservativ eingestellt und entschloß sich nur ausnahmsweise dazu. Gefördert wurde diese Einstellung durch ein Ereignis, das sich in Zürich abgespielt hatte. Bei einem etwas mehr als 60jährigen Patienten wurde mit absolut korrekter Indikation eine totale LE mit dem Frühergebnis der Tumorfreiheit ausgeführt. Kurze Zeit darauf forderte der Patient den Chirurgen zum Duell, weil er den Eingriff als unzumutbare Verstümmelung bewertete. Für uns bedeutete es eine große Erleichterung und einen Erfolg, daß bei den damals vier bestrahlten Kehlkopfkrebsen zweimal Symptomfreiheit erzielt werden konnte bei Patienten, bei denen nur die totale LE Aussicht auf Heilung gehabt hätte. Bestärkt, wenn möglich eine konservative Behandlung vorzunehmen, wurden wir auch von chirurgischer Seite. HEGENER (1932), als Otolaryngologe, äußerte sich dahin, daß die totale LE ein schwer verstümmelnder Eingriff und eine optimistische Beurteilung der Folgen nicht am Platze sei. Er schreibt: „Die Patienten sind entstellt, die Pharynxstimme wird nur in wenigen Fällen so weit tragfähig und verständlich, daß der Patient wieder erwerbsfähig wird ... Die meisten haben durch die Ausschaltung des Vorwärmungs- und Anfeuchtungsapparates der Nase und des Pharynx dauernd mit Tracheobronchitiden zu tun. Zusätzlich kommt es zu Störungen des Geruchsinns.“ HEGENER (1932) verglich die relativ geringe Dauerheilungsziffer von GLUCK u. SÖRENSEN (1914) von 30% mit den Ergebnissen von COUTARD von 28%. Er empfahl eine eventuelle Kombination, mit Vermeidung der totalen LE und befürwortete die von FINZI u. HARMER (1929) ausgearbeitete Knorpelfensterung und Radiumbestrahlung.

Die Coutardsche Behandlungsform war, trotz seiner Publikationen im deutschen Sprachgebiet und anscheinend auch in angelsächsichen Ländern, wenig bekannt. Wir fühlten uns verpflichtet, periodisch über unsere Erfahrungen zu berichten. Das Larynxkarzinom war zu jener Zeit in der Schweiz relativ selten, doch konnten wir 1932 über 2 mehr als zweijährige und eine mehr als einjährige Symptomfreiheit berichten. Ferner waren drei Geschwülste des Larynxeingangs mindestens 1–2 Jahre symptomfrei geblieben, Behandlungserfolge, die vor Einführung dieser Bestrahlungsart nie hätten erzielt werden können.

Zahlenmäßig konnten wir (SCHINZ u. ZUPPINGER) erst 1937 eine bescheidene Angabe machen, indem von 15 Patienten zehn kurativ behandlungsfähig waren, von denen nach zwei Jahren fünf symptomfrei lebten. Die lokale Leistung – dieser Ausdruck stammt von FORSELL – lag bei 50%.

Wir waren noch im Ungewissen, ob nicht *Spätschädigungen* auftreten würden. Unsere Angst war im wesentlichen bedingt durch die Jünglingsche Warnung vor der Bestrahlung operabler Larynxtumoren. Beruhigt wurden wir durch die Mitteilung von COUTARD, daß ihm keine Spätschäden im Sinn von Nekrosen in seinem Krankengut bekannt geworden wären. Hinzu kam eine nachgerade panische Angst der Chirurgen, im bestrahlten Gebiet zu operieren. Sie war wohl begründet bei der Bestrahlung mit Höchstdosen, doch fehlte die Erfahrung bei fraktionierter Bestrahlungstechnik.

Sehr früh wurde die Bedeutung einer *zusätzlichen infektiösen Komponente* erkannt, besonders weil die Mehrzahl der Fälle sich in einem fortgeschrittenen Stadium befand. In der Frühzeit erlebten wir bei zwei ausgedehnten, als inoperabel bewerteten Larynxkarzinomen, bei denen schon vor unserer Behandlung eine obere Tracheotomie vorgenommen werden mußte, kurzzeitig letal verlaufende Kehlkopfnekrosen. Der Knorpel erwies sich bei einem zur Autopsie gelangten Fall im ganzen Larynx bis zum Tracheostoma als nekrotisch. Wir empfahlen 1931 deshalb, die *Tracheotomie,* wenn irgend möglich, *als inferiore* anzulegen. Leider bestand damals, außer einer strengen Mundhygiene, kaum eine Möglichkeit, begleitende infektiöse Prozesse bei Tumoren zu beeinflussen. Die Sulfonamide erwiesen sich später als wenig oder gar nicht wirksam. Erst die Entdeckung der Antibiotika brachte eine erfreuliche Wende. Die Beherrschung der Infektion hatte und hat heute noch ihre Grenzen, besonders wenn der Knorpel durch Tumor und Infektion zerstört oder durch zusätzliche Bestrahlung zerfallen ist.

Die *regionäre Metastasierung* bildete schon sehr früh ein Problem, das zwar bei den eigentlichen Glottiskarzinomen nicht im Vordergrund stand, bei den übrigen Larynxtumoren aber – mit Einschluß derjenigen des Kehlkopfeingangs – die Zahl der Dauerheilungen wesentlich reduzierte. Im allgemeinen wurde die *Lymphknotenausräumung* oft *prophylaktisch* vorgenommen und bei ausgedehntem regionärem Befall als einzige Aussicht auf Überleben beurteilt. Ein persönliches Erlebnis, das großen Eindruck auf mich machte, sei wiedergegeben. Im Frühjahr 1932 weilte ich im Institut Curie und erhielt von COUTARD, REGAUD und LACASSAGNE zahlreiche klinische und radiobiologische Anregungen. Bei der Vornahme einer klassischen Lymphknotenausräumung durch ROUX-BERGER, dem Chirurgen des Instituts, zeigte er mir am Rand des Operationspräparats einen sich weich anfühlenden Lymphknoten, der beim Eingriff durchschnitten worden war. Er sagte: „Wenn diese Drüse histologisch Tumor enthält, habe ich den Patienten getötet!“ Dem Radiuminstitut war damals die nach der Lymphknotenausräumung gelegentliche Karzinose des Operationsfeldes als inkurable, schwerste Komplikation wohl bekannt. Es wurde möglichst vermieden, im tumorbefallenen Gebiet selbst zu operieren.

Um die *Weiterentwicklung* der Coutardschen Bestrahlung haben sich am Institut Curie, wo COUTARD bis 1937 mit BACLESSE arbeitete, ENNUYER u. BATAINI (1965) besondere Verdienste erworben. In anderen Ländern leisteten schon in der Frühperiode CUTLER (1946), HARRIS (1948), LENZ (1932), NIELSEN (1951), QUICK (1937) u.v.a. namhafte Beiträge. Auch wir versuchten, vor allem von klinischer Seite, mitzuhelfen, die Methode zu verbessern, die Gefahren herabzusetzen, über die Indikationen, Erfolge und Mißerfolge zu berichten.

Bei der *physikalischen Dosierung* erwuchsen dem Strahlentherapeut, selbst bei Beachtung der Reaktion von Haut, Schleimhaut und Tumor, im Einzelfall erhebliche Schwierigkeiten. Die Toleranz der normalen Strukturen war das Kriterium, zumal man damals zwar bereit war, eine nicht unbeträchtliche Komplikationsrate und operative Mortalität in Kauf zu nehmen, einen Strahlenschaden aber als vermeidbare Behandlungsfolge betrachtete. Die Frühreaktion von Haut und Schleimhaut erwies sich bei unterschiedlicher Einzeldosis als schlecht erfaßbar und nicht maßgebend für die Spätreaktionen. Bei der Beurteilung der Spätveränderungen an der Haut kamen wir (ZUPPINGER 1941) zum Schluß, daß die *individuelle Empfindlichkeit* um einen Mittelwert von $\pm 15\%$ schwankt. Ähnliche Werte glauben wir auch für die Schleimhaut annehmen zu dürfen.

Bei der praktischen Zuweisung zur Strahlenbehandlung war der Radiologe benachteiligt. So sagte HEGENER 1932 als Chirurg: „Die Strahlentherapie kam naturgemäß von vornherein in eine ungünstige Situation, als ihr nur die Fälle überwiesen wurden, bei denen die Chirurgie am Ende ihrer Leistungen war.“

OESER (1943) berichtete ausführlich über die Entwicklung der Strahlentherapie des Larynx mit weitgehender Berücksichtigung der Weltliteratur und beschrieb die zur Verfügung stehenden Möglichkeiten, nämlich die lokale Strahlenanwendung, 1. in Form der endolaryngealen Radiumkontaktbestrahlung und Radiumspickung, der Schildknorpelfensterung mit Einlage von Radium oder zur Ermöglichung einer Kontaktbestrahlung, 2. die intralaryngeale Radium- und Röntgenbestrahlung sowie 3. die Strahlenbehandlung von außen.

In Berlin und an vielen Orten in Deutschland wurde von der lokalen Radiumtherapie nach der Methode von FINZI u. HARMER (1929) mit Modifikationen von HALBERSTÄDTER

u. SEIFFERT (1930) und VOGEL (1953) bei umschriebenen Tumoren Gebrauch gemacht. Die Indikationsstellung wurde von laryngologischen Chirurgen gestellt. Die Behandlung mit Fensterung und Radium erforderte einen etwa 14tägigen Klinikaufenthalt. Die Röntgenbestrahlung von außen, die nach modifizierter Methode von Coutard einfach fraktioniert vorgenommen wurde, erfolgte dort in wenigen umschriebenen Fällen und auch verhältnismäßig selten bei ausgedehnten Tumoren. Mehr als die Hälfte aller Patienten erhielt die Radiumkontaktbestrahlung. Die Ergebnisse waren sehr gut, nämlich mit 58±3,4% nach 5 Jahren aller Durchbehandelten und erhöhten sich auf 65%, wenn die interkurrent Verstorbenen und Verschollenen abgezogen wurden.

Die von Coutard empfohlene Behandlungsweise führte, vor allem bei Pharynx- und Larynxtumoren, zu zahlreichen Problemen in bezug auf Ernährung, Kreislauf- und Allgemeinstörungen, wobei besonders zu beachten war, daß viele Patienten durch Alkohol- und Nikotinabusus und z.T. durch die Grundkrankheit erheblich geschwächt waren. Diese Aufgaben fanden erst eine befriedigende Lösung, als die Patienten auf der neu geschaffenen *stationären Abteilung des Strahleninstituts* aufgenommen werden konnten. Mit solchen Komplikationen ist heute noch zu rechnen, wenn auch in vermindertem Maß (s.S. 367). Wegen der starken lokalen Reaktionen verlängerten andere Strahlentherapeuten und auch wir schon 1934, bei gleichzeitiger Herabsetzung der täglichen Dosen und Erhöhung der Gesamtdosen, die Behandlung auf 4–5 Wochen (s.S. 344). Erfreulich waren die guten funktionellen Ergebnisse bei Frühstadien. Indessen bereiteten mögliche Spätschäden dem Therapeuten Sorgen. Bis 1944 fanden sich in unserem Krankengut keine Spätnekrosen. Auch eine Untersuchung von SCHINZ u. ZUPPINGER (1948) ergab bei Patienten, die mehr als zehn Jahre symptomfrei waren, weder bei Pharynx- noch Larynxtumoren *Spätkomplikationen* ernsthafter Natur. Bei der Überprüfung der Ergebnisse fiel uns schon 1941, zunächst bei Pharynxtumoren, eine gehäufte Zahl von Ösophaguskarzinomen auf sowie vermehrt *zweite Karzinome* der Mundhöhle und des Pharynx. Wir postulierten das Vorliegen einer *Präkanzerose,* die von der Lippe bis zur Kardia reichte, die wir histologisch aber nicht nachweisen konnten. Über den Larynx konnten wir damals wegen der geringen Zahl von Fällen keine Aussage machen.

Bald wurde erkannt, daß bei Bestrahlung *ausgedehnter Krebse* die Ergebnisse unbefriedigend waren. LENZ zeigte 1941 überzeugend, wie die Heilungsaussichten sowohl bei Fixation der Kehlkopfhälften als auch bei Vorliegen regionärer Metastasen auf rund die Hälfte absanken. Verschiedentlich wurden Versuche an hoffnungslosen Fällen angestellt, um durch Variation der Bestrahlungsart das Ergebnis zu verbessern. 1944 trachteten wir danach, durch *Verlängerung der Behandlung* über 60–80, vereinzelt 100 Tage, bei gleichzeitiger Dosiserhöhung bis maximal 10000 R, ohne Auslösung einer fibrinösen Schleimhaut- und exsudativen Hautreaktion, die Krebse zu beseitigen. Die Frühergebnisse waren ermutigend, doch traten bei allen Patienten später Rezidive auf. Schließlich erhofften wir, durch *Einzeldosiserhöhung vor Abschluß der Bestrahlung* den Tumor zu sterilisieren. Auf diese Weise konnte die Geschwulst aber nicht beherrscht werden, vielmehr stellten sich vermehrt Komplikationen in Form von Perichondritiden ein. Wir warnten ausdrücklich davor, die Einzeldosis vor Abschluß der Bestrahlung zu erhöhen. Zu ähnlichen Ergebnissen gelangte CUTLER (1941, 1946) mit seiner Konzentrationsmethode, die auf Überlegungen von REGAUD aufbaute, daß bei radioresistenten Tumoren die Dosen erhöht und die Applikationszeit verkürzt werden sollte. Zwar erzielte CUTLER bei Patienten ohne Fixationserscheinungen gute, bis zu 64% determinierte 5-Jahres-Ergebnisse, doch traten bei Patienten mit Fixation Nekrosen auf, so daß die Methode verlassen werden mußte.

Die *Intensität der Strahlenreaktion* war nicht nur von der zeitlichen Verteilung der Dosis, sondern wesentlich von der Größe der Bestrahlungsfelder und damit vom bestrahlten Volumen abhängig. Schon bei COUTARD lernte ich, die *Verkleinerung der Bestrahlungsfelder im letzten Drittel* der Bestrahlung anzuwenden. Bei lokalisierten Geschwülsten, besonders bei denjenigen des Stimmbandes, wurde schon frühzeitig die Anwendung kleiner, quadratischer oder kreisförmiger Felder von 3 cm Durchmesser, unabhängig voneinander, von QUICK (1937), CUTLER (1946) und OESER (1943) empfohlen. Bald zeigte sich aber, daß damit die geometrisch bedingte Fehlerquote anstieg. OESER schlug denn auch 1969 Felder von 5 × 5 cm vor.

Die Bestrahlung mußte zunächst auch bei Larynxkarzinomen ihre Leistungsfähigkeit bei Patienten beweisen, die aus irgendeinem Grund nicht operiert werden konnten. Die neue Therapie zeitigte bei Frühfällen die günstigsten Ergebnisse. Bei diesen hatten auch die Chirurgen, besonders mit der Chordektomie ihre besten Erfolge. Die Strahlentherapie konnte indessen auf wesentlich bessere funktionelle Ergebnisse hinweisen. Ein stilles Zugeständnis, daß die Chordektomie nicht voll befriedigte, liegt in der Entwicklung von kombiniert chirurgisch-radiologischen Methoden.

Die *Grenzen der Leistungsfähigkeit* der Strahlentherapie begannen sich abzuzeichnen. Neben der Fixation der Kehlkopfhälfte, welche die Heilungsziffer auf die Hälfte herabsetzte, war es vor allem die *primär schon bestehende Knorpelnekrose,* die eine Heilung praktisch verhinderte. ARBUCKLE (1947) zog, unabhängig von den schon 1927 durch HAUTANT aufgestellten Überlegungen, den logischen Schluß, den nekrotischen Knorpel unter Belassung des Perichondriums vor der Strahlentherapie zu entfernen. Bei 7 von 18 inoperablen Larynxkrebsen konnte zwischen einem und acht Jahren Symptomfreiheit erzielt werden. Das Verfahren hat sich aber nicht eingebürgert.

Auf statistischem Weg wurde versucht, Vergleiche zur Chirurgie anzustellen. SHIMKIN (1957) sammelte von verschiedenen Spitälern und Radiologen 1095 Fälle und fand eine 5-Jahres-Überlebensquote von 29%. BLADY (1957) analysierte dieses Krankengut in Abhängigkeit von den verschiedenen Behandlungsmethoden. Er verglich die Ergebnisse bei inneren und äußeren Larynxkarzinomen mit denjenigen der Radiologen. Bei seinem „Future-look" kam er zum Schluß, daß sorgfältige und radikale Chirurgie notwendig sei, „while still reserving a place for irradiation in selected cases". Zu einem ähnlichen, wenn auch weniger krassen Urteil gelangte CODY (1949), der ebenfalls die unterschiedliche Auswahl des Krankengutes bei Operation und Bestrahlung unberücksichtigt ließ. CANTRIL (1959) trat diesen Auffassungen entgegen und konnte zeigen, daß schon 1950 zwischen 80 und 90% der umschriebenen Tumoren durch alleinige Bestrahlung beherrscht werden konnten. Die Aussagen der erstgenannten Autoren trugen, zum mindesten in den USA, dazu bei, daß die Anwendung der Strahlentherapie eine Verzögerung erfuhr. Bessere Informationen gaben die im nächsten Abschnitt besprochenen Publikationen von TILL et al. (1975).

Art und Weise der Strahlentherapie und ihre Leistungen waren ziemlich schwer zu überblicken. Die Ausführungen am *Internationalen Radiologenkongreß 1950 in London* brachten eine gewisse Klärung. LEBORGNE (1951) bestrahlte mit 5000–6500 R in 21–58 Tagen. Er erzielte, mit Einschluß von 5 durch totale LE geheilten Rezidiven, eine 5-Jahres-Symptomfreiheit von 31%. Am *Radiumzentrum in Kopenhagen* wurden dank einer vorbildlichen Vereinbarung zwischen der dänischen otologischen Gesellschaft, der dänischen Liga gegen den Krebs und dem Radiumzentrum seit 1942 alle zugewiesenen Larynxkrebspatienten gemeinsam vom speziell dafür bestimmten Chirurgen HANSEN und dem Radiotherapeuten NIELSEN beurteilt. Mit wenigen Ausnahmen wurde eine primär kurative Strahlentherapie angestrebt und die Chirurgie im wesentlichen für die Behandlung von Versagern reserviert. Von allen Larynxkarzinompatienten überlebten 57% die 5-Jahres-Periode symptomfrei, mit Bestrahlungsdosen von 3600 R in 10 Tagen bis 8500 R in 64 Tagen bei 180–200 kV und Thoräusfilter. NIELSEN (1951) betonte ausdrücklich die guten Auswirkungen der Zusammenarbeit zwischen Chirurgen und Radiologen. Auch HARRIS (1951) bestrahlte am Mt. Sinai-Hospital in New York primär kurativ mit 4700–6000 R in 28–40 Tagen und reservierte die Chirurgie ebenfalls für Bestrahlungsversager. Seine relative 5-Jahres-Heilungsquote betrug 58%, das determinierte Resultat lag sogar bei 72%. Diese Ergebnisse sind um so auffallender, als der bekannte

Tabelle 4. 5-Jahres-Überlebensrate bei Larynxkarzinom. (Nach BACLESSE 1958)

	Fraktionierungsfaktor (Wochen) bei Mittelvoltstrahlenbehandlung						Gesamt
	2	2–4	4–6	6–8	8–10	10–12	
n. überlebend / n. behandelt	4/21	13/56	15/43	36/70	49/131	10/82	137/403
(%)	(19)	(23)	(35)	(51)	(37)	(12)	(34)
Dosierung	Lig. vocale-Tumoren				4900–6300 rad (49–63 Gy)		
	fortgeschrittene Lig. vocale-Tumoren				5000–7900 rad		
	Supraglottistumoren				5500–8600 rad		

Chirurg und Onkologe K.H. BAUER noch 1949 mitgeteilt hatte, daß von allen behandelten Larynxkarzinomen nur 20% symptomfrei die 5-Jahres-Periode überlebt hätten. Erstaunlich ist die relativ große Differenz bei den drei Autoren. Die Antwort ist einfach, wenn man die sehr unterschiedliche Zusammensetzung des Krankenguts vergleicht. LEBORGNE (1951) konnte nur 10 Stimmbandtumoren bestrahlen, von denen 8 die 5-Jahres-Grenze symptomfrei überlebten. Der Unterschied der Ergebnisse in Abhängigkeit von der Lokalisation des Primärtumors wurde aus dem Bericht von NIELSEN (1954) offensichtlich, gelang ihm doch bei Glottistumoren eine 5-Jahres-Heilung von 65%, beim Vestibulum laryngis sind es 35% und bei den subglottischen, die vornehmlich chirurgisch behandelt wurden, 39%. In der Folge wich man am Radiumzentrum in Kopenhagen von der primären kurativen Bestrahlung ab, zur primären chirurgischen Behandlung von T_3- und subglottischen Tumoren, während bei den T_4-Geschwülsten meistens bestrahlt wurde. Auch LEDERMAN (1961, 1971), der anfänglich mit Teleradium, später mit Kobalt behandelte, erreichte bei Glottisgeschwülsten 62% 5-Jahres-Heilungen, bei den supraglottischen, ohne Geschwülste des Larynxeinganges, nur 22% und bei den subglottischen 36%. Er zog einen ganz anderen Schluß als NIELSEN aus seinen Ergebnissen, indem er bei der primär-kurativen Strahlenbehandlung blieb, weil damit doch bei einer erheblichen Zahl von Patienten der Kehlkopf erhalten werden konnte und bei Versagern die Heilungsquote durch die Rezidivoperation bei 50% lag. Ihm war die Erhaltung des Larynx am wichtigsten. Zunächst gelang es ihm, die Zahl der Laryngektomierten auf 25% und später sogar auf 22% zu senken.

Bis 1950 bestand über die *optimale zeitliche Verteilung der Dosis* große Ungewißheit. COUTARD selbst hatte schon in den 30er Jahren die Behandlungszeit verlängert, und BACLESSE (1951) setzte seine Bemühungen um die optimale zeitliche Verteilung systematisch fort, bis zu Fraktionierungen über 12 Wochen. Seine Kriterien für die Bewertung der Heilungsbegriffe sind, wie er selbst schreibt, rigoros. Die Zahl seiner Symptomfreiheiten kann nicht mit derjenigen anderer Autoren verglichen werden. Für die Beurteilung des Zeitfaktors schafften seine Zahlen eine gute Ausgangsbasis. Es zeigte sich, daß eine Fraktionierung über 4–6 und 6–8 Wochen (Tabelle 4) zu den besten Ergebnissen führte. Die mit konventioneller Strahlung applizierten Dosen schwankten zwischen 5000 und 7900 rad. 2 Jahre später (1953) kam BACLESSE bei Pharynxtumoren zu einem analogen Ergebnis.

In der Folge bürgerte sich in den meisten größeren Strahleninstituten die Verlängerung der Bestrahlungszeit über 6–7 Wochen als Behandlung der Wahl ein.

Die *Verlängerung der Behandlungszeit* belastete die Strahleninstitute stark und führte zu organisatorischen Problemen. BOTSTEIN (1964) unternahm den Versuch, nur dreimal wöchentlich zu bestrahlen bei Erhöhung der Einzeldosis und Reduktion der Gesamtdosis um 10–15%. Die Tumorbeeinflussung schien besser zu werden. Es traten keine vermehrten Komplikationen auf. Der Betrieb war rationeller und für die Patienten einfacher. Seine Methode fand großen Anklang. Die biologisch eingestellten Radiologen standen diesem Vorgehen eher skeptisch gegenüber, obwohl keine große Differenz zu erwarten war. KOK (1973) berichtet denn auch, daß die Methode mit 5 Fraktionen pro Woche besser sei für das Ansprechen des Tumors als die mit drei Bestrahlungen pro Woche. Indessen war man sich der großen Verantwortung, besonders gegenüber Patienten mit Larynxkarzinomen, sehr wohl bewußt. Das *British Institut of Radiology* führte erfreulicherweise eine „randomisierte" prospektive Studie durch mit der Frage, ob die 5- oder 3mal wöchentliche Bestrahlung hinsichtlich der Komplikationen und Ergebnisse günstiger sei. Die Dosierung wurde den Vorstellungen von ELLIS (1969) angepaßt. Die Vorbereitungen begannen 1960. Die Studie ist bis heute nicht abgeschlossen (s.S. 363).

Heute werden Behandlungsergebnisse oft erst als schlüssig anerkannt, wenn prospektive Studien vorliegen. Das britische Beispiel zeigt die großen Schwierigkeiten, dieser Forderung zu entsprechen. BILLER, OGURA und POWERS sagten schon 1970, daß das Krankengut einer Klinik oder eines Instituts zu klein sei für derartige Untersuchungen.

Die Fraktionierung über 6–8 Wochen führte bei vielen Patienten trotzdem zu Beschwerden, wenn sie auch erheblich geringer waren als bei kurzzeitiger Fraktionierung. BUSCHKE u. VAETH (1963) stellten sich die Frage, ob *der Tumor* durch Änderung der Behandlung nicht *ohne Schleimhautreaktion zu beherrschen sei.* Bei Stadium-I-Tumoren bestrahlten sie 28 Patienten mit 5000 bis maximal 6500 R während 6 Wochen, ohne eine Schleimhautreaktion zu erzeugen. Die Rezidivquote belief sich auf 20%, bei Tumoren mit Befall der vorderen Kommissur wurden in 40% Rezidive beobachtet. Bei den Versagern mußte in der Mehrzahl total laryngektomiert werden. Die Zahl der Rezidive war zu hoch, so daß diese Behandlungsmethode nicht empfohlen werden darf.

Die Zeit nach 1950 ist wesentlich gekennzeichnet durch die *zunehmende Anwendung hochenergetischer Strahlung,* zunächst in Form von Röntgenstrahlen (400 kV bis zu einer Million kV), van de Graaf- und Linearakzeleratoren, Betatronen und vor allem durch ^{60}Co und ^{137}Cs. Die Erfahrungen mit der Telecurietherapie (BERVEN et al. 1929; QUICK 1937; AHLBOM 1941; CUTLER et al. 1955; LEDERMAN 1961) dienten als Ausgangsbasis. Die Telecurietherapie wurde bald abgelöst, weil die neuen Maschinen die vielfältigen Forderungen der Strahlentherapie besser zu erfüllen gestatteten.

Die Frage, ob die neuen Hochvoltstrahlungen eine Verbesserung der Heilungsleistungen ermöglichen könnten, war schwer zu beantworten, weil die Stadieneinteilung unterschiedlich gehandhabt wurde und gleichzeitig Fortschritte in der zeitlichen Verteilung der Dosis und in der Felderwahl erzielt wurden. Wesentlich für den Siegeszug der Hochvolttherapie war die Vermeidung der Hautreaktionen und die allgemein bessere Verträglichkeit. BOHNDORF u. DICKHÄUSER (1966), KUTTIG (1963), MORRISON u. DEELEY (1971), VADURA (1966) u.a. sprachen sich für die Hochvoltbestrahlung aus, ohne ihre günstigen Ergebnisse zunächst statistisch belegen zu können. Die Hoffnung bestand, Knochen- und Knorpelnekrosen wegen der geringeren Absorption bei Elementen mit höherer Ordnungszahl zu vermeiden. WATSON (1957), der meist mit ^{60}Co und z.T. mit 23 MeV-Röntgenstrahlen behandelte, beobachtete trotzdem Knochennekrosen. ENNUYER u. BATAINI (1965) berichteten zuerst bei supraglottischen, später bei glottischen Tumoren über deutlich bessere Ergebnisse mit Kobaltbestrahlung (^{60}Co, 1200 rad pro Woche, total 7000–8000 rad in 40–50 Tagen). Auch BOHNDORF u. DICKHÄUSER (1966) stellten eine deutliche Leistungssteigerung fest. Sie waren in der glücklichen Lage, daß der einsichtige zuweisende Chirurg WULLSTEIN von 1959 an praktisch sämtliche Fälle zur primären Bestrahlung überwies und hauptsächlich nur bei Bestrahlungsversagern operierte.

SALMO et al. (1973) stellen in einer retrospektiven Studie bei 175 T_1-Larynxtumoren mit ^{60}Co mehr Rezidive als bei konventioneller Bestrahlung fest, glauben aber, daß durch Änderung des Bestrahlungsmodus eine Verbesserung der Ergebnisse mit ^{60}Co erreichbar sei.

Die 3-Jahres-Ergebnisse stiegen für das ganze Krankengut von 45 auf 55% mit gleichzeitiger Abnahme verstümmelnder Operationen.

Andererseits liegen im Vergleich zu den 50er Jahren bessere Ergebnisse auch mit konventioneller Bestrahlung vor (TASKINEN u. HOLSTI 1966; JOLLES 1966; DIMOPOULOS u. KÄRCHER 1972 u.a.). Wir (ZUPPINGER 1959, 1969) bestrahlten bei umschriebenen Geschwülsten T_{1a}- und z.T. T_2N_0-Situationen mit relativ geringer Ausdehnung konventionell weiter. Unsere Ergebnisse können mit Hochvoltstrahlung kaum überboten werden. Die Hochvoltstrahlung hat aber den Vorteil der Hautschonung und einer einfachen Planung und Dosisbestimmung. Bei ^{60}Co ist die Manipulation der Apparatur sehr einfach, doch besteht der Nachteil einer möglichen subkutanen Induration.

Mehrere Übersichtsberichte liegen über die Entwicklung in den 50er bis 70er Jahren vor, die u.a. die heute noch nicht gelöste Problematik gut darstellen. CANTRIL (1959), VERMUND (1970) und MORRISON (1971) referierten vor allem über das englische Schrifttum und die Methoden und Ergebnisse des Institut Curie, während TASKINEN (1969) auch das deutschsprachige Schrifttum berücksichtigte.

Noch 1961 sagte LEICHER als Otolaryngologe am 7. Internationalen ORL-Kongreß: „Wer von diesem Referat genaue Richtlinien über die beste Art der Behandlung des Larynx- und Pharynxkarzinoms erwartet, wird enttäuscht sein.“ Er nahm an, daß die lokalen radiochirurgischen Maßnahmen durch die Hochvoltbestrahlung verdrängt würden und erwartete eine Zunahme der präoperativen Bestrahlungen mit höheren Dosen. Um 1970 konnten die Möglichkeiten schon besser übersehen werden, doch blieben trotzdem viele Fragen offen.

Die Strahlenbiologen bemühten sich intensiv um Beiträge zur Lösung praktischer Fragen. Auf die Berichte in diesem Handbuch Bd. II/1, 2, 3 sei hingewiesen. Ein erster Versuch, die Dosis-Effektbeziehung für praktische Zwecke darzustellen, durch STRANDQUIST (1944), erwies sich für längere Bestrahlungsdauern als unbrauchbar. ELLIS (1969) machte einen verbesserten Vorschlag, der nicht nur die Gesamtdosis, sondern auch die Höhe der Einzeldosis berücksichtigte. In erster Linie war die Bestimmung der Gewebstoleranz beabsichtigt. Die *N*ominal *S*tandard *D*ose (NSD) in ret für die Beherrschung des Tumors wurde von vielen Strahlentherapeuten zur Prüfung übernommen. Der Vorschlag von ORTON u. ELLIS (1973) erleichterte die praktische Anwendung dieses Verfahrens. Die Heilung blieb selbstverständlich stark abhängig von der Ausdehnung und der Lokalisation des Tumors. VERMUND (1970) zeigte in einer umfassenden Zusammenstellung der Literatur über Larynxtumoren die Ergebnisse, getrennt nach den drei Regionen sowohl bei kurativer Strahlentherapie als auch bei chirurgischer Behandlung. Bei T_1- und T_2-Geschwülsten waren die Resultate sehr ähnlich, wurden aber mit zunehmender Ausdehnung, besonders bei den supraglottischen Karzinomen, für die Strahlentherapie ungünstiger. In der damaligen AJC-Klassifikation war die Beweglichkeit der Larynxhälften noch nicht berücksichtigt. Eine getrennte Beurteilung dieser Frage beschränkte sich deswegen nur auf wenige Mitteilungen, bestätigte aber die bekannte, erheblich schlechtere *Prognose* bei Fixation einer oder beider Larynxhälften. Sie ist *ungünstig bei der Operation, aber noch schlechter bei alleiniger Bestrahlung.*

Als *Argument für die primäre kurative Bestrahlung* bei umschriebenen Geschwülsten wurde vor allem ins Feld geführt, daß bei parktisch gleichen Heilungsergebnissen und besserer funktioneller Leistung bei einem evtl. Versagen der Bestrahlung die operative Behandlung gute Heilungsaussichten biete. Wie aus der Tabelle 5 von VERMUND (1970) hervorgeht, kann durchschnittlich die Hälfte der Patienten am Leben erhalten werden. Von den nicht beherrschten Fällen fallen aber rund 50% wegen lokaler oder allgemeiner Inoperabilität oder Verweigerung der meist verstümmelnden Operation weg. Bei *Rezidiv nach chirurgischer Behandlung* waren die Heilungsaussichten, sei es durch Operation oder Bestrahlung, äußerst bescheiden. VERMUND (1970) stellte die Ergebnisse der Bestrahlung von Operationsrezidiven in einer Tabelle (Tabelle 5) zusammen. Die Beherrschungsquote lag bei 10%. Der Autor

Tabelle 5. 5-Jahres-Überlebensrate nach Laryngektomie bei erfolgloser Strahlenbehandlung (VERMUND 1970)

Autoren	n. überlebend/ n. behandelt
AUBRY u. BACLESSE	15/26[a]
BACLESSE	21/37[b]
CANTRIL	4/9
CARPENDER	5/7
EVANS	1/5
FALBE-HANSEN	9/14
GARLAND	3/10
HARRIS et al.	2/27
IRONSIDE et al.	8/13
JACKSON et al.	9/14[c]
LEBORGNE (zit. nach CANTRIL)	10/19[d]
LEDERMAN	29/72[e]
LENZ	3/7
MÅRTENSSON	30/45f
NIELSEN	12/13[d]
NORRIS	12/22[g]
NOVOTNY	5/19
SCHALL	5/9
SHAW	25/46
TASKINEN u. HOLSTI	7/11
WANG u. SCHULZ	12/14
Gesamt	227/439 (52%)

[a] 11 von 19 mit Supraglottis- und 4 von 7 mit Glottiskarzinom überlebten
[b] 14 von 24 mit Supraglottis- und 7 von 13 mit Glottiskarzinom überlebten
[c] 3 nach Laryngofissur
[d] Überlebensdauer nicht definiert
[e] 6 von 23 mit Supraglottis- und 23 von 49 mit Glottiskarzinom überlebten
[f] 11 von 16 nach Laryngofissur
[g] 2 weitere Patienten überlebten 5 Jahre nach mehrfachen chirurgischen Eingriffen

schloß daraus, daß bei mehr oder weniger fortgeschrittenen Tumoren, den damaligen T_3- und T_4-Geschwülsten, eine geplante präoperative Bestrahlung mit anschließender LE und Neck Dissection sinnvoll sei. Auch die *elektive Lymphknotenausräumung* bei sonst wenig metastasierenden Geschwülsten hielt er für angezeigt, wenn angenommen werden könne, daß nach der präoperativen Bestrahlung noch vitales Tumorgewebe vorhanden sei. Bei fortgeschritteneren Tumoren, die den Larynx überschritten, mit fixierter Larynxhälfte oder regionärem Tumorbefall, empfahl er operatives Vorgehen mit radikaler Lymphknotenausräumung.

Umstritten war das Verhalten im *regionären Gebiet*. Nur bei umschriebenen Stimmbandkarzinomen wurde allseitig exspektatives Vorgehen als zulässig beurteilt. Bei den übrigen Lokalisationen mit ausgedehnteren Geschwülsten verlangten viele Chirurgen (SUAREZ 1962; PIETRANTONI u. AGAZZI 1961; OGURA 1958 u.a.) die prophylaktische Ausräumung, z.T. sogar doppelseitig. Die Radiotherapeuten waren meistens viel konservativer. Das regionäre Gebiet wurde in das Bestrahlungsfeld eingeschlossen und mit einer prophylaktischen Dosis belastet. Dieses Vorgehen erwies sich als aussichtsreich. Am Institut Curie wurde seit mehreren Jahrzehnten nicht mehr prophylaktisch ausgeräumt. In Bern verzichteten unsere Otolaryngologen, im Vertrauen auf die prophylaktische Bestrahlung, seit Ende der 40er Jahre auf die prophylaktische Lymphknotenausräumung. Nur bei initial klinisch positivem Lymphknotenbefall wurde nach der Bestrahlung des Primärtumors, sofern er beherrscht werden konnte, meistens die Ausräumung vorgenommen, auch wenn der Lymphknoten klinisch nicht mehr nachweisbar war (ZUPPINGER 1969, ZUPPINGER u. ESCHER 1972).

Die selbst für die heutigen Radiologen lesenswerte Zusammenstellung von MORRISON (1971) illustriert die Schwierigkeiten bei der Beurteilung und Indikationsstellung. Er schildert die vielen ungelösten Probleme der Anzeigestellung im Einzelfall. MORRISON macht besonders darauf aufmerksam, daß ein Vergleich der Ergebnisse wegen der unterschiedlichen Klassifikation sehr erschwert sei. Er gibt eine Darstellung der Ergebnisse von neun bekannten Autoren über die *für die Beherrschung von Glottistumoren notwendige Dosis* mit der zeitlichen Verteilung und den entsprechenden NSD-Werten. Diese schwanken zwischen 1536 und 2100 ret. Die Streubreite ist auffallend groß.

Im *deutschen Sprachgebiet* fand anläßlich des Deutschen Röntgenkongresses 1968 eine interdisziplinäre Diskussion über die Behandlung von Mundhöhlen-, Rachen- und Kehlkopftumoren statt. Einige bedeutsame Feststellungen seien wiedergegeben. PASCHER (1969) stellte einen interessanten Vergleich zwischen der prätherapeutischen TNM-Beurteilung und der operativ festgestellten Ausdehnung an. Es zeigte sich, daß die Beurteilung der Ausdehnung des Primärtumors klinisch oft unterbewertet worden war, diejenige des Lymphknotenbefundes aber eine Überbewertung erfahren hatte. Der Otolaryngologe NAUMANN (1969) teilte mit, daß die *funktionellen Ergebnisse in bezug auf Stimme, Atmung und Schluckvermögen bei konservativen chirurgischen Eingriffen oft nicht befriedigen* und die Rezidivwahrscheinlichkeit im Vergleich zur totalen LE erhöht sei. Er glaubt, daß bei den konservativen Eingriffen die Kombination mit der Strahlentherapie mit erhöhten Schwierigkeiten und Gefahren belastet sei. LINK u. PASCHER (1969) zeigen die Schwierigkeiten der Frühdiagnose mit Probeexzision, selbst wenn diese mehrfach vorgenommen wird. Bei weiterbestehendem klinischem Verdacht auf Malignität schritten sie zur Laryngofissur und konnten damit in 10% weiterer Fälle die Malignität sicherstellen. Auch auf die multizentrische Entstehung des Stimmbandkarzinoms wurde hingewiesen (JELLINGS, TZERNY u. KLEINSASSER, zit. nach LINK u. PASCHER 1969). OESER (1969) forderte, daß die Einzel- und Gesamtdosis der klinischen und individuellen Situation angepaßt würden. Beste Leistungen in Überlebensquoten und funktioneller Hinsicht erfordern die Zusammenarbeit zwischen Otolaryngologen und Strahlentherapeuten. OESER wies auch auf die relativ große Häufigkeit des zweiten, ja dritten Karzinoms hin. Aus dem Institut von Braunbehrens (HEINZE u. DABELSTEIN 1969) wurde über günstige Erfahrungen mit 18 MeV-Photonen und Elektronenstrahlen berichtet, die Leistungsverbesserungen erwarten ließen. Die Dosierung war zu niedrig, weil die noch zu wenig bekannte herabgesetzte RBW nicht entsprechend berücksichtigt wurde. Aus unserem Institut referierte BRUN DEL RE (1975) über Elektronenstrahlung bei supraglottischen Geschwülsten. Die Ergebnisse waren einwandfrei besser als diejenigen mit konservativer Strahlung. Sie bildeten für uns die Grundlage zur Anwendung schneller Elektronen bei allen ausgedehnteren Larynxgeschwülsten.

Gleichzeitig mit der Entwicklung der Strahlentherapie machte die *chirurgische Behandlung*, besonders bei den *konservativen Verfahren*, große Fortschritte. Wir negieren keineswegs die hervorragenden Leistungen von ALONSO (1952), SUAREZ (1962), LEROUX-ROBERT (1965), PIETRANTONI u. FIOR (1958), OGURA (1958) u.a. Der Vergleich mit den radiologischen Leistungen ist praktisch nicht möglich, weil aus Gründen der Auslese das Ausgangskrankengut stark differiert. Hervorgehoben seien die Erfolge bei den supraglottischen Tumoren, die bei strenger Auswahl gute Heilungsergebnisse und ausgezeichnete funktionelle Resultate zeitigten.

Den chirurgischen Bemühungen waren ebenfalls Grenzen gesetzt. Bei ausgedehnten Geschwülsten mußten meistens verstümmelnde Eingriffe vorgenommen werden mit Heilungsergebnissen, die oft nicht befriedigten. Es lag nahe, durch Kombination beider Verfahren, sei es als Vor- oder Nachbestrahlung, eine Verbesserung anzustreben.

Die *Vorbestrahlung,* die aus rationaler Sicht erfolgversprechend schien, wurde entweder mit niedrigen, mittleren oder hohen Dosen vorgenommen. Mit *niedrig dosierter* Vorbestrahlung mit 3000 R in 3 Wochen und Operation nach weiteren 3 Wochen erzielte die Schule von OGURA u. BILLER (1970) bei ausgedehnten Geschwülsten eine leichte Verbesserung der Resultate. SKOLNIK et al. (1975) haben nach Bestrahlung mit niedriger Dosis (2000 R) und sofortiger Operation eine deutliche Besserung im Vergleich zu hoher Dosis und Intervall festgestellt. Gleichzeitig sank die Komplikationsrate. Vorbestrahlungen mit *hoher lokaler Dosis* (5000 rad in 5 Wochen) und Operation nach Abklingen der Strahlenreaktion, 3–6 Wochen später, wurde vor allem von GOLDMAN et al. (1964) propagiert. Die Operation bestand in totaler LE, wenn nötig mit Pharyngektomie sowie meistens mit Hemithyreoidektomie auf der befallenen Seite. Ferner wurde eine doppelseitige Neck-Dissection ausgeführt. GOLDMANS Ergebnisse sind erstaunlich gut: von 23 derart behandelten Patienten, von denen zwei heute dem Hypopharynx zuzuordnen sind, lebten 72% 18–65 Monate symptomfrei. Mit Ausnahme von zwei Fällen wiesen alle klinisch regionäre Metastasen auf. Die Autoren nahmen bewußt eine erhöhte Komplikationsrate in Kauf. Durch *Vorbehandlung* der Mundhöhle mit Antibiotika, dreischichtigem pharyngealem Verschluß u.a. glaubten sie, die Zahl der Komplikationen reduzieren zu können. Es tut der guten Leistung keinen Abbruch, daß ihr Krankengut streng ausgewählt war, operierten sie doch jährlich nur etwa 5 Patienten in dieser Weise.

HENDRICKSON u. LIEBNER (1968) verglichen die Wirkung bei 2000 rad mit sofortiger Operation mit 5000 rad und radikaler Chirurgie nach 4–6 Wochen. Sie konnten keinen Unterschied finden, doch war das Ergebnis besser als ohne Vorbestrahlung.

Am Institut Gustave Roussi erhofften CACHIN et al. (1968), mit einer Vorbestrahlung von 4000 rad die Zahl der konservativen Eingriffe möglichst zu erhöhen. Fälle, die sich für Chordektomie eigneten, sind ausgeschlossen. Wie die Autoren später berichteten, trat eine hohe Komplikationsrate auf, mit 53% Fisteln und unbefriedigenden Dauerergebnissen. Die Methode wurde zugunsten der primären Chirurgie und Nachbestrahlung aufgegeben.

Auch BRYCE u. RIDER (1971) befaßten sich intensiv mit der Vorbestrahlung mit hohen Dosen. Sie stellten sich die Frage, *wie hoch die Resultatverbesserung sein müßte, um die routinemäßige LE zu rechtfertigen.* Sie kamen zum Schluß, daß das Ergebnis mindestens 20% besser ausfallen müßte. Wenn dies nicht möglich wäre, sei das Vorgehen nicht indiziert. Folgerichtig empfehlen sie die primär kurative Bestrahlung und anschließende Operation bei Versagern.

Die Ergebnisse bei *Operation und Nachbestrahlung* waren in der Regel enttäuschend.

FLETCHER (1973) aber, der bei der Mehrzahl der fortgeschrittenen Tumoren die primäre radikale Operation empfiehlt, zeigt in seinem Material eine erhebliche Verbesserung der Ergebnisse bei Nachbestrahlung unter besonderer Berücksichtigung der am Operationspräparat festgestellten Ausdehnung des Tumors.

Bei der *Wahl der Bestrahlungsfelder* wurde die wahrscheinliche und nachweisbare Propagation streng beachtet.

Zwei spezielle Tumorlokalisationen bereiteten bei der Einstufung Schwierigkeiten:

1. Die subglottischen und die Stimmbandkarzinome mit subglottischer Ausdehnung wurden von vielen Autoren, auch namhaften Radiologen, als für die Bestrahlung ungünstig beurteilt (NIELSEN 1951; ACKERMANN u. DEL REGATO 1962; BACLESSE 1946 und 1951; OESER 1969). In der Mehrzahl der Fälle wurde die totale LE vorgenommen. LEBORGNE (1951) konnte aber schon auf dem Kongreß in London 1950 Mitteilung über vier Heilungen bei

elf Patienten machen. Auf dem gleichen Kongreß zeigten wir, daß bei Berücksichtigung der lymphogenen Ausbreitung, vor allem in die paratrachealen Lymphknoten und die supraklavikuläre Region, die Heilung grundsätzlich möglich sei.

2. Bei Tumoren der vorderen Kommissur war das Vorgehen strittig. KIRCHNER (1970) konnte von 13 ihm zur Bestrahlung geschickten Patienten nur 5 heilen. JESSE et al. (1971) stellten fest, daß bei Patienten, bei denen das Stimmband durch den Tumor überschritten war, bei Bestrahlung die Rezidivquote besonders hoch sei. Sie forderten für diese Fälle chirurgisches Vorgehen, meistens als totale LE. Andererseits erzielten WANG et al. (1972) bei dieser Lokalisation 65% absoluter 5-Jahres-Ergebnisse, OLOFSSON et al. (1972) ein relatives 5-Jahres-Ergebnis von 80%.

Überblicken wir die Entwicklung der Larynxkarzinombehandlung, im besonderen die Methodik der fraktionierten Bestrahlung, so erkennen wir bei Abschluß dieser Periode zwar große Fortschritte, müssen aber gleichzeitig zugeben, daß es zahlreiche klinische Situationen gibt, bei denen wir ein optimales Vorgehen noch nicht kennen. Es war deshalb sehr zu begrüßen, daß 1974 am Internationalen Kongreß in Toronto über das gesamte Krankheitsbild des Larynxkrebses und der anderen Larynxgeschwülste sowie ihre Behandlungsmöglichkeiten und Prognosen gesprochen wurde.

II. Stand des Wissens 1974/1975

Bei allen in Entwicklung begriffenen Verfahren ist eine Standortbestimmung von Zeit zu Zeit aufschlußreich. Zur Erinnerung an die vor hundert Jahren zum ersten Mal geglückte Entfernung eines von Krebs befallenen Kehlkopfes durch KRÖNLEIN wurde die Centennial Conference on Laryngeal Cancers 1974 in Toronto einberufen. Der Initiator, D.J. BRYCE, sagte in seiner Cancer Memorial Lecture, daß man sich derzeit in einer Stagnation befinde und er manche Anregung und intellektuelle Impulse erwarte. Die Thematik war universell aufgebaut, doch standen die chirurgischen Probleme, mit Einschluß der kombinierten Therapie mit Bestrahlung im Vordergrund. In Rundtischgesprächen wurden radiologische Fragen ausgiebig erörtert. Die Verhandlungen sind im Centennial Conference on Laryngeal Cancer 1974 erschienen, die Rundtischgespräche hauptsächlich im Lyryngoscope 85, 1975, sowie z.T. im Canadian Journal of Otolaryngology. Wir versuchen, den damaligen Wissensstand mit Betonung der Problematik zu schildern, mit Einschluß einiger andernorts zur gleichen Zeit veröffentlichten Mitteilungen.

Die Erörterungen der anatomischen und pathologisch-anatomischen Fragen wurden in der Arbeit von MEYER-BREITING u. BURKHARDT (1983) besprochen (s.S. 81). Für den Kliniker sind die Feststellungen von BAUER et al. (1975) wichtig, daß am Rande von Operationspräparaten bei nicht verhornenden Plattenepithelkarzinomen in 75%, bei verhornenden in 25% Carcinoma in situ histologisch nachgewiesen werden konnten. Dies bestätigt die Auffassung, daß beim pathologisch-anatomischen Befund „Carcinoma in situ" die klinische Bewertung für die Art der Behandlung entscheidend sein muß. Die *Behandlung des Carcinoma in situ* wird sehr unterschiedlich gehandhabt (MILLER 1976), mit einer gewissen Neigung, lokalisierte Formen mit chirurgischen Maßnahmen, bei diffusen mit strahlentherapeutischen anzugehen. Auch *Kryo- und Lasertechnik* (MILLER 1976; STRONG 1976) werden erwähnt, doch sind die Beobachtungszeiten für die Beurteilung zu kurz. HOLINGER u. SCHILD (1976) sowie FLETCHER (1973) sprachen sich für primäre kurative Bestrahlung aus, bei einer Dosierung wie bei Plattenepithelkarzinomen.

In diagnostischer Hinsicht muß den Therapeuten die Mitteilung von SMITH (1975) interessieren, daß es mit ^{67}Ga gelang, von acht Larynxtumoren fünf *szintigraphisch* zu lokalisieren.

Offen ist die Frage, ob die ^{67}Ga-Speicherung bei der schwierigen Differentialdiagnose zwischen Perichondritis und Rezidiv eingesetzt werden kann.

Die Larynxuntersuchung mit *blauem Licht* soll nach HÜRZELER (1975) das Erkennen von Präkanzerosen erleichtern. Nach persönlicher Mitteilung eignet sich die Methode aber nicht für die Frühdiagnose von Larynxkarzinomen. Sie leiste bessere Dienste bei der Bronchialdiagnostik.

Die von KLEINSASSER (1963) eingeführte *Mikrolaryngoskopie* und Mikrochirurgie wird in der Weiterentwicklung von OLOFSSON u. OHLSSON (1974) zur Festhaltung des Befundes und zur Kontrolle empfohlen. Ein einfacheres und wenig belastendes Verfahren beschreiben BERCI et al. (1976), das zusätzlich zur Beurteilung von Bewegungseinschränkung der Stimmbänder herangezogen werden kann. Beide Verfahren sollten auch die Rezidivdiagnostik erleichtern und beschleunigen.

Eine besondere Form des *oberflächlich invasiven epidermoiden Karzinoms* des Stimmbandes beschreiben MCGAVRAN et al. (1976) aus der Schule von Ogura. Die Diagnose kann nur in enger Zusammenarbeit mit einem erfahrenen Laryngologen und Pathologen gestellt werden. Die Autoren berichten über 15 Fälle, von denen 7 mehrfach bioptische Entfernung erfuhren mit nur einem Fall, bei dem später die Laryngektomie (LE) vorgenommen werden mußte. Sofern sich der Patient bereit erklärt, regelmäßig zur Kontrolle zu kommen und sich nötigenfalls weiteren Biopsien zu unterziehen, sei die endoskopische totale Entfernung allein anwendbar, sofern der Pathologe nur oberflächliche Invasion feststellt. Mit diesem das Stimmband schonenden Vorgehen geben die Autoren stillschweigend zu, daß die Erhaltung des Stimmbandes für die Stimme besser ist als die Chordektomie, die anstelle der endolaryngealen Entfernung chirurgisch indiziert wäre. Bei besonders spezialisiertem Team mag dieses Vorgehen gute Ergebnisse zeitigen, als Regel glauben wir aber, daß die Bestrahlung wie bei einem umschriebenen Stimmbandkarzinom die beste Behandlung ist.

Die *Kombination von Chirurgie und Radiologie* nahm in Toronto einen wichtigen Platz ein. Vor allem wurde die *Vorbestrahlung* mit sofortiger oder nach Intervall erfolgender Operation bei ausgedehnten Tumoren als gutes, vielleicht bestes Verfahren empfohlen.

SKOLNIK et al. (1975) machten einen Versuch an total 92 Patienten mit Vorbestrahlung mit niedriger Dosis von 2000 rad und anschließender Operation, im Vergleich zu hoher Dosis von 5000 rad und Operation nach Abklingen der Strahlenreaktion bei primär fortgeschrittenen, aber noch operablen Patienten. Die Erfolge waren erheblich besser bei den mit niedriger Dosis vorbestrahlten Patienten, doch ist das Ergebnis nicht schlüssig, weil bei der hochdosierten Gruppe viele Ausfälle eintraten.

Sehr gute Ergebnisse meldeten OGURA et al. (1975) bei supraglottischen Tumoren, die sich gegen die Arygegend ausbreiteten, mit supraglottischer subtotaler LE. Die 3-Jahres-Überlebensrate betrug 75%. 18% der Patienten waren Frauen. Indirekt kann wegen der kleinen Zahl von i.-c.-Todesfällen darauf geschlossen werden, daß eine strenge Auslese bestand.

CONSTABLE u. WHITE (1976) bestrahlten mit mittleren Dosen von 4500 bis 5000 rad und ließen nach 4–6 Wochen operieren, als totale LE und Neck-Dissection, wenn die Lymphknoten tumorbefallen waren. Die Rezidivquote lag bei 22%. Die Komplikationsrate sei beträchtlich niedriger als bei Dosen von 5000–6000 rad.

GOLDMAN u. ROFFMAN (1976) berichteten über die Weiterführung ihrer schon 1964 (s.S. 350) begonnenen Behandlung. Ihr gutes Ergebnis an 64 Patienten bestätigte sich. Das aktuarielle 5-Jahres-Ergebnis belief sich auf 59%. Allerdings war die Komplikationsrate hoch, aber noch tragbar. Sieben Patienten wiesen später Pharynxstrikturen auf. Kein Patient erlag Komplikationsfolgen.

HENDRICKSON et al. (1975) konnten ihre früheren Resultate bei Patienten ohne regionäre Metastasen bestätigen. Die Chordektomie wurde zugunsten der primären Bestrahlung verlassen, doch mußten nachträglich 30% der Patienten einer totalen LE unterzogen werden. Die Bestrahlungsergebnisse sollten in diesem Stadium verbesserungsfähig sein.

LINDBERG (Houston 1975) sprach sich bei ausgedehnten Tumoren für die postoperative Radiotherapie aus, die er für ebenso wirksam hielt wie eine Vorbestrahlung mit 5000 rad. Weder der einen noch der anderen Behandlung wurde in Toronto der Vorzug gegeben, sondern die absolute Notwendigkeit eines klinischen Versuchs unterstrichen.

Die Möglichkeiten und Grenzen der verschiedenen Methoden der partiellen LE wurden von BILLER et al. (1976), BOCCA (1975), CACHIN (1975), DALY (1976), IWAI (1976), LEROUX-ROBERT (1974), NORRIS (1976), OGURA (1975) und RANGER (1976) besprochen. Ihre eindrücklichen Bemühungen belegen den großen Wert aller Verfahren, welche die Zahl der totalen LE herabsetzen können.

Der Radiotherapeut sollte über die Methoden und ihre Erfolgsaussichten orientiert sein. Die Heilungsquote ist wegen der fehlenden Indikations- und Altersangaben praktisch nicht mit den Bestrahlungsergebnissen vergleichbar.

REGULES et al. (1976) berichteten über Ergebnisse bei supraglottischen Karzinomen von 1939–1968, die nach den Grundsätzen des Initiators, ALONSO (1952), behandelt worden waren. Von 231 Patienten lebten 44% länger als 5 Jahre symptomfrei, doch konnte nur in 38% ein funktionell gutes Ergebnis erzielt werden. Die übrigen verdankten ihr Überleben der geglückten sekundären totalen LE.

DALY (1976) bejahte die Frage, ob ein *Rezidiv nach Bestrahlung* eines T_1-Tumors durch Chordektomie behandelt werden könne unter der Bedingung, daß das Rezidiv oder der Resttumor auf den membranösen Teil des Stimmbandes beschränkt und das Stimmband noch beweglich ist. Unter Umständen läßt sich bei größerer Ausdehnung eine Hemi-LE vornehmen, zu der man sich bei initial ausgedehntem Tumor um so eher entschließen sollte.

Am Anderson-Hospital bestrahlte FLETCHER (1973) nur die T_1- und T_2-Tumoren und besonders gelegene exophytische T_3- und T_4-Geschwülste. Die übrigen wurden einer totalen LE unterzogen. Seine Ergebnisse waren sehr gut, doch ist die Zahl der totalen LE sehr hoch. Bei den operierten Fällen wurde grundsätzlich nachbestrahlt und je nach Operationsbefund das Gebiet des Stomas in die Bestrahlung eingeschlossen.

Die fast desolate Prognose bei Stomarezidiven ist bekannt. SISSON et al. (1975) entwickelten ein transsternales radikales Verfahren, das bis zu 5 chirurgische Eingriffe erforderte. Es gelang ihm aber, bei sechs Patienten von 21 eine Symptomfreiheit nach 3 Jahren zu erreichen.

Immer noch sind die *Karzinome der vorderen Kommissur* und der Subglottis sowie *des Stimmbandes mit subglottischer Ausdehnung* Anlaß zu Diskussionen. Groß ist die Notwendigkeit, die Grenzen des subglottischen Raumes einheitlich zu definieren. MÅRTENSSON (1976) stellte fest, daß indirekte Laryngoskopie und Röntgenuntersuchung mit Einschluß der Tomographie ungenügend Aufschluß über die subglottische Ausdehnung eines Tumors geben und verlangte grundsätzlich die *Transkonioskopie* bei Stimmbandtumoren. Seiner Meinung nach treten Rezidive der T_1-Tumoren in 45% subglottisch auf. Über die Ergebnisse bei chirurgischem Vorgehen referierten SESSIONS u. OGURA (1976). In 66% erzielten sie eine 3-Jahres-Symptomfreiheit, wobei fast die Hälfte der Fälle einer totalen LE unterzogen werden mußte. Die Strahlentherapie wurde in ihrem Krankengut nur ausnahmsweise berücksichtigt. Im Gegensatz zum chirurgischen Vorgehen, setzte sich KIRCHNER (1976) aufgrund frischer Erfahrungen für die Strahlentherapie bei diesen Geschwülsten ein, wenn das Stimmband noch beweglich war.

Erst am Schluß der Konferenz in Toronto wurde die primäre Strahlentherapie besprochen. Es ist bedauerlich, daß nicht mehrere führende Kliniken ihre Ansichten äußern konnten. JANKOVIC u. MERKAS (1976) bestrahlten 772 Patienten primär-kurativ; bei Rezidiv wurde eine Operation vorgenommen. Die absolute 5-Jahres-Heilungsziffer lag bei den Glottistumoren bei 60,9%, bei allen supraglottischen bei 39,2%, mit Absinken der Ergebnisse bei NSD unter 1800 ret.

Rezidive wurden relativ oft einer Zweitbestrahlung unterzogen (113 Patienten). In 22% (mit Einschluß von 25 nach Bestrahlung operierter Fälle) kam es zur Heilung, ohne erheblich erhöhtes Komplikationsrisiko.

Besonders aufschlußreich waren die Paneldiskussionen in Toronto. ENNUYER u. BATAINI (1975) gaben ihre Ergebnisse bei 214 Glottistumoren bekannt. Ihre Tumordosen schwankten zwischen 6000 und 7500 rad, ausnahmsweise steigerten sie bis auf 8500, bei 1000 rad wöchentlicher Belastung. Es wurde keine im voraus bestimmte Dosis appliziert, sondern das Ende der Bestrahlung vom Tumorschwund abhängig gemacht. 55% Patienten lebten nach 5 Jahren mit erhaltenem Larynx, unter Berücksichtigung der Ergebnisse nach Rezidivoperation waren es 68%. Das determinierte Resultat lag bei 77%. Daneben wurden 60 Patienten primär operiert und ein Teil nachbestrahlt. Diese Ergebnisse liegen etwas höher als diejenigen der primär bestrahlten Patienten. Berücksichtigt man aber die interkurrenten Todesfälle, so bleibt die Leistung gleich, mit dem Unterschied, daß bei den primär Bestrahlten nur 11% mit totaler LE lebten, gegenüber 65% bei primär chirurgischem Vorgehen. Da keine Angaben über die Auswahl zur Therapie vorliegen, ist die Überlegenheit der Bestrahlung nicht zu beweisen. Bemerkenswert ist, daß bei kurativem Bestrahlungsversuch bei T_3-Tumoren in mehr als einem Drittel der Fälle die totale LE verhütet werden konnte.

Zu ähnlich guten Ergebnissen gelangte HAWKINS (1975) bei Glottistumoren und primär niedrig dosierter Kobaltbestrahlung (5000 bis 5500 rad in 4–5 Wochen) mit 71% relativem 5-Jahres-Ergebnis. Allerdings entfallen 69% aller Kranken auf T_{1s}- und T_1-Tumoren. Bei den T_1-Tumoren mußten aber 16% laryngektomiert werden. Von den T_2-Tumoren waren nach 5 Jahren 25% total laryngektomiert. Bei den T_3-Tumoren beläuft sich das 5-Jahres-Ergebnis auf 42%, von denen 22% allein durch Bestrahlung beherrscht werden konnten. Diese Ergebnisse sollten verbesserungsfähig sein, bemerkt doch der Autor, daß die meisten Versager durch falsche Beurteilung der Tumorausdehnung verursacht wurden.

Die Bestrahlungsbehandlung von STEWART et al. (1975) hat eine Dauer von 3 Wochen (s.S. 358), wobei sie allerdings in 15% nur palliativ behandelten. 20% der Patienten rezidivierten und mußten einer totalen LE unterzogen werden, weitere 2% wegen Behandlungskomplikationen. Im Bereich von 5250–5750 rad in 3 Wochen blieb das Ergebnis bei 70% nach 5 Jahren gleich. Bei höherer Dosis kam es zu einem Anstieg der Komplikationen. STEWART betonte mit einem gewissen Recht, daß die Behandlungskomplikationen schließlich alle beherrscht werden konnten, wenn auch mit Opferung des Larynx, während bei Rezidiven, selbst mit radikalem Vorgehen, nur die Hälfte geheilt werden konnte.

MILLER (1975), als Chirurg, setzte sich für konservative Behandlung durch Bestrahlung bei T_1- und T_2-Tumoren ein und ließ die fortgeschrittenen Geschwülste durch seinen Radiotherapeuten WANG vorbestrahlen. Bei inoperablen fortgeschrittenen Fällen konnte immerhin mit dem üblichen Bestrahlungsmodus in 27% eine 5-Jahres-Symptomfreiheit erreicht werden.

Über die primäre Bestrahlung supraglottischer Tumoren berichtete HANSEN (1975), wobei er – im Gegensatz zu seinen früheren Berichten – nun Geschwülste der marginalen Zone, die früher dem Hypopharynx zugeordnet wurden, mit einschloß. Er erreichte eine optimale Heilungsziffer von 40% nach 5 Jahren. Unter Berücksichtigung der Tatsache, daß alle Mißerfolge der Entwicklungszeit eingeschlossen sind und über sämtliche Fälle der ganzen Region berichtet wurde, ist das Ergebnis als günstig anzusehen.

BATAINI, ENNUYER et al. (1974) konnten bei supraglottischen Tumoren mit primär kurativer Bestrahlung und Operation bei Versagern eine absolute 5-Jahres-Heilungsrate von 45% erzielen. Wichtig ist die Feststellung, daß bei klinisch negativem Lymphknotenbefund nur in 1% Rezidive im Lymphknotengebiet auftraten, ferner, daß bei beweglichen Lymphknoten und Beherrschung des Primärtumors nur 5% der befallenen Lymphknoten nicht beherrscht

Tabelle 6. 5-Jahres-Überlebensrate bei Glottis- und Supraglottiskarzinom[a]. (Nach TILL et al. 1975)

		N_0	N_1	N_2	N_3	Gesamt
Glottis	T_1	72±1 (3296)	62±9 (42)	9 (4)	0 (0)	72±1 (3344)
	T_2	60±2 (1385)	56±8 (60)	40±15 (15)	0 (10)	59±1 (1471)
	T_3	47±2 (1416)	37±5 (146)	8±8 (18)	8±5 (33)	45±1 (1614)
	T_4	31±5 (134)	35±10 (38)	10±9 (13)	0 (17)	28±4 (202)
	Gesamt	63±1 (6231)	45±4 (286)	17±6 (50)	5±3 (60)	61±1 (6631)
Supraglottis	T_1	55±2 (637)	38±5 (135)	30±9 (38)	20±8 (39)	50±2 (849)
	T_2	48±2 (634)	36±4 (147)	29±9 (39)	29±9 (33)	43±2 (853)
	T_3	38±2 (627)	31±4 (235)	31±6 (85)	8±4 (66)	34±2 (1013)
	T_4	30±2 (518)	22±3 (281)	20±4 (120)	7±2 (155)	24±2 (1076)
	Gesamt	43±1 (2416)	30±2 (798)	25±3 (282)	10±2 (293)	37±1 (3791)

[a] Die angegebenen Abweichungen entsprechen einer Standardabweichung (SD). Die Zahlen in Klammern geben die Gesamtheit der zu Beginn erfaßten Fälle in jeder Kategorie an (Summe der Zahlen aller beteiligten Zentren).

werden konnten. Bemerkenswert ist, daß von 19 Patienten mit fixierten Lymphknotenmetastasen durch zusätzliche Bestrahlung 3 über 5 Jahre geheilt wurden.

Auch HENRY et al. (1975) erzielten durch primäre Bestrahlung von T_3- und T_4- supraglottischen Karzinomen in einem Drittel der Fälle 3jährige Symptomfreiheit, die sich durch zusätzliche Rezidivoperation auf 50% steigern ließ.

PONCET (1975) machte den bemerkenswerten Vorschlag, bei *Operation von Bestrahlungsrezidiven* die LE und Lymphknotenausräumung grundsätzlich zeitlich zu trennen und einer Schnittführung bei LE außerhalb (hochbelasteter) bestrahlter Gebiete.

Die Ergebnisse von SIIRALA u. PAVOLAINEN (1975) waren mit Vorbestrahlung von vorgerückten supraglottischen Geschwülsten mit anschließender supraglottischer LE ungünstig. Von den 16 Fällen wurden nur 4 symptomfrei, 6 starben an Aspirationspneumonie und die übrigen an ihrem Grundleiden. In bezug auf die Behandlung des regionären Gebiets wurden sie konservativer. Wenn keine palpablen Lymphknoten vorlagen, verzichteten sie auf die Neck-Dissection und bestrahlten. In gleichem Sinn äußerten sich GOFFINET et al. 1976.

Die Ergebnisse der führenden Kliniken sind bekannt. Nicht immer konnten maximale Werte erzielt werden. So ist es sehr aufschlußreich, daß TILL et al. (1975) die Resultate von 23 Behandlungszentren mit total fast 10900 Larynxkarzinomfällen in vielfacher Beziehung bearbeitet haben. Sie vermitteln Wertvolles über die Geschlechtsverteilung, das Alter, die Unterschiede bei der Lokalisation im Kehlkopf und bei den Stadien sowie von Heilungen in Abhängigkeit von Tumorstadium und Behandlungsart. Bei Glottistumoren wurde eine absolute 5-Jahres-Heilungsquote von durchschnittlich 61%, bei den supraglottischen von 37% erreicht (Tabelle 6). Freundlicherweise hat uns TILL die noch unveröffentlichten aktua-

Tabelle 7. 5-Jahres-Überlebensrate (aktuariell) bei Supraglottiskarzinom (zu verschiedenen Zeitpunkten während des Überwachungszeitraums erstbehandelte Patienten). (Nach TILL 1983, pers. Mitteilung)

Tumorkategorie[a]	Jahr der Erstbehandlung				n[b]
	1955–1959	1960–1965	1966–1971	Gesamt	
T_1	64±5	57±3	47±3	55±2	849
T_2	46±5	50±3	48±3	48±2	853
T_3	43±4	36±2	40±3	38±2	1013
T_4	27±3	27±2	25±2	27±2	1076
Gesamt	42±2	42±1	39±1	41±1	3791

[a] Nur N- und M_0-Fälle (25 M_1-Patienten wurden nicht einbezogen).
[b] Gesamtzahlen der Fälle zu Beginn der Studie.

riellen Werte mitgeteilt. Die besonders interessierenden Werte der supraglottischen Karzinome sind in Tabelle 7 wiedergegeben. Sie liegen um durchschnittlich 10% höher als diejenigen der direkten Methode.

Zwei Arbeiten hatten die *Qualität der Sprache* nach erfolgreicher Strahlenbehandlung eines Larynxkarzinoms zum Inhalt. MENDONCA (1975) und STOICHEFF (1975) untersuchten mit objektiven Methoden und unter Befragung der Patienten die Funktionen der Stimmbänder nach kurativer Bestrahlung. Sie kamen zum Schluß, daß 70–80% ein ausgezeichnetes Resultat zeigten mit praktisch normaler Funktion. Viele der Patienten ließen geringe Abweichungen von der Norm erkennen, wie Ermüdbarkeit bei langem Sprechen, etwas tiefere Stimme als vor der Bestrahlung, Mühe beim lauten Sprechen und Unfähigkeit zu singen. Seltener fanden sich bei den übrigen 20% der Kranken mit nicht optimaler Stimmqualität Abweichungen, wie Ventrikelsprache, selten Myasthenie des thyreoarytenoiden Muskels. Eine seltene Störung war auf Defekte des Stimmbandes zurückzuführen, bedingt durch den Tumor oder ausgedehnte Probeexzisionen. Nach der Bestrahlung bedurfte es 3–4 Monate, gelegentlich 6 und mehr Monate bis die Sprache die frühere Qualität erreichte. Nur in 4 von 160 untersuchten Patienten machte die Sprachstörung nach Bestrahlung einen Berufswechsel notwendig. Die große Mehrheit der Patienten rauchte nach der Bestrahlung weniger als vorher. Der Einfluß auf die Sprachfunktion in Abhängigkeit von den Rauchgewohnheiten ist jedoch statistisch nicht sichergestellt. Eine phonetische Schulung konnte zur Besserung der Funktion führen.

Chemotherapeutische Maßnahmen wandte BERLINO (1976) an. Mit Methotrexat und Leukopurin konnte ein Ansprechen in einem Drittel der Fälle bis zu 4 Monaten erzielt werden. Angaben über Nebenerscheinungen fehlen. Eine Kombination mit Bestrahlung konnte die Heilungsquote nicht verbessern.

Interessant sind die Bemühungen um die *Rekonstruktion des Larynx* und die Verbesserung der Ösophagussprache bei total Laryngektomierten durch zusätzliche chirurgische Maßnahmen. Wenn auch die bisherigen Ergebnisse bescheiden sind, können sie unter gewissen Umständen doch eine Verbesserung der Kommunikation bewirken.

Die Erfolgsquote *palliativer Maßnahmen* bei Larynxtumoren ist schwer zu beurteilen. In Frage kommen die Verabreichung von Analgetika, chirurgische und radiologische Behandlung. Zur Vermeidung von Tracheo- und Gastrostomie, kommen unter bestimmten Bedingungen kryochirurgische Maßnahmen und Laserexzisionen in Frage. Für palliative Effekte sind strahlentherapeutisch ziemlich hohe Dosen erforderlich, die nahe an die kurativen heranreichen. Ausgehend von der Idee, daß die guten Frühergebnisse bei der Sauerstoffüberdruckbehandlung vielleicht gar nicht durch die initiale Intention, sondern durch den besonderen

Fraktionierungstyp bedingt seien, verabreichte HAWKINS (1976) am 1., 7. und 21. Tag je 800 rad und erzielte gute palliative Resultate.

Ein erstaunliches tumorbiologisches Ergebnis teilten BAUER et al. (1975) mit. Sie untersuchten die Bedeutung eines histologisch positiven Tumorbefundes am Rand des Operationspräparats aufgrund von 111 Hemi-LE, die in ihrem Zentrum in St. Louis vorgenommen wurden. Bei fast einem Drittel der Fälle konnten bei Serienuntersuchungen an den Randpartien des Operationspräparats Tumorzellen festgestellt werden. Die Autoren hatten den Mut abzuwarten, und es zeigten sich erstaunlicherweise bei mindestens zweijähriger Beobachtungszeit im ganzen nur 7 Rezidive, die durch Bestrahlung oder Operation beherrscht werden konnten. Von den 72 Patienten mit histologisch negativem Befund entwickelten vier Rezidive. Diese Erfahrung steht im Widerspruch zu den allgemeinen Erkenntnissen und ist offenbar dadurch zu erklären, daß bei kleinen, nur mikroskopisch nachweisbaren Tumorresten der Organismus die Fähigkeit hat, die Tumorzellen zu eliminieren. Von der hämatogenen Aussaat nach operativen Eingriffen ist bekannt, daß lange nicht alle Tumorembolien zu Metastasen führen. Zudem liegt eine Untersuchung von SOUTHERN u. BRUNSCHWIG (1961) vor. Sie wiesen nach, daß das Angehen vonTumorembolien von der Größe des Embolus abhängt. Tumorteile mit weniger als 10000 Zellen führten bei Injektion in die Wange zu keinem Tumorwachstum. Lagen aber makroskopische Tumorreste vor, durfte man sich auf keine spontane Elimination verlassen.

Versuchen wir, den Stand des Wissens und der Problematik um 1974 zu überblicken, so können wir die erfreuliche Feststellung machen, daß das Prinzip, daß Chirurg und Strahlentherapeut nicht konkurrierende, sondern sich gegenseitig ergänzende Ärzte sein müssen, weitere Anhänger gewonnen hat. Der Grundsatz der Erhaltung der Funktion gewinnt, neben der Rettung des Lebens, auch auf chirurgischer Seite immer mehr Befürworter. Die Kombination von Chirurgie und Strahlentherapie scheint besonders bei fortgeschrittenen Tumoren an Bedeutung zuzunehmen. Offen ist noch die Frage, ob Vorbestrahlung mit kleinen Dosen sinnvoll sei, und ob die Vorbestrahlung mit hoher Dosis bei vorgerückten Tumorsituationen, nicht nur bei ausgelesenen Einzelfällen, sondern auf breiter Basis vorgenommen werden kann und ob primäre Operation bei fortgeschrittenen Fällen und Nachbestrahlung bessere Ergebnisse zeitigt als Vorbestrahlung und Operation. In Konkurrenz dazu steht das dritte Vorgehen, die primär kurative Bestrahlung und Operation nur bei Bestrahlungsversagern. Hier muß auf breiterer Basis gezeigt werden, daß die Ergebnisse in bezug auf die Heilungsquote sich ähnlich verhalten wie bei den beiden anderen Methoden, mit gleichzeitiger Herabsetzung verstümmelnder chirurgischer Eingriffe. Verschiedene Arbeiten enthalten den Hinweis darauf, daß bei Geschwülsten mit hoher Metastasierungswahrscheinlichkeit und klinisch negativem regionärem Befund die prophylaktische Bestrahlung ebenso wirksam ist wie die prophylaktische Lymphknotenausräumung. Eindeutiger sollte die Problematik bei Stimmbandkarzinomen, welche die vordere Kommissur überschreiten und sich subglottisch ausdehnen, beantwortet werden.

III. Arbeiten nach 1974/1975

Die Erfahrungen von Toronto 1974 konnten die weiteren Veröffentlichungen nicht wesentlich beeinflussen, weil es zehn und mehr Jahre dauert, bis sich eine neue oder geänderte Therapie überblicken läßt. Die Beurteilungen und Vergleiche sind nach wie vor schwer, weil die Berichterstattung sich meistens nicht auf das ganze Krankengut bezieht, sondern nur auf eine Behandlungsart.

Die *primär kurative Bestrahlung* mit Operation bei Strahlenversagern schien vermehrt Anwendung zu finden. Mit wenigen Ausnahmen wurde mit 1000–1100 rad wöchentlicher

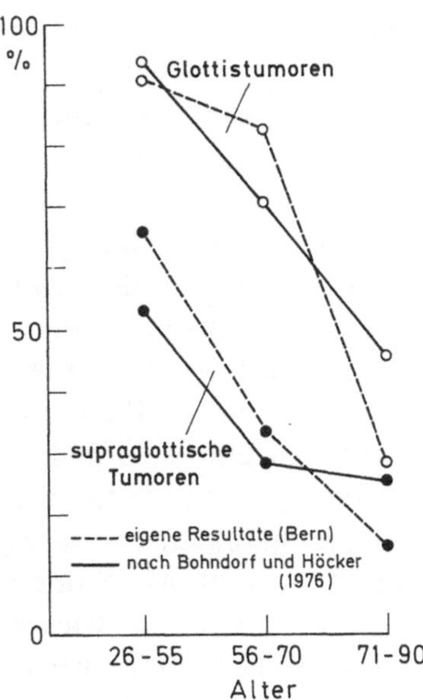

Abb. 44. Altersabhängigkeit der Ergebnisse bei Larynxkarzinomen

Dosis bis zu Gesamtdosen von 6000–7000 rad verabreicht. BOHNDORF u. HÖCKER (1976) berichteten über Heilungen bei Glottistumoren von 65% in 5 Jahren und 35% bei supraglottischen Geschwülsten. 18% der Fälle wurden primär operiert, ohne Angabe der Resultate. Bei T_1-Tumoren wurden 92% 5-Jahres-Ergebnisse erzielt. Die Autoren bestätigten, unabhängig von WACHTLER (1959), die große Abhängigkeit der Resultate vom Alter (Abb. 44), womit der direkte Vergleich zu den chirurgischen Ergebnissen praktisch nicht mehr möglich ist. Nach Abschluß der Bestrahlung wurde 6–10 Wochen zugewartet und bei Resttumor operiert, meistens mit totaler LE. DURKOWSKI et al. (1977) veröffentlichten ein ähnliches Resultat von 48,8% bei Glottistumoren und 34,8% bei supraglottischen Geschwülsten. OESER u. BOHNDORF (1980) legten ihr Krankengut zusammen, um die Streubreite, wegen kleiner Patientenzahlen, herabzusetzen. Von 1128 Patienten waren 31% supraglottisch, 67% glottisch und 2% subglottisch lokalisiert. Die regionäre Metastasierung war sehr hoch, 25% bei glottischen, 70% bei supraglottischen und 5% bei subglottischen Geschwülsten. Die Autoren berichten ausschließlich über primär-kurativ bestrahlte Patienten mit relativen 5-Jahres-Heilungsergebnissen von 63% ± 4% bei glottischen, 42% ± 5% supraglottischen und 45% ± 17% subglottischen Karzinomen. Die Behandlungsergebnisse sind stark vom Tumorstadium abhängig: 78% bei T_1-, 67% bei T_2-, sehr hoch mit 45% bei T_3- und 21% bei T_4-Geschwülsten. Angaben über die Zahl der totalen LE fehlen, ebenso über die Ergebnisse bei primärer Operation. Die Autoren erwähnen die bekannten Grenzen der Radiotherapie bei infiltrativem Wachstum, bei Ulzerationen, Knorpelzerstörung und Fixation beider Stimmbänder. Diese Situationen sind von der primär-kurativen Strahlentherapie auszuschließen. Die Heilungsquote nach Versagen der Strahlentherapie bei laryngektomierten Patienten sei nicht schlechter als bei den nur bestrahlten.

Primär-kurative Bestrahlung mit 5000–6000 rad in 4–5 Wochen wandte QUAYUM (1978) an. Die Reaktionen waren stark. Von den Glottistumoren überlebten 65% die 5-Jahres-Grenze, von den supraglottischen 41%. Das optimale Resultat liegt bei 76 resp. 55%. Sechsmal, in 3%, mußte wegen Ödems tracheotomiert werden. Nur zweimal traten Knorpelnekrosen auf. Die Zahl der totalen LE liegt bei 20%. Frauen hatten ein gut 10% besseres Ergebnis. Patienten mit supraglottischen Tumoren wiesen eine fast doppelt so hohe Zahl interkurrenter Todesfälle auf als die glottischen. HUNTER u. PALMER (1980) bestrahlten, als Nachfolger von STEWART (1975), in gleicher Weise in 3 Wochen mit starker Reaktion weiter. Sie schalteten schon primär 10% der Patienten als für die Bestrahlung ungeeignet aus. Die Ergebnisse waren gut, doch traten schon bei T_1- und T_2-Fällen in 3% Nekrosen auf, bei T_3-Geschwülsten in 7%. Mit Recht betonen auch sie, daß die Nekrosen entweder konservativ oder operativ geheilt werden konnten, während von den Rezidiven 50% verloren gingen. KARDELL et al. (1982) bestrahlten primär-kurativ T_1- und T_2-Glottistumoren und hatten bei ihren Patienten praktisch die gleiche Rezidivrate von 13,6%. Die Mehrzahl der Rezidive konnte durch sekundäre Operation geheilt werden. Bei T_1-Tumoren lag das akutarielle Ergebnis bei 93,8%. Von ähnlichen Ergebnissen berichten VAN DER BOGAERT et al. (1982) bei T_1-Glottistumoren. 13% mußten wegen Rezidivs einer totalen LE unterzogen werden. Die Überlebenswahrscheinlichkeit ist bei den T_1-Glottistumoren gleich wie bei der normalen Bevölkerung.

BATAINI (1983) stellte mir freundlicherweise sein Manuskript über die neuesten Ergebnisse der primär-kurativen Strahlentherapie bei fortgeschrittenen epidermoiden Karzinomen des *Laryngopharynx* mit *besonderer Berücksichtigung der Stimmbandfixation,* zur Verfügung. Die verabreichten Dosen überschreiten jetzt 7500 rad nicht, um die Komplikationsrate bei späterer Operation zu reduzieren und die Chirurgie der Rezidive zu erleichtern. Er weist auf die Bedeutung der bereits 1975 von ENNUYER und ihm empfohlenen Änderung des operativen Vorgehens nach PONCET (1975) bei Strahlentherapieversagern hin. Bei einer Serie von 105 lateralen epilaryngealen Karzinomen, unter Ausschluß von N_2-und N_3-Patienten, liegt die Versagerquote bei nur 9%, wobei die geheilten Patienten eine normale Larynxfunktion aufweisen. Die Versager waren wesentlich abhängig von der Beweglichkeit der Larynxhälfte. 23% entfallen auf eine reduzierte Beweglichkeit und 35% auf einen Stillstand der Larynxhälfte. Bei 93 supraglottischen Karzinomen des Stadiums IV, teilweise mit nachweisbarer kartilaginärer Zerstörung, wurde ein determiniertes Ergebnis von 50% erzielt. Das Resultat ist von gleicher Größenordnung wie bei primärem chirurgischem Vorgehen und Nachbestrahlung oder – in einzelnen Fällen – bei Vorbestrahlung und radikaler Operation mit dem wesentlichen Unterschied, daß im Institut Curie den meisten behandelten Patienten der Larynx erhalten blieb und Patienten mit erhöhtem Operationsrisiko noch behandelt werden konnten. Bei Glottistumoren ergab sich bei primär-kurativer Bestrahlung bei T_3- und T_4-Fällen eine 3-Jahres-Überlebensrate von 44%. Von 12 Versagern konnten 8 durch Operation geheilt werden. Das Gesamtergebnis steigt auf 62% an. Auch in der Lymphknotenregion geht BATAINI den Weg der primären Bestrahlung, d.h. der prophylaktischen oder kurativen Bestrahlung bei klinisch positivem Befall und Operation nur bei Restgeschwülsten. Die Ergebnisse sind mindestens gleich gut wie diejenigen der primären Chirurgie oder Vorbestrahlung, mit dem Unterschied, daß bei mehr als einem Drittel der Patienten von T_3- und T_4-Geschwülsten der Larynx erhalten blieb. BATAINI (1983) erwähnt aber, daß der Patient sehr sorgfältig überwacht werden muß, und daß der Strahlentherapeut die Klinik der Erkrankung und die Behandlungstechnik gut beherrschen sollte. In unerfahrenen Händen sei die Komplikationsrate prohibitiv.

HARWOOD et al. (1981) erzielten bei primärer Bestrahlung und Operation bei Versagern mit den relativ tiefen NSD-Werten von 1650–1700 ret bei T_3- und T_4-Tumoren 55 und 56% 5-Jahres-Heilungen. Bei umschriebenen Tumoren wurden 1560–1700 ret, bei ausgedehnteren 1700 ret verabreicht. Bei Überschreiten dieser Dosis war keine Verbesserung der Heilungsrate feststellbar. HARWOOD erwähnt allerdings, daß bei T_4-Tumoren die Diagnose der Knorpelinvasion bezweifelt werden könne. In seinem Krankengut sei nur ein Fall von Perichondritis aufgetreten.

Beschränkung der primären Bestrahlung auf T_1- und günstig gelegene T_2-Tumoren, jedoch Operation mit Nachbestrahlung bei den übrigen Fällen, empfiehlt – ähnlich wie FLETCHER (1973/1980) – auch CALCATERRA (1976).

GLANZMANN et al. (1979) empfehlen bei T_2- und T_3-Tumoren primäre kurative Strahlentherapie, sofern die Indikation bei auf Rezidiv verdächtiger Situation und negativer Histologie zur Laryngektomie großzügig gestellt wird. Das Risiko einer Laryngektomie bei Perichondritis mit negativem Tumorbefund wird bewußt in Kauf genommen, ähnlich wie es schon LEDERMANN 1961 empfohlen hat.

CHARKO, HENDRICKSON et al. (1980) immobilisieren zur Vermeidung geometrischer Fehler mit Plastikmoulagen bei vornehmlich T_1- und T_2-Stimmbandkarzinomen mit Co-Bestrahlung und opponierenden Feldern mit NSD von 1818–2020 ret bei aktuarieller life table Bewertung 5-Jahresergebnisse von 86%, mit Einschluß der R-Op. gar 91%. Sie weisen aber bei T_{is}-, T_1-Glottistumoren 8% und bei T_2-Glottiskarzinomen 34,4% Bestrahlungsversager auf.

Über einen Versuch der Bestrahlung von Glottistumoren mit schnellen Elektronen in Anlehnung an die von COVA empfohlene Methodik berichten VERAGUTH und BLEHER (1972). Bei T_1-Tumoren sind die Ergebnisse gut, doch traten bei 6 T_2-Karzinomen 2 Rezidive auf, so daß sie bei letzteren von dieser Behandlung abraten.

Die vielerorts noch strittige Frage über das Verhalten in Lymphknotengebiet bei primärer operativer Therapie des Primärtumors wird von ALAJMO et al. (1982) bei 1556 Patienten die während 27 Jahren zur Behandlung kamen untersucht. Ausgeschaltet wurden T_1- und T_2-Stimmbandkarzinome wegen ihrer geringen regionären Metastasierungstendenz, Patienten mit Lokalrezidiv, Fernmetastasierung und die Verschollenen. Über die Auswahl der Kranken zum unterschiedlichen regionären Vorgehen wird, der offenbar langen Berichtsperiode wegen, keine Aussage gemacht. Am günstigsten fiel das Ergebnis bei primärer Operation auch im regionären Gebiet aus, gefolgt von postoperativer regionärer Nachbestrahlung; am ungünstigsten ist das Ergebnis, wenn das regionäre Gebiet zunächst unbehandelt blieb. Die Unterschiede sind nicht sehr hoch, aber doch ziemlich bemerkenswert. Die Autoren kommen zum Schluß, daß bei guter Nachkontrolle expektatives Vorgehen gerechtfertigt sei, zumal die Prognose bei frühzeitigem Erkennen des regionären Rezidives günstig ist.

Die *präoperative Bestrahlung* erweckt immer noch großes Interesse. SALMO et al. (1977) bestrahlten zuerst mit 5000 rad vor, senkten die Dosis auf 3000 rad, um die Möglichkeiten einer partiellen LE zu erhöhen. 42% der Patienten wurden der partiellen LE unterzogen mit einem 5-Jahres-Ergebnis von 47,8% bei T_3-Tumoren. Gesamthaft lag das 5-Jahres-Resultat in einem Krankengut, mit überwiegend supraglottischen Tumoren, bei 53% absolut. REDDI u. MERCADO (1979) bestrahlten mit 3000 rad vor und operierten nach 4 Wochen. Das Resultat war gleich wie bei primärer Chirurgie oder Strahlentherapie. Sie gaben die Vorbestrahlung auf. Bei supraglottischen Geschwülsten erzielten MARKS u. FREEMAN (1979) mit präoperativer Bestrahlung von 3000 rad ein 5-Jahres-Ergebnis von aktuariell 45%. Die Stimme konnte in 71% erhalten werden. Die Komplikationsrate war mit 16% recht hoch. Die Operationsmortalität betrug etwa 4%. Beachtenswert ist die Feststellung, daß 26% der Patienten einem zweiten Tumor erlagen, von denen 14 im Pharynx/Larynx oder in der Mundhöhle auftraten. *Vorbestrahlung mit hohen Dosen* von 5000 rad bei T_3- und T_4-Fällen wandten SAGERMAN et al. (1979) an mit einem 2-Jahres-Ergebnis von 51%. Vorbestrahlt wurde auf zweierlei Art, mit 2 seitlichen Feldern oder 3 Feldern, wovon eines direkt auf den Primärtumor gerichtet war. Bei der ersten Art lag das Ergebnis bei 63%, bei der zweiten gar bei 90% Heilungen. Die Differenz ist gesichert mit einem $P > 0{,}02$. Bei der *Dreifeldermethode* traten *keine Stomarezidive* auf. Das Endergebnis war aber gleich. 20% der Patienten gingen an Fernmetastasierung verloren.

Zu ähnlichen Ergebnissen kam STRYKER (1979) bei fortgeschrittenen Fällen. In 75% war bei der Operation histologisch kein Tumor mehr vorhanden. Die Frühergebnisse sind von gleicher Größenordnung wie bei GOLDMAN u. ROFFMAN (1976).

WALTHER et al. (1983) sowie WEY et al. (1983) beginnen, mit Ausnahme der T_4N_0-Tumoren, die primär operiert und nachbestrahlt werden, mit der Strahlentherapie bis zu 50 Gy und bestimmen dann mit den Chirurgen, ob weiter bestrahlt oder operiert werden soll. Die nach KAPLAN u. MEIER berechneten Ergebnisse sind gut. Die Komplikationsrate ist anscheinend erhöht, doch tragbar.

WEY et al. (1983) weisen zudem darauf hin, daß randomisierte Studien auch methodisch und organisatorisch auf fast undurchführbare Schwierigkeiten stoßen.

CONLEY (1980) äußerte sich als Chirurg sehr kritisch zu den Ergebnissen der kombinierten radiologisch-chirurgischen Behandlung, indem sie die Morbidität und Komplikationsrate erhöhen. Eine geringe Verbesserung der Heilungsrate bleibt keineswegs unwidersprochen und allgemein anerkannt. Es bestehe derzeit wieder die Tendenz zu radikaleren primären chirurgischen Vorgehen; er geht aber nicht auf die besondere Problematik der Larynxtumorbildung ein.

Eine Vorbestrahlung besonderer Art schlug KAZEM (1975) vor, indem er 5×5 Gy mit täglicher Bestrahlung während einer Woche verabreichte und zwei Tage darauf operieren ließ. Es gab keine postoperativen Komplikationen. Mehrheitlich handelte es sich um Stadium II- und IV-Tumoren. Die Mehrzahl der Patienten wurde einer LE unterzogen (94%). Wir sind KAZEM sehr dankbar, daß er uns die noch im Druck befindlichen Erfahrungen von 12 Jahren bei 110 Patienten mitgeteilt hat. Das 5-Jahres-Ergebnis beläuft sich aktuariell auf 71%, ohne die interkurrent Verstorbenen gar auf 75%. Die Resultate sind bei glottischen und supraglottischen Tumoren praktisch gleich. Erstaunlicherweise – so will es der Zufall – sind sie bei positivem Lymphknotenbefund etwas besser als bei N_0-Fällen. Nur bei wenigen transglottischen und subglottischen Tumoren liegt das Ergebnis tiefer. Das Verfahren hat, neben der großen Heilungsaussicht, den Vorteil, wenig Zeit zu beanspruchen und einer minimalen postoperativen Komplikationsrate. Der einzige Nachteil besteht darin, daß praktisch alle Patienten den Larynx verlieren.

Nicht immer kann der gleiche Behandlungsplan eingehalten werden. Öfters wird aufgrund neuer Erfahrungen das Vorgehen geändert oder individueller gestaltet. Vornehmlich primäre Strahlentherapie und Operation bei Versagern, öfters primäre Operation und Nachbestrahlung bei ausgedehnten Tumoren praktizieren GLANZMANN et al. (1979). Ihre günstigsten Ergebnisse wurden mit 1900–2000 ret erzielt. Das optimale 5-Jahres-Resultat beträgt bei Glottistumoren 82%, bei supraglottischen 55%. Die Autoren empfehlen, bei kurativer Bestrahlung fortgeschrittener Karzinome bei der Indikation zur totalen LE großzügig zu sein, d.h. bei unklaren Situationen nicht bis zur histologischen Sicherstellung des Rezidivs zu warten.

Ausschließliche Bestrahlung bei T_1- und kombinierte bei T_2- und fortgeschritteneren Geschwülsten empfahlen NORDMANN u. KYTTÄ (1978) mit dem Ziel, die Zahl der konservativen Eingriffe zu erhöhen. Bei supraglottischer Lokalisation erreichten sie annähernd die gleichen, leicht über 50% liegenden 5-Jahres-Heilungen wie bei glottischer.

Die Abhängigkeit der Ergebnisse bei Stimmbandkarzinomen von der Ausdehnung untersuchten KOB et al. (1978). Bei supraglottisch sich ausdehnenden Geschwülsten gingen sie operativ vor, besonders bei Lymphknotenbefall. Bei den anderen Tumoren wurde bestrahlt, bei den subglottischen vor allem mit schnellen Elektronen. Die 5-Jahres-Ergebnisse liegen relativ um 50%, ebenso bei subglottischer Ausdehnung. Wenn alle drei Etagen betroffen sind, sind die Resultate ungünstiger, und es wird zur Operation und Nachbestrahlung geraten.

Ausgezeichnete Ergebnisse erzielten NEEL et al. (1980) an der Majo-Klinik durch Laryngofissur mit Chordektomie. Bei 182 Patienten rezidivierten nur 4%. Alle, bis auf 3, konnten durch sekundäre chirurgische Therapie geheilt werden. Nur 2% starben an rezidivierendem Larynxkarzinom. Bei Tumoren der vorderen Kommissur wurde nur ausnahmsweise operiert, vor allem strahlentherapeutisch vorgegangen. Über die funktionellen Ergebnisse findet sich die Angabe, daß 6 Patienten über eine schwache Stimme klagten. Zwei Patienten entwickelten Larynxstenosen und einer eine obstruierende Narbe. Die Überlebenswahrscheinlichkeit ihrer

Patienten ist gleich wie bei den Nicht-Larynxkarzinomen der mittleren und westlichen amerikanischen Regionen.

Zur Frage der partiellen LE nahm MINNIGERODE (1982) Stellung. Er glaubt, daß eine partielle LE kontraindiziert sei, wenn bei einem umschriebenen Tumor schon Halslymphknoten vorliegen. Halslymphknoten würden für eine weitere Ausdehnung des Primärtumors sprechen, als klinisch angenommen. Einer erfahrungsgemäß größeren regionären Metastasierungswahrscheinlichkeit sei mit der prophalyktischen Neck-Dissection zu begegnen.

Im allgemeinen gilt die *Fixation des Stimmbandes* als Indikation zur totalen LE. LESINSKI et al. (1976) bestätigten die Aussagen von OGURA, daß bei strenger Indikation bei umschriebenem Tumor, auch bei fixiertem Stimmband, die Hemi-LE ausführbar sei. Von 114 Hemi-LE wiesen 18 Fixation auf, nur 3 rezidivierten lokal, von denen 2 durch Bestrahlung geheilt werden konnten. Zwei Patienten hatten regionäre Metastasen, von denen einer durch Neck-Dissection geheilt wurde.

Die Frage, ob *nach der Bestrahlung eine konservative chirurgische Therapie möglich sei,* bejahten BURNS u. BRYCE (1979) unter der Bedingung, daß der Tumor klein ist und der Stillstand einer Larynxhälfte eine strenge Kontraindikation darstelle. Je nach der individuellen Sachlage wurde eine vertikale LE ausgeführt, gelegentlich eine supraglottische LE. Ähnlich äußern sich DE SANTO et al. (1976).

Nach wie vor ungünstig sind die Resultate bei *Stomarezidiv*. Im allgemeinen wird nach dem Verfahren von SISSON et al. (1975) operiert. SCHULLER et al. (1981) behandelten 21 Patienten nach seiner Methode. Vielfache operative Eingriffe waren notwendig. Sechs Patienten lebten zwischen 3 Monaten und 6 Jahren rezidivfrei. Die Autoren meinen, daß das Vorgehen eher als palliativ zu werten sei. MORRICA u. PERANI (1978) bestrahlten 34 Stomarezidive kurativ, z.T. kombiniert mit Bleomycintherapie. Eine Heilung war nicht zu erzielen. Mit Bleomycin zusätzlich behandelte Patienten lebten ein halbes Jahr länger.

Um die *Rekonstruktion des Larynx nach Perichondritis* bemühte sich DRAF (1980). Drei Fälle konnten durch Entfernung des nekrotischen Knorpels geheilt werden. Wichtig sei, daß alles nekrotische Material beseitigt wird.

Untersuchungen über die *Ursache von Rezidiven* stellten FLETCHER et al. (1980) an. Sie fanden, daß die Kurve der Sterilisation eine Sigmoidkurve annimmt und daß nach Überschreiten der optimalen Dosen die Heilungsziffer nicht, wohl aber die Komplikationsrate zunehme. Mit einer Rezidivrate von 10% bei Bestrahlung sei zu rechnen.

Bei supraglottischen Tumoren ging NIEDERER (1977) den Rezidivursachen nach. Da 11% der Rezidive außerhalb der bestrahlten Zone auftraten, glaubt er, daß bei genügender Berücksichtigung der Ausdehnungstendenz der Geschwulst, die Heilungsquote um rund 10% gesteigert werden könne. Er fand auch, daß die Lebenserwartung bei den geheilten Larynxkarzinomfällen rund 5 Jahre kürzer sei als bei der Normalbevölkerung.

In einer Übersichtsbetrachtung stellten SCHWAB u. ZUM WINKEL (1975) fest, daß die Teilresektion wegen ihrer schmalen Indikationsbreite die LE-Quote nur in bescheidenem Ausmaß senken könne: „Das bedeutet, daß immer noch über die Hälfte aller Larynxkarzinome aus chirurgischer Sicht der primären LE zugeführt werden muß.“ Man lese anschließend die Ausführungen von CACHIN et al. (1979) über die schweren Folgen dieses Eingriffs in familiärer, sozialer und beruflicher Beziehung! Die totale LE wird vom Kranken und seiner Umgebung – so schreibt der Chirurg – als schwere Verstümmelung empfunden.

Die Möglichkeit einer weiteren Verbesserung der Bestrahlungsergebnisse ist noch nicht ausgeschöpft. Am 2. internationalen Treffen über Fortschritte in der Radioonkologie in Baden bei Wien am 23. Mai 1981 berichteten DUTREIX und WANBERSIE über interessante Versuche mit Multifraktionierung, die zunächst strahlenbiologisch ausgearbeitet und in der Praxis im klinischen Versuch am Institut Gustave Roussi erprobt wurde. Durch Herabsetzung der Einzeldosen soll die Ultrafraktionierung wirksamer werden. Es kann sein, daß die Wirkungsunterschiede bei subletalen Dosen auf der Kinetik des Erholungsvorgangs und/oder auf den Unterschieden der Zellzykluskinetik zwischen Tumor und normalem Gewebe beruhen. Eine plausible, experimentell noch unbewiesene Erklärung kann darin gesehen werden, daß bei subletalen Dosen die Erholung der normalen Zellen rascher erfolgt als bei der Tumorzelle, so daß die nächste Dosis die Tumorzelle schwerer schädigt als die normalen Strukturen.

Die klinischen Experimente von ESCHWEGE et al. (1981), die mir freundlicherweise vor der Publikation zur Verfügung gestellt wurden, zeigen bei 26 klinisch als inkurabel zu beurteilenden Fällen bei fünfmaliger täglicher Bestrahlung mit 2stündigem Intervall, einer täglichen Dosis von 3,75 Gy und 12tägigem Unterbruch mit anschließender gleicher Dosis sehr gute Früheffekte. Bei 10 von 22 Patienten bildete sich der Primärtumor vollständig oder fast vollständig zurück, doch stellten sich in der Mehrzahl der Fälle Rezidive ein. Nach anderthalb Jahren waren noch 3 von 13 im Risiko liegende Patienten am Leben. Die Autoren meinen, daß die Erfahrungen ermuntern, diese Behandlung mit erhöhter Dosis weiterzuführen.

Bei Larynxtumoren hat, lt. persönlicher Mitteilung, COVA (Mailand) seit drei Jahren eine Dreiteilung der täglichen Bestrahlung mit schnellen Elektronen vorgenommen und wesentlich bessere Frühergebnisse erzielt mit geringerer Komplikationsrate als mit den früheren Techniken. Komplikationen nach Operation bei Strahlenversagern traten viel seltener auf. Auch Rezidive nach vorheriger Bestrahlung können mit viel geringerem Risiko und besserem Früheffekt behandelt werden. WANG (1981) nahm ebenfalls die Zweiteilung der täglichen Dosis bei fortgeschrittenen Tumoren vor und berichtet über sehr gute Frühergebnisse.

Mit dem englischen Versuch, ob 3- oder 5malige Bestrahlung pro Woche mit entsprechender Korrektur der Dosis günstiger sei, befaßte sich der Chairman WIERNIK (1978). Für die gesamte Gruppe zeigte sich keine Differenz. Eine kleine Erhöhung der Rezidivfreiheit erbrachte die 5malige Bestrahlung. Sein neuer Bericht von 1982 zeigt aber, daß die Erfahrung mit erhöhter Patientenzahl keinen signifikanten Unterschied finden läßt.

Die Bestrahlung hat, neben den erwähnten Komplikationen der Perichondritis, in einzelnen Fällen zu Stenosen und bei wenigen Patienten zu Myelitis geführt. Sie werden später besprochen (s.S. 389 u. 405).

Die *Komplikationen* nach Operation nach kurativer Bestrahlung bereiten vielfach Sorgen. Die Vitalität des bestrahlten Gewebes ist reduziert, die Resorption des Wundsekrets, das zudem meistens infiziert ist, behindert. Das Max-Planck-Institut in Freiburg/Br. hat ein Verfahren zur Beschleunigung der Resorption des Wundsekrets entwickelt und damit Heilungsverbesserungen bei chronisch ulzerativen Prozessen ermöglicht. Über den Effekt bei Strahlenulzerationen finden sich keine Mitteilungen. Mit dem Präparat *Debrison* (schwedische Firma „Pharmacia") konnte NEIGER, nach einer persönlichen Mitteilung, auffallende Besserungen erzielen.

Das Verhalten bei *Präkanzerosen* ist ein noch ungelöstes Problem. Neueste Forschungen weisen darauf hin, daß die Präkanzerose nicht als unabänderliches Fatum hingenommen werden muß. Derivate der Retininsäure scheinen die Möglichkeit der Präkanzerosebeeinflussung aufzuweisen.

H. Das eigene Krankengut

I. Übersicht

Mehrere Gründe veranlassen uns, die Erfahrungen mit unseren Larynxkarzinompatienten eingehender zu schildern. Die Zahl der uns zugewiesenen Larynxkarzinome ist zu klein, um eine prospektive Studie zu gestatten. Wir haben auch keine Vergleiche mit verschiedenen

Dosengrößen angestellt, wie dies an mehreren Strahleninstituten der Fall war. Unser Ziel war eine hohe Heilungsquote mit möglichster Reduktion verstümmelnder Eingriffe. Vor allem sollte die Zahl der totalen Laryngektomien (LE) und Pharyngo-LE herabgesetzt werden. Wir haben gute Erfahrungen mit den schnellen Elektronen gemacht, die wir bei Patienten, die bei konventioneller Strahlentherapie als prognostisch zweifelhaft oder als ungünstig galten, anwandten.

Zu Beginn der Berichtsperiode (1947) wurde die Mehrzahl, von Mitte der 60er Jahre an alle Patienten vor Beginn der Behandlung mit dem Otolaryngologen gemeinsam untersucht, der Status festgelegt, die Indikation besprochen und über die Behandlungsart entschieden. Auch alle Zwischen- und Nachkontrollen wurden gemeinsam in der wöchentlichen Sprechstunde gemacht. Der Tumorstatus wurde, aufgrund der indirekten Spiegeluntersuchung, bei Zweifel ergänzt durch die direkte Laryngoskopie, Röntgenaufnahmen, mit Einschluß der Tomographie, Hypopharynxuntersuchung und in den letzten Jahren vereinzelt durch die Kontrastmitteluntersuchung aufgenommen. Wir raten dringend, den Status durch eine Skizze oder Eintragung in ein Schema festzulegen. Das zwingt zu genauerer Untersuchung und erweist sich als sehr wertvoll bei der Beurteilung der Ansprechbarkeit der Geschwulst auf die Strahlentherapie.

Bei der Bewertung des *Lymphknotenbefundes* waren wir äußerst streng, weil wir wußten, daß die klinische Beurteilung mit einer großen Fehlerquelle belastet ist. Auch die Nadelbiopsie ist nur aussagekräftig bei positivem Befund. Wir verzichteten auf sie. Wir bezeichneten Lymphknoten als tumorbefallen, wenn sie sich hart anfühlten und im Röntgenbild keine Kalkeinlagerungen zeigten. Diese Bewertung hat einen wichtigen praktischen Hintergrund. Wir wußten schon seit langem, daß die prophylaktische Bestrahlung der Lymphknotenregion bei klinisch unsicherem Befund sehr wirksam ist. Blieb ein Rest nach der Bestrahlung, konnte der Entschluß zur Ausräumung sicherer gefaßt werden.

Die *Klassifikation* der Tumoren erfolgte anfänglich nach einer hauseigenen Einteilung, die derjenigen der UICC 1964 sehr nahe lag. In der zweiten Berichtsperiode wurden alle Fälle aufgrund des schriftlich und bildlich festgelegten Befundes nach den Vorschlägen der UICC 1972 klassifiziert.

Die *Indikationsstellung* und besondere Formen der Strahlentherapie haben sich im Lauf der 27jährigen Berichtsperiode nicht unwesentlich geändert, sowohl bei chirurgischem wie bei strahlentherapeutischem Vorgehen. Von 1953 an konnten wir mit dem 30 MeV-Betatron schnelle Elektronen von 10–30 MeV verwenden. Die physikalische Dosierung als Messung in Luft war zwar korrekt, doch beobachteten wir bald, daß die übliche Empfehlung eines Zusatzes von 10% am Herd bei den niedrigen Energiestufen als RBW annähernd befriedigte, bei höheren Energien aber dem biologischen Effekt nicht entsprach. Wir dosierten deshalb praktisch biologisch mit einer RBW von 0,8–0,7 bei 30 MeV. Wir bevorzugten höhere Energien, weil wir klinisch den Eindruck hatten, daß eine gewisse Schonung der Oberfläche möglich war, was sich später auch physikalisch erklären ließ (s.S. 282). Zudem waren schon bei mittelgroßen Läsionen die Isodosen günstiger als bei Energien von 10–15 MeV, die wir nur bei oberflächlichen Läsionen anderer Tumorlokalisationen verwendeten und ausnahmsweise beim Versuch einer Pendelbestrahlung (s.S. 387).

Die genaue Berechnung der Dosis war, was wir damals nicht wußten, erst aufgrund des ICRU 21, der im Jahr 1972 veröffentlicht wurde, möglich. Alle verabreichten Dosen wurden nachträglich umgerechnet (s.S. 288). Es zeigte sich, daß bei niedrigen Energien von 10–15 MeV die biologischen Effekte mit Elektronen gleich sind wie bei Photonen, während bei höheren Energien um 30 MeV erst Dosen, die etwa 10% höher liegen, zu gleichen biologischen Effekten führen wie bei Photonen.

Die primäre Felderwahl muß der Radiotherapeut aufgrund des lokal und regionär nachweisbaren Befundes und der wahrscheinlichen lokalen und regionären Propagation bestimmen. Bei dieser Gelegenheit sei darauf hingewiesen, daß die Wahl möglichst kleiner Felder zur Schonung sensibler normaler Strukturen und wegen der erhöhten Gefahr geometrischer Fehler sich als sehr nachteilig erwiesen hat (s.S. 344). Der Radiologe bestimmt auf Quer- und Längsschnitt die Regionen, auf welche kurative und prophylaktische Dosen zu verabreichen sind, sowie die sensiblen Strukturen die geschont werden müssen. Die Erstellung von Isodosen ist unerläßlich und wird heute durch Einrichtungen, wie sie im physikalischen Abschnitt beschrieben sind, stark erleichtert. Die Wahl der günstigsten Strahlenrichtung, Änderungen der Strahlenqualität zur besseren Homogenisierung der Dosen in den beiden Zonen, sowie die Vermeidung von örtlichen Überdosierungen (hot points), Aufgaben, die früher sehr zeitraubend und personalaufwendig waren, können mit diesen Maschinen in kürzerer Zeit und viel sicherer gelöst werden. Da sich ähnliche Situationen besonders bei den Larynxkarzinomen oft wiederholen, erstellt man mit Vorteil Isodosen einer Reihe von öfters vorkommenden Krankheitssituationen. Neuplanung muß aber nicht nur bei seltenerer Geschwulstausdehnung erfolgen, sondern öfters bei unterschiedlicher Hals- und Wirbelsäulenform. Die Zusammenarbeit mit dem Physiker hat sich auch aus anderen Gründen bestens bewährt und ist in größeren Zentren nicht mehr wegzudenken.

Die *klinische Dosierung* wurde aufgrund der Schleimhautreaktion und des Tumorschwundes bestimmt, bei gleichzeitiger Berücksichtigung der physikalisch berechneten Dosis. Unser Vorgehen findet Berechtigung in der Beobachtung, daß in der Mehrzahl der Fälle eine Parallelität zwischen Reaktion der normalen Gewebe und des Tumors festzustellen ist. Dieses Behandlungsverfahren ist nur möglich bei regelmäßigen laryngologischen Kontrollen der Reaktion von Schleimhaut und Tumor. Wir unterstützen die Aussage von LEDERMAN (1961), daß nur „derjenige Radiologe Larynxtumoren bestrahlen soll, der die Spiegeluntersuchung beherrscht". Die laryngologische Kontrolle wurde zweimal wöchentlich angesetzt, bei kritischen Fällen (Ödem, Entzündung) täglich und bei Auftreten der Strahlenreaktion möglichst alle zwei Tage. Gelegentlich ist die Untersuchung, nicht zuletzt wegen des häufigen Äthylismus, erschwert. Die Verabreichung von Valium oder ähnlicher Substanzen erleichtert die Spiegeluntersuchung. Nur ausnahmsweise war ein Kokainspray notwendig. Der Radiologe muß lernen, biologische Reaktionen von Geschwulst und Muttergewebe zu beurteilen, wobei im Zweifel der Rat des Laryngologen eingeholt wird. Wir glauben, daß damit die Gefahr von Strahlenschäden, wenn auch nicht ganz vermieden, so doch erheblich herabgesetzt werden kann. Beeindruckt hat uns die Publikation von JACOBSON (1951), der schreibt, daß bei 10%igem Überschreiten der üblichen zulässigen Dosis von 6000 R in 5 Wochen in der Hälfte der Fälle schwere Schäden auftraten. Andererseits dürfen wir aufgrund der Beobachtungen von Spätveränderungen der Haut annehmen, daß die Sensibilität um einen Mittelwert von +15% schwankt (ZUPPINGER 1941). Die Verteilung scheint etwa im Sinn einer Gaußschen Kurve zu verlaufen.

Die wöchentlichen Dosen wurden bei konventioneller Strahlung bei kleinen Feldern im Lauf der Berichtsperiode von 1200–1300 rad auf 1000 rad gesenkt. Bei *schnellen Elektronen* wurde von anfänglich 1300–1400 rad auf 1100 rad reduziert. Die mittleren Dosen beliefen sich auf 6000–6500 rad in 6–7 Wochen, resp. 10% höher bei Elektronen. Wenn irgend möglich, wurde die tägliche Dosis zweigeteilt.

Das frühzeitige Ansprechen des Tumors, ersichtlich an der weiß-gelblichen Verfärbung der Tumoroberfläche und Schrumpfung, ist prognostisch günstig. War der Tumor nicht mehr sichtbar, wurde die Behandlung bis zur beginnenden Schleimhautreaktion, die anfänglich fleckig ist, bis zu zusammenhängenden weißlichen Belägen mit rötlich durchschimmernder Schleimhaut fortgesetzt. Die beginnende Schleimhautreaktion darf nicht mit *Soor*belägen (Abb. 45) verwechselt werden, die als solche durch Abstrich leicht sichergestellt werden können. Behandlung mit Boraxglyzerin-Spray war früher Methode der Wahl. Neuerdings wird die Behandlung mit *Nizoral* empfohlen. Der Effekt tritt mit Nizoral erst nach langer Zeit

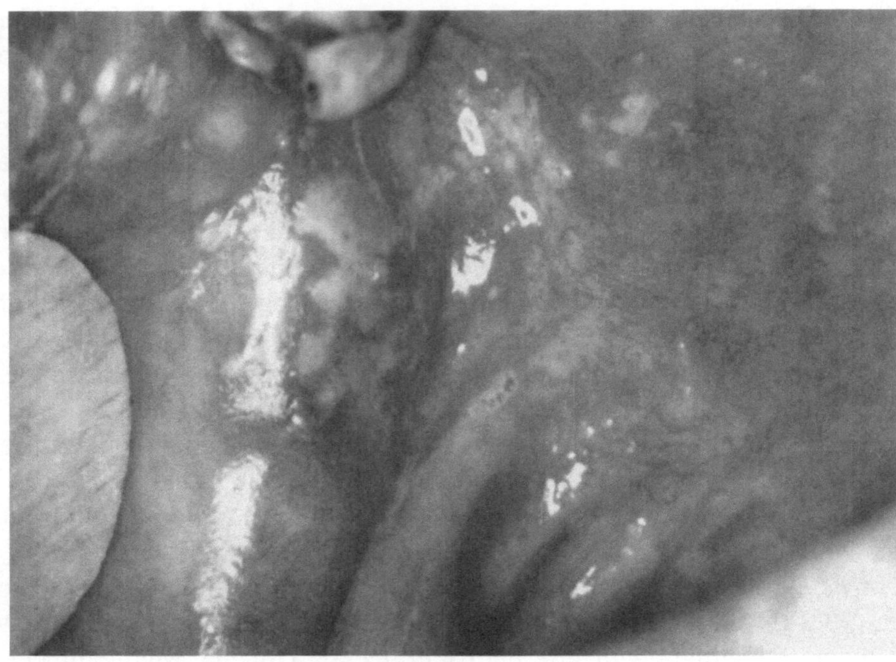

Abb. 45. Soor-Infektion, ziemlich häufig bei beginnender Schleimhautreaktion. Verdächtig sind fleckige und auffallend weiße Beläge

auf. Bei den bestrahlten Fällen ist bei Infektion mit *Soor* aber eine rasche Beeinflussung notwendig. Mit *Boraxglyzerin* traten bei uns nie Komplikationen auf.

Wir bestreiten nicht, daß bei kleinen Tumoren Symptomfreiheit ohne fibrinöse Schleimhautreaktion erzielt werden kann, glauben aber, daß die Heilung sicherer ist, wenn bei Verschwinden des Tumors bis zur beginnenden Reaktion weiterbestrahlt wird. War bei beginnender Schleimhautreaktion noch Tumor sichtbar oder noch nicht sicher verschwunden, wurde bis zu kräftiger Schleimhautreaktion in Form weißer zusammenhängender Beläge weiterbestrahlt. Zu bedenken ist, daß ausgedehnte Tumoren höhere Dosen benötigen, so daß zwei bis drei Tage weiterbestrahlt werden sollte. *Wir dosieren demnach nicht nach einer vorgesehenen rad-Zahl in bestimmter Zeit mit geringer Abhängigkeit von der Tumorgröße, sondern berücksichtigen in erster Linie Tumorschwund und Schleimhautreaktion als Kriterium für den Abschluß der kurativen Bestrahlung*. Wenn bis zur kräftigen Reaktion weiterbestrahlt werden mußte, setzten wir meistens die Einzeldosen um 10–20% herab, weil entzündliches Gewebe strahlenempfindlicher ist. Wir sprechen von *biologischer Unterdosierung,* wenn diese Kriterien nicht eingehalten werden (Abb. 46).

Nicht selten ist die Beurteilung der makroskopischen Tumorrückbildung, auch durch den Laryngologen, schwierig oder nicht möglich. Unter diesen Umständen bestrahlen wir bis zur kräftigen Schleimhautreaktion.

Diese Behandlungsart lehnt sich eng an die Empfehlungen von COUTARD (1930) an, nur werden die Einzeldosen, entsprechend der im Lauf der Jahrzehnte gemachten Erfahrungen, herabgesetzt und die Bestrahlungsdauer verlängert. Dosen von 7000–8000 rad werden nur selten und nur bei ungenügender biologischer Reaktion, oder wenn eine chirurgische Therapie später nicht in Frage kommt, überschritten.

Da das Biologische im Vordergrund steht, bezeichneten wir diese Methode als *biophysikalische Methode*.

Bei nicht gut ansprechenden Tumoren wurde seit 1964 bei beginnender Schleimhautreaktion bei Dosen von rund 4000 rad, gemeinsam mit den Laryngologen, entschieden, ob weiter-

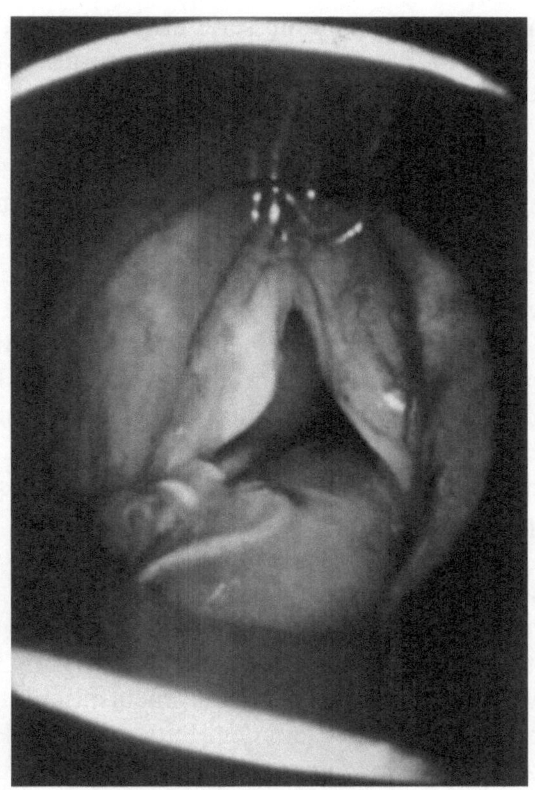

Abb. 46. Biologische Unterdosierung. Verhornendes Stimmbandkarzinom rechts bei 61jährigem Mann, subglottisch reichend und die vordere Kommissur überschreitend. T_2N_0. Bestrahlung mit 5760 rad$^{33}_{29}$. Bei Behandlungsabschluß waren nur am re. Stimmband und an der vorderen Kommissur weißliche Beläge sichtbar. Wegen Ödems wurde die Behandlung vorzeitig abgeschlossen (überängstlich). Symptomfrei bis kurz vor der 5-Jahres-Periode, als auswärts wegen eines umschriebenen Rezidivs am Stimmband eine Chordektomie vorgenommen wurde. Geheilt 7 Jahre später

zubestrahlen oder die Behandlung als Vorbestrahlung abzuschließen sei, mit Operation nach Abklingen der Reaktion (s. auch S. 381).

Bei *initialem Ödem* wurde grundsätzlich antibiotisch behandelt, obwohl bekannt ist, daß das Ödem auch durch Tumorblockade der Lymphbahnen bedingt sein kann (LENZ 1947). Ödeme werden durch die kardiale Dekompensation, auch wenn sie nur gering ist, begünstigt. Wir glauben, daß kardiale Therapie nützlich ist. Bei starkem Ödem wurde mit der Bestrahlung zugewartet und intensiv antibiotisch behandelt. Bildete es sich nur langsam zurück und behinderte gar die Atmung, wurde die Bestrahlung mit kleinen Dosen begonnen. Tägliche Spiegeluntersuchungen sind bei Ödem unerläßlich. Ödempatienten gehören in stationäre Behandlung.

Bei *Ödemen,* initial vorhandenen oder im Lauf der Behandlung aufgetretenen, pflegt man meistens Kortisonpräparate zu verabreichen. Wir haben Kortison möglichst vermieden, weil es die Strahleneffekte zeitlich verschiebt, wie wir experimentell an der Kalziumaufnahme im Knochen nachweisen konnten (ZUPPINGER 1965). Der Strahleneffekt tritt verzögert auf. Der biologische Effekt an den normalen Strukturen, anscheinend auch bei der Tumorschrumpfung, kann nicht mehr als Dosierungsfaktor verwendet werden. Wir hatten klinisch den Eindruck, daß sich Lasix bei Ödemen gut bewährt. Es ist darauf zu achten, daß kein Kaliumdefizit auftritt.

Diesen Maßnahmen hatten wir es wahrscheinlich zu verdanken, daß im Lauf der zweiten Serie (seit 1964) keine Tracheotomie während der Bestrahlung notwendig wurde. Bildet sich das Ödem nicht in wenigen Tagen wesentlich zurück, muß der chirurgische Eingriff ernstlich erwogen werden.

Bei unbefriedigender Schrumpfung der Geschwulst, Kontraindikation zur Operation und schlechtem Allgemeinzustand wurde öfters bei beginnender Schleimhautreaktion eine Pause eingeschaltet (Bestrahlung in zwei Serien, Splittherapie). Nach Abklingen der Reaktion wurde die zweite Bestrahlungsserie angeschlossen bis zur wiederbeginnenden Strahlenreaktion der normalen Strukturen. Der Dosiszusatz kann heute durch die Erfahrungen von HOLSTI (s.S. 409) bestimmt werden.

Obwohl die *Histologie* bei den Larynxtumoren relativ wenig differiert, berücksichtigten wir sie bei der Behandlung stärker, als dies sonst geschieht. Schon initial waren histologische Anhaltspunkte für eine gleichzeitige entzündliche Reaktion Anlaß, sofort mit der antibiotischen Therapie zu beginnen. Vielfach war bei der gemeinsamen Betrachtung des histologischen Präparats der Rat des Pathologen entscheidend, ob weiterbestrahlt oder operiert werden sollte.

Wenn es der Allgemeinzustand des Patienten gestattete, wurde kurativ bestrahlt. Auch bei der *palliativen Bestrahlung* wurde die Indikation sehr weit gestellt, weil wir als Ärzte nicht nur verpflichtet sind, die Heilung anzustreben, sondern dem Kranken bei inkurabler Situation Linderung zu verschaffen. Es gilt, die Schmerzen zu bekämpfen und dem Kranken möglichst die Tracheotomie, bei Geschwülsten des Larynxeingangs die Gastrostomie zu ersparen.

Die *statistische Bearbeitung* in bezug auf die Art der Mitteilung der Behandlungsergebnisse sei bei der Angabe über absolute, relative, optimale, aktuarielle Ergebnisse auf S. 337 verwiesen. Sie umfaßte sämtliche Fälle, die der ORL-Universitätsklinik und dem Strahleninstitut in der Zeit vom 1. April 1947 bis zum 31. Dezember 1973 zugewiesen wurden. Vereinzelt wurde, bei Verdacht auf Fernmetastasen, die als solche nicht sichergestellt werden konnten, kurativ behandelt, um dem Patienten eine Heilungschance zu bieten.

Zwei *Behandlungsperioden* unterscheiden sich deutlich. Die erste, bis 1963, ist charakterisiert durch die Entwicklung der Behandlungsmethode und 1953 durch die Einführung der schnellen Elektronen. Die zweite baut auf den Erfahrungen der ersten auf. Die Behandlung erfolgte viel einheitlicher, zusätzlich wurde ein *Vorbestrahlungsversuch* durchgeführt.

II. Behandlungsperiode 1947–1963

Über die besondere Behandlungsart und ihre Ergebnisse haben wir 1969 berichtet (ZUPPINGER). Die wesentlichen Punkte werden, um den Vergleich mit der späteren Periode zu erleichtern, wiedergegeben. Behandelt wurde in 4–5 Wochen mit mittleren Dosen von rund 6000 rad. Anfänglich wurden mehrere Fälle der primären Operation unterzogen. Unter dem Eindruck der guten Bestrahlungsergebnisse, besonders bei lokalisierten Karzinomen, verzichteten unsere Otolaryngologen auf die Chordektomie. Damals wurden nur bei der Bestrahlung die Ergebnisse nach supraglottischen, glottischen und subglottischen Geschwülsten getrennt aufgeführt. Aufgrund der Unterlagen sind die Resultate für das gesamte Krankengut der ORL-Klinik und des zentralen Strahleninstituts der Universität in Tabelle 8 zusammengestellt. Die Bestrahlung, vornehmlich bei Frühfällen, wies insgesamt 14% Versager auf, von denen 4 durch Rezidivoperation wieder symptomfrei wurden, so daß nach 5 Jahren bei den primär Bestrahlten nur 10,5% aller Behandelten am Tumor starben. Bei der chirurgischen Behandlung, welche die Mehrzahl der vorgerückten Fälle umfaßt, kam es im gesamten zu 30% Versagern, von denen 2, entsprechend 3% aller operierten Fälle, im regionären Gebiet auftraten. Die niedrige Quote regionärer Rezidive ist im wesentlichen auf die prophylaktische Bestrahlung mit 4000–4500 rad zurückzuführen. Nur in der Anfangszeit wurden in einigen wenigen Fällen die Lymphknoten prophylaktisch ausgeräumt. Wegen der guten Ergebnisse bei initial negativem Lymphknotenbefund verzichteten die Chirurgen in der Folge auf die prophylaktische Lymphknotenausräumung. Die Neck-Dissection nach Bestrahlung kam nur zur Anwendung, wenn initial klinisch hochverdächtige Lymphknoten vorlagen oder regionär tumorverdächtige Reste zurückblieben. Gesamthaft wurden 26% totale LE ausgeführt, mit

Tabelle 8. 5-Jahres-Ergebnisse aus unserem Krankengut in den Jahren 1947 bis 1963

Lokalisation	Total	Behandlungsart		Ergebnisse (in %)		
		palliativ	kurativ	absolut	relativ	optimal
Supraglottische Karzinome	38	4	34	37	41	50
Glottis	104	2	102	58	59	67
Subglottische Karzinome	6	1	5	3/6	3/5	3/5

Totale Laryngektomien 38

Einschluß vereinzelter Pharyngo-LE. 15% der Durchbehandelten starben interkurrent, zusätzlich 3 Fälle an Tumoren in den oberen Luft- und Speisewegen, doch ohne Einschluß der Bronchuskarzinome. An Komplikationen starben 6 Patienten, 5 nach Pneumonie und einer nach ösophagotrachealer Fistel bei Rezidivoperation. Elfmal (in 10%) traten Perichondritiden auf, von denen sich 4 als Rezidive erwiesen. Bei den anderen wurden 3 durch konservative Maßnahmen symptomfrei, 4 nach Entknorpelung. Zwei Ösophagusstenosen, die eine rezidiv-bedingt, wurden beobachtet, die aber nicht gastrostomiert werden mußten. Gesamthaft wurden 42,5% aller Fälle primär operiert. Das Gesamtergebnis ist sehr schwer mit denjenigen aus der Literatur zu vergleichen, weil nur ausnahmsweise das ganze Krankengut erfaßt wird. Am besten gibt der Vergleich mit der Statistik von Till et al. (1975) Aufschluß (s.S. 355).

III. Behandlungsperiode 1964–1973

Der Wandel der Indikationsstellung vollzog sich nicht abrupt. Bei den gemeinsamen Beurteilungen wurden immer mehr Fälle primär kurativ bestrahlt, bei nicht deutlicher Rückbildung bei beginnender Schleimhautreaktion aber als Vorbestrahlung, beeinflußt durch die schon früher vorgetragenen Empfehlungen von Cachin et al. (1979) (Institut Gustave Roussi), in der Regel mit 3500 bis 4000 rad, abgeschlossen. Nach Abklingen der Reaktion, gewöhnlich nach 4–5 Wochen, wurden die Patienten der Operation unterzogen. In gegenseitigem Einverständnis wurde zudem der Versuch unternommen, besonders bei supraglottischen Tumoren, durch eine Vorbestrahlung (s.S. 381) gleicher Größenordnung die Zahl der konservativen Eingriffe zu erhöhen.

1. Stimmbandkarzinome

Es handelte sich um 140 Patienten, von denen 4 palliativ bestrahlt wurden. Zehnmal waren es Frauen. Das mittlere Alter betrug bei den Männern $61^1/_2$, bei den zehn Frauen 55,9 Jahre. Nur 28% entfielen auf das Stadium I, 56% auf das Stadium II, 9% auf III und 7% auf das Stadium IV.

Entsprechend unserer eingangs beschriebenen Methode, wurde die große Mehrzahl primär bestrahlt. Neun Patienten wurden operiert und nachbestrahlt und 5 vorbestrahlt und operiert.

Primär kurative Bestrahlung

T_1- und T_2-Tumoren wurden grundsätzlich *primär bestrahlt,* T_3- und T_4-Tumoren nur kurativ bestrahlt, wenn der Patient die totale LE ablehnte oder lokal oder allgemein eine Kontraindikation zum operativen Vorgehen bestand.

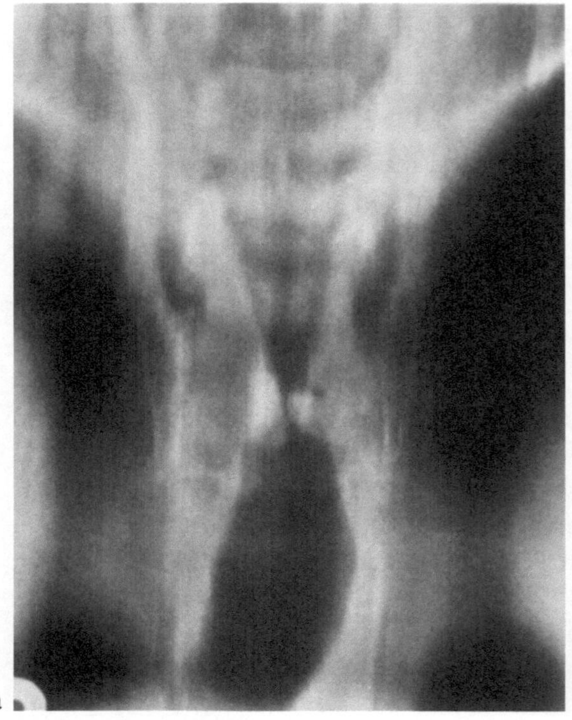

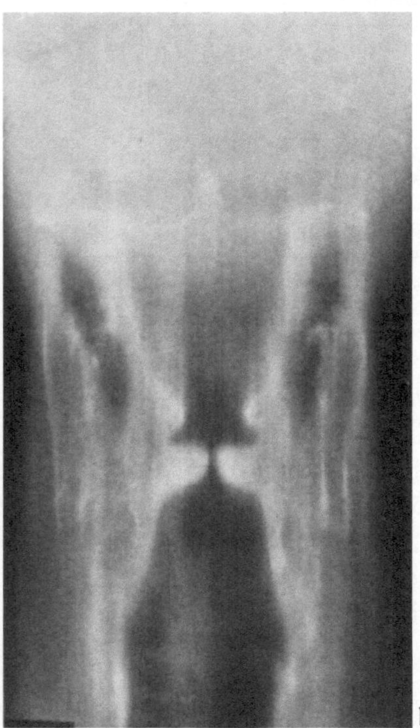

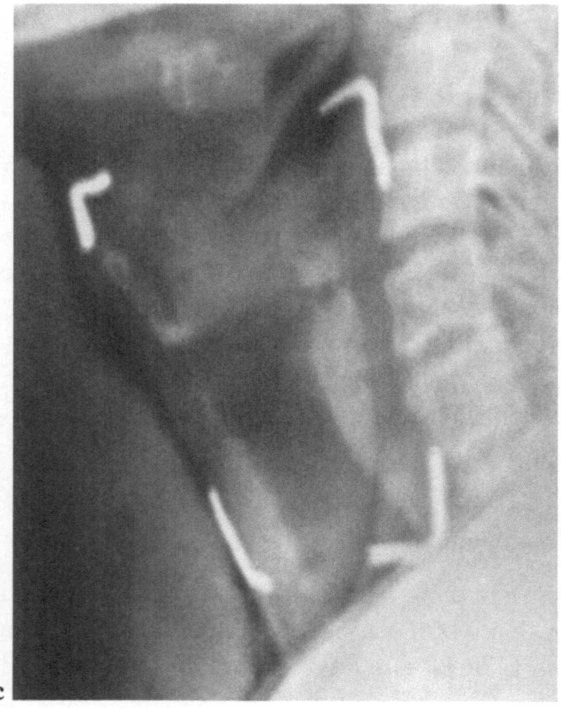

Abb. 47a–c. Ausgedehntes Plattenepithelkarzinom der re. Larynxhälfte, weit supra- und subglottisch reichend bei 54jährigem Mann. 3-Etagen-Tumor. Totale LE vom Patienten abgelehnt. Man beachte die Einengung des Recessus piriformis auf der Tumorseite. **a** Bestrahlung mit schnellen Elektronen mit 7500 rad$^{42}_{33}$, entspr. 2150 ret (später Beginn der Schleimhautreaktion). **b** Zustand 11 Jahre später. Normale Stimme. Auch der Recessus piriformis hat sich wieder entfaltet. **c** Kontrollaufnahme des seitlichen Bestrahlungsfeldes

Alle T_1-Tumoren und T_2-Tumoren mit geringerer Ausdehnung wurden mit konventioneller Strahlung behandelt (220–250 kV, Thoräusfilter, HWS ~1,7 mm Cu). Alle T_2-Tumoren mit zweifelhafter oder schlechter Prognose bestrahlten wir, wegen günstiger Erfahrungen bei anderen fortgeschrittenen Tumoren, mit schnellen Elektronen, mit Bevorzugung hoher Energien von 20–*30*–35 MeV.

Bei umschriebenen Glottistumoren, T_1–T_2, N_0, wählten wir 1. ein kleines seitliches Feld von 4–5 cm mit der oberen Grenze an der Incisura thyreoidea und der unteren ca. 2 cm

Tabelle 9. Primäre Bestrahlung der Glottistumoren in Abhängigkeit vom Tumorstadium

Stadium	Kategorie	Total	Symptomfrei		Rezidiv	M	ic
			2 Jahre	5 Jahre			
I	T_{1a}	24	23	21	(1)		3
I	T_{1b}	15	14	13	1 (1)	1	
II	T_2	74	63	53	5 (4)	2	14
III	T_2N_1	1	1	1			
IV	T_2N_2	1	1	1			
III	T_3	4	1		2 (1)		2
IV	T_4	3	–		2	1	
		122	103	89	10 (7)	4	19

( ) durch Zweitbehandlung symptomfrei

unterhalb des Stimmbandes. Die hintere Grenze lag im Bereich der hinteren Kommissur, ausnahmsweise weiter hinten, wenn der Processus vocalis oder das Gebiet gegen die hintere Kommissur betroffen war. Wir bevorzugten 2. bei einseitigen Tumoren (s.S. 286) zusätzlich ein schräges vorderes Feld, so daß möglichst die kontralaterale Arygegend außerhalb oder nur am Feldrand lag. Bei doppelseitigen Tumoren wählten wir zwei opponierende Felder. Im letzten Drittel der Behandlung wurden die Felder gewöhnlich verkleinert, doch darf bei Ausdehnung des Tumors bis zum Processus vocalis oder gegen die hintere Kommissur die hintere Grenze nicht gekürzt werden. Bei supraglottischer Ausdehnung (T_2) wurden die Felder weiter nach oben ausgedehnt, so daß das Gebiet des Karotisdreiecks mit eingeschlossen war. Nach einer Dosis von rund 4500 rad wurde das Feld auf den eigentlichen Primärtumor eingeengt. Bei subglottischer Ausdehnung des Stimmbandtumors werden die Felder 1–2 cm nach unten verlängert. Bei *3-Etagen-Tumoren* sind die Felder sowohl nach oben wie nach unten auszudehnen (s. Abb. 47c) und eine Kürzung ist im letzten Drittel, je nach der Tumorrückbildung, nur beschränkt vorzunehmen oder zu unterlassen.

Regelmäßig wurden die Felder in Bestrahlungsposition röntgenologisch kontrolliert. Zum Ausgleich der oft großen Unterschiede der Weichteildicke, besonders im seitlichen Feld, wurde eine Moulage hergestellt, wobei sich als Bolusmasse Kolumbiapaste (Institut Curie) am besten eignete. Von der Mitte der Behandlungsperiode an wurde auch eine Nackenmoulage benützt, weil bei der Bestrahlung im Liegen die gewöhnliche Unterlage mit Kissen im Nacken die exakte seitliche Lage des Feldes nicht genügend sichert (s.S. 385).

In Tabelle 9 sind sämtliche 122 kurativ bestrahlten Glottiskarzinome in Abhängigkeit von Kategorie und Stadium mit den Behandlungsergebnissen dargestellt. Zunächst fällt, im Vergleich zu anderen Statistiken, die geringe Zahl der T_1-Fälle auf. Dafür gibt es zwei Gründe: 1. umfaßt das Einzugsgebiet eine mehrheitlich bäuerliche, indolente Bevölkerung und 2. behandelten wir öfters von auswärts zugewiesene Patienten, bei denen chirurgisch nur eine LE Aussicht auf Heilung geboten hätte.

Viermal konnte nur eine Palliativbestrahlung durchgeführt werden, mit Einschluß von zwei Patienten, welche die Behandlung von sich aus abbrachen. Das relative 2-Jahres-Ergebnis beträgt 84%, das 5-Jahres-Resultat 73%. Die Differenz ist nur durch interkurrente Todesfälle bedingt, indem ein einziges Rezidiv an der 5-Jahres-Grenze durch Chordektomie beherrscht werden konnte. Die optimale 5-Jahres-Quote beläuft sich auf 85,5%. Viel zu wenig wird, wenn nicht die Methode der „relative survival rate" (s.S. 338) angewandt wird, die Altersabhängigkeit der Ergebnisse berücksichtigt. Ohne die mehr als 75jährigen, von denen

Tabelle 10. Einfluß der Ausdehnung bei T_2-Stimmbandtumoren, 2-Jahres-Ergebnis

	Total	Rezidiv	M
Supraglottische Ausdehnung	27	1	
Subglottische Ausdehnung	19	1 (1)	
3-Etagen-Tumoren	26	3 (3)	2
	72	5 (4)	2

( ) durch Zweitbehandlung wieder symptomfrei

nur ein Patient die 5-Jahres-Grenze erlebte und keiner rezidivierte, steigt die relative Zahl auf 76%, ohne die 75–90jährigen (14 Fälle mit 2 Rezidiven) gar auf 79%.

Das Resultat ist weitgehend vom Tumorstadium abhängig. Wie aus der Tabelle 9 ersichtlich, sind die Resultate im Stadium T_{1a} und T_{1b} sehr günstig. Bei 39 T_1-Fällen finden sich nur drei Rezidive, bei einem Patient wurde wegen des hohen Alters bei kardialer Dekompensation eigentlich nur palliativ in zwei Serien bestrahlt. Wir wagten nicht, eine volle Dosis zu geben. Der Tumorrest wurde endolaryngeal entfernt, doch starb der Patient $^1/_2$ Jahr später an Herzversagen. Unsere vorsichtige Indikation fand nachträglich ihre Bestätigung. Bei einem T_{1b}-Tumor trat ein unvorhersehbares technisches Versagen auf (s. unten). Demnach liegt nur ein echter Bestrahlungsversager vor.

Bei den *T_2-Fällen,* von denen zwei regionäre Metastasen aufwiesen, haben wir die Ergebnisse in Abhängigkeit von der Ausdehnung untersucht (Tabelle 10). Nach der 2-Jahres-Periode rezidivierte nur ein Fall im 5. Jahr, der als solcher in der Tabelle aufgenommen ist. Vier Patienten wurden ausgeschaltet, weil sie vor der 2-Jahres-Periode lokal symptomfrei starben. Neun Patienten rezidivierten, von denen 4 durch Zweitbehandlung geheilt werden konnten. Aus der Tabelle ist ersichtlich, daß die Rezidivquote bei supra- oder subglottischer Ausdehnung gering ist. Bei den *3-Etagen-Geschwülsten,* die vielerorts der LE zugeführt werden, konnte in 75% der Larynx erhalten werden. Von den 9 Rezidiven entfallen 5 sowie ein Spätrezidiv auf ein einziges Jahr. Aus äußeren Gründen wurden 4 Patienten biologisch unterdosiert und zweimal lag ein geometrischer Fehler vor.

Die *Prognose* wird bei Tumoren der vorderen Kommissur sehr vorsichtig gestellt. Letztere war von 113 T_1- und T_2-Tumoren 29mal betroffen oder überschritten. Die Mehrzahl betraf T_2-Tumoren. Nur 3 Fälle rezidivierten, von denen einer sicher, ein anderer wahrscheinlich wegen geometrischer Ursache. Beim dritten ist der Grund unbekannt.

Ungünstig sind die Ergebnisse bei den T_3- und T_4-Geschwülsten. Zwar wurden von sechs zwei lokal symptomfrei, doch erlag ein Patient interkurrent und einer an Metastasierung vor der 5-Jahres-Periode. Das Krankengut stellt eine ausgesprochen ungünstige Auswahl dar, weil diese Fälle, wenn möglich, der Operation unterzogen wurden.

Bemerkenswert ist die Abhängigkeit der Resultate von der Art der Bestrahlung. Konventionelle Bestrahlung wurde bei T_1 und umschriebenen T_2-Tumoren, schnelle Elektronen wurden bei prognostisch fraglichen und fortgeschrittenen Tumoren angewandt. Das optimale Resultat beläuft sich bei konventioneller Strahlung auf 91%, bei Elektronen auf 83%. Bei Abzug aller T_3- und T_4-Fälle, die ausschließlich mit schnellen Elektronen behandelt wurden, ist das Resultat praktisch gleich. *Trotz ungünstigerer Ausgangslage, wurde mit schnellen Elektronen ein gleichwertiges Ergebnis wie bei konventioneller Therapie bei günstiger Tumorsituation erreicht.*

Nur 5 Fälle wurden 1964 der *Kobalttherapie* zugeführt. Beim ersten Patienten ereignete sich leider ein technischer Zwischenfall. Das Kobaltpräparat gelangte nicht in Bestrahlungsposition, ohne Anzeige am Schalttisch. Unglücklicher Umstände wegen dauerte es eine Woche, bis die Apparatstörung erkannt wurde. Die wahrscheinlich applizierte Dosis betrug 6600 rad, die maximal mögliche lag bei 8000 rad. Da wir noch wenig Erfahrung mit der Kobaltbestrahlung hatten, wagten wir nicht, bis zur vollen Reaktion zu bestrahlen.

Der Patient rezidivierte, lehnte die totale LE ab und erlag nach zwei Monaten seinem Leiden. Ein zweiter Fall rezidivierte nach einer Dosis von 7180 rad, entsprechend 1990 ret. Nach totaler LE erlag er, kurz vor der 5-Jahres-Periode einer Fernmetastasierung. Drei Patienten blieben geheilt.

Da die Erfahrungen bei Frühfällen mit konventioneller Strahlung gut waren, ebenso die Früherfahrungen mit schnellen Elektronen bei fortgeschritteneren Fällen (BRUN DEL RE 1975), verzichteten wir bei den Larynxkarzinomen auf weitere Behandlung mit ^{60}Co, um mehr Erfahrung mit den schnellen Elektronen zu sammeln (s.S. 365). Über die wahrscheinlichen Ursachen der Rezidive und Komplikationen wird im Abschnitt IV u. V berichtet.

Unter den Stimmbandkarzinomen fanden sich *10 Frauen,* die nach Bestrahlung lokal symptomfrei blieben. Eine Patientin entwickelte im 6. Jahr einen kontralateralen supraglottischen Tumor, der nach Bestrahlung verschwand, doch stellte sich bald eine Perichondritis ein, die eine Tracheotomie erforderte. Seit 4 Jahren ist die Patientin Kanülenträgerin, kann sich aber gut verständigen.

Von den 89 nach primärer Bestrahlung 5 Jahre symptomfrei gebliebenen Patienten mit Stimmbandkarzinom mußte nur einer wegen Spätrezidivs total laryngektomiert werden.

Bei der *Behandlung der Rezidive* liegt eine richtige Pechsträhne vor. Nur ein Patient lebt nach Rezidiv im 5. Jahr, das eine Chordektomie erforderte, wiederum 5 Jahre symptomfrei. Vier Patienten lehnten die von uns initial vorgeschlagene totale LE ab. Zwei von diesen weigerten sich, das Rezidiv durch totale LE behandeln zu lassen. Siebenmal wurde die totale LE vorgenommen. Zweimal war die Operation makroskopisch nicht radikal. Zwei Fälle rezidivierten und drei erlagen, lokal und regionär symptomfrei, Fernmetastasen.

Das *funktionelle Resultat* ist sehr gut mit 80% ungestörter Sprache. Das Ergebnis bei Operation und Nachbestrahlung und bei Vorbestrahlung und Operation wird bei den entsprechenden Behandlungsverfahren besprochen.

Bei den geheilten Patienten betrug die niedrigste Dosis 4950 rad in 32 Tagen (1557 ret) bei T_2-Tumoren mit konventioneller Strahlung. Die höchste Dosis belief sich bei einer Frau auf 8390 rad in 63 Tagen (2134 ret) bei einem T_2-Tumor. Die niedrigste NSD lag bei 1490 ret (5160 rad in 32 Tagen) konventioneller Strahlung, die höchste NSD bei der oben erwähnten Patientin. Die Heilung mit niedrigster Dosis bei einer Frau mit einem 3-Etagen-Tumor links mit 4300 rad in 31 Tagen (1340 ret) konventioneller Strahlung erzielt, dauert seit 19 Jahren an (s. Abb. 43). In allen Fällen war die Stimme normal.

Bei Versagern liegt die höchste Dosis bei 7180 rad in 42 Tagen (1990 ret) bei einem T_{1b}-Tumor mit ^{60}Co, die niedrigste bei 5130 rad in 31 Tagen (1600 ret) bei einem T_2-3-Etagentumor. Beide Fälle wurden wegen Angst vor einem Strahlenschaden biologisch unterdosiert.

Zu Vergleichszwecken wird wegen unterschiedlicher Indikationsstellungen an verschiedenen Zentren das *Ergebnis aller unserer Glottiskarzinome* vorweggenommen. Die Patienten mit Operation und Nachbestrahlung und mit Vorbestrahlung werden in den entsprechenden Behandlungskapiteln erwähnt. Die Ergebnisse sind aus Tabelle 11 ersichtlich. 69% ± 5 aller kurativ behandelten Patienten leben nach 5 Jahren symptomfrei. 5% verloren wir an Fernmetastasen und 15% an interkurrenten Erkrankungen, mit Einschluß der Zweittumoren im Organsystem (s.S. 411).

Vom gesamten kurativ primär bestrahlten Krankengut von 136 Patienten leben mit totaler LE nur zwei nach der 5-Jahres-Periode symptomfrei. Ihre Zahl könnte etwas höher sein, wenn nicht vier Patienten mit anscheinend operablem Rezidiv resp. Resttumor die totale LE abgelehnt hätten.

2. Supraglottische Tumoren

Die Häufigkeit dieser Geschwülste schwankt sehr stark. In unserem Krankengut hatten wir 89 Fälle, von denen drei nur palliativ behandelt werden konnten. Der Prozentsatz ist

Tabelle 11. Glottis, alle Fälle

	Behandlung		Symptomfrei		LR	M	ic	TL	Lebend mit TL
	palliativ	kurativ	2 Jahre	5 Jahre					
Primäre Bestrahlung	4	122	103	89	10 (7)	4	19	8	
Vorbestrahlung		5	3	3	2			3	1
Operation und Nachbestrahlung		9[a]	3	2	2 (1)	4	1	7	1
	4	136	109	94	14 (8)	8	20	18	2

[a] 2 ausgedehnte Tumoren, nur wahrscheinlich vom Stimmband ausgehend

relativ hoch (40% des gesamten Krankenguts). Das mittlere Alter betrug 59,6 Jahre. Nur zwei Fälle betrafen Frauen. 29% aller supraglottischen Tumoren zeigten bei Untersuchungsbeginn regionäre Metastasen. Dieser niedrige Anteil wird auf S. 364 erklärt.

Die *primäre Bestrahlung* wurde bei den supraglottischen Tumoren mit schnellen Elektronen vorgenommen, mit Ausnahme von drei Fällen, die wegen Überbelastung des Betatrons mit Kobalt behandelt wurden. Bei einseitigen Tumoren wählten wir ein laterales und ein vorderes schräges seitliches Feld. Bei Geschwülsten, welche die Mittellinie überschritten, zeichneten wir zwei frontale Felder ein, mit Bevorzugung der Seite mit größerer Tumorausdehnung. Initial wurde immer das Gebiet der homolateralen Karotisregion bis zum Kieferwinkel mit behandelt. Bei ausgedehnten Tumoren wurde das Feld unter Stimmbandhöhe, bis zu den Lymphonodi jugulares inferiores verlängert. Wir bevorzugen wegen der Unsicherheit der klinischen Bestimmung der unteren Tumorgrenze die Felderwahl, wie sie in Abb. 59 wiedergegeben ist. Das regionäre Gebiet wird bei palpablen Lymphknoten gleich hoch wie das Gebiet des Primärtumors belastet, bei N_0-Situationen nur prophylaktisch mit Dosen von 4500–5000 rad. Bei doppelseitigem regionärem Befall oder Überlastung des Larynx muß das Lymphknotengebiet durch sagittale Zusatzfelder bis zur erforderlichen prophylaktischen oder kurativen Dosis aufgesättigt werden. Die retromandibuläre Region wurde bei palpablen Lymphknoten im Karotisdreieck in das Bestrahlungsfeld eingeschlossen. War das Lymphknotengebiet nicht befallen, wurden im letzten Bestrahlungsdrittel die Felder auf das Gebiet des Primärtumors mit einer Sicherheitszone von gut 1 cm verkleinert. Es gelingt häufig, selbst ausgedehnte Tumoren zu beherrschen (Abb. 48 und 49). Bei nicht gutem Ansprechen der Tumoren wurde gemeinsam mit dem chirurgischen Partner bei Dosen von 3500–4000 rad beschlossen, ob die Bestrahlung als Vorbestrahlung abgeschlossen (s.S. 381) oder bis zur kurativen Dosis weiterbestrahlt werden sollte.

Von den 60 *primär kurativ bestrahlten* Patienten erreichten 48% ±4% die 5-Jahres-Grenze lokal und regionär symptomfrei. Wie aus Tabelle 12 hervorgeht, finden sich bei 21 im Stadium I und II nur zwei Rezidive, beides 3-Etagen-Tumoren, von denen das eine durch totale LE beherrscht werden konnte. Bezogen auf T_1- und T_2-Tumoren sind es sogar 26 Patienten mit nur einem Behandlungsversager. Bei allen primär bestrahlten supraglottischen Karzinomen finden sich 16 Bestrahlungsversager, von denen nur fünf durch R-Therapie (s.S. 398) beherrscht werden konnten, nämlich einer durch supraglottische LE, einer durch totale LE und einer durch Exzision eines Lymphknotenrests, jedoch mit nachfolgender Fernmetastasierung und einem N_3-Rezidiv paravertebral, außerhalb des bestrahlten Feldes, das nicht radikal entfernt werden konnte. Einer wurde durch Neck-Dissection behandelt. Der fünfte Patient ist nach Elektronenbehandlung seit mehr als 5 Jahren symptomfrei.

Die *Tumoren des Larynxeingangs (marginale Tumoren)* gelten als prognostisch besonders zweifelhaft. Unter Ausschaltung von vier vor der 2-Jahres-Periode lokal und regionär tumor-

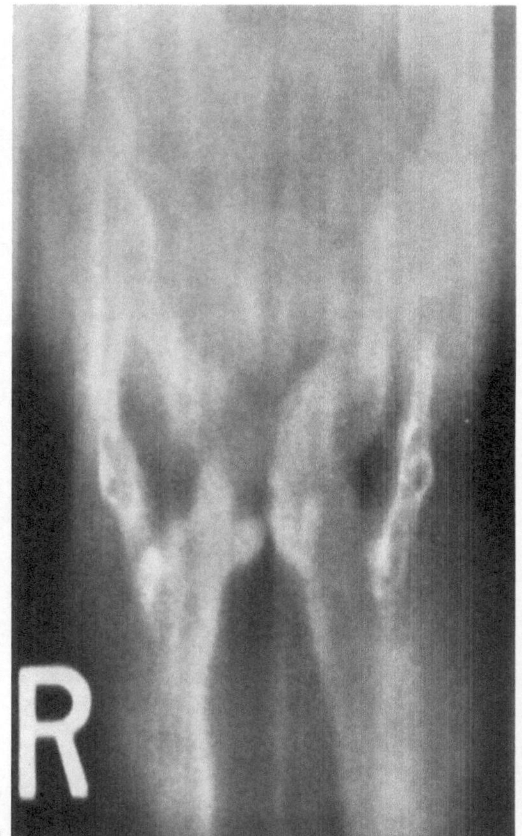

a

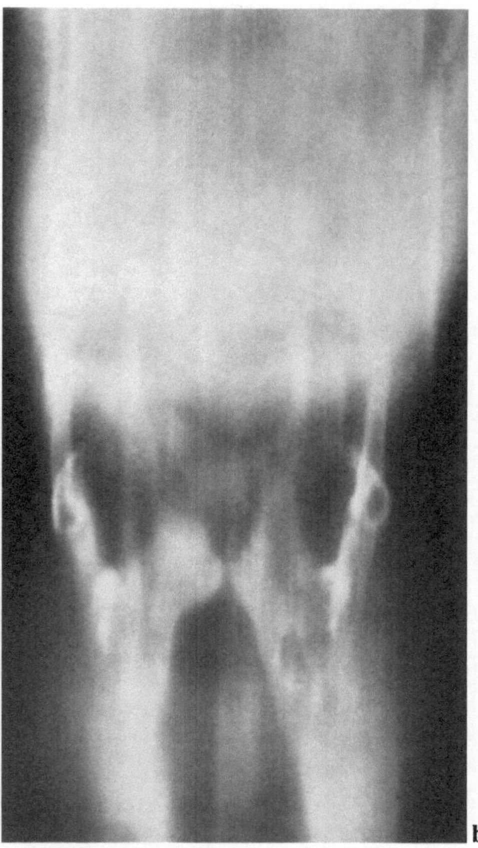

b

Abb. 48a, b. 43jährige Frau mit linksseitigem Plattenepithelkarzinom der Taschenbandregion mit Infiltrat des Petiolus, wo die vordere Kommissur vorn überschritten wird. Das Stimmband ist ebenfalls infiltriert. Die Beweglichkeit ist eingeschränkt. **a** Die Tomographie zeigt die Einengung des Recessus piriformis und wahrscheinlich eine subglottische Ausdehnung mit Abflachung des glottisch/subglottischen Winkels. Chirurgisch nur mit schlechter Prognose durch totale LE behandelbar. Bestrahlung mit 6850 rad^{42}_{36} (1920 ret) zweimal täglich mit 135–110 rad. **b** Zustand 8 Jahre später: Das supraglottische Infiltrat ist verschwunden. Das Stimmband ist wieder zu erkennen, der Sinus piriformis voll entfaltbar. Die subglottische Abflachung hat sich nicht zurückgebildet. Die Stimme ist etwas heiser, aber gut verständlich. Vollberuflich als Geschäftsfrau tätig

frei interkurrent gestorbenen Patienten, finden sich bei 19 marginalen Tumoren nur 2 Lokalrezidive, im Vergleich zu 12 Strahlenversagern bei 37 tiefer gelegenen supraglottischen Karzinomen. Die Fernmetastasierungsquote ist bei den marginalen Tumoren höher als bei den anderen supraglottischen Karzinomen, doch wegen der geringen Zahl statistisch nicht gesichert.

Ungünstig ist das 5-Jahres-Ergebnis (28%) bei den Patienten mit initial klinischem *Lymphknotenbefall*. Die Analyse zeigt, daß nur zwei Patienten bei lokaler Symptomfreiheit regionär nicht beherrscht werden konnten. Elf von 18 Patienten starben an Fernmetastasierung und interkurrenten Erkrankungen (Tabelle 12).

Unsere Erfahrung bestätigt die mehrfach im Schrifttum vertretene Auffassung, daß die *prophylaktische Bestrahlung* die prophylaktische Lymphknotenausräumung wirksam ersetzen kann, und daß auch die kurative Bestrahlung im regionären Gebiet mit evtl. Operation bei Lymphknotenrest manche Operation vermeiden läßt. Bei Patienten mit klinisch freien Lymphknoten beträgt das relative 5-Jahres-Ergebnis knapp 60%.

Die Gesamtzahl der lokalen und regionären *Rezidive* nach kurativer Bestrahlung ist mit 23% relativ niedrig, doch konnte nur jedes 4. Rezidiv durch neuerliche Behandlung be-

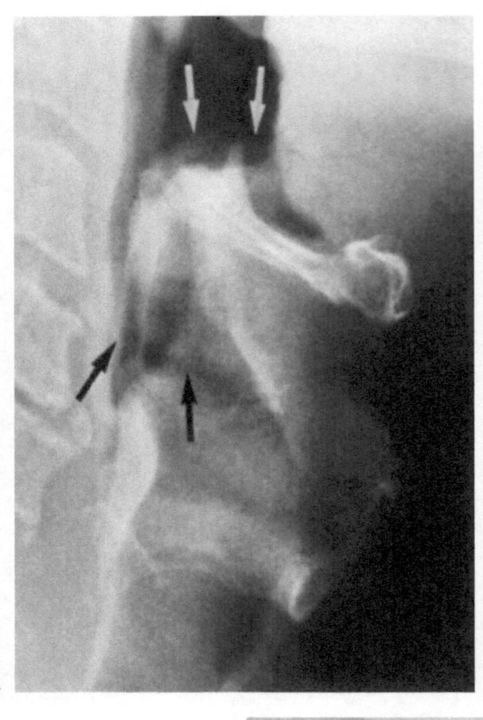

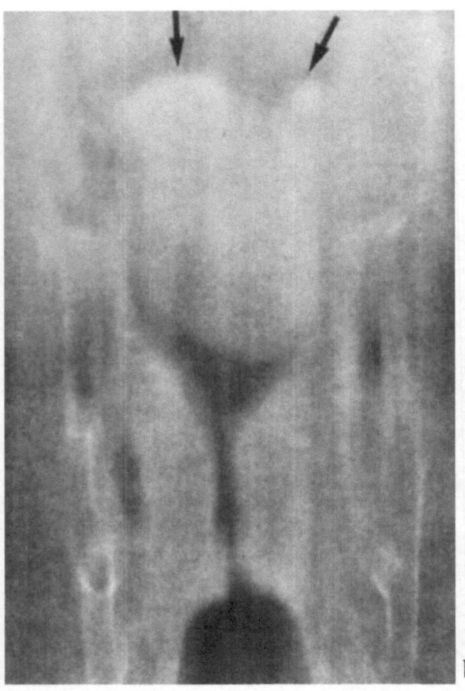

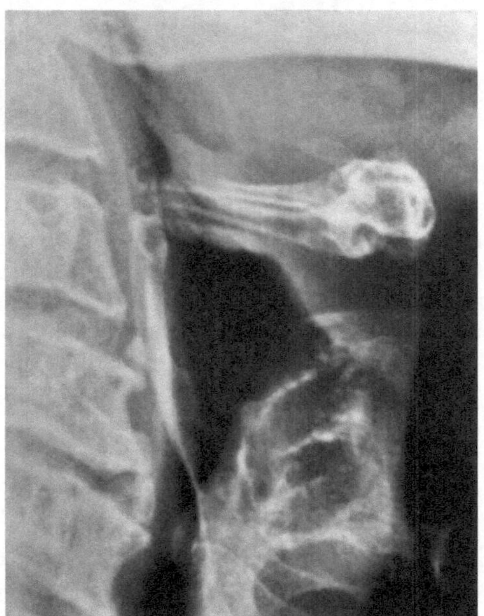

Abb. 49. a Ausgedehntes supraglottisches Karzinom, vermutlich von der Epiglottis ausgehend, mit Befall der Vallecula und Infiltration des präepiglottischen Raumes. T_4N. *Pfeile* geben die Tumorgrenzen an, die den Einblick in den Larynx versperren. Bestrahlung mit 30 MeV E, 6380 rad$^{37}_{34}$ (1840 ret). Lokal symptomfrei. Nach 2 Jahren paravertebrale regionäre Metastasierung mit Neck-Dissection, aber nicht radikal möglich, und Nachbestrahlung. **b** Tomogramm: Der kugelig, über dem Larynxeingang gelegene Tumor ist als Weichteilschatten deutlich sichtbar. Schwellung der Schleimhaut bei chronischer Laryngitis. **c** Zustand 10 Jahre nach Behandlungsbeginn, 7 Jahre nach der regionären Therapie. Normaler Larynxbefund. Zunehmende Verkalkung der Cartilago thyreoidea. Stimme leicht rauh. Raucht trotz Aufklärung weiter

herrscht werden. Fünf Patienten lehnten die totale LE ab und einer die Behandlung eines Lymphknotenrezidivs supraklavikulär, außerhalb des bestrahlten Feldes. 10% des gesamten Krankenguts verloren wir an Fernmetastasen. Hoch ist bei den supraglottischen Tumoren die Zahl der interkurrenten Todesfälle (24%).

Tabelle 12. Ergebnisse bei primärer Bestrahlung supraglottischer Karzinome

Stadien	Total	Symptomfrei		Rezidiv	M	ic
		2 Jahre	5 Jahre			
I	2	2	1	–	–	1
II	19	18	14	1 (1)		4
III	18	9	4	6 (1)	3	5
IV	21	15	10	4 (3)	3	4
	60	44	29	11 (5)	6	14
Regionäre Lymphknoten	18	5		2 (2)	5	6

( ) durch Zweitbehandlung wieder symptomfrei

Wissentlich haben wir nie ein *transglottisches Karzinom i.S.* weder chirurgisch noch radiologisch behandelt. Aufgrund der guten Ergebnisse bei den 3-Etagenkarzinomen, unter denen sich auch transglottische Karzinome im engeren Sinn befinden können, darf man schließen, daß unter Berücksichtigung der besonderen Metastasierungstendenz, die Aussichten auf Beherrschung von ähnlicher Größenordnung sind wie bei chirurgischem Vorgehen, doch mit dem Vorteil, daß meistens der Larynx erhalten werden kann.

Während der Bestrahlung verschlimmerte sich bei einem Patienten mit T_4-Tumor die schon bestehende *Atemnot,* so daß sich der Chirurg zur Radikaloperation entschloß. Keiner der übrigen Patienten mußte während der Behandlung tracheotomiert werden. Nach der Behandlung mußten 4 Patienten wegen Ödems tracheotomiert werden, von denen zwei später dekanüliert werden konnten (s.S. 387).

Die bei geheilten Fällen *verabreichten Dosen* schwanken zwischen 5080 rad in 30 Tagen (1614 ret) bei einem T_{1a}-Tumor und 7474 rad in 42 Tagen (2135 ret) bei einem T_2-Tumor. Die NSD-Werte variieren von 1610 ret (T_1) bis 2140 ret (T_4). Die niedrigste Dosis bei Strahlenversagern beträgt 5420 rad in 29 Tagen (1745 ret) bei T_2-Taschenbandtumor mit *Rezidiv* im 7. Jahr. Die höchste Dosis liegt bei 7400 rad in 47 Tagen (2000 ret) bei einem T_3-Taschenbandtumor (3-Etagen-Tumor) mit initialem Ödem. Die Bestrahlung wurde bei schwacher Reaktion abgeschlossen, weil Komplikationen von seiten des Ödems befürchtet wurden. Im 4. Jahr stellte sich ein Rezidiv ein. Dies sind auch die niedrigsten und höchsten NSD-Werte bei Strahlenversagern.

Tabelle 13. Supraglottische Tumoren, alle Fälle

	Behandlung		Symptomfrei		Rezidiv	M	ic	TL	Lebend mit TL
	palliativ	kurativ	2 Jahre	5 Jahre					
Alleinige Bestrahlung	3	60	44	29	11 (5)	6	14	4[a]	2[a]
Vorbestrahlung		16	12	8	4 (1)	–	4	9	5
Operation und Nachbestrahlung		10	6	5	1	3	1	7	4
	3	86	62	42	16 (6)	9	19	20	11

[a] 1 Fall TL wegen Perichondritis
Fünfmal wurde die TL bei Resttumor resp. Rezidiv vom Patienten abgelehnt
5-Jahres-Ergebnis: absolut 47%, relativ 49%
( ) durch Zweitbehandlung wieder symptomfrei

Das *Ergebnis aller supraglottischen Karzinome* ist in Tabelle 13 zusammengestellt. Die Ergebnisse von Operation und Nachbestrahlung sowie Vorbestrahlung sind auf S. 381 ersichtlich. Das Ergebnis ist im Vergleich zu den allgemeinen Erfahrungen gut, konnten doch fast 50% absolut beherrscht werden. Die relative Zahl beträgt 51%, die optimale 67%. Die Resultate sollten durchaus verbesserungsfähig sein.

3. Subglottische Karzinome

In unserem Krankengut fand sich kein reines subglottisches Karzinom. Entsprechend der auf S. 330 gegebenen Beschreibung, haben wir Patienten bei den subglottischen Karzinomen nur eingeordnet, wenn die Hauptmasse des Tumors mit mindestens 1 cm Ausdehnung subglottisch lag. Fälle mit sowohl sub- wie supraglottischem Befall wurden bei Stimmbandkarzinomen als 3-Etagen-Tumoren eingeordnet.

Acht Fälle entsprechen dieser Umschreibung, wozu noch ein mehr als 10 Jahre geheilter Fall kommt, der auswärts nicht radikal operiert wurde, aber – entsprechend den Vorschriften der UICC – zu den sekundär mit Rezidiv oder Resttumor überwiesenen Patienten einzuordnen ist (s.S. 391).

Metastasen wurden bei den acht Fällen primär klinisch nicht festgestellt. Zweimal wurden paratracheale Metastasen, die mehr als 2 cm unter der Glottis lagen, übersehen. Entsprechend den UICC-Vorschriften, blieben die Fälle bei den subglottischen Karzinomen eingereiht. Sie starben beide an Fernmetastasierung.

Bei der *Bestrahlungsplanung* ist die besondere Art der Metastasierung für die Felderwahl entscheidend. Die paratracheale Gegend muß im Feld eingeschlossen sein und zusätzlich ist auch die homolaterale supraklavikuläre Region bei negativem klinischem Befund mit der prophylaktischen Dosis von 4500–5000 rad zu belasten.

Bei palpablen Metastasen supraklavikulär muß auch dort, trotz der schlechten Prognose, eine kurative Dosis verabreicht werden. Die Belastung der Medulla und des Plexus brachialis ist besonders wichtig. Wir glauben, daß auch Fälle mit Metastasen, die mehr als 2 cm unter der Glottis liegen und die als M zu klassieren wären, kurativ behandelt werden sollten, weil die Erfahrungen zeigen, daß die mediastinale Propagation weniger häufig vorkommt als allgemein angenommen wird.

Von den sechs Patienten ohne paratracheale Metastasen waren alle nach der 5-Jahres-Periode tumorfrei, doch einer erst nach Rezidiv und totaler LE. Selbst Stillstand einer Kehlkopfhälfte schließt die Heilungsmöglichkeit nicht aus (Abb. 50).

Die niedrigste Dosis bei Heilung betrug 5820 rad konventioneller Strahlung (1700 ret), die höchste bei träger Tumor- und Schleimhautreaktion 7980 rad in 39 Tagen, entsprechend 2290 ret (Abb. 51). Der Patient, dem diese Dosis verabreicht wurde, ist seit 17 Jahren symptomfrei und hat eine normale Sprache.

Diese Ausführungen belegen unsere 1950 mitgeteilte Erfahrung (ZUPPINGER), daß die subglottischen Karzinome bei primärer Bestrahlung eine mindestens so gute Aussicht auf Heilung bei Erhaltung des Larynx haben, wie bei primärer chirurgischer Therapie, die – mit wenigen Ausnahmen – in einer totalen LE besteht. Unsere Erfahrung zeigt aber auch, daß die Möglichkeit der paratrachealen Metastasierung vor Behandlungsbeginn genau abgeklärt werden sollte. Im Zweifelsfall ist diese Gegend zumindest mit der prophylaktischen Dosis mitzubestrahlen.

4. Primäre Operation und Nachbestrahlung

Dieses vielerorts, vor allem bei fortgeschrittenen Larynxkarzinomen angewandte Verfahren wurde bei uns nur 19mal, d.h. in 8% aller Fälle, durchgeführt. In den letzten vier

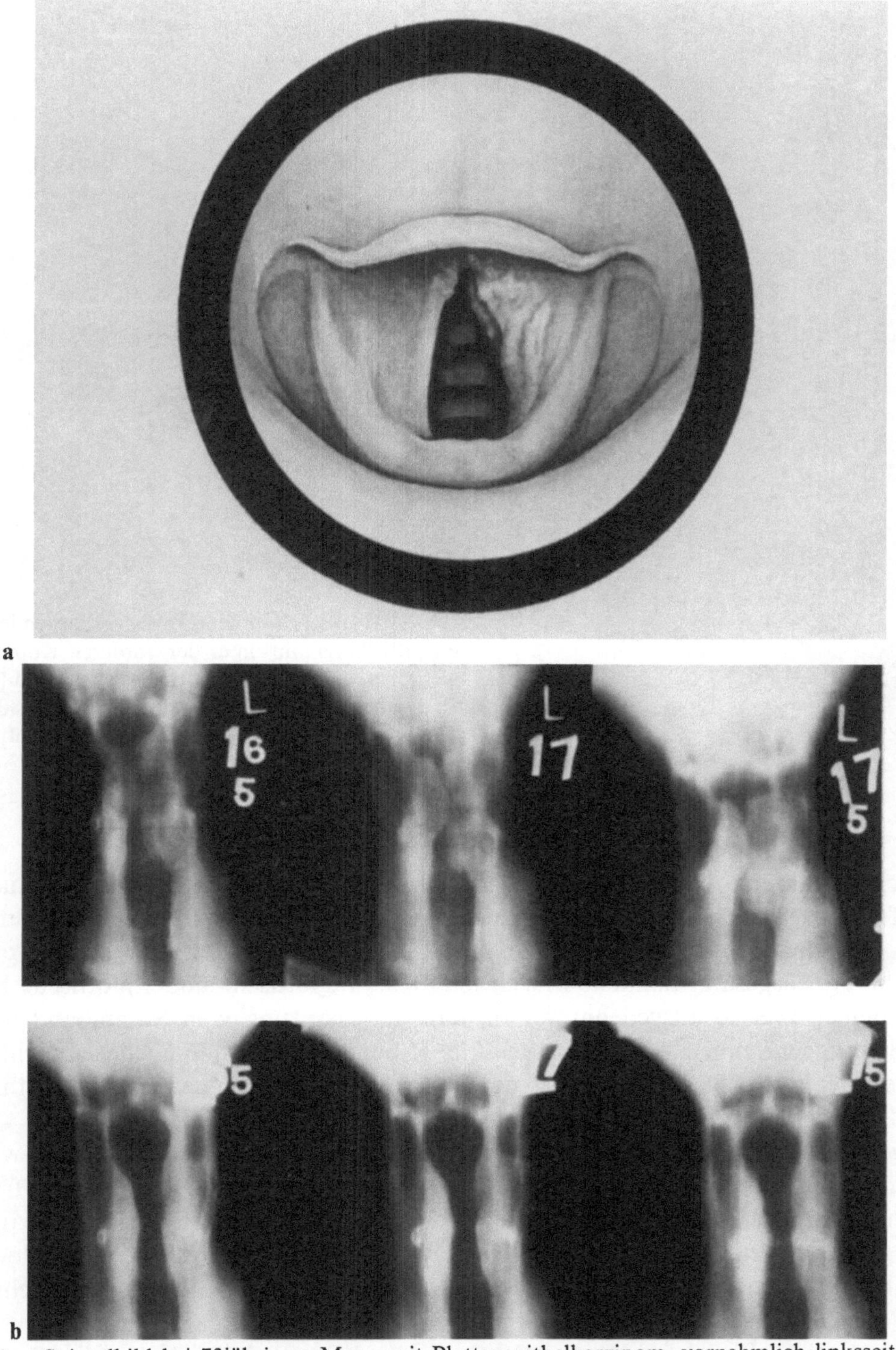

Abb. 50. a Spiegelbild bei 73jährigem Mann mit Plattenepithelkarzinom, vornehmlich linksseitig. Stillstand der li. Kehlkopfhälfte und Überschreiten der vorderen Kommissur. Der Tumor reicht, wie Abb. **b** *oben* (Tomogramm) zeigt, mehr als 2 cm subglottisch. Bestrahlung mit 250 kV, Thoräus, mit 6100 rad in 34 Tagen. **b** *Unten:* Zustand ein Jahr nach Therapieabschluß. Aufnahme bei normaler Atmung. Mäßige Deformation der li. Kehlkopfhälfte mit leichter Induration. Normale Stimme. Tod $8^1/_2$ Jahre später wegen Herzversagens, lokal und regionär symptomfrei

Jahren der Berichtsperiode, auf die mehr als die Hälfte aller Larynxkarzinom-Fälle entfallen, sind es gar nur 4%. Alleinige Operation, ohne Nachbestrahlung kam in dieser Zeit nie vor. Obwohl die Anzahl der Fälle gering ist, scheint die Analyse doch wertvolle Hinweise zu geben.

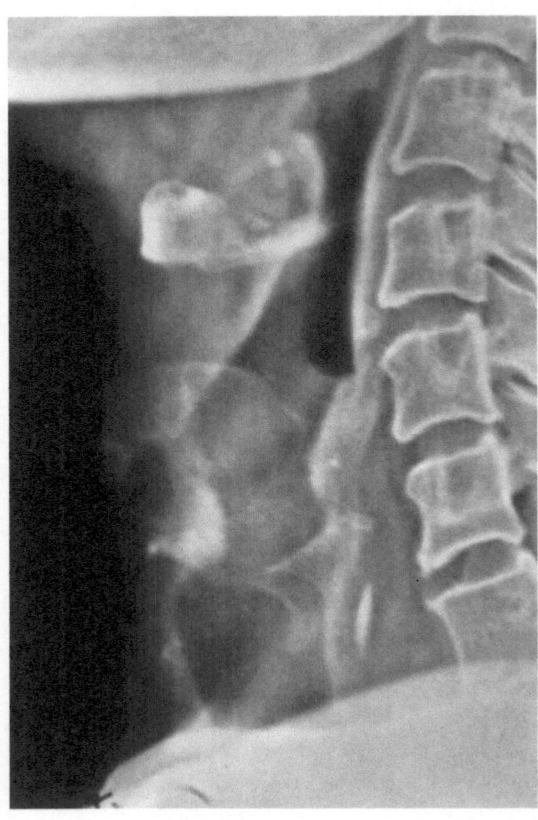

Abb. 51. Typisches subglottisches verhornendes Plattenepithelkarzinom unter der vorderen Kommissur, nach oben bis an die Epiglottisbasis reichend (T_2N_0) bei 55jährigem Mann. Bestrahlung mit E7980 rad$^{39}_{34}$ (2290 ret). Sehr späte Reaktion. Symptomfrei seit 18 Jahren. Stimme sehr gut

Die Nachbestrahlung wurde individuell, in Abhängigkeit vom Operations- und histologischen Befund vorgenommen, bei den klinikinternen Fällen nach Besprechung mit dem Chirurgen. War der Eingriff als lokal radikal zu beurteilen, kam es nur zur regionären Nachbestrahlung. Insgesamt handelte es sich um 10 supraglottische und 9 glottische Karzinome, von denen zwei so ausgedehnt waren, daß der Ursprung vom Stimmband nur als wahrscheinlich angenommen werden durfte. Alle Patienten waren männlichen Geschlechts. Das mittlere Alter betrug 56 Jahre, lag also deutlich unter demjenigen des gesamten Krankenguts.

Die Ergebnisse gehen aus Tabelle 14 hervor. Die beiden Fälle mit *Chordektomie* wurden von auswärts zur Nachbestrahlung überwiesen, weil die Radikalität des Eingriffs fraglich war. Die Patienten leben symptomfrei. Der Fall mit supraglottischer LE wurde – wie damals üblich – regionär bis zur Höhe des Kieferwinkels nachbestrahlt. Es stellte sich jedoch ein retromandibuläres Rezidiv ein, das mit 6650 30 MeV-Elektronen (1855 ret) beherrscht werden konnte. Die Heilung auch des regionären Rezidivs liegt heute 7 Jahre zurück.

Von den totalen LE und Pharyngo-LE konnte der Eingriff dreimal nicht im Gesunden vorgenommen werden. Keiner dieser Fälle war durch die Nachbestrahlung zu retten.

Zweimal trat bei nur regionärer Bestrahlung ein Lokalrezidiv auf, das nicht beherrschbar war. Bei einer Nachbestrahlung mit ^{60}Co mit 6620 rad (1910 ret) stellte sich ein histologisch sichergestelltes regionäres Rezidiv ein, das, als der Patient zur Untersuchung kam, schon inoperabel war. Nach Bestrahlung mit schnellen Elektronen mit 7100 rad (2130 ret) verschwand der Tumor, doch erkrankte der Patient drei Jahre später an einer Kachexie unbekannter Ätiologie. Vermutlich handelte es sich um Fernmetastasen. Noch ein weiterer Fall erkrankte an einem retromandibulären Lymphknotenrezidiv, das sich lokal mit schnellen Elektronen stark zurückbildete, doch stellten sich bald Fernmetastasen ein.

Tabelle 14. Primäre Operation und Nachbestrahlung

	Fall-Zahl	Symptom-frei	LR	Regionale Rezidive	M	ic
Chordektomie	2	2				
Supraglottische Laryngektomie	1	1		(1)		
Totale Laryngektomie	14	5	2	(2)	5	2
Pharyngo- und Laryngektomie	2				2	
	19	8	2	(3)	7	2

( ) durch Zweitbehandlung wieder symptomfrei

Die Zahl der *Fernmetastasen* (41%, ohne Chordektomiefälle) ist auffallend groß, was sicher nicht technisch bedingt ist, wohl aber durch den Versuch der Chirurgen, bei ausgedehnten Tumoren durch die Operation das Leben des Patienten retten zu wollen.

Die Ergebnisse der primär operativen Gruppe mit Nachbestrahlung sind enttäuschend und stark abhängig vom Tumorstadium. Die 4 Fälle vom Stadium I blieben symptomfrei, der eine nach supraglottischer LE erst nach Bestrahlung eines regionären Rezidivs. Von 14 total Laryngektomierten leben nur 5 symptomfrei nach 5 Jahren. Die ungünstigen Resultate veranlaßten unsere Chirurgen, die primäre Operation mit Nachbestrahlung nur ausnahmsweise in Betracht zu ziehen, vornehmlich bei Patienten mit starker Atemnot, bei denen befürchtet werden mußte, daß während der Bestrahlung eine Tracheotomie notwendig würde. Ein Operationsversuch bei sehr ausgedehnten Tumoren hat sich nicht bewährt. Wir erhofften von der Vorbestrahlung (5000 rad oder mehr) eine Besserung der Ergebnisse (GOLDMAN et al. 1961–72).

5. Vorbestrahlung, Operation und evtl. Nachbestrahlung

Obwohl wir dieses Vorgehen bei vielen anderen Tumoren sehr befürworten, glaubten wir, bei den Larynxtumoren, wegen ihrer relativ guten Prognose, zurückhaltend sein zu müssen. Bis 1963 wandten wir es nur dreimal bei T_4-Tumoren an. In unserem Krankengut gab es, mit Ausnahme der durch Bestrahlung beherrschbaren Fälle, nur selten Kranke, bei denen ein konservatives operatives Vorgehen aussichtsreich gewesen wäre. So einigten wir uns auf einen Vorbestrahlungsversuch mit mittleren Dosen von 3000–4000 rad. Trat nach dieser Dosis keine deutliche Tumorschrumpfung ein, wurde – wenn der Patient mit einem späteren operativen Eingriff einverstanden war– die Bestrahlung abgeschlossen und nach 4–6 Wochen operiert. Ohne Absicht wurde jugendliches Alter bevorzugt, beträgt doch das durchschnittliche Alter dieser Gruppe nur 51 Jahre.

Trotz der kleinen Zahl, glauben wir, daß die Analyse im Zusammenhang mit den Ergebnissen des Schrifttums einige wertvolle Erfahrungen vermitteln kann. Die Resultate sind aus Tabelle 15 ersichtlich. Die 5-Jahres-Ergebnisse von 50% sind relativ günstig, wenn man bedenkt, daß die auf Bestrahlung gut ansprechenden Tumoren wegfallen. Zweimal kam 1967 nur eine totale LE in Frage, die nicht radikal ausgeführt werden konnte. Unter Ausschluß dieser Fälle, konnten bei 19 Patienten nur 10 konservative Eingriffe vorgenommen werden. Drei von diesen rezidivierten und mußten doch noch einer totalen LE unterzogen werden. Von diesen rezidivierten wiederum zwei, einer konnte durch Exzision und kurative Bestrahlung beherrscht werden. Zwei Patienten starben an regionären Rezidiven, einer, weil die regionäre Nachbestrahlung versäumt wurde und einer mit retromandibulärem Rezidiv auf der kontralateralen Seite, die wir nicht nachbestrahlt hatten.

Tabelle 15. Vorbestrahlung, Operation evtl. Nachbestrahlung

	Fall-zahl	Symptomfrei		LR	Regionale Rezidive	ic	Lebend mit TL
		2 Jahre	5 Jahre				
Glottis	5	3	3	2[a]			2
Supraglottisch	16	12	8	2 (2)	3	3	5
	21	15	11	4 (2)	3	3	7

[a] 2 TL-Fälle konnten nicht radikal operiert werden

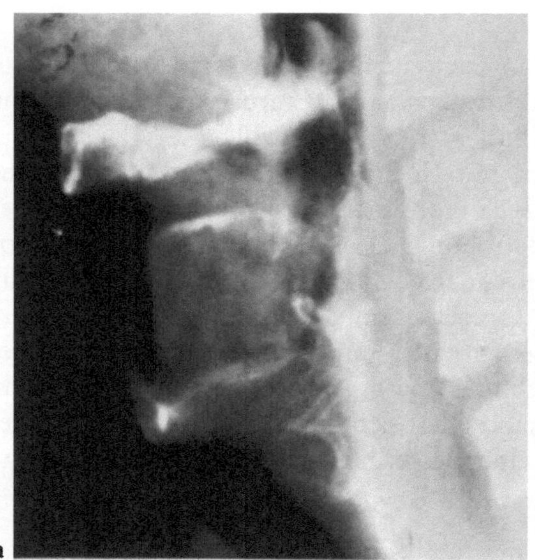
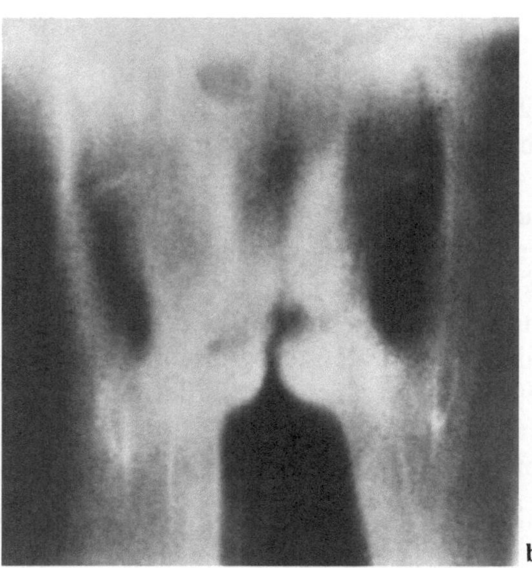

Abb. 52a, b. Ausgedehntes supraglottisches Karzinom bei 50jährigem Mann, wahrscheinlich von der Epiglottis ausgehend, mit ausgedehnter Infiltration des präepiglottischen Raumes und dort palpablem Tumor. Vorbestrahlung mit 4850 rad (1570 ret). Epiglottidektomie 4 Wochen später. Auch histologisch kein Tumor mehr nachweisbar, doch Knorpeldestruktion. Symptomfrei seit 12 Jahren. **a** Seitliche Röntgenaufnahme vor Bestrahlung. **b** Tomogramm zeigt zusätzlich die ausgedehnte Infiltration der re. Larynxwand mit Einengung des Recessus piriformis

Zwar konnte öfters ein überraschend gutes Ergebnis erreicht werden (Abb. 52), doch wurde das angestrebte Ziel, die Zahl der konservativen Eingriffe zu erhöhen, verfehlt. Von den 7 T_1- und T_2-Tumoren, die bei kurativer Bestrahlung gute Heilungsaussichten haben, mußten 4 einer LE unterzogen werden. Das Ergebnis entspricht der heutigen Erkenntnis, daß durch die Vorbestrahlung die Ausdehnung des operativen Eingriffs nicht verringert werden kann. Die Verabreichung einer mittleren Dosis von rund 4000 rad ist, auch nach Angaben der Literatur, nicht optimal. Drei Alternativen bleiben:

1. Bei ausgedehnten Tumoren Vorbestrahlung mit hoher Dosis und radikalem Eingriff nach Abklingen der Strahlenreaktion.
2. Vorbestrahlung mit kleiner Dosis und sofortige Operation, ein Vorgehen, das wahrscheinlich die Zahl der lokalen Rezidive und der Fernmetastasen herabsetzt.
3. Primäre kurative Bestrahlung und Operation bei Strahlenversagern.

6. 5-Jahres-Ergebnisse aller Larynxkarzinome

Wir geben, in vollem Bewußtsein, daß die Ergebnisse weitgehend von der Verteilung auf die drei Regionen und die Primärstadien abhängig sind, unsere Resultate wieder. Unseres

Tabelle 16. 5-Jahres-Ergebnisse (alle Fälle)

	Behandlung		Symptomfrei		Versager	M	ic	Totale LE	Lebend mit totaler LE
	palliativ	kurativ	2 Jahre	5 Jahre					
Glottis	4	136	109	94	14 (8)	8	20	8	–
Supraglottisch	3	86	61	42	16 (6)	9	19	20	11
Subglottisch	–	8	7	6	(1)	2	–	1	1
	7	230	177	142	30 (15)	19	39	29	12

Erachtens gewähren sie eine gute Übersicht über mögliche Ergebnisse bei vornehmlich primärer Strahlenbehandlung. Die 5-Jahres-Symptomfreiheit (Tabelle 16) beträgt absolut 60% und relativ 62%. Niedrig (<3%) ist die Zahl der palliativ Bestrahlten, entsprechend unserer Auffassung, daß dem Larynxkarzinompatienten auch bei sehr fraglicher Prognose die Aussicht auf eine kurative Behandlung gegeben werden sollte. Die Versagerquote liegt bei knapp 20%. Ein Drittel der Rezidive konnte durch R-Behandlung lokal und regionär beherrscht werden. 17% gingen an interkurrenten Erkrankungen, mit Einschluß der Zweittumoren im Organsystem, verloren. Relativ hoch ist die Zahl der *Fernmetastasen* (8%). Die Zahl der totalen LE mit 12,6%, bezogen auf alle behandelten Fälle und 8,4% bei den symptomfrei Lebenden ist sehr niedrig. Sie könnte etwas höher liegen, wenn nicht 7 Patienten die vorgeschlagene totale LE bei Rezidiv abgelehnt hätten. Dieses Ergebnis belegt, daß bei guter Zusammenarbeit zwischen Chirurg und Strahlentherapeut die Zahl der verstümmelnden Operationen sehr tief gehalten werden kann, was die Aussage von SCHWAB u. ZUM WINKEL (1975, s.S. 362) widerlegt.

Die *regionäre Ausbreitung* läßt sich durch Bestrahlung und Operation bei Lymphknotenrest ebenfalls gut beherrschen. Nur drei Fälle sind in unserem Krankengut durch Versagen der regionären Behandlung verloren gegangen. Auch bei diesen Fällen ist der Mißerfolg retrospektiv nicht als zwangsläufig zu beurteilen (s.S. 383).

Wir halten die *prophylaktische chirurgische Behandlung* des Lymphknotengebiets heute für nicht mehr gerechtfertigt. Unbedingt notwendig ist aber derzeit immer noch die chirurgische Behandlung des Lymphknotengebiets nach ausgedehnten Rezidivoperationen. Den Vorschlag des Institut Curie (s.S. 359) erachten wir heute als beste Lösung.

7. Das 10-Jahres-Ergebnis

Wir wissen, daß das 5-Jahres-Ergebnis beim Larynxkarzinom, wie beim Mammakarzinom, wenn auch aus anderen Gründen, noch nicht endgültig sein kann (BOHNDORF u. HÖCKER 1976 u.a.m.).

Von 1964 bis Ende 1971 haben wir 164 Larynxkarzinome kurativ behandelt. Das 10-Jahres-Ergebnis ist aus Tabelle 17 ersichtlich. 67,5% erhielten eine primär kurative Bestrahlung. 25% wurden primär operiert und nachbestrahlt und 7,5% vorbestrahlt. Wir erkennen bei den Glottiskarzinomen nur einen relativ bescheidenen Abfall (P=8%) im Intervall von 5–10 Jahren, während bei den supraglottischen Karzinomen das Ergebnis fast auf die Hälfte absinkt (P<1%). Zwischen 5 und 10 Jahren traten dreimal Karzinome am früheren Sitz auf. Wir bewerten sie als Rezidive, auch weil zwei von ihnen retrospektiv als biologisch unterdosiert erachtet werden müssen. Trotzdem kann ein Zweittumor nicht ausgeschlossen werden. Zwei Fälle konnten geheilt werden durch Chord- und Laryngektomie. Das Absinken der Ergebnisse ist wesentlich durch das Auftreten von zweiten Karzinomen bedingt. Zehnmal, also bei 10% der Patienten, welche die 5-Jahres-Periode überlebten, wurde ein zweiter Tumor

Tabelle 17. 10-Jahres-Ergebnis 1964–1971

Sitz	Total	Symptomfrei		Rezidiv	Tumor im Organ-system	Anderer maligner Tumor	Herz-tod	Tod an Arterio-sklerose	Unbe-kannte Todes-ursache
		5 Jahre	10 Jahre						
Glottis	103	66 (64%)	56 (54%)	(2)*	3	2	2	3	
Supraglottisch	56	27 (48%)	14 (25%)	1	5+(1)	3	1	2	1
Subglottisch	5	3	2			(1)[a]	1		
	164	96	72	1 (2)*	8+(1)	5 (1)[a]	4	5	1

( )[a] durch Zweitbehandlung geheilt

im Organsystem festgestellt. Nur einer konnte durch eine neuerliche Behandlung beherrscht werden (Mundbodenkarzinom). Die Zahl der Tumoren im Organsystem ist fast doppelt so groß wie diejenige der malignen Tumoren im übrigen Körperbereich und gleich hoch wie die Verluste an kardialer Ursache und anderen arteriosklerotischen Erkrankungen. Sie ist doppelt so hoch wie in den ersten 5 Jahren, doch ist das Ergebnis nur mit P=4% gesichert. Die Zweittumoren im Organsystem fanden sich zweimal im Tonsillarbereich, einmal im Larynx, einmal im Hypopharynx und einmal am Mundboden, ferner zweimal im Ösophagus und einmal im Bronchus. Hinzu kommt ein weiteres Bronchuskarzinom, das bei einem Patienten auftrat, der 5 Jahre symptomfrei war, aber nach 1971 behandelt wurde.

Bemerkenswert ist, daß – im Gegensatz zu den Mammakarzinomen – kein Patient nach der 5-Jahres-Periode an Fernmetastasen erkrankte. Aus diesen Beobachtungen ziehen wir den Schluß, daß die Larynxkarzinompatienten, auch über die 5-Jahres-Periode hinaus, mindestens einmal jährlich untersucht werden sollten. Bei den supraglottischen Karzinomen ist die Gefahr, an einem zweiten Tumor zu erkranken, doppelt so hoch wie bei den Glottiskarzinomen.

IV. Analyse der Rezidive in unserem Krankengut

„Man freut sich an den Erfolgen und lernt bei der Analyse der Versager." Wenn diese Aussage auch nicht streng wörtlich genommen werden darf, hat sich das Vorgehen doch als sehr nützlich erwiesen. Die Ursache eines Rezidivs ist öfters auf mehrere Faktoren zurückzuführen. Einer ist meistens der ausschlaggebende und muß zur Analyse verwendet werden. Die Untersuchung erstreckt sich auf die primär kurativ bestrahlten Patienten. Bei 190 Fällen sind im gesamten während der 5-Jahres-Periode 29 lokale und regionäre Rezidive aufgetreten (15%), wozu 5 Spätrezidive resp. Zweittumoren kamen. In Wirklichkeit wäre die Zahl höher, weil bis zur 5-Jahres-Grenze 33 Patienten an anderer Ursache starben. Nimmt man für die interkurrenten Todesfälle die gleiche Rezidivquote wie für die beobachteten Fälle an, so steigt sie auf 18,7%. Die Rezidivquote ist stark vom Tumorstadium abhängig. Auf Stadium I und II entfallen 9% Rezidive, auf Stadium III und IV 30%. Bei den primär kurativ Bestrahlten sind die Stadien I und II begünstigt, weil möglichst die funktionserhaltende Strahlentherapie angewandt und nur ausnahmsweise bei supraglottischen Karzinomen operiert wurde. Die primär bestrahlten Stadien III und IV stellen eine Auswahl vornehmlich ungünstiger Situationen dar, die aus lokalen oder allgemeinen Gründen inoperabel waren oder operatives Vorgehen als LE ablehnten. Die Zahl der Rezidive ist, wie aus Tabelle 18 hervorgeht, sowohl bei glottischen als auch bei supraglottischen Karzinomen niedrig, obwohl 25% der primär kurativ Bestrahlten T_3- und T_4-Tumoren aufwiesen. Wir glauben, daß das gute Ergebnis

Tabelle 18. Ursache der Rezidive im eigenen Krankengut

Lokalisation	Total	Bestrahlungsversager	Geometrische und technische Fehler	Biologisch unterdosiert	Resistenter Tumor	Großer Tumor	Technische Versager	Unbekannte Ursache
Glottis	122	17	4	7	2	3	1	
Supraglottisch	60	16	3	7	2	2		2
Subglottisch	8	1	–	1	–	–		
	190	34	7	15	4	5	1	2[a]
Spätrezidive nach 5-Jahres-Periode				2	–	–		1

[a] Vielleicht zweiter Tumor

im wesentlichen auf die Berücksichtigung der Biologie, d.h. der Reaktion der Geschwulst und der normalen Strukturen, zurückzuführen ist. Das Resultat läßt sich sicher noch verbessern, indem bei der Hälfte der Versager kein anderer Grund als ungenügende Berücksichtigung der biologischen Kriterien gefunden werden kann (s.S. 366). Wie aus Tabelle 18 ersichtlich ist, lag siebenmal ein geometrischer Grund vor. Der typische Versager an der vorderen Kommissur kann durch Fixierung der Patienten bei Behandlung in Rückenlage durch eine Nackenmoulage (s.S. 393) vermieden werden. Der zweite Fehler entstand durch ein Feld, das die biologische Eigenart des Tumors nicht erfaßte (Abb. 53). Bei den supraglottischen ist es vor allem die regionäre Metastasierungswahrscheinlichkeit, beim Stimmband die fehlende Berücksichtigung der subglottischen Ausdehnung, was in unserem Krankengut dreimal zutraf. Die Feststellung von MÅRTENSSON (1976) sei in Erinnerung gerufen, daß 40% der Stimmbandrezidive subglottisch lokalisiert sind. Resistente Tumoren sind relativ selten. Zusammen mit den sehr ausgedehnten Geschwülsten, die höhere Dosen benötigen und eine größere Resttumorwahrscheinlichkeit aufweisen, kann vielleicht ein etwas aktiveres Vorgehen mit Chirurgie, bevor der Resttumor resp. das Rezidiv histologisch sichergestellt ist, die Heilungsquote erhöhen (LEDERMAN 1971).

Die Zahl der *regionären Versager* ist sehr klein (s.S. 383). Ursächlich wurde bei einem primär inoperablen Tumor die Behandlung eines supraklavikulären Rezidivs abgelehnt. Versehentlich wurde bei der Erstbehandlung die supraklavikuläre Region nicht prophylaktisch bestrahlt. Im zweiten Fall wurde die Nachbestrahlung des regionären Gebiets versehentlich unterlassen. Schließlich entwickelte sich ein retromandibuläres Rezidiv wegen zu kurz gewählten Bestrahlungsfeldes. Problematisch bleibt immer noch die Behandlung der *fixierten Lymphknoten,* bei denen ein Bestrahlungsversuch mit Operation eines evtl. Resttumors gelegentlich zum Erfolg führt.

Bei der Besprechung der Abhängigkeit der Versagerquote von der rad-Zahl in bestimmter Zeit und der NSD in ret zeigt sich, in voller Übereinstimmung mit WOLLINS u. KAGAN (1981), daß sich keine praktisch brauchbare Regel aufstellen läßt. Die biologische Reaktion des Tumors und der normalen Strukturen des Einzelindividuums in Abhängigkeit von einer bestimmten zeitlichen Verteilung der physikalischen Dosen bestimmen die notwendige Dosis und die Grenzen der Toleranz.

Wir haben versucht, unser Vorgehen zu beschreiben (s.S. 365). Nicht immer gelang es uns optimal zu dosieren. Einige wenige Fälle wurden überdosiert (s. „Komplikationen"). Fast die Hälfte aller Versager ist auf biologische Unterdosierung zurückzuführen. Angst

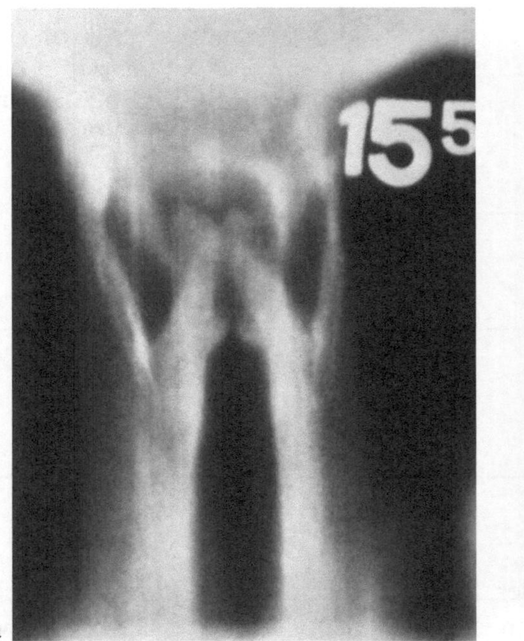

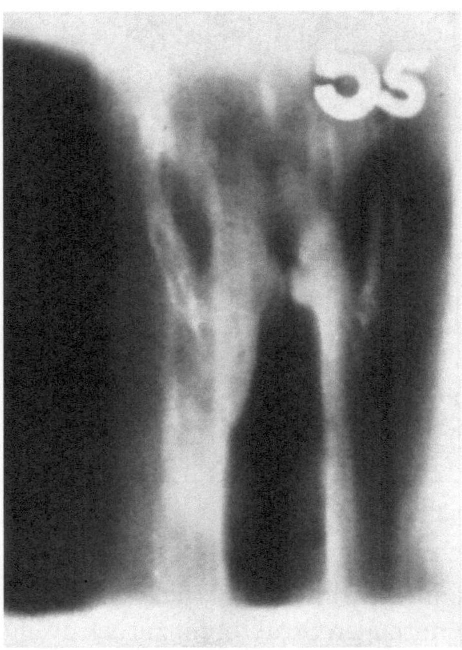

a b

Abb. 53a, b. Rezidiv, bedingt durch ungenügende Berücksichtigung der subglottischen Ausdehnung bei rechtsseitigem Stimmbandkarzinom bei 72jährigem Mann. Das ganze re. Stimmband war bei Behandlungsbeginn durch ein verhornendes Plattenepithelkarzinom infiltriert, bei freier Beweglichkeit. **a** Bei Behandlungsbeginn Verbreiterung des re. Stimmbandes mit Übergang auf den Recessus Morgagni. Die Abflachung des Konus-Stimmbandwinkels und die flache Auftreibung bis gut 2 cm unterhalb des Winkels wurden zu wenig beachtet. Der Tumor sprach gut an, die Felder wurden nach ca. $^2/_3$ der Dosis gekürzt. **b** Nach 6 Monaten vornehmlich subglottisches Rezidiv am Sitz der schon vorher leicht verbreiterten subglottischen Region rechts. Zweiter Bestrahlungsversuch, ohne Sterilisation. Totale LE. Tod an Fernmetastasen $3^1/_2$ Jahre nach Behandlungsbeginn

vor Strahlenschäden war die häufigste Ursache der Rezidive, wobei ein psychologischer Faktor bei Patienten, welche die totale LE ablehnten, mitspielte. Die Einhaltung der beschriebenen Regeln kann die Komplikationsrate sicher senken und aller Wahrscheinlichkeit nach die Heilungsquote erheblich steigern.

V. Komplikationen

Die gefürchtetste Komplikation ist die *Perichondritis*. Sie kann infektiös oder tumorbedingt sein. (Auf die schöne Arbeit von ZÖLLNER (1941) sei hingewiesen.) Perichondritis nach Strahlenbehandlung, ohne Tumorrest oder Rezidiv, wurde in unserem Krankengut bei 183 in üblicher Weise primär kurativ behandelten Patienten elfmal beobachtet. Sie trat bei supraglottischen Tumoren doppelt so oft auf wie bei glottischen. Klinisch ist sie gekennzeichnet durch Schmerzen, entweder lokal oder gegen das Ohr ausstrahlend und evtl. Atemnot. Objektiv findet sich ein Ödem, gelegentlich eine Ulzeration. Auch die Beweglichkeit einer Kehlkopfhälfte kann eingeschränkt sein. Ursache war eine irrtümliche biologische Überdosierung (2115 ret): 8 Tage nach einer kräftigen Schleimhautreaktion wurde – entgegen der allgemeinen Regel – weiterbestrahlt. Zweimal traten *Sequester* auf bei Dosen von 1680 und 1800 ret. Bei den übrigen Patienten fand sich kein besonderer Grund. Es handelte sich entweder um 3-Etagen-Tumoren oder T_3- und T_4-Fälle. Ein Patient hatte einen, uns unbekannten, Diabetes. Ein weiterer Fall mit Karzinom der aryepiglottischen Falte mit *Lupus erythemato-*

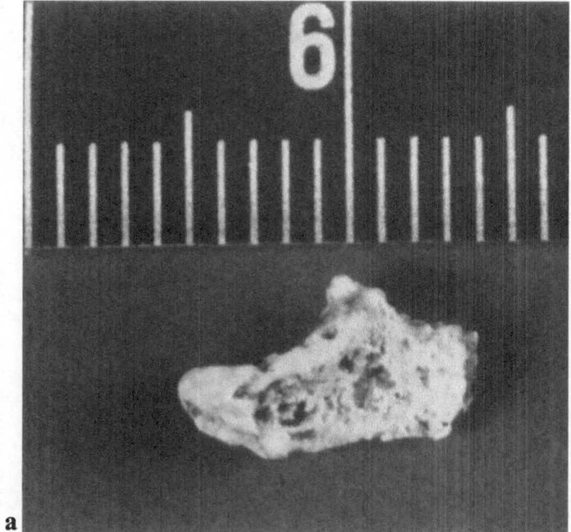

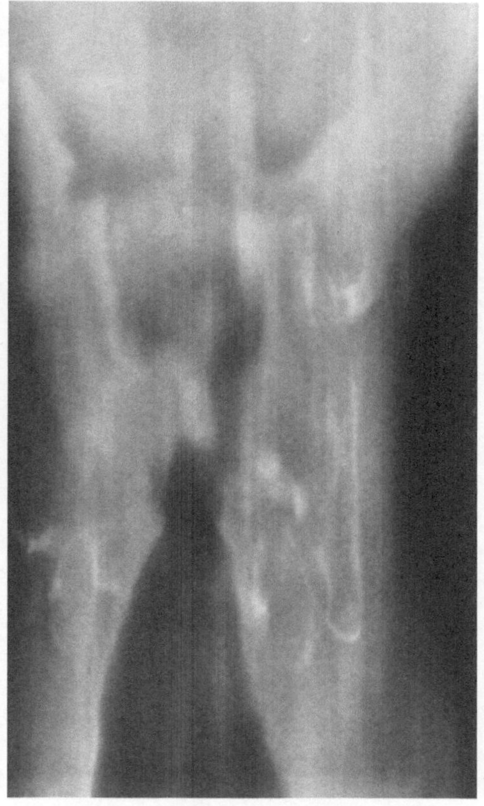

Abb. 54a, b. Spontan sich abstoßender arrodierter Aryknorpel nach Bestrahlung eines supraglottisch reichenden rechtsseitigen Stimmbandkarzinoms bei 51jährigem Mann. Bestrahlung konventionell mit 5890 rad (1800 ret). Nach 6 Monaten stellte sich eine Schwellung der re. Larynxhälfte ein, bei der nicht gesagt werden konnte, ob es sich um eine Perichondritis oder ein Rezidiv handle. Mehrere Probeexzisionen waren histologisch negativ. **a** Zwei Jahre nach Behandlung zeigt uns der Patient den abgestoßenen arrodierten Aryknorpel. **b** Die re. Kehlkopfhälfte deformiert sich narbig. Die Epiglottis wird nach hinten verlagert. Die Stimme ist rauh und schwach, doch kann sich der Patient gut unterhalten. Tumorfrei seit 8 Jahren

des mußte wegen frühzeitiger Reaktion in 2 Serien bestrahlt werden (6830 rad resp. 1890 ret). Nach einem halben Jahr mußte wegen Ödems bei Perichondritis tracheotomiert werden mit späterer Dekanülierung und Symptomfreiheit. Die Perichondritis stellte sich zehnmal im ersten Jahr ein, einmal nach vier Jahren, ohne erkenntlichen Grund. Sechs Fälle heilten auf konservative Behandlung, darunter der Fall mit dem abgestoßenen Aryknorpel (Abb. 54). Ein Patient (Abb. 55) wurde bei histologisch negativem Befund eines Ulkus der Laryngofissur unterzogen, wobei ein Sequester an der Platte der Cartilago cricoidea zum Vorschein kam. Vier Kranke mußten nach der Behandlung tracheotomiert werden, darunter der erwähnte Kranke mit Lupus erythematodes. Zwei Patienten konnten dekanüliert werden, die beiden anderen wurden von den Laryngologen zwar als atemsuffizient befunden, doch hatten die Patienten Angst vor der Dekanülierung. Ihre Sprache war gut. Die beiden Sequesterfälle, die als T_2-3-Etagen-Tumoren eingereiht sind, hatten wahrscheinlich schon primär eine Knorpelinvasion, die klinisch nicht diagnostizierbar war.

Bei weiteren 7 kurativ behandelten Patienten, die – mit einer Ausnahme – als inkurabel beurteilt werden mußten, machten wir einen Versuch mit der *Elektronenpendelbestrahlung*. Zur Schonung des Halsmarks wurde mit 15 MeV bestrahlt. Die Dosisumrechnungsfaktoren waren noch nicht bekannt. Irrtümlicherweise wurde bei der Dosisberechnung eine RBW von 0,7 (wie wir sie bei 30 MeV wählen), anstatt von 0,9 bei niedriger Energie angewandt.

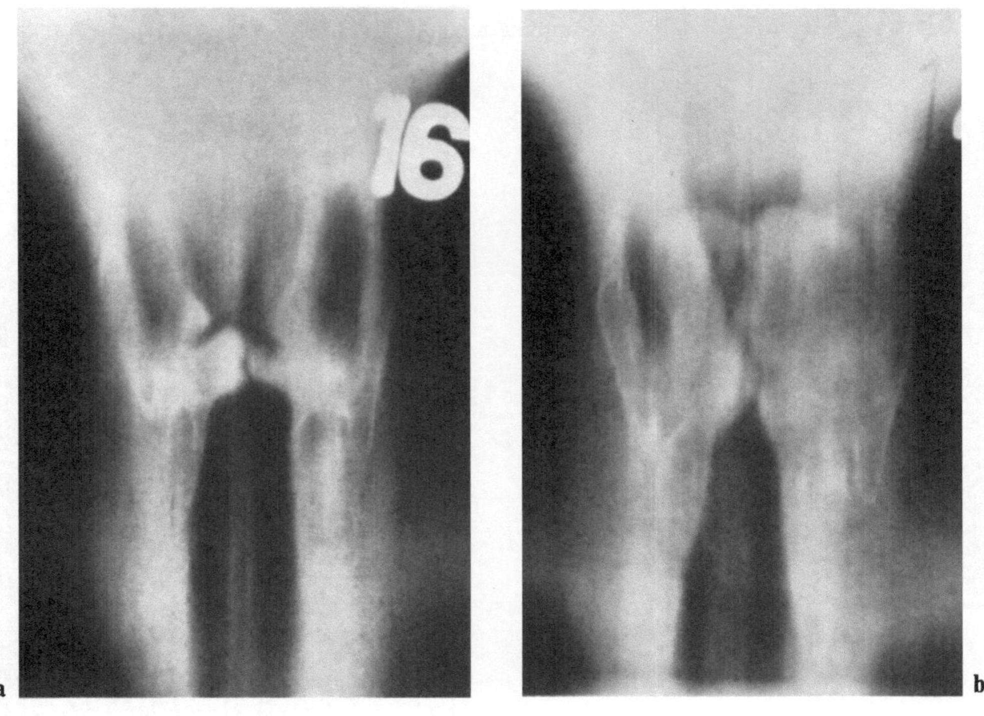

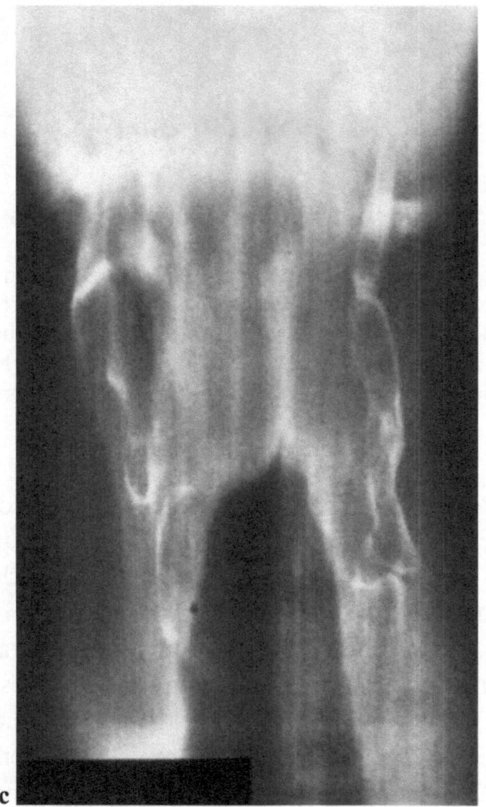

Abb. 55a–c. Perichondritis nach Strahlenbehandlung eines Plattenepithelkarzinoms des rechten Stimmbandes bei 49jährigem Mann. **a** Zustand bei Behandlungsbeginn. Stark verbreitertes Stimmband, Einengung des Recessus piriformis, Abflachung des glottisch/subglottischen Winkels. Bestrahlung mit 30 und 20 MeV E mit 5810 rad_{29}^{33} (1680 ret). Früh und kräftig einsetzende Reaktion, weswegen die Behandlung frühzeitig abgeschlossen wurde. **b** Zustand 3 Monate nach Behandlungsabschluß. Schmerzen und ausgesprochene Schwellung der kontralateralen Larynxhälfte. Subglottisch an der hinteren Kommissur Ulkus mit histologisch entzündlicher Reaktion. Laryngofissur zeigt einen Sequester an der Schildknorpelplatte. Entfernung desselben und Exzision der Wundränder. Baldige Abheilung. **c** Symptomfrei 17 Jahre später. Stimme etwas rauh, aber für den Beruf tauglich. Im Valsalvaversuch entfaltet sich der glottisch/subglottische Winkel gut. Links narbige Veränderungen

Die biologische Reaktion fand aus äußeren Gründen keine Beachtung. Alle 7 Patienten wurden biologisch überdosiert und entwickelten Perichondritiden. Vier leben heute tumorfrei, 3 mit Kanülen, und einer mußte wegen Nekrose einer totalen LE unterzogen werden. Ein Patient starb an einer Pneumonie nach Entknorpelung, ein weiterer interkurrent, lokal symptomfrei. Der letzte Fall war nach konservativer Behandlung lokal geheilt, entwickelte aber eine supraklavikuläre Metastase, deren Behandlung er ablehnte.

Trotz der fast hoffnungslosen Ausgangslage, war es uns gelungen, vier Patienten zu heilen. Die hohe Komplikationsrate veranlaßte uns aber, den Versuch abzubrechen. Wir wußten damals noch nicht, wie gut die 5-Jahres-Heilungsquote ausfallen würde. Mit höherer Energie und bei der heutigen Möglichkeit der Herddosisberechnung, unter Berücksichtigung der biologischen Reaktion wäre die Wiederaufnahme dieser Behandlung bei fortgeschrittenen Fällen wahrscheinlich doch lohnend.

Subkutane Indurationen, die zu Beschwerden geführt hätten, wurden nicht beobachtet. Geringgradige Konsistenzerhöhungen, ohne Beschwerden, wurden ausnahmsweise beobachtet. Ihre Zahl ist weitgehend vom Untersucher abhängig. Ein einziger Fall wies eine deutliche Induration bei einer infizierten N_3-Metastase auf. Der Patient lebt heute beschwerdefrei. Postoperativ kann es gelegentlich zu einer leichten Induration im Bestrahlungsfeld kommen.

Pharynxstenosen nach Vorbestrahlung fanden sich seit 1964 keine. Vereinzelte leichte *Schleimhautindurationen* wurden beobachtet. Sie verursachen keine klinischen Beschwerden, können aber zu einer etwas rauhen Stimme führen.

Insgesamt ist die Komplikationsrate niedrig. Nur ein einziger Patient mußte bei einem Behandlungsversuch mit schon bestehendem schwerem Ödem tracheotomiert werden, wobei die sofort anschließende totale LE nicht im Gesunden durchgeführt werden konnte. Bei der üblichen Behandlung traten elfmal Perichondritiden auf (6%) mit 7 weiteren Fällen bei Elektronenpendelbehandlung (s.S. 387). Nur ein Fall mußte wegen Behandlungskomplikationen total laryngektomiert werden. Vier Patienten (2%) mußten nach der Behandlung tracheotomiert werden, von denen zwei dekanüliert sind. Bemerkenswert ist, im Vergleich zur Kobaltbestrahlung, das Fehlen störender Indurationen. Wir glauben, daß die niedrige Komplikationsrate im wesentlichen auf die *biologisch-physikalische Methodik* zurückzuführen ist.

VI. Interkurrente Todesfälle

Bei den zwischen 1964 und 1973 kurativ behandelten 230 Larynxkarzinompatienten starben bis Ende 1981 78 interkurrent. Zweimal konnte bei Symptomfreiheit über 5 Jahre die Todesursache nicht festgestellt werden. 24 Patienten erlagen einem Zweittumor i.O. Vier Patienten leben nach einer zweiten Behandlung mindestens 4 Jahre symptomfrei, nämlich 3 nach einer zweiten Strahlenbehandlung und einer nach einer totalen LE. Von den 28 Karzinomen i.O. erlagen 9 einem Bronchuskarzinom und 5 einem Ösophaguskarzinom. Von den letzteren befand sich der Tumor zweimal im oberen, einmal im mittleren und zweimal im unteren Drittel. Die supraglottischen Karzinome wurden doppelt so oft von einem Zweittumor i.O. befallen wie die Glottiskarzinome. Von den im Larynx/Pharynxbereich gelegenen *Zweittumoren* waren 3, wahrscheinlich 4, außerhalb des Bestrahlungsfeldes. In 4 Fällen führten die Zweittumoren i.O. im 11. und 12. Jahr zum Tode, doch wurden die ersten klinischen Symptome vor der 10-Jahres-Periode beobachtet. Von 58 weiteren, sich im Risiko befindenden Patienten entwickelte keiner nach der 10-Jahres-Periode einen Zweittumor i.O. 18 Kranke starben an anderen malignen Tumoren. Nur einer überlebte die Operation eines Rektumkarzinoms länger als 5 Jahre symptomfrei. Zwanzigmal wurde vom Hausarzt eine kardiale Todesursache mitgeteilt.

Die *Zweittumoren im Organsystem* (i.O.) sind häufiger als der Tod an kardialer und anderer arteriosklerotischer Ursache. Wir verloren rund ein Fünftel aller symptomfreien

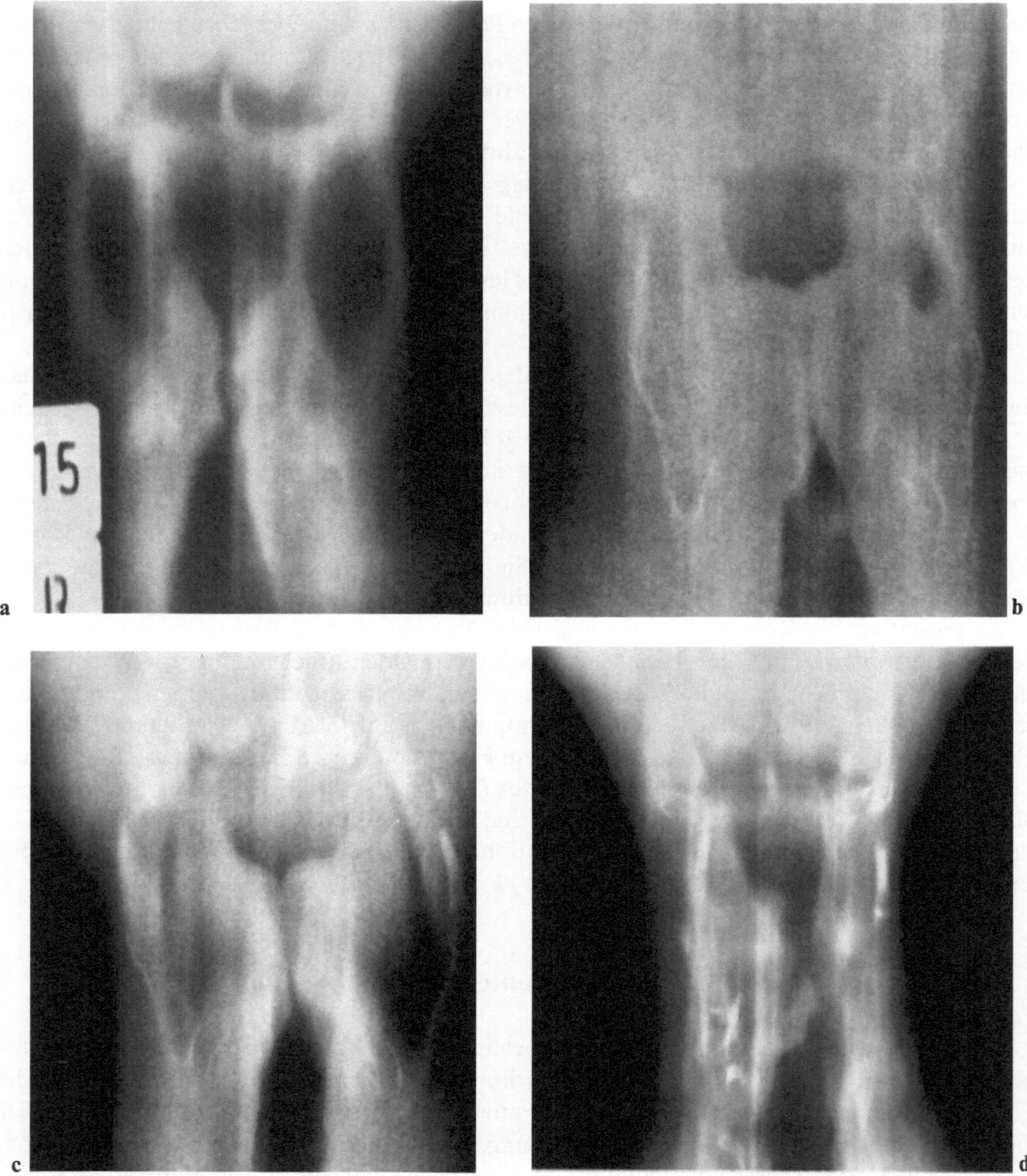

Abb. 56a–d. 44jähriger Mann mit ausgedehntem subglottischem, auf das re. Stimm- und Taschenband übergreifendem, wenig verhornendem Plattenepithelkarzinom T_4N_0. **a** Zustand vor der Operation. Ausgedehntes subglottisches Infiltrat mit Abflachung des Konus-Stimmbandwinkels, Schwellung der Glottis rechts, tiefreichend, mehr als 3 cm subglottisch. Es wurde eine frontolaterale Larynxresektion mit Entfernung der vorderen Stimm- und Taschenbandregion ausgeführt. Alle vier Operationsgrenzen waren histologisch noch tumorbefallen. **b** Zustand 8 Wochen nach Operation bei Bestrahlungsbeginn mit 20 und 30 MeV E, 6710 rad^{44}_{37}. Anschließend entzündliche Reaktion mit Soor pyoceaneus, Abstoßung von Fäden; zahlreiche perichondritische Schübe. An der Stelle der Tracheotomie langsam sich verstärkende Stenosierung. **c** Zustand ein Jahr nach Bestrahlungsabschluß. Mäßige Deformation und Verkalkung paratracheal rechts. Wegen der perichondritischen Schübe und der Stenose mehrere z.T. plastische Operationen mit Knorpelsequesterentfernung. Die Tracheotomie wurde 2 Jahre nach der Behandlung entfernt. **d** Zustand 10 Jahre nach Bestrahlungsbeginn. Deformation des Larynx und der subglottischen Region, z.T. operativ, z.T. indurativ bedingt. Die Stimme ist etwas heiser, erlaubt aber beruflichen guten akustischen Kontakt. Tumorfrei seit 10 Jahren

Larynxkarzinompatienten an zweiten Tumoren i.O. Weitere entsprechende Untersuchungen möchten wir sehr befürworten.

Ohne Zweifel entstehen die Zweittumoren i.O. auf der Basis einer *Präkanzerose*. *Abstinenz vom Rauchen* wirkt sich nach bisherigen Erfahrungen erst nach mehr als 10 Jahren auf den Rückgang der Präkanzerosen aus (s.S. 265). In diesem Zusammenhang sei auf die Mitteilungen von SCOTT (1976), LOEWIT et al. (1979) hingewiesen, die bei 15 Patienten mit *Leukoplakien*, nicht aber bei 20 Patienten mit Karzinom, eine signifikant höhere Testosteron- und Östrogenausscheidung nachweisen konnten. Behandlung mit Testosteronantagonisten führte zur Besserung oder gar Heilung der Leukoplakien. Nachprüfungen dieser Feststellungen sind wegen der hohen Verluste primär geheilter Larynxkarzinompatienten an Zweittumoren i.O. erforderlich.

VII. Die sekundäre Rezidivbehandlung

Patienten, die an einer auswärtigen Klinik operiert, bestrahlt oder kombiniert behandelt worden waren und mit Resttumor oder Rezidiv zur Beurteilung und Behandlung zu uns kommen, werden mit Recht aus der eigenen Statistik ausgeschaltet. Öfters kann die auswärtige Behandlung beanstandet werden. Wir erfahren aus der Literatur nur selten, was mit diesen Patienten geschieht. Das Krankengut ist sehr heterogen. Wir glauben, es ist unsere ärztliche Pflicht, diesen Patienten die Möglichkeit einer kurativen oder, wenn sie aussichtslos erscheint, einer palliativen Behandlung zu bieten.

In unserem Krankengut handelte es sich um 23 Patienten, das sind 10% der primär Behandelten. Vierzehnmal waren es Rezidive oder Resttumoren eines Stimmbandkarzinoms, viermal supraglottische, einmal ein subglottisches Karzinom und viermal war der Ausgang nicht bestimmbar noch anamnestisch sicherzustellen. 13 Patienten hatten primäre chirurgische Therapie, 5 eine kombinierte und 5 waren bestrahlt worden. 14 der 23 Patienten bestrahlten wir kurativ. Sechs leben seit mehr als 5 Jahren symptomfrei. Einer starb symptomfrei an einem Bronchuskarzinom, einer wahrscheinlich an kardialer Ursache bei plötzlichem Tod auf der Straße. Der in Abb. 56 dargestellte Fall zeigt, daß dem Kranken die Aussicht auf Heilung geboten werden muß, wenn keine Fernmetastasen vorhanden sind und der Allgemeinzustand die Strahlenbehandlung nicht verbietet. Von vier Rezidiven nach Chordektomie konnten zwei kurativ behandelt werden. Sie wurden lokal symptomfrei, doch entwikkelte der eine ein kontralaterales Lymphknotenrezidiv im Karotisdreieck und retromandibulär, das fixiert war. Er wurde mit Cäsium und schnellen Elektronen bestrahlt und ist seit 4 Jahren rezidivfrei. Der zweite ist seit 13 Jahren symptomfrei.

Als besonders schwierig gelten die schon mit hoher Dosis vorbestrahlten Patienten. Im allgemeinen werden sie nicht wieder bestrahlt, sondern der totalen LE zugeführt. Dreimal versuchten wir, bei Ablehnung der totalen LE, eine kurative Bestrahlung unter Zweiteilung der täglichen Dosis. Einmal gelang es, den Tumor so weit zurückzubilden, daß er mit Laryngofissur exzidiert werden konnte. Der Patient lebt bei befriedigender Stimme seit 12 Jahren symptomfrei. Bei den anderen beiden bildete sich der Tumor zurück. Aus Angst vor einer Strahlenschädigung schlossen wir bei beginnender Reaktion die Bestrahlung ab, doch stellte sich in beiden Fällen später ein Rezidiv ein. Es bleibt abzuwarten, ob die *Ultrafraktionierung* (s.S. 362) die Prognose dieser Patienten verbessern kann.

J. Die perkutane Bestrahlung

Dieses heute am häufigsten angewandte Verfahren ist für den Larynx näher zu beschreiben, in Abhängigkeit von der Lagerung des Patienten, der Feldausdehnung, der Strahlenqualität, der zeitlichen Verteilung und in seinen Kombinationen mit der Chirurgie.

I. Die Lagerung des Patienten

Zahlreiche Untersuchungen über die Ursache der Rezidive haben gezeigt, daß ein nicht unerheblicher Teil auf unexakte Lagerung des Patienten zurückzuführen ist (geometrischer Fehler). Der Patient kann sitzend oder liegend in Seiten- oder Rückenlage bestrahlt werden. Die Wahl hängt davon ab, ob die Strahlungsquelle starr (senkrecht oder horizontal) oder beweglich ist, wie bei den meisten neueren Apparaturen. Auf jeden Fall müssen zusätzliche Maßnahmen getroffen werden, damit der Patient die vorgeschriebene Einstellung erhält und sich während der Bestrahlung nicht verschiebt. Ein Vorteil der Behandlung in *sitzender Stellung* (Abb. 57) ist, daß sich eine bestehende Atemnot weniger störend auswirkt. *Liegend in Seitenlage* (Abb. 58) mit vertikalem Strahlengang hat den Vorteil einer einfacheren Abgrenzung bei unregelmäßigen Feldern. Der Kopf muß bequem gelagert und die Ruhigstellung während der Behandlung gesichert werden. Die Bestrahlung *in Rückenlage* ist für den Patienten am bequemsten und für das Personal am wenigsten arbeitsbelastend. Eine wesentliche Fehlerquelle in dieser Position kann die Variation der Nackenlordose sein. Mindestens ein, wahrscheinlich zwei Rezidive in unserer letzten Berichtsperiode im Bereich der vorderen Kommissur sind auf die Lagerung nur durch Kissen im Nacken zurückzuführen. Eine Nakkenmoulage aus Bienenwachs (Abb. 59) oder eine Plastikstütze, wie sie auch CONSTABLE et al. (1972) vorgeschlagen haben, schalten diese Fehlermöglichkeiten praktisch aus. Die Ungleichheiten, bedingt durch verschiedene Weichteildicken im vorderen Larynxabschnitt, können meistens durch Keilfilter behoben werden. Zwei Filter genügen, obwohl sie nur eine Annäherung an die gleichmäßige Dosisverteilung erlauben. Der Dosisausgleich kann, wie von OLOFSSON et al. (1972) vorgeschlagen, durch Kompression der Weichteile (Abb. 60) erzielt werden. Wir glichen die unterschiedliche Tiefe mit einer Wachsmoulage aus, die sehr einfach herzustellen ist (s. Abb. 59). Bei kurzem Hals, besonders bei subglottischer Ausdehnung, kann eine kaudale Strahlenrichtung zu besserem Dosisausgleich führen. Der *Backpointer* von PATTERSON ist heute noch zur Kontrolle des Strahleneinfalls und der Zentrierung ein gutes Instrument. Optische Feldkontrollen in Bestrahlungslage sind täglich notwendig,

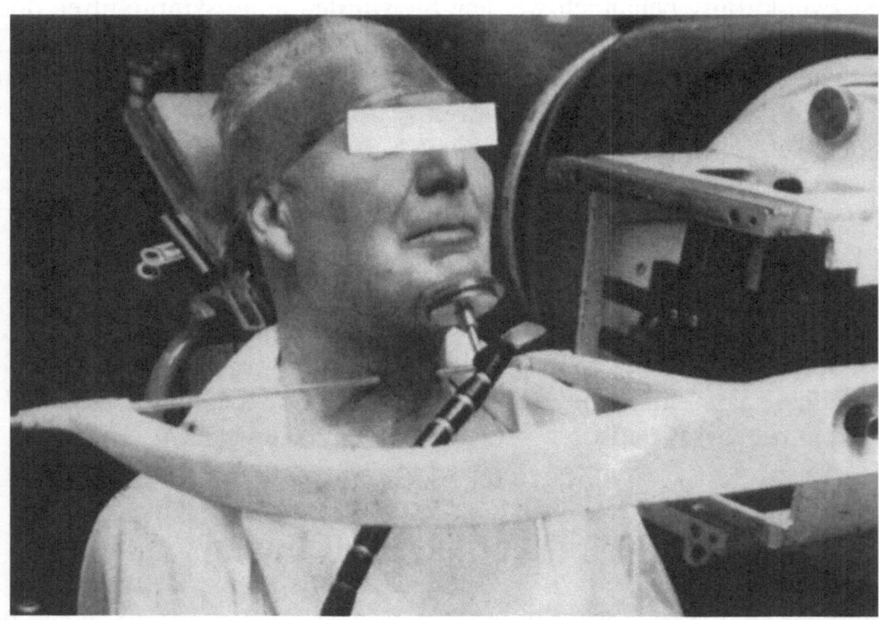

Abb. 57. Bestrahlung in sitzender Stellung nach LEDERMAN. Neben der Kinnstütze und der Fixation des Kopfes von PATTERSON vorgeschlagene Backpointer

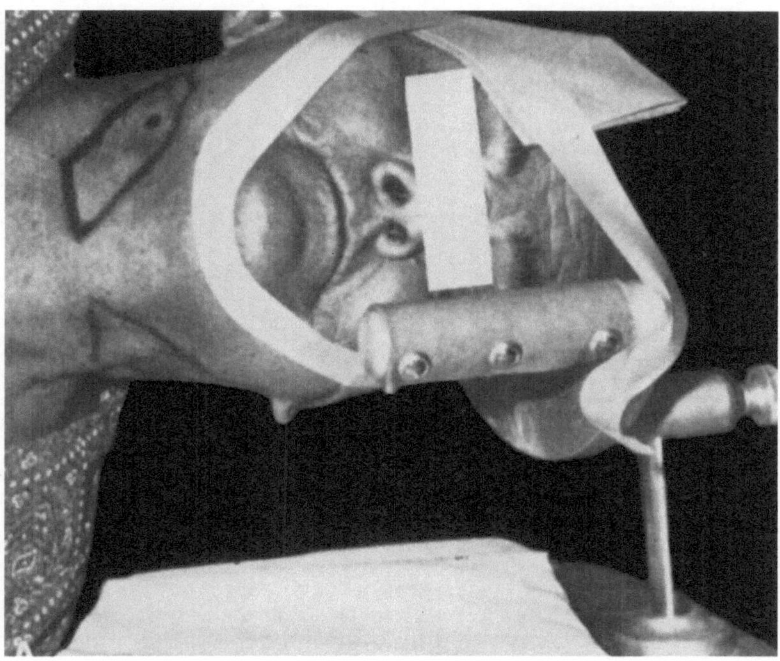

Abb. 58. Feldeinstellung bei supraglottischem Karzinom bei Bestrahlung in seitlich liegender Stellung. Der Kopf wird durch eine Zusatzeinrichtung in Bestrahlungsposition festgehalten. Die untere Grenze des Feldes liegt auf Höhe des Stimmbandes. Das Feld reicht nach oben bis zum Kieferwinkel. Es sollte bis zur Spitze des Processus mastoideus reichen, wie es auf der Aufnahme in vertikaler Stellung richtig eingezeichnet war. (Nach FLETCHER)

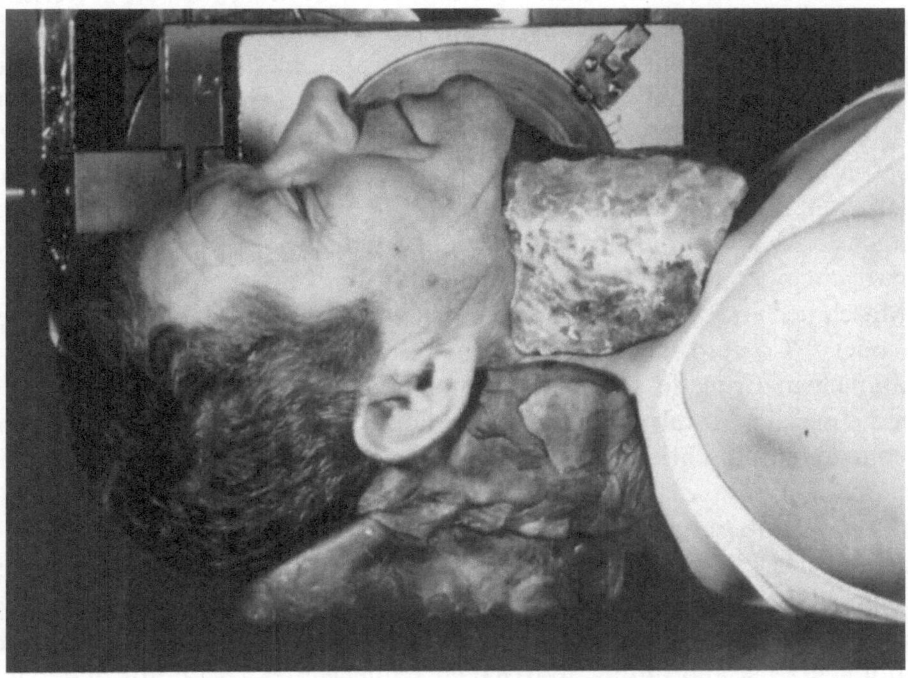

Abb. 59. Bestrahlung in Rückenlage mit horizontalem Strahlengang mit Nackenmoulage zur Sicherstellung der Ruhelage und Halsmoulage zum Ausgleich der Dosis bei Elektronenbestrahlung

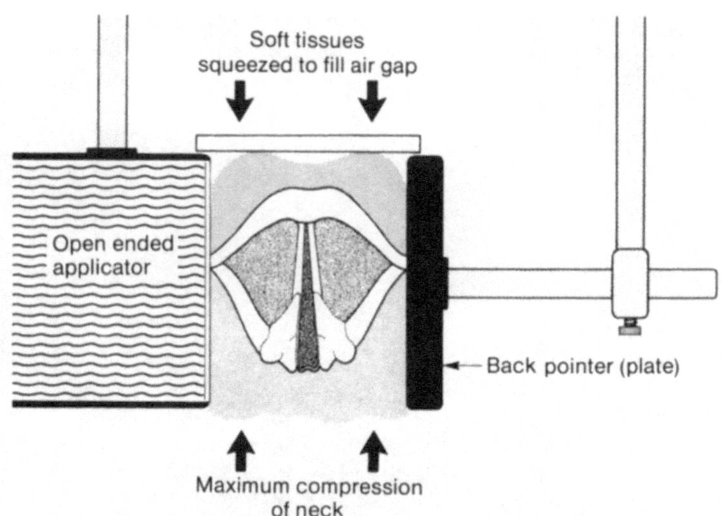

Abb. 60. Kompression der Weichteile nach OLOFSSON bei Bestrahlung glottischer Tumoren

ebenso die direkte oder indirekte Überwachung während der Bestrahlung. Mindestens einmal, besser zweimal wöchentlich ist die röntgenologische Feldkontrolle in Bestrahlungsposition vorzunehmen.

II. Die Strahlenqualität

Die Behandlung mit Hochvoltstrahlung wird heute, nicht nur bei Larynxkarzinomen, als Selbstverständlichkeit betrachtet. Sie ermöglicht, die notwendige Herddosis mit geringen Dosisdifferenzen ins Zielvolumen zu bringen und ist allgemein besser verträglich. Die *geringe Störanfälligkeit der Maschine* ist eine der Hauptbedingungen für den Arzt, weil jede Unterbrechung die Heilungsaussichten herabsetzt. Vorteilhaft ist eine Maschine, die in weitem Energiebereich Röntgen-, resp. Gammastrahlung wie die Anwendung schneller Elektronen gestattet. Am häufigsten werden Kobaltapparaturen und Linearakzeleratoren mit niedriger Energie verwendet. ^{60}Co hat den Vorteil der einfachen Bedienung und einer geringen Störanfälligkeit, jedoch den Nachteil, daß unangenehme und oft erheblich störende *subkutane Indurationen* auftreten, besonders wenn die Dosis nur von einem einzigen Feld eingestrahlt wird. Sehr zuverlässig arbeiten alle mir bekannten Betatrone. Sie erlauben die Anwendung hochenergetischer Röntgenstrahlen verschiedener Energien und schneller Elektronen. Die *konventionelle Strahlung* wird nur noch ausnahmsweise angewandt, und mit der Zeit durch eine der oben erwähnten Maschinen ersetzt werden. Längere Zeit wurde diskutiert, ob konventionelle Röntgenstrahlen oder ^{60}Co resp. andere Hochvoltstrahlungen besser seien (s.S. 346). ^{60}Co eroberte bei ähnlichem Früheffekt auf den Tumor wegen Schonung der Haut und einfacher Applikation die meisten Strahleninstitute, bevor noch eine langfristige Leistung sichergestellt war. Wir behandelten umschriebene Stimmbandkarzinome (T_1) und wenig ausgedehnte T_2-Tumoren bis in die jüngste Zeit mit konventioneller Strahlung mit Erfolgen, die durch keine andere Strahlungsart überboten werden können.

Den Nachteil der gelegentlichen exsudativen Hautreaktion nahmen wir zugunsten der sicheren Beherrschung des Primärtumors in Kauf. Die höher energetische Strahlung erlaubt, die Nachteile der subkutanen Induration zu vermeiden und zudem durch den Wechsel der Energien optimale Dosisanordnung. Wir haben schnelle Elektronen aus anderen Gründen verwendet (s.S. 372). Sie dienen heute an verschiedenen Orten zur Aufsättigung bei Lymphknotenmetastasen nicht nur bei Larynxtumoren (BATAINI 1980; SCHERER u. BAMBERG 1980).

Cova wandte schnelle Elektronen bei Larynxkarzinomen regelmäßig an. Auch Veraguth u. Bleher (1983) berichten über gute Ergebnisse bei Frühformen von Stimmbandkarzinomen, wobei sie besonders die geringen Hautveränderungen hervorheben.

III. Bestrahlung und Chirurgie

Wie einleitend gesagt wurde, kann nur die Kombination von Strahlentherapie und Chirurgie der Forderung einer hohen Heilungsquote und bester Funktionserhaltung gerecht werden. Die Therapeuten, Laryngologen und Radiologen, können zwischen folgenden Möglichkeiten wählen:
1. Kurative Strahlentherapie und Chirurgie bei Strahlenversagern,
2. Vorbestrahlung und Operation,
3. primäre Operation mit evtl. Nachbestrahlung.

Ziemlich häufig wählen die Therapeuten – je nach Ausdehnung der Geschwulst oder der persönlichen Stellung und dem Wunsch des Patienten – bald die eine oder andere Art des Vorgehens. Dem Strahlentherapeuten werden zusätzlich Patienten mit hohem Operationsrisiko oder, wenn der Patient operatives Vorgehen ablehnt, zur primär kurativen Bestrahlung überwiesen.

1. Die *Wahl der Bestrahlungsfelder* ist entscheidend für das Schicksal des Patienten. Grundsätzlich soll das Feld oder die Felder so klein wie möglich sein, weil kleinere Volumina höhere Dosen vertragen. Die Felder müssen die lokalen und regionären Tendenzen des Tumors berücksichtigen. Die Bestimmung der Ausdehnung des Tumors kann nur eine Approximation sein und wird erfahrungsgemäß meistens unterbewertet, so daß gewisse Sicherheiten eingeschlossen werden müssen. Die Einstellung selbst unterliegt ebenfalls einer kleinen Fehlerbreite.

Die drei Regionen des Larynx (s.S. 332) verhalten sich in bezug auf die lokale und regionäre Ausdehnung unterschiedlich. Am einfachsten ist die *Felderwahl beim Stimmbandkarzinom*. Bei einem T_{1a}-Tumor genügt ein seitliches Feld von 5 × 5 cm. Die kurative Dosis kann auf ein einziges Feld eingestrahlt werden, durch zwei frontale, mit Bevorzugung der Tumorseite, oder ein laterales und ein vorderes schräges, nach der Tumorseite gerichtetes Feld, derart, daß die nicht befallene Arygegend geschont wird (s. Abb. 12 u. 14). Zu beachten ist immer, daß keine lokalen Unter- oder Überdosierungen entstehen, und daß das Halsmark nicht überlastet wird.

Im letzten Drittel der Bestrahlung wird das Feld möglichst verkleinert. Beim Stimmbandkarzinom soll, wie Fletcher (1973) empfiehlt, die hintere Grenze um ca. 1 cm nach vorn verschoben werden. Dies ist nur statthaft, wenn der Processus vocalis und die hintere Kommissur frei sind.

Bei *supraglottischer* Ausdehnung muß das Feld nach oben vergrößert werden, mit Einschluß der Region des Karotisdreiecks. Sie erhält bei klinisch negativem Lymphknotenbefund die prophylaktische Dosis. Bei *subglottischer* Ausdehnung, die öfter vorkommt als allgemein angenommen wird, und wo ein Rezidiv, nach Mårtensson (1976), am häufigsten auftritt, müssen die Lymphonodi paratracheales mit im Feld liegen. Bei größerer Ausdehnung ist die homolaterale supraklavikuläre Region, selbst bei negativem Palpationsbefund, mit der prophylaktischen Dosis zu belasten. Damit ist die Feldanordnung auch beim *subglottischen Karzinom* gegeben, die leider bis heute noch oft vernachlässigt wird. Von chirurgischer Seite, aber auch von namhaften Radiologen (Som 1975; Ogura 1976; Lederman 1971; Kob et al. 1978 u.a.m.) wird chirurgisches Vorgehen, meistens eine totale LE, vorgeschlagen. Unserer Erfahrung nach ist bei korrekter Feldanordnung die kurative Bestrahlung sehr aussichtsreich (s.S. 378), die primäre LE vermeidbar und die sekundäre nur ausnahmsweise notwendig.

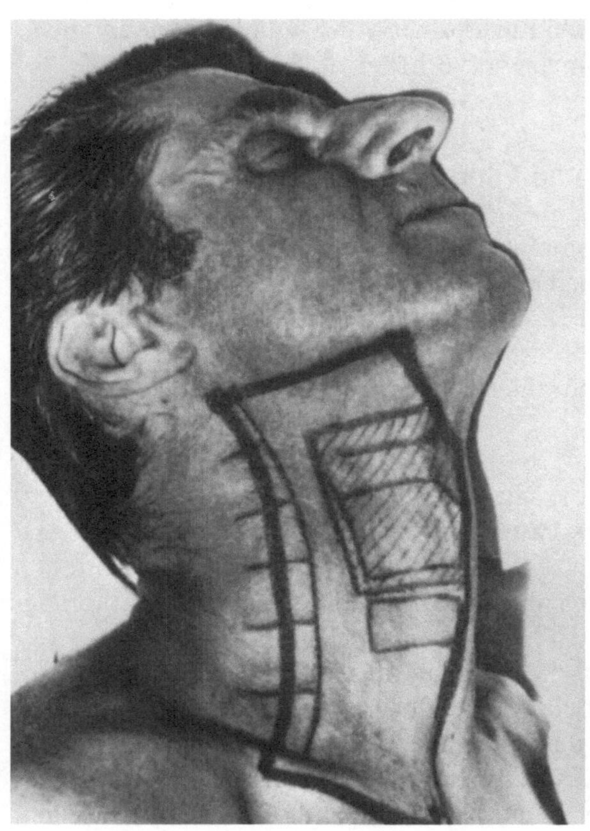

Abb. 61. Bestrahlungsfelder bei supraglottischem Tumor nach BATAINI. Das große, dick ausgezogene Feld zeigt die initiale Ausdehnung der zu bestrahlenden Region, die mit 5000 rad belastet wird. Anschließend Eingrenzung auf den Primärtumor und Weiterbestrahlung mit 1500 bis maximal 3000 rad

Die *supraglottischen Karzinome* respektieren, zumindest bei den umschriebenen T_1- und T_2-Tumoren, die entwicklungsgeschichtliche Grenze der lymphogenen Versorgung zum Stimmband, jedoch besteht eine hohe Wahrscheinlichkeit, selbst bei negativem Palpationsbefund, daß die regionären Lymphknoten befallen sind. Die untere Begrenzung des Bestrahlungsfeldes auf die Höhe des Stimmbandes ist nur bei Frühfällen gestattet. Besondere Vorsicht ist bei Sitz des Tumors im vorderen Abschnitt der Taschenfalte und bei Karzinomen des Petiolus geboten, weil vorn keine scharfe Abgrenzung zwischen Glottis und Supraglottis besteht. Die obere Begrenzung des Bestrahlungsfeldes muß unbedingt das Gebiet der Lymphonodi jugulares profundi ant. sup. „Karotisdrüse" et communes (s.S. 267) einschließen. FLETCHER (1973) empfiehlt den Einschluß der Retromandibularregion. Wir selbst haben dort dreimal Metastasen bei 90 Patienten aufzuweisen. Es ist zu überlegen, ob dieser niedrige Prozentsatz die generelle Bestrahlung der retromandibulären Region rechtfertigt. Bei klinisch verdächtigen oder sicher tumorbefallenen Lymphknoten auf der Höhe der Karotisbifurkation muß diese Region auf jeden Fall mitbestrahlt werden. Bei ausgedehnteren supraglottischen Geschwülsten und bei vorderem Sitz ist die untere Grenze tiefer zu wählen, wie es das Institut Curie empfiehlt (Abb. 61). Werden die Tumoren der Epiglottis kurativ bestrahlt, müssen bei suprahyoidalem Sitz die Felder bis auf Höhe der Mandibula reichen.

Sofern das regionäre Gebiet prophylaktisch oder kurativ beim gewählten Verfahren noch ungenügend belastet ist, wird der Zusatz auf ein oder mehrere sagittale Felder gegeben oder durch direkte Belastung mit schnellen Elektronen. Bei fast allen Situationen hat sich das Prinzip der *Verkleinerung der Felder im letzten Drittel der Bestrahlung* als vorteilhaft erwiesen. Bei Dosen von 4500 oder 5000 rad bei 1000–1100 rad pro Woche im regionären Gebiet werden bei negativem regionärem Befund die Felder auf den Primärtumor begrenzt.

Wenn nach Verabreichung der geplanten Dosis, nach BATAINI (1983) 700 rad in 7 Wochen, klinisch noch Tumor nachweisbar ist, soll entschieden werden, ob die Bestrahlung abgeschlossen und der evtl. Resttumor durch LE entfernt werden kann. Ist chirurgisches Vorgehen nicht möglich, kann die Bestrahlung – sofern dies biologisch möglich ist – fortgesetzt werden, unter Inkaufnahme einer erhöhten Gefahr der Perichondritis.

Bei der *primär-kurativen Bestrahlung* mit Operation bei Strahlenversagern steht die beste zeitliche Verteilung der Bestrahlung noch immer zur Diskussion (s.S. 354). Meistens wird heute mit täglicher Bestrahlung, fünfmal pro Woche 1000–1100 rad und Gesamtdosen von 6000–7000 rad in $5^1/_2$–7 Wochen behandelt. Der erste Entscheid, ob die Bestrahlung den Tumor mit Wahrscheinlichkeit beseitigt hat oder ob noch ein Resttumor zurückgeblieben ist, wird spätestens drei Monate nach Abschluß der Bestrahlung gefällt. Dieses Intervall wird für eine evtl. noch notwendige Operation im allgemeinen als günstig angesehen, weil die operativen Schwierigkeiten und Komplikationen wegen strahlenbedingter Fibrose noch gering sind. Die weiteren *Kontrollen* wegen späterer Rezidivmöglichkeiten und anderer Störungen erfolgen bei Symptomfreiheit im ersten Jahr alle zwei Monate, in den beiden darauffolgenden Jahren alle drei Monate und später halbjährlich. Der Patient wird angewiesen, sich bei unerwarteten Störungen sofort bei seinem Spezialarzt oder in der Klinik zu melden. Diese Art der Strahlenbehandlung ist für den Patienten und das Strahleninstitut ziemlich belastend, besonders wenn bei prognostisch ungünstigen Fällen die Dosis zweigeteilt wird. STEWART (1975) und seine Nachfolger (HUNTER u. PALMER 1980) bestrahlten nur während dreier Wochen mit total 5000–5500 rad. Die Reaktionen waren sehr stark und langdauernd. Sie nehmen, trotz der Ausschaltung von 10–15% aller Kranken, offenbar solcher mit schlechter Prognose und hoher Gefährdung, 2% Perichondritiden und Larynxnekrosen in Kauf. Ihr Argument, daß bei Behandlungskomplikationen alle Patienten geheilt werden konnten, während bei LE wegen Rezidiven nur die Hälfte tumorfrei bleibt, ist überzeugend. Der Radiologe muß entscheiden, ob bei seinem Krankengut und Behandlungsmilieu die schweren Reaktionen und Komplikationen tragbar sind oder nicht.

Der Versuch, die fünfmal wöchentliche Bestrahlung mit Erhöhung der Einzeldosis und Herabsetzung der Gesamtdosis durch eine dreimal wöchentliche zu ersetzen, läuft z.Z. unter Führung des British Institute of Radiology. Die Dosisangleichung wird nach den Vorstellungen von ELLIS vorgenommen. Die ersten Planungen reichen auf das Jahr 1960 zurück. Mit der Zeit haben sich 30 radiologische Institute dieser prospektiven Studie angeschlossen. Erste Ergebnisse wurden 1977 bekanntgegeben mit einer geringen, aber signifikant gesicherten Heilungsquote bei 5maliger Bestrahlung. In einem Bericht von 1982, bei dem mehr als die doppelte Zahl behandelter Patienten beurteilt werden konnte, zeigte sich, daß eine statistisch gesicherte Differenz zwischen den beiden Methoden nicht besteht. Mit großem Arbeitsaufwand läuft der Versuch weiter und zeigt mit aller Deutlichkeit die Schwierigkeiten und Grenzen solch prospektiver Studien.

Das Institut Curie vertritt am konsequentesten die Auffassung der primären kurativen Bestrahlung bei allen Larynxkarzinompatienten und Chirurgie bei Versagern der Strahlentherapie. Viele anderen Zentren schalten die strahlentherapeutisch ungünstigen Fälle aus und bestrahlen fortgeschrittene Fälle nur, wenn die Chirurgie aus allgemeinen Gründen oder durch den Patienten abgelehnt wird. Öfters entscheiden sich die Zentren zu operativem Vorgehen erst, wenn bei Dosen von 4000–5000 rad die Ansprechbarkeit auf Bestrahlung ihren Erwartungen nicht entspricht. Wiederum andere beschränken sich auf kurative Bestrahlung nur bei T_1- und T_2-Tumoren oder machen weitere Einschränkungen in Abhängigkeit von Lage und Ausdehnung des Tumors. Diese Vielfalt der Möglichkeiten und Unterschiede der Indikationsstellung *erschweren* in hohem Maß *die Vergleichbarkeit der Ergebnisse.*

Die *Schleimhautreaktion* wird von der Mehrzahl der Patienten ohne wesentliche Klage in Kauf genommen, wenn man sie vorher über ihre Notwendigkeit und ihr Auftreten unterrichtet, mit schmerzmildernden Mitteln nicht spart und sie darüber aufklärt, daß die Schleimhautreaktion die Heilung begünstigt.

Für das Strahleninstitut ist die primär-kurative Bestrahlung über $5^1/_2$–7 Wochen belastend, besonders, wenn bei prognostisch ungünstigen Fällen die tägliche Dosis zweigeteilt wird, wie es bei uns üblich war. Dieses Vorgehen erfährt eine nachträgliche Berechtigung, sofern sich die neueren Ergebnisse der Ultrafraktionierung auf die Dauer bewahrheiten.

Vielfach wird bei beginnender Schleimhautreaktion die Behandlung während 8–10 Tagen unterbrochen. Heute können die Bedenken über das Absinken der Endergebnisse gemindert oder gar aufgegeben werden, weil aufgrund der Erfahrungen der Splitmethode (s.S. 408) bekannt ist, wie hoch der Zusatz pro Tag Unterbruch sein muß.

Die *primär-kurative Bestrahlung* mit allen Variationen führt zu einer mehr oder minder großen Zahl von Versagern als Resttumor oder Rezidiv, beide in unterschiedlichem Ausmaß bedingt durch fehlende Sterilisation der bösartigen Geschwulst. Die Fortschritte der neueren Chirurgie bieten diesen Kranken eine zusätzliche Heilungsmöglichkeit. Man spricht von *„chirurgie de rattrapage“* oder *„salvage operation“* – keine schöne Ausdrücke, denn in einer Notlage sind die Tumorkranken von Anbeginn! Wir haben kein passendes deutsches Wort und fragen uns, warum nicht von *„R-Operation“* (Rezidiv oder Resttumor) gesprochen werden könnte.

Die Heilungsaussichten betragen nach VERMUND (1970) rund 50%, sind also viel besser als bei Rezidiven nach primärem operativem Vorgehen mit etwa 10%. Die R-Operation kann bei Berücksichtigung der inoperablen Fälle und der die Operation ablehenden Kranken nur in etwa der Hälfte aller Strahlenversager durchgeführt werden. Mit wenigen Ausnahmen (s.S. 353) kommt es zur LE oder Pharyngo-LE mit evtl. Neck-Dissection.

Diese Eingriffe sind mit einer höheren *Komplikationsrate* belastet, die – wenn Dosen von 7000 rad in 7 Wochen nicht überschritten wurden – als tragbar beurteilt werden. Gefürchtet sind in erster Linie die *Karotisblutung* und *Pharynxfisteln*. Neuere Entwicklungen, wie *Burried Dermis* (CORSO u. GEROLD 1963; REED u. HALSEY 1975) sowie Änderungen des operativen Vorgehens (PONCET 1975) sind geeignet, die Komplikationsrate und die Gefahr der R-Operation herabzusetzen. Auch der Grundsatz, das *Wundsekret* zu entfernen (s.S. 363), scheint erfolgversprechend zu sein.

Strahlenbehandlung von Rezidiven wird allgemein abgelehnt und kommt nur in Ausnahmefällen in Frage, besonders wenn die initiale Dosierung niedrig war. JANKOVIC u. MERKAS (1976) haben bei fast 100 Fällen 21% 5-Jahres-Erfolge zu verzeichnen. Die Gefahr von Komplikationen ist erheblich erhöht. Ob die *Multifraktionierung* weiterführt, wie erste Erfahrungen von COVA (persönliche Mitteilung, 1982) besagen, kann heute noch nicht beantwortet werden.

2. Die *Vorbestrahlung* ist ein logisch und biologisch gut begründetes Vorgehen und sollte auch am Larynxkarzinom zu einer Verbesserung der Ergebnisse führen und die Zahl der verstümmelnden Eingriffe herabsetzen. Schon seit Jahrzehnten bemühen wir uns (ZUPPINGER u. RENFER 1956), allerdings ohne merklichen Erfolg, bei der Vorbestrahlung zwei grundsätzlich verschiedene Formen zu unterscheiden:

a) Die *Vorbestrahlung mit niedriger Gesamtdosis* mit dem Ziel, die lokale und Fernpropagation, lymphogen und hämatogen, herabzusetzen bei grundsätzlich operablen Geschwülsten. Dosen von 2000–2500 rad und Operation nach wenigen Tagen sind notwendig.

b) Die *Vorbestrahlung mit hoher Dosis* (5000–6000 rad) hat zum Ziel, einen inoperablen oder an der Grenze der Operabilität stehenden Tumor in seiner Größe soweit zu reduzieren, daß er einer Operation unterzogen werden kann. Wegen der Strahlenreaktion und der Latenz der Strahlenwirkung muß ein Intervall von 4–6 Wochen zwischen Abschluß der Bestrahlung und der Operation eingeschaltet werden. Die Reduktion der lokalen und Fernstreuung fällt größtenteils weg, weil sich die peripheren Zellen des Tumors, die wesentlich zur Streuung beitragen, inzwischen wieder in Proliferation befinden.

Am Beispiel des Mammakarzinoms, einem stark streuenden Tumor, bei dem schon die Biopsie zur Aussaat führen kann, haben wir 1970 und 1979 eine Bestätigung unserer Überlegungen über die Vorbestrahlung mit niedrigen Dosen zeigen können. Bei klinisch und radiologisch sicheren T_2N_0-Tumoren wurden vor jedem chirurgischen Eingriff am Tumor (ohne Biopsie oder Nadelpunktion) in zwei Wochen 2500 rad verabreicht und nach 2–5 Tagen operiert. Bei einer Beobachtung von mindestens 7 Jahren traten bei den Patienten weder Fernmetastasen noch lokale Rezidive auf, während bei den in der gleichen Periode operierten und nachbestrahlten Fällen 32% Fernmetastasen und 7% lokale Rezidive festgestellt wurden. Beim Larynxkarzinom ist die Fernmetastasierungsgefahr nur bei ausgedehnten Tumoren erheblich. Die Biopsie bei Larynxkarzinomen ist in bezug auf die Fernmetastasierung als ungefährlich, die lokale Rezidivgefahr bei chirurgischen Eingriffen als beträchtlich zu werten. Vorbestrahlung mit niedrigen Dosen und sofortige Operation wandten HENDRICKSON u. LIEBNER (1968) mit sehr guten Ergebnissen an. Sie berichten nur über Patienten ohne regionäre Metastasierung. Einen wichtigen Versuch führten HOYE u. SMITH (1961) über präoperative Bestrahlung an Tieren durch. Fünf verschiedene Tiertumoren werden mit 2000 R bestrahlt und nach verschiedenen Intervallen exzidiert, zu Zellsuspensionen verarbeitet und entsprechenden Tieren intravenös injiziert. Bei sofortiger Exzision stellten sich, gleich wie bei den Kontrollen, zahlreiche Lungenmetastasen ein. Nach 24 Stunden sank die Zahl der Metastasen auf ein Minimum von 2%, um bei weiterem Zuwarten, nach etwa einer Woche, auf den Ausgangswert anzusteigen. KETCHEM, HOYE et al. (1969) hatten 1000 R in einmaliger Dosis bei verschiedenen Tumorsitzen und Histologien, u.a. bei 20 Larynxtumoren, vorbestrahlt und 24 Stunden später operieren lassen. Beim Doppelblindversuch trat kein Unterschied in der Metastasenfrequenz auf; hingegen wurden in 60% Komplikationen im postoperativen Verlauf beobachtet, von denen 20 schwerer Art waren. Wäre den Autoren die Warnung von JÜNGLING bekannt gewesen (s.S. 340), hätten sie – zumindest bei Larynxtumoren – nicht die hohe einmalige Dosis verabreicht. Die Latenz des Strahleneffekts ist aber beim Menschen wahrscheinlich länger zu veranschlagen als bei Tiertumoren (s. oben).

Einen interessanten Versuch machte KAZEM (1975) mit Vorbestrahlung von 5×5 Gy in einer Woche und Operation nach 3 Tagen, vornehmlich an Tumoren des Stadiums T_3 und T_4. Seine neuesten Ergebnisse, die noch im Druck sind, hat er mir freundlicherweise mitgeteilt. Die aktuarielle Überlebenszahl beträgt für 5 Jahre 71%, korrigiert 75% und liegt bei den supraglottischen Karzinomen sogar etwas höher als bei den glottischen. Die lokale Rezidivquote beträgt nur 11%. 10% der Patienten starben an Fernmetastasen, eine Zahl, die der üblichen bei fortgeschrittenen Geschwülsten entspricht. Das Ergebnis ist um so erstaunlicher, als 52% der Fälle initial klinisch Metastasen aufwiesen.

Heilungsziffern ähnlicher Größenordnung erzielten GOLDMAN (1961) sowie GOLDMAN et al. (1972) nach *Vorbestrahlung* mit hoher Dosis und Operation nach Intervall, nur mit dem Unterschied, daß beim Krankengut von KAZEM die Operationskomplikationsrate nicht erhöht war. Zwischen den beiden Vorschlägen a) und b) liegt die Bestrahlungsmethode mit *mittleren Dosen* um rund 4000 rad. CACHIN et al. lehnten sie 1979 ab, weil die Resultate nicht besser waren als bei Operation und evtl. Nachbestrahlung und auch nicht besser als bei primär-kurativer Bestrahlung. Die hohe Komplikationsrate verbietet, nach CACHIN, die Anwendung dieser Methode. In unserem Krankengut hat die Vorbestrahlungsdosis mit 4000 rad ebenfalls zu keiner Erhöhung der Heilungsrate geführt, auch ließ sich die Zahl der konservativen operativen Eingriffe nicht erhöhen. Die Methode der Vorbestrahlung mit mittleren Dosen kann kaum empfohlen werden.

3. Als drittes Vorgehen steht die primäre *Operation mit Nachbestrahlung* zur Diskussion vornehmlich bei fortgeschrittenen Fällen. Im allgemeinen sind die Ergebnisse enttäuschend. FLETCHER (1973) hat aber mit seiner besonderen Methode (s.S. 353) gezeigt, daß die Zahl der lokalen Rezidive herabgesetzt und der Prozentsatz der Heilungen im Vergleich zum allein primären chirurgischen Vorgehen wesentlich erhöht werden konnte. Indessen bleibt

die Zahl der totalen LE hoch. Wird psychisch und beruflich eine totale LE als zumutbar beurteilt, stellt Fletchers Methode eine ernstzunehmende Alternative bei individueller Indikationsstellung dar.

Das Verhalten bei *Carcinoma in situ* bedarf einer besonderen Betrachtung. Es ist unbestritten eine lokale Präkanzerose, die in erhöhtem Maß im Lauf der Jahre in ein echtes invasives Karzinom übergeht. Ergibt die Untersuchung einen raumfordernden Prozeß, liegt mit Wahrscheinlichkeit eine Biopsie aus der Randpartie eines echten Karzinoms vor. Wir unterstützen die Aussage von HENDRICKSON et al. (1975), daß keine weiteren Biopsien vorgenommen werden sollten und direkt kurativ zu bestrahlen sei. Die Aussagen der Chirurgen waren in Toronto 1974 sehr unterschiedlich. Wenn der Laryngologe ein „stripping" vornehmen will, müssen wir ihn darauf aufmerksam machen, daß bei evtl. späterem infiltrativem Karzinom die radiologischen Heilungsaussichten wegen Narbenbildung gemindert sind. Bei radiologischer Therapie, die von PÊNE u. FLETCHER (1976) warm empfohlen wird, ist vor Unterdosierung zu warnen. Die Rezidivquote beim Carcinoma in situ ist nach FLETCHER von gleicher Größenordnung wie bei Stimmbandkarzinomen. Die Dosierung sollte konsequenterweise an der oberen Grenze liegen, weil die histologische Differenzierung relativ gut ist.

K. Chirurgie und Strahlentherapie

Der Vorteil des funktionserhaltenden Effekts der Strahlentherapie vor der Chirurgie ist bei der Behandlung der meisten Kehlkopfkrebse nicht bestreitbar. Leider hat die Strahlentherapie aber ihre Grenzen, die durch die Tumorausdehnung, die Einschränkung der Beweglichkeit der Kehlkopfhälften, der Knorpelinfiltration und -nekrose gegeben sind. Das Postulat der Zusammenarbeit von Laryngologie und Strahlentherapie ist von großer Bedeutung und an den meisten Zentren realisiert. Neben den Möglichkeiten der Vor- und Nachbestrahlung nimmt die Chirurgie der Strahlenversager eine Sonderstellung ein.

Resttumoren oder *Rezidive* nach kurativer Strahlentherapie sind in erheblichem Maß, bis zu 50% und mehr der operablen Fälle (s.S. 348) beherrschbar. In der großen Mehrzahl muß total laryngektomiert werden. Der Laryngologe hat zu entscheiden, ob ein konservativer Eingriff möglich sei (s.S. 362). Operatives Vorgehen nach kurativer Strahlentherapie ist mit einer – gegenüber der primären Operation – deutlich erhöhten Komplikationsrate belastet. Bei nicht zu hoher Dosierung (im allgemeinen wird heute eine obere Grenze von 7000 rad in 7 Wochen angenommen) ist die Komplikationsrate tragbar.

Stehen wir vor einer Situation, die durch alleinige Bestrahlung nicht beherrschbar erscheint und lehnen wir das Vorgehen mit primärkurativer Bestrahlung und Operation bei Bestrahlungsversagern ab, bleiben zwei Möglichkeiten – die Vor- und die Nachbestrahlung. Bei der *Vorbestrahlung* sollte (s.S. 398) unterschieden werden zwischen a) operabler Situation mit Vorbestrahlung von 2000–2500 rad in ca. 2 Wochen und sofortiger Operation, b) inoperabler oder fraglich operabler Situation mit Bestrahlung mit hoher Dosis (5000 rad) und Operation nach Intervall. Im letzteren Fall liegen schon gute Erfahrungen vor (s.S. 352). Die Vorbestrahlung mit niedriger Dosis und Intervall bis zur Operation hat nur zu einer fraglichen Verbesserung geführt. Bei Vorbestrahlung mit niedriger Dosis und sofortiger Operation hat KAZEM (1975 und persönliche Mitteilung 1982) sehr gute Effekte erzielt, doch mußte meistens total laryngektomiert werden. Zu prüfen wäre, ob – in Analogie zu Mammakarzinomen – eine Vorbestrahlung über 14 Tage mit Operation in 2–5 Tagen die lokale Rezidivrate und die Metastasierungsquote herabsetzen könnten.

Operation und Nachbestrahlung werden vor allem von FLETCHER (1973) in allen Situationen empfohlen, die für die Strahlentherapie primär nicht günstig liegen. Der Nachteil ist eine relativ hohe Zahl von LE.

Allgemein wird das *Stomarezidiv* gefürchtet. Die radiologische Behandlung hat nur spärliche Erfolge gezeitigt. Radikales chirurgisches Vorgehen (s.S. 362) hatte vereinzelte Erfolge, wird aber allgemein (SCHNEIDER et al. 1975) als palliative Maßnahme angesehen.

Das Verhalten im *regionären Gebiet* hat sich in den letzten Jahrzehnten stark geändert. Die früher vielfach geübte prophylaktische Lymphknotenausräumung wird immer seltener praktiziert. Die Radiotherapeuten konnten schon um 1950 zeigen, daß der Einschluß der wahrscheinlichen Metastasen in dem Bestrahlungsfeld ihr Auftreten in hohem Maß verhinderte. Am Institut Curie verzichteten die Ärzte schon vor 1950 auf die prophylaktische Ausräumung. Auch unsere Chirurgen ließen sich um diese Zeit von der Wirksamkeit der *prophylaktischen Bestrahlung* überzeugen. Viele Chirurgen zögerten zwar lange. Erst 1970 äußerten sich REED u. MILLER, gestützt auf die Erfahrungen von WANG, daß die prophylaktische Bestrahlung einen chirurgischen Eingriff im Lymphknotengebiet zu 90% unnötig mache. Bei korrekter Strahlentherapie von rund 5000 rad in 5 Wochen dürfte bei einer N_0-Situation der Prozentsatz bei beherrschtem Primärtumor noch höher sein. Die prophylaktische Bestrahlung ist bei supraglottischen Tumoren bei klinisch befallenen regionären Metastasen auch supraklavikulär notwendig. Sollte trotzdem ein regionäres Rezidiv auftreten, entstehen keine erheblichen Schwierigkeiten bei einer Lymphknotenausräumung. Aller Wahrscheinlichkeit nach trägt die Strahlentherapie wesentlich zur Beherrschung dieser Propagationsart bei.

L. Spätveränderungen und Komplikationen

Die kurative Strahlentherapie muß in der Mehrzahl der Patienten die normalen Strukturen bis nahe an die Toleranz belasten. Histologisch können Strahlenveränderungen immer nachgewiesen werden. Makroskopisch ist der Befund, besonders bei T_1- und T_2-Tumoren oft anatomisch und funktionell normal. Gewisse Spätveränderungen sind aber, vor allem bei hoher Dosierung, nicht zu vermeiden. Wir haben über die Spätveränderungen 1941 ausführlich berichtet. Auch eine gewisse Komplikationsrate muß im Interesse einer guten Heilungsquote in Kauf genommen werden.

Harmlose Veränderungen sind *Teleangiektasien* am echten und falschen Stimmband, die sowohl homo- wie kontralateral auftreten können. Wahrscheinlich ist das *Stimmbandhämatom* (Abb. 62) auf diese zurückführbar. Wir haben es früher, meist als Zufallsbefund, häufig, jetzt nur ausnahmsweise beobachtet. Das Stimmband ist mit glatter Oberfläche leicht geschwollen, rötlich oder bräunlich verfärbt. Nach Monatsfrist war der Befund in allen Fällen normal. Die Biopsie ist kontraindiziert.

Die *Laryngitis sicca* ist in unserem Larynxpatientengut nicht häufig. Sie tritt auf, wenn größere Pharynxpartien mit bestrahlt werden müssen. Die beste Prophylaxe und gleichzeitig wahrscheinlich Therapie ist die frühzeitige Pilocarpingabe. Neuerdings kann bei Trockenheit künstlicher Speichel, nach MATZKER u. SCHREIBER (1972), verabreicht werden. Die *Zungengrundfollikel* können mit besonderer Vorliebe bei supraglottischen Tumoren *atrophieren.*

Rezidivierende Laryngitiden sind in unserem Krankengut ebenfalls selten. Sie werden besonders im Lauf des ersten Jahres gesehen. Die *chronische Laryngitis,* mit Rötung der Schleimhäute und oft mit Ödem verbunden, tritt gehäuft bei Patienten auf, die auf das Rauchen nicht verzichten können. Sie ist von der Dosishöhe sowie von der zeitlichen Verteilung abhängig.

Ödeme und *Nekrosen* traten nach HORIOT u. FLETCHER (1972) bei $4^1/_2$–6wöchiger Bestrahlung in 16% auf. Sie wurden wesentlich seltener, wenn die Bestrahlung auf $5^1/_2$–7 Wochen verlängert wurde. Grundsätzlich sollte zwischen generalisierten und umschriebenen *Ödemen*

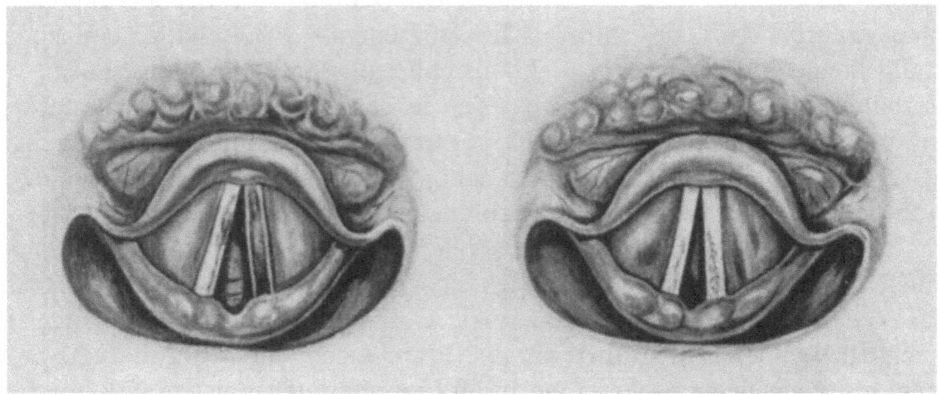

Abb. 62. **a** Stimmbandhämatom 5 Jahre nach Bestrahlung eines Zungenbasiskarzinoms, 68jähriger Mann. **b** Derselbe Patient einen Monat später. Das Hämatom hat sich resorbiert. Teleangiektasien sind zurückgeblieben

des Larynx unterschieden werden. *Generalisierte Ödeme* können, außer durch Bestrahlung und Infektion, auch durch kardiale Insuffizienz und seltener durch Thyreoideadysfunktion (s.S. 406) begünstigt oder gar ausgelöst werden. Diuretika, kardiale Therapie und in einzelnen Fällen Thyreoideapräparate wirken sich oft günstig aus.

Lokalisierte Ödeme befallen mit Vorliebe die Arygegend. Sie können bei doppelseitigem Auftreten gefährliches Ausmaß annehmen. Wir versuchen, wenn die Tumorausdehnung es zuläßt, die eine Arygegend durch besondere Felderwahl zu entlasten. Eine gute Schonung der Arygegend ist in Abb. 14 mit 20 MeV Elektronen dargestellt. Sofern man in Abb. 12 die schräg von vorn einstrahlenden 8 MeV Photonen eines Linac tumorwärts verschiebt ergibt sich ebenfalls eine niedrige Belastung der kontralateralen Arygegend. Mit diesem Vorgehen, das wir, wenn immer möglich, auch bei konventioneller Strahlung anwandten, läßt sich das oft gefährliche Ödem beider Arygegenden mit großer Wahrscheinlichkeit vermeiden. Das Ödem ist oft durch entzündliche Vorgänge begünstigt, weshalb grundsätzlich Antibiotika zu verabreichen sind. Einseitiges Ödem ist sehr rezidivverdächtig. Das weiß man schon seit mehr als 50 Jahren. Es kann aber auch Ausdruck einer Perichondritis sein (s.S. 386). In unserem Krankengut sind *Spätödeme* selten. Wir glauben, daß die biophysikalische Dosierung die Ödemhäufigkeit herabsetzen kann. Wir mußten bei Stimmbandtumoren einmal eine Spättracheotomie vornehmen. Gleichzeitig lag ein Lupus erythematodes vor. MARKS (1973) berichtet über eine Nekrose bei gleichzeitigem Lupus erythematodes bei einer Dosis, die von anderen Patienten anstandslos ertragen wurde. Besondere Vorsicht scheint hier geboten zu sein. Das Ödem kann u.U. so stark werden, daß die Tracheotomie nicht zu umgehen ist. Die Häufigkeit der Tracheotomie wird sehr unterschiedlich (bis zu 6%) angegeben.

Eine harmlose Spätveränderung ist die vordere *Synechie* an der Kommissur oder ein *subglottisches Narbensegel,* kenntlich an einem weißlichen Narbenband. Die Beweglichkeit des Stimmbandes kann leicht beeinträchtigt sein. Atemnot trat in unseren Fällen nie auf. Bei atembehindernder Synechie sollte Heilung durch endolaryngealen Eingriff möglich sein.

Leukoplakieähnliche Auflagerungen sind gelegentlich in Form gelblicher Flecken an den Stimmbändern zu sehen. In den meisten Fällen verschwinden sie spontan. MENDONCA (1975) hat das Auftreten von *Hyperkeratosen* in 10% seiner Fälle bei 5500 rad in 5 Wochen beobachtet. Bleiben die Hyperkeratosen bestehen, ist die Biopsie indiziert, besonders wegen des möglichen Vorliegens eines Carcinoma in situ. Ausnahmsweise sind *Schleimhautpolypen* zu sehen, meistens mit Ödem verbunden. Sie können sich spontan zurückbilden. Unsere wenigen Fälle sprachen auf Lasix und Thyreoideapräparate gut an. Auf keinen Fall dürfen sie mit

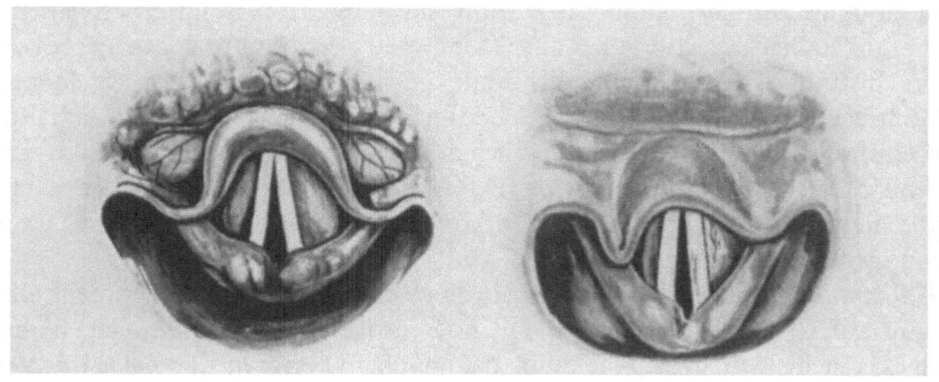

Abb. 63. a Schleimhautinduration $4^1/_2$ Jahre nach Bestrahlung eines Recessus piriformis-Karzinoms, 57jähriger Mann. Zustand $^1/_2$ Jahr nach Abschluß der Behandlung: noch keine Induration sichtbar. b Derselbe Patient 4 Jahre später. Induration der Schleimhäute mit Einengung des Kehlkopfeingangs

einem Rezidiv oder Zweittumor verwechselt werden. Bei Verdacht ist die Biopsie mit antibiotischem Schutz angezeigt.

Bei hoher Belastung kann sich im Lauf der Jahre das Bild der *Schleimhautinduration* (Abb. 63) einstellen. Die Feinstrukturen des Larynxeingangs und -inneren verstreichen. Die Schleimhaut sieht weißlich aus. In schwereren Fällen und bei hoher Belastung nimmt die Beweglichkeit der Stimmbänder ab. Gravierende Folgezustände haben wir nie beobachtet.

Als Komplikation gefürchtet ist die *Perichondritis,* die oft mit einer *Knorpelnekrose* verbunden ist. Ihre Symptome sind Schmerzen, lokal beim Schlucken und oft gegen das Ohr ausstrahlend. Bei leichteren Fällen ist ein umschriebenes Ödem zu sehen. Bei schwererer Reaktion kann sich das Ödem über den ganzen Larynx ausbreiten und u.U. die Tracheotomie notwendig machen. Im weiteren Verlauf kann ein *Ulkus* entstehen. Perichondritische Veränderungen bei Bestrahlung umschriebener Tumoren zeigen eine deutliche Dosisabhängigkeit. Die Untersuchungen, meistens auf der Basis der Ellis-Formel, die primär für die Toleranz der Gewebe gedacht waren, zeigen nach ARISTIZABAL u. CALDWELL (1972), daß *Nekrosen* erst bei Überschreiten der NSD von 2050 ret auftreten. Bei Bestrahlung ausgedehnter Geschwülste können perichondritische Prozesse klinisch früher manifest werden. Zu bedenken ist zudem der Unsicherheitsfaktor bei der Bestimmung der wahren Tumorausdehnung, weil die Tumoren meistens größer sind, als klinisch angenommen wurde. Wir sahen einen Fall schwerer Perichondritis mit operativ nachgewiesener Knorpelnekrose bei einem allerdings ausgedehnten T_2-Stimmbandtumor nach einer Dosis von 1680 ret (s. Abb. 55).

Die Perichondritis kann nach antibiotischer Therapie abheilen. Der nekrotische Knorpel kann sich ausnahmsweise spontan abstoßen (s. Abb. 54). Bei höherer Dosierung kann der ganze Larynx befallen werden. Betroffen sind die Cartilago thyreoidea, seltener der Aryknorpel oder das Krikoid. Oft heilt die Perichondritis erst ab, wenn der nekrotische Knorpel entfernt wird oder – bei ausgedehnteren Formen – die totale LE vorgenommen wird. Die ersten Symptome treten 3–6 Monate nach Behandlungsabschluß auf. Äußerst selten zeigt sich die Perichondritis nach der 5-Jahres-Periode.

Die Perichondritis wird oft durch ein Tumorrezidiv ausgelöst. *Die DD zwischen einfacher Perichondritis und Rezidiv mit Perichondritis ist die Crux aller Strahlentherapeuten.* Eine auf Tumor negativ ausfallende histologische Untersuchung schließt eine Rezidivperichondritis nicht aus. STEWART (1975) wies darauf hin, daß die reine Perichondritis besonders schmerzhaft ist. Dieser Hinweis ist sehr wertvoll, doch gibt es ziemlich oft Ausnahmen. Bei perichondritischen Symptomen ist auf alle Fälle sofort eine antibiotische Therapie einzuleiten. Bei negativer Histologie werden mehrheitlich häufige Biopsien unter antibiotischem Schutz empfohlen. Wird zu lange gezögert, kann das Rezidiv ein inoperables Stadium erreichen. Schon sehr früh empfahl Lederman (1961) bei ausgedehnteren perichondritischen Prozessen, auch bei negativem histologischem Befund, die totale LE. Andererseits kann bei lokalisiertem Prozeß die Entfernung des nekrotischen Schildknorpels eine Heilung mit Erhaltung des Larynx herbeiführen. Hierbei kann es geschehen, daß erst bei Entfernung des Knorpels das Rezidiv histologisch sichergestellt wird. Dabei ist zu bedenken, daß die anschließende totale LE eine ungünstigere Prognose hat. Ein konservatives Verfahren für den Tumornachweis wäre von großer Bedeutung.

Bei der *Galliumuntersuchung* (s.S. 351) ist ein Verbleiben des Isotops über mehr als 5 Tage hochverdächtig auf Rezidiv. Die Kosten sind hoch. Aussichtsreicher ist aller Wahrscheinlichkeit nach das sich noch in Entwicklung befindliche Verfahren der *monoklonalen Antikörper*.

Eine seltene Komplikation ist die *Perichondritis oder Nekrose des Zungenbeins*. Sie kann nur auf die Zungenbeinspitze lokalisiert sein. Bei der Bestrahlung von Pharynxtumoren wird sie gelegentlich beobachtet und kann deswegen auch bei supraglottischen Tumoren auftreten. Sie ist leicht an der umschriebenen Druckempfindlichkeit, gelegentlich gegen das Ohr ausstrahlend, diagnostizierbar. Wenn sie nicht nach antibotischer Behandlung verschwindet, ist die Exstirpation der schmerzenden Stelle angezeigt.

Die Strahlentherapie hat ihre biologisch bedingten Grenzen. Früher wurde die Auffassung mehrfach vertreten, daß Invasion des Knorpels Radiokurabilität ausschließe. Die *Knorpelinvasion* ist klinisch sehr schwer zu diagnostizieren. Sie kommt viel öfters vor als vor der Behandlung erkennbar. Asymmetrie der Verkalkung oder einseitiges Fehlen derselben sind noch kein Beweis für einen Tumorbefall des Knorpels. Finden wir aber am gleichen Ort Verkalkungsanomalie und Weichteiltumor, besteht mit Wahrscheinlichkeit ein Knorpelbefall. Bei der Epiglottis bleibt die Aussage unsicher, weil eine präepiglottische Weichteilverschattung auch ohne Knorpelbefall vorkommen kann. Harwood et al. (1981) gehen wahrscheinlich mit der Annahme des Knorpelbefalls zu weit – wie sie selber zugeben. Die guten Resultate der Autoren sind ein Indiz, daß öfters Tumoren mit Knorpelbefall geheilt werden konnten. Tritt nach der Bestrahlung wieder eine Verkalkung auf, kann mit großer Wahrscheinlichkeit ein initialer Knorpelbefall diagnostiziert werden. Wir haben ein schönes histologisch belegtes Beispiel (Abb 52), bei dem ein verhornendes Plattenepithelkarzinom die Epiglottis durchsetzt hatte, sich schon durch die Vorbestrahlung bei der anschließenden Operation als sterilisiert erwies. Bedeutsamer ist wahrscheinlich das Vorliegen gleichzeitiger Infektion. Verdacht auf Knorpelinvasion ist grundsätzlich keine Kontraindikation zu primär kurativer Bestrahlung, doch sind die Leistungsgrenzen wegen der diagnostischen Unsicherheit noch nicht genügend bekannt. Es ist zu erwarten, daß die Computertomographie die Knorpelinvasion durch den Tumor sicherer wird erkennen lassen. Zaunbauer u. Haertel (1983) haben bei 15 Larynxkarzinomen viermal Knorpelbefall diagnostiziert, der durch das Operationspräparat bestätigt werden konnte. Ob bei fehlender Verkalkung die Knorpelinvasion erkannt werden kann, ist noch nicht entschieden. Über die Möglichkeit der *Kernspin-Tomographie* (CST) kann erst die Erfahrung orientieren.

Wenn bei wahrscheinlicher oder sicherer Knorpelinvasion der Tumor nicht beherrscht werden kann oder eine schwere Perichondritis auftritt, muß meistens laryngektomiert werden. Diese Situationen treten fast nur bei Tumoren auf, die primär schon hätten laryngektomiert werden müssen oder inoperabel waren. Bei primär kurativer Bestrahlung kann nach Bataini (1982) bei den obigen Tumorsituationen in rund einem Drittel der Fälle der Larynx erhalten werden.

Von primärer kurativer Bestrahlung muß aber abgeraten werden, wenn bei ausgedehntem Tumor nekrotischer Knorpel freiliegt oder der begleitende Infekt sich durch antibiotische Behandlung nicht beherrschen läßt. Primäre Operation und Nachbestrahlung oder Vorbestrahlung und Operation, wenn der Tumor operable Maße aufweist, sind zu empfehlen.

Subkutane Fibrosen werden besonders nach ^{60}Co-Bestrahlungen beobachtet. GOFFINET u. BAGSHAW (1975) berichten über ausgedehnte Fibrosen bei 4,8 bis 6 MeV Photonenbestrahlung bei 5000–6000 rad. Die Fibrosen zwangen zur Herabsetzung der Dosis auf 5000 rad. Bei hoher Belastung eines Feldes können sie sehr störend werden. CACHIN et al. (1979) sprechen von einem „Cou de bois", der die Beweglichkeit einschränkt. BATAINI (1983) beobachtete in etwa 3% seiner Fälle subkutane Fibrosen, zweimal verbunden mit je einem Akzessorius- und Rekurrensschaden. Der Schaden ist physikalisch bedingt und wird bei Anwendung höherer energetischer Strahlungen vermeidbar sein. Liegt gleichzeitig eine infektiöse Komponente vor oder müssen im bestrahlten Gebiet operative Eingriffe vorgenommen werden, ist auch bei anderen Strahlungen mit Fibrosen zu rechnen.

Operative Eingriffe bei Strahlenversagern weisen eine erhöhte Komplikationsrate auf. Gefürchtet ist vor allem die *Karotisruptur,* die aber nach GANDHI u. OPPENHEIMER (1962) in rund 5% aller Operationen bei ausgedehnten Tumoren, auch ohne vorherige Bestrahlung, vorkommt. Sie kann bei guter Spitalorganisation oft beherrscht werden und führte im Krankengut der Autoren nur zu sehr geringen zerebralen Störungen. Die Karotisruptur sollte bei zeitlich getrennten Operationen im Larynx und regionären Gebiet seltener werden.

Nachblutungen aus dem Operationsgebiet des Primärtumors erfordern bei Andauern eine chirurgische Revision.

Die *Pharynxfistel* ist die häufigste Komplikation. Sie heilt, wenn der Tumor radikal entfernt wird, vielfach spontan. Bei längerer Dauer ist plastisch-operatives Vorgehen erforderlich.

Konservative chirurgische Eingriffe bei Rezidiven kommen beim Stimmbandkarzinom bei umschriebenem Resttumor in Frage. Der Processus vocalis muß frei sein. Bei supraglottischen Tumoren ist die Rezidivrate bei konservativen Eingriffen hoch, weswegen der Eingriff meistens abgelehnt wird.

Pharynxstenosen als Spätfolgen nach Bestrahlung sind selten. 1951 berichteten wir über zwei Stenosefälle bei Hypopharynxkarzinomen, wobei sich der eine als Rezidiv herausstellte. 1969 hatten wir einen Fall nach Operation eines Larynxkarzinoms mit anschließender Bestrahlung. KAPLAN et al. (1981) beschrieben zahlreiche Pharynxstenosen nach Bestrahlung nach LE, wobei eine besondere Häufung auftritt, wenn gleichzeitig Partien des Pharynx reseziert werden müssen. Die Pharynxstenose trat in 15% ihrer Fälle auf. Es ist eigenartig, daß bei der doch großen Zahl von Nachbestrahlungen über diese Komplikation nicht mehr bekannt ist. FLETCHER macht darüber keinerei Mitteilungen. SCHNEIDER u. JESSE (1975) aber erwähnen, daß bei LE mit Nachbestrahlung mit einer Stenosierung zu rechnen sei. Die Nachbestrahlungsdosis bei KAPLAN entsprach der üblichen, die nur selten zu Stenosen führt. Jedenfalls sollte untersucht werden, ob der wesentliche Grund nicht mit einem besonderen operativen Verfahren im Zusammenhang stehe.

Seit die Publikationen des Radiumhemmets auf die Möglichkeit eines Halsmarkschadens aufmerksam machten, ist die *Strahlenmyelitis* bei Larynxkarzinomen selten geworden. DURKOVSKY et al. (1977) berichten von zwei Fällen (s.S. 358), KOB et al. (1978) von einem, GRIFFIN (1978) von zwei bei Neutronentherapie. Leider fehlen Dosisangaben. Seit etwa zehn Jahren wird eine Grenzdosis von 5000 rad angenommen. Auch in Toronto (1974) wurde bei einer Übung über Bestrahlungsplanung die Toleranz der Medulla cervicalis auf diese Höhe festgesetzt. SOLHEIM (1971) untersuchte, jedoch nicht bei Larynxtumoren, in fünf Fällen von Myelitis die verabreichten Dosen. Sie lagen bei 5000 rad, einmal bei 4800 rad. Vier Fälle zeigten bei diesen Dosen eine Erholung. Indessen wird jede Myelitis der Strahlenbehandlung als ganzes angelastet. Auf das Halsmark ist nur eine Dosis gestattet, die praktisch sicher einen Schaden ausschließen läßt. BREIT (1965) schlug vor, die Dosis auf 2000 R festzusetzen. Diese Grenze ist bei Metastasen, vor allem bei fixierten, schwer einzuhalten. Wir haben als maximale Dosis am Halsmark 3000 rad bei Fraktionierung über 5–7 Wochen nie überschritten und erlebten weder bei Larynx- noch Pharynxtumoren einen Halsmarkschaden. Auch RÜBE (1983) hält 3000 rad für die oberste zulässige Grenze. Bei ausgedehnten Tumoren, besonders bei Fixation an der Wirbelsäule oder bei retromandibulären Metastasen, können sich Situationen einstellen, bei denen die Dosis von 30 Gy in 6–7 Wochen im Interesse der Erhaltung des Lebens überschritten werden muß. Die Gefahr des Markschadens ist in diesem Dosisbereich gering.

Die *Schilddrüse* des Erwachsenen galt bisher als strahlenresistent. KOULUMIES (1964) stellte nur leichte, vorübergehende Störungen fest. EINHORN u. WIKHOLM (1967) berichteten über drei hypothyreoide Fälle bei 41 Patienten nach äußerer Bestrahlung von Larynx- und Pharynxtumoren. Die Mitteilung wurde wenig beachtet. Bekannt ist eine mögliche und leicht verständliche *Hypothyreose* nach LE mit einseitiger Thyreoidektomie. MURKEN u. DUVALL (1972) untersuchten 24 Patienten, von denen 8 hypothyreot waren.

GENOVES (1975) untersuchte 20 Patienten, die von außen bestrahlt worden waren und konnte keine Beeinträchtigung der Schilddrüsenfunktion feststellen. Es wurde aber nicht das Schilddrüsenhormon im Serum gemessen. Neuere Untersuchungen zeigen, daß mit dem TSH-Test doch häufiger pathologische Werte nachgewiesen werden, die z.T. nicht kompensiert sind (FUKS et al. 1976; SMITH 1982; BREDA et al. 1982). BREDA machte den Vorschlag, eine prophylaktische oder substituierende Hormonbehandlung während der Strahlentherapie vorzunehmen. Wir glauben, daß vor dieser Empfehlung gewarnt werden muß, weil bekannt ist, daß bei derart induzierter Hyperthyreose schwere Strahlenschäden auftreten können und andererseits nicht bekannt ist, wie sich die Strahlenempfindlichkeit des Tumors ändert. Die Strahlenempfindlichkeit des normalen Gewebes wird wahrscheinlich erhöht, so daß u.U. mit vermehrten Schäden zu rechnen ist. Klinisch fanden sich bei den mitgeteilten Fällen keine Angaben über primäre Funktionsstörungen der Schilddrüse. Persönlich erinnere ich mich nur an einen Patienten, der nach Strahlenbehandlung eines Larynxkarzinoms hypothyreot wurde. Auf keinen Fall darf ein möglicher Schilddrüsenschaden im Sinn einer Kontraindikation zur Strahlenbehandlung eines Kehlkopfkrebses gedeutet werden. Die Hypothyreose kann heute vor Manifestation klinischer Symptome erfaßt und dann durch Hormongabe voll kompensiert werden. Die bisherigen Untersuchungen wurden an schon bestrahlten Patienten vorgenommen. Zur genaueren Bewertung der Häufigkeit von Schilddrüsenfunktionsstörungen und ihres Grades sind Untersuchungen vor und nach der Bestrahlung notwendig, die neben Bestimmung der Schilddrüsenhormone vor allem Kontrollen des TSH-Spiegels im Serum einschließen müssen.

Wir haben 1944 darauf hingewiesen, daß eine alte *Tuberkulose* nach Strahlenbehandlung aktiviert werden kann. Patienten mit Indurationsfeldern im Thoraxübersichtsbild müssen sorgfältig überwacht werden. Eine prophylaktische tuberkulostatische Behandlung halten wir nicht für notwendig.

Der mögliche karzinogene Effekt der ionisierenden Strahlung auf die Schilddrüse wurde von DE LAWTER u. WINSHIP (1963) bei 200 Erwachsenen untersucht, die wegen eines M. Basedow bestrahlt worden waren. Bei einer mittleren Beobachtungszeit von 24 Jahren und einer durchschnittlichen Dosis von 2100 rad trat in keinem Fall ein Karzinom auf. In unserem Krankengut finden sich zwei Patienten mit Schilddrüsenkarzinomen von denen das eine 8 Jahre nach Behandlung außerhalb des Bestrahlungsfeldes auftrat, das andere im Feld bei schon bestehender Struma. In der Literatur findet sich kein Hinweis auf einen karzinogenen Effekt bei Erwachsenen.

Die Frage der strahleninduzierten Karzinome in Larynx und Pharynx wird im Abschnitt „Zweittumoren und Spätrezidive“ besprochen.

Nicht nur die Strahlentherapie, auch die *chirurgische Behandlung* kann zu mehr oder weniger schweren Folgezuständen führen. Die Ergebnisse konservativ chirurgischer Eingriffe werden auch in funktioneller Beziehung öfters optimistisch beurteilt (OGURA 1975; GOEPFERT et al. 1978 u.a.m.). Die Ergebnisse von REGULES et al. (1976) stimmen weniger optimistisch, bei 44% 5-Jahres-Heilungen mit erheblichem, nicht genau bestimmbarem Anteil von totalen LE. NAUMANN (1969) als Chirurg berichtete, daß die funktionellen und kurativen Leistungen bei konservativer Chirurgie vielfach nicht restlos befriedigen.

Die *totale Laryngektomie* (LE) zählt zu den folgenschwersten Eingriffen der heutigen Medizin für die Erhaltung des Lebens. Die Operation führt vielfach zu beruflichen, sozialen, familiären und psychischen Störungen. Etwa die Hälfte der Patienten kann ihren Beruf nicht fortsetzen. Der Präsident der Union Schweizerischer Kehlkopflosenvereinigung, HANS ERNE, teilt mir mit, daß wegen des meist hohen Alters nur ein kleiner Teil umgeschult werden kann. Der Chirurg CACHIN (1979) hat die Problematik eingehend besprochen (s.S. 362). Es wird keineswegs bestritten, daß besonders jüngere Patienten mit der Ösophagussprache oder mit den neuen Sprechhilfen den Weg zu einer befriedigenden Lebensweise finden. Sehr wichtig ist die sofort einsetzende sprachliche Wiedererziehung. Viele, vor allem ältere Patienten bleiben pflegebedürftig. SCHNEIDER (1981) zeigt, daß der größte Teil der Nachsorgepatienten auf Laryngektomierte (16,6%) entfällt, obwohl nur etwa 2% aller malignen Tumoren vom Larynx ausgehen. Die Laryngektomierten helfen sich auch selbst. In vielen Ländern gibt es Kehlkopflosenvereinigungen, in der Schweiz eine Union mit acht regionalen Sektionen. HANS ERNE hat einen „Kleinen Ratgeber" verfaßt „Kehlkopflos, was nun?". Der wertvolle Ratgeber wurde mit Hilfe der Schweizerischen Krebsliga gedruckt und wird den Patienten zugestellt. Im Abstand von vier Jahren wurden bisher drei internationale Kongresse der Laryngektomierten durchgeführt, der letzte 1982 in Tokio.

M. Besondere Bestrahlungsmethoden und zusätzliche Maßnahmen

Die Strahlenbehandlung läßt sich in zeitlicher, physikalischer und technischer Hinsicht variieren und biologisch begründeten Erkenntnissen anpassen. Änderungen von den z.Z. als optimal geltenden Behandlungsweisen sind in erster Linie auf ihre ethische Tragbarkeit zu prüfen – sofern die Abweichung vom bisherigen Vorgehen wesentlich ist – vornehmlich bei Patienten mit schlechten Heilungsaussichten zu erproben.

I. Die lokale Strahlenbehandlung nach Schildknorpelfensterung

Die Methode der Schildknorpelfensterung zwecks Einbringen eines Strahlers zur Kontaktbestrahlung eines umschriebenen Stimmbandkarzinoms wird mit der optimalen räumlichen Strahlenverteilung begründet, früher auch mit der angeblichen erhöhten Strahlensensibilität des Schildknorpels. Die Mitbestrahlung des gesamten oder großer Teile des Larynx wird begrenzt resp. vermieden. Heute stehen natürliche oder künstliche Radionuklide als Strahler zur Verfügung. Die Durchführung bedarf großer Erfahrung und einer guten Zusammenarbeit zwischen Laryngologen und Radiotherapeuten. Meine Zurückhaltung gegenüber dieser Bestrahlungsmethode kann ich nicht verschweigen.

Die *Technik der Schildknorpelfensterung* wurde zuerst von ESCAL u. LAVAL (1924) beschrieben, erlangte aber erst breite Anwendung durch die Arbeiten von FINZI u. HARMER (1929). Ein Stück des Schildknorpels wird, unter Schonung des inneren Perichondriums, entfernt, so daß ein Radiumträger, ohne Eröffnung des Kehlkopfs, im Bereich des Tumors fixiert und während mehrerer Tage belassen werden kann. FINZI u. HARMER tracheotomierten grundsätzlich wegen der Ödemgefahr. Durch Modifikationen von SEIFFERT (1930), VOGEL (1953) u.a. ließ sich die Tracheotomie in der Regel vermeiden. Die Behandlungsmethode wurde 1966 von MINNIGERODE ausführlich beschrieben. Ihre Ergebnisse sind im Tumorstadium I sehr gut. OESER (1954) berichtete über 84% 5-Jahres(relative)-Leistungen. Bei Rezidiv ist der Versuch einer Bestrahlung von außen wegen hoher Nekrosegefahr streng kontraindiziert. Die Komplikationsrate durch Fisteln hält sich in tragbaren Grenzen von rund 5%. Die Fisteln heilen zur Hälfte spontan ab. Bei den übrigen genügt ein kleiner operativer Eingriff.

MINNIGERODE (1964) berichtete über Spätschäden bei initial 283 behandelten Patienten im Sinn einer fibrinösen oder fibrinös-ulzerösen Chorditis in etwa 20%, von denen die Mehrzahl spontan mit geringen Defekten abheilte. Sechsmal stellte er eine Knorpeldystrophie fest, die schwer von Rezidiven abzugrenzen sei. In etwa 3% traten persistierende Fisteln auf.

GLANZ u. KLEINSASSER (1976) machten auf radiogene Karzinome nach Fensterung und Radiumbehandlung aufmerksam. Indessen sind ihre Argumente nicht stichhaltig (s.S. 415). CHILLA et al. (1981) konnten bei ihren Patienten nachweisen, daß die Spätrezidive dort lokalisiert waren, wo die klassische Indikation, nämlich die Begrenzung auf das Stimmband, bei freier vorderer Kommissur und freiem Processus vocalis, überschritten wurde. Sie befürworten neuerdings dieses Behandlungsverfahren.

II. Die endolaryngeale Kontaktbestrahlung

Die von KRAINZ u. KUMER (1931) ausgebaute Behandlung (s. OESER 1954) wurde Dank der guten Ergebnisse der Bestrahlung von außen praktisch verlassen. Neuerdings melden aber BRANDT u. BERND (1980) gute Ergebnisse, die sie mit endolaryngealer wöchentlicher Iridiumbestrahlung mit einer 5 Ci-starken Quelle während fünf Wochen erzielten. Besonders strenge Strahlenschutzmaßnahmen sind notwendig. In geübter Hand kann das Verfahren gleiche Heilungsaussichten wie die Bestrahlung von außen zeitigen, doch scheint die Komplikationsrate etwas höher zu liegen. Die Methode wurde bei einzelnen T_2- und T_3-Fällen angewandt.

III. Die Split-Methode

Bei Patienten, bei denen mit der üblichen Methodik die Aussichten auf Heilung sehr gering waren oder die Erzeugung einer normalen Reaktion gefährlich erschien, drängte sich ein Behandlungsunterbruch auf. 1944 und 1951 (ZUPPINGER) empfahlen wir die Bestrahlung in zwei Serien mit Unterbruch bei beginnender Reaktion und Fortsetzung nach Abklingen derselben. Unabhängig von uns, hat SAMBROOK (1962) dieses Vorgehen empfohlen unter dem Stichwort „Split-Methode“. Er unterzog Patienten auch mit günstiger Prognose der Behandlung und konnte etwas bessere Ergebnisse als mit konventioneller Methodik erzielen. FLETCHER (1973) setzte das Verfahren bei Hypopharynxtumoren ein, erlebte jedoch nur Enttäuschungen. Dagegen berichtet HOLSTI (1970) über eine Steigerung der Heilungsquote, wobei nicht sicher zu entscheiden war, ob die Verbesserung der Ergebnisse auf die Split-Methode oder auf die allgemein bessere Bestrahlungsmethodik zurückgeht. Der kritische Punkt war und ist es heute noch, wie hoch der Dosiszuwachs in Abhängigkeit von der Länge des Behandlungsunterbuchs zu veranschlagen ist. In einer neueren Arbeit empfiehlt BUDIHNA (1980), aufgrund von Tumorrepopulationsüberlegungen, einen Zusatz von 40 ± 4 cGy pro Tag Unterbruch. Er glaubt, daß mit der Ellis-Formel das wahrscheinliche Tumorwachstum im Intervall unterschätzt wird. Mit seinem Zusatz waren bei Split-Therapie die Ergebnisse gleich wie bei nicht unterbrochener Behandlung. HOLSTI u. SALMO (1982) unternahmen von 1965 bis 1967 einen randomisierten Versuch bei glottischen und supraglottischen Karzinomen und erzielten bei T_1- und T_2-Tumoren mit der Split-Methode bessere Resultate als mit kontinuierlicher Bestrahlung. Zur Erzielung gleicher Ergebnisse beider Methoden errechneten sie eine zusätzliche Dosis von 28–33 rad pro Tag Unterbrechung. HOLSTI berichtete mir freundlicherweise, daß er die Split-Methode noch heute oft anwendet.

Bei Unterbruch der kontinuierlichen Bestrahlung aus anderweitigen Gründen und auch bei anderen Tumorlokalisationen können diese Zusatzwerte wahrscheinlich mit Vorteil eingesetzt werden.

IV. Die Bewegungsbestrahlung

Von der Idee ausgehend, das den Tumor umgebende Gewebe zu schonen, kann die Strahlenquelle um den Tumor entweder in voller Rotation, in einem bestimmten Winkel oder mit der Variation der Pendelkonvergenz um das Zielvolumen gedreht werden. DU MESNIL (1958) hat die Entwicklung der Methode sehr gefördert. Über Anwendung am Larynx hat er nicht berichtet, doch liegt eine Arbeit von HEILMANN et al. (1956) aus dem Kohlerschen Institut vor. Bei T_1-Tumoren waren die Ergebnisse befriedigend, fielen aber schon bei T_2-Karzinomen auf unter 50% ab. Die Grundidee ist gut. Bei besonders gelegenen, bisher schlecht beeinflußbaren Tumorsituationen ist eine Besserung der Ergebnisse wohl möglich (s.S. 387).

V. Die Sauerstoffüberdruckbehandlung

Diese strahlenbiologisch gut begründete Behandlung zeigte anfänglich erfreuliche Ergebnisse (CHURCHILL-DAVIDSON 1967). Ein Schaden am Larynxknorpel konnte durch Änderung der Dosis vermieden werden. Die Behandlung ist sehr arbeitsaufwendig und wegen Klaustrophobie oft nicht durchführbar.

HENK et al. (1977) haben sich bei dem weiteren Ausbau verdienstvoll eingesetzt. Die lokale Leistung ließ sich erheblich steigern, doch konnten die Endergebnisse nicht verbessert werden. HENK hatte die Freundlichkeit mir mitzuteilen, daß sich das Verfahren kaum für allgemeine Anwendung eignet. Es könne aber für die Beantwortung besonderer Fragen wertvoll sein.

VI. Die Neutronentherapie

Die Strahlenbehandlung mit schnellen Neutronen erfuhr wegen schwerer Schäden im Spätverlauf, lt. Mitteilung von STONE (1948), einen Abbruch. STONE selbst teilte mir im Gespräch mit, daß er eine Wiederaufnahme der Behandlung trotzdem begrüßen würde, weil die technischen und klinischen Bedingungen damals nicht optimal gewesen seien. Britischen Radiobiologen unter Führung von FOWLER et al. (1963) verdanken wir neue klinische Untersuchungen. Beim Larynx besteht die besondere Gefahr, daß der bei niedriger LET relativ wenig sensible Knorpel durch Neutronenbestrahlung nekrotisch werden kann. Diese Komplikation wurde bereits bei höheren Dosen beobachtet. Miss CATTERALL führt am Hammersmith Hospital London seit Jahren soweit als möglich randomisierte Studien durch und kann über bemerkenswerte Ergebnisse berichten, die zum Teil hoch signifikant gesichert sind. Bei Larynxkarzinomen ist allerdings, wie zu erwarten, die Komplikationsrate erhöht, wobei nicht zu entscheiden sei, ob dies durch die fortgeschrittenen Tumorstadien oder durch die Strahlung bedingt ist. In diesem Zusammenhang sei auf die Warnung von FRANKE (1981) hingewiesen, daß man die niedrige Toleranz der Medulla berücksichtigen müsse. An der

Universität von Washington wurde das Verfahren erprobt (GRIFFIN 1978). Bei metastatischen Lymphknoten mit mehr als 3 cm Durchmesser wurde mit Neutronen allein in 75% der Fälle volle Rückbildung erzielt. Bei gemischter ^{60}Co- und Neutronentherapie stieg das Ergebnis auf 87,5%. Die RBW für Neutronen wurde mit 3 bewertet. Das Verhältnis Neutronen/Kobaltstrahlung wurde mit 4:6 angenommen, wie es sich aufgrund von Tierversuchen durch RASEY (1977) ergeben hatte. Die mittlere Beobachtungsdauer beträgt nur $14^1/_2$ Monate. Für die definitive Beurteilung muß noch zugewartet werden. Bei den 113 behandelten Patienten wurden zweimal mandibuläre Nekrosen, zwei Bestrahlungsmyelitiden und drei Knorpelnekrosen festgestellt. LARAMORE (1980) hat bei fortgeschrittenen Hypopharynx- und Larynxkarzinomen teils allein mit Neutronen teils gemischt mit ^{60}Co im gleichen Verhältnis (wie RASEY) bestrahlt. Die Hälfte der Patienten zeigte als Früheffekt eine komplette Rückbildung, doch rezidivierten alle. Nur bei einem Patienten konnte durch anschließende Chirurgie mit zahlreichen schweren Komplikationen Symptomfreiheit erzielt werden, die bis zur Veröffentlichung 42 Monate anhielt.

Die europäischen Neutronentherapiezentren haben sich zu einer Arbeitsgruppe zusammengeschlossen mit einheitlichem Protokoll. SCHERER berichtete beim Deutschen Krebskongreß 1982 über die bisherigen Ergebnisse. Bei Larynx- und Hypopharynxtumoren ließ sich hinsichtlich Tumorregression, Rezidivhäufigkeit und Überlebenszeit kein statistisch gesicherter Unterschied feststellen. Ein Urteil sei verfrüht. Aufgrund der Erfahrung von STONE (1948) muß besonders auf Schäden, die Jahre später auftreten können, geachtet werden.

VII. Besondere chirurgische Verfahren

Zusätzliche Verfahren, wie *Laser* (MILLER 1976) und *Kryochirurgie* (STRONG 1976), wurden 1974 erörtert. Sie eignen sich evtl. als palliative Maßnahmen, die Kryochirurgie zur Behandlung prämaligner Läsionen. Die Abtragung eines großen Tumors vor der Bestrahlung mit einem dieser Verfahren würde unvermeidlich zu verstärkter entzündlicher Reaktion führen und damit den Beginn der Strahlenbehandlung verzögern. Die Methode kommt, wenn überhaupt, nur ausnahmsweise in Frage (etwa bei gestielten Tumoren).

Die Anwendung von Wärme wurde bereits vor fünf Jahrzehnten durch JUUL (1929) versucht, fand aber keine anderweitige klinische Anwendung. Neuere Bestrebungen sind im Anfangsstadium und sollten bei den guten Effekten der klassischen Methoden zuerst bei anderen Tumorlokalisationen und nicht am Larynxkarzinom unter Beweis gestellt werden.

VIII. Chemotherapie

Allein und in Kombination mit Bestrahlung wurden früher Versuche mit UF angestellt. In Toronto (1974) wurde das Problem eingehend besprochen. Während die meisten Autoren (BARENDSEN 1976; BERLINO 1976; RYGARD u. HANSEN 1976) sich vorsichtig äußern, geben BERDAL et al. (1976) einen sehr optimistischen Bericht bei der Kombination mit *Bleomycin* mit bis zu 62% vollständigen Rückbildungen und bei einer maximalen Beobachtungszeit von $2^1/_2$ Jahren. Spätere Ergebnisse wurden nicht bekannt. Neuerdings berichten GLICK et al. (1980) über gute Frühergebnisse bei Kombination von Platin und Bleomycin mit Bestrahlung bei inoperablen Stadien III und IV bei Mundhöhlen und Pharynxtumoren. Unsere Chemotherapeuten sind sehr skeptisch.

Mit *Misonidazol* und ähnlich wirkenden Substanzen, die die Strahlensensibilität in der anoxischen Phase erhöhen, werden an verschiedenen Orten, so auch am Institut Curie, bei fortgeschrittenen Tumoren Versuche angestellt. Mit *Metronidazole* wurde schon von URTASUN et al. (1977) bei Glioblastomen ein radiotherapeutischer Versuch unternommen mit anfänglich gutem Erfolg. Nach einem Stillstand der Erkrankung von bis zu einem Jahr, traten aber bei allen Patienten, mit einer Ausnahme in einer Gruppe, Rezidive auf. Große Vorsicht scheint geboten zu sein, teilen doch KJAER et al. (1982) bei inoperablen Lungentumoren mit, daß bei randomisiertem Versuch die Ergebnisse im Vergleich zu Plazebo signifikant schlechter ausfielen.

IX. Immunbiologie

Eine Beziehung zwischen immunobiologischen Mechanismen und Strahlensensibilität konnten BOSWORTH et al. (1973) feststellen, indem von 30 Patienten mit Mundhöhlen-, Rachen- und Larynxtumoren bei 19 mit positiver Reaktion auf DNCB 18 eine sehr gute Tumorrückbildung zeigten, im Vergleich zu nur einem guten Ansprechen bei elf negativ reagierenden Kranken. In Toronto gab BONE (1976) einen optimistischen Überblick über die Aussichten für Larynxkarzinompatienten und SIIRALA (1976) über gute palliative Effekte bei drei von fünf Patienten mit Immunotherapie.

N. Zweittumoren und Spätrezidive

Die Frage der Zweittumoren und ihres Zusammenhanges mit dem ersten Tumor ist fast so alt wie das Krebsproblem selbst. Die Kernfrage lautet: Handelt es sich um ein Rezidiv, um eine Metastase oder um eine echte, neue bösartige Geschwulst? Schon 1860 stellte BILLROTH die Kriterien auf, um von einem zweiten, vom ersten unabhängigen Tumor zu sprechen. Er forderte sehr streng, daß diese Krebse von zwei verschiedenen Organen ausgehen müßten und jeder neue Tumor histologisch vom Muttergewebe abzuleiten sei. Nach dieser Definition dürfte ein zweiter Tumor im Larynx, der an einer anderen Stelle als der erstbehandelten auftritt, nicht als Zweittumor gelten. Die Forderungen BILLROTHS wurden mit zunehmender Erfahrung als zu streng beurteilt.

WARREN u. GATES (1932) machten für die Anerkennung multipler primärer bösartiger Tumoren folgenden Vorschlag:

1. Jeder Tumor muß klare Charakteristika einer bösartigen Geschwulst aufweisen,
2. jede maligne Läsion muß an einem anderen Ort entstehen,
3. die Möglichkeit, daß der Tumor eine Metastase ist, muß ausgeschlossen werden.

Elastischer und für die praktische Beurteilung einfacher ist die Formulierung von WALTHER (1948): Als primär multipel sind Geschwülste aufzufassen, die sich gleichzeitig oder nacheinander entwickeln, für die sich aber ein Abhängigkeitsverhältnis im Sinn von Primärtumor und Metastase nicht konstruieren läßt. Die Zweittumoren kommen sowohl syn- als auch metachron vor. Metachrone Zweittumoren sind viel häufiger. Gleichzeitiges Vorkommen von Zweittumoren ist nur aufgrund von Sektionsmaterial zuverlässig feststellbar, weil in einem erheblichen Prozentsatz (30–60%) einer der beiden Tumoren klinisch noch stumm ist. Da viele Krebse in höherem Alter häufiger werden, müssen bei Alterskrebsen Doppeltumoren syn- oder metachron öfter zu beobachten sein. Gleichzeitiges Auftreten von differenten Tumoren kommt bei älteren Patienten in 3–4%, nach einer neueren Untersuchung des Sektionsguts des Zürcher Pathologischen Instituts gar in 5% der Fälle vor (BOVET 1978) und wird vermutlich mit der fortschreitenden Überalterung zunehmen. Dies muß bei der Behandlung nicht nur von Larynxkarzinomen Anlaß sein, schon zu Beginn der Erkrankung gründlich nach einer malignen Zweitläsion zu suchen, weil trotz schlechter Prognose grundsätzlich Heilungsmöglichkeit besteht. Wird ein zweiter Tumor synchron gefunden, sind laut allgemeiner Konvention solche Fälle nicht in die Statistik aufzunehmen, doch empfiehlt sich ihre Erwähnung. Eine Ausnahme von der statistischen Ausschaltung sollte beim leicht heilbaren Hautkarzinom (mit Ausnahme des Melanoms) gemacht werden.

Der seltene Fall eines Larynxkarzinoms als Zweittumor sollte ebenfalls aus der Statistik ausscheiden.

Die Frage, mit welcher Wahrscheinlichkeit bei einem geheilten Krebskranken mit dem Auftreten eines Zweittumors zu rechnen ist, stößt auf allgemeines Interesse. Der geheilte Krebskranke soll gefährdeter sein, doch ist bekannt, daß es eine allgemeine Krebsdisposition nicht gibt. PELLER (1941) fand, daß ein geheilter Krebs sogar einen gewissen Schutz gegen das Auftreten eines zweiten Malignoms biete, doch fehlt bisher die Bestätigung dieser Annahme.

Untersuchungen von MIDER et al. (1952) und WATSON (1953) zeigten, daß eine erhöhte Zweittumorengefahr nur bei besonderen Tumorsitzen besteht, wie etwa Magendarmtrakt oder Brust. Die neue Auffassung der *Organsystemdisposition* war bei der Definition von Zweittumoren noch nicht oder zu wenig bekannt und könnte im Vorschlag von WARREN u. GATES (1932) unter ihrer Klassierung (2) eingeordnet, sollte dort aber gesondert erwähnt werden. Folgerichtig muß *zwischen Zweittumoren im Organsystem und solchen, die fern davon auftreten unterschieden* werden. Das Organsystem ist zudem zu umschreiben. Tritt ein zweiter Tumor im Organsystem auf, so bereitet die Unterscheidung zwischen Rezidiv und Zweittumor nicht selten Schwierigkeiten. Beim Larynxkarzinom hat die Erfahrung gezeigt, daß 90% der Rezidive sich im Lauf der ersten zwei Jahre manifestieren. Beim Stimmbandkarzinom ist nach FLETCHER (1973) die Frist auf drei Jahre zu verlängern. Manifestiert sich ein Zweittumor später am Ort des Primärtumors, ist die Möglichkeit eines Tumors auf der Basis der Organsystemdisposition gegeben. Wir glauben aber, daß es richtiger ist, hier von einem Spätrezidiv zu sprechen.

Die Zweittumoren, mit Einschluß der Drittumoren [BOTSTEIN (1949) beobachtete gar einen Fall von sieben sukzessiven malignen Tumoren] werden beim Larynxkarzinom in der Literatur mit verschiedener Wertung vermerkt. Meist werden sie nebenbei als Spätrezidiv, Spätkarzinom oder Doppeltumoren, öfter nicht getrennt von den noch nicht klar umschriebenen Doppeltumoren im Organsystem erwähnt. In Tabelle 19 ist eine Reihe von Zweittumoren im Organsystem zusammengestellt. Die Häufigkeit ist unterschiedlich, wohl weil die Nachkontrollen in der Regel nur bis zum 5. Jahr durchgehend vorgenommen werden. Spätere Fälle können der Beobachtung entgehen. Die Zusammenstellung gestattet aber doch, das *Organsystem* zu umschreiben. *Es umfaßt den Larynx selbst, den Meso- und Hypopharynx, die Mundhöhle mit den Lippen, die Lungen und wahrscheinlich auch den Ösophagus,* der bei Pharynxtumoren offenbar öfters betroffen wird als bei Larynxkarzinomen. Den Nasopharynx konnten wir im Schrifttum nur ein einziges Mal, im Fall von BOTSTEIN (1949), finden. Sehr wahrscheinlich handelte es sich dort um eine Metastase nach primärem Tonsillarkarzinom und mehrfacher Operation im Mesopharynx. Nach Sarkomen in Mundhöhle, Meso- und Hypopharynx haben wir ebenfalls nie ein Karzinom im Organsystem beobachtet.

FLETCHER (1973) glaubt, die vermehrte Zahl von Zweittumoren im Larynx auf gehäufte *Leukoplakien* zurückführen zu können, die bei seinen Glottiskarzinomen in etwa der Hälfte der Fälle vorkamen. In unserem Krankengut sahen wir Leukoplakien und ähnliche Präkanzerosen klinisch nur ausnahmsweise.

Bei den Meso- und Hypopharynxtumoren fiel uns schon 1938 auf, daß wir Patienten oft an Ösophaguskarzinomen verloren. Eine Überschlagsrechnung zeigte, daß diese 50- bis 100mal häufiger waren als bei einem zufälligen Geschehen. In der Folge erkannten wir

Tabelle 19. Zweittumoren im Organsystem

Autor	Jahr	Kommentar
Fendel	1962	305 Patienten, 24 Spätrezidive nach 5-Jahres-Periode, 19 nach Bestrahlung und Operation, 5 nach Operation
Wang	1963	7% Zweittumoren in den oberen Luft- und Speisewegen
Einhorn u. Jacobson	1964	Zweittumoren bei Lippen-Ca: Mund und Rachen 11%, normale Wahrscheinlichkeit ca. 2%
Jolles	1966	126 Larynx-Ca, 9 Spät-Zweittumoren, 2 supraglottisch und 2 glottisch, 1 Mundboden, 4 Bronchus
Epstein	1968	867 Pharynx-Larynx, 26 Fälle, davon 9 im Bronchus
Zuppinger	1969	165 Larynx-Ca, 3 Zweittumoren (ohne Bronchus) in 5 Jahren
Frühwald u. Eggemann	1974	1100 Larynx-Ca, 11 „Spätrezidive", 7 nach Fensterung und Ra, 3 nach Operation, ohne Bestrahlung
Leroux	1974	1000 operative Fälle, 15 × 2. PT in Hals- und Nackengebiet
Steward	1974	419 Larynx-Ca, 26 Bronchus-Ca
Pelloni	1975	gleichzeitig Bronchus- und Larynx-Ca, zweimal häufiger als normal
Inoue	1975	91 T_1-Stimmbandtumoren: 1 Mundboden, 1 Oropharynx, 1 Trachea
Brown	1978	1600 Larynx-Ca: 61 Patienten, 16 obere Luft- und Speisewege (3 Lippen-Ca), 2 Ösophagus, 18 Lunge, 17 Haut, 14 andere (8 synchron). Beobachtungszeit 3–19 Jahre (4 Patienten mit 3 Tumoren)
Marks	1979	160 supraglottische Larynx-Ca, 14 × Zweittumoren Mundhöhle/Pharynx/Larynx
Oeser	1979	731 Larynx-Ca, 32 Zweittumoren im Organsystem, davon 27 Bronchus, 3 Ösophagus, 2 Zunge
Neel	1981	182 Stimmband-Ca, 10 Lungen, 1 Ösophagus, 1 Lippe, 1 Mundboden, 1 Zunge
Zuppinger	1982	237 Larynx-Ca innerhalb 5 Jahren, 4 Mundhöhle/Pharynx/Larynx, 3 Bronchus, 3 Ösophagus, 6 anderer Sitz; bis 18 Jahre 14 Mundhöhle/Pharynx/Larynx, 6 Bronchus, 5 Ösophagus, 13 anderer Sitz

(1941; s.S. 343), daß bei diesen Tumoren gehäuft zweite Geschwülste von der Lippe bis zur Kardia auftreten, um ein Mehrfaches öfter als rein zufällig. Wir postulierten eine Präkanzerose. Bei 51 Ösophaguskarzinomen suchten wir mit von Albertini nach Leukoplakien, konnten sie aber nur zweimal finden. Beim Larynx war die Zahl der Kranken zu klein für eine Aussage. Ein einziges Mal wurde damals ein zweiter Tumor im Bronchus als Todesursache gefunden. In der Berichtsperiode 1964–1973 kamen auf 230 Larynxkarzinome 28 sekundäre Tumoren im Organsystem, davon 9 im Bronchus. Die Häufung der zweiten Bronchustumoren verläuft anscheinend parallel zum Anstieg der Zahl der Bronchuskarzinome während der letzten drei Jahrzehnte.

Naheliegend ist die *Frage, ob es sich um radiogene Karzinome handelt,* doch lassen sich damit die gehäuften Karzinome in den Bronchien, der Mundhöhle, im Mesopharynx und im Ösophagus nicht erklären. Zweittumoren im Organsystem kommen aber auch bei rein chirurgischer Behandlung von Larynxkarzinomen vor. Neel (1981) stellte bei 182 chordektomierten Fällen, die von 1962–1974 behandelt worden waren, 14mal Zweittumoren im Organsystem fest (s. Tabelle 19).

Das Risiko der Tumorinduktion durch Bestrahlung untersuchte Seydel (1975) am Material der Joint Tumor Registry of the Fox Chase Center bei 611 Tumoren der Mundhöhle und des Oropharynx, welche die 5-Jahres-Periode überlebt hatten, mit einer maximalen Beobachtungsdauer von 32 Jahren. Es fanden sich nur 8 epidermoide Karzinome und ein Fibrosarkom. Bezogen auf die ganze Beobachtungszeit fanden sich bei chirurgischer Behandlung 2%, bei bestrahlten Patienten 1,5% maligne Zweittumoren.

Auch KOGELNIK et al. (1975) sind der Ansicht, daß neue Tumoren weniger häufig nach Strahlen- als nach chirurgischer Behandlung vorkommen. Zweittumoren im Organsystem nach der 5-Jahres-Periode treten – soweit wir orientiert sind – bei beiden Behandlungsmethoden in gleicher Größenordnung auf.

GLANZ u. KLEINSASSER (1976) berichten über 25 Fälle von „radiogenen" Karzinomen. Diese Arbeit muß, vor allem wegen der Schlußfolgerung, eingehender besprochen werden. Auf ihr Bezugsmaterial von 1087 bestrahlten Larynxkarzinomen entfallen nicht 25, sondern 15 sog. Spätrezidive, weil die restlichen Fälle auswärts oder vor der Berichtsperiode primär behandelt wurden. Zweittumoren am Zungengrund und Hypopharynx wurden bei der Beurteilung ausgeschaltet, was nicht zulässig ist.

Die Verfasser betrachten die Beobachtung, daß die Hälfte der Fälle zwischen 5 und 10 Jahren und die andere Hälfte zwischen 10 und 15 Jahren auftrat, bei kleinerer Referenzzahl als Argument ihrer Auffassung. Ihnen war der in der Zwischenzeit statistisch gesicherte starke Anstieg der Larynxkarzinomhäufigkeit mit dem Alter nicht bekannt (Cancer Registry der USA). Das Argument, daß zwei Drittel der Spättumoren nach Fensterung und anschließender Radium-, Kobalt- und Chaoulscher Nachbestrahlung auftraten, ist hinfällig, weil der Vergleich mit auf andere Weise bestrahlten Fällen nicht angeführt wird. Schließlich ist das für die radiogene Ursache angeführte Argument des oberflächlichen Auftretens des Zweittumors leicht widerlegbar, weil bei der kräftigen Narbenbildung nach der angeführten Behandlung dem Tiefenwachstum eines Rezidivs Widerstand erwächst. Auch die Häufung von 10 Plattenepithelkarzinomen bei 40 unter dem Risiko des Rezidivs stehenden Patienten ist ein gewichtiges Indiz für Rezidiv, weil bei den übrigen 113 bestrahlten Patienten nur 5 Rezidive auftraten.

Die Folgerungen von GLANZ und KLEINSASSER sind für die Patienten schwerwiegend. Ältere Patienten können zwar, ihrer Ansicht nach, bestrahlt werden, weil die Wahrscheinlichkeit, ein radiogenes Karzinom zu erleben, gering ist, doch wollen sie jüngere Patienten der Operation auch bei umschriebenen Tumoren unterziehen. Unserer Auffassung nach müssen gerade die jüngeren Patienten der Bestrahlung zugeführt werden, weil die berufliche und soziale Stellung und ihre Weiterentwicklung weitgehend von der Sprache abhängen. Unbestreitbar ist der Zeitfaktor in dieser Beziehung für junge Patienten wesentlich bedeutsamer als für Kranke, die sich im Pensionsalter befinden.

Die Mitteilung von CHILLA et al. (1981; s.S. 408) leistet einen wesentlichen Beitrag zur Klärung der Rezidivätiologie. Indessen sprechen die Autoren den Verdacht aus, es könnte sich um radiogene Karzinome handeln. Bei Radium-Fensterungbehandlung von 90 Stimmbandkarzinomen beobachteten sie 4 Spätrezidive. Sie zeigen sehr überzeugend, daß diese dort auftraten, wo die Grenzen der klassischen Indikation überschritten wurden. Damit beweisen sie, daß es sich um echte Rezidive und nicht um radiogene Karzinome gehandelt hat, zumal bei 70 mit korrekter Indikation behandelten Patienten kein einziges sog. radiogenes Karzinom auftrat. HERMANN u. GAY (1978) untersuchten ihr Krankengut bei Bestrahlung von außen und fanden keine Anhaltspunkte für ein radiogenes Karzinom.

Das Krankengut des Memorial Sloan-Kettering-Instituts von 1949–1972 mit mehr als 7000 Mundhöhlen-, Pharynx- und Larynxtumoren und mehr als 1000 Ösophagustumoren wurde durch CAGAN et al. (1976) auf zweite und mehr Tumoren im ORL-System und Ösophagus untersucht, wobei neue 60 Karzinome in diesen Gebieten gefunden wurden. 30% derselben wiesen ein drittes primäres Neoplasma auf und ein Patient gar ein viertes. Zwei Drittel der Zweittumoren waren in der Mundhöhle lokalisiert. Nach Strahlentherapie traten bei neun Patienten viermal Karzinome im oberen Ösophagusdrittel nach 3, 6, 25 und 27 Jahren auf, die innerhalb des Bestrahlungsfeldes lagen.

Obwohl radiogene Tumoren nach Larynxkarzinomen aller Wahrscheinlichkeit nach nur sehr selten sind, erachten wir weitere Untersuchungen für unerläßlich.

OESER (1979) hat das Problem der Zweit- und Drittumoren eingehend besprochen. Pathogenese, Häufigkeit, Alter, Ursache und Wahrscheinlichkeitsüberlegungen sind kritisch dargestellt. In seinem Krankengut von 731 Fällen finden sich, unter Ausschluß eines Parotistumors, zwei Fälle von Pleurametastasen und 6 Hautneoplasien, 48 Zweittumoren, von denen 27 auf die Bronchien entfallen. Zwei Drittel der Bronchustumoren traten in den ersten drei Jahren auf. Eine ähnliche Häufung der Bronchustumoren fand sich auch in unserem Krankengut. Sie ist einer weiteren Prüfung wert. Die Möglichkeit, daß es sich um Aspiration von Tumormaterial handelt, muß untersucht werden. Trifft dies zu, sollte eine Häufung bei ausgedehnten Larynx-Tumoren vorliegen. In unserem Krankengut kam eine derartige Häufung nicht vor. Von den früheren Behandlungsperioden, die bis zu 30 Jahre zurückliegen, ist unseren Otolaryngologen keine Häufung nach der 10-Jahres-Periode bekannt geworden. Sie ist auch von keinem der in Tabelle 19 genannten Autoren verzeichnet worden.

Ursächlich für das Auftreten der Zweittumoren im Organsystem wird meistens Rauchen und Alkoholabusus angenommen. Ein Zusammenhang ist nicht bestreitbar, doch ist damit nicht geklärt, weswegen Zweitkarzinome im Epipharynx und Cavum nasi sehr selten sind. Uns ist auch kein Zweitkarzinom in der subglottischen Region bekannt geworden.

Zusammenfassend kann gesagt werden, daß keine Anhaltspunkte bestehen, die Zweittumoren als radiogen bedingt zu betrachten. Die Zweittumoren im Organsystem entstehen auf einer Präkanzerose, die noch weiterer Abklärung bedarf. Die Prognose ist ungünstig, weil sie meistens sehr spät entdeckt werden. Wir gehen mit GLANZ u. KLEINSASSER (1976) darin einig, daß die Patienten wegen der Möglichkeit des Zweittumors regelmäßig, auch über die 5-Jahres-Periode hinaus, mindestens jährlich untersucht werden müssen. Die Kontrolluntersuchung darf sich nicht nur auf den Larynx beschränken. Der Patient muß darauf aufmerksam gemacht werden, daß er bei eventuellen späteren Beschwerden, die länger als zwei Wochen anhalten, den Hausarzt, den Facharzt oder die Behandlungsstelle aufsucht.

O. Die Larynxkarzinome während der Schwangerschaft

Da das Larynxkarzinom mit zunehmendem Alter gehäuft auftritt und deswegen als Alterskarzinom betrachtet wird, muß festgehalten werden, daß diese Tumoren im dritten Dezennium keineswegs selten sind. Wir beobachteten einen Fall aus unserem Krankengut: Bei einer 28jährigen Frau im 4. Monat der Gravidität wurde nach zweiwöchiger Heiserkeit vom Laryngologen sofort ein Stimmbandkarzinom erkannt und histologisch sichergestellt. Es handelte sich um einen T_2N_0-Tumor mit leicht reduzierter Beweglichkeit des rechten Stimmbandes, der vom Processus vocalis bis zur vorderen Kommissur reichte, diese mitbetraf und vorn leicht auf die Subglottis überging. Das Taschenband war ebenfalls befallen. Histologisch lag ein nicht verhornendes Plattenepithelkarzinom vor. Es wurde konventionell bestrahlt (Abb. 64). Der Tumor bildete sich rasch zurück. Am 39. Bestrahlungstag lagen zarte homogene fibrinöse Schleimhautbeläge vor. Die Dosis betrug 5970 rad, entsprechend einer NSD von 1700 ret. Zwei Wochen später war die Bestrahlungsreaktion abgeklungen. Wegen des Befalls der vorderen Kommissur wurde diese Gegend etwas höher belastet. Leichte Pigmentverschiebungen und einzelne Teleangiektasien traten auf, wobei eine Empfindlichkeit der Haut für Kosmetika besteht. Der Stimmbandbefund war normal, die Beweglichkeit frei, die Stimme unbehindert. Die Geburt verlief normal. Das Kind ist jetzt 16 Jahre alt und vollkommen normal. Die Patientin gebar später ohne Komplikationen noch einmal.

In der Literatur gibt es nur wenige Mitteilungen über Larynxkarzinome während der Schwangerschaft. FERLITO u. NICOLAI (1980) berichten über einen T_3-Tumor, der ein halbes Jahr nach der Geburt bei der Mutter zur Beobachtung kam, und bei dem die Diagnose

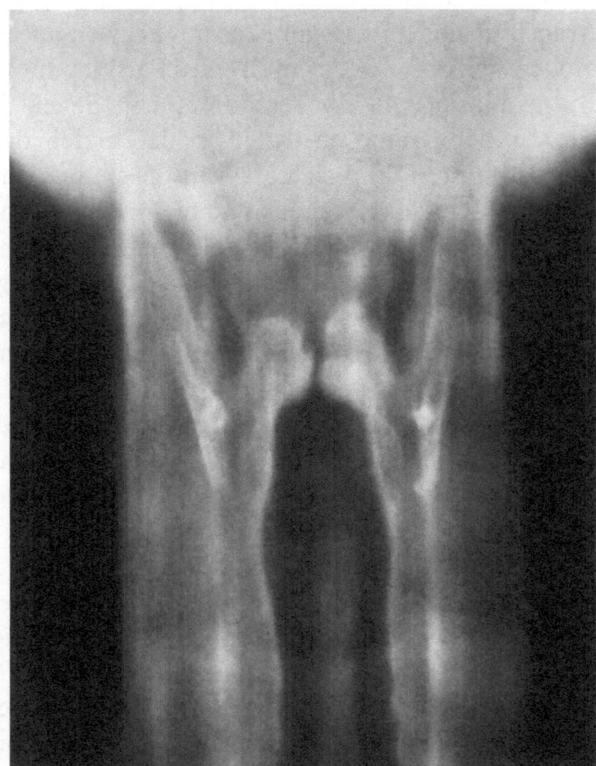
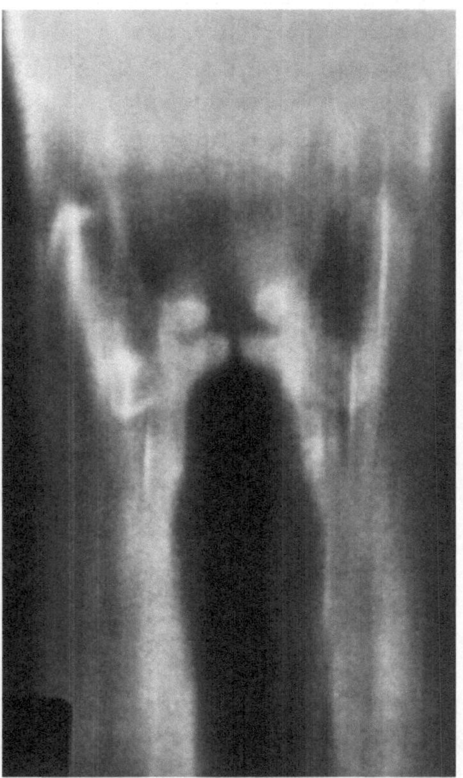

Abb. 64a, b. 28jährige Frau mit verhornendem Plattenepithelkarzinom des re. Stimmbandes mit Verschluß des Sinus Morgagni und Verdickung des falschen Stimmbandes rechts. Konus-Stimmbandwinkel abgeflacht. Beginnende Verkalkung der Aryknorpel beiderseits. Gravida mens 4. **a** Zustand vor der Behandlung (Bestrahlung mit 5970 rad in 39 Tagen (1700 ret) mit Einschluß der subglottischen Region. **b** Zustand 15 Jahre später. Stimmband schlank, normal beweglich, Sinus Morgagni beiderseits offen

während der Gravidität durch einen Spezialarzt nicht gestellt wurde, weil er an eine Laryngitis gravidarum dachte. Es wurde total laryngektomiert mit Neck-Dissection. Elf Monate später war die Patientin symptomfrei. Dieselben Autoren berichten über drei weitere Fälle aus der Literatur. Der eine (CHUMAKOW) wurde bestrahlt, war zwei Jahre nach der Behandlung symptomfrei. Der zweite Fall wurde, nachdem eine Papillomatose während der Schwangerschaft in ein Karzinom übergegangen war, laryngektomiert und nachbestrahlt. Der dritte Fall (LEHNHARDT 1956) wurde hemilaryngektomiert und war nach zehn Monaten symptomfrei. BROTHY (1973) beschreibt einen weiteren Fall. Eine 24jährige Frau wurde wegen eines Plattenepithelkarzinoms des Stimmbandes mit ^{60}Co (8300 R) bestrahlt. Anschließend wurde sie gravid. Im 4. Graviditätsmonat wurde wegen Rezidivs eine Chordektomie und anschließend eine Hemilaryngektomie vorgenommen. Acht Monate später war die Patientin tumorfrei. FERLITO u. NICOLAI (1980) betrachten die chirurgische Behandlung bei Larnyxkarzinomen, die während oder nach der Schwangerschaft auftreten, als Methode der Wahl. Sie begründen dies mit der Möglichkeit eines später auftretenden strahleninduzierten Neoplasmas. Ihnen war offenbar nicht bekannt, daß das strahleninduzierte Neoplasma, wenn überhaupt, sehr selten auftritt. Sie berücksichtigen in keiner Weise die schwere Beeinträchtigung der Lebensgewohnheiten nach totaler Laryngektomie (LE). Gerade bei Larynxkarzinomen in oder kurz nach der Schwangerschaft ist die Erhaltung des Larynx nicht nur wegen der Mutter, sondern auch wegen des Kindes ein Gebot, dem man so weit als nur möglich nachleben muß.

Unserer Auffassung nach besteht, besonders beim heutigen Stand der Strahlentherapie, kein Grund, die *primäre Strahlentherapie* abzulehnen. Im Gegenteil, sie *erscheint uns gerade beim Larynxkarzinom in der Schwangerschaft ganz besonders indiziert*. Selbstverständlich sind die Frucht und das Ovar soweit als möglich zu schützen. Die Gefahr des Genschadens bei der Mutter bei evtl. späteren Schwangerschaften ist sehr gering. Bei diesen Kindern ist die Mutationsrate leicht erhöht. Eine Überschlagsrechnung zeigt, daß die Wahrscheinlichkeit eines Genschadens bei etwa 1:50000 liegt, also weit unterhalb der normalen Frequenz erbbedingter Schäden. Bei korrekter Strahlenbehandlung ist die Gefährdung in der Gravidität nichtig. Selbstverständlich muß daran gedacht werden, daß eine erhöhte Strahlensensibilität vorliegen könnte, ein Argument mehr, daß die Reaktionen biologisch regelmäßig, besonders sorgfältig in der zweiten Hälfte der Bestrahlungsserie kontrolliert werden müssen.

P. Die Behandlung seltener Tumoren

Den Therapeuten bereitet die Indikationsstellung erhebliche Schwierigkeiten wegen der spärlichen und meist unklaren Angaben in der Literatur. 1974 wurde das Thema der seltenen Geschwülste in Toronto ausführlich besprochen.

Obwohl unsere pathologischen Anatomen zum Schluß kommen, daß der Begriff des sog. *verrukösen Karzinoms* fallengelassen werden sollte, zeigt es ein besonders typisches makroskopisches Aussehen (Abb. 65), das sich von allen anderen Malignomen des Larynx unterscheidet. Bisher wurde es unseres Wissens in Europa im Larynx noch nicht beobachtet. Die meisten Autoren (Biller u. Bergman 1976; Biller et al. 1971 u.a.) empfehlen chirurgisches Vorgehen, wobei sehr oft eine totale LE vorgenommen werden muß. Nach Bestrahlung sei mehrfach Übergang in ein anaplastisches Karzinom beobachtet worden. Rider (1976)

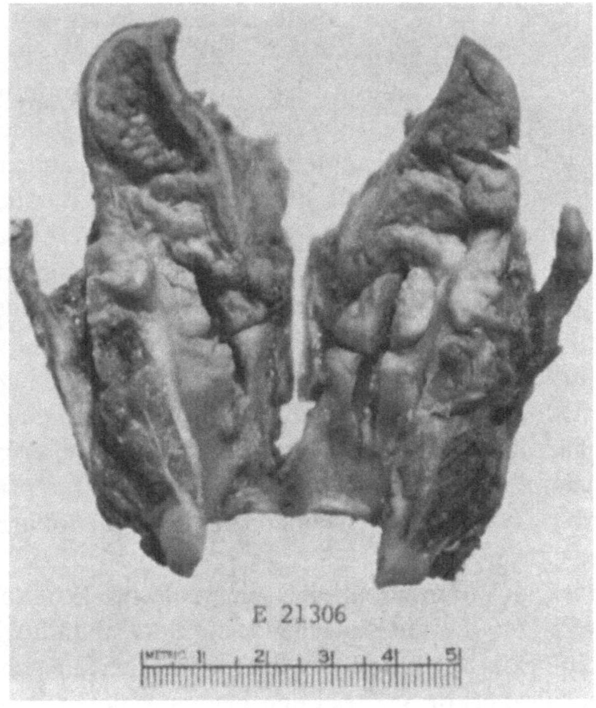

Abb. 65. Verruköses Karzinom des Larynx. (Nach H.R. Fischer, CCLC 1974, Toronto)

setzt sich für die kurative Bestrahlung ein, wie beim Plattenepithelkarzinom. Das funktionelle Ergebnis sei erheblich besser. Bei Versagern könne immer noch operiert werden.

Über das seltene *Spindelzellkarzinom* berichtet Hyams (1976) vom Armed Forces Institut of Pathology in Washington. Von 39 Fällen ist der Verlauf bei 20 bekannt. Die Hauptlokalisation war das Stimmband. Zwölf Patienten überlebten nach chirurgischer Behandlung, wobei die Mehrzahl einer LE unterzogen werden mußte. Vier von den 39 Fällen wiesen nach der AJC-Stadieneinteilung (1972) N_3-Metastasen auf und sind gestorben.

Karzino-Sarkome finden sich sehr selten. Wir beobachteten nur einen Fall im Lymphknotengebiet, der als regionäres Rezidiv nach bestrahltem Stimmbandkarzinom bei vorbestandener Struma auswärts operiert wurde. Zu uns wurde er in inkurablem Zustand zur Palliativbestrahlung überwiesen. Im Schrifttum konnten wir keinen geheilten Fall finden.

Die Bezeichnung *Transitionalzellkarzinom* ist heute nicht mehr gebräuchlich. Er wurde nur einmal von Hendrickson et al. (1975) unter 435 Fällen angeführt. Über den Ausgang ist nichts bekannt.

Das *lymphoepitheliale Karzinom* ist im Larynx sehr selten. Das Attribut der hohen Strahlensensibilität verleitet zur Unterdosierung. Bei Lokalisation in den Tonsillen und im Epipharynx machten wir schon 1944 darauf aufmerksam, daß bei vollständiger Rückbildung bis zur beginnenden Schleimhautreaktion bestrahlt werden muß, weil sonst die Rezidivwahrscheinlichkeit hoch ist.

Die *Adenokarzinome* werden mit einer Häufigkeit von rund 1% angegeben. Die Unterteilung in eigentliche Adenokarzinome, adenozystische und mukoepidermale Karzinome ist üblich. Die *adenozystischen Karzinome* treten vor allem subglottisch auf, nach Fleischer (1978) in ca. 80% aller Fälle. Die Prognose für die Adenokarzinome wird als sehr schlecht gestellt. Die Therapie erfolgt meistens primär chirurgisch mit evtl. Nachbestrahlung. Von der Majo-Klinik berichten Whicker et al. (1974) über 27 behandelte Adenokarzinome, von denen 20 starben. Sessions et al. (1976) beobachteten, neben 878 Larynxplattenepithelkarzinomen, 9 Adenokarzinome, von denen nur zwei die 5-Jahres-Periode symptomfrei überlebten. Am Institut Gustave Roussi (Eschwege et al. 1976) wurden auf 1342 Larynxkarzinome nur 5 adenozystische festgestellt, von denen einer nach Strahlenbehandlung die 5-Jahres-Periode symptomfrei überlebte. Die drei Fälle von Fleischer (1978) müssen als Versager beurteilt werden. Bataini (1974) erwähnt ein mukoepidermoides Karzinom, das – nach mündlicher Mitteilung – nach Bestrahlung länger als 5 Jahre symptomfrei lebte. Das chirurgische Vorgehen wechselt stark zwischen lokaler Exzision und totaler LE. Wir selbst haben kein Adenokarzinom des Larynx beobachtet. Aus Analogiegründen glauben wir nicht, daß die Prognose derart pessimistisch gestellt werden muß. Zwei Bauchwandmetastasen nach Operation des Primärtumors konnten mit schnellen Elektronen über eine Dauer von mehr als 5 Jahren, ohne späteres Rezidiv beherrscht werden. Bei adenozystischen Karzinomen der Parotis (Zuppinger u. Escher 1979) konnten wir durch konservative Chirurgie und Elektronenbestrahlung bei 23 Fällen 18mal über 5 Jahre lokale Symptomfreiheit erzielen. Nur 9% Patienten starben an Fernmetastasen, was im Vergleich zur radikalchirurgischen Behandlung ein sehr niedriger Wert ist. Auch bei mukoepidermoiden Karzinomen der Parotis war die kombinierte Therapie, mehrfach nach lokalem Rezidiv, erfolgreich. Nur sehr große Tumoren blieben resistent. Wahrscheinlich ist die Prognose bei primärer Strahlentherapie, vor allem bei Anwendung schneller Elektronen, bei den Adenokarzinomen des Kehlkopfes besser als bei primärer Chirurgie.

Das *maligne Melanom* des Larynx hat eine sehr schlechte Prognose. Lieblingslokalisation soll, nach Goldman et al. (1972), die Arygegend, die Stimmbandregion im vorderen Bereich und die Epiglottis sein. Lorentz (1979) berichtet über drei eigene Fälle, von denen der eine an einer Hirnmetastase erkrankte. Bei den beiden anderen Patienten war die Beobachtungszeit kurz, und der weitere Verlauf ist nicht bekannt. Lorentz bearbeitete die Literatur.

Längere Überlebenszeiten wurden nur bei über 65jährigen beobachtet. Ob die Bestrahlung überhaupt sinnvoll ist, sei fraglich. Die Hälfte der Fälle sind *amelanotische Melanome*. Wir sahen einen solchen Fall, der nach Vorbestrahlung mit 3900 rad exzidiert wurde. Der Patient erlag kurz darauf an einer für das Melanom typischen kutan/subkutan disseminierten Metastasierung.

Das extramedulläre *Plasmozytom* ist im Larynx äußerst selten. Über zwei Fälle schrieb bei uns JAEGER (1942). Ein Tumor war an der suprahyoiden Epiglottis lokalisiert und wies doppelseitige regionäre Metastasen auf. Der Patient wurde lokal und regionär symptomfrei, erlag aber einige Jahre später einer Generalisation. Der zweite Fall war subglottisch gelegen, verschwand auf Bestrahlung vollständig, doch erlag der Patient im dritten Jahr einem Ösophagusplattenepithelkarzinom. Recht typisch war bei unseren Fällen eine träge Schrumpfung, doch mit vollständiger lokaler Rückbildung bei Applikation einer Dosis wie bei Plattenepithelkarzinomen.

Sarkome werden in der Regel operiert und oft nachbestrahlt. NEEL (1982) berichtet über 31 Chondrosarkome und 2 Chondrome, die operativ behandelt wurden, mit 77% Symptomfreiheit. Ob bei den anderen Sarkomen die Nachbestrahlung mit schnellen Elektronen zu günstigen Ergebnissen führt (SCHERER u. BAMBERG 1980; ZUPPINGER et al. 1964), ist bei Larynxsarkomen noch nicht untersucht worden. Primäre Bestrahlung bei Sarkomen ist nur beim sehr seltenen *Lymphosarkom* sinnvoll. KRAJINA u. KONIC (1975) berichten über zwei Fälle bei Frauen im Ventriculus laryngis, die nach Operation und Bestrahlung fünf Jahre symptomfrei überlebten. In diesem Zusammenhang muß das *Pseudosarkom,* das meist mit einem Plattenepithelkarzinom vergesellschaftet ist, genannt werden. Es wurde zuerst von LAUE (1957) beschrieben. Das Pseudosarkom kann nach MILLER (1976) isoliert oder nach Bestrahlung eines Larynxkarzinoms auftreten. Blasse Gewebemassen sind zu sehen. Gelegentlich ist es gestielt. Nach chirurgischer Behandlung heilt es ab, doch darf das evtl. gleichzeitig vorliegende Plattenepithelkarzinom nicht übersehen werden.

Q. Schlußbetrachtungen

I. Allgemeine Beobachtungen

Die Häufigkeit der Kehlkopfkarzinome (s.S. 263) hat seit der Jahrhundertmitte um mehr als das Doppelte zugenommen, doch bestehen starke geographische Unterschiede, die bei altersstandardisierter Mortalität zwischen 1 und 10 schwanken. Da es sich um einen typischen Alterskrebs handelt, ist mit einem Zuwachs bis über die Jahrtausendwende zu rechnen. Auch der Befall der verschiedenen Larynxetagen differiert stark, selbst in Regionen einzelner Länder, wie in Finnland und Jugoslawien. Eine Erklärung läßt sich hierfür nicht finden. Frauen werden viel seltener betroffen als Männer (s.S. 263), doch variieren die Angaben zwischen 1 und 20%. In den letzten Jahrzehnten ist bei Frauen in vielen Ländern eine stärkere Zunahme festzustellen als bei Männern. Meistens wird Rauchen und Alkoholismus als wesentliche Ursache für die Zunahme angenommen. Eine größere Häufung bei Zigarettenrauchern ist nicht zu bestreiten. Eine Parallelität zu den Bronchuskarzinomen scheint zu bestehen. Genauere Untersuchungen wären hier zu begrüßen. Bei Rauchern mit Filter sinkt das Risiko beträchtlich, ebenso bei Exrauchern, doch wird der Normalzustand erst 10–15 Jahre später erreicht. Bei den supraglottischen Karzinomen ist der Alkoholabusus als ursächliches Moment mitverantwortlich. Arbeiten in staubigen Betrieben und mit chemischen Noxen, Schreiner, Asbest- und Werftarbeiter sind stärker gefährdet. Bei Leuten mit stark belastetem Sprachorgan tritt Larynxkrebs häufiger auf. Schauspieler finden sich jedoch in unserem Krankengut nicht, offenbar weil ihre Stimme geschult ist. Ob die Korrelation Rauchen/Alkohol zu Larynxkrebs so einfach ist, wie sie dargestellt wird, ist recht fraglich.

II. Anatomie und Pathologie

Entwicklung und Anatomie des Larynx sind sehr komplex und erklären die Vielfalt der Ausbreitungsmöglichkeiten der Tumoren über ihren Ursprungsort. Wichtig ist der entwicklungsgeschichtliche Unterschied des Lymphabflusses des supraglottischen und glottischen (3. und 4. Kiemenbogen) Gebiets, die spärliche glottische lymphatische Versorgung und die besonderen Verhältnisse im subglottischen Raum sowie das Fehlen einer medianen Grenze. Zahlreiche lymphatische Verbindungen laufen in allen Richtungen, so daß sich keine Gesetze, sondern nur Regeln für die weitere Propagation aufstellen lassen. Klinisch bedeutsam ist die altersbedingte Umwandlung vom respiratorischen zum Pflasterepithel.

Die *Präkanzerosen* entstehen häufig multitop. Die *Dysplasien* weisen von der Leukoplakie (s.S. 270) zur Erythroplakie, zum Carcinoma in situ (besonders bei diesem) eine zunehmende Neigung zum Übergang in ein *echtes invasives Karzinom* auf. Bei den supraglottischen Karzinomen werden die entwicklungsgeschichtlichen Grenzen weniger stark berücksichtigt als vielfach angenommen wird (s.S. 273). Die Besonderheit der Propagation bei umschriebenen Glottiskarzinomen der vorderen Kommissur und des Processus vocalis müssen bei der Behandlung berücksichtigt werden. Die Beurteilung der Strahlenempfindlichkeit ist schwierig. Die Histologie kann wichtige Hinweise vermitteln (s.S. 275).

Bei *Zweittumoren* und sog. *radiogenen Karzinomen* kann der Pathologe keine sichere Aussage machen, weil es sich im allgemeinen um gleiche Tumorarten handelt.

III. Die Strahlenphysik

Der Strahlentherapeut muß für die Bestrahlungsplanung und die Behandlung über physikalische Kenntnisse verfügen, auch um mit dem Physiker sachlich sprechen zu können. Die Planung sollte mit dem Physiker gemeinsam vorgenommen werden. Zusätzliche Informationen finden sich bei VIETEN u. WACHSMAN (1970) sowie bei WACHSMAN u. DREXLER (1976). Die *Isodosen* sollten an der eigenen Apparatur bestimmt werden. Die dargestellten Beispiele zeigen u.a., daß die oft empfohlene Behandlungsplanung mit zwei frontalen Feldern, auch unter Belastung 1:2 bei ^{60}Co, keineswegs ideal ist. Die modernen Apparaturen, die mit Computerhilfe innerhalb kurzer Zeit gestatten, die optimale Feldanordnung zu finden und der individuellen Situation anzupassen, sollten wesentlich zur Verbesserung der Behandlung beitragen.

Die Dosisbestimmung erfolgt heute mit Halbleitersonden, direkt in rad. Die Belastung des Knochenmarks mit schnellen Elektronen ist erheblich niedriger als mit Photonen.

IV. Röntgendiagnostik

Die heutige Strahlentherapie ist ohne gute röntgendiagnostische Unterlagen undenkbar. Der Strahlentherapeut muß über die Leistungsmöglichkeiten und -grenzen der diagnostischen Verfahren bestens orientiert sein, um sie im Einzelfall einzusetzen. Er muß dem Diagnostiker den klinischen Status, möglichst mit Skizze, übermitteln und die Fragestellung formulieren. Aus der Vielfalt der Möglichkeiten wird der Diagnostiker die geeignetsten Verfahren wählen. Von einer diagnostischen Polypragmasie sei gewarnt! Ratsam ist der Dialog, im Zweifelsfall jedoch unbedingt erforderlich.

Die gewöhnliche *seitliche Aufnahme* ist – trotz ihrer relativ beschränkten Aussagekraft – unerläßlich, allein schon, weil sie mit der Aufnahme in Bestrahlungsposition verglichen werden muß. Mit Vorteil werden Informationen der übrigen röntgenologischen und klinischen Daten in das Seitenbild eingezeichnet.

Auch die *Tomographie* darf, selbst bei kleinen, mit dem Spiegel anscheinend gut überblickbaren Läsionen, nicht unterlassen werden. Die Tomographie im *Valsalvaversuch* erlaubt bei subglottischen Tumoren die Unterscheidung zwischen Ödem und Tumorinfiltration. Die *Laryngographie* ist in einzelnen Zentren zur Routineuntersuchung geworden. Sie ist für den Patienten belastend. Wir setzten sie nur zur Beantwortung besonderer Fragen ein. Die Laryngographie kann bei der Wahl des operativen Vorgehens entscheidend sein. Sie ist besonders leistungsfähig zur Abklärung des *Sinus Morgagni* und beim Frühsymptom des selten von dort ausgehenden Tumors, der *Dysphonie* (Cachin et al. 1979), unerläßlich.

Die *Hypopharynxpassage* ist obligat bei Tumoren des Larynxeingangs, bei ausgedehnten Geschwülsten zur Differenzierung zwischen Hypopharynx- und Larynxtumoren, bei kleineren zur Stadieneinteilung.

Die *Computeruntersuchung* gibt zusätzliche Informationen über die Ausdehnung, läßt aber mit der bisherigen Technik noch nicht zwischen entzündlicher und neoplastischer Natur der Raumforderung unterscheiden. Leider ist die sehr wichtige Frage der *Knorpelinfiltration* mit den heutigen Methoden nur unbefriedigend beantwortbar.

Das Vorgehen bei den einzelnen Tumorlokalisationen und ihre Aussagekraft wird gesondert besprochen (s.S. 303–328).

V. Tumorstatistik und Berichterstattung

Statistik ist für eine gute Behandlung und den Fortschritt unerläßlich (s.S. 328). Die bisherige Vergleichbarkeit der Behandlungsergebnisse ist vor allem wegen dreier Fragenkomplexe (s.S. 329) oft mangelhaft.

1. Die Grenzen des Larynx sind am oberen Ende, besonders im Epiglottisgebiet sowie an der medialen Sinus piriformis-Wand und in der Postkrikoidregion, unterschiedlich festgelegt. Der Raum der Glottis sollte, wegen der subglottischen Ausdehnung der Stimmbandtumoren und wegen der genaueren Umschreibung der subglottischen Karzinome, neu definiert werden. Wir empfehlen, die Begriffe „transglottisch“ und „3-Etagen-Tumoren“ exakt festzulegen.
2. Kategorie- und Stadieneinteilung differieren wesentlich in den Vorschlägen der AJC und UICC. Eine Vereinheitlichung würde allerseits begrüßt.
3. Die Begriffe „absolut“, „relativ“, „crude“, „net“, „determinate“, „cumulative“, „corrected“ werden unterschiedlich und öfters irreführend gehandhabt.

Um die Vergleichbarkeit zu verbessern und den Faktor der Auswahl des Krankenguts übersichtlicher zu machen, empfehlen wir, die Erfolgsziffern des *gesamten* Krankenguts einer Klinik oder einer Region mitzuteilen. Für die Beurteilung der Leistungsfähigkeit besonderer Methoden ist das Auswahlprinzip und die Altersgruppierung zu berücksichtigen.

Bei den Behandlungsergebnissen von Larynxkarzinomen soll zusätzlich die Zahl der totalen Laryngektomien (LE) angegeben werden, um die funktionelle Leistung besser beurteilen zu können.

VI. Die Entwicklung der Strahlentherapie der Larynxkarzinome

1. Entwicklung bis 1974

Erstaunlich ist, daß die schon 1922 mitgeteilten Methoden der grundsätzlich möglichen *Kurabilität der Larynxkrebse durch Bestrahlung* erst ein Jahrzehnt später auf breiter Basis zur Anwendung gelangten. Ein Grund liegt sicherlich in der Angst vor schweren Strahlenschäden (s.S. 340) und der dadurch ausgelösten allgemeinen Ansicht der Inkurabilität der Larynxkarzinome durch Strahlen. Der Weg bis zum heutigen Stand mußte mühsam erkämpft werden und sei hier stichwortartig wiedergegeben, nicht aus historischen Gründen, sondern weil die Kenntnis guter wie schlechter Erfahrungen für die Weiterentwicklung Bedeutung hat.

Früherfahrungen S. 339
Vergleichsbasis und Notwendigkeit der Klassifikation und Stadieneinteilung S. 340
Bewertung der Folgen der totalen LE S. 341
Erste Ergebnisse S. 341
Bedeutung der Infektion S. 341
Probleme der regionären Metastasierung S. 342
Knorpelfensterung S. 342–343
Individuelle Schwankungen der Empfindlichkeit S. 342
Beweisführung der Heilungsmöglichkeiten durch Bestrahlung an chirurgisch inkurablen Kranken S. 341
Verlängerung der Bestrahlungsdauer mit herabgesetzten Einzeldosen S. 343
Nachweis des Fehlens von Spätschäden S. 343
Vermehrte Zweittumoren S. 343
Grenzen der Strahlentherapie S. 343
Einschränkung des Bestrahlungsvolumens S. 343–344
Tendenz der Verlängerung der Behandlung auf 4–6 und mehr Wochen S. 343
Warnung vor Erhöhung der Einzeldosen bei Abschluß der Behandlung S. 343
Statistische Irreführung wegen fehlender Berücksichtigung der Auswahl des Krankenguts S. 344
Primär kurative Bestrahlung und Chirurgie bei Strahlenversagern S. 344
Versuche optimaler zeitlicher Verteilung der Bestrahlung S. 345
Hochvolttherapie S. 346
Erste randomisierte Versuche bei 5- und 3mal wöchentlicher Bestrahlung S. 345–346
Kurativer Versuch ohne fibrinöse Schleimhautreaktion S. 346
Übergang zu hochenergetischer Strahlung S. 346
Dosis-Effektbeziehung (STRANDQUIST, ELLIS) S. 347
Grenzen der Leistungsfähigkeit der Strahlentherapie und Operation S. 347–348
Bedeutung des regionären Gebiets S. 348
Fortschritte der Chirurgie und ihre Grenzen S. 349
Vorbestrahlung S. 350
Operation und Nachbestrahlung S. 350
Besondere Situationen S. 350–351

2. Stand des Wissens 1974/1975

Unterschiedliche Bewertung und Behandlung prämaligner Läsionen S. 351
Trend zur kombinierten Therapie bei ausgedehnten Tumoren als Vorbestrahlung S. 352 und Nachbestrahlung S. 352
Neuere diagnostische Verfahren S. 351 und 353

3. Arbeiten nach 1974/1975

Wir glauben nicht, einem unbegründeten Optimismus zu huldigen, wenn wir weitere Verbesserungen der Heilungsergebnisse und Reduktion von Laryngektomien bei gleicher Tumorbeherrschungsquote für wahrscheinlich halten.

VII. Das eigene Krankengut (Zusammenfassung)

Unser Krankengut umfaßt sämtliche Patienten, die der Otolaryngologischen Klinik und dem Zentralen Strahleninstitut der Universität Bern überwiesen wurden. Bestrahlt wurde nach der *biophysikalischen Methode* (S. 365–366). In der ersten Berichtsperiode 1947–1963 wurde noch häufig primär operiert. In der zweiten 1964–1973 beschränkte man sich bei primärer Operation vornehmlich auf akute Fälle mit Atemnot. In der zweiten Periode wurde zudem ein Versuch mit Vorbestrahlung bei Patienten unternommen, deren Geschwulst durch konservative Chirurgie operabel erschien. Der Vergleich beider Berichtsperioden zeigt deutliche Fortschritte, die bei alleiniger Bestrahlung sowohl bei glottischen wie supraglottischen

Tumoren statistisch gesichert sind. Auch die Zahl der totalen LE konnte von 29% auf 17% gesenkt werden.

Bei den *Glottistumoren* sind die Ergebnisse bei *primär-kurativer* Bestrahlung (s.S. 369) mit nur 3% Bestrahlungsversagern bei T_1- und 11% bei T_2-Tumoren im Vergleich zu den Ergebnissen der Literatur mit Dosisbestimmung bei Behandlungsbeginn sehr gut. Die Infiltration der *vorderen Kommissur* ist durch Bestrahlung gut beherrschbar, wie schon OLOFSSON (1972) mitgeteilt hatte. *Supra- oder subglottische Ausdehnung* (s.S. 372) weist nur eine kleine Rezidivrate auf, T_2-Drei-Etagen-Tumoren (Tabelle 9) eine etwas höhere von 23%. Auch hier halten wir primäre Bestrahlung mit Rezidiv-Operation bei Versagern als aussichtsreichstes Vorgehen, mußte doch von 26 Patienten nur ein einziger laryngektomiert werden.

Bei *supraglottischen Geschwülsten* sind die Bestrahlungsergebnisse bei T_1- und T_2-Tumoren sehr gut. Der Versuch der Vorbestrahlung mit mittleren Dosen führte, in Übereinstimmung mit den Ergebnissen im Schrifttum, zu keiner Erhöhung der Zahl der Heilungsquote bei konservativen Eingriffen. Wahrscheinlich haben die Fälle, die sich für die konservative chirurgische Therapie eignen, ebenso gute Aussicht, durch Bestrahlung symptomfrei zu werden, mit der zusätzlichen Chance, bei Versagen durch LE geheilt zu werden.

Bei *subglottischen Tumoren* sind die Ergebnisse, bei Berücksichtigung der Metastasierungstendenz, sehr gut. LE ist nur im Rezidivfall notwendig.

Über die Beeinflußbarkeit der T_3-Tumoren können wir keine Aussage machen, weil wir nur eine Auswahl nicht operabler Fälle primär bestrahlt haben. Wir können aber die grundsätzliche Möglichkeit der radiologischen Heilungsaussicht bestätigen. Gelegentlich kann sich die Beweglichkeit normalisieren.

Unsere Erfahrung mit *primärer Operation und Nachbestrahlung* ist ungünstig. Vor allem erschreckte uns die hohe Zahl von Fernmetastasen.

Vorbestrahlung mit mittleren Dosen (s.S. 382) ist auch nach unserer Erfahrung aller Wahrscheinlichkeit nach nicht aussichtsreich.

Bei einem *Pendelbestrahlungsversuch* (s.S. 387) mit schnellen Elektronen bei 7 Patienten, von denen 6 als prognostisch infaust beurteilt wurden, sind alle biologisch überdosiert, so daß sich Perichondritiden einstellten. Vier Patienten leben symptomfrei, doch nur einer mit LE.

Die *regionäre Metastasierung* ist auch nach unserer Erfahrung (s.S. 383), in Übereinstimmung mit den Vorschlägen des Instituts Curie, am besten durch prophylaktische oder kurative Bestrahlung mit Operation bei Rezidiv oder Resttumor beherrschbar.

Die *Analyse der Ursache von Rezidiven* zeigt, daß drei Viertel der Versager auf vermeidbare Fehler zurückzuführen sind (s.S. 385). Häufig liegt eine geometrische Ursache vor. Fast die Hälfte der Mißerfolge basiert auf biologischer Unterdosierung. Strahlenresistente Tumoren wurden bei primär-kurativer Bestrahlung nur in 2% aller behandelten Fälle festgestellt.

Die *Komplikationsrate* ist bei biophysikalischer Methodik niedrig. Perichondritiden wurden, mit Einschluß leichter Fälle, in 5% beobachtet. Sechs Fälle heilten nach konservativer Therapie ab, einmal wurde entknorpelt, einmal ein Sequester entfernt (Abb. 55). Nur bei einem unter Pendelbestrahlung erwähnten Patienten war eine LE notwendig. Vier Patienten mußten tracheotomiert werden, zwei sind dekanüliert, zwei sind Kanülenträger und sprechen gut. Lupus erythematodes-Patienten scheinen stark ödemgefährdet zu sein.

Zwischen applizierter Dosis, resp. ret-Zahl und Symptomfreiheit sowie Komplikationsrate konnte keine Beziehung aufgestellt werden.

Die Beurteilung der *interkurrenten Todesfälle* zeigt, daß der kardialen Situation der Patienten und den übrigen arteriosklerotischen Äußerungen besondere Beachtung zu schenken ist.

Die Zahl der Zweittumoren im Organsystem beeinflußt das Behandlungsergebnis in erheblichem Maß.

VIII. Chirurgie und Strahlentherapie

Die verschiedenen Möglichkeiten der Kombination von Chirurgie und Strahlentherapie sind schon mehrfach besprochen worden. Ob bei der Behandlung der Larynxtumoren die Chirurgie oder die Strahlentherapie eingesetzt werden soll, hängt wesentlich von der Bewertung der Funktionserhaltung ab und besonders davon, welche Bedeutung der LE grundsätzlich und im Individualfall beigemessen wird.

Bei T_1- und T_2-Tumoren haben beide Disziplinen gute Effekte zu verzeichnen. Die Erfahrung lehrt indessen, daß eine gute Strahlentherapie (mit Einschluß der Rezidivoperation) eine ebenso gute Heilungsziffer erzielen kann wie die beste Chirurgie, jedoch mit dem Vorteil besserer funktioneller Leistung. Die Strahlentherapie ist kein einfaches Vorgehen und kann, neben Rezidiven, zu Komplikationen führen, die prohibitiv (BATAINI 1982) sein können. Ein Alternativverfahren (HARWOOD et al. 1979), bei T_1- und T_2-Tumoren die normalen Strukturen nicht bis an die Toleranz der Gewebe zu belasten in der Hoffnung, bei Rezidiven oder Tumorresten vermehrt konservativ operieren zu können, ist grundsätzlich nicht zu beanstanden, muß aber darauf geprüft werden, ob bei gleicher Heilungsquote nicht die Zahl der LE ansteigt.

Umgekehrt argumentieren STEWART et al. (1975). Mit ihrer kurzfristig hochdosierten Bestrahlungsweise (s.S. 354) nehmen sie eine hohe Komplikationsrate in Kauf, weil diese – im Gegensatz zu Rezidiven – entweder durch konservative Maßnahmen oder durch totale LE praktisch wieder beherrscht werden können.

Die Methode der primär kurativen Bestrahlung auch bei T_3- und T_4-Tumoren – mit Ausnahme der radioinkurablen Situationen – hat den Vorteil, daß bei etwa 30% dieser Kranken der Kehlkopf erhalten werden kann.

Jahrzehntelange Erfahrung hat gezeigt, daß bei Resttumor oder Rezidiv nach kurativer Bestrahlung, bei dann operabler Situation, eine Heilungsaussicht von rund 50% besteht.

Unbestritten ist, daß die Komplikationsrate nach kurativer Bestrahlung erhöht ist, ohne daß die Mortalität im allgemeinen deutlich ansteigt. Nach CACHIN et al. (1979) und BATAINI (1983) liegt sie aber, selbst bei Berücksichtigung neuerer Erfahrungen, bei 10%. Der Klinikaufenthalt wird meistens verlängert. Die neueren chirurgischen Verfahren (s.S. 355) und die Berücksichtigung des Prinzips der Entfernung des Wundsekrets (s.S. 363) berechtigen zur Hoffnung auf Reduktion dieser Gefahr.

Andere Wege zur Beherrschung ausgedehnter Tumoren ergeben sich in der *Vorbestrahlung* mit kleinen (s.S. 352) oder hohen Dosen (s.S. 358).

Der Einfluß der wahrscheinlichen und nachweisbaren *regionären* Ausdehnung auf die Indikationsstellung wird noch heute unterschiedlich beurteilt. Die Aussichten der prophylaktischen und kurativen Bestrahlung mit anschließendem, meist konservativem Vorgehen bei Lymphknotenresten sind gut.

Der Wert der prophylaktischen und kurativen Bestrahlung im regionären Gebiet erfährt zunehmende Anerkennung. Wir betrachten die prophylaktische Lymphknotenausräumung grundsätzlich als nicht mehr berechtigt. Nach kurativer Bestrahlung von regionären Metastasen ist bei Lymphknotenrest eine konservative Lymphknotenausräumung möglich.

Der Praktiker bedauert, daß der objektive Nachweis tumorbefallener Lymphknoten auch mit den neuesten Techniken der Röntgendiagnostik erst bei einem Metastasendurchmesser von 10–15 mm möglich ist. Auch die Feinnadelpunktion weist eine zu große Fehlerquote auf. Für das praktische Vorgehen ist die Wahrscheinlichkeit des Befalls des regionären Gebiets der vorliegenden Primärläsion sowohl bei chirurgischem als auch bei radiotherapeutischem Vorgehen maßgebend. Trotzdem erachten wir den Versuch der objektiven Darstellung des Lymphknotenbefalls als wertvoll. Sie erleichtert sowohl dem Arzt, als auch dem Patienten den Behandlungsentschluß.

Der Erfolg einer guten Behandlung ist, worauf MACLEAN (1982) mit Recht hinweist, von der guten Ausbildung und dem Einsatz der ärztlichen Mitarbeiter sowie von den Radiotherapieassistentinnen und -assistenten abhängig.

IX. Strahlenversager

Die Bemühungen, die Ursache von Strahlenversagern zu ergründen, sind unzählig. Geometrische Fehler, mit Einschluß mangelnder Berücksichtigung der Tumorausdehnung, sind vor allem für Strahlenversager verantwortlich. Der sigmoidale Verlauf wurde als Erklärung einer bestimmten, bei kleinen Tumoren bei 10% liegenden Rezidivquote angegeben, die sich kaum verringern läßt. Wir lehnen diese schicksalbedingte Rezidivquote ab. Die Dosis/Effektkurve kann auch derart verlaufen, daß die Rezidivquote tiefer liegt. Eine verwertbare Beziehung zur rad- oder ret-Dosis konnte vielfach nicht gefunden werden. WOLLINS u. KAGAN (1981) haben die Resultate von 8 bekannten Zentren kritisch zusammengestellt und ebenfalls keine Beziehung zwischen rad- resp. ret-Zahl und Tumorheilung gefunden. Sie kommen zum Schluß, daß Biologie und klinische Pflege, eher als physikalische Dosis, wichtige Parameter für das Behandlungsergebnis sind. Ihre Aussagen werden bestätigt durch die jahrzehntelangen Erfahrungen am Institut Curie und durch uns. LIVERAGE (1981) glaubt, daß sich eine Dosis/Zeiteffektkurve finden lassen sollte, um welche die Ausschläge in geringerem Maß pendeln als bei den bisherigen Methoden. Unsere Erfahrungen zeigen, daß die *Rezidivquote* von 10–15% bei T_1-Tumoren und erheblich höher bei T_2-Stimmbandkarzinomen herabgesetzt werden kann. Die ungenügende Bewertung der Reaktion der normalen Gewebe und des Tumors auf Bestrahlung ist unseres Erachtens die wesentliche Ursache für die fehlende Beherrschung der Geschwulst und für eine erhöhte Komplikationsrate.

X. Spätveränderungen und Komplikationen

Wegen der zur Erzielung besserer Heilungsquoten notwendigen hohen Dosen sind gewisse Spätveränderungen nicht zu vermeiden. Die meisten sind harmlos (s.S. 401). Patienten mit *chronischer Laryngitis* und *Hyperkeratose* sind gefährdeter, ein *Zweitkarzinom* zu entwickeln, als solche mit normalem Schleimhautaussehen. *Perichondritiden* sind bei ausgedehnten Tumoren häufiger als bei umschriebenen. Sie sind sehr schwer von Rezidiven zu unterscheiden, die vielfach von Perichondritiden begleitet werden (s.S. 386). Selbst das Verschwinden nach antibiotischer Therapie schließt ein Rezidiv nicht sicher aus. Diese Patienten müssen öfter kontrolliert werden. Häufige Biopsien werden empfohlen. Negativer histologischer Befund schließt das Rezidiv nicht aus. Beide Formen der Perichondritis können zu *Knorpelnekrose* führen. Bei anhaltender Perichondritis muß zwischen Laryngektomie oder Knorpelentfernung entschieden werden. Mehrfach wird großzügige Indikation zu LE empfohlen. Wir glauben, daß die Einstellung des Patienten auf eine evtl. LE als Argument mitbewertet werden sollte. Perichondritiden nach vielen Jahren sind selten. Sie sind auf Rezidiv hochverdächtig.

Eine sehr unangenehme Komplikation ist die *subkutane Fibrose,* vornehmlich nach Kobalttherapie. *Pharynxstenosen* sind gelegentlich nach Operation und Bestrahlung zu beobachten, besonders wenn größere Pharynxbezirke mitreseziert werden mußten. *Strahlenmyelitis* sollte bei Larynxkarzinomen bei guter Planung nur sehr selten vorkommen. *Schilddrüsenhypofunktionen* können mit den heutigen Untersuchungsmethoden öfter nachgewiesen werden, als früher angenommen wurde. Die Wahrscheinlichkeit dieser Störung ist bei Operation und Resektion der einen Schilddrüsenhälfte häufiger als bei alleiniger Bestrahlung. Die Störung ist leicht kompensierbar.

Komplikationen nach konservativer Chirurgie sind häufig. Die Dauerergebnisse sind nur bei umschriebenen Geschwülsten gut, bei denen auch die primäre Strahlentherapie gute bis sehr gute Heilungsaussichten hat.

Die Laryngektomie ist leider öfters unvermeidbar, um das Leben zu erhalten. Vielfach treten schwere Störungen der Lebensqualitäten auf (s.S. 362). Bei der Auswertung einer weltweiten Umfrage kommt SAVARY (1976) zum Schluß, daß die soziale Stellung – es soll wohl heißen *vieler* – Laryngektomierten beklagenswert sei. Jede Larynxtumortherapie, die bei ähnlicher Heilungsaussicht den Prozentsatz von LE tief zu halten erlaubt, ist zu fördern.

XI. Besondere Bestrahlungsmethoden und zusätzliche Maßnahmen

Der Gedanke, bei umschriebenen Tumoren die Bestrahlung des ganzen Larynx zu vermeiden, ist gut und grundsätzlich nicht anfechtbar. Die *Knorpelfensterung* führt bei Berücksichtigung einer strengen Indikationsstellung zu guten Ergebnissen. Die Innehaltung der neuen Strahlenschutzvorschriften erschwert diese Behandlung wesentlich. Es ist fraglich, ob bei den heutigen Ergebnissen bei Bestrahlung von außen und der sehr geringen Schädigungsquote eine Wiederaufnahme der Knorpelfensterung empfohlen werden kann.

Die *Splitmethode* ist ein gutes Alternativverfahren zur typischen Bestrahlung von außen. Die Berechnung des Zusatzes kann auf einige wenige Bestimmungen und Erfahrungen zurückgreifen.

Uns erscheint es durchaus möglich, daß bei fortgeschrittenen Tumoren die *Bewegungsbestrahlung* (s.S. 387) bessere Resultate zeitigen kann.

Die *Sauerstoffüberdruckbehandlung* ist sehr arbeitsintensiv und kommt nach HENK (persönliche Mitteilung, 1982) wohl nur bei besonderen Situationen in Frage.

Die *Neutronentherapie* befindet sich im Versuchsstadium und hat bei Larynxtumoren bisher zu keiner Behandlungsverbesserung geführt (s.S. 409).

Laser bei prämalignen Läsionen (STRONG 1976) und *Kryochirurgie* bei palliativen Maßnahmen werden nur in einem engen Bereich eingesetzt.

Die *Chemotherapie* ist bisher kurativ nicht angewandt worden und auch palliativ wenig aussichtsreich. Die neuen Versuche mit Medikamenten, die in der Anoxibiose relativ stärker wirken, erfordern große Vorsicht.

XII. Zweittumoren und Spätrezidive

Zweittumoren treten im Organsystem, das noch genauer zu umschreiben ist (s.S. 411), gehäuft auf. Bei chirurgischer Behandlung sind sie ebenso häufig wie bei Strahlentherapie. Die Auffassung, daß es sich um *radiogene Karzinome* handle, läßt sich widerlegen. Die Folgerung, jüngere Tumorkranke seien vermehrt chirurgisch zu behandeln, muß strikt abgelehnt werden.

Das Problem der Zweittumoren i.O. ist dringend weiter zu untersuchen. *Spätrezidive* sind von Zweittumoren oft nicht zu unterscheiden. Meistens werden sie zu spät erkannt. Jährliche Nachkontrollen, auch über die 5-Jahres-Periode hinaus, sind notwendig.

XIII. Larynxkarzinome während der Schwangerschaft

Diese sind selten. Sie dürfen initial nicht mit einer *Laryngitis gravidarum* verwechselt werden. Die primäre Strahlentherapie ist auch aus sozialen Gründen streng indiziert.

XIV. Behandlung seltener Tumoren

Die seltenen Tumoren umfassen eine ganze Palette möglicher maligner Geschwülste. Sie können nur histologisch diagnostiziert werden. Am häufigsten kommen *Adenokarzinome* vor. Bisher wurde mehrheitlich operiert, in der Regel laryngektomiert. Die Heilungsquote war sehr niedrig. Das sog. *„hochsensible" lymphoepitheliale Karzinom* hat gute Heilungsaussichten, wenn bei vollständiger Schrumpfung bis zur beginnenden Schleimhautreaktion bestrahlt wird. Beim Adenokarzinom empfehlen wir aus Analogiegründen einen Versuch mit schnellen Elektronen. Das sehr seltene *extramedulläre Plasmozytom* hat eine sehr träge Schrumpfungstendenz. *Sarkome* sind, mit Ausnahme des seltenen Lymphosarkoms, der Chirurgie zuzuführen.

XV. Schlußfolgerungen und Probleme

Zahlreiche Fragen des Komplexes *Larynxkarzinom* warten auf Beantwortung. Wir haben uns nicht gescheut, auch abweichende Auffassungen zu Wort kommen zu lassen. Die wichtigste Entscheidung, die der Strahlentherapeut treffen muß, sehen wir bei *primär-kurativer Bestrahlung* in der Alternative, ob er eine vorher bestimmte rad- resp. Gy-Dosis in vorgeschriebener Zeit – unter leichter Variation in Abhängigkeit von der Tumorgröße – verabreichen oder ob er die Biologie aufgrund der Reaktion des Tumors und der normalen Gewebe als maßgeblich für die Dosierung (bei physikalischer Dosiskontrolle) betrachten soll. Das erste Vorgehen ist einfach. Der Therapeut kann sich auf viele Veröffentlichungen anerkannter Radiotherapeuten berufen. Der zweite Weg, den wir den *biophysikalischen* nannten, erfordert einen größeren Einsatz des behandelnden Arztes und ist dadurch belastet, daß exakte Prämissen fehlen. Vielfach habe ich im Gespräch Radiobiologen aufgefordert, Methoden auszuarbeiten, die dem Therapeuten zumindest erleichtern, die individuelle Sensibilität der normalen Strukturen und des Tumors besser und früher zu erfassen, als es die einfache Inspektion erlaubt. Mit gutem Recht kann argumentiert werden, daß eine Vernachlässigung der *biologischen Reaktionen,* die mit dem Prädikat mangelnder Exaktheit behaftet sind, einer logischen Unterlassung gleichkommt. Ist man bereit, den zweiten Weg zu beschreiten, bleibt im Zweifelsfall die Möglichkeit, den ersten Weg zu wählen. Der zweite Weg, der ursprünglich der erste war, gestattet mit erheblicher Wahrscheinlichkeit eine Steigerung der Heilungsquote, eine Herabsetzung der Komplikationsrate und der Zahl der Laryngektomien.

Zahlreiche weitere Möglichkeiten, wie Vorbestrahlung, Nachbestrahlung bei fortgeschritteneren Fällen und ihre Variationen, stehen zur Verfügung. Wir haben versucht, sie kritisch darzustellen.

Zusammenarbeit mit dem Laryngologen ist unbedingtes Erfordernis. Allzu starke Individualisierung ist nicht ratsam. Gelegentliche Mißerfolge sind kritisch auf ihre Ursache zu untersuchen.

Die *Erfassung der Frühfälle* ist beim Larynxkarzinom besonders wichtig, weil die Resultate und meistens auch die Funktionserhaltung besser sind als bei den meisten anderen Krebslokalisationen. Diese Tatsache sollte in der allgemeinen Krebsbekämpfung stärker berücksichtigt werden, auch mit dem Ziel, den Patienten die Krebsangst zu nehmen oder zu mildern.

Neben allgemeinen und speziellen Prinzipien baut die Strahlentherapie, nicht nur beim Larynxkarzinom, auf persönlichen Erfahrungen auf. Konzentration der Behandlung auf größere Zentren kann ohne Zweifel die Erfolgsquote erhöhen. Der Zusammenschluß der Zentren bei der Beantwortung einschlägiger Fragen hat sich bereits bewährt. Die Probleme konnten schneller gelöst werden.

Die Strahlentherapie ist keine vornehmlich technisch-physikalische Angelegenheit, sondern erfordert beste allgemeinmedizinische Kenntnisse. Ohne Zweifel ist der persönliche ärztliche Einsatz bei der Behandlung des Einzelfalls vielfach entscheidend.

Literatur

Anmerkung: Die als Standort oft vorkommende Abkürzung *CCLC* bedeutet: *C*entennial *C*onference on *L*aryngeal *C*ancer, Toronto 1974, Appleton-Century-Crofts, New York, 1976

Arbeiten mit zahlreichen Literaturangaben:

Alajmo E, Fini-Storchi O, Rucci L, Agatini V (1982) Cancer larynge No: comparaison entre les resultats obtenus sur les aires ganglionaires avec abstentions, radiations ou chirurgie 1950–1977. Rev Laryngol Otol Rhinol (Bord) 103:49–52

Cantril JT (1959) Radiation therapy in cancer of the larynx. Am J Roentgenol 81:456–474

Morrison R (1971) Radiation therapy in diseases of the larynx. Br J Radiol 44:489–504

Oeser H (1954) Strahlenbehandlung der Geschwülste. Strahlentherapie [Sonderb] 31:93–118

Schwab W, Zum Winkel K (1975) Möglichkeiten der Strahlentherapie in der Hals-, Nasen-, Ohrenheilkunde. Thieme, Stuttgart

Taskinen PJ (1969) Radiotherapy and TNM classification of cancer of the larynx. Acta Radiol [Suppl] 287:

Vermund H (1970) Role of radiotherapy in cancer of the larynx as related to the TNM system of staging. A review. Cancer 25:485–504

Ackermann L v, Regato JA Del (1977) Cancer, 5. Aufl. Mosby, St Louis

Ahlbom HE (1941) Die Resultate der Strahlenbehandlung von endolaryngealen Karzinomen am Radiumhemmet Stockholm. Acta Radiol 22:539–546

AJC (1977) (American Joint Committee for Cancer Staging and End Results Reporting). Clinical staging system for cancer of the larynx, Chicago 1962 and 1972. Manual of staging of cancer, Chicago

Alberti PW, Bryce DP (1976) Centennial conference on laryngeal cancer. Appleton-Century-Crofts, New York

Albertini A v, Roulet FC (1974) Histologische Geschwulstdiagnostik, 2. Aufl. Thieme, Stuttgart

Alonso JM (1952) Conservation of function in surgery of cancer of larynx. Trans Am Acad Ophthalmol Otolaryngol 56:722–730

Arbuckle MF (1947) Treatment of inoperable cancer of the larynx with X-ray after preliminary surgical removal of the thyroid. South Med J 40:462–467

Archer CR, Yeager VL (1979) Evaluation of laryngeal cartilages by computed tomography. J Comput Assist Tomogr 3:604

Archer CR, Yeager VL, Friedman WH, Katsantonis GP (1978a) Computed tomography of the larynx. J Comput Assist Tomogr 2:404

Archer CR, Friedman WH, Yeager VL, Katsantonis GP (1978b) Evaluation of laryngeal cancer by computed tomography. J Comput Assist Tomogr 2:618

Archer CR, Sagel SS, Yeager VL, Martin S, Friedman WH (1981) Staging of carcinoma of the larynx: comparative occuracy of CT and laryngography Am J Roentgenol 136:571

Archer CR, Yeager VL, Herbold DR (1983a) Computed tomography vs histology of laryngeal cancer: their value in predicting laryngeal cartilage invasion. Laryngoscope 93:140

Archer CR, Yeager VL, Herbold DR (1983b) Improved diagnostic accuracy in the TNM staging of laryngeal cancer using a new definition of regions based on computed tomography. J Comput Assist Tomogr 7:610

Ardran GM, Emrys-Roberts E (1965) Tomography of the larynx. Clin Radiol 16:369

Aristizabal SA, Caldwell WL (1972) Radiation tolerance of the normal tissue of the larynx. Radiology 103:419–422

Atkinson L (1975) Epidemiology of cancer of the larynx. Laryngoscope 85:1173

Baclesse F (1938) Le diagnostic radiologique des tumeurs malignes du pharynx et du larynx. Masson Paris

Baclesse F (1946) Radiothérapie du cancer du pharynx, endolarynx. J radiol Electrol Med Nucl 27:63–64

Baclesse F (1949) Carcinoma of the larynx. Br J Radiol [Suppl] 3:1–62

Baclesse F (1951) Roentgentherapy of the larynx. J Fac Radiol 3:312

Baclesse F (1953) L'étalement ou le «fractionnement» dans la roentgenthérapie seule des épithéliomas du pharynx et du larynx, de l'utérus et du vagin. Acta Union Intern Contra Cancrum 9:29–35

Baclesse F (1960) Tumeurs malignes du pharynx et du larynx. 2. ed. Masson, Paris

Baclesse F, Henry R (1950) Les cancers glottiques antérieurs (considérations radiographiques et radiothérapiques). J Radiol Electrol Med Nucl 31:1

Baclesse F, Leroux-Robert J (1936) Le rôle de l'examen radiographique dans le diagnostic des cancers sous-glottiques. J Radiol Electrol Med Nucl 20:427; 645
Baclesse F, Leroux-Robert J (1937) La radiographie des épithéliomas intralaryngés. Ann Otol Rhinol Laryngol (St Louis) 12:1100
Bähren W, Haase St, Wierschein W, Lenz M (1982) Wertigkeit der Computertomographie bei der Diagnostik bösartiger Tumoren der Mundhöhle und ihrer regionären Metastasierung. Fortschr Röntgenstr 136:525
Bähren W, Haase St, Lenz M, Ranzinger G, Wierschein W (1983) Computertomographie zervikaler Lymphknotenmetastasen bei Malignomen des Kopf-Hals-Bereichs. Fortschr Röntgenstr 139:281
Baker DC, Weissman B (1971) Postirradiation carcinoma of the larynx. Ann Otol Rhinol Laryngol 80:634–637
Barendsen GW (1976) Combined action of irradiation and chemotherapy on transplantable tumors in rat. CCLC p 194–196
Bataini JP (1980) Indications for electron beam therapy in high energy electrons in radiation therapy. Springer, Berlin Heidelberg New York, pp 37–38
Bataini JP (1983) Radiation therapy alone in advanced epidermoid carcinoma of the laryngolarynx with emphasis on the significance of vocal cord fixation. In: Head & Neck Oncol. Kagan & Miles, Los Angeles
Bataini JP, Ennuyer A, Poncet P, Ghossein NA (1974) Treatment of supraglottic cancer by radical high dose radiotherapy. Cancer 33:1253–1262
Bate D, Ruiz O, Bachman AL (1957) Studies on the lateral neck radiograph. Br J Radiol 30:298
Bauer WC (1976) Concomitant carcinoma in situ and invasive carcinoma of the larynx. In: Alberti PW, Bryce DP (eds). CCLC, pp 127–136
Bauer WC, Lesinski SG, Ogura JH (1975) The significance of positive margins in hemilaryngectomy speciments. Laryngoscope 85:1–13
Berci G, Calcaterra T, Ward PH (1976) Advances in the endoscopic techniques for examination of the larynx and mesopharynx. CCLC, pp 748–754
Berdal P, Iversen OH, Weyde R (1976) Simultaneous intermittent Bleomycin and radiological treatment of laryngeal cancer. CCLC, pp 333–338
Berlino JR (1976) Chemotherapeutic approaches to advanced carcinoma of the larynx. CCLC, pp 548–550
Berven E, Heyman J, Thoraeus R (1929) The technic in the treatment of tumours at Radiumhemet Stockholm. Acta Radiol 10:1–71
Biller HF, Bauer WC, Powers WE (1970) Preoperative irradiation for laryngeal and laryngopharyngeal cancer. Laryngoscope 80:802–810
Biller HF, Bergman JA (1976) Verrucous carcinoma of the larynx. CCLC, pp 462–463
Biller HF, Blaugrund SM, Som ML (1976) Decreasing limitations of partial laryngectomy for vocal cord cancer. CCLC, pp 424–425
Biller HF, Ogura JH, Bauer WC (1971) Verrucous cancer of the larynx. Laryngoscope 81:1323–1329
Biller HF, Ogura JF, Pratt LL (1971) Hemilaryngectomy for T2 glottic cancers. Arch Otolaryngol 93:238
Blady JV End results of cancer of the larynx and hypopharynx. Proc 3rd Nat Conf. Lippincott, Philadelphia, p 881
Bocca E (1975) Conservative neck dissection. Laryngoscope 85:1511–1515
Bocca E, Oreste P, Oreste M (1968) Supraglottic surgery of the larynx. Ann Otol Rhinol Laryngol 77:1005
Bogaert W van der, Ostyn F, Scheuren E van der (1982) Glottic carcinoma limited to the vocal cords. Acta Radiol (Oncol) 21:33–37
Bohndorf W, Dickhäuser K (1966) Behandlungsergebnisse beim Larynxkarzinom in den Jahren 1945–1962. Strahlentherapie 130:167–174
Bohndorf W, Höcker G (1976) Würzburger Ergebnisse beim Larynxkarzinom. Strahlentherapie 151: 132–143
Bone RC (1976) Immunotherapy in cancer of the larynx – an overview. CCLC, pp 200–203
Bosworth JL, Ghossein NA, Brooks TL (1973) Correlation between delayed hypersensitivity and radiation response in man. Radiology 107:683–684
Botstein Ch (1949) Siebenmal Krebs. Oncologia 2:129–133
Botstein CH (1964) Reduced fractionation. Am J Roentgenol 91:46–49
Bovet Chr (1978) Doppelkarzinome. Erhebungen autoptischer Befunde. Schweiz Med Wochenschr 168:647–651
Brandt R-H, Bernd Ch (1980) Endoskopische Iridiumbestrahlung des Kehlkopfkrebses – eine funktionserhaltende Frühbehandlungsmethode. HNO-Praxis 5:187–190
Braus H, Elze C (1956) Anatomie des Menschen, Bd II: Eingeweide. 3. Aufl. Springer, Berlin Göttingen Heidelberg
Breda M, Martino F (1982) Beobachtungen der Schilddrüsenfunktion nach Behandlung des Larynxkarzinoms mit ^{60}Co. Strahlentherapie 158:480–483
Breit A (1965) Die Strahlentoleranz des Rückenmarks. Deutscher Röntgenkongreß 1965, Bd B. Urban & Schwarzenberg, München, S 77
Brewer DW (1975) Early diagnostic signs and symptoms of laryngeal disease. Laryngoscope 85:499–515
Brindle MJ, Stell PM (1968) Radiological assessment of laryngeal carcinoma. Clin Radiol 19:257
Broders AC (1932) Practical points on the microscopic grading of carcinoma. NY State J Med 32:667–671
Broders AC (1940) Grading of cancer. In: Pack GT,

Livingston EM (eds) Treatment of cancer and allied diseases. Hoeber, New York
Brothy SW (1973) Squamous cell carcinoma of the larynx in pregnancy. Arch Otolaryngol 97:480–481
Broyles EN (1943) The anterior commissure tendon. Ann Otol 52:342–345
Brun del Re S (1975) Ergebnisse der Elektronentherapie von Larynxkarzinomen. Symp High Energy Electrons, pp 330–332
Bryce DP (1972) Conventional pharyngolaryngectomy in the surgical management of hypopharyngeal cancer. Can J Otolaryngol 1:231–244
Bryce DP, Rider WD (1971) Preoperative irradiation in the treatment of advanced laryngeal carcinoma. Laryngoscope 81:1481–1490
Budihna M (1980) Tumorcell repopulation in the rest intervall of split-course radiation. Strahlentherapie 156:402–408
Bürgel E, Oeser H (1943) Das Schichtbild des gesunden Kehlkopfes. Fortschr Röntgenstr 68:107
Burkhardt A (1980) Der Mundhöhlenkrebs und seine Vorstadien. Ultrastrukturelle und immunpathologische Aspekte. Fischer, Stuttgart New York
Burkhardt A, Maerker R (1981) Vor- und Frühstadien des Mundhöhlenkarzinoms. Ein Farbatlas zur Diagnostik und Klassifizierung oraler Leukoplakien, Präkanzerosen und Karzinome. Hanser, München
Burns H, Bryce DP, Nostrand AWP van (1979) Conservation surgery in laryngeal cancer and its role following failed radiotherapy. Arch Otolaryngeol 105:234–239
Buschke F, Vaeth JN (1963) Radiation therapy of the vocal cord without mucosal reaction. Am J Roentgenol 89:29–34
Cachin Y (1975) Supraglottic carcinoma: The early cases. Laryngoscope 85:1617–1623
Cachin Y, Lalame CM, Richard J, Juillard G (1968) Le traitement du cancer du larynx en association radiochirurgical. Ann Otolaryngol (Paris) 85:617–682
Cachin Y, Richard J, Eschwege F, Mideau C (1979) Les cancers du larynx. Masson, Paris
Cagan GW, Castro EB (1976) Separate primary carcinoma of the oesophagus and head and neck region in the same patient. Cancer 37:85–89
Calcaterra TC (1979) Cancer of the larynx and hypopharynx. In: Haskell CM (ed) Cancer treatment. Saunders, Philadelphia, pp 547–557
Cantril JT (1959) Radiation therapy in cancer of the larynx. Am J Roentgenol 81:456–474
Carbajal P, Medina J, Seaman WB, Baker DC (1961) Contrast laryngography. Arch Otolaryngol 74:77
Catterall M (1977) The results of randomized and other clinical trials of fast neutrons from the Medical Research Council Cyclotron London. Int J Radiol Oncol Biol Phys 3:247–253
Chilla R, Hölscher H (1981) Gibt es heute noch eine Indikation für die Radiumkontaktbestrahlung von Stimmlippenkarzinomen? HNO 29:407–414
Chumakow FI zitiert nach Brothy
Churchill-Davidson I (1967) Oxygen therapy, clinical experience. In: Deeley TJ, Wood CAP (eds) Modern trends in radiotherapy.
Cody CC (1949) Treatment of carcinoma of the larynx: a statistical study of results. Laryngoscope 59:621–638
Conley J (1980) Head and necksurgery, 1960 to 1980. Arch Otolaryngol 106:660–661
Constable WC, White RL (1976) Intermediate dose pre-operative radiotherapy for cancer of the larynx – end results. CCLC, pp 360–364
Constable WC, Marks RD, Jeffrey RP (1972) High dose preoperative radiotherapy and surgery for cancer of the larynx. Laryngoscope 82:1861–1868
Cottier H (1980) Pathogenese. Springer, Berlin Heidelberg New York
Coutard H (1922) Note préliminaire sur la radiographie du larynx normal et du larynx cancéreux. J Belge Radiol 13:287
Coutard H (1930) Zusammenfassung der Grundlagen der röntgentherapeutischen Technik der tiefliegenden Krebse. Strahlentherapie 37:50–58
Coutard H (1934) Principles of X-ray therapy of malignant disease. Lancet 227:1–8
Coutard H, Baclesse F (1932) Roentgen diagnosis during the course of roentgen therapy of epitheliomas of the larynx and hypopharynx. Am J Roentgenol 28:293
Cova PL (1965) Radiotherapy of laryngeal tumors by means of high energy electron beam. In: Zuppinger A (ed). Symp High Energy Electrons, Montreux. Springer, Berlin Heidelberg New York
Cova PL (1982) persönliche Mitteilung
Cova PL, Colombo A (1976) New models of dose fractionation in radiotherapy of cancer of the larynx. CCLC, pp 896–898
Cruz NA, Quadros J (1978) La valeur de l'examen radio-tomographique dans les carcinomes du larynx. Ann Oto-Laryngol (Paris) 95:569
Cutler M (1941) Concentration method of radiotherapy. JAMA 117:1607–1610
Cutler M (1946) Cancer of the larynx. Five year results of concentration. Arch Otolaryngol 43:315–330
Cutler M, Japha EM, Peppas L (1955) Cancer of the larynx, treated with the gram radium pack. Acta Radiol 63:317–328
Daly F (1976) Kimitations of chordectomy. CCLC, pp 412–417
Del Regato JA (1948) Roentgentherapy of carcinoma of the lower lip. Radiology 51:499–508
Denoix PF (1960) zitiert nach Nobre
Dimopoulos J, Kärcher KH (1974) Vergleichende Beurteilung der Behandlungsergebnisse der Larynx- und Hypopharynxtumoren. Strahlentherapie 143:117

Draf W (1980) Probleme bei Rekonstruktion des Larynx bei Perichondritis. HNO 28:218–221

Ducuing T u. L (1949) Les tumeurs malignes des voies aérodigestives supérieures. Masson, Paris

Dunhan LJ, Bailor SC III (1968) World maps of cancer mortality rate and frequency ratios. J Natl Cancer Inst 41:155

Durkowski J, Sevčikova L, Bolješikova (1977) Results of radiation therapy and a combination of radiation and surgery in the laryngeal cancer. Neoplasma 24:213–214

Dutreix J, Wanbersie A (1981) Multifractionated irradiation. Biological Basis. In Press

Ehrlich A, (1954) Tumor involving the laryngeal cartilages. Arch Otolaryngol (Chicago) 59:178

Einhorn J, Wikholm (1977) Hypothyroidism after external irradiation to the thyroid gland. Radiology 88:326–328

Ellis F (1969) Dose, time and fractionation. A clinical hypothesis. Clin Radiol 20:1–7

Ennuyer A (1975) Panel discussion on glottic tumors. Laryngoscope 85:1467–1476

Ennuyer A, Bataini P (1965) Treatment of supraglottic carcinoma by telecobalt therapy. Br J Radiol 36:661–666

Erne H (1982) Kleiner Ratgeber „Kehlkopflos, was nun?“ Schweiz Krebsliga

Escal E, Laval F (1924) Radiumthérapie laryngée par fenestration thyréoidienne sans exérèse chirurgicale. Ann Maladie du Larynx 43:117

Eschwege F, Cachin Y, Micheau Ch (1976) Treatment of adenocarcinomas of the larynx. CCLC, pp 472–474

Eschwege F, Cosset JM, Dutreix J, Wibault P (1981) L'irradiation hyperfractionnée traitée à l'institut Goustave Roussy. Vortrag in Baden b. Wien

Fechner RE (1976) Laryngeal keratosis and atypia. CCLC, pp 110–115

Fechner RE (1976) Adenocarcinoma of the larynx. CCLC, pp 466–471

Ferlito A, Nicolai P (1980) Laryngeal cancer in pregnancy. Acta Otorhinolaryngol Belge 34/6:706–709

Feuerbach St, Gullotta U, Schmeisser KJ (1982) Computed tomography of pharyngo-laryngeal carcinoma. Eur J Radiol 2:105

Finzi NS, Harmer D (1928) Radiumtreatment of intrinsic carcinoma of the larynx. Br Med J 3541:886–889

Finzi NS, Harmer D (1929) Die Radiumbehandlung des primären Kehlkopfkarzinoms. Strahlentherapie 32:81

Fisher HR (1976) The delineation of carcinoma in situ of the larynx. CCLC, pp 116–119

Fleischer K, Glanz H, Kleinsasser O (1978) Adenoidzystische Karzinome des Kehlkopfes. Laryngol Rhinol Otol (Stuttg) 57:218–224

Fletcher GH (1970) The place of roentgen diagnosis in treatment planning for cancers of the nasopharynx, paranasal sinus, and laryngopharynx. Radiol Clin North Am 8:293

Fletcher GH (1973/1980) Textbook of Radiotherapy. Lea & Febiger, Philadelphia

Fletcher GH, Jing BS (1968) Atlas of tumor radiology. Head and neck. Year book Medical Publishers, Chicago

Fletcher GH, Matzinger KE (1951) Value of softtissue technic in the diagnosis and treatment of head and neck tumors. Radiology 57:305

Fletcher GH, Old JW, Loquvam GS (1954) A topographic approach to the roentgenologic and pathologic examination of the laryngopharyngeal tumors. Radiology 63:361

Fletcher GH, Lindberg RD, Jesse RH (1970) The combination of radiation and surgery in oropharynx and laryngopharynx squamous cell carcinoma. In: Saegesser F (ed) Surg Oncology. Huber, Bern

Forsell mündliche Übermittlung durch Schinz HR, Zürich

Fowler SF, Morgan RL, Wood CAP (1963) Pretherapeutic experiments with fast neutron beam from the Medial Research Council Cyclotron. Br J Radiol 36:77–80

Franke HD (1981) Der heutige Stand der Neutronentherapie. In: Bunde E (Hrsg) Medizinische Physik. S. 245–258

Franke HD, Lierse W (1978) Strahlenbedingte Reaktionen des Gehirns und des Rückenmarkes. Strahlentherapie 154:387–598

Franz B, Neumann OG (1978) Leukoplakien des Kehlkopfes. Histologisch-zytologische Klassifizierung. Laryngol Rhinol Otol 57:428–433

Fraser JG, Abramovich SJ, Houang MTW (1980) The clinical application of computed tomography in the assessment of laryngo-pharyngeal carcinoma. J Laryngol Otol 94:441

Freeland AP, Nostrand PAW van (1976) The applied anatomy of the anterior commissure and subglottis. CCLC, pp 652–666

Friedman I (1976) Precancerous lesions of the larynx. CCLC, pp 122–126

Friedman I (1976) Sarcomas of the larynx. CCLC, pp 479–484

Fuks ZE, Glastein EW, Marsa M (1976) Long-term effects of external radiation on the pituitary and thyroid gland. Cancer 37:1152–1161

Gamsu G, Mark AS, Webb WR (1981 a) Computed tomography of the normal larynx during quiet breathing and phonation. J Comput Assist Tomogr 5:353

Gamsu G, Webb WR, Shallit JB, Moss AA (1981 b) CT in carcinoma of the larynx and piriform sinus: value of phonation scans. Am J Roentgenol 136:577

Gandhi K, Oppenheimer P (1962) Emergency carotid ligation. Arch Otolaryngol 75:451–456

Ganzer U, Sendrowski P, Vosteen K-H, Meyer-Breiting P (1981) Die kombinierte radio-chirurgische

Behandlung des fortgeschrittenen Kehlkopfkarzinoms (T_{3-4}, N_{0-3}). Laryngol Rhinol 60:63–70
Genoves SL (1975) Compartamiento de la glandula tiroides fronte a la telecobalto terapia. Med Esp 73:297–308
Glanz H (1981) Die prognostische Bedeutung des histologischen Gradings von Stimmlippenkarzinomen. Arch Otorhinolaryngol 231:745–746
Glanz H, Kleinsasser O (1976) Radiogene Zweitkarzinome des Larynx. HNO 24:48–59
Glanz H, Kleinsasser O (1976) Chronische Laryngitis und Karzinom. Arch Otorhinolaryngol 212:57–75
Glanz H, Kleinsasser O (1978) Verruköse Akanthose (verruköses Karzinom) des Larynx. Laryngol Rhinol Otol 57:835–843
Glanzmann Ch, Horst W, Grossenbacher E, Fisch U (1979) Ergebnisse der Behandlung des Larynxkarzinoms bei 215 Patienten mit Radiotherapie allein oder in Kombination mit der Operation aus dem Zeitraum 1963–1976. Strahlentherapie 155:451–456
Glick JH, Marcial V The adjuvant treatment of inoperable stage III and IV epidermoid carcinoma.
Gluck Th, Sörensen J (1932) Die Exstirpation und Resektion des Kehlkopfs. In: Handbuch der speziellen Chirurgie des Ohres und der oberen Luftwege, Bd 4, S 1, 1914 (zit nach Hegener)
Goepfert H, Zaren HA (1978) Treatment of laryngeal carcinoma with conservative surgery and postoperative radiatherapy. Arch Otolaryngol 104:576–578
Goffinet DR, Gilbert E, Weller StA, Bagshaw MA (1976) Irradiation of clinically uninvolved lymphnodes. CCLC, pp 889–895
Goldman JL (1961) Combined radiation and surgical therapy for cancer of the larynx and laryngopharynx. Trans Am Acad Ophthalmol Otolaryngol 65:496–507
Goldman JL, Roffmann JD (1976) Combined preoperative irradiation and surgery for advanced cancer of the larynx and laryngopharynx. CCLC, pp 365–374
Goldman JL, Silverstone SM (1964) Combined radiation and surgical therapy for cancer of the larynx and laryngopharynx. Laryngoscope 74:1111–1139
Goldman JL, Zak FG (1972) High dose pre-operative irradiation and surgery of the larynx and laryngopharynx. Ann Otol 81:488–495
Goolden AW (1957) Radiation cancer. A review with special reference to radiation tumours in the pharynx, larynx, and thyroid. Br J Radiol 30:626–640
Gorenstein A, Neel HB III, Weiland LH, Devine KD (1980) Sarcomas of the larynx. Arch Otolaryngol 106:8
Griebel CR (1955) Der gesunde und kranke Kehlkopf im Röntgenbild. Thieme, Stuttgart
Griffin T, Laramore E (1978) An evaluation of fast neutron therapy of metastatic cervical adenopathy from squamous cell carcinomas of the head and neck region. Cancer 42:2517
Hagemann J, Heller M, Lemke Th (1981) Die Computertomographie des normalen Larynx. Fortschr Röntgenstr 134:512
Halberstädter L, Seiffert A (1930) Zur Strahlenbehandlung des Kehlkopfkarzinoms. Strahlentherapie 35:518–522
Hansen HS (1975) Supraglottic carcinoma of the aryepiglottic fold. Laryngoscope 85:1667–1681
Harnsberger HR, Mancuso AA, Muraki AS, Parkin JL (1983) The upper aerodigestive tract and neck: CT evaluation of recurrent tumors. Radiology 149:503
Harrington JW, Christoforidis AJ (1970) Radiological examination of the larynx. Laryngoscope 80:1773
Harris W (1951) Roentgentherapy for cancer of the larynx. J Fac Radiologists 3:35–39
Harris W, Kramer R, Silverstone SM (1948) Roentgen therapy for carcinoma of the larynx, 15 year experience. Radiology 51:708–716
Harrison DFN (1971) The pathology and management of subglottic cancer. Ann Otol Rhinol Laryngol 80:6
Harwood AR, Hawkins (1979) Management of advanced glottis cancer. Int J Radiol Oncol Biol Phys 5:899–904
Harwood AR, Beale FA (1981) $T_4N_0M_0$ glottic cancer. An analysis of dose-time-volume factors. Radiat Oncol Biol Physiol 7:1507–1512
Hast MH (1976) Applied embryology of the larynx. CCLC, pp 6–9
Hautant A (1927) A propos de la radionécrose des cartilages du larynx et de leur réséction prévalable. Ann Mal Oreille Larynx 461:1198–1203
Hawkins HV (1976) A three fraction. Treatment for carcinoma of the larynx. CCLC, pp 899–900
Hay PD (1930) The neck: a roentgenological study of the soft tissues, consideration of the normal and pathological, vol 9. Ann Roentgenol, Hoeber, New York
Hegener S (1932) Strahlentherapie in der Laryngo-Rhino-Otologie. HNO 30:35–87
Heilmann W, Keller L, Vogel C (1956) Die Pendelbestrahlung der Rachen- und Kehlkopfgeschwülste. Strahlentherapie 101:65
Heinze H, Dabelstein S (1969) Methodik und Ergebnisse der Behandlung des Larynxkarzinoms mit 18 MeV = Bremsstrahlung. Urban & Schwarzenburg, München, S 120–130
Hellquist H, Olofsson J, Gröntoft O (1981) Carcinoma in situ and severe dysplasia of the vocal cords. Acta Otolaryngol 92:543–555
Hemmingsson A (1971) Roentgenologic methods in examination of the larynx. Acta Soc Med Upsaliensis [Suppl] 76:10
Hemmingsson A (1972) Roentgenologic examination of the larynx. Acta Radiol [Diagn] 12:433
Hemmingsson A, Löfroth PO (1976) Xeroradiogra-

phy and conventional radiography in examination of the larynx. Acta Radiol [Diagn] 17:723
Hendrickson FR, Kline TC, Hibbs GG (1975) Primary squamous cell carcinoma of the larynx. Laryngoscope 85:1650–1666
Hendrickson FR, Liebner E (1968) Results of the pre-operative radiotherapy for supraglottic larynxcancer. Ann Otorhinolaryngol 77:222–229
Henk JM, Kunkler PB, Smith CW (1977) Radiotherapy and hyperbaric oxygen in head and neck cancer. Lancet 2:101–103
Henry J, Balikdjan D (1975) Radiotherapy in the treatment of T_3–T_4 supraglottic tumors. Laryngoscope 85:1682–1688
Hermann IF, Gay C (1978) Das Zweitmalignom nach Radiotherapie der Stimmlippe, ein radiogenes Karzinom. Zentralbl Hals-Nasen-Ohrenheilkd 117:20–21
Holinger PA, Schild J (1976) Carcinoma in situ of the larynx. CCLC, p 143
Holsti LR, (1969) Clinical experience with split-course radiotherapy. Radiology 92:591–596
Holsti LR (1970) Split-course techniques. Upton, Brookhaven Nat Lab, pp 292–300
Holsti LR, Salmo M (1982) Split-course radiotherapy of cancer of the larynx: ten year results of a randomized study. UICC Conf on Clin Oncology 04-0335
Holthusen H (1932) Strahlentherapie in der Oto-Rhino-Laryngologie. Z HNO-Heilkd 30:3–34
Holtz S, Powers WE, McGavran MH, Ogura J (1963) Contrast examination of the larynx and pharynx. Glottic, infraglottic and transglottic tumors. Am J Roentgenol 89:10
Hommerich KW, Sauer H, Weede W (1971) Zur Wachstumstendenz von Larynxtumoren. Arch klin exp Ohr-, Nasen- u Kehlk'heilk 199:748–751
Horiot JC, Fletcher GH (1972) Analysis of failure in early vocal cord cancer. Radiology 103:663–665
Hoye RC, Smith RR (1961) The effectiveness of small amounts of preoperative irradiation. Cancer 14:284
Hug IP (1972) Die funktionelle Simultantomographie des Larynx. Radiol Clin Biol 41:82
Huizenga CH, Galogh K (1970) Cartilaginous tumors of the larynx. Cancer 26:201
Hunter RD, Palmer MK (1980) An analysis of the fate of patients treated radically for glottic carcinoma of the larynx. Clin Radiol 31:449–452
Hürzeler D (1975) Blue light endoscopy. Laryngoscope 85:1374–1378
Hussl B, Loewit K (1959) First clinical experiences with hormonetherapy of pachydermia laryngis. Arch Otorhinolaryngol 221:210–242
Hyams VJ (1976) Spindle cell carcinoma. CCLC, pp 489–495
Iwai H (1976) Limitations of conservation surgery in carcinoma involving the arytenoid. CCLC, pp 426–431
Iwamoto H (1971) Cancer of the larynx in Japan. Laryngoscope 81:387
Jackson CL, Blady JV, Norris CM, Ribbins (1957) Carcinoma of the larynx. JAMA 163:1567–1570
Jacobson F (1951) Carcinoma of the hypopharynx. Acta Radiol 35:1
Jaeger E (1942) Das extramedulläre Plasmozytom. Z Krebsforsch 52:349–383
Jakobsson PA, Eneroth CM, Killander D (1973) Histological classification and grading of malignancy in cancer of the larynx. Acta Radiol Ther 12:1–8
Jankovic I, Merkas Z (1976) Radiotherapy as the primary approach in the treatment of laryngeal cancer. CCLC, pp 881–888
Jellings, Tzerny, Kleinsasser (1969) zit nach Link und Pascher
Jesse RH (1975) The evaluation of treatment of patients with extensive squamous cancer of the vocal cords. Laryngoscope 85:1421–1429
Jesse RH, Lindberg RD, Hériot JC (1971) Vocal cord cancer with anterior commissure extension. Am J Surg 122:437–439
Jing BS (1970a) Roentgen examination of the larynx and hypopharynx. Radiol Clin North Am 8:361
Jing BS, Fletcher GH, Dana M (1970b) La laryngographie avec opacification (Examen indispensalbe dans l'exploration des cancers limités des cordes vocales). J Rad Elect 51:471
Johnson JT, Barnes EL (1981) The extracapsular spread of tumors in cervical node metastasis. Arch Otolaryngol 107:725–729
Jolles B (1966) Long term results of treatment of cancer of larynx. Clin Radiol 17:71–78
Jönsson G (1934) A method for röntgen examination of the hypopharynx and upper air passages. Acta Radiol (Stockh) 15:125
Jörgensen J, Jörgensen KJ, Myhre-Jensen O, Jensen JT, Elbrond O, Andersen AP (1975) Radiography of laryngeal carcinoma. Assessement of value. Acta radiol. Diagnosis 16:367
Jörgensen K, Sell A (1971) Carcinoma of the larynx. II. Treatment by ^{60}Co supervoltage irradiation. Acta Radiol 10:161–173
Jüngling OI (1924) Röntgenbehandlung chirurgischer Krankheiten. Leipzig
Juul J (1929) Experimental studies on roentgen treatment of malignant tumors. Acta Radiol [Suppl] 9
Kahlstorf W, Zuppinger A (1932) Unsere Erfahrungen mit der protrahiert-fraktionierten Röntgenbestrahlung nach Coutard. Strahlentherapie 38:199–307
Kambič V (1977) Macro-microscopical findings and prognosis of hyperplastic aberrations of the laryngeal mucous membrane. Acta Otolaryngol [Suppl] (Stockh) 344:19–21
Kambič V, Radšel Z, Žargi M, Ačko M (1981) Vocal cord polyps: incidence, histology and pathogenesis. J Laryngol Otol 95:609–618
Kaplan EL, Meier P (1958) Nonparametric estima-

tion from incomplete observations. J Amer Statist Ass 53:457–481

Kaplan EL, Meyer P (1977) Radiotherapy pilot trials with sensitizers of hypoxic cells with Metomidazole in supratentorial glioblastoma. Br J Rad 50:602

Kaplan JN, Dobie RA, Cummings CW (1981) The incidence of hypopharyngeal stenosis of the surgery for laryngeal cancer. Otolaryngol Nead Neck Surg 89:956–959

Kardell WD, Keansley JH, Donovan JK (1982) Radiotherapy in the treatment of carcinoma of the vocal cords: results of 10 years experience. Med J Aust 1:381–383

Kashima HK (1976) The characteristics of laryngeal cancer correlation with cervical lymph node metastasis. CCLC, pp 855–864

Kazem I (1975) Properative short intensive radiation therapy of T_3–T_4 larynxcarcinoma. Acta Radiol Ther Phys Biol 14:522–528

Ketchem SA, Hoye RC (1969) Irradiation 24 h preoperatively. Am J Surg 118:691

Kirchner JA (1969) One hundred laryngeal cancers studied by serial section. Ann Otol 78:689–709

Kirchner JA (1970) Cancer at the anterior commissure of the larynx. Arch Otolaryngol 91:524–525

Kirchner JA (1976) Interior commissure cancer. CCLC, pp 679–681

Kirchner JA (1977) Two hundred laryngeal cancer patterns of growth and spread as seen in serial section. Laryngoscope 87:474–482

Kirchner JA, Fischer JJ (1975) Anterior commissure cancer. A clinical and laboratory study of 39 cases. Can J Otolaryngol 4:637–643

Kjaer M, Panduro T, Hansen HH (1981) Misomidazol combined with radiotherapy of the lung. Conf on Clin Oncology Lausanne, 04-0312

Klein R, Fletcher GH (1964) Evaluation of the clinical usefulness of roentgenologic findings in squamous cell carcinomas of the larynx. Am J Roentgenol 92:43

Kleinsasser O (1959) Über verschiedene Formen der Plattenepithelhyperplasien im Kehlkopf und ihre Beziehungen zum Karzinom. Arch Otorhinolaryngol 174:290–313

Kleinsasser O (1962) Die Frühdiagnose des Kehlkopfkarzinoms. Habil'schrift, Köln

Kleinsasser O (1963) Die Klassifikation und Differentialdiagnose der Epithelhyperplasien der Kehlkopfschleimhaut auf Grund histomorphologischer Merkmale. Z Laryngol Rhinol 42:339–362

Kleinsasser O (1963) Entwicklung und Methode der Kehlkopfphotographie. HNO 11:171–176

Kleinsasser O (1967) Wachstumsformen der Kehlkopfeingangskarzinome und Indikation zur Teilresektion. Wiss Z Karl-Marx-Univ (Leipzig) 16:723–725

Kleinsasser O, Glanz H (1979) Myogenic tumours of the larynx. Arch. Otolaryngol 225:107–119

Kleinsasser O, Heck KH (1959) Über das sog Carcinoma in situ des Kehlkopfes. Arch Otorhinolaryngol 174:210–242

Kob D, Arndt J, Bach B (1978) Behandlungsergebnisse maligner Kehlkopftumoren aus strahlentherapeutischer Sicht. Radiobiol Radiother 4:400–407

Kogelnik HD, Fletcher GH, Jesse RH (1975) Clinical course of patients with squamous cell carcinoma of the upper respiratory and digestive tract with no evidence of disease 5 years after initial treatment. Radiology 115:423–427

Kok G (1973) NSD for treatment of carcinoma of the larynx. Int J Radiat Biol 24:315–320

Koulumies M, Voutilainen A, Koulumies R (1964) Effect of X-ray irradiation of laryngeal cancer on the function of the thyroid gland. Ann Med Intern Fenn 53:89–96

Krainz W, Kumer L (1931) Zur Technik der endolaryngealen Radiumbestrahlung. Mschr Ohrenheilkd Laryngo-Rhinol (Wien) 65:1479

Krajina Z (1976) Laryngeal sarcoma. CCLC, pp 485–487

Krajina Z, Konic V (1975) Epidemiology of laryngeal cancer. Laryngoscope 85:1155–1161

Krokowski EH (1971) Drei grundsätzliche Vorbestrahlungsmodi. In: Hug O (Hrsg) Präoperative Tumorbestrahlung. Urban & Schwarzenberg, München

Krokowski EH (1979) Krebsvorsorge – Sinn und Möglichkeiten. In: Dtsch Akad Med Fortb (Hrsg) Neue Aspekte der Krebsbekämpfung. Thieme, Stuttgart

Kuttig H (1963) Telecobalttherapie der Geschwülste des Larynx und Hypopharynx. Strahlentherapie 122:493–500

Landman GHM (1970) Laryngography and cinelaryngography. Excerpta Medica Foundation, Amsterdam

Landman GHM (1975) Laryngography, cinelaryngography and 70 mm intensifier fluorography in diagnosis of laryngeal cancer. Can J Otolaryngol 4:74

Laramore GE (1980) Fast neutron teletherapy for advanced carcinoma of hypo- und supraglottic larynx. Acta Radiol Oncol Radiat Phys Biol 19:439–447

Larsson S, Mancuso AA, Hoover L, Hanafee VN (1981) Differentiation of piriform sinus cancer from supraglottic laryngeal cancer by computed tomography. Radiology 141:427

Laue N (1957) Pseudosarcoma associated with squamous cell carcinoma of the mouth, fances and larynx. Cancer 10:19–41

Lawter PS de, Winship T (1963) Follow-up study of adults treated with roentgen rays for thyroid disease. Cancer 16:1028–1031

Leborgne FE (1943) Cancer du larynx et du pharynx. Etude radiologique. A. Barreiro y Ramos, édit., Montevideo

Leborgne F (1951) Roentgentherapy of cancer of the larynx. J Fac Radiol 3:24
Lederman M (1961) Place de la radiothérapie dans le traitement du cancer du larynx. Ann Radiol 4:433–454
Lederman M (1971) Cancer of the larynx. Br J Radiol 44:569–578
Lehmann QH (1965) Reverse phonation: a new maneuver for examining the larynx Radiology 84:215
Lehmann QH, Fletcher GH (1964) Contribution of the laryngogram to the management of malignant laryngeal tumors. Radiology 83:486
Lehnhardt E (1956) Kehlkopfkrebs bei Frauen. Z Laryngol Rhinol 35:732–737
Leicher H (1961) Indikation und 5-Jahres-Heilungen bei radio-chirurgischer Behandlung des Kehlkopf- und Hypopharynxkarzinoms. Fortsch Hals-Nasen-Ohrenheilkd 9:220–274
Leicher H (1963) Bösartige Geschwülste des Kehlkopfes und des Hypopharynx. In: Behrendes J, Link R, Zöllner F (Hrsg) Hals-Nasen-Ohrenheilk. Kehlkopf, Sprachstörungen, Bd II, Teil 2. Thieme, Stuttgart
Lenz M (1932) Roentgentherapy of malignant neoplasma of pharynx and larynx. JAMA 99:1840–1845
Lenz M (1941) Causes of failure of roentgentherapy of cancer of the larynx. Am J Roentgenol 46:21
Lenz M (1947) Roentgen therapy in cancer of the larynx. JAMA 134:117–121
Lenz M, Bähren W, Haase St, Ranzinger G, Wierschin W (1983) Beitrag der Computertomographie zur Diagnostik maligner Tumoren der Mundhöhle, des Hypopharynx und des Larynx sowie ihrer regionären Lymphknotenmetastasen. Röntgenpraxis 36:333
Leroux-Robert T (1974) Etude statistique de 620 carcinomes, laryngés de la région glottique opéré personellement depuis plus de 5 ans. Ann Otolaryngol (Paris) 91:445–458
Lesinski SG, Bauer WC, Ogura JH (1976) Hemilaryngektomy for T_3 epidermoid carcinoma of larynx. Laryngoscope 86:1565–1571
Lindberg R (1976) Diskussionsbemerkungen zu Goldman JL. CCLC, S 374–376
Link R, Pascher W (1969) Klinische Gesichtspunkte zum Stimmbandkarzinom. Urban & Schwarzenberg, München
Liverage NE (1981) The relationship of dose to prognosis in squamous cell carcinoma of the aerodigestive tract. Br J Radiol 54:639
Lloyd GA, Michaels L, Phlebs PD (1981) Demonstration of cartilaginous involvement in laryngeal carcinoma by computerized tomography. Clin Otolaryngol 6:171
Loewitt K, Schwarz S (1979) Urinary androgen and estrogen excretion in man with pachydermia laryngis and cancer of the larynx. Endokrinologie 73:151–156
Lorentz E (1979) Das maligne Melanom des Larynx. HNO 27:275–277
Lott S, El-Mahdi AM, Hazra T (1972) Supervoltage radiotherapy for carcinoma of the larynx. The Johns Hopkins Hospital results 1961–1967. Johns Hopkins Med J 130:244–253
Lundgren J, Olofsson J, Hellquist HB, Strandh J (1981)Exfoliative cytology in laryngology. Comparison of cytologic and histologic diagnoses in 350 microlaryngoscopic examinations – a prospective study. Cancer 47:1336–1343
MacComb WS, Fletcher GH, Gallager HS, Healey JE Jr, Lehmann QH (1967) Larynx. In: MacComb WS, Fletcher GH (eds) Cancer of the head and neck. Williams & Wilkins, Baltimore
Mac Donald EJ (1948) Criteria reporting end results. Am J Roentgenol 60:832–835
Maclean CD (1982) Discriminant analysis of radiation therapy procedure: the patterns of care process survey for carcinoma of the larynx. Cancer 49:229–233
Mafee MF, Schild JA, Valvassori GE, Capek V (1983) Computed tomography of the larynx: correlation with anatomic and pathologic studies in cases of laryngeal carcinoma. Radiology 147:123
Mancuso AA, Calcaterra TC, Hanafee WN (1978) Computed tomography of the larynx. Radiol Clin North Am 16:195
Mancuso AA, Hanafee WN (1979) A comparative evaluation of computed tomography and laryngography. Radiology 133:131
Mancuso AA, Hanafee WN (1982) Computed tomography of the head and neck. William and Wilkins, Baltimore London
Mancuso AA, Hanafee WN (1983) Elusive head and neck carcinomas beneath intact mucosa. Laryngoscope 93:133
Mancuso AA, Hanafee WN, Juillard GJF, Winter J, Calcaterra TC (1977) The role of computed tomography in the management of cancer of the larynx. Radiology 124:243
Mancuso AA, Harnsberger HR, Muraki AS, Stevens MH (1983b) Computed tomography of cervical and retropharyngeal lymph nodes: normal anatomy, variants of normal, and application in staging head and neck cancer. Part I: Normal anatomy. Radiology 148:709
Mancuso AA, Harnsberger HR, Muraki AS, Stevens MH (1983c) Computed tomography of cervical and retropharyngeal lymph nodes: normal anatomy, variants of normal, and applications in staging head and neck cancer. Part II: Pathology. Radiology 148:715
Mancuso AA, Maceri D, Rice D, Hanafee W (1981) CT of cervical lymph node cancer. Am J Roentgenol 136:381
Mancuso AA, Tamakawa Y, Hanafee WN (1980) CT of the fixed vocal cord. Am J Roentgenol 135:529
Mann W, Wannenmacher M, Beck ChL, Laniado

K (1982) Sandwich-Bestrahlung bei Patienten mit Plattenepithelkarzinomen der Tonsille, des Zungengrundes und des Hypopharynx. Laryngol Rhinol Otol (Stuttg) 61:441–444

Marks JE, Freeman BB, Lee F, Ogura H (1979) Carcinoma of the supraglottic larynx. Am J Roentgenol 132:255–260

Marks JE, Lowry LD (1973) Glottis cancer. An analysis of recurrences as related to dose-time-fractionation. Am J Rad Ther 117:540–547

Marks RD (1971) Fourteen years experience with ^{60}Co radiation therapy in the treatment of early cancer of the true vocal cords. Cancer 28:571–577

Martensson B (1975) Epidemiological aspects on laryngeal carcinoma in Scandinavia. Laryngoscope 85:1185–1189

Martensson B (1976) Indications for transconioscopy. CCLC, pp 668–669

Mathey-Cornat R (1934a) Contribution à l'étude du radio-diagnostic des tumeurs malignes du larynx et de l'hypopharynx. Presse Med 42:457

Mathey-Cornat R (1934b) Sur la radiodiagnostic des épithéliomas du larynx et de l'hypopharynx. Rev Laryngol Otol Rhinol (Bord) 55:1105

Mathey-Cornat R (1934c) Le radiodiagnostic pharyngo-laryngé. Bull Soc Radiol Méd Fr 22:69

Mathey-Cornat R (1946) Radiodiagnostic du larynx pathologique. J Radiol Electrol Med Nucl 27:419

Matzker I (1963) Gutartige Tumoren des Kehlkopfes. In: Berendes J, Link R, Zöllner F (Hrsg) Hals-Nasen-Ohrenheilkunde, Bd II/2. Thieme, Stuttgart, S 932–958

Matzker I, Schreiber J (1972) Synthetischer Speichel zur Therapie der Hyposialeen, insbesondere bei der radiogenen Sialadenitis. Z Laryngol Rhinol Otol 51:422–428

Maw AD, Cullen RJ, Bradfield JW (1982) Verrucous carcinoma of the larynx. Clin Otolaryngol 7:305–311

Mazy G, Brasseur JL, Eeckhaut J van den, Goffinet M, Deckers C, Jacques Y (1976) L'interêt de la laryngographie dans la mise au point des cancers pharyngo-laryngés. J Belge Radiol 59:331

McGavran MH, Bauer WC, Ogura JH (1961) The incidence of cervical lymph node metastases from epidermoid carcinoma of the larynx and their relationship to certain characteristics of the primary tumor. Cancer 14:55–66

McGavran MH, Bauer WC (1975) Sinus histiocytosis and cervical lymph nodal metastases from transglottic epidermoid carcinoma of the larynx. Canad J Otolaryngol 4:903

McGavran MH, Bauer WC, Ogura JH (1961) The incidence of cervical lymph node metastases from epidermoid carcinoma of the larynx and their relationship to certain characteristics of the primary tumor. Cancer 14:55

McGavran MH, Bauer WC, Ogura JH (1976) Superficially invasive epidermoid carcinoma of the true vocal cord. CCLC, pp 120–121

Medina J, Seaman WB, Carbajal P, Baker DC (1961) Value of laryngography in vocal cord tumors. Radiology 77:531

Mendonca DR (1975) State of the patient successful irradiated for laryngeal cancer. Laryngoscope 85:534–639

Mesnil R du (1958) Lehrbuch der Strahlenheilkunde. Enke, Stuttgart, S 182–223

Meyer-Breiting E (1978) Katamnestische Untersuchungen zur kombinierten Therapie des Larynxkarzinoms. Arch Ohr-Nas-Kehlk Heilkd 219:389–390

Meyer-Breiting E (1981) Zur Histopathologie bestrahlter und unbestrahlter Plattenepithelkarzinome des Kehlkopfes. Habilitationsschrift, Frankfurt

Meyer-Breiting E (1981) Histologisches Verhalten und Prognose fortgeschrittener Plattenepithelkarzinome. Arch Otorhinolaryngol 231:746–750

Meyer-Breiting E, Burkhardt A (im Druck) Pathology of laryngeal tumours. Springer, Berlin Heidelberg New York

Meyer-Breiting E, Ilberg C von (1979) Spread and mode of metastasis of supraglottic laryngeal carcinoma. ORL 41:288–300

Meyer-Breiting E, Meyer SE (1977) Zur Herstellung von Kehlkopfgroßserienschnitten. Beitr Pathol 160:407–410

Mider GB, Schilling JA (1952) Multiple cancer. Cancer 5:1104–1109

Miller AH (1976) Carcinoma in situ of the larynx – clinical appearance and treatment. CCLC, pp 161–163

Miller AH (1976) Premalignant laryngeal lesions, carcinoma in situ, superficial carcinoma – definition and management. CCLC, pp 109 und 167–169

Miller D (1976) Kryo surgery as palliation for carcinoma of the larynx. CCLC, pp 529–530

Minnigerode B (1964) Spätschädigungen des Kehlkopfes nach Radiumbestrahlung des Stimmlippen-Carcinoms. Pract. otorhinolaryngol 26:409–417

Minnigerode B (1966) Radiumbehandlung des Stimmband-Karzinoms. Thieme, Stuttgart

Minnigerode B (1982) Regionäre Halslymphknotenmetastasen beim Kehlkopfkarzinom und ihre Bewertung bei der Indikation zur partiellen Laryngektomie. Onkologie 5:23–29

Momose KJ, Macmillan AS Jr (1978) Roentgenologic investigations of the larynx and trachea. Radiol Clin North Am 16:321

Morrica B, Perani PC (1978) The role of radiotherapy in the treatment of metastases at the tracheostoma in cancer of the larynx. Tumori 64:659–664

Morrison R (1971) Radiation therapy in diseases of the larynx. Brit J Radiol 44:489–504

Most A (1899) Über die Lymphgefäße und Lymphdrüsen des Kehlkopfes. Anat Anz 15:387–393

Muntean E, Koch FX (1940) Das Schichtbild (Röntgen-Tomogramm) des kranken Kehlkopfes und dessen Wert bei entzündlichen und malignen Erkrankungen. Fortschr Röntgenstr 61:323

Murken RE, Duvall AJ (1972) Hypothyroidism following combined therapy in carcinoma of the laryngopharynx. Laryngoscope 82:1306–1314

Nathan MD, Gammal TEl, Hudson JH Jr (1980) Computerized axial tomography in the assessement of thyroid cartilage invasion by laryngeal carcinoma: a perspective study. Otolaryngol Head Neck Surg 88:726

Naumann HH (1969) Die Möglichkeiten einer Teilresektion bei der Behandlung der Karzinome des Larynx und des Hypopharynx. Strahlentherapie Sonderband 68:

Neel HB, Devine KD, Desanto LW (1980) Laryngofissure and cordectomy for early cordal carcinoma: Outcome in 182 patients. Otolaryngol Head-Neck-Surg 88:79–84

Neel HB, Unni KK (1982) Cartilaginous tumors of the larynx. Otolaryngol. Head Neck surg. 90:201–207

Negus VE (1951) Radiotherapy in cancer of the Larynx. J Fac Radiol 3:13–19

Neiger M persönliche Mitteilung

Neumann OG, Franz B (1977) Leukoplakien des Kehlkopfes. I. Klinische und histologische Klassifizierung. Laryngol Rhinol Otol 56:828–831

Niederer J, Hawkins NV, Rider NR, Till JE (1977) Failure analysis of radical radiation therapy of supraglottic laryngeal carcinoma. Int J Radiat Oncology Biol Phys 2:621–629

Nielsen J (1951) Functional results and permanence of cure following roentgentherapy of intralaryngeal carcinomas. J Fac Radiol 2:29–34

Nielsen J (1954) Rational association of irradiation and surgery in the treatment of laryngeal carcinoma. J Laryngol Otol 68:370–377

Nobre RNO (1960) Clinical stage classification of malignant tumours of the larynx. Acta Union Int Cancer 16:1865–1873

Nordmann EM, Kyttä JT (1978) 5-Jahres-Überleben von Patienten mit strahlenbehandeltem Larynxkarzinom. Strahlentherapie 154:245–248

Norris CM (1976) Role and limitations of vertical hemilaryngectomy. CCLC, pp 418–423

Nostrand AW van, Olofsson J (1972) Verrucous carcinoma of the larynx. Cancer 30:691–702

Oeser H (1943) Die Strahlenbehandlung des endolaryngealen Karzinoms. Strahlentherapie 73:361

Oeser H (1954) Strahlenbehandlung der Geschwülste. Strahlentherapie, Sonderband 31:93–118

Oeser H (1969) Indikationen und Ausführungen der neuen Radiotherapie des Larynx- und Hypopharynxkarzinoms. In: Tumoren der Mundhöhle, des Rachens und des Kehlkopfs. Urban & Schwarzenberg, München, S 104–112

Oeser H (1974) Krebsbekämpfung und Realität. Thieme, Stuttgart

Oeser H (1979) Krebs: Schicksal oder Verschulden? Thieme, Stuttgart, S 68–74

Oeser H, Bohndorf W (1980) Das Larynxkarzinom. Onkologie 3:18–31

Ogura JH (1958) Supraglottic subtotal laryngectomy and radial neck dissection for carcinoma of the epiglottis. Laryngoscope 62:1–52

Ogura JH (1975) Conservation surgery for epidermoid carcinoma of the supraglottic larynx. Laryngoscope 85:1808–1815

Ogura JH, Biller HF Cysts and tumors of the larynx. In: Paparella MM, Shumrick DA (eds) Otolaryngology, Bd 3. Head and neck. Saunders,

Ogura JH, Biller HF, Wette R (1971) Elective neck dissection for pharyngeal and laryngeal cancers. Ann Otol Rhinol Laryngol 80:646

Ogura JH, Powers WE, Holtz S, McGavran MH, Ellis B, Voorhees R (1960) Laryngograms: their value in the diagnosis and treatment of laryngeal lesions. A study based on clinical, radiographic and pathologic findings on 99 patients with cancer of the larynx. Laryngoscope 70:780

Ogura JH, Sessions GD, Spector GJ (1975) Analysis of surgical therapy for epidermoid carcinoma of the laryngeal glottis. Laryngoscope 85:1522–1530

Ogura JH, Sessions GD, Spector GJ, Alonso WA (1976) Roles and limitations of conservation surgical therapy for laryngeal cancer. CCLC, pp 392–394

Ogura JH, Spector GJ, Sessions GD (1975) Conservation surgery for epidermoid carcinoma of the marginal area. Laryngoscope 85:1801–1807

O'Keefe JJ (1959) Evaluation of laryngectomy with radical neck dissection. Laryngoscope 69:914

Olofsson J (1976) Growth and spread of laryngeal carcinoma. CCLC, pp 40–53

Olofsson J, Freeland AP, Sökjer H, Renouf JHP, Nostrand AWP van, Gröntoft O (1975) Radiologic-pathologic correlations in laryngeal carcinoma. Can J Otolaryngol 4:74

Olofsson J, Nostrand AWP van (1973) Growth and spread of laryngeal and hypopharyngeal carcinoma with reflections on the effect of preoperative irradiation. Acta Otolaryngol [Suppl] 308: 1–84

Olofsson J, Nostrand AWP van (1977) Adenoid cystic carcinoma of the larynx. A report of four cases and a review of the literature. Cancer 40:1307–1313

Olofsson J, Ohlsson T (1976) Techniques in microlaryngoscopic photography. CCLC, pp 732

Olofsson J, Renouf JHP, Nostrand AWP van (1973) Laryngeal carcinoma: correlation of roentgenography and histopathology. A study based on whole organ, serially sectioned laryngeal carcinoma specimens. Am J Roentgenol 117:526

Olofsson J, Sökjer H (1977) Radiology and laryngoscopy for the diagnosis of laryngeal carcinoma. Acta Radiol [Diagn] (Stockh) 18:449

Olofsson J, Sökjer H (1979) Radiologic assessment of laryngeal carcinoma. A clinico-pathologic comparison based on whole-organ serial sections. Acta Radiol [Diagn] 20:789

Olofsson J, Williams GT, Rider WD, Bryce DP (1972) Anterior commissure carcinoma. Arch Otolaryngol 95:230–239

Orton CG, Ellis F (1973) A simplification in the use of NSD concept in practical radiotherapy. Br J Radiol 46:529–537

Parsons CA, Chapman P, Counter RT, Grundy A (1980) The role of computed tomography in tumours of the larynx. Clin Radiol 31:529

Pascher W (1969) Möglichkeiten und Probleme der Tumorklassifikation und des TNM-Systems bei Krebsen des Larynx und Hypopharynx. Strahlentherapie [Sonderb] 68:76–91

Peller S (1941) Metachromous multiple malignances in 5876 patients. Am J Hyg [Sect A] 34:1–11

Pêne F, Fletcher GH (1976) Results in irradiation of the in situ carcinomas of the vocal cords. Cancer 37:2586–2590

Perez CA, Ogura JH, Holtz S, Palmer LA, Barnhill FH, Powers WE (1968) Laryngography in the selection of patients for conservation surgery in cancer of the supraglottic larynx and pharynx. Am J Roentgenol 103:746

Pesch HJ, Steiner W (1979) Die Bedeutung der Dysplasien an der Kehlkopfschleimhaut. Verh Dtsch Ges Pathol 63:105–111

Pietrantoni L, Agazzi C (1961) Indication for surgical treatment of cervical lymphomas and cancer of the larynx and hypopharynx. Laryngoscope 72:1511–1527

Pietrantoni L, Agazzi C, Fior R (1961) Le problème ganglionnaire dans le traitement des cancers du larynx et de l'hypopharynx. Indications et résultats après 5 ans. Adv Otorhinolaryngol 9:275–323

Pietrantoni L, Fior R (1958) Clinical and surgical patterns of cancer of the larynx and hypopharynx. Acta Otolaryngol [Suppl] 142:1–61

Pizetto F (1974) Le precancerosi e il carcinoma in situ delle laringe: aspetti anatomo-patologici. Tumori 60:467–470

Poretti G (1984) Vergleiche zwischen CT- und NMR-Bildgebung. Schweiz Med Wochenschr

Powers WE, Holtz S, Ogura J (1964) Contrast examination of the larynx and pharynx. Inspiratory phonation. Am J Roentgenol 92:40

Powers WE, Holtz S, Ogura J, Ellis BL, McGavran MH (1961) Contrast examination of larynx and pharynx. Accuracy and value in diagnosis. Am J Roentgenol 86:651

Powers WE, McGee HH Jr, Seaman WB (1957) Contrast examination of the larynx and pharynx. Radiology 68:169

Powers WE, Palmer LA (1968) Biologic basis of preoperative radiation treatment. Am J Roentgenol 102:176–192

Pressman J, Simon MB, Monell C (1960) Anatomical studies related to the dissemination of cancer of the Larynx. Trans Am Acad Ophthalmol Otolaryngol 64:628

Quayum MA, Glennie SM, Oris SS (1978) Carcinoma of the larynx, results of primary radiotherapy. Clin Radiol 29:21–25

Quick CA, Foucar E, Dehner LP (1979) Frequency and significance of epithelial atypia in laryngeal papillomatosis. Laryngoscope 89:550

Quick D (1937) Carcinoma of the larynx. Am J Roentgenol 38:831–853

Quick D (1941) Carcinoma of the larynx. Am J Roentgenol 46:11

Ranger D (1976) Roles and limitations of conservation laryngeal surgery. CCLC, pp 448–450

Rasay (1980) in Laramore GE

Rauber-Kopsch (1922) Lehrbuch und Atlas der Anatomie, 12. Aufl. IV. Eingeweide des Menschen. Thieme, Leipzig

Reddi RP, Mercado R (1979) Low dose preoperative radiation therapy in carcinoma of the supraglottic larynx. Radiology 130:1069–1071

Reed GT, Halsey WS (1975) Protection of the carotic artery in radical neck dissection. Laryngoscope 85:1353–1358

Reed H, Miller GF (1970) Elective neck dissection. Laryngoscope 80:1292–1304

Reede DL, Whelan MA, Bergeron RT (1982a) Computed tomography of the infrahyoid neck. Part I: Normal anatomy. Radiology 145:389

Reede DL, Whelan MA, Bergeron RT (1982b) Computed tomography of the infrahyoid neck. Part II: Pathology. Radiology 145:397

Regaud C, Coutard H, Hautant A (1922) Contribution au traitement des cancers endolaryngés par des rayons X. 10. Congr internat d'otol, Paris 7:19–22

Regules JEA, Blasiak J (1976) End results of partial horizontal (functional) laryngectomy in Uruguay. CCLC, pp 389–391

Reid MH (1984) Laryngeal carcinoma: high-resolution computed tomography and thick anatomic sections. Radiology 151:689

Rideout DF, Poon PY (1977) Radiologic studies of larynx after radiotherapy for carcinoma. J Can Assoc Radiol 28:182

Rider WD (1976) Toronto experience of verrucous carcinoma of the larynx. CCLC, pp 460–461

Ritter K (1974) Glomustumoren im Hals-, Nasen- und Ohrenbereich. HNO 22:6–9

Rothman KJ, Cann CJ (1980) Epidemiology of laryngeal cancer. Epidemiol Rev 2:195–209

Rouvière H (1932) Anatomie des lymphatiques de l'homme. Masson, Paris

Rübe W (1983) Recklinghausen, persönliche Mitteilung

Rubin P, Keller B (1975) Variations in radiation treatment for laryngeal cancer. Laryngoscope 85:1004–1023

Rygard J, Hansen HS (1976) Use of chemotherapy – Bleomycin. CCLC, pp 189–193
Sagel SS, Aufderheide JF, Aronberg DJ, Stanley RJ, Archer CR (1981) High resolution computed tomography in the staging of carcinoma of the larynx. Laryngoscope 91:292
Sagel SS (1983) Larynx. In: Lee JKT, Sagel SS, Stanley RJ (eds) Computed body tomography. Ravens, New York
Sagerman RH, Chung CT, King EA (1979) High dose preoperative irradiation of the lower neck and supraclavicular fossae. Am J Radiol 132:357–359
Salmo M, Pavolainen NP (1977) Präoperative Strahlentherapie des Larynxkarzinoms. Strahlentherapie 153:159–162
Salmo M, Rissanen PM, Spring E (1973) A retrospective analysis of the recurrence of stage I carcinoma of the larynx in patients treated with X-rays and gamma radiation from a Co-60 unit. Strahlentherapie 145:132–142
Sambrook PK (1962) Clinical trial of a modified ("split-course") technique in X-ray therapy in malignant tumors. Clin Radiol 13:1–18
Santo, de (1976) CCLC 1974, S. 146–150
Savary P (1976) La reconstruction du larynx. CCLC, pp 563–570
Schauer A, Herrmann I, Finsterer H (1973) Zytologische Untersuchungen zur Erkennung präneoplastischer und neoplastischer Larynxveränderungen. Verh Dtsch Ges Pathol 57:370–373
Scheier M (1897/1898) Weitere Mitteilungen über die Anwendung der Röntgenstrahlen in der Rhino- und Laryngologie. Fortschr Röntgenstr 1:59
Scheier M (1901) Über die Ossifikation des Kehlkopfs. Arch Mikr Anat 95:220
Scherer E Wann helfen schnelle Elektronen? Mittl Med Tribune vom 6.8.82
Scherer E, Bamberg M (1980) The electron beam therapy for malignant tumors. In: Zuppinger A, Bataini (eds) High energy electrons in radiation therapy. Springer, Berlin Heidelberg New York
Schild JA, Valvassori GE, Mafee MF, Bardawil WA (1982) Laryngeal malignancies and computerized tomography; a correlation of tomographic and histopathologic findings. Ann Otol Rhinol Laryngol 91:571
Schinz HR (1930) Gegenwärtige Methoden der Krebsbestrahlung und ihre Erfolge. Strahlentherapie 37:31–49
Schinz HR, Zuppinger A (1937) Zürcher Erfahrungen bei der Radiotherapie der bösartigen Geschwülste der oberen Luft- und Speisewege. Münch Med Wochenschr 84:561
Schinz HR, Zuppinger A (1948) Radiotherapeutische 10-Jahres-Heilungen und Spätveränderungen bei Malignomen der oberen Luft- und Speisewege. Pract Otorhinolaryngol 10:61–84
Schneider JI, Lindberg RD, Jesse RH (1975) Prevention of tracheostoma recurrens after total laryngectomy by postoperative irradiation. J Surg Oncol 7:187
Schneider P (1981) Statistische Auswertung einer EDV-Dokumentation. IV. Zusammenfassung der Ergebnisse der Jahre 1960–1980. In: Kampf dem Krebs. Arbeitsgemeinsch für Krebsbekämpfung Nordrhein-Westf, S 131–156
Schuller DE, Hamaker RC, Gluckman JL (1981) Mediastinal dissection. Arch Otolaryngol 107:715–720
Schwab W, Zum Winkel K (1975) Möglichkeiten der Strahlentherapie in der Hals-, Nasen-, Ohrenheilkunde. Thieme, Stuttgart, S 56–67
Scott GBD (1976) A quantitative study of microscopical changes in the epithelium and subepithelial tissue of the laryngeal fold, sinus and saccule. Clin Otolaryngol 1:257–264
Scott M, Forsted DH, Rominger CJ, Brennan M (1981) Computed tomographic evaluation of laryngeal neoplasms. Radiology 140:141
Seiferth LB, Glanz H (1971) Carcinoma in situ laryngis. Klinik und Pathologie. Laryng Rhinol Otol (Stuttg) 50:827–851
Seiffert A (1930) Zur Radiumbehandlung des Kehlkopfkarzinoms. ZHNO Heilkd 15:270
Sellers AH (1976) Some observations on a record keeping and end results reporting system. CCLC, pp 689–694
Sessions DG, Ogura JH (1976) Classification of laryngeal cancer. CCLC, pp 83–88
Sessions DG, Ogura JH, Fried MP (1976) Laryngeal carcinoma involving anterior commissure and subglottis. CCLC, pp 674–675
Sessins DG, Murray JP, Bauer WC, Ogura JH (1976) Adenocarcinoma of the larynx. CCLC, pp 475–478
Seydel HG (1975) The risk of tumor induction in men following medical irradiation for malignant neoplasma. Cancer 35:1641–1645
Shanmugaratnam K, Sobin LH (1978) Histological typing of upper respiratory tract tumours. WHO, Genf
Shaw JH (1977) Precancerous lesions of the larynx. Acta Otolaryngol [Suppl] 344:22–23
Shear M, Pindborg JJ (1980) Verrucous hyperplasia of the oral mucosa. Cancer 46:1855–1862
Sheehan R, Lessmann F, Marchetta F, Lin RK (1960) A roentgenographic and clinical study of the larynx and pharynx. Surg Gynecol Obstet 111:753
Shimkur MB (1957) Cancer at mid-century proceedings of the 3rd Nat Conf. Lippincott, Philadelphia, p 913
Shumrick DA (1969) Supraglottic laryngectomy, its place in the treatment of laryngeal cancer. Arch Otolaryngol 89:629
Siirala U (1976) Diskussionsbemerkungen CCLC, S 522
Siirala U, Pavolainen M (1975) The problem of advanced supraglottic carcinoma. Laryngoscope 85:1633–1642

Silverman PM, Johnson GA, Korobkin M, Thompson WM (1982a) High-resolution multiplanar CT images of the larynx. Invest Radiol 17:634

Silverman PM, Korobkin M, Thompson WM, Johnson GA, Cole TB, Fisher SR (1982b) Work in progress: high-resolution, thin-section computed tomography of the larynx. Radiology 145:723

Silverman PM, Johnson GA, Korobkin, M (1983b) High-resolution sagital and coronal reformatted CT images of the larynx. Am J Roentgenol 140:819

Silverman PM, Korobkin M (1983b) High-resolution computed tomography of the normal larynx. Am J Roentgenol 140:875

Silverman PM, Bossen EH, Fisher SR, Cole TB, Halvorsen RA (1984) Carcinoma of the larynx and hypopharynx: computed tomographic-histopathologic correlations. Radiology 151:697

Singh J, Black MJ, Fried I (1980) Cartilagenous tumors of the larynx: a review of literature and two case experiences. Laryngoscope 90:1972–1979

Sisson QA, Bytell DE (1975) Transsternal radical neck dissection for control of stomal recurrences. Laryngoscope 85:1504–1510

Skokan ZV, Brejcha M (1958) Röntgendiagnostik der Epiglottisgeschwülste. Z Laryngol Rhinol Otol 37:641

Skolnik EM, Martin LO (1975) Combined therapy in the management of laryngeal carcinoma. Can J Otolaryngol 4:236–346

Skolnik EM, Soboroff MJ (1970) Preoperative radiation of larynx. Analysis of serial sections. Ann Otol 79:1049–1056

Smith JN, Teates CH (1975) The value of Gallium^{67} scanning in the evaluation of head and neck malignancy. Laryngoscope 85:778–786

Smith R (1982) Die Schilddrüsenfunktion nach einer Mantelfeldbestrahlung bei der Hodgkin-Erkrankung. JAMA I:91–95

Snow JB, Gelber RD (1980) Randomized preoperative and postoperative radiation therapy for patients with carcinoma of the head and neck: preliminary report. Laryngoscope 90:930–945

Solheim OP (1971) Radiation injury of the spinal cord. Acta Radiol [Ther] (Stockh) 10:474–480

Som ML (1970) Conservative surgery for carcinoma of the subglottis. J Laryngol Otol 84:655

Som ML (1975) Cordial cancer with extension to vocal process. Laryngoscope 85:1298–1307

Som PM, Biller HF (1983) Computed tomography of the neck in the postoperative patient: radical neck dissection and the myocutaneous flap. Radiology 148:157

Southern ChM, Brunschwig A (1961) Quantitative studies of autotransplantation of human cancer. Cancer 14:971–978

Stam HC (1963) Radiological examination of the larynx in case of laryngeal carcinoma and immobility of the vocal cord. Acta Otolaryngol (Stockh) Suppl 183:135

Starck D (1965) Embryologie, 2. Aufl. Thieme, Stuttgart

Stewart JG, Brown JR (1974) The management of glottic carcinoma by primary irradiation with surgery in reserve. Laryngoscope 85:1477–1484

Stewart JG, Jackson AW (1975) The steepness of the dose response curve both for tumor cure and normal tissue injury. Laryngoscope 85:1107–1111

Stewart JG, Stell PM, Tobin KE (1976) The behavior of cancer affecting the subglottic space. CCLC, pp 620–625

Stoicheff ML (1975) Voice following radiotherapy. Laryngoscope 85:608–618

Stone RS (1948) Neutrontherapy and specific ionization. Am J Roentgenol 59:771–785

Strandquist M (1944) Studien über die kumulative Wirkung von Röntgenstrahlen bei Fraktionierung. Acta Radiol [Suppl] 55:1–300

Strong MS (1976) Laser management of premalignant lesions of the larynx. CCLC, pp 154– 157

Stryker JA (1979) Tumor sterilisation following high-dose pre-operative irradiation for advanced cancer of the larynx and piriformis sinus. Radiology 132:171–174

Suarez GO (1962) Le problème chirurgical du cancer du larynx. Ann Otolaryngol 79:22–34

Sugar J (1970) Die Histologie der Präkanzerosen des Kehlkopfes. Arch Klin Exp Ohren-Nasen-Kehlkopfheilkd 197:142–153

Taskinen PJ (1969) Radiotherapy and TNM classification of cancer of the larynx. Acta Radiol [Suppl] 287:

Taskinen PJ, Holsti LR (1966) Die konventionelle Röntgenbestrahlung des Larynxkarzinoms. Strahlentherapie 130:175–188

Thost A (1913) Der normale und kranke Kehlkopf des Lebenden im Röntgenbild (Archiv und Atlas der normalen und pathologischen Anatomie in typischen Röntgenbildern). Fortschr Röntgenstr Erg-Bd 31

Till JE, Bruce WR (1975) A preliminary analysis of end results for cancer of the larynx. Laryngoscope 85:259–275

Tillmann B, Wustrow F (1982) Kehlkopf. In: Berendes J, Link R, Zöllner F Hals-Nasen-Ohrenheilkunde in Praxis und Klinik, Bd IV/1 2. Aufl. Thieme, Stuttgart

Tong D, Mass WT (1977) Elective irradiation of the lower cervical region in patients at high risk of recurrent cancer at the tracheal stoma. Radiology 124:809–811

Trübstein H, Hofmann S (1969) Die Röntgendiagnostik des Mesopharynx, Hypopharynx und Larynx. Handb Med Radiol IX/1. Springer, Berlin Heidelberg New York

Tucker GF (1973) The anterior commissure revisited. Ann Otol 82:625–636

UICC (1979) (Union Internationale Contre le Cancer): TNM: Klassifikation der malignen Tumoren, 3. Aufl. Springer, Berlin Heidelberg New York

Urtasun RC, Miller JDR (1977) Radiation pilot trials with sensitizers of hypoxic cells. Metromidazole in supratentorial glioblastomas. Br J Radiol 50:602–603

Vadura F (1966) Bewertung der Heilerfolge beim Larynxkarzinom. Strahlentherapie 130:489–494

Veraguth P, Bleher EA (1983) Die Elektronentherapie des frühen Larynxkarzinoms. In: Neue Aspekte radiol Diagnostik und Therapie. Jhb 1982 der Schweiz Ges für Radiol & Nuklearmed. Huber, Bern, Stuttgart, Wien S 309–314

Vermund H (1970) Role of radiotherapy in cancer of the larynx as related to the TNM system of staging. A review. Cancer 25:485–504

Vieten H, Wachsman F (1970) Die Bestrahlungsplanung. Hdb Med Radiol XVI/1. Springer, Berlin Heidelberg New York, S 62–107

Vital Statistics Reports of the United States, vol II A, p 59, 1965

Vogel K (1953) Operation oder Strahlenbehandlung des Kehlkopfkarzinoms. Urban & Schwarzenberg, München, S 137–144

Wachsman F, Drexler G (1976) Kurven und Tabellen für die Radiologie. Springer, Berlin Heidelberg New York

Wachsman F, Vieten H (1970) Die Bestrahlungsplanung. Handb med Radiol, XVI/1. Springer, Berlin Heidelberg New York, S 62–127

Wachtler F (1959) Die Röntgenbestrahlung als ausschließliches oder die Operation als ergänzendes Verfahren beim Larynxkarzinom. Strahlentherapie 109:343–351

Wahi PN, Cohen B (1971) Histological typing of oral and oropharyngeal tumours. WHO, Genf

Walther E, Hünig R, Wey W, Krauer W, Roth T (1983) Die Bestrahlung als alleinige oder primäre Maßnahme bei der Behandlung von Karzinomen im ORL Gebiet. Neue Aspekte radiologischer Diagnostik und Therapie. Jahrbuch 1983 der Schweizerischen Gesellschaft für Radiologie und Nuklearmedizin. Huber, Bern Stuttgart Wien, S 181–195

Walther HE (1948) Krebsmetastasen. Schwabe, Basel

Wang CC (1981) Twice daily radiation therapy for carcinoma of the head and neck. Int J Radiat Oncol Biol Phys 7:1201–1262

Wang CC, Schulz MD (1963) Treatment of the larynx by irradiation. Ann Otol 42:637–646

Wang CC, Schulz MD, Miller D (1972) Combined radiation therapy and surgery for carcinoma of the supraglottis and piriformis sinus. Am J Surg 124:551–554

Ward PH, Hanafee WN, Mancuso AA, Shallit J, Berci G (1979) Evaluation of computerized tomography, cinelaryngoscopy and laryngography in determining the extent of laryngeal disease. Ann Otol Rhinol Laryngol 88:454

Warren S, Gates O (1932) Multiple primary malignant tumors. Am J Cancer 16:1358–1414

Watson IA (1953) Incidence of multiple cancer. Cancer 6:365–371

Watson IA, (1957) ^{60}Co telecurietherapy – after five years. J Can Assoc Radiol 8:22–26

Wey W, Hünig R, Krauer W (1983) Zur praeoperativen Radiotherapie der Pflasterzellkarzinome im Bereich Kehlkopf, Oropharynx und Mundhöhle. HNO 31:259–266

Whicker SH, Neel HB (1974) Adenocarcinoma of the larynx. Presented to the Americ Laryngol Ass Palm Beach, Florida, April

Whitley JE, Martin JF (1964) The Valsalva maneuver in roentgenologic diagnosis. Am J Roentgenol 91:297

Wiernik G, Bleche NM (1978) Sixth Interim Progress Report of the Brit Inst. Br J Radiol 51:241–250

Wiernik G, Baks TD (1982) Seventh Interim Progress Report. Br J Radiol 55:505–510

Wolf G, Canigiani G, Neumann H (1971) Die Körperschichtuntersuchung und die Kontrastdarstellung des Larynx – ein Vergleich zwischen zwei Untersuchungsarten. Fortschr Röntgenstr 114:536

Wollins M, Kagan AR (1981) The relationship of dose to prognosis in squamous cell carcinoma of the aerodigestive tract. Br J Radiol 54:36–39

Wustrow F (1963) Kehlkopf – vergleichende Anatomie und Entwicklungsgeschichte. Mißbildungen, Anomalien und Varianten. In: Berendes J, Link R, Zöllner F (Hrsg) Hals-Nasen-Ohrenheilkunde, Bd II/2. Thieme, Stuttgart

Wynder EL (1956) A study of environmental factors in cancer of the larynx. Cancer 9:86–110

Wynder EL, Covey L (1976) Environmental factors in cancer of the larynx. Cancer 38:1591–1601

Zaunbauer W, Haertel M (1982) Zur computertomographischen Diagnostik maligner Larynxtumoren. Fortschr Röntgenstr 136:694

Zaunbauer W, Haertel M (1983) Computertomographische Funktionsdiagnostik des Larynx. Fortschr Röntgenstr 138:561–565

Zaunbauer W, Haertel M (1984) Computertomographie bei zervikalen Lymphadenopathien. Fortschr Röntgenstr 140:656

Zöllner F (1941) Die Tumorperichondritis des Kehlkopfs und ihre Beziehung zur Röntgenbestrahlung. Arch Ohren-Nasen-Kehlk Heilkd 149:456–475

Zuppinger A (1931 a) Wandlung in Diagnostik und Therapie der Pharynx- und Larynxtumoren. Z HNO-Heilkd 28:514

Zuppinger A (1931 b) Maligne Pharynx- und Larynxtumoren. Fortschr Röntgenstr Erg. Bd. 40

Zuppinger A (1931 c) Tracheotomie und Röntgenbestrahlung bei Hypopharynx- und Larynxtumoren. Zentralbl Chir 58:1170–1173

Zuppinger A (1941) Spätveränderungen nach protrahiert-fraktionierter Röntgenbestrahlung im Bereiche der oberen Luft- und Speisewege. Strahlentherapie 70:361–437

Zuppinger A (1944) Röntgenbehandlung der Pharynx- und Larynxtumoren. Zürcher Erfahrungen. Strahlentherapie 74:392–456

Zuppinger A (1951) Biological problems in X-ray-therapy of intrinsic and extrinsic tumors of the larynx. J Fac Radiol 3:20–23

Zuppinger A (1959) Die Strahlentherapie der inneren Larynxkarzinome. Strahlentherapie 43:7080

Zuppinger A (1965) The influence of Cortison on the radiation effect of bones. Progr biochem Pharmacol Bd 1. Karger, Basel, pp 479–488

Zuppinger A (1969) Die Strahlenbehandlung innerer Larynxkarzinome. Strahlentherapie 138:1–8

Zuppinger A (1979) Die präbioptische Bestrahlung beim Mammakarzinom. In: Neue Aspekte der Krebsbekämpfung. Krebskongreß Kassel 1978. Thieme, Stuttgart, S 101–107

Zuppinger A, von Albertini: unveröffentlicht

Zuppinger A, Escher F (1972) Die Behandlung der Mundhöhlengeschwülste. Schweiz Wochenschr 102:657–666

Zuppinger A, Escher F (1979) Schnelle Elektronen bei der Therapie von Speicheldrüsentumoren. Strahlentherapie 155:75–81

Zuppinger A, Harrison RS (1934) Malignant disease of larynx and pharynx. J Laryngol Otol 49:720–731

Zuppinger A, Poretti G, Zimmerli B (1964) Elektronentherapie. Ergebnisse med Strahlenforschg. Thieme, Stuttgart, S 347–405

Zuppinger A, Renfer HR (1956) Die Röntgenvorbestrahlung. Radiol Clin 25:384–408

Zuppinger A, Wegmüller W (1951) Differenzierte Tumorhäufigkeit. Radiol Clin 20:430–442

Namenverzeichnis – Author Index

Die *kursiv* gesetzten Seitenzahlen beziehen sich auf die Literatur
Page numbers in *italics* refer to the bibliography

Sachverzeichnis

(Deutsch – Englisch)

Bei gleicher Schreibweise in beiden Sprachen sind die Stichwörter nur einmal aufgeführt

Subject Index

(English – German)

Where English and German spelling of a word is identical, the German version is omitted

Handbuch der medizinischen Radiologie
Encyclopedia of Medical Radiology

Band 19, Teil 2

Spezielle Strahlentherapie maligner Tumoren, Teil 2: Mammatumoren

Radiation Therapy of Malignant Tumors, Part 2: Tumors of the Mammary

Mammatumoren / Tumors of the Mammary

Redigiert / Edited by **A. Zuppinger, W. Hellriegel**

1982. 203 Abbildungen in 459 Einzeldarstellungen, etwa 179 Tabellen. XXIV, 761 Seiten (195 Seiten in Englisch)
Gebunden DM 680,–
Subskriptionspreis Gebunden DM 544,–
(Der Vorbestellpreis gilt nach Erscheinen weiter als Subskriptionspreis bei Verpflichtung zur Abnahme aller Bände des Handbuchs)
ISBN 3-540-10157-8

Aus den Besprechungen:

„Ausgedehnte Literaturverzeichnisse, ein hervorragendes Autoren- und Sachregister ergänzen den Band, der gerade wegen der nicht beendeten Diskussion über die bestmögliche stadienangepaßte Therapie des Mammakarzinoms einen besonderen Wert besitzen dürfte, da er unter Beachtung von Zusammenhängen historischer Entwicklung das Gesamtgebiet des weiblichen Brustkrebses ausgewogen darstellt. ... Der hier vorgelegte Handbuchband geht jeden Strahlentherapeuten in hohem Maße an."

(Strahlentherapie)

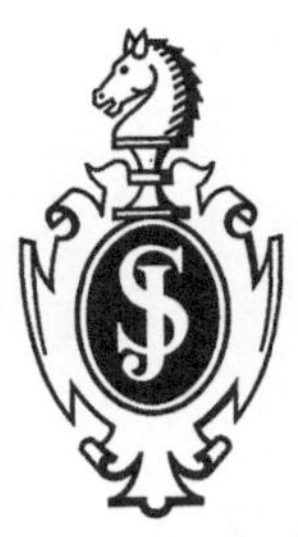

Springer-Verlag
Berlin
Heidelberg
New York
Tokyo

Handbuch der medizinischen Radiologie

Encyclopedia of Medical Radiology

Band 20, Teil 1

Strahlengefährdung und Strahlenschutz, Teil 1

Radiation Exposure and Radiation Protection, Part 1

Von / By M. Bamberg, D. van Beuningen, W. Gössner, F. Heuck, H. Jung, G. Keller, J. Kummermehr, H.-A. Ladner, A. Luz, J. Meißner, O. Messerschmidt, H. Mönig, M. Molls, H. Muth, W. Nothdurft, H. Renner, R. Sauer, E. Scherer, G. Schmitt, C. Streffer, K.-R. Trott, M. Wannenmacher, P. Wöllgens

Redigiert von / Edited by **F. Heuck, E. Scherer**

1985. Etwa 750 Seiten.
ISBN 3-540-13155-8
Erscheint Anfang 1985

Inhaltsübersicht:

Strahlengefährdung und Strahlenschutz. – Strahlenempfindlichkeit von Organen und Geweben. – Strahlengefährdung durch Umwelteinflüsse. – Chemischer Strahlenschutz bei Säugetieren und beim Menschen. – Probleme kombinierter Strahlentherapie.

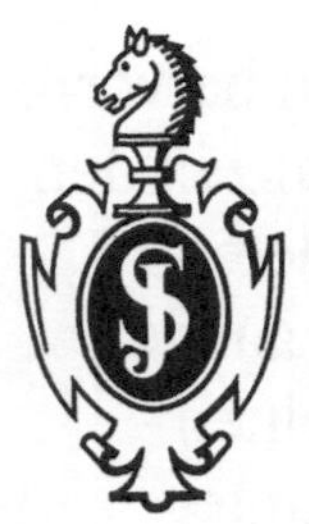

Springer-Verlag
Berlin
Heidelberg
New York
Tokyo

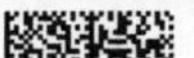